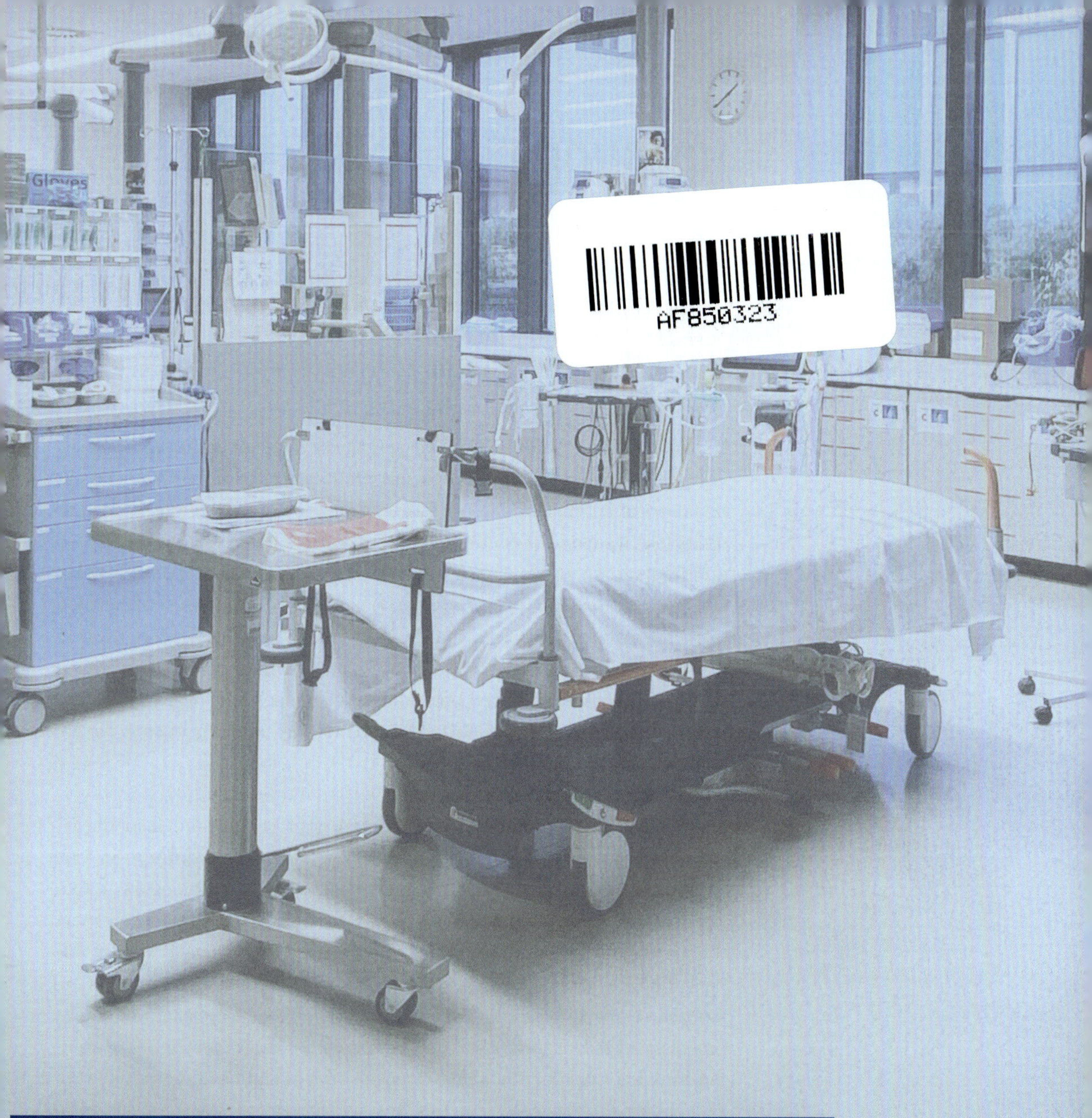

Leitsymptombasierte Notfallmedizin

Akut- und Notfälle präzise diagnostizieren und richtig behandeln

Ein Wissenskompendium und Praxishandbuch

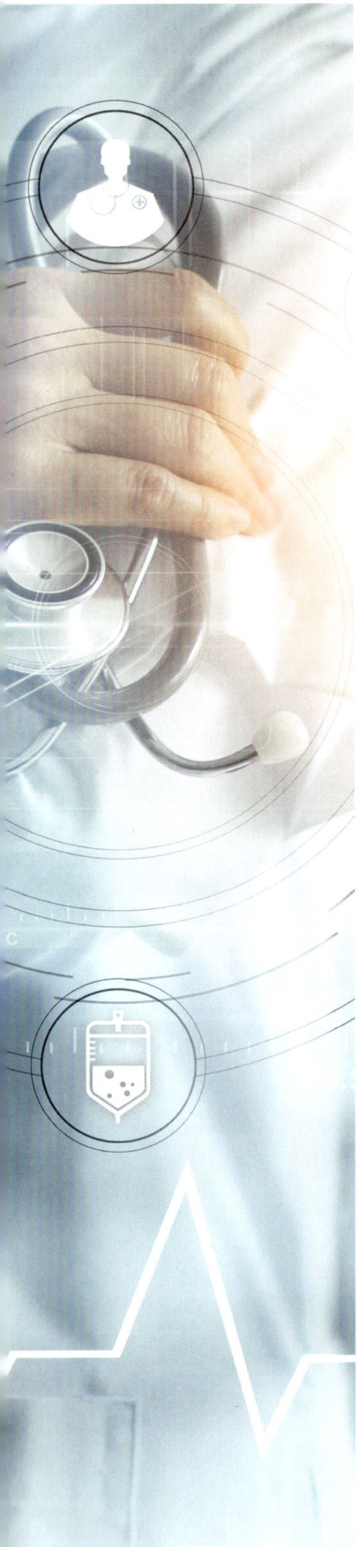

VORWORT

„What counts in life is not the mere fact that we have lived. It is what difference we have made to the lives of others."

Nelson Mandela

Die **Akut- und Notfallmedizin** beschreibt die **medizinische Versorgung von Patientinnen und Patienten mit nicht-lebensbedrohlichen und lebensbedrohlichen Notfällen.** Trotz zunehmender Spezialisierung in der Medizin bleibt sie eine der **zentralen und ursprünglichsten Aufgaben der Gesundheitsversorgung.** Neben prähospitalen Notarzt- und Rettungsdiensten stellen Notaufnahmen jene Funktionsbereiche dar, in welchen Patientinnen und Patienten mit Akut- und Notfällen vorwiegend versorgt werden. Da Notfälle unvorhergesehen und ortsunabhängig auftreten, kann deren Versorgung nicht auf Notfalleinrichtungen beschränkt bleiben, sondern muss, zumindest in der ersten Phase, in allen Gesundheitsbereichen, vor allem auch in der Allgemeinmedizin, sichergestellt sein.

Notfallsysteme, allen voran **Notaufnahmen,** sind in heutigen Gesundheitssystemen **viel mehr als Einrichtungen zur alleinigen Versorgung von Akut- und Notfällen.** Sie übernehmen zusätzliche organisatorische Aufgaben und fungieren als zentrale Drehscheibe für Patientinnen und Patienten, welche ungeplant das Krankenhaus aufsuchen. Viele Akutfälle können dabei – für PatientIn und System zufriedenstellend – ambulant versorgt und bedarfsweise an die passenden Versorgungsbereiche weitergeleitet werden. Je professioneller Notfalleinrichtungen funktionieren, desto besser und Patienten-zentrierter werden Akut- und Notfälle versorgt und desto besser können sich andere Funktionsbereiche des Gesundheitssystems auf die elektive Patientenversorgung konzentrieren.

Eine optimale medizinische Behandlung von Akut- und Notfällen ist also zweifelsohne die wichtigste Grundlage für funktionierende Notfallsysteme: Neben der **korrekten Einschätzung der Erkrankungsschwere und der Reversierung unmittelbar lebensbedrohlicher Symptome** stellt die **korrekte Diagnosefindung** den entscheidenden Schlüssel zur adäquaten Versorgung von Akut- und Notfällen dar. Nur wenn die zugrundeliegende Erkrankung auch richtig diagnostiziert wurde, können adäquate therapeutische Maßnahmen eingeleitet und die weiteren Behandlungsschritte bedarfsgerecht und korrekt geplant werden.

t.

TRAUNER

M. Dünser ■ M. Klinglmair ■
P. Eisenburger ■ T. Gotterbarm ■
M. Neuner ■ A. Valentin ■ M. Vosko

Leitsymptombasierte Notfallmedizin

Akut- und Notfälle präzise diagnostizieren und richtig behandeln

Ein Wissenskompendium und Praxishandbuch

E-Book & Online-Begleitpaket

IMPRESSUM

**Lektorat/
Produktmanagement:**
Dr.in Regina Jaschke

Korrektorat:
Mag.a Bettina Trauner

Titelbild:
Dr.in Anna Steinacher, Wien

Grafik und Gestaltung:
Daniela Reiter

Gesamtherstellung:
Gutenberg-Werbering
Gesellschaft m.b.H.,
Anastasius-Grün-Straße 6,
A-4020 Linz

202223049
PRINTED IN AUSTRIA

ISBN 978-3-99113-324-7

www.trauner.at

Aus Gründen der besseren Lesbarkeit wird im Fließtext meist auf die gleichzeitige Verwendung männlicher und weiblicher Sprachform verzichtet. Sämtliche Personenbezeichnungen gelten gleichwohl für alle Geschlechter.

Wichtige Hinweise
Die Medizin ist wie jede Wissenschaft ständigen Entwicklungen unterworfen. Alle Informationen, welche in diesem Werk erwähnt sind, wurden mit großer Sorgfalt nachgeprüft. Bei manchen Richtlinien können aus guten Gründen auch andere Ansichten vertreten werden. Jeder Benutzer ist angehalten, durch Überprüfung der Herstellerinformationen der verwendeten Präparate und gegebenenfalls nach Konsultation eines Spezialisten festzustellen, ob die vermittelte Empfehlung für Dosierungen oder die Beachtung von Kontraindikationen und Dosisanpassungen gegenüber der Angabe im Werk abweicht. Soweit in diesem Werk Dosierungen oder Applikationen erwähnt werden, darf der Leser darauf vertrauen, dass diese Angaben dem Wissensstand bei Fertigstellung des Werkes entsprechen, dennoch erfolgt jede Behandlung oder Therapie der Nutzer auf eigenes Risiko. Alle Dosierungen betreffen Erwachsene mit normaler Nieren- und Leberfunktion. Alle Dosierungsangaben und Anweisungen sind in jedem Einzelfall kritisch zu prüfen und anzupassen.

Weder der Verlag noch die Autoren oder die Herausgeber übernehmen, ausdrücklich oder implizit, Gewähr für den Inhalt des Werkes, etwaige Fehler oder Äußerungen.

Eventuelle Errata finden Sie unter www.trauner.at/notfallmedizin oder im E-Book in der TRAUNER-DigiBox. Die Autoren und der Verlag appellieren an alle Benutzer, ihnen auffallende Ungenauigkeiten mitzuteilen.

Wir freuen uns über Ihr Feedback und Ihre Anregungen an:
Dr. Martin Dünser (martin.duenser@i-med.ac.at)!

Im Gegensatz zur herkömmlichen Praxis, einzelne akut- oder notfallmedizinische Erkrankungsbilder anhand typischer Symptome und Befundergebnisse zu diagnostizieren, stellt die **Orientierung der diagnostischen Untersuchungsschritte am Leitsymptom** einen pragmatischen und zielführenden Ansatz dar. Dabei richten sich sowohl die Anamnese als auch die klinische Untersuchung nach dem vom Patienten beklagten Leitsymptom. Basierend auf diesen Erkenntnissen kann in der Mehrzahl der Akut- und Notfälle bereits dann eine Verdachtsdiagnose sowie eine Liste an Differentialdiagnosen definiert werden. Die weitere laborchemische und bildgebende Diagnostik wird dazu verwendet, um diese Verdachtsdiagnose zu bestätigen und Differentialdiagnosen auszuschließen.

Jede der oben genannten Aufgaben muss von den Mitarbeiterinnen und Mitarbeitern der Notfalleinrichtungen bewältigt werden. Wie kaum eine andere Fachdisziplin stellt die Akut- und Notfallmedizin dabei Anforderungen nicht an herausragende Einzelpersonen, sondern an das gesamte **Behandlungsteam.** Nur wenn dieses reibungslos und in sich abgestimmt funktioniert, kann eine optimale Versorgung von Patientinnen und Patienten mit Akut- und Notfällen gewährleistet werden. Ein solches Team muss sich multiprofessionell aus Pflegepersonen, Ärztinnen und Ärzten, Sanitäterinnen und Sanitätern und Angehörigen weiterer medizinischer Assistenzberufe zusammensetzen. Ein wesentlicher Erfolgsfaktor dabei ist, dass sich **alle Teammitglieder als Notfallmediziner/innen** fühlen und mit Blick über professionelle Grenzen hinweg selbstbewusst und kompetent ihre Aufgaben erfüllen.

In diesem Sinne freuen wir uns, dass das vorliegende Buch einen Beitrag dazu liefern kann, die Versorgung von Patientinnen und Patienten mit Akut- und Notfällen zu verbessern.

Die Autorinnen und Autoren
Linz und Wien, März 2023

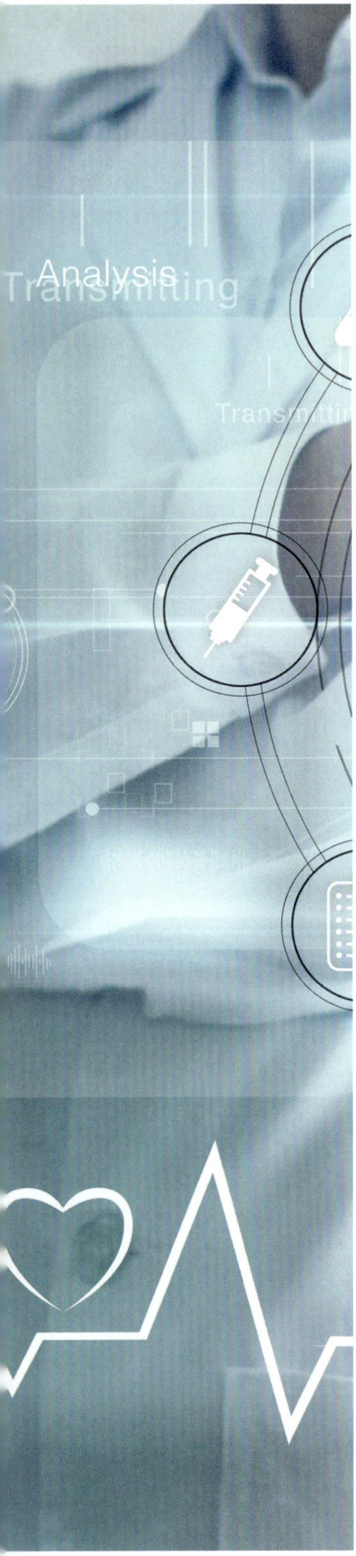

ZUR VERWENDUNG DIESES BUCHES

Dieses Buch wurde von Klinikern für Kliniker als Unterstützungsmanual für die Praxis verfasst. Der Aufbau des Buches spiegelt dabei den typischen **Ablauf der Versorgung eines Akut- bzw. Notfallpatienten** wider (siehe folgender Algorithmus).

Im ersten Teil werden **Sofortmaßnahmen zur Behandlung ausgewählter unmittelbar lebensbedrohlicher Zustände** in Form von Infografiken zusammengefasst. Erfahrungsgemäß präsentieren sich jedoch die wenigsten Patientinnen und Patienten mit einem solch zeitkritischen Zustandsbild. Das erlaubt es dem Notfallteam meistens, eine fokussierte Anamnese, basierend auf dem führenden Leitsymptom, und gründliche klinische Untersuchung durchzuführen.

Nach Abschluss der Anamnese und Untersuchung hilft **der zweite Teil** des Buches, die erhobenen Informationen in eine **Verdachtsdiagnose sowie eine Auswahl möglicher Differentialdiagnosen** zu überführen. Wiederum geordnet nach **Leitsymptomen** listet dieser Teil des Buches mögliche Diagnosen auf, welche farblich in unmittelbar lebensbedrohliche (rot), potenziell unmittelbar lebensbedrohliche (orange) und nicht unmittelbar lebensbedrohliche (gelb) Erkrankungen gegliedert sind. Teil 2 beinhaltet außerdem **pflegerische Erstmaßnahmen,** welche im Wissen um das Leitsymptom bereits parallel zur Erhebung der Anamnese und Durchführung der klinischen Untersuchung gesetzt werden können.

Der dritte Teil des Buches fasst **akut- und notfallmedizinische** sowie **toxikologische Erkrankungsbilder** zusammen. Entsprechend der formulierten Verdachtsdiagnose werden dabei **spezifische Aspekte der Anamnese und des klinischen Erscheinungsbildes,** die **Erstdiagnostik, Akutmaßnahmen** sowie **Behandlungspartner** in strukturierter Form dargestellt.

Der Inhalt und Umfang der Akutmaßnahmen sowie die jeweiligen Behandlungspartner müssen gegebenenfalls an das klinische Umfeld des Lesers angepasst werden. Da die Toxikologie für viele Pflegepersonen und Ärzte ein Buch mit sieben Siegeln darstellt, aber dennoch ein integraler Bestandteil der Akut- und Notfallmedizin ist, haben wir diesem Themengebiet ein eigenes Kapitel gewidmet. Teil 3.2 des Buches gibt eine strukturierte Anleitung zur Versorgung von Notfallpatienten mit (in Mitteleuropa) häufigen Vergiftungen.

TYPISCHER ABLAUF DER VERSORGUNG EINES NOTFALLPATIENTEN

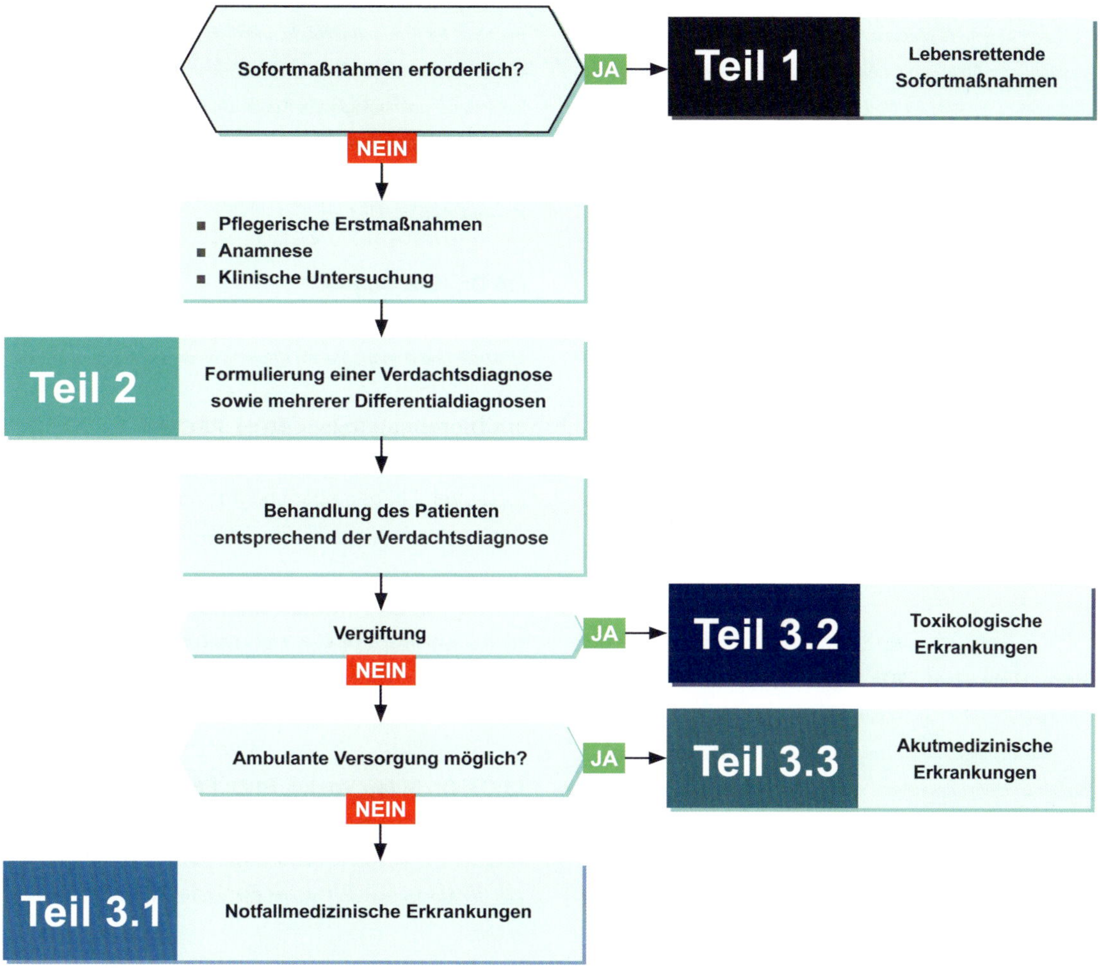

AUTORINNEN UND AUTOREN

Lt.OA Priv.-Doz. Dr. Martin Dünser, DESA, EDIC
Facharzt für Anästhesiologie und Intensivmedizin; Leitender Oberarzt an der Universitätsklinik für Anästhesiologie und Intensivmedizin am Kepler Universitätsklinikum in Linz

Prim. Univ.-Prof. Dr. Philip Eisenburger, MBA
Facharzt für Innere Medizin, Intensivmedizin und Kardiologie; Vorstand der Abteilung für Notfallmedizin an der Klinik Floridsdorf sowie Lehrstuhl für Notfallmedizin an der Sigmund Freud Privatuniversität in Wien

Prim. Univ.-Prof. Dr. Tobias Gotterbarm
Facharzt für Orthopädie und Unfallchirurgie; Vorstand der Universitätsklinik für Orthopädie und Traumatologie am Kepler Universitätsklinikum sowie Lehrstuhl für Orthopädie und Traumatologie an der Medizinischen Fakultät der Johannes Kepler Universität in Linz

OA Dr. Sebastian Graf
Facharzt für Urologie und Andrologie; Oberarzt an der Klinik für Urologie und Andrologie am Kepler Universitätsklinikum sowie der Medizinischen Fakultät der Johannes Kepler Universität in Linz

Prim. Univ.-Prof. DDr. Wolfram Hötzenecker, MBA
Facharzt für Haut- und Geschlechtskrankheiten; Vorstand der Universitätsklinik für Dermatologie und Venerologie am Kepler Universitätsklinikum sowie Lehrstuhl für Dermatologie und Venerologie an der Medizinischen Fakultät der Johannes Kepler Universität in Linz

Michaela Klinglmair, DGuKS
Leitende Pflegeperson der Notaufnahmestation an der Universitätsklinik für Anästhesiologie und Intensivmedizin am Kepler Universitätsklinikum in Linz

OÄ Dr. Caterina Kulyk
Fachärztin für Neurologie; Oberärztin an der Klinik für Neurologie 2 am Kepler Universitätsklinikum sowie Studiendekan der Medizinischen Fakultät der Johannes Kepler Universität in Linz

OA Dr. Markus Neuner
Facharzt für Anästhesiologie und Intensivmedizin; Oberarzt an der Universitätsklinik für Anästhesiologie und Intensivmedizin am Kepler Universitätsklinikum in Linz

Prim. Univ.-Prof. Dr. Peter Oppelt, MBA
Facharzt für Frauenheilkunde und Geburtshilfe; Vorstand der Universitätsklinik für Gynäkologie, Geburtshilfe und Gynäkologische Endokrinologie am Kepler Universitätsklinikum sowie Lehrstuhl für Gynäkologie, Geburtshilfe und Gynäkologische Endokrinologie an der Medizinischen Fakultät der Johannes Kepler Universität in Linz

OA Dr. Kurt Pogner
Facharzt für Urologie und Andrologie; Oberarzt an der Klinik für Urologie und Andrologie am Kepler Universitätsklinikum in Linz

OA Dr. Helmut Salzer, MPH, FECMM
Facharzt für Pneumologie und Infektiologie; Oberarzt an der Universitätsklinik für Innere Medizin 4 mit Schwerpunkt Pneumologie am Kepler Universitätsklinikum in Linz

Univ.-Prof. Dr. Andreas Valentin, MBA
Facharzt für Innere Medizin, Intensivmedizin und Kardiologie; Vorstand der 1. Medizinischen Abteilung der Klinik Donaustadt in Wien

Lt.OA Dr. Milan Vosko, PhD, FESO
Facharzt für Neurologie; Leitender Oberarzt an der Klinik für Neurologie 2 am Kepler Universitätsklinikum sowie Studiendekan der Medizinischen Fakultät der Johannes Kepler Universität in Linz

Prim. Dr. Paul Zwittag, MBA, MSc
Facharzt für Hals-, Nasen- und Ohrenheilkunde; Vorstand der Klinik für Hals-, Nasen- und Ohrenheilkunde am Kepler Universitätsklinikum in Linz

INHALTSVERZEICHNIS

Impressum 2
Vorwort 4
Zur Verwendung dieses Buches 6
Typischer Ablauf der Versorgung eines Notfallpatienten 7
Autorinnen und Autoren 8
Inhaltsverzeichnis 9

Teil 1

Sofortmaßnahmen zur Behandlung unmittelbar lebensbedrohlicher Zustände 14

Übergabe 15
Analgesie, Sedierung und antiemetische Therapie 16
Anaphylaxie 18
Beatmung 20
Blutung, gastrointestinal oben 22
Blutung, gastrointestinal unten 24
Blutung nach Tonsillektomie 26
Blutung, Nase (Epistaxis) 28
Blutung, postpartal 30
Blutung,Tracheostoma 32
Hämoptyse 34
Hitzschlag 36
Hypothermie, schwer 38
Koma 40
Kreislaufstillstand, nicht-traumatisch 42
Kreislaufstillstand, traumatisch 44
Kreislaufstillstand, Zustand nach 46
Notfallgeburt 48
Polytraumaversorgung 50
Rapid Sequence Induction und Notfallintubation 52
Respiratorische Insuffizienz 54
Tracheostoma 56
Laryngostoma 57
Rhythmusstörung, instabil 58
Schock 60
Schock, hämorrhagisch posttraumatisch 62
Sepsis 64
Status Epilepticus 66
Sterbende Patientin/Sterbender Patient 68
Stridor, inspiratorisch und Dyspnoe 70
Trauma, penetrierend 72

Teil 2

Leitsymptome und pflegerische Erstmaßnahmen (Erarbeitung von Verdachts- und Differentialdiagnosen) 76

Basisanamnese 77
Allgemeinzustand, verschlechtert oder „Ich bin die ganze Zeit müde!" 78
Atemnot 82
Bauchschmerzen 87
Beinschmerzen 94
Beinschwäche, beidseitig 97
Beinschwellung, beidseitig 100
Beinschwellung, einseitig 103
Blut- oder Kaffeesatzerbrechen 105
Bluthusten 107
Blutiger oder schwarzer Stuhl 110
Brustschmerzen 112
Doppelbilder 115
Durchfall, akut 117
Fieber (>37,2°C) 120
Flankenschmerzen 127
Ganzkörperschmerzen 130
Geburtshilfliche Komplikationen 133
Gelbsucht 136
Gelenkschmerzen, ein Gelenk betroffen 140
Gelenkschmerzen, mehrere Gelenke betroffen 142
Halbseitenschwäche/-lähmung 145
Hals-/Nackenschmerzen 148
Harn, wenig oder kein 150
Hautausschlag 153
Hängender Mundwinkel/Fazialisparese 158
Herzklopfen oder Herzstolpern 162
Hörminderung, akut 165
Husten, akut (<8 Wochen) 167
Koma 172
Kopfschmerzen 174
Krampfanfall, Zustand nach 179
Kreislaufstillstand, Zustand nach 182
Ohrenschmerzen 185
Ptose 187
Rachen-/Schluckschmerzen 189
Roter Harn 192
Rotes Auge 195
Rückenschmerzen 198
Schock 201
Schwindel 203

Sehstörung, akut 207
Sprachstörung 212
Stridor, inspiratorisch 214
Synkope/Kollaps 217
Unterkühlung (<36°C) 220
Übelkeit und Erbrechen 222
Vaginale Blutung 227
Verstopfung 230
Verwirrtheit, akut 232

Teil 3.0 3.1 3.2 3.3

Notfallmedizinische, toxikologische und akutmedizinische Erkrankungen 237

Teil 3.1

Notfallmedizinische Erkrankungen 238

Abszess, tiefe Strukturen 238
Akutes Koronarsyndrom (ACS) 240
Amnesie, transient global 246
Amputationsverletzung 247
Anämie 249
Anämie, hämolytisch und hämolytische Krise 251
Angioödem 252
Anorexie, Komplikationen 254
Aortensyndrom, akut 256
Aortenverletzung, traumatisch 258
Aortoenterische Fistel 259
Appendizitis 260
Arteriendissektion, extra-/intrakraniell 262
Arthritis, bakteriell 263
Aspiration von Flüssigkeit, tracheobronchial (ambulant erworben) 265
Asthma-Anfall und Status asthmaticus 266
Aszites 268
Augenverletzung 270
Bauchaortenaneurysma, symptomatisch/rupturiert 272
Bauchtrauma, stumpf 273
Beckentrauma 275
Blutung unter oraler Antikoagulation (OAK) 278
Bradykardie, stabil 279
Carotis-Sinus-cavernosus-Fistel 281
Cholangitis, akut 282
Cholesterinembolie-Syndrom 283
Cholezystitis, akut 284
Colitis, akut 285
Colitis, akut (Schub einer chronisch entzündlichen Darmerkrankung) 287
COPD-Exazerbation 288
COVID-19 291
Dehydratation und Hypernatriämie 293
Dengue-Fieber 295
Endokarditis, infektiös 296
Endophthalmitis 299
Enterocolitis, pseudomembranös 301
Erfrierung 302
Ertrinkungsunfall 304
Erysipel 306
Explosionsverletzung 307
Extrauteringravidität 310
Extremitätenischämie, akut 312
Fraktur (Extremität) 313
Fremdkörperaspiration 316
Fruchtwasserembolie 317
Gastroenteritis, dysenterisch/enteroinvasiv 318
Gerinnungsstörung, angeboren oder erworben, Notfälle bei Erwachsenen mit 320
Gesichtsschädel- und Schädelbasisfraktur 321
Glaukomanfall 323
Graft-versus-Host-Erkrankung, akut 324
Hämoptysen 326
Hepatitis, viral akut 327
Hernie 328
Herzinsuffizienz, akut (linksventrikulär) 330
Herzinsuffizienz, akut (rechtsventrikulär) 333
HIV-Infektion, Notfälle bei Patienten mit 335
Hodentorsion 338
Hyperglykämie, hyperosmolar 339
Hyperglykämie mit Ketoazidose 341
Hyperkaliämie 343
Hyperkalzämie und hyperkalzäme Krise 344
Hypertensiver Notfall und hypertensive Krise 346
Hyperviskositätssyndrom 350
Hypokalzämie 351
Hyponatriämie 352
Hypophysenapoplex 356
Hypothermie, akzidentell 357
Hypothyreose, dekompensiert 358
Ileus, mechanisch 359
Ileus, paralytisch 361
Interstitielle Lungenerkrankung, Notfälle bei Erwachsenen mit 362
Intrazerebrale Blutung 365
Kongenitale Herzerkrankung, Notfälle bei Erwachsenen mit 367
Krampfanfall, Zustand nach 368
Laktazidose, Metformin-induziert 370
Larynxtrauma 371
Leberabszess 372
Leberschädigung und Leberversagen, akut 374
Leberzirrhose, dekompensiert und akut-auf-chronisches Leberversagen 377
Leistenpunktion, Lokalkomplikationen nach 380

Leukämie, Lymphom oder Myelom, Verdacht auf 381
LVAD (linksventrikuläres Assist Device), Notfälle bei Patienten mit 383
Malaria 385
Meningitis und Enzephalitis 387
Mesenterialischämie, akut 391
Milzinfarkt 392
Milzruptur, atraumatisch 393
Myokarditis 394
Nebennierenrindeninsuffizienz, akut (Addison-Krise) 396
Nekrolyse, toxisch epidermal 397
Neuroleptika-Syndrom, maligne 399
Neuromuskuläre Schwäche, akut 401
Neuronitis vestibularis 403
Neutropenes Fieber/Sepsis 404
Niereninfarkt 407
Niereninsuffizienz, Dialyse-pflichtig, Notfälle bei Patienten mit 408
Nierenkolik 410
Nierenschädigung, akut und akut-auf-chronisch 411
Nierenvenenthrombose 413
Organerhaltende Therapie bei V. a. (eintretenden) Hirntod 414
Organtransplantation, solide, Notfälle bei Patienten nach 417
Ösophagitis 420
Ösophagusruptur 421
Pankreatitis, akut oder akut-auf-chronisch 422
Parkinson-Krankheit, Notfälle bei Patienten mit 424
Perikarderguss, nicht-traumatisch 425
Perikarditis 426
Peritonitis, sekundär 428
Pfählungsverletzung 429
Pleuraerguss 430
Pneumomediastinum, spontan 433
Pneumonie, ambulant erworben 434
(Spontan-)Pneumothorax 436
Porphyrie, akut intermittierend 437
Präeklampsie, Eklampsie und HELLP-Syndrom 438
Präpartale Notfälle 440
Prostatitis, akut 442
Psychose, akut 443
Pulmonalarterienembolie 444
Pyelonephritis 449
Rhabdomyolyse 450
Rheumatologische Notfälle 453
SCAPE (Sympathetic Crashing Acute Pulmonary Edema) 456
Schädelhirntrauma, penetrierend 458
Schädelhirntrauma, (mittel-)schwer 460
Schenkelhalsfraktur 462
Schlaganfall und transiente ischämische Attacke 463
Schrittmacher-/ICD-Dysfunktion 465
Sehnenruptur 466
Serotonin-Syndrom 467
Sichelzellerkrankung, Notfälle bei Erwachsenen mit 469
(Sigma-)Divertikulitis 471
Sinus-cavernosus-Thrombose 473
Sinusvenenthrombose, zerebral 474
Spondylodiszitis und Epiduralabszess 475
Strangulationsverletzung 477
Stromunfall 478
Subarachnoidalblutung, nicht-traumatisch 480
Subduralhämatom, chronisch 482
Suizidalität und Z.n. Suizidversuch 484
Tachykardie, stabil 485
Tauchunfall 487
Thoraxtrauma, stumpf 489
Thrombotische Mikroangiopathie 491
Thyreotoxische Krise 493
Tuberkulose 495
Tumor, intrakraniell, Komplikationen bei Patienten mit 497
Vena-cava-superior-Syndrom 498
Verbrennung/Verbrühung 500
Vorhofflimmern/-flattern, stabil 503
Weichteilinfektion, nekrotisierend 504
Wernicke-Enzephalopathie 505
Wirbelsäulentrauma 506
Zystische Fibrose, Notfälle bei Erwachsenen mit 509

Teil 3.2

Toxikologische Erkrankungen und Toxine **511**

Anamnese bei intoxikierten Patienten 511
Urinschnelltests (Tox-Screening Harn) 512
ACE-Hemmer und AT_2-Rezeptorblocker 513
Alkohol (Ethanol) 514
Alkohole, toxisch (Isopropanol) 515
Alkohole, toxisch (Methanol und Ethylenglykol) 516
Amphetamine (inklusive Methamphetamin) 518
Antihistaminika (H_1-Rezeptorblocker) 520
(Augen-)Reizstoffe (Pfefferspray, Tränengas) 521
Baclofen 522
Barbiturate (Phenobarbital) 523
Benzin und andere Kohlenwasserstoffe (Inhalation oder Ingestion) 525
Benzodiazepine und Z-Drugs (z. B. Zolpidem, Zopiclon) 526

Betablocker 527
Body Packer, Stuffer und Pusher 529
Bupropion 530
Cannabis und synthetische Cannabinoide (z. B. „K2“, „Spice“) 531
Carbamazepin 533
Chloroquin und Hydroxychloroquin 534
Colchicin 536
Digitalis 537
Ecstasy (MDMA) 538
Eisen 540
Gabapentin und Pregabalin 541
Gamma-Hydroxybutyrat („K.o.-Tropfen“, Liquid Ecstasy) 542
Halluzinogene 544
Insulin 545
Kalziumkanalblocker 546
Koffein 548
Kohlenmonoxid (CO) 549
Kokain 551
Laugen oder Säuren, Ingestion von 552
Lithium 555
Methämoglobinämie 557
Neuroleptika 558
Nicht-steroidale Antirheumatika 560
Opiate 561
Organophosphate und Nervengifte 562
Paracetamol 564
Pilzgifte (Amatoxine, Muscarin, Terpene) 565
Rauch- und Reizgase 567
Salicylate 569
Schlangenbiss (exotische Giftschlangen) 570
Schlangenbiss (Kreuzotter, Hornviper oder Aspisviper) 573
Schwermetalle 576
Serotonin-Reuptake-Hemmer 577
Spinnenbiss 578
Taxine (Eibe, Taxus baccata) 581
Theophyllin 582
Tizanidin 583
Trizyklische Antidepressiva 584
Valproat 586
Zyanide und andere Inhibitoren der Atmungskette 587

Teil 3.3

Akutmedizinische Erkrankungen 589

Abort 589
Abszess, subkutan 590
Alkoholentzug 592
Allergische Reaktion 594
Analekzem (perianale Dermatitis) 596
Analfissur 597
Arthritis, reaktiv 598
Arthrose 599
Arzneimittelexanthem 601
Baker-Zyste, symptomatisch oder Ruptur einer 603
Bewusstseinsstörung, psychogen und Anfall, psychogen 604
Bronchitis, akut 605
Bursitis 606
Cerumen obturans 607
Clusterkopfschmerz (Bing-Horton-Neuralgie) 608
Diarrhö, Antibiotika-assoziiert 609
Distorsion 610
Dystonie, akut 611
Epicondylopathia humeri 612
Epididymitis und Orchitis 613
Extrasystolie, ventrikulär 615
Fazialisparese, peripher 616
Femurkopfnekrose, atraumatisch 617
Fibromyalgie-Syndrom 618
Follikulitis, Furunkel und Karbunkel 619
Fremdkörperingestion 620
Gallenkolik 621
Gastritis, akut und gastroduodenale Ulkuskrankheit 622
Gastroenteritis, nicht-dysenterisch 624
Gastroösophageale Refluxkrankheit 625
Geschlechtskrankheiten 626
Gichtarthritis, akut 628
Hämorrhoidalleiden 630
Harnverhalt 631
Harnwegsinfektion, untere 633
Herpes labialis 635
Herpes zoster 635
Hörverlust, sensorineural idiopathisch akut 637
Hyperthyreose, symptomatisch 638
Hyperventilation und Panikattacke 639
Hypoglykämie 641
Hypothyreose, symptomatisch 642
Impfreaktion 644
Influenza 645
Insektenstich 647
Intertrigo 648
Karpaltunnel-Syndrom 649
Konjunktivitis 650
Kontaktekzem 651
Lagerungsschwindel 652
Laryngitis, akut 653
Leberwerte, erhöht (sub-/asymptomatisch) 654
Lumbalgie, akut (Lumbago und Lumboischialgie) 656
Luxation 659
Lymphadenitis ± Lymphangitis, infektiös 660

Mastitis, akut 661
Migräne 662
Mundsoor (orale Candidiasis) 663
Muskelverletzung 664
Nadelstichverletzung 665
Nagelpathologien, ausgewählte 667
Nasenbeinfraktur 667
Nervenverletzung, peripher 668
Neurodermitis 671
Obstipation 672
Ösophagusspasmus 673
Othämatom 674
Otitis externa 675
Otitis media 677
Panaritium und Paronychie 678
PEG-Sonden, Komplikationen durch und Probleme mit 679
Pharyngitis ± Tonsillitis 680
Plantarfasziitis 682
Pleuritis, sicca 683
Prellung/Kontusion 684
Priapismus 685
Psoriasis vulgaris 686
Rhinitis und Konjunktivitis, allergisch 687
Rhinosinusitis, akut 688
Schädelhirntrauma, leicht 690
Seborrhoisches Ekzem 691
Sexueller Missbrauch 692
Singultus 694
Skabies 695
Spannungskopfschmerz 696
Sturz, Z.n. 698
Tendovaginitis 700
Thoraxschmerz, muskuloskelettal 701
Trigeminusneuralgie 702
Trommelfellruptur 704
Venenthrombose, oberflächlich 705
Venenthrombose, tief 706
Venöse Insuffizienz, chronisch und assoziierte Probleme 708
Vocal Cord Dysfunction 710
Vulvovaginalcandidose 711
Wunde, chronisch/nicht-traumatisch 712
Wunde, traumatisch 714
Zahnextraktion, Blutung nach 716
Zahnverletzung 716
Zeckenstich, Auswirkungen und assoziierte Infektionen infolge 717
Zervikalgie und Zervikobrachialgie, akut 719

APPENDIX **721**

Antibiose, empirisch bei ambulant erworbenen Infektionen 721
Antibiotika, Dosierungen und Dosisanpassungen 723
Blutungsneigung, Fragebogen zur Detektion einer 725
CAGE-Test zur Abschätzung eines chronischen Alkoholabusus 726
CT-Kontrastmittel in der Notfallmedizin 727
Endokarditisprophylaxe 728
Glasgow Coma Scale 729
GRACE-Score (Global Registry of Acute Coronary Events) 730
Krankheiten mit Anzeigepflicht in Österreich 731
Krankheiten mit Anzeigepflicht in Deutschland 732
Lund and Browder Chart, Erwachsener 733
Lyse, Kontraindikationen 734
Morse-Skala 734
Motorspritzen, Dosierung 735
NIHSS (National Institutes of Health Stroke Scale) 736
Norton-Skala 738
Richmond Agitation Sedation Scale (RASS) 739
Schwangerschaft und Stillperiode, notfallmedizinisch relevante Medikamententherapie 740
SOFA-Score (Sequential Organ Failure Assessment) 743
Tetanusprophylaxe nach Verletzungen, Indikationen zur 744

Abkürzungsverzeichnis 745
Bildnachweis 748
Index 749

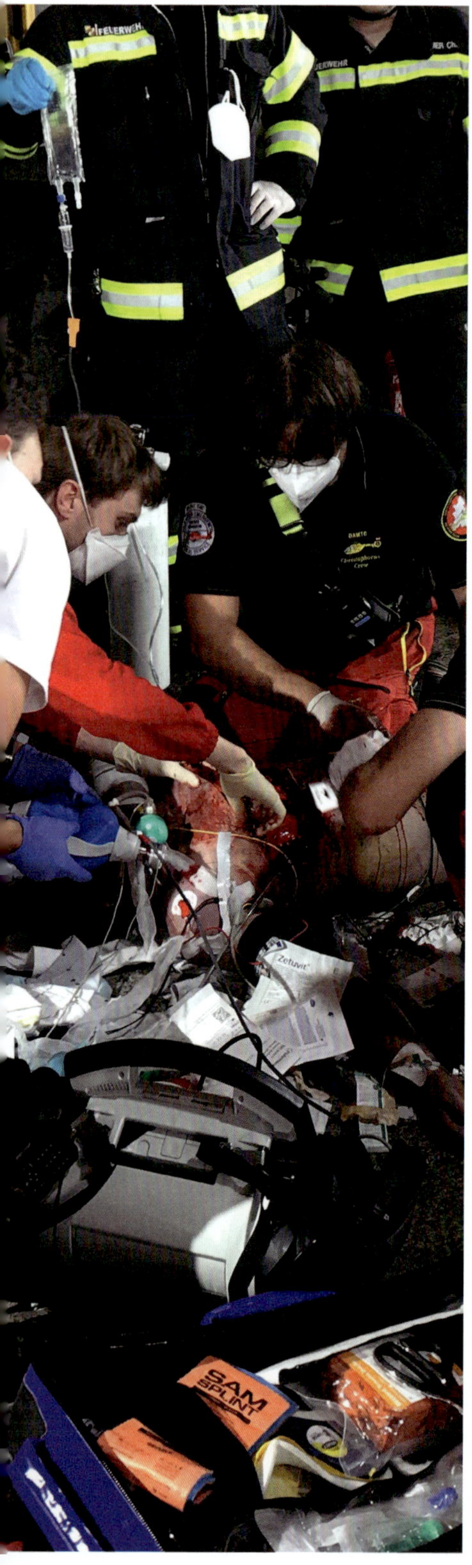

Teil 1

SOFORTMASSNAHMEN ZUR BEHANDLUNG UNMITTELBAR LEBENSBEDROHLICHER ZUSTÄNDE

STANDARDISIERTE ABLÄUFE UND ALGORITHMEN

„It's all about saving lives."

John Hardee

In diesem Teil des Buches werden Algorithmen und Vorgehensweisen zusammengefasst, welche bei unmittelbar lebensbedrohlichen Zuständen ohne Verzögerung zur Anwendung kommen. Diese Behandlungsschritte sind unabhängig von der auslösenden Erkrankung bzw. dem ursächlichen Umstand bei fast allen Patienten gleich.

Die eingehende Anamnese und die körperliche Untersuchung werden in diesen Situationen erst nach Stabilisierung der Vitalfunktionen durchgeführt und somit vorerst verschoben. Eine wichtige Frage gilt es jedoch – soweit möglich und erhebbar – vor Durchführung dieser Notfallmaßnahmen zu klären: Sind die zu setzenden lebenserhaltenden Behandlungsschritte im Sinne des Patienten bzw. medizinisch gerechtfertigt?

ÜBERGABE

STRUKTURIERT UND IN MAXIMAL 60 SEKUNDEN!

ACHTUNG

Bei intubierten Patienten vor Beginn der Übergabe kurzer Check, ob Carotispuls palpierbar!

S

SITUATION:
- Patientenname
- Alter
- Verdachtsdiagnose

↓

B

BACKGROUND (HINTERGRUND):
- relevante Vorerkrankungen
- relevante Vormedikation
- Allergien

↓

A

ASSESSMENT (EINSCHÄTZUNG):
- Kurzzusammenfassung Anamnese
- Zustand des Patienten bei Erstkontakt (ABCD)

↓

R

RESPONSE (REAKTION):
- gesetzte Maßnahmen
- aktuelle Probleme

GRUNDREGELN DER ÜBERGABE

- Warten, bis alle bereit sind und zuhören
- Klarer Anfang und klares Ende der Übergabe
- Keiner beginnt umzulagern oder zerrt während der Übergabe am Patienten herum
- Laut und deutlich sprechen
- Alle ansprechen – man übergibt einem Team und nicht einer einzelnen Person
- Am Schluss in die Runde fragen, ob es noch Fragen gibt
- Detailinformationen können im Anschluss weitergegeben werden

Literatur: WHO Collaborating Centre for Patient Safety Solutions. Communication during patient hand-overs. Patient Safety Solutions 2007; 1:Solution 3.

ANALGESIE, SEDIERUNG UND ANTIEMETISCHE THERAPIE

SCHMERZTHERAPIE

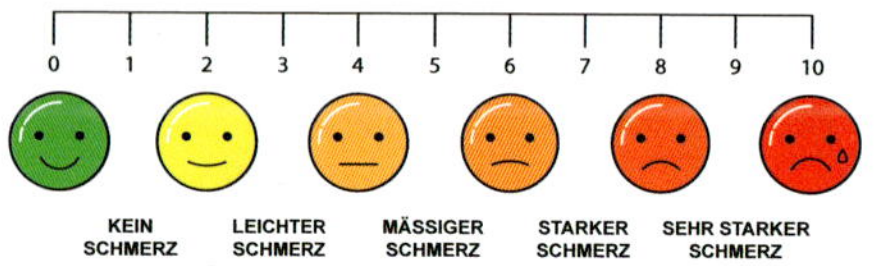

- Schmerzintensität bestimmen
- Ziel: Schmerzskala ≤3

WICHTIG: immer Allergien erfragen

Schmerzart	Analgetikum
HWS, Rücken	Diclofenac 75 mg + Orphenadrin 30 mg (250 ml KI; max. Tagesdosis: 500 ml)
Ischämie	Opiate i.v. titriert (z. B. Morphin 2–5 mg i.v.)
Knochen, Gelenke, Zähne, Ohren	Diclofenac (1 mg/kg KI; max. Tagesdosis: 150 mg) ODER Dexibuprofen (400 mg p.o.; max. Tagesdosis: 1.250 mg) ODER bei kardiovaskulärem Risiko: Naproxen (500 mg p.o.; max. Tagesdosis: 1.000 mg)
Kolik	Metamizol (1–2,5 g KI) + Butylscopolamin (20 mg KI)
Kopfschmerz	Paracetamol (1 g KI; max. Tagesdosis: 4 g)
stärkster Schmerz	Opiate i.v. titriert (z. B. Morphin 2–5 mg i.v. oder Piritramid 3–5 mg i.v.)
viszeraler Schmerz	Metamizol (1–2,5 g KI; max. Tagesdosis: 5 g)

CO-ANALGETIKA

(Cave: erst nach Tagen wirksam, Dosis langsam steigern)

Schmerzart	Co-Analgetikum
brennend	Amitryptilin 1–2 x 25–50 mg p.o. (max. Tagesdosis: 150 mg)
einschießend	Gabapentin 3 x 100 mg p.o. (max. Tagesdosis: 3.600 mg)
HWS, Rücken	Tizanidin 1–3 x 4 mg p.o. (max. Tagesdosis: 12 mg)
Nerven-kompression, Tumorschmerz	Dexamethason 1–3 x 8–12 mg i.v./p.o.
opiatresistent	Clonidin 150 µg KI **UND/ODER** Esketamin 0,1–0,2 mg/kg i.v.

SEDIERUNG

(IMMER Beatmungsbereitschaft!)

Indikation	Sedierung
Alkohol-/ Drogenentzug	Midazolam 2 mg i.v., dann mg-weise titriert i.v. ODER Oxazepam 15–50 mg p.o.
Angst, Agitation	Midazolam 2 mg i.v., dann mg-weise titriert i.v. **bei fehlendem i.v. Zugang:** Midazolam (5 mg/ml) mittels MAD 1 ml pro Nasenloch ODER Esketamin 5 mg/kg i.m.
Kurznarkose (z. B. Reposition, Thoraxdrain)	Esketamin 0,5 mg/kg i.v. PLUS Midazolam i.v. (>60 kg: 2 mg, <60 kg: 1 mg, alkoholisiert: 0 mg)
Kurznarkose (z. B. Kardioversion oder Endoskopie)	Propofol 1% 40–60 mg i.v., dann 20 mg-weise titriert i.v.
Psychose	Haloperidol 5 mg KI (obligat: EKG-Monitoring!)
Raptus	Propofol 40–80 mg i.v.

INDIKATIONEN ZUR PPI-THERAPIE

Bei wiederholter NSAR-Einnahme

- Z.n. oberer gastrointestinaler Blutung
  ODER
- ≥2 der folgenden Risikofaktoren:
  - ≥65 Jahre
  - Z.n. gastroduodenaler Ulkuserkrankung
  - gleichzeitige Therapie mit Acetylsalicylsäure, Steroiden, Antikoagulantien oder Thrombozytenaggregationshemmer
  - Alkoholabusus
  - chronisch entzündliche Darmerkrankung
  - rheumatoider Arthritis

ANTIEMETISCHE THERAPIE

Ondansetron 4 mg i.v. (evtl. ↻)
Cave: nicht bei QTc >500 ms

↓

Metoclopramid 10 mg i.v. (evtl. ↻)
Cave: nicht bei Morbus Parkinson oder mechanischem Ileus

↓

Droperidol 1,25–2,5 mg i.v.
Cave: nicht bei QTc >500 ms

↓

Propofol 10–20 mg i.v.
Cave: nicht bei Vigilanzminderung

SONDERSITUATIONEN

- bei peripherem Schwindel: Dimenhydrinat 150 mg KI
- bei Ileus (mechanisch oder paralytisch): Antiemetika UND Magensonde

ANAPHYLAXIE

Auslösendes Agens stoppen

↓

Adrenalin 0,5 mg i.m.

↓

KI mit Diphenhydramin 60 mg

↓

Prednisolon 250 mg

BRONCHO KONSTRIKTION

- Oberkörperhochlagerung
- Sauerstoffinhalation
- Salbutamol/Ipratropiumbromid 2,5 ml p.i. (evtl. ↻)
- evtl. zusätzlich: Adrenalin 3–5 mg p.i.

OBERE ATEMWEGSSCHWELLUNG

- Oberkörperhochlagerung
- Sauerstoffinhalation 15 l/min
- Adrenalin 5 mg p.i.
- Atemwegsmanagement: siehe Seite 70 + 71

ANAPHYLAKTISCHER SCHOCK

- balancierte Kristalloide
- bei kritischer arterieller Hypotonie: Adrenalin 10–50 µg-weise i.v. (zusätzlich zum i.m. Adrenalin)
- bei wiederholtem Katecholaminbedarf: Adrenalin-Perfusor (5 mg/50 ml) nach hämodynamischen Endpunkten
- bei refraktärem Schock: Arginin Vasopressin-Perfusor (40 IE/40 ml) 4 ml/h
- KEIN NaCl 0,9% oder synthetisches Kolloid

DEFINITION

Allergische Reaktion mit lebensbedrohlichen Symptomen

Typische klinische Phänotypen:

- Asthma und Bronchokonstriktion
- obere Atemwegsschwellung
- Schock
- Herzkreislaufstillstand

Literatur: Lott C, et al. European Resuscitation Council Guidelines 2021: Cardiac arrest in special circumstances. Resuscitation 2021; 161:152–219.

ACHTUNG

- Adrenalin ist das einzige bewiesenermaßen wirksame Medikament zur Therapie der Anaphylaxie!
- Steroide wirken erst verzögert!
- Antihistaminika bessern subjektiv unangenehme Symptome wie Pruritus und Urtikaria, sind aber bei der Anaphylaxie von geringer Wirksamkeit!

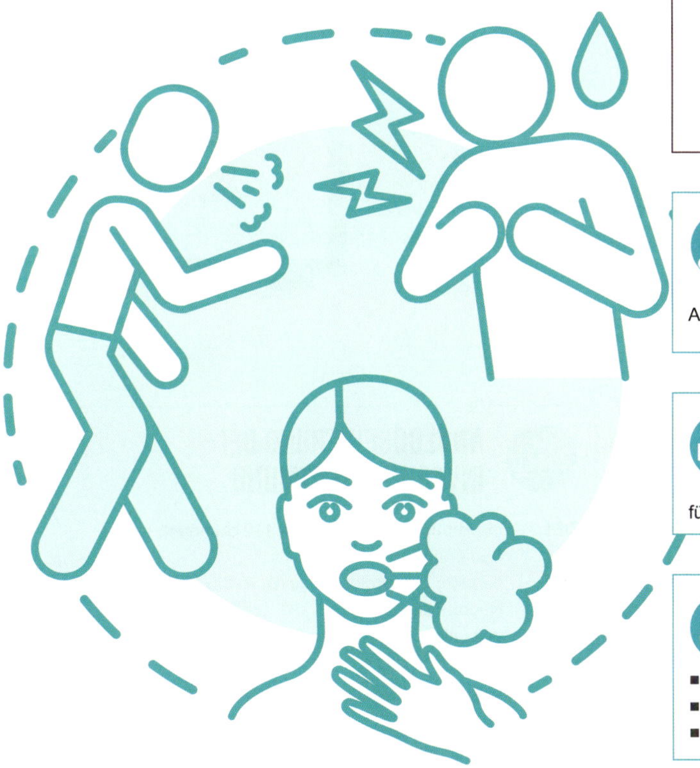

DDX ANAPHYLAXIE OHNE AUSLÖSER

- am häufigsten: alternative Diagnose als Anaphylaxie!
- unerkanntes Allergen (z. B. versteckte Nahrungsmittelallergene, Kreuzallergien, Allergie auf Anisakis simplex nach Fischkonsum)
- Mastozytose
- Ruptur einer Echinococcus-Zyste
- Alpha-Gal-Syndrom
- allergene Co-Faktoren, z. B. Alkohol, Medikamente (NSAR, ACE-Hemmer), Anstrengung

↓

Bestätigung, ob Anaphylaxie oder nicht durch Bestimmung der Serumtryptasekonzentration!

HERZKREISLAUF-STILLSTAND

ACLS-Algorithmus – siehe Seite 42

ÜBERWACHUNG NACH ANAPHYLAXIE

für mindestens 12 Stunden!

BEI ENTLASSUNG

- siehe Seite 594 + 595
- Adrenalin-Pen rezeptieren!
- Follow-up in der Allergie-Ambulanz!

BEATMUNG

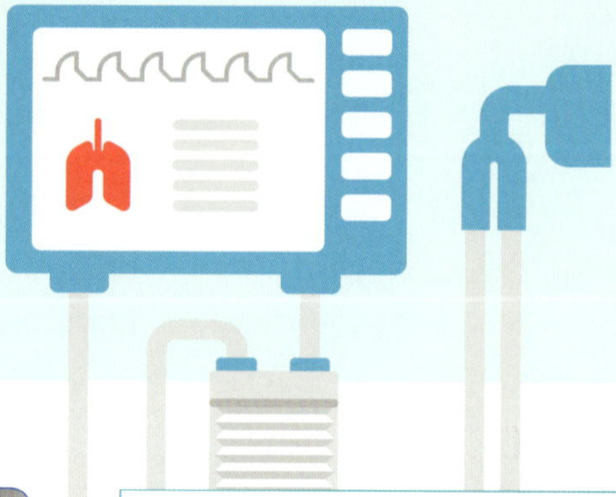

GESUNDE LUNGE

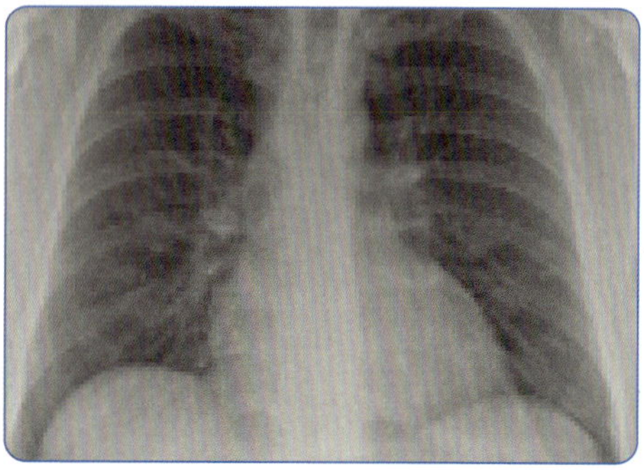

ZIELE

- lungenprotektive Beatmung
- SaO_2 88–94%
- $PaCO_2$ 35–45 mmHg

BEGINN MIT
PEEP: 5 mbar
Vt: 6–8 ml/kg IBW
AF: 15/min
FiO_2: nach SaO_2

COPD/EMPHYSEM/ASTHMA (OBSTRUKTIVE PNEUMOPATHIE)

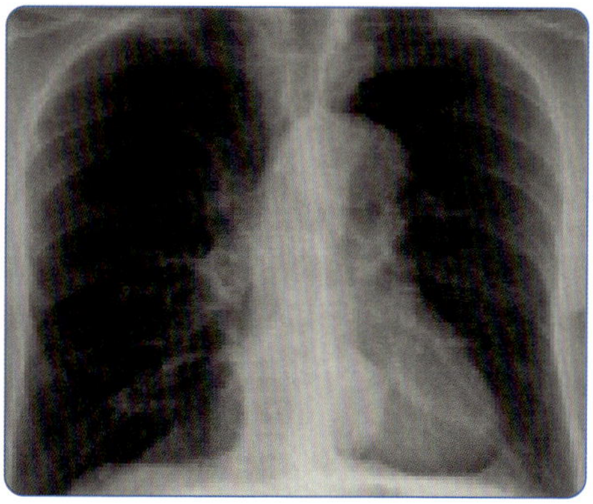

ZIELE

- keine dynamische Hyperinflation
- langsame Korrektur der respiratorischen Azidose (nicht des $PaCO_2$!)
- SaO_2: 88–94%

BEGINN MIT
PEEP: 5–8 mbar
Vt: 8 ml/kg IBW
AF: 10/min
FiO_2: nach SaO_2

COPD/EMPHYSEM

Optionen bei Versagen der Standardbeatmung

- PEEP-Erhöhung auf 10 mbar
- Verlängerung Exspirationszeit
- permissive Hyperkapnie (pH >7,2)
- bei Versagen: extrakorporale Decarboxylierung ODER veno-venöse ECMO-Therapie

ANALGOSEDIERUNG BEI INVASIVER BEATMUNG

ZIEL? bis Abbau Rocuronium (ca. 1–2 Stunden): tiefe Sedierung (z. B. RASS -5)
danach: Tubustoleranz! (z. B. RASS -2/-3) Ausnahme: Neuro-Patienten (z. B. SHT, erhöhter ICP, Status epilepticus): tiefe Sedierung (z. B. RASS -5)

WIE? Propofol 2% 5–10 (max. 20) ml/h bei Schmerzen oder tiefer Sedierung: PLUS Remifentanil (5 mg/50 ml) 2–4 ml/h

ANPASSUNG INDIVIDUELLE BEATMUNGSEINSTELLUNGEN:

- SaO_2-Optimierung durch optimalen PEEP, Verlängerung der Inspirationszeit und/oder Erhöhung FiO_2
- $PaCO_2$-Optimierung durch rationelles Ziel (evtl. permissive Hyperkapnie) und/oder Erhöhung Atemminutenvolumen durch Erhöhung Atemfrequenz
  (Cave: Prinzipien der lungenprotektiven Beatmung wann immer möglich einhalten)

SCHWERE METABOLISCHE AZIDOSE

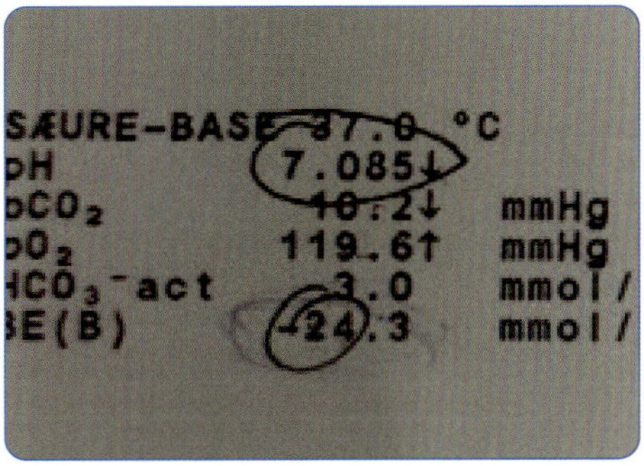

ZIELE

- keine abrupte Beendigung der Hyperventilation
- hohes Atemminutenvolumen zu Beginn
- SaO_2: 94–98%
- pH nach Intubation = pH vor Intubation

BEGINN MIT
PEEP: 5–8 mbar
Vt: 10 ml/kg IBW
AF: 25–30/min
FiO_2: nach SaO_2

ARDS/LUNGENÖDEM (RESTRIKTIVE PNEUMOPATHIE)

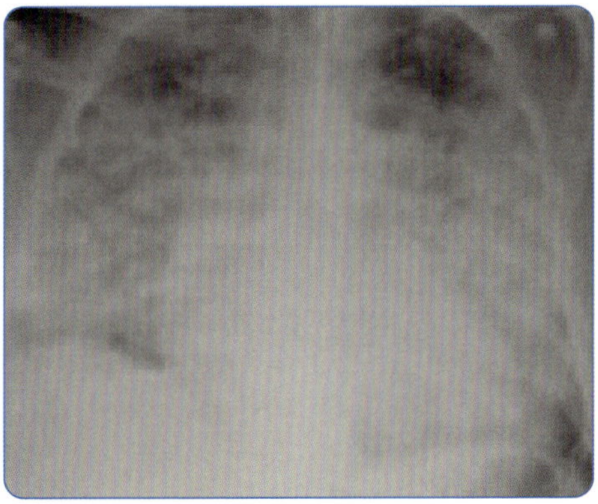

ZIELE

- optimierte Compliance (optimierter PEEP!)
- lungenprotektive Beatmung
- SaO_2: 94–98%
- evtl. permissive Hyperkapnie: $PaCO_2$ <60 mmHg bzw. pH >7,2

BEGINN MIT
PEEP: 10–14 mbar
Vt: 6 ml/kg IBW
AF: 20/min
FiO_2: nach SaO_2

ARDS

Optionen bei Versagen der Standardbeatmung

- ab PaO_2/FiO_2 <150: Bauchlagerung
- Airway Pressure Release Ventilation (APRV) - Beginn mit:
  - p hoch: 30 mbar, p tief: 0 mbar
  - t hoch: 5 Sek, t tief: 0,5–0,8 Sek
- Therapieversuch: Iloprost 10 µg p.i. 4 stündlich ODER inhalatives NO (5–15 ppm)
- permissive Hypoxämie (SaO_2: 88–94%)
- bei Versagen: veno-venöse ECMO-Therapie
- + Dexamethason 20 mg i.v. erwägen

RECRUITMENT-MANÖVER

WER? NUR bei Patienten mit restriktiver Pneumopathie!

WANN? NUR nach offensichtlicher De-Recrutierung (z. B. unmittelbar nach Intubation, nach Diskonnektion, nach Absaugen oder Bronchoskopie)

WIE? Tidalvolumen SCHRITTWEISE bis auf maximal 60 mbar Spitzendruck oder 1.000 ml erhöhen (was immer zuerst erreicht wird), dann PEEP erhöhen und Tidalvolumen schrittweise wieder auf 6 ml/kg IBW reduzieren

CAVE! IMMER Hämodynamik im Auge behalten – Abbruch bei relevantem Blutdruckabfall!

BLUTUNG, GASTROINTESTINAL OBEN

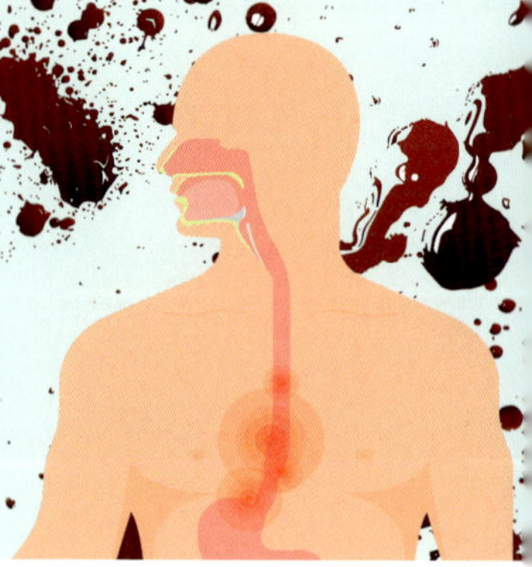

Hämodynamik instabil oder aktive Hämatemesis?
- **NEIN** → **V. a. Varizen-Blutung?**
  - **JA** → **stationäre Aufnahme und Endoskopie <24 Stunden bei Antikoagulation: Stopp ± Reversierung Antikoagulation!**
  - **NEIN** → (→ stationäre Aufnahme und Endoskopie <24 Stunden)
- **JA** ↓

Kreislauf- und Gerinnungstherapie

↓

Erythromycin 250 mg KI

↓

aktive Hämatemesis, Ateminsuffizienz oder Vigilanzminderung?
- **NEIN** → Gastroösophagoduodenoskopie
- **JA** ↓

endotracheale Intubation (RSI)

↓

Gastroösophagoduodenoskopie

HÄMODYNAMISCHE INSTABILITÄT

≥1 der folgenden Symptome:

- Herzfrequenz >100/min
- Blutdruck systolisch <100 mmHg
- (perfusionsbedingte) Bewusstseinsstörung
- verminderte periphere Zirkulation (z. B. kalte Hände, verlängerte Rekapillarisierungszeit, Akrozyanose)
- Hautmarmorierung an den Beinen
- tachykarder, fadenförmiger Radialispuls
- Kaltschweißigkeit
- Oligurie/Anurie
- erhöhtes Laktat (≥2 mmol/l)
- zentral-/gemischtvenöse SO_2 <60%

KREISLAUFTHERAPIE

- zwei großlumige periphere Kanülen
- bei Schock: invasive Blutdruckmessung
- balancierte Kristalloide
- bei schwerem Schock: in erster Linie Blut bzw. Plasma zum Volumenersatz (evtl. Trigger Massivtransfusionsprotokoll)
- bei lebensbedrohlicher Hypotonie: Vasopressor-Perfusor (z. B. Noradrenalin [5 mg/50 ml] ODER Arginin Vasopressin (40 IU/40 ml)
- bei unkontrolliertem Schock: Zone I REBOA erwägen
- KEIN NaCl 0,9% oder synthetisches Kolloid
- Ziel-Hb: 7–9 g/dl

GERINNUNGSTHERAPIE

- bei Schock: Fibrinogen 2 g i.v.
- bei Leberzirrhose: nach Gerinnung oder Thromboelastometrie/-grafie + Vitamin K 10 mg KI
- bei oraler Antikoagulation: Reversierung
- KEINE routinemäßigeTranexamsäure
- KEINE Thrombozytenkonzentrate bei Antikoagulation mit Plättchenaggregationshemmer

Literatur: Gralnek IM, et al. Endoscopic diagnosis and management of nonvariceal upper gastrointestinal hemorrhage (NVUGIH): European Society of Gastrointestinal Endoscopy (ESGE) Guideline Update 2021. Endoscopy 2021; 53:300–332.

INFO ENDOSKOPIETEAM

BEI RSI ZU BEACHTEN

- optimale Präoxygenierung
- großlumigen Sauger (z. B. Yankauer) bereithalten
- KEINE Zwischenbeatmung
- Maximierung „First pass success"

ACHTUNG

Bei Patienten mit Z.n. Aortenprothese oder Aortenstent ist bis zum Beweis des Gegenteils von einer aortoenteralen Fistel auszugehen! (siehe Seite 259)

Glasgow-Blatchford Score >1 Punkt? → NEIN → ambulante Therapie und ambulante Endoskopie

JA ↓

NICHT-VARIKÖSE OBERE GASTROINTESTINALE BLUTUNG

- Pantoprazol 80 mg i.v.
- Weiter mit 3x80 mg i.v. ODER kontinuierlich 10 mg/h
- KEIN Somatostatin oder Octreotid
- interventionelle Angiografie oder OP bei endoskopisch nicht stillbarer Blutung erwägen

REVERSIERUNG ORALE ANTIKOAGULATION

Vitamin-K-Antagonisten:	Dabigatran:	Faktor-Xa-Inhibitoren (z. B. Apixaban, Rivaroxaban)
Prothrominkomplex INR 2–4, 25 IU/kg i.v. INR 4–6, 35 IU/kg i.v. INR >6, 50 IU/kg i.v. INR? 25 IU/kg i.v. + Vitamin K 10 mg KI	Idarucizumab 2,5–5 g i.v.	Prothrombinkomplex abhängig vom Plasmaspiegel: 100–250 ng/ml: 25 IU/kg i.v. >250 ng/ml: 50 IU/kg i.v. ODER Andexanet alfa 200/400 mg, gefolgt von 480/960 mg über 2 Stunden

VARIZEN-BLUTUNG

- Terlipressin 2 mg i.v. (weiter mit 4x1 mg i.v.) (ODER: Octreotid bzw. Somatostatin)
- Ceftriaxon 2 g KI
- im Verlauf Beginn mit Lactulose (3x20 ml p.o./p.s.) UND Rifaximin (3x400 mg p.o./p.s.) zur Enzephalopathie-Prophylaxe
- bei refraktärer Blutung: früher transjugulärer intrahepatischer portosystemischer Shunt (Bridging mit Stent oder Ballontamponade)

GLASGOW-BLATCHFORD SCORE

Parameter	Punkte
Harnstoff	
39–47,8 mg/dl	2
47,9–59,9 mg/dl	3
60–149,9 mg/dl	4
≥150 mg/dl	6
Hämoglobin	
12–13 g/dl (♂) 10–12 g/dl (♀)	1
10–12 g/dl (♂)	3
<10 g/dl	6
Blutdruck systolisch	
100–109 mmHg	1
90–99 mmHg	2
<90 mmHg	3
Herzfrequenz ≥100/min	1
Anamnese/ Vorerkrankungen	
Meläna	1
Z.n. Synkope	2
Lebererkrankung	2
Herzinsuffizienz	2

LABOR

- venöse/arterielle Blutgasanalyse
- Routineblut ± spezielle Gerinnung (z. B. Antikoagulantien-Spiegel)
- Type & Screen ± EK bestellen
- evtl. Thromboelastometrie/-grafie

Karstensen JG, et al. Endoscopic treatment of variceal upper gastrointestinal bleeding: European Society of Gastrointestinal Endoscopy (ESGE) Cascade Guideline. Endoscopy Int Open 2020; 8:E990-E997.

BLUTUNG, GASTROINTESTINAL UNTEN

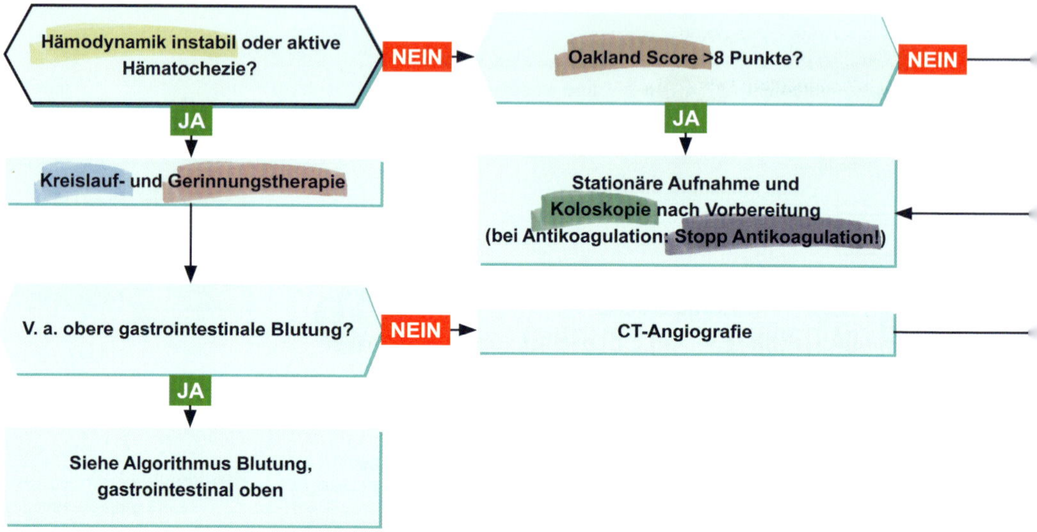

HÄMODYNAMISCHE INSTABILITÄT

≥1 der folgenden Symptome:

- Herzfrequenz >100/min
- Blutdruck systolisch <100 mmHg
- (perfusionsbedingte) Bewusstseinsstörung
- verminderte periphere Zirkulation (z. B. kalte Hände, verlängerte Rekapillarisierungszeit, Akrozyanose)
- Hautmarmorierung an den Beinen
- tachykarder, fadenförmiger Radialispuls
- Kaltschweißigkeit
- Oligurie/Anurie
- erhöhtes Laktat (≥2 mmol/l)
- zentral-/gemischtvenöse SO_2 <60%

VORBEREITUNG KOLOSKOPIE

- Polyethylenglykol-haltige Lösung (4–6 l) p.o. ODER über Magensonde
- bei Bedarf: + Metoclopramid 10 mg i.v.

REVERSIERUNG ORALE ANTIKOAGULATION

Vitamin-K-Antagonisten:	Dabigatran:	Faktor-Xa-Inhibitoren (z. B. Apixaban, Rivaroxaban)
Prothrominkomplex INR 2–4, 25 IU/kg i.v. INR 4–6, 35 IU/kg i.v. INR >6, 50 IU/kg i.v. INR? 25 IU/kg i.v. + Vitamin K 10 mg KI	Idarucizumab 2,5–5 g i.v.	Prothrombinkomplex abhängig vom Plasmaspiegel: 100–250 ng/ml: 25 IU/kg i.v. >250 ng/ml: 50 IU/kg i.v. ODER Andexanet alfa 200/400 mg, gefolgt von 480/960 mg über 2 Stunden

Literatur: Triantafyllou K, et al. Diagnosis and management of acute lower gastrointestinal bleeding: European Society of Gastrointestinal Endoscopy (ESGE) Guideline. Endoscopy 2021; 53:850–868.

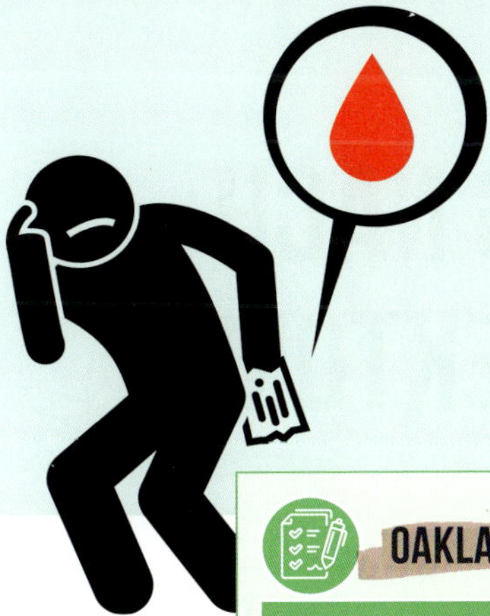

Ambulante Therapie und ambulante Koloskopie (bei Antikoagulation: kein Stopp!)

NEIN

Aktive Blutung identifiziert?

JA

Endovaskuläre Blutstillung (alternativ: Koloskopie; Ultima Ratio: OP)

OAKLAND SCORE

Parameter	Punkte
Alter	
40–69 Jahre	1
≥70 Jahre	2
männliches Geschlecht	1
Z.n. unterer GI-Blutung	1
Blut am Finger bei DRU	1
Herzfrequenz	
70–89/min	1
90–109/min	2
≥110/min	3
Blutdruck systolisch	
130–159 mmHg	2
120–129 mmHg	3
90–119 mmHg	4
<89 mmHg	5
Hämoglobin	
13–15,9 g/dl	4
11–12,9 g/dl	8
9–10,9 g/dl	13
7–8,9 g/dl	17
<7 g/dl	22

LABOR

- venöse/arterielle Blutgasanalyse
- Routineblut ± spezielle Gerinnung (z. B. Antikoagulantien-Spiegel)
- evtl. Type & Screen ± EK bestellen
- evtl. Thromboelastometrie/-grafie

GERINNUNGSTHERAPIE

- bei Schock: Fibrinogen 2 g i.v.
- bei Leberzirrhose: nach Gerinnung oder Thromboelastometrie/-grafie + Vitamin K 10 mg KI
- bei oraler Antikoagulation: Reversierung
- KEINE routinemäßige Tranexamsäure
- KEINE Thrombozytenkonzentrate bei Antikoagulation mit Plättchenaggregationshemmer

KREISLAUFTHERAPIE

- zwei großlumige periphere Kanülen
- bei Schock: invasive Blutdruckmessung
- balancierte Kristalloide
- bei schwerem Schock: in erster Linie Blut bzw. Plasma zum Volumenersatz (evtl. Trigger Massivtransfusionsprotokoll)
- bei lebensbedrohlicher Hypotonie: Vasopressorperfusor (z. B. Noradrenalin [5 mg/50 ml] oder Arginin Vasopressin [40 IU/40 ml])
- bei unkontrolliertem Schock: Zone I REBOA erwägen
- KEIN NaCl 0,9% oder synthetisches Kolloid
- Ziel-Hb: 7–9 g/dl

BLUTUNG NACH TONSILLEKTOMIE

INFO HNO-ARZT

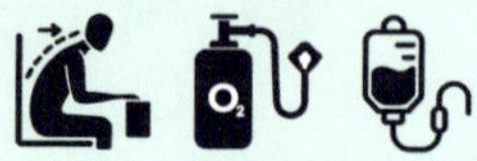

Atemweg frei + Blutung moderat?

JA → OP

NEIN ↓

Versuch der manuellen Kompression (Kompresse getränkt mit 10 ml Adrenalin 1:10.000 + 500 mg Tranexamsäure)

↓

Atemweg frei + Blutung kontrolliert?

JA → OP

NEIN ↓

Intubation unter Koniotomiebereitschaft

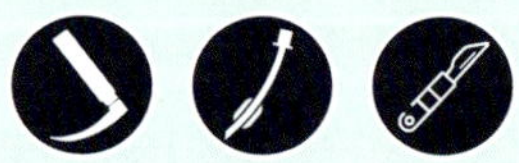

Achtung:

- primär: konventionelle Laryngoskopie
- (Videolaryngoskop und Bronchoskop aufgrund von Blutung häufig ohne Sicht!)
- großlumigen Sauger (z. B. Yankauer) bereithalten
- Kommunikation: Plan, wenn's nicht geht!

↓

Tamponade mit hämostyptischem Wundverband + Kompressen

↓

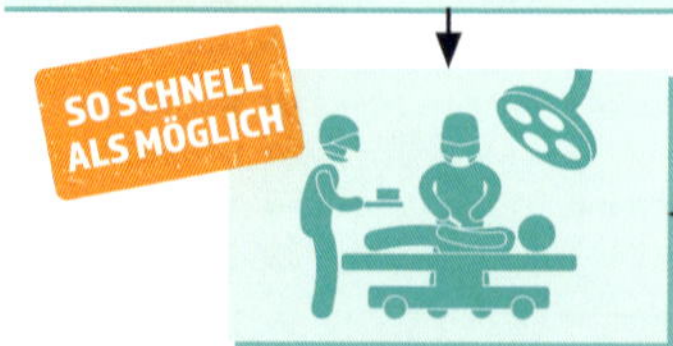

Literatur: Wall J, et al. Postoperative tonsillectomy hemorrhage. Emerg Med Clin N Am 2018; 36:415–426.

ACHTUNG

- Primäre Blutung: innerhalb von 24 Stunden nach Tonsillektomie
- Sekundäre Blutung (GEFÄHRLICH): später als 24 Stunden nach Tonsillektomie (typisch: zwischen Tag 5–14)

HAUPTGEFAHREN

- tracheobronchiale Aspiration + Asphyxie
- hämorrhagischer Schock

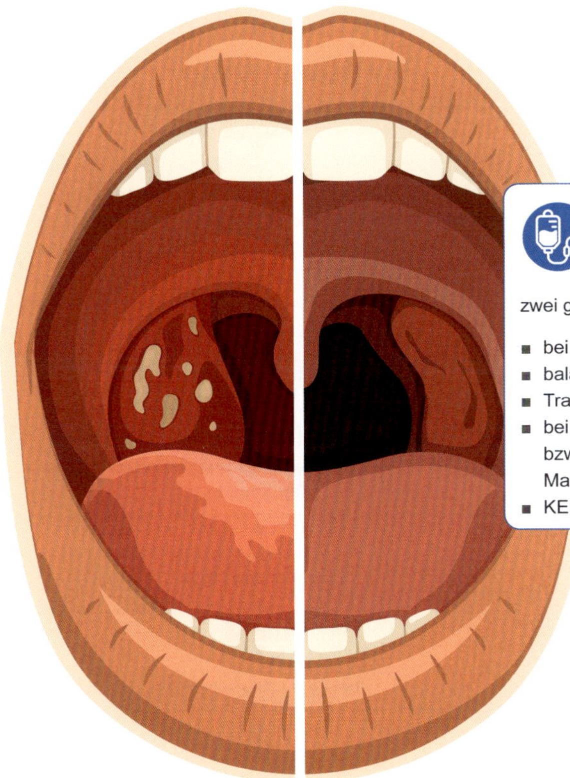

SOFORT ABKLÄREN!

- Zeitpunkt Tonsillektomie?
- bekannte Gerinnungsstörung?
- orale Antikoagulation?

KREISLAUF-/GERINNUNGS-THERAPIE

zwei großlumige periphere Kanülen

- bei Schock: invasive Blutdruckmessung
- balancierte Kristalloide
- Tranexamsäure 1 g i.v.
- bei schwerem Schock: in erster Linie Blut bzw. Plasma zum Volumenersatz (evtl. Trigger Massivtransfusionsprotokoll)
- KEIN NaCl 0,9% oder synthetisches Kolloid

LABOR

- venöse/arterielle Blutgasanalyse
- Routineblut ± spezielle Gerinnung
- Type & Screen ± EK bestellen

BLUTUNG, NASE (EPISTAXIS)

SOFORT ABKLÄREN!

- Dauer Epistaxis?
- lokales Trauma ODER Fremdkörper?
- rezidivierende Epistaxis?
- bekannte Gerinnungsstörung?
- bekannte HNO-Erkrankung?
- Z.n. rezentem Gesichtstrauma oder HNO-OP?
- positive Familienanamnese rezidiv. Epistaxis?
- intranasaler Drogenabusus?

URSACHEN

lokal	systemisch
▪ Trauma (inkl. Fremdkörper) ▪ trockene Luft ▪ Tumor ▪ Inflammation ▪ nasale Steroide ▪ nasaler Drogenabusus	▪ Koagulopathie (hereditär oder akquiriert) ▪ orale Antikoagulation ▪ Gefäßmalformation (z. B. Morbus Osler) ▪ Alkoholabusus ▪ arterielle Hypertonie (kontrovers)

KREISLAUFTHERAPIE

- i.v. Antihypertensiva NUR bei systolischem Blutdruck >180 mmHg (selten kausaler Zusammenhang)
- bei hämodynamisch relevanter Blutung: balancierte Kristalloide
- KEIN NaCl 0,9% oder synthetisches Kolloid
- Erythrozytenkonzentrate ab Hb <7 g/dl

Massive Epistaxis? – JA → Nasentamponade; NEIN ↓

digitale Kompression Nasenflügel ≥5 Minuten ± Eiskrawatte oder Eiswürfellutschen

↓

Epistaxis gestoppt? – JA →; NEIN ↓

anteriore Rhinoskopie ± (chem. o. elektr.) Kautern; alternativ: Tranexamsäure 500 mg nasal (MAD)

↓

Epistaxis gestoppt? – JA →; NEIN ↓

Nasentamponade (z. B. 2-Ballonkatheter) bei OAK/Gerinnungsstörung: resorbierbare Tamponade

↓

Epistaxis gestoppt? – JA →; NEIN ↓

bei OAK: Reversierung

↓

Epistaxis gestoppt? – JA →; NEIN ↓

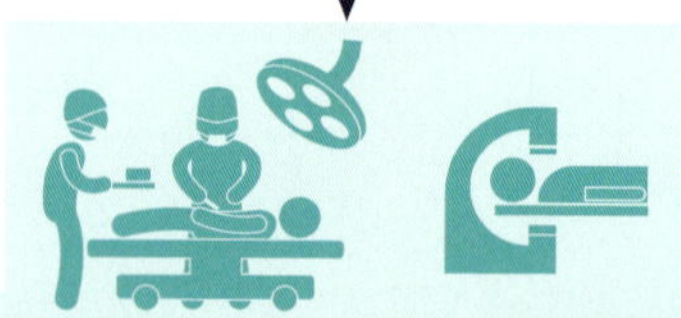

Literatur: Tunkel DE, et al. Clinical Practice Guidelines: Nosebleed (Epistaxis). Otolaryngol Head Neck Surg 2020; 162 (1 Suppl):S1–38.

HAUPTGEFAHREN

- tracheobronchiale Aspiration + Hypoxämie
- hämorrhagischer Schock

BLUTUNG

- 90% der Blutungsquellen finden sich am anterioren Nasenseptum
- selten posteriore Epistaxis, ABER häufig mit relevantem Blutverlust assoziiert

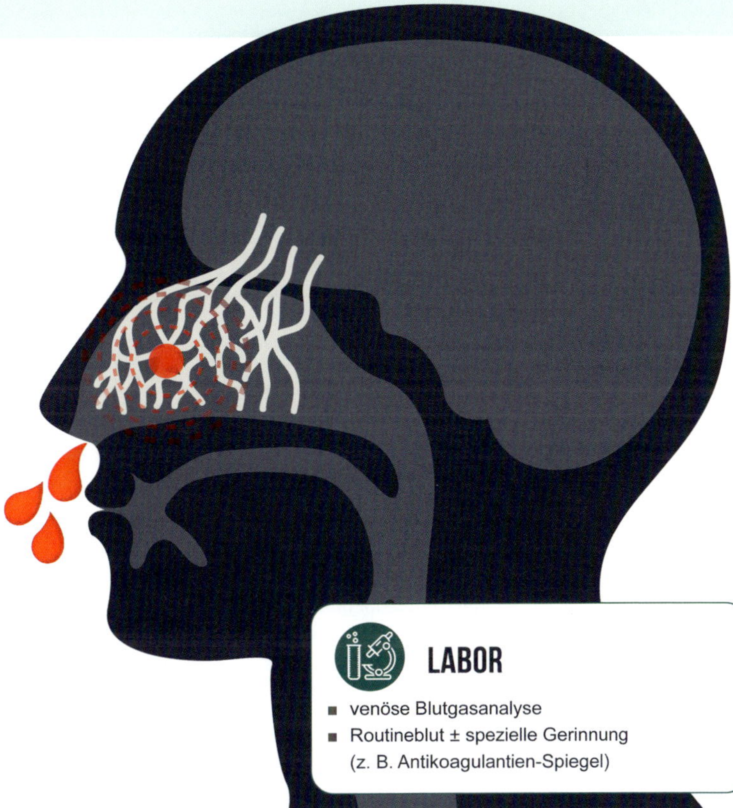

- **topische Applikation Vasokonstriktor**
- **anteriore Rhinoskopie**
- **(chem. o. elektr.) Kautern der Blutungsquelle**

↓

Beobachtung (z. B. 4 Stunden) Entlassung HNO-Nachsorge bei rezidiv. Epistaxis

stationäre Aufnahme + HNO-Nachsorge

LABOR

- venöse Blutgasanalyse
- Routineblut ± spezielle Gerinnung (z. B. Antikoagulantien-Spiegel)

REVERSIERUNG ORALE ANTIKOAGULATION

Vitamin-K-Antagonisten:	Dabigatran:	Faktor-Xa-Inhibitoren (z. B. Apixaban, Rivaroxaban):
Prothrominkomplex INR 2–4, 25 IU/kg i.v. INR 4–6, 35 IU/kg i.v. INR >6, 50 IU/kg i.v. INR? 25 IU/kg i.v. + Vitamin K 10 mg KI	Idarucizumab 2,5–5 g i.v.	Prothrombinkomplex abhängig vom Plasmaspiegel: 100–250 ng/ml: 25 IU/kg i.v. >250 ng/ml: 50 IU/kg i.v. ODER Andexanet alfa 200/400 mg, gefolgt von 480/960 mg über 2 Stunden

BLUTUNG, POSTPARTAL

INFO GYNÄKOLOGIE

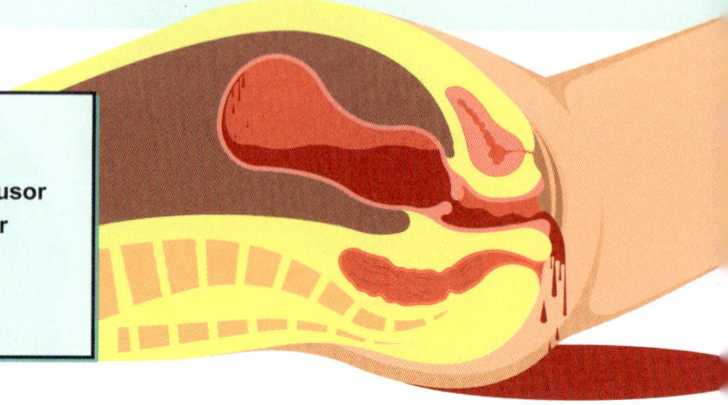

Chirurgische Therapie
- kausale Therapie (z. B. Naht Geburtsverletzung, retinierte Plazenta entfernen, Reposition Uterus bei Inversio uteri)
- Uterusmassage bzw. -kompression bei Uterusatonie

Medikamentöse Therapie
- Oxytocin 5 IU KI
- weiter mit Oxytocin-Perfusor (40 IU/50 ml) oder KI über 30 Minuten

↓

Blutung gestoppt? – JA → Überwachung (siehe unten)

NEIN ↓

Medikamentöse Therapie
- Sulproston (500 µg/50 ml) 10–50 ml/h
- NIE gemeinsam mit Oxytocin!
- mögliche Nebenwirkungen: Lungenödem, Bronchokonstriktion

↓

Blutung gestoppt? – JA →

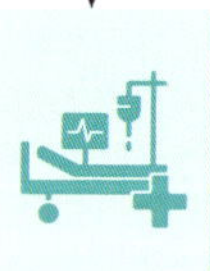

NEIN ↓

Chirurgische Therapie
- Uterustamponade (z. B. mittels Ballonkatheter nach Bakri)

Medikamentöse Therapie
- Wiederholung Infusion von Sulproston 500 µg (max. Dosis in 24 Stunden: 1.500 µg)

↓

Blutung gestoppt? – JA → Überwachung (siehe oben)

NEIN ↓

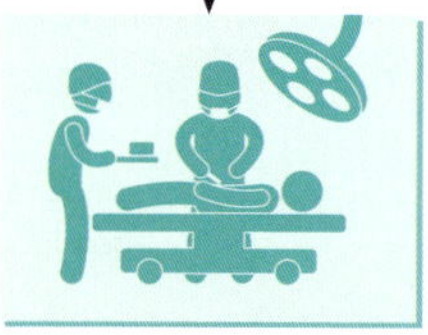

DEFINITION

Blutverlust >500 ml bei vaginaler Geburt

SOFORT ABKLÄREN!

- Geburtsvorgang?
- Geburtsverletzungen?
- Blutungsmenge?
- Erkrankungen während der Schwangerschaft?
- bekannte Plazenta- oder Uterusanomalien?
- bekannte Gerinnungsstörung oder orale Antikoagulation?

LABOR

- venöse Blutgasanalyse
- Thromboelastometrie/-grafie
- Routineblut ± spezielle Gerinnung
- Type & Screen + 4–6 EK

Literatur: Pfanner G, et al. Empfehlungen der Arbeitsgruppe Perioperative Gerinnung der ÖGARI zum Thema: Management der peripartalen Blutung. www.oegari.at/arbeitsgruppen/arge-perioperativ-gerinnung.html

DAS RUNDHERUM

- Temperatur >36°C
- pH >7,2
- iCa^{2+} >1 mmol/l
- SpO >94%
- $PaCO_2$ 35–45 mmHg

BLUTVERLUST NICHT UNTERSCHÄTZEN!

DIAGNOSTIK

- Inspektion Plazenta auf Vollständigkeit
- vaginale Spekulumuntersuchung (Geburtsverletzung?)
- Sonografie (Plazentaretention?)
- Angio-CT Abdomen (Blutungsquelle?)

KREISLAUFTHERAPIE

- balancierte Kristalloide
- bei hämorrhagischem Schock: invasive Blutdruckmessung und in erster Linie Blut bzw. Plasma zum Volumenersatz (= Trigger Massivtransfusionsprotokoll)
- bei lebensbedrohlicher Hypotonie: Vasopressor-Perfusor (z. B. Noradrenalin [5 mg/50 ml] oder Arginin Vasopressin [40 IU/40 ml])
- bei unkontrolliertem Schock: Zone I REBOA erwägen
- KEIN NaCl 0,9% oder synthetisches Kolloid

INTRAVASALE ZUGÄNGE

SOFORT:
zwei großlumige periphere Kanülen (2. Wahl: Large Bore ZVK)

OHNE VERZÖGERUNG ANDERER MASSNAHMEN:
arterielle Kanüle

GERINNUNGSTHERAPIE

- Tranexamsäure 1–2 g i.v.
- Fibrinogen 2 g i.v. (bei Trigger Massivtransfusionsprotokoll: 4 g i.v.)
- bei bekanntem/V. a. HELLP: 1–2 Thrombozyten-konzentrate
- weitere Therapie nach Thromboelastometrie/-grafie-Ergebnis
- Ultima Ratio: Faktor VIIa 90 µg/kg i.v.

Ziele der Gerinnungstherapie:

- Thrombozyten: >50 G/l
- FibTEM® CA10: >10 mm
- ExTEM® CT: <80 Sekunden
- ExTEM® CA10: >40 mm

MASSIVTRANSFUSION

- mechanisches Infusionsgerät verwenden (z. B. Level I®)
- Blutprodukte wärmen
- Beginn mit 0 neg EKs
- weiter mit EKs und Plasma im Verhältnis 1:1
- nach jedem 3. Plasma: 10 ml Ca-Glukonat 10%
- nach jedem 5. EK: 1 TK (= 5 Einzelkonzentrate)

URSACHEN

- Tonus (z. B. Uterusatonie: ~80% aller postpartalen Blutungen!)
- Trauma (z. B. Geburtsverletzung)
- Tissue (z. B. Plazentaretention)
- Thrombin (z. B. Verbrauchskoagulopathie, Thrombopenie)

ABSCHÄTZUNG POSTPARTALER BLUTVERLUST

- Blut-getränkte vaginale Vorlage: ca. 100 ml
- Blut-getränktes Bettlaken: ca. 1.000 ml
- 1 Meter im Durchmesser messende Blutlache am Boden: ca. 1.500 ml
- Blut-getränktes Bettlaken + Blut auf den Boden tropfend: ca. 2.000 ml

ENDPUNKTE DER SCHOCKTHERAPIE

VOR BLUTSTILLUNG:

- systolischer Blutdruck 80–90 mmHg ODER MAP 50–60 mmHg

NACH BLUTSTILLUNG

- Reversierung klinischer Schockzeichen
- sinkendes Laktat
- steigende SvO_2

Schlembach D, et al. Peripartale Blutungen, Diagnose und Therapie. Leitlinie der DGGG, OEGGG und SGGG (S2k-Level, AWMF-Registernummer 015/063, März 2016). Geburtsh Frauenheilk 2018; 78:382–399.

BLUTUNG, TRACHEOSTOMA

INFO HNO-ARZT

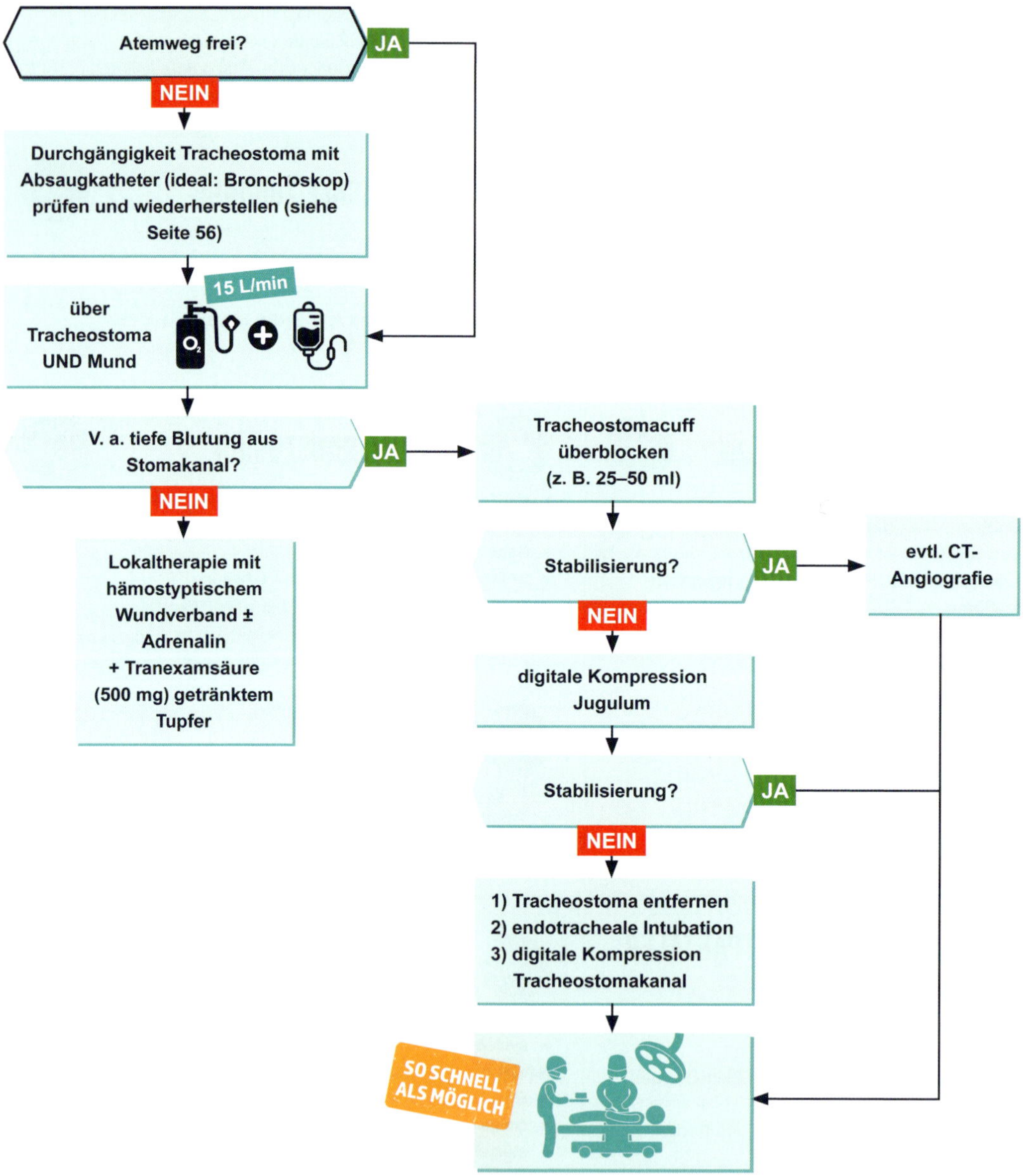

Literatur: Lewith H, et al. Update on management of tracheostomy. BJA Education 2019; 19:370–376.

BLUTUNG

- Blutung <72 Stunden nach Tracheostomie – typisch: Blutung aus Stomakanal (Gefäßarrosion)
- Blutung >72 Stunden nach Tracheostomie – typisch (GEFÄHRLICH): tracheo-innominate Fistel, Blutung aus Granulationsgewebe, Infektion

HAUPTGEFAHR

Tracheo-innominate Fistel mit

- tracheobronchialer Aspiration + Asphyxie
- hämorrhagischem Schock

PALLIATIVTHERAPIE ERWÄGEN

bei Patienten mit nicht-kurablem Malignom und massiver Blutung!

LABOR

- venöse/arterielle Blutgasanalyse
- Routineblut ± spezielle Gerinnung
- Type & Screen ± EK bestellen

DDX

- Hämoptyse
- postoperative Blutung aus angrenzendem OP-Gebiet

KREISLAUF-/GERINNUNGS-THERAPIE

- zwei großlumige periphere Kanülen
- bei Schock: invasive Blutdruckmessung
- balancierte Kristalloide
- Tranexamsäure 1 g i.v.
- bei schwerem Schock: in erster Linie Blut bzw. Plasma zum Volumenersatz (evtl. Trigger Massivtransfusionsprotokoll)
- KEIN NaCl 0,9% oder synthetisches Kolloid

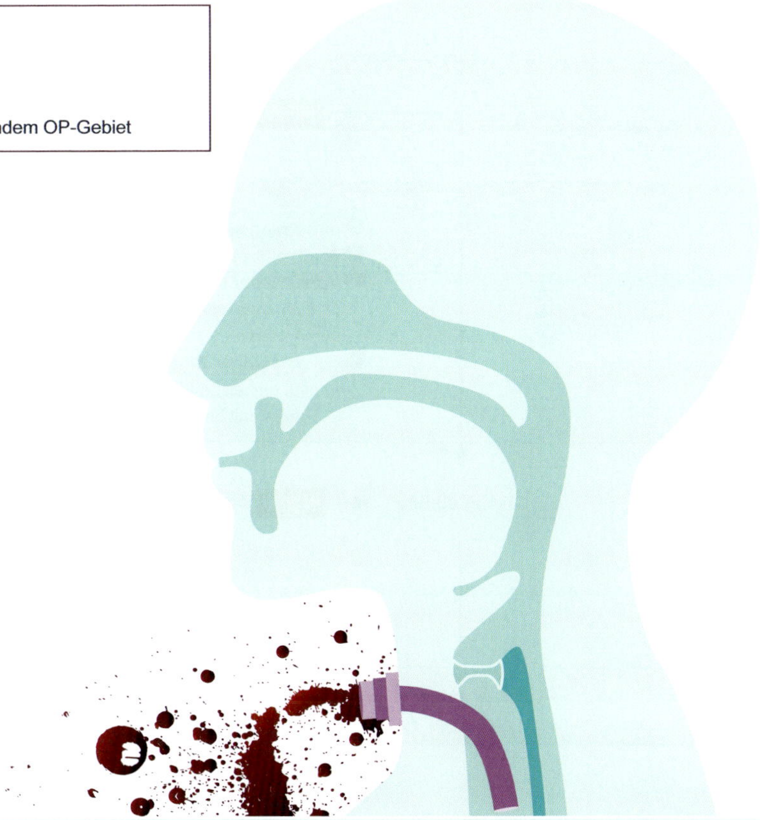

HÄMOPTYSE

INFO ANGIOGRAFIE- ± BRONCHOSKOPIETEAM

Dyspnoe oder aktive Hämoptyse?
- NEIN → **Ursache identifizieren** (siehe 326)
- JA ↓

Oberkörperhochlagerung
Sauerstoff-Therapie
inhalative Therapie

↓

orale Antikoagulation?
- NEIN → CT-Angiografie
- JA ↓

Reversierung Antikoagulation

↓

Hustenstoß inadäquat oder Hypoxämie?
- NEIN → CT-Angiografie
- JA ↓

1. **endotracheale Intubation**
2. **flexible Bronchoskopie + Absaugen obstruierender Blutkoagel**
3. **Versuch der bronchoskopischen Blutstillung**
   (z. B. mittels eiskaltem NaCl oder endobronchialer Applikation von Adrenalin 1:100.000 2-ml-weise)
4. **bei einseitiger Blutung:**
   - evtl. einseitige Intubation oder Bronchusblocker verwenden
   - Patient mit blutender Seite nach unten lagern

↓

Blutungsquelle identifiziert?
- NEIN → **CT-Angiografie** → starre Bronchoskopie oder Angiografie
- JA ↓

starre Bronchoskopie oder Angiografie

Ultima Ratio: OP

Literatur: Kathuria H, et al. Management of life-threatening hemoptysis. J Intensive Care 2020; 8:23.

HAUPTGEFAHR ASPHYXIE

Blutung selten hämodynamisch relevant!

HÄUFIGSTE URSACHEN

1. Bronchuskarzinom
2. Infektionen:
   - Bronchiektasen
   - Abszess/nekrotisierende Pneumonie
   - Tuberkulose
   - Aspergillom
3. Gefäßmalformation (z. B. arteriovenöse Malformation)
4. Vaskulitis (z. B. diffus alveoläre Blutung)

LABOR

- venöse/arterielle Blutgasanalyse
- Routineblut ± spezielle Gerinnung (z. B. Antikoagulantien-Spiegel)

DDX

- Epistaxis als Blutungsquelle
- Pharynx(tumor) als Blutungsquelle
- obere gastrointestinale Blutung als Blutungsquelle

REVERSIERUNG ORALE ANTIKOAGULATION

Vitamin-K-Antagonisten:
Prothrominkomplex
INR 2–4, 25 IU/kg i.v.
INR 4–6, 35 IU/kg i.v.
INR >6, 50 IU/kg i.v.
INR? 25 IU/kg i.v.
+
Vitamin K 10 mg KI

Dabigatran:
Idarucizumab
2,5–5 g i.v.

Faktor-Xa-Inhibitoren (z. B. Apixaban, Rivaroxaban):
Prothrombinkomplex
abhängig vom Plasmaspiegel:
100–250 ng/ml: 25 IU/kg i.v.
>250 ng/ml: 50 IU/kg i.v.
ODER
Andexanet alfa 200/400 mg, gefolgt von 480/960 mg über 2 Stunden

BEI RSI ZU BEACHTEN

- schwierigen Atemweg erwarten
- primär: konventionelle Laryngoskopie (Videolaryngoskop und Bronchoskop aufgrund von Blutung häufig ohne Sicht!)
- großlumigen Sauger (z. B. Yankauer) bereithalten
- Kommunikation: Plan, wenn's nicht geht!
- Koniotomiebereitschaft sicherstellen
- größtmöglichen Tubus verwenden (z. B. 8,5 oder 9,0)
- KEIN Doppellumentubus!

INHALATIVE THERAPIE

- Tranexamsäure 500 mg p.i. (evtl. ↻)
- Terlipressin 0,2 mg p.i. (evtl. ↻)

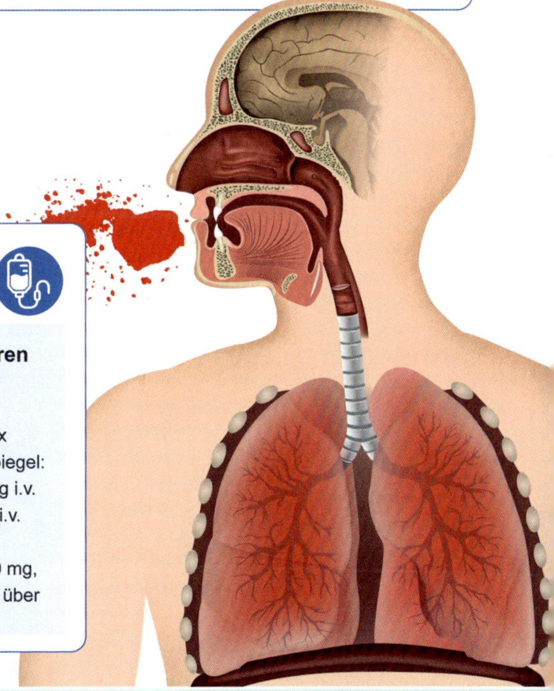

HITZSCHLAG

Atemweg offen?
Atmung suffizient?

NEIN → endotracheale Intubation → Kreislauftherapie

JA ↓

Kreislauftherapie

- balancierte Kristalloide
- vasodilatatorischer Schock häufig
- Noradrenalinperfusor (5 mg/50 ml) nach MAP-Ziel
- kutane Vasokonstriktion (verminderte Wärmeabgabe) VERMEIDEN
- rationelle MAP-Ziele (z. B. permissive Hypotonie)

↓

Aktive Kühlung

Ziel: so rasch als möglich
Temperatursenkung <39°C

SO SCHNELL ALS MÖGLICH

- Kleidung ausziehen
- kalte Infusionen (4°C)
- 1. Wahl: Badewanne mit Eiswasser
- 2. Wahl: mit Eis (z. B. „Crushed Ice“) bedecken
- 3. Wahl: mit Wasser übergießen + kontinuierlichen Luftstrom mittels Ventilator herstellen

Literatur: Lott C, et al. European Resuscitation Council Guidelines 2021: Cardiac arrest in special circumstances. Resuscitation 2021; 161:152–219.

ACHTUNG

- Keine pharmakologische Temperatursenkung
- Kein Dantrolen
- Keinen intravaskulären Kühlkatheter (zu langsame Temperatursenkung!)

HITZSCHLAG

Körperkerntemperatur >40°C UND Vigilanzminderung oder Krampfanfall

MONITORING

- invasive Blutdruckmessung
- Harnkatheter mit Temperaturmessung
- bei Vasopressorbedarf: + ZVK

LABOR

- venöse/arterielle Blutgasanalyse
- Routineblut ± CK/Myoglobin
- bei Verdacht: Schilddrüsenhormone

DDX

- Sepsis
- Meningitis/Enzephalitis
- Intoxikation (z. B. malignes Neuroleptika- oder Serotoninsyndrom)
- Hirnstammblutung
- Thyreotoxische Krise
- zerebrale Malaria

CAVE: HYPONATRIÄMIE

- häufig beim Anstrengungshitzschlag
- Pathophysiologie: freie Wasserzufuhr bzw. verminderte Natriumzufuhr bei erhöhtem Salzverlust über Schweiß
- bei Serumnatrium <130 mmol/l: 1 ml/kg NaCl 3% (evtl. ↻) (Ziel: >130 mmol/l)

KLINIK

	klassischer Hitzschlag	Anstrengungshitzschlag
Altersgruppe	präpubertär, hohes Alter	jung, gesund
Auftreten	in „Hitzewellen“	sporadisch
Aktivität	keine	anstrengende körperliche Aktivität
Vorerkrankungen	häufig	selten
Schwitzen	+/-	+++
reduzierte Vigilanz	+++	+++
Säure-Basen	resp. Alkalose	metab. Azidose
Rhabdomyolyse	+	+++
Leberversagen	+	+++
Nierenversagen	+	+++
Verbrauchskoagulopathie	+	+++
ARDS	+++	+++

Lipman G, et al. Wilderness Medical Society Clinical Practice Guideline for the Prevention and Treatment of Heat Illness: 2019 Update. Wilderness Environ Med 2019; 30(4S):S33-S46.
Epstein Y, et al. Heatstroke. N Engl J Med 2019; 380:2449–2459.

HYPOTHERMIE, SCHWER

Organisierter EKG-Rhythmus? Herzaktion im Ultraschall?

- **NEIN** → **Beginn kardiopulmonale Reanimation**
  Thoraxkompressionen : Beatmung = 30 : 2
  <30°C: max. 3 Defibrillationen bei schockbarem Rhythmus, kein Adrenalin
- **JA** ↓

Atemweg offen? Atmung vorhanden?

- **NEIN** →
  - **endotracheale Intubation**
  - **Magensonde einlegen**
- **JA** ↓

Hämodynamik stabil?

- **NEIN** → **Kreislauftherapie** ↓ **Hämodynamik stabilisierbar?**
  - **NEIN** →
  - **JA** → Aktive Erwärmung
- **JA** ↓

Aktive Erwärmung

- **nasse und kalte Kleidung entfernen**
- **„Wärme Packs“ in Axilla, auf Brust und Rücken (Cave: kein direkter Hautkontakt)**
- **warme Infusionen (40–42°C)**
- **konduktive Erwärmung (z. B. mittels Warmluftgebläse)**
- **kontinuierliche Nierenersatztherapie mit extrakorporaler Erwärmung des Blutes**

TEMPERATURMESSUNG

- vor Intubation: epitympanale Messung
- nach Intubation: ösophageale Messung
- **Achtung:** Rektum- und Blasentemperatur ungenau und mit relevanter Latenz!

BLUTZUCKERMANAGEMENT

- bei Hypoglykämie: 50 ml Glukose 33% i.v.
- Hyperglykämie: liberale Grenzen, Insulin bei Hypothermie gering wirksam

KREISLAUFTHERAPIE

- invasive Blutdruckmessung
- ZVK zurückhaltend, wenn IMMER über V. femoralis (geringere Wahrscheinlichkeit Induktion Kammerflimmern durch Seldingerdraht)
- Hypovolämie häufig (u. a. durch Kältediurese): gewärmte, balancierte Kristalloide
- Bradykardie regelhaft
- Cave: Wirksamkeit von Katecholaminen <30°C deutlich reduziert, daher zurückhaltender Einsatz
- Im Bedarfsfall: Noradrenalin-Perfusor
- rationelle hämodynamische Ziele (z. B. permissive Hypotonie)

Literatur: Lott C, et al. European Resuscitation Council Guidelines 2021: Cardiac arrest in special circumstances. Resuscitation 2021; 161:152–219.

ACHTUNG

Induktion von sekundärem Kammerflimmern durch folgende Maßnahmen vermeiden:

- Flachlagerung
- Minimal Handling (d. h.: keine Bewegungen der Extremitäten, kein Waschen, minimale Interventionen)

Bei Verletzungshinweisen: bildgebende Diagnostik (evtl. im Intervall)

BEI RSI ZU BEACHTEN

- **Cave:** Kältetrismus nicht mittels Muskelrelaxantien durchbrechbar!
- schwierigen Atemweg erwarten!
- evtl. fiberoptische Intubation
- $etCO_2$ als indirekten Kreislaufparameter verwenden
- $PaCO_2$ zur Steuerung der Beatmung verwenden (Achtung: bei Hypothermie gewichtsbasiertes Atemminutenvolumen halbieren)
- Dosis und Intervall von Anästhetika, Sedativa und Muskelrelaxantien reduzieren (typisch: halbieren)

HOPE Score mit Überlebenswahrscheinlichkeit >10%

NEIN → **STOP Reanimationsmaßnahmen** STOP

JA ↓

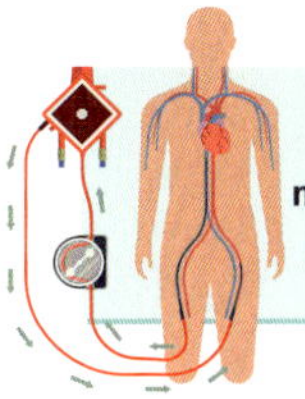

Wiedererwärmung mittels veno-arterieller ECMO oder Herzlungenmaschine

Defibrillation ab >30°C
Cave: Lungenödem bei Wiedererwärmung

DDX SIEHE SEITE 220

HOPE SCORE

HOPE Hypothermia Outcome Prediction after ECLS

www.hypothermiascore.org

Folgende Informationen bereithalten:
Alter
Geschlecht
Anamnese
Reanimationsdauer
Serumkaliumkonzentration
tiefste gemessene Kerntemperatur

DEFINITION

Hypothermie III	Hypothermie IV
■ Vigilanzminderung ■ Vitalfunktionen erhalten, evtl. instabil	■ fehlende Vitalfunktionen
typische Kerntemperatur: 24–28°C	**typische Kerntemperatur: <24°C**

KONTRAINDIKATIONEN KARDIOPULMONALE REANIMATION

- ablehnender Patientenwille
- Dauer Lawinenverschüttung >60 Minuten ohne Atemhöhle
- nicht mit dem Leben vereinbare Verletzungen
- gefrorener Thorax

WICHTIG: steife Extremitäten oder Hautmarmorierung sind beim schwer hypothermen Patienten KEINE Kontraindikationen gegen eine kardiopulmonale Reanimation!

EKG-VERÄNDERUNGEN BEI HYPOTHERMIE

- Bradykardie (Sinus > Vorhofflimmern > junktional)
- Osborne- oder J-Welle (Brustwandableitungen; je hypothermer desto höher)
- ventrikuläre Extrasystolen
- QTc-Verlängerung
- Zitterartefakte

Dow J, et al. Wilderness Medical Society Clinical Practice Guidelines for the Out-of-Hospital Evaluation and Treatment of Accidental Hypothermia: 2019 Update. Wilderness Environ Med 2019; 30(4S):S47-S69.
Brown DA, et al. Accidental hypothermia. N Engl J Med 2012; 367:1930–1938.

KOMA

⚠ ACHTUNG

Zu vermeiden:

- Hypoxämie
- Hyperkapnie
- arterielle Hypotonie (systolischer Blutdruck <100 mmHg)

Das Rundherum:

- Temperatur <38°C
- Blutzucker 100–180 mg/dl
- Serumnatrium 135–150 mmol/l

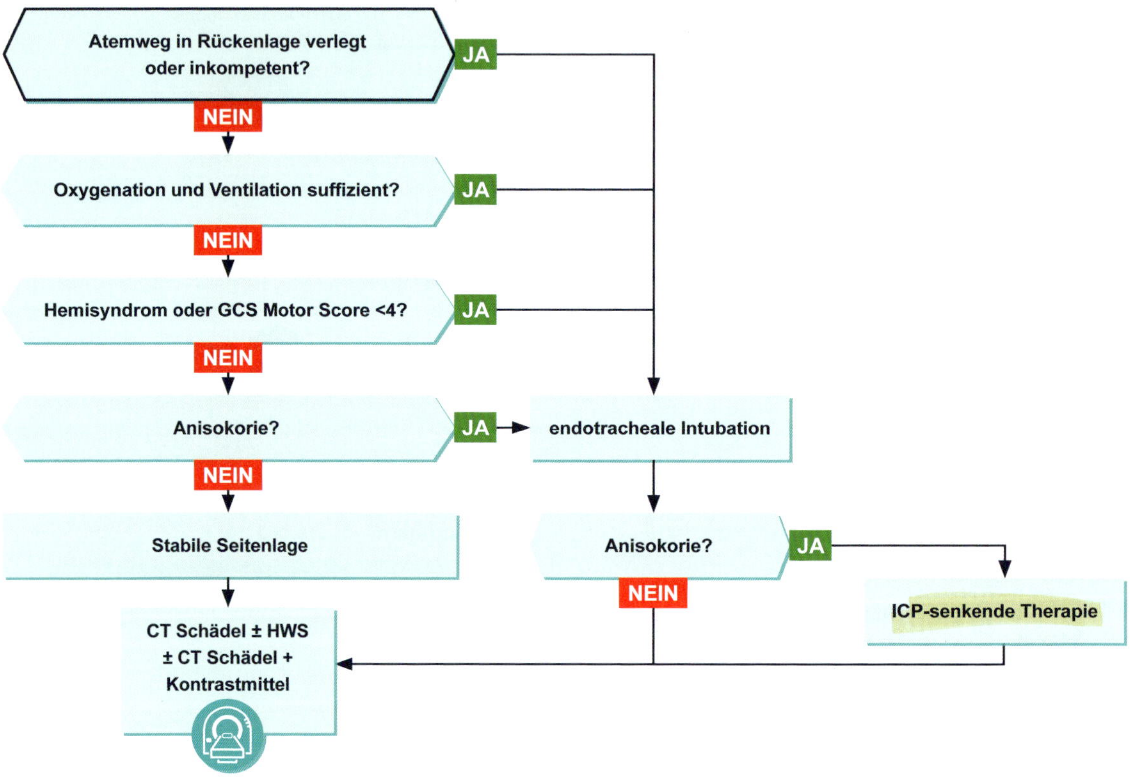

LABOR

- arterielle Blutgasanalyse
- Routineblut ± Ethanol im Blut
- bei Verdacht: Tox-Screening Harn

DDX
SIEHE SEITE 172

HWS-IMMOBILISIERUNG

bei Verdacht auf Trauma

BEI RSI ZU BEACHTEN

- Oberkörperhochlagerung
- arterielle Hypo-/Hypertonie vermeiden (Wichtig: richtige Dosis RSI-Medikation ± Vasopressor!) SOWIE Hypoxämie und Hyperkapnie (Wichtig: Zwischenbeatmung)
- bei möglicher HWS-Verletzung: manuelle Inline-Stabilisierung während Intubation!
- NACH Intubation Beginn kontinuierlicher Analgosedierung (z. B. mit Propofol 2% 15 ml/h + Remifentanil [5 mg/50 ml] 2 ml/h)

BEGINN MIT
PEEP: 5 mbar
Vt: 6–8 ml/kg IBW
AF: 15/min
FiO_2: nach SaO_2

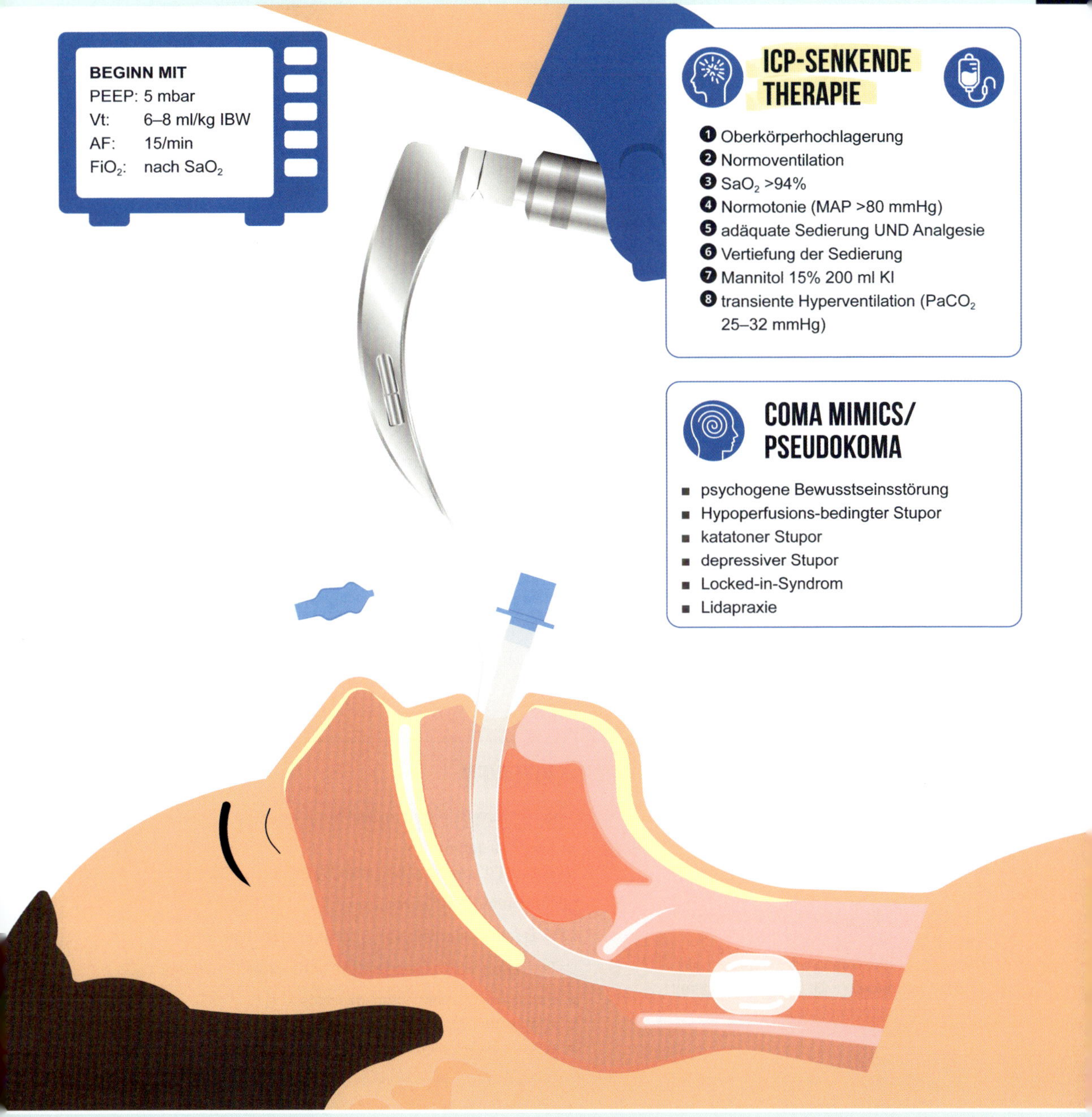

ICP-SENKENDE THERAPIE

1. Oberkörperhochlagerung
2. Normoventilation
3. SaO_2 >94%
4. Normotonie (MAP >80 mmHg)
5. adäquate Sedierung UND Analgesie
6. Vertiefung der Sedierung
7. Mannitol 15% 200 ml KI
8. transiente Hyperventilation ($PaCO_2$ 25–32 mmHg)

COMA MIMICS/ PSEUDOKOMA

- psychogene Bewusstseinsstörung
- Hypoperfusions-bedingter Stupor
- katatoner Stupor
- depressiver Stupor
- Locked-in-Syndrom
- Lidapraxie

KREISLAUFSTILLSTAND, NICHT-TRAUMATISCH

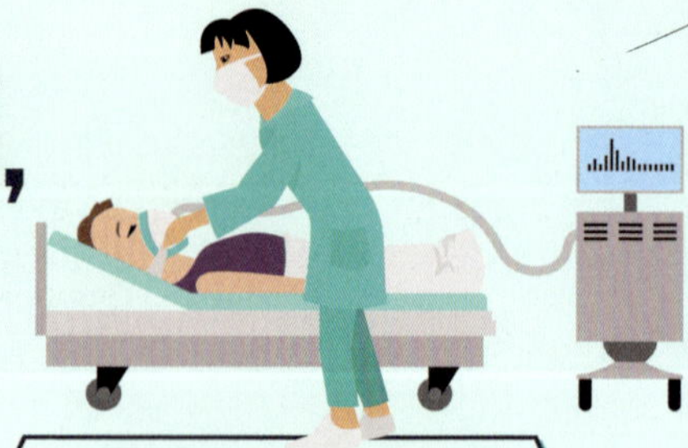

- ablehnender Patientenwille bekannt
- sichere Todeszeichen
- kardiopulmonale Reanimation bei Asystolie >20 min
- terminale Erkrankung oder Patient im Sterbeprozess

JA zu einer → **Reanimation nicht beginnen oder abbrechen**

NEIN zu allen ↓

Beginn kardiopulmonale Reanimation
(Thoraxkompressionen : Beatmung = 30 : 2)
+
Rhythmusanalyse

Schockbarer Rhythmus (z. B. VT/VF)

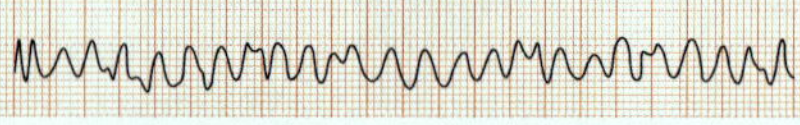

Alle 2 Minuten Rhythmuscheck UND:
- Defibrillation 200 J
- kardiopulmonale Reanimation ohne Unterbrechung
- Adrenalin 1 mg nach dem 3. Schock
- Adrenalin alle 5 Minuten wiederholen
- Amiodaron 300 mg i.v. nach dem 3. Schock
- evtl. Amiodaron 150 mg i.v. wiederholen
- bei (V. a.) Torsades de pointes: 4 g Magnesium i.v.

Nicht-schockbarer Rhythmus (z. B. Asystolie oder PEA)

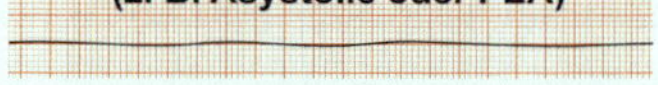

Alle 2 Minuten Rhythmuscheck UND:
- kardiopulmonale Reanimation ohne Unterbrechung
- Adrenalin 1 mg so früh als möglich
- Adrenalin alle 5 Minuten wiederholen

STOP REANIMATION

Individuelle Entscheidung basierend auf ≥1 von:

Abbruch früher als 20 Minuten
- Asystolie/breite pulslose elektrische Aktivität + unbeobachteter Kollaps
- Alter >80 Jahre
- relevante Vorerkrankungen
- No-Flow-Zeit >10 Minuten
- dorsale Hypostasezeichen

Fortführung länger als 20 Minuten
- Alter <65 Jahre
- Stromunfall, Intoxikation oder Hypothermie
- Ursache behandelt (z. B. intravenöse Lyse)
- kardiale Kontraktionen im Ultraschall („Pseudo-PEA")
- $etCO_2$ >15 mmHg

eCPR-KRITERIEN

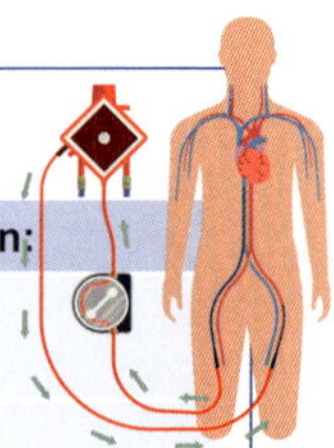

eCPR nach dem 3. Rhythmuscheck erwägen, wenn:	
A_2	■ Alter ≤70 Jahre ■ Aktivität (Lebenszeichen oder Herzaktion im Echo)
B	beobachteter Kreislaufstillstand
C	CPR-Beginn innerhalb von 5 Minuten nach Kollaps
D	Defibrillation oder pulslose elektrische Aktivität >60/min
E_3	■ Endstage-Erkrankung ausgeschlossen ■ endtidales CO_2 ≥10 mmHg ■ erwartete Zeit bis ECMO-Fluss ≤60 Minuten

Literatur: Soar J, et al. European Resuscitation Council Guidelines 2021: Adult advanced life support. Resuscitation 2021; 161:115–151. Lott C, et al. European Resuscitation Council Guidelines 2021: Cardiac arrest in special circumstances. Resuscitation 2021; 161:152–219.

PULSLOSE ELEKTRISCHE AKTIVITÄT UND QRS-BREITE

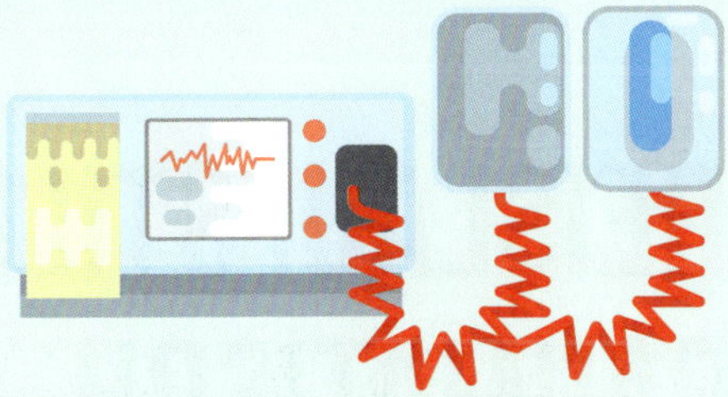

Schmale QRS-Komplexe:
Ursache oft mechanisch!
- Hypovolämie
- Pulmonalarterienembolie
- Perikardtamponade
- Spannungspneumothorax

Breite QRS-Komplexe:
Ursache oft metabolisch!
- Myokardinfarkt
- Hyperkaliämie
- Hypothermie
- Intoxikation
- sterbendes Herz

CARDIAC ARREST SONOGRAPHIC ASSESSMENT

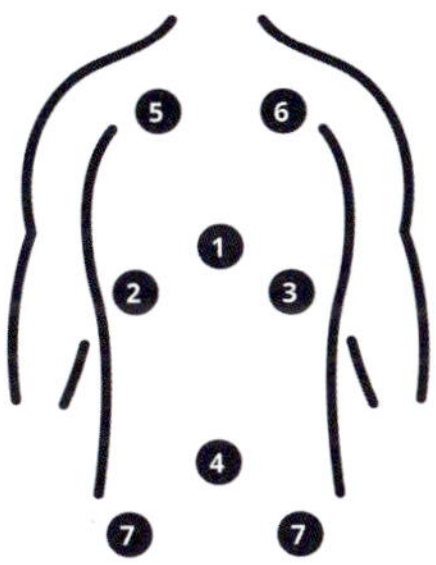

Herz + Vena cava inferior
1. subxyphoidaler 4-Kammerblick + Vena cava inferior

Abdomen/Lunge
2. Morrison Pouch +
3. Pleura rechtsbasal Koller Pouch + Pleura linksbasal
4. Unterbauch
5. rechte Lunge/Pleura
6. linke Lunge/Pleura
7. Beinvenen

Interpretation Untersuchungsbefunde:
- Tamponade: V. a. Aortendissektion, Trauma, Ventrikelruptur
- Rechtsherzdilatation: Pulmonalarterienembolie möglich, Cave: dringender Verdacht erst bei klinischen oder sonografischen Hinweisen auf eine tiefe Beinvenenthrombose
- schlitzförmige Vena cava inferior: Hypovolämie
- Pleuraerguss links: V. a. Aortendissektion
- freie intraabdominelle Flüssigkeit: V. a. rupturiertes Bauchaortenaneurysma, spontane bzw. zweizeitige Milzruptur

REANIMATION DER SCHWANGEREN PATIENTIN

- Linksseitenlage oder Uterus manuell nach links verschieben
- schwierige Intubation (evtl. gleich 7,0er-Tubus verwenden) erwarten
- intravenösen Zugang am Hals oder an den oberen Extremitäten anlegen
- wenn innerhalb von 3 Minuten kein ROSC und >24 SSW (oder Fundus über Nabel): perimortale Sectio
- **Hilfe holen:** Geburtshilfe und Neonatologie

URSACHEN EVALUIEREN UND THERAPIEREN!

- **Hyperkaliämie** (Serumkalium >6,5 mmol/l):
  30 ml Kalziumglukonat 10% i.v.
  100 ml Natriumbikarbonat 8,4% KI
  Glukose 33% 100 ml + 16 IU Insulin i.v.
- **Hypokaliämie** (Serumkalium <2,5 mmol/l):
  10 mmol Kaliumchlorid i.v.
- **Hypothermie** (Kerntemperatur <30°C): eCPR
- **Hypovolämie (Cave: schlechte Prognose):**
  Infusionstherapie (z. B. Kristalloide mind. 500 ml)
- **Intoxikation:** eCPR erwägen
- **Lungenembolie** (dringender V. a.):
  Lyse (z. B. Tenecteplase 100 IU/kg i.v.)
- **Perikarderguss/-tamponade:**
  Ultraschall-gezielte Drainage (z. B. mit ZVK)
- **Pneumothorax:** ein- oder beidseitige Thorakostomien

ABLAUF MASSNAHMEN

Reanimationsteam:
- 1 ärztlicher Teamleader
- 1 Arzt
- 3 Pflegepersonen
- 1 Timekeeper (liest Reanimationsprotokoll laut vor)

Sequentieller oder paralleler Ablauf der Reanimationsmaßnahmen:
1. Beginn kardiopulmonale Reanimation
2. Rhythmusanalyse und evtl. Defibrillation
3. Venenzugang, Blutgasanalyse und evtl. erste Adrenalingabe
4. Intubation und Beatmung mit FiO_2 100%
5. Kapnografie (Ziel: $etCO_2$ >15 mmHg)
6. wenn verfügbar: Anlage mechanisches Reanimationsgerät
7. Anamnese (Krankengeschichte verfügbar?)
8. Klinische Untersuchung
9. Sonografie Herz, Lunge und Abdomen
10. Ursache des Kreislaufstillstandes identifizieren und evtl. therapieren
11. Arterielle Kanüle und invasive Blutdruckmessung (Ziel: systolischer Blutdruck >60 mmHg und diastolischer Blutdruck >25 mmHg)

Mueller M, et al. Rhythm check three – A_2BCDE_3! – A new acronym to select eligible patients for extracroporeal resuscitation (eCPR). Resuscitation 2022; 171:30–32.

KREISLAUFSTILLSTAND, TRAUMATISCH

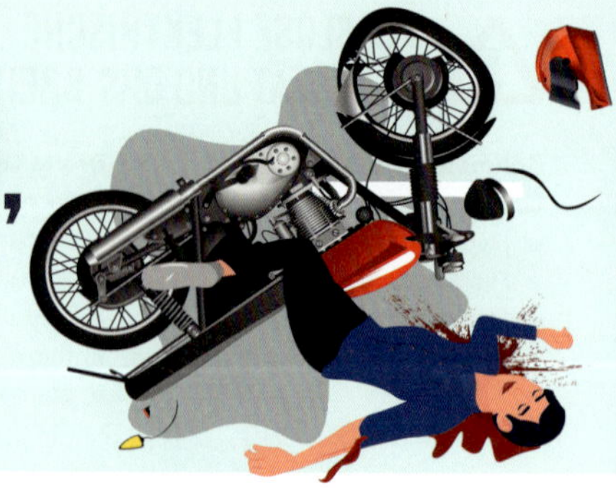

- ablehnender Patientenwille bekannt
- Verletzungen, die nicht mit dem Leben vereinbar sind
- sichere Todeszeichen
- kardiopulmonale Reanimation bei Asystolie >20 Minuten
- Alter >65 Jahre (relativ)

JA zu einer →

NEIN zu allen ↓

❶ **wenn vorhanden: externe Blutung stoppen**
❷ **bilaterale Thorakostomien**

↓

ROSC? – **JA** →

NEIN ↓

penetrierendes Thoraxtrauma? – **JA** →

NEIN ↓

❶ **Intubation und Beatmung mit FiO_2 100%**
❷ **Beginn kardiopulmonale Reanimation** (Thoraxkompressionen : Beatmung = 30 : 2)
❸ **Ursache Stillstand identifizieren: klinische Untersuchung, eFAST, Rhythmusanalyse**

CLAMSHELL-THORAKOTOMIE

❶ Inzision Haut und Subkutangewebe submamillär von linker mittlerer bis rechte mittlere Axillarlinie
❷ Thorakostomie rechts (in mittlerer Axillarlinie)
❸ Einführen von 2 Fingern und Verbandsschere („Tough cut shears") in die rechte Pleurahöhle
❹ Durchtrennen der Interkostalmuskulatur des rechten Hemithorax bis zum Sternum
❺ Thorakostomie links (in mittlerer Axillarlinie)
❻ Einführen von 2 Fingern und Verbandsschere („Tough cut shears") in die linke Pleurahöhle
❼ Durchtrennen der Interkostalmuskulatur des linken Hemithorax bis zum Sternum
❽ Durchtrennen des Sternums mit Verbandsschere („Tough cut shears")
❾ Eröffnen des Thorax (wenn vorhanden mit Rippenspreizer, sonst Aufhalten durch einen kranial platzierten Helfer)
❿ Evaluation des Situs
⓫ bei offensichtlicher Blutung: direkte Blutstillung (z. B. mit Klemme, Direktnaht, Tubusband um Gefäß)
⓬ IMMER: Eröffnung Perikard mittels medianer Längsinzision
⓭ Inspektion Herz
⓮ bei Herzverletzung: direkte Naht oder Klammern
⓯ bimanuelle, offene Herzmassage
⓰ wenn nicht unmittelbar ROSC: Kompression der Aorta descendens gegen die Wirbelsäule durch einen Helfer über linken Hemithorax
⓱ im Bedarfsfall Beginn Bluttransfusion (wenn kein i.v. Zugang: G14-Kanüle in rechtem Vorhof platzieren)

Nach ROSC:

❶ Achtung: Jetzt fängt's erst richtig an zu bluten!
❷ Klemmen der Aa. mammariae internae (Achtung: 4 Blutungsstellen!)
❸ Blutstillung (z. B. Klemme, Direktnaht, Tubusband um Gefäß)
❹ Beginn Massivtransfusion + liberales Gerinnungsmanagement
❺ bildgebende Diagnostik nach Rücksprache mit dem Chirurgen
❻ rascher Transfer ad OP

MASSIVTRANSFUSION

- mechanisches Infusionsgerät verwenden (z. B. Level I®)
- Blutprodukte wärmen
- Beginn mit 0 neg EKs
- weiter mit EKs und Plasma im Verhältnis 1:1
- nach jedem 3. Plasma: 10 ml Kalziumglukonat 10%
- nach jedem 5. EK: 1 TK (= 5 Einzelkonzentrate)

Literatur: Lott C, et al. European Resuscitation Council Guidelines 2021: Cardiac arrest in special circumstances. Resuscitation 2021; 161:152–219.

ADRENALIN VERMEIDEN

ODER zurückhaltend verabreichen

Reanimation nicht beginnen oder abbrechen STOP

siehe Polytrauma-Versorgung, Seite 50

Clamshell-Thorakotomie

eFAST-UNTERSUCHUNG

Herz

1. subxyphoidaler 4-Kammerblick

Abdomen/Lunge

2. Morrison-Pouch + Pleura rechtsbasal
3. Koller-Pouch + Pleura linksbasal
4. Unterbauch/Douglas
5. rechte Lunge/Pleura
6. linke Lunge/Pleura

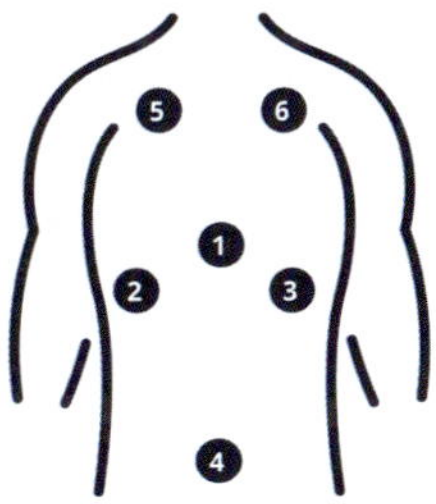

REBOA

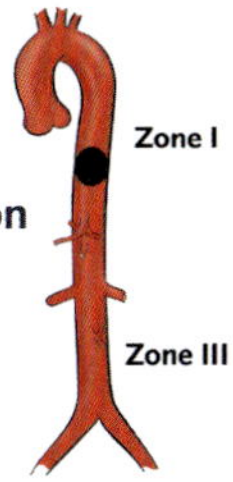

(Resuscitative Endovascular Balloon Occlusion of the Aorta)

1. Ultraschall-gezielte Punktion der Arteria femoralis
2. Einführen eines Seldingerdrahtes
3. Einlegen einer 7,5-French-Schleuse
4. Einführen des REBOA-Katheters (bei Zone I = Distanz bis Mitte Sternum; bei Zone III = 45 cm)
5. Aufblasen des Ballons mit NaCl 0,9% (Volumen entsprechend Herstellerangaben)
6. Fixation des REBOA-Katheters (manuell oder mit Naht)
7. invasive Blutdruckmessung über REBOA-Katheter (Spitze = proximal des Ballons) und Schleuse (= distal des Ballons)
8. bei Zone I: partielle REBOA (= teilweise Ballonfüllung mit minimaler Pulsation auf distal gemessener Arterienkurve) erwägen
9. bei Zone III: komplette Ballonflation

Achtung:

- REBOA nur transiente Blutstillungsmaßnahme
- bei Kontrastmittel-CT: REBOA entblocken zum Nachweis einer aktiven Blutungsquelle
- Zeit bis zur definitiven Blutstillung minimieren (bei Zone I REBOA: <30 Minuten; bei Zone III REBOA: <60 Minuten): rascher Transfer in den OP oder die Angiografie
- Cave beim Ablassen des REBOA-Ballons nach Blutstillung: Gefahr des Reperfusionssyndroms, daher schrittweises Ablassen des Ballons

BLUTUNG ALS URSACHE

Reanimation abbrechen, außer wenn ≥1 von:

- Lebenszeichen
- Herzaktion im Ultraschall
- Sinusrhythmus >40/min
- Blutung kontrolliert
- Kerntemperatur <30°C

↓

- evtl. Arginin Vasopressin 40 IU i.v.
- Transfusion 0-neg-Blut
- bei infradiaphragmaler Blutung: REBOA Zone I oder III
- bei thorakaler Blutung: Clamshell-Thorakotomie

ANDERE URSACHE

Reanimation abbrechen, außer wenn ≥1 von:

- Lebenszeichen
- Herzaktion im Ultraschall
- Sinusrhythmus >40/min
- traumatische Asphyxie
- Spannungspneumothorax
- Kammerflimmern
- niedriger Verletzungsgrad
- Körperkerntemperatur <30°C

↓

- bei Kammerflimmern: Defibrillation
- bei Kerntemperatur <30°C: eCPR + Wiedererwärmung erwägen
- bei niedrigem Verletzungsgrad: siehe Kreislaufstillstand, nicht-traumatisch, Seite 42

KREISLAUFSTILLSTAND, ZUSTAND NACH

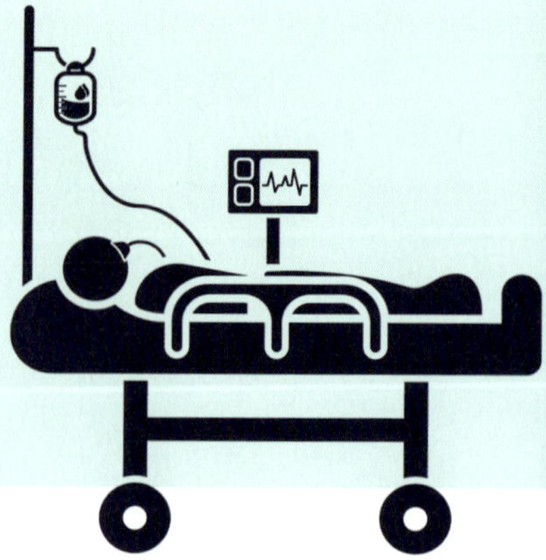

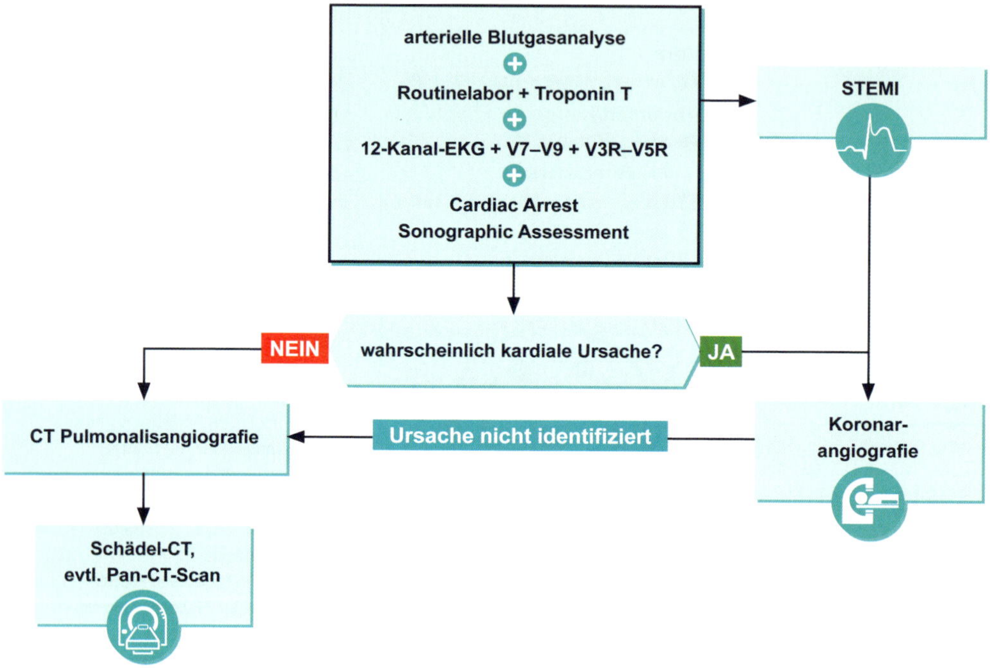

KREISLAUFMANAGEMENT

- Ziel: adäquate systemische, zerebrale und koronare Perfusion
- bei Hypovolämie: balancierte Kristalloide
- bei vasodilatatorischer Hypotonie: Noradrenalin-Perfusor (5 mg/50 ml) nach MAP-Ziel
- bei hämodynamisch relevanter Bradykardie oder kardiogenem Schock: Dobutamin-Perfusor (250 mg/50 ml) 4–6 ml/h (ODER: Levosimendan [12,5 mg/50 ml] 0,1 µg/kg/min); bei Therapieversagen: veno-arterielle ECMO-Therapie
- bei hämorrhagischem Schock: in erster Linie Blut bzw. Plasma zum Volumenersatz (evtl. Trigger Massivtransfusionsprotokoll)
- KEINE Therapie der Hypothermie-assoziierten Bradykardie solange Hämodynamik stabil!

TEMPERATURMANAGEMENT

Kühlmethoden:

- externes Temperaturmanagementsystem ODER
- intravaskulärer Kühlkatheter

Erreichen Zieltemperatur <60 Minuten nach ROSC

Temperaturziel:

- bei komatösen Patienten: 32–36°C
- bei wachen Patienten: 36–37,5°C

Literatur: Nolan JP, et al. European Resuscitation Council and European Society of Intensive Care Medicine Guidelines 2021: Post-resuscitation care. Intensive Care Med 2021; 47:369–421.

ACHTUNG

- 30° Oberkörperhochlagerung
- Auf Reanimations-induzierte Verletzungen (z. B. Rippenfrakturen, Pneumothorax, Milz- oder Leberlazerationen) achten!
- Prognoseerstellung frühestens ab 72 Stunden nach Return of Spotaneous Circulation (ROSC)!
- KEINE Routinegabe von Antibiotika ohne Verdacht auf Infekt!

CAROTISPULS

noch vor der Übergabe checken!

CARDIAC ARREST SONOGRAPHIC ASSESSMENT

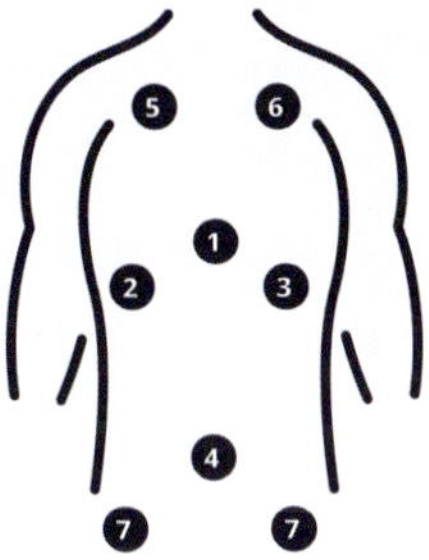

Herz + Vena cava inferior

1. subxyphoidaler 4-Kammerblick + Vena cava inf.

Abdomen/Lunge

2. Morrison-Pouch + Pleura rechtsbasal
3. Koller-Pouch + Pleura linksbasal
4. Unterbauch
5. rechte Lunge/Pleura
6. linke Lunge/Pleura
7. Beinvenen

Interpretation Untersuchungsbefunde:

- Tamponade: V. a. Aortendissektion, Trauma, Ventrikelruptur
- Rechtsherzdilatation: Pulmonalarterienembolie möglich, Cave: dringender Verdacht erst bei klinischen oder sonografischen Hinweisen auf eine tiefe Beinvenenthrombose
- schlitzförmige Vena cava inferior: Hypovolämie
- Pleuraerguss links: V. a. Aortendissektion
- freie intraabdominelle Flüssigkeit: V. a. rupturiertes Bauchaortenaneurysma, spontane bzw. zweizeitige Milzruptur

DDX

SIEHE SEITE 182

SOFORT ABKLÄREN!

- Uhrzeit Stillstand?
- Uhrzeit Alarmierung?
- Uhrzeit Eintreffen Berufungsort?
- Laienreanimation?
- Uhrzeit Beginn Reanimation?
- Initialer Rhythmus?
- Medikamente (Zeit/Dosis)?
- Anzahl Schocks?

OPTIONALE DIAGNOSTIK

- bei V. a. Sepsis: + 2 Blutkulturen (aerob und anaerob) + Sputum, Harn oder Wundabstrich für mikrobiologische Analyse
- bei Intoxikation: + Tox-Screening Harn
- bei V. a. Blutung: + Type & Screen + EK anfordern
- evtl. Serumkonzentrationen von Dauermedikamenten (z. B. Antiepileptika, Lithium, Antikoagulantien etc.)

ZIELPARAMETER

- MAP >65 mmHg
- Rekapillarisierungszeit <4 Sekunden
- Laktat: fallend bzw. <2 mmol/l
- SaO_2-Ziel: 91–96%
- PaO_2-Ziel: 80–100 mmHg
- $PaCO_2$-Ziel: 35–45 mmHg
- wenn vorhanden: Bispektral-Index 50
- Blutzucker: 140–180 mg/dl
- Serum-Kaliumkonzentration: 3,5–4,7 mmol/l

ZUGÄNGE UND MONITORING

- kontinuierlich: EKG, Atemfrequenz, nicht-invasiver Blutdruck, SpO_2, endtidales CO_2-Monitoring, Temperatur
- Defi-Pads kleben
- eine, besser zwei periphere Kanülen
- früh: invasive Blutdruckmessung
- im Intervall: ZVK und Magensonde
- Harnkatheter mit Temperaturmessung

ATEMWEG UND RESPIRATORTHERAPIE

- Endotracheale Intubation und mechanische Beatmung bei ungeschütztem Atemweg UND/ODER respiratorischer Insuffizienz
- Sedierung mit Propofol und Remifentanil ± Rocuronium (z. B. bei Shivering)
- lungenprotektive Beatmung (6–8 ml/kg IBW)

Branch RH, et al. Early head-to-pelvis computed tomography in out-of-hospital circulatory arrest without obvious etiology. Acad Emerg Med 2021; 28:394–403.

NOTFALLGEBURT

unter Mitarbeit von Univ.-Prof. Dr. Peter Oppelt, MBA

Kindskopf in Vulva sichtbar und/oder reflektorischer Pressdrang?

NEIN → **möglichst rascher Transport in den Kreissaal**

JA ↓

Geburt steht unmittelbar bevor

↓

Vorbereitungen

Gebärende lagern (z. B. Oberkörperhochlagerung und Beine angezogen)

Material:

- Geburtsset inklusive Absauggerät bereitstellen
- sterile Handschuhe für Geburtshelfer

↓

Geburt unterstützen

- Gebärende zum Pressen in den Wehen auffordern
- „Überatmen" der Wehen während der Entwicklung des Kopfes (evtl. um den Kopf gewickelte Nabelschnur lösen)
- bei drohendem Dammriss → mediolaterale Episiotomie
- nach Geburt des Kopfes Gebärende zum Pressen auffordern, bis Kind geboren ist
- nach Geburt des Kopfes den Kopf in beide Hände nehmen und leicht nach unten absenken, um die vordere Schulter zu entwickeln
- nach Entwicklung der vorderen Schulter Kopf leicht nach oben bewegen, um die hintere Schulter zu entwickeln und Kind auffangen zu können

↓

Neugeborenenversorgung

- Neugeborenes abtrocknen, stimulieren und wärmen (evtl. Reanimationsmaßnahmen einleiten)
- Neugeborenes auf Brust der Mutter legen
- Nabelschnur 1–5 Minuten nach der Geburt ca. 3–5 cm entfernt vom Bauch des Neugeborenen 2-mal klemmen und dazwischen durchschneiden
- Nabelschnurstumpf mit sauberem Tupfer verbinden

→ **Nachgeburtsversorgung**

- saubere Vorlage vor Vulva
- Nachgeburtsphase evtl. mit Uterusmassage unterstützen
- auf Vollständigkeit der Plazenta achten

? SOFORT ABKLÄREN!

- Zeitpunkt Blasensprung bzw. Wehenbeginn?
- Schwangerschaftswoche bzw. errechneter Geburtstermin?
- Mehrlingsschwangerschaft?
- Komplikationen/Pathologien in aktueller Schwangerschaft?
- frühere Schwangerschaften und Geburten? (Blutungskomplikationen? Sectio caesarea?)
- Eltern-Kind-Pass
- Vorerkrankungen? (insbesondere Herzerkrankung, Blutungsdiathese)

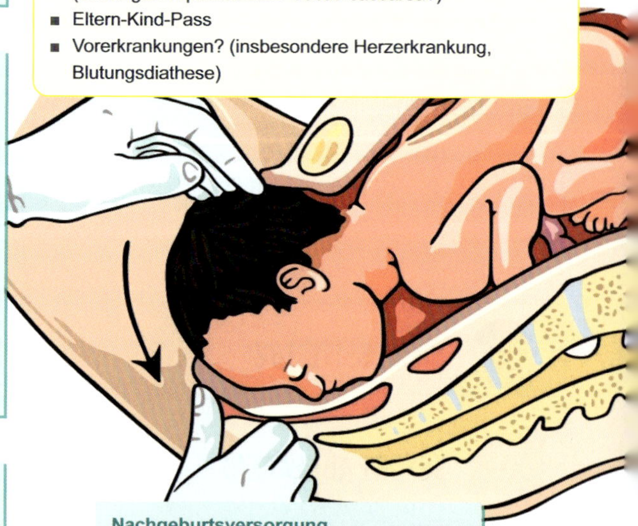

Literatur: Deutsche Gesellschaft für Gynäkologie und Geburtshilfe e.V., deutsche Gesellschaft für Hebammenwissenschaft. S3-Leitlinie: vaginale Geburt am Termin. AWMF-Register-Nr.: 015/083.

INFO GEBURTSHILFE/ NEONATOLOGIE

MANAGEMENT BECKENENDLAGE

- Vierfüßlerposition einnehmen lassen
- „abwarten und zuschauen"
- werden Arme oder Kopf nicht geboren: Druck auf beide Schlüsselbeine des Kindes

MANAGEMENT SCHULTERDYSTOKIE

- McRoberts-Manöver (ausgestreckte Beine der Mutter in der Hüfte beugen)
- evtl. suprapubischen Druck
- wenn nicht erfolgreich: Versuch der Kindsdrehung um 180°

MANAGEMENT NABELSCHNURVORFALL

- Anheben des vorangehenden Kindsteiles, um Nabelschnur möglichst vor Kompression zu schützen
- möglichst rasch in den Sectio-OP
- Tokolyse (Hexoprenalin 10 µg KI, gefolgt von Perfusor [100 µg/50 ml] 4 ml/h, evtl. steigern)

APGAR SCORE

(1, 5 und 10 Minuten nach der Geburt)

	0 Punkte	1 Punkt	2 Punkte
Aussehen/ Hautfarbe	blass, blau	Stamm rosig, Extremitäten blau	rosig
Herzfrequenz	kein Puls	<100/min	>100/min
Gesicht	kein Grimassieren	Grimassieren	Schreien
Muskeltonus	schlaff	träge Bewegung	aktive Bewegung
Atmung	keine	langsam	regelmäßig

Erstversorgung Neugeborenes

Geburt
(wenn möglich Abnabelung >60 Sekunden verzögern)

↓

Stoppuhr starten
Neugeborenes trocknen, stimulieren und wärmen

↓

APGAR Score erheben

↓

Bei abnormaler Atmung:
1. Atemweg öffnen
2. bei Apnoe oder Schnappatmung: 5 Atemhübe (≥32. SSW: FiO_2 21%, 28–31. SSW: FiO_2 21–30%, <28. SSW: FiO_2 30%)

↓

Re-Evaluation:
Anstieg Herzfrequenz? Thoraxexkursionen?

↓

Bei Apnoe:
1. Atemweg sicher frei?
2. Absaugen + Larynxmaske oder Endotrachealtubus
3. 5 weitere Atemhübe

↓

Re-Evaluation:
Zunahme Herzfrequenz? Thoraxexkursionen?

↓

Bei Thoraxexkursionen: Beatmung fortsetzen

↓

Wenn nach 30 Sek Beatmung Herzfrequenz weiterhin ≤60/min:
1. Thoraxkompressionen: Beatmung 3:1 beginnen
2. FiO_2 100%

↓

Re-Evaluation:
Zunahme Herzfrequenz? Thoraxexkursionen?

↓

Wenn asystol oder Herzfrequenz ≤60/min:
1. Venenzugang
2. Adrenalin 10–30 µg/kg i.v. alle 3–5 Minuten
3. Glukose 10% 2,5 ml/kg i.v.
4. Kristalloid 10 ml/kg i.v.
5. andere Faktoren erwägen (z. B. Pneumothorax, Hypovolämie, Fehlbildung)

Madar Jw, et al. European Resuscitation Council Guidelines 2021: Newborn Resuscitation and support of transition of infants at birth. Resuscitation 23021; 161:291–326.

POLYTRAUMAVERSORGUNG

Teamleader	Team A	Team B	Team Radiologie	Team C
C-ABCD-Check!	ABCD-Check + nicht-invasives Monitoring i.v. oder i.o. Zugang Blutabnahme	Check offensichtliche Blutung (HWS-)Immobilisation Body Check	bei Instabilität eFAST	entkleiden + Hypothermieprävention
offensichtliche Blutung? JA → / NEIN ↓	Volumen ± Vasopressor	Stopp Blutung		evtl. Triggerung Massivtransfusionsprotokoll
Atem-/Kreislaufstillstand? JA → / NEIN ↓	**Vorgehen nach Algorithmus Kreislaufstillstand, traumatisch**			Administration Blutproben
V. a. obstruktiven Schock? JA → / NEIN ↓	Volumen ± Vasopressor	Therapie Ursache obstruktiver Schock		Durchführung Point-of-care-Laboranalysen
V. a. unkontrollierte Blutung oder andere akute OP-Indikation? JA → / NEIN ↓	Volumen ± Blut ± Vasopressor **direkt ad OP**	wenn möglich: Blutungskontrolle		
Computertomografie! ↓			Durchführung Multislice CT nach institutionellem Protokoll	
akute OP-Indikation? JA → / NEIN ↓	**direkt ad OP**			
operativer/konservativer Therapieplan! Angehörigenkommunikation	evtl. Anlage invasive Blutdruckmessung, Zentralvenenkatheter, Harnkatheter etc.	evtl. Wundversorgung, Reposition etc.	Befundung CT-Untersuchung evtl. ergänzende radiologische Untersuchungen (z. B. Extremitäten-Röntgen)	evtl. Anforderung Konsiliaruntersuchungen

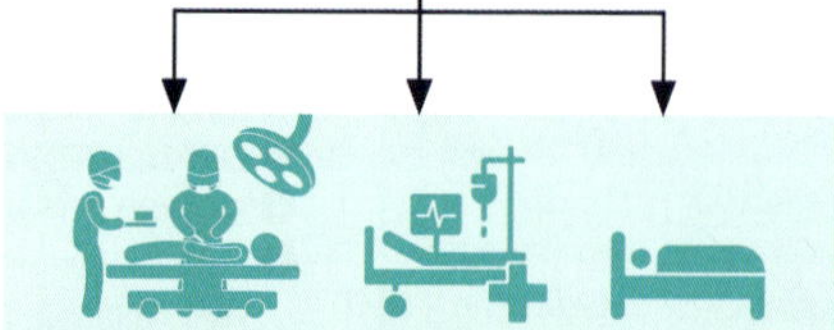

Literatur: Bouillon B, et al. S3-Leitlinie Polytrauma/Schwerverletzten-Behandlung. AWMF Register-Nr. 012/019.

ACHTUNG

Das Rundherum:

- Temperatur >36°C
- pH >7,2
- iCa_2+ >1 mmol/l
- SpO_2 >94%
- $PaCO_2$ 35–45 mmHg

eFAST UNTERSUCHUNG

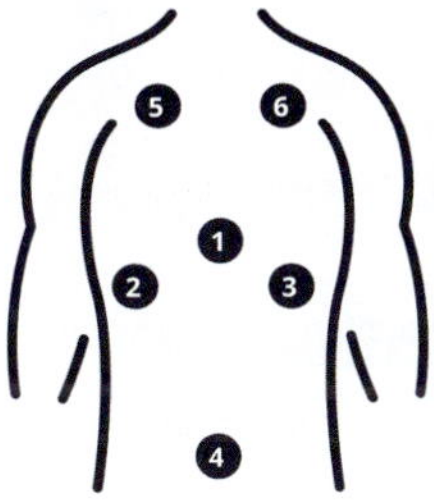

Herz

❶ subxyphoidaler 4-Kammerblick

Abdomen/Lunge

❷ Morrison-Pouch + Pleura rechtsbasal

❸ Koller-Pouch + Pleura linksbasal

❹ Unterbauch

❺ rechte Lunge/Pleura

❻ linke Lunge/Pleura

V. A. POLYTRAUMA BEI:

- Sturz aus >3 Meter Höhe
- Verkehrsunfall mit:
  - Frontalaufprall + Fahrzeugintrusion >50–75 cm
  - Geschwindigkeitsveränderung >30 km/h
  - Kollision Auto gegen Fußgänger oder Zweirad
  - Tod eines Insassen
  - Ejektion eines Insassen aus dem Fahrzeug
- Person oder Auto gegen Zug
- Explosionsverletzung

AKTIVIERUNG SCHOCKRAUMTEAM BEI:

- systolischem Blutdruck <90 mmHg
- penetrierenden Verletzungen der Rumpf-Hals-Region
- Glasgow Coma Scale <9
- Atemstörungen/Intubationspflicht
- Frakturen von >2 proximalen Knochen
- instabilem Thorax
- Beckenfrakturen
- Amputationsverletzung proximal der Hände/Füße
- Querschnittsverletzung
- offenem Schädelhirntrauma
- Verbrennungen >20% mit Grad ≥2b

VORBEREITUNG

Wichtige organisatorische Schritte vor Eintreffen des Patienten

- ALLE Teammitglieder informiert und anwesend?
- Rollenverteilung festgelegt?
- Geräte/Material gecheckt und bereit?
- Blutbank informiert?

KLARE ROLLENVERTEILUNG

- Teamleader (Traumatologe oder Notfallmediziner)
- Team A (Anästhesist oder Notfallmediziner + Pflege)
- Team B (Traumatologe oder Notfallmediziner + Pflege)
- Team Radiologie (Radiologe + RTA)
- Team C (Assistenzpersonal)

RAPID SEQUENCE INDUCTION UND NOTFALLINTUBATION

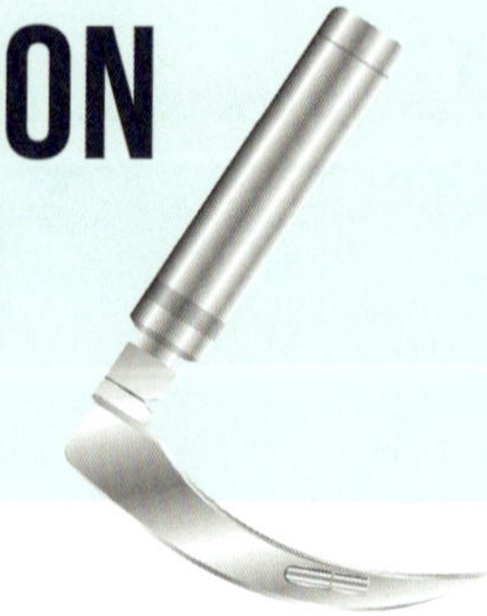

PRÄOXYGENIERUNG

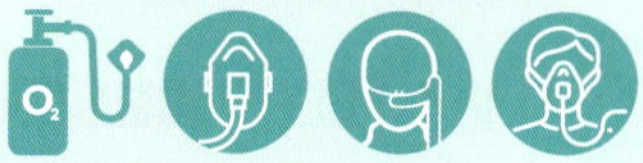

Wann? unmittelbar nach Entscheidung zur Durchführung der Intubation

Wie? möglichst geschlossenes System mit FiO_2 100% verwenden (z. B. NIV)

↓

Vorbereitungen treffen

- Hämodynamik optimieren (z. B. Flüssigkeitsgabe bei Hypovolämie)
- invasive Blutdruckmessung installieren
- Material und Medikamente vorbereiten

↓

Intubationscheckliste gemeinsam durchgehen

↓

Rapid Sequence Induction (RSI) und Intubationsvorgang

❶ **Pflegeperson 1:**	Injektion RSI-Medikamente in rascher Abfolge
❷ **Pflegeperson 2:**	Nach Injektion Relaxans Stoppuhr starten
❸ **Arzt:**	(initial assistierende) Masken-Beutelbeatmung (z. B. über NIV-Maske) (Cave: nicht bei sehr hohem Aspirationsrisiko)
❹ **Pflegeperson 1:**	Blick auf Blutdruck, im Bedarfsfall Vasopressor-Injektion bei Abfall des Blutdruckes unter den zuvor vereinbarten Grenzwert
❺ **Pflegeperson 2:**	Information: „30 Sekunden" und „45 Sekunden"
❻ **Pflegeperson 2:**	Anreichen Laryngoskop (und nach Aufforderung: anreichen Tubus)
❼ **Arzt:**	Laryngoskopie und endotracheale Intubation
❽ **Pflegeperson 2:**	Nach Aufforderung: Mandrin zurückziehen, dann Tubus blocken
❾ **Arzt:**	Verifikation korrekte tracheale Tubuslage (IMMER mittels endtidalem CO_2!)
❿ **Pflegeperson 2:**	Tubusfixation
⓫ **Arzt:**	Konnektion und Einstellung Beatmungsgerät

↓

Kontinuierliches klinisches und apparatives Monitoring
Cave: sekundärer Blutdruckabfall!

INTUBATIONS-CHECKLISTE

- Präoxigenierung + nasaler Sauerstoff
- Optimale Lagerung Kopf und Oberkörper
- Zahnprothese entfernen
- Medikamente und Dosis
- Vasopressor
- Laryngoskop und Spatel (Größe? Lampe?)
- Tubus (Größe?)
- Mandrin im Tubus
- Blockerspritze am Tubus angesteckt
- Backup Tubus (Größe?)
- Ambubeutel + Maske + O_2 laufend
- Sauger an
- Zahnprothese entfernt
- Filter
- Endtidales CO_2
- Kommunikation: Plan, wenn's nicht geht!

TUBUSTIEFE GANZ EINFACH

- Frauen: 21 cm Zahnreihe
- Männer: 23 cm Zahnreihe

Literatur: Difficult Airway Society. DAS guideline for management of unanticipated difficult intubation in adults 2015. www.das.uk.com/guidelines/das_intubation_guidelines

PRÄDIKTOREN „SCHWIERIGER ATEMWEG“

schwierige Maskenbeatmung	schwierige Laryngoskopie/ Intubation
■ Alter >55 Jahre ■ Adipositas ■ Zahnlosigkeit ■ Bartträger ■ Schnarchanamnese ■ Atemwegsmalformation	■ Makroglossie ■ fliehendes Kinn ■ reduzierte Mundöffnung/HWS-Beweglichkeit ■ kurzer/dicker Hals ■ inspiratorischer Stridor ■ nasopharyngeale Blutung ■ Gesichtstrauma/-verbrennung ■ Z.n. Tracheotomie ■ Z.n. Atemwegschirurgie/-bestrahlung ■ oropharyngealer oder zervikaler Tumor ■ Schwangerschaft ■ kraniofaziale Syndrome

KEIN NOTFALLPATIENT IST NÜCHTERN! RSI BEI ALLEN!

Unerwartet schwieriger Atemweg

↓

Larynxmaske oder Larynxtubus

↓

Ventilation möglich? — JA → **Stopp und erwägen:**
- Expertenhilfe
- Intubation über Larynxmaske?
- fiberoptische Intubation?
- Tracheotomie oder Koniotomie?

STOP

NEIN ↓

nochmaliger Versuch Beutel-Masken-Beatmung

↓

Ventilation möglich? — JA → **Stopp und erwägen:**
- fiberoptische Intubation?
- Tracheotomie oder Koniotomie?

STOP

NEIN ↓

Front of Neck Access (Koniotomie)

ERHÖHTER HIRNDRUCK

- Oberkörperhochlagerung
- VERMEIDEN:
  - arterielle Hypo-/Hypertonie (Wichtig: richtige Dosis RSI-Medikation ± Vasopressor!)
  - Hypoxämie und Hyperkapie (Wichtig: Zwischenbeatmung)

HOHES ASPIRATIONSRISIKO

- optimale Präoxygenierung
- großlumigen Sauger (z. B. Yankauer) bereithalten
- keine Zwischenbeatmung
- Maximierung „First Pass Success“

HYPOVOLÄMIE/SCHOCK

- Schock erkennen! Achtung: viele schockierte Patienten sind normo- oder hyperton!
- Volumengabe vor Intubation
- evtl. Noradrenalin-Perfusor vor Intubation starten
- präemptiver Vasopressorbolus gemeinsam mit RSI-Medikation
- deutlich reduzierte Dosis der RSI-Medikation

COPD UND ASTHMA

- Oberkörperhochlagerung
- besonderes Augenmerk auf arterielle Hypotonie nach Intubation
- bei arterieller Hypotonie nach Beginn der kontrollierten Beatmung: Diskonnektion und bimanuelle Thoraxkompression!

ARDS

- Oberkörperhochlagerung
- optimierte Präoxygenierung
- Zwischenbeatmung während der Apnoephase
- Änderung Injektionsreihenfolge:
  1. Rocuronium
  2. Fentanyl
  3. Esketamin

MEDIKAMENTE ZUR RAPID SEQUENCE INDUCTION

	Fentanyl	Esketamin	Rocuronium
stabil	3 µg/kg	2 mg/kg	1 mg/kg
instabil	1 µg/kg	1 mg/kg	1 mg/kg
in extremis		0–0,5 mg/kg	1 mg/kg

RESPIRATORISCHE INSUFFIZIENZ

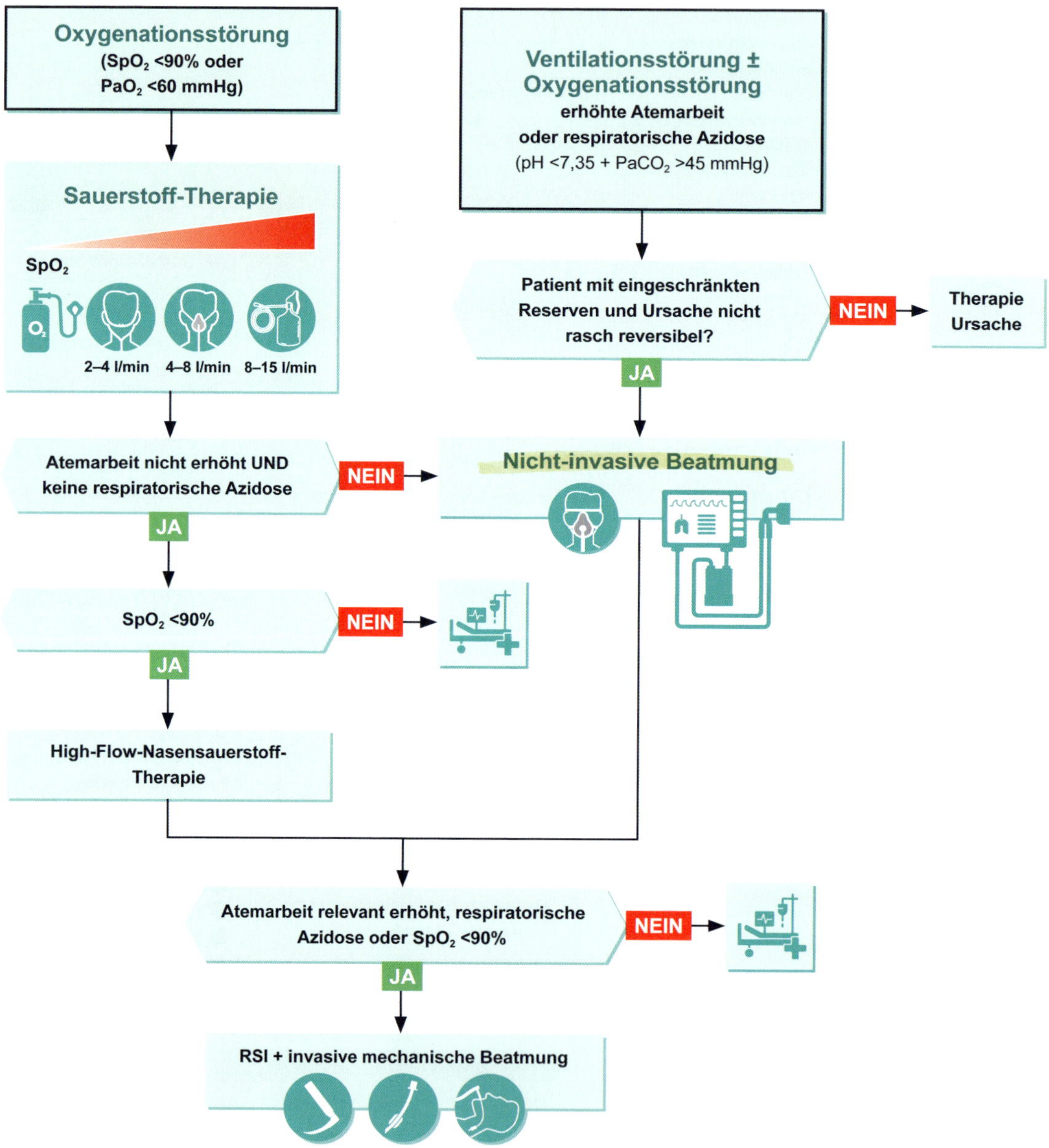

RASCHE URSACHENTHERAPIE!

RESPIRATORISCHE ERSCHÖPFUNG ERKENNEN

- Vigilanzminderung (Stupor)
- motorische Unruhe
- Pressatmung
- Absinken der Atemfrequenz
- rückläufige Atemexkursionen

ERHÖHTE ATEMARBEIT ERKENNEN

- kann nicht „in ganzen Sätzen sprechen"
- Schwitzen (= Sympathikusstimulation)
- Einsatz der Atemhilfsmuskulatur (z. B. Musculus sterno-cleido-mastoideus, Musculi scalenii, Interkostalmuskulatur, Musculus trapezius, aufgestützte Arme etc.)
- interkostale, supraklavikuläre oder suprasternale Einziehungen

SPO_2-ZIELE

- COPD: 88–94%
- ALLE anderen: 94–98%

EINSTELLUNGEN NICHT-INVASIVE BEATMUNG

- auf nicht-invasiven Beatmungsmodus wechseln
- PEEP 5–8 mbar
- Beginn mit 0 mbar Druckunterstützung
- schrittweise Erhöhung der Druckunterstützung auf Werte zwischen +5 bis +15 mbar
- Anpassung der Druckunterstützung an Atemarbeit des Patienten (je höher, desto mehr Druckunterstützung!)

EINSTELLUNGEN HIGH-FLOW-NASENSAUERSTOFF-THERAPIE

- Flussrate: 40 l/min
- Adaptierung FiO_2 nach SpO_2 (Beginn z. B. mit 60%)

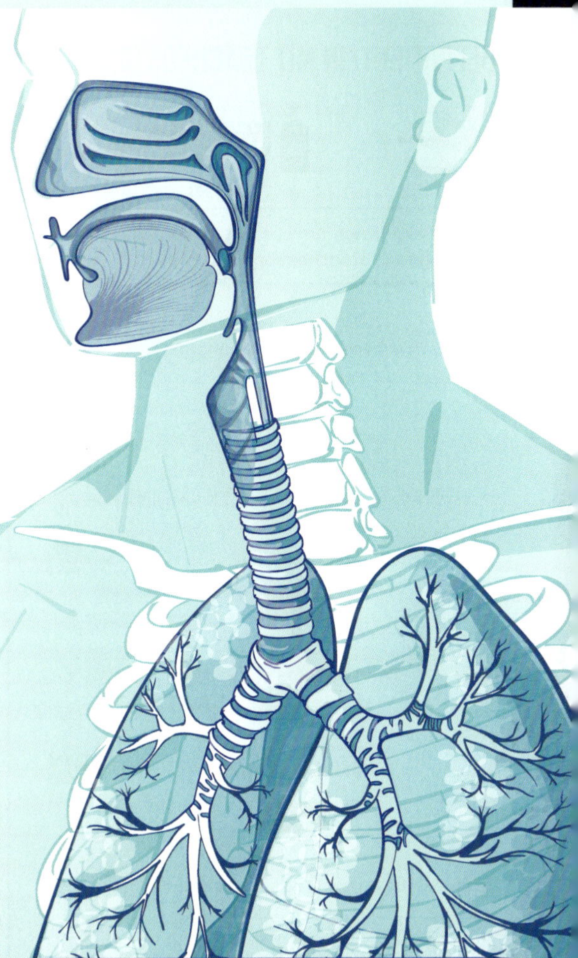

AGITATIONS-MANAGEMENT

zur Präoxygenierung:
Esketamin 0,25–0,5 mg/kg i.v. + Midazolam 1 mg i.v.

zur nicht-invasiven Beatmung:
Dexmedetomidin (400 µg/40 ml) 4–15 ml/h
ODER Propofol 2% 2–6 ml/h

RESPIRATORISCHE INSUFFIZIENZ

TRACHEOSTOMA

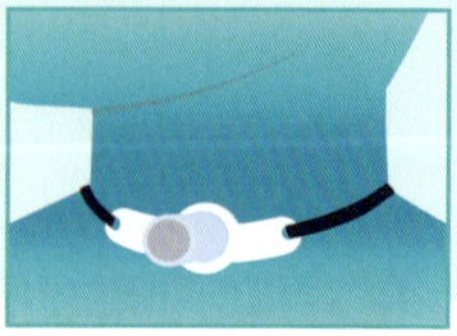

BEI PATIENT/IN MIT TRACHEOSTOMA

über Tracheostoma UND Mund → O_2 15 l/min

↓

Innenkanüle entfernen + Absaugkatheter (ideal: Bronchoskop) einführen

↓

Tracheostoma durchgängig? – JA → Algorithmus respiratorische Insuffizienz

NEIN ↓

Tracheostoma entcuffen

↓

Stabilisierung? – JA → Algorithmus respiratorische Insuffizienz

NEIN ↓

Tracheostoma entfernen

↓

Stabilisierung? – JA → Algorithmus respiratorische Insuffizienz

NEIN ↓

konventionelle endotracheale Intubation

↓

Stabilisierung? – JA → Algorithmus respiratorische Insuffizienz

NEIN ↓

(Kinder-)Masken-Beutel-Beatmung über Tracheostoma oder Einführen eines gecufften 6,0er-Tubus über Tracheostoma

↓

Algorithmus respiratorische Insuffizienz

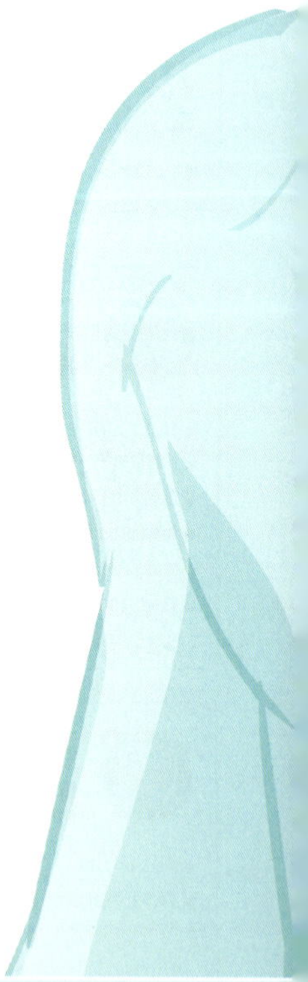

RESPIRATORISCHE INSUFFIZIENZ

LARYNGOSTOMA

ACHTUNG

Bei Laryngostoma: KEINE Verbindung zwischen Pharynx und Trachea!

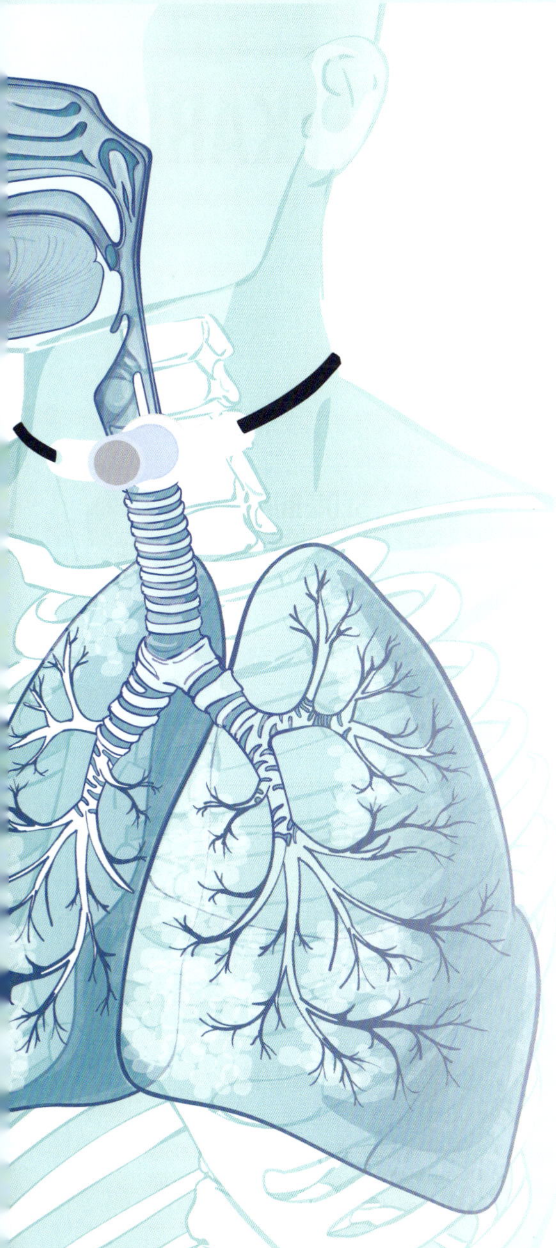

BEI PATIENT/IN MIT LARYNGOSTOMA

über Laryngostoma → O_2 **15 l/min**

↓

Innenkanüle entfernen + Absaugkatheter (ideal: Bronchoskop) einführen

↓

Laryngostoma durchgängig? – JA → Algorithmus respiratorische Insuffizienz

NEIN ↓

Laryngostoma entcuffen

↓

Stabilisierung? – JA → Algorithmus respiratorische Insuffizienz

NEIN ↓

Laryngostoma entfernen

↓

Stabilisierung? – JA → Algorithmus respiratorische Insuffizienz

NEIN ↓

(Kinder-)Masken-Beutel-Beatmung über Laryngostoma oder Einführen eines gecufften 6,0er-Tubus über Laryngostoma

↓

Algorithmus respiratorische Insuffizienz

Literatur: McGrath BA, et al. Multidisciplinary guidelines for the management of tracheostomy and laryngectomy airway emergencies. Anaesthesia 2012; 67:1025–1041.

RHYTHMUSSTÖRUNG, INSTABIL

TACHYKARDIE

Schock?
Thoraxschmerzen?
Z.n. Synkope?
Lungenödem?

NEIN ZU ALLEN → (zurück)

JA ZU EINER ↓

synchronisierte Kardioversion
3 Versuche: 100-150-200 J

↓

persistierende Rhythmusstörung? – **NEIN** → (zurück)

JA ↓

Amiodaron 300 mg KI (10–20 Minuten)
ODER
Procainamid 10–15 mg/kg KI (20 Minuten)
±
Symptomatische Therapie (z. B. Noradrenalin-Perfusor, NIV)

↓

persistierende Rhythmusstörung? – **NEIN** → (zurück)

JA ↓

synchronisierte Kardioversion
3 Versuche: jeweils 200 J

↓

persistierende Rhythmusstörung? – **NEIN** → (zurück)

JA ↓

Verdachtsdiagnose überdenken
Kardiologen konsultieren

SEDIERUNG ZUR KARDIOVERSION

Propofol: 20–60 mg i.v.

Achtung:

- langsame Kreislaufzeit = verlängerte Zeit bis zum Vigilanzverlust = nicht zu früh nachtitrieren
- 3 Sekunden nach Augen zu: Schock!

LABOR

- venöse/arterielle Blutgasanalyse
- wenn möglich: Point-of-care Kreatinin und Troponin T
- Routineblut + Troponin T

DDX 40–150/MIN

Rhythmusstörungen mit Herzfrequenzen zwischen 40–150/min sind selten Ursache einer kardiorespiratorischen Instabilität!
Andere Ursachen suchen!

Literatur: Soar J, et al. European Resuscitation Council Guidelines 2021: Adult advanced life support. Resuscitation 2021; 161:115–151.

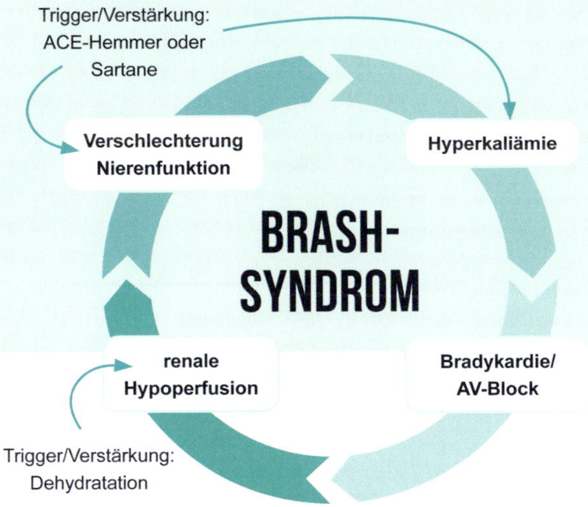

TRANSKUTANER PACEMAKER

Einstellungen:

- Modus: Demand
- Frequenz: 60–80/min
- Output: im Notfall sofort 80 mA (wenn Zeit bleibt: 0 mA langsam steigern bis ventrikuläres Capture)

Cave: IMMER Muskelzuckungen vor ventrikulärem Capture!

Analgosedierung:
Esketamin 0,25 mg/kg i.v. + Midazolam 0,5–1 mg i.v.

TRANSVENÖSER PACEMAKER

Einstellungen:

- Modus: VVI
- Frequenz: 80–90/min
- Output: beim Einschwemmen maximal, nach Positionierung: 3 x Outputschwelle (Outputschwelle ideal <3 mV)
- Sensing: beim Einschwemmen minimal, nach Positionierung: ½ Sensingschwelle

ALTERNATIVE ANTIBRADYKARDE MEDIKAMENTE

Isoprenalin:

- Bolus: 20 µg-weise i.v.
- Perfusor: (1 mg/50 ml) 10–15 ml/h

Theophyllin:

- Bolus: 100–200 mg i.v.
- Perfusor: (600 mg/50 ml) 2–4 ml/h
- Kommentar: z. B. bei inferiorem Myokardinfarkt oder Z.n. Herztransplantation

BRADYKARDIE

Schock? Thoraxschmerzen? Z.n. Synkope? Lungenödem?
- NEIN ZU ALLEN → Monitorüberwachung
- JA ZU EINER ↓

Atropin 0,5–1 mg i.v.
↓
inadäquater Herzfrequenzanstieg?
- NEIN → Monitorüberwachung
- JA ↓

Atropin 1 mg i.v. (max. 3 mg)
Adrenalin 10–50 µg-weise i.v. (oder alternative antibradykarde Medikamente)
±
Dobutaminperfusor (250 mg/50 ml) 6 ml/h
↓
inadäquater Herzfrequenzanstieg?
- NEIN → Monitorüberwachung
- JA ↓

transvenöser Pacemaker (wenn erforderlich überbrückend: transkutaner Pacemaker)

SCHOCK

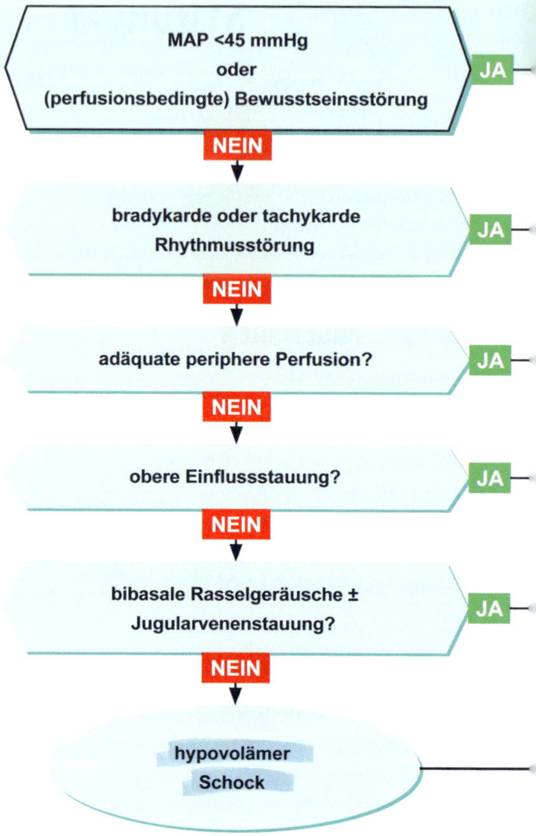

SCHOCK BEI ≥2 DER FOLGENDEN ZEICHEN:

- (perfusionsbedingte) Bewusstseinsstörung (Stupor)
- verminderte periphere Zirkulation (z. B. kalte Hände, verlängerte Rekapillarisierungszeit, Akrozyanose)
- Hautmarmorierung an den Beinen
- tachykarder, fadenförmiger Radialispuls
- Kaltschweißigkeit
- Oligurie/Anurie
- erhöhtes Laktat (≥2 mmol/l)
- zentral-/gemischtvenöse SO_2 <60%
- Herzfrequenz > systolischer Blutdruck (positiver Schockindex)

RUSH-UNTERSUCHUNG

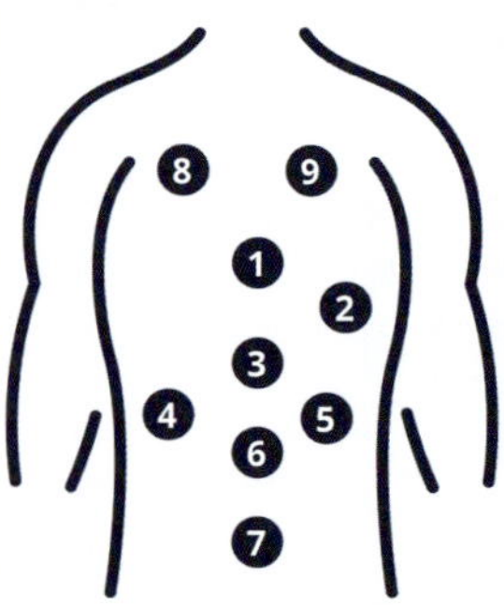

Herz
1. parasternale lange Achse
2. apikaler 4-Kammerblick

Vena cava
3. Vena cava inferior

Abdomen
4. Morrison-Pouch
5. Koller-Pouch
6. Bauchaorta
7. Unterbauch

Lunge
8. rechte Lunge/Pleura
9. linke Lunge/Pleura

THERAPIE HYPOVOLÄMER SCHOCK

- balancierte Kristalloide (evtl. als Druckinfusion)
- bei hämorrhagischem Schock: siehe Schock, hämorrhagisch posttraumatisch

ACHTUNG

Je kaltschweißiger, desto mehr endogenes Adrenalin, desto vitaler bedroht!

RASCHE URSACHENTHERAPIE!

Regelmäßige Re-Evaluation und Therapieanpassung

→ **Noradrenalin i.v. 10–100 µg-weise**

→ **Algorithmus Rhythmusstörung, instabil (Bradykardie oder Tachykardie)**

→ **vasodilatatorischer Schock**

→ **obstruktiver Schock** → **Pneumothorax** / **Perikardtamponade** / **Rechtsherzversagen**

→ **kardiogener Schock**

→ **hämorrhagischer Schock**

THERAPIE VASODILATATORISCHER SCHOCK

- Noradrenalin (5 mg/50 ml) nach Ziel-MAP
- evtl. + Arginin Vasopressin (40 IU/40 ml) 2–4 ml/h
- bei Sepsis: evtl. + Hydrocortison (300 mg/50 ml) 2,1 ml/h

KARDIOGENER SCHOCK

Ursachen:

- akutes Koronarsyndrom
- Klappendysfunktion (inklusive Papillarmuskelabriss)
- akut-auf-chronische Herzinsuffizienz
- metabolische Störung (z. B. Sepsis)
- Rhythmusstörung
- Myokarditis
- Intoxikation

THERAPIE KARDIOGENER SCHOCK

- bei MAP >80 mmHg: Nitroglyzerin (50 mg/50 ml): nach Ziel-MAP (ODER: Natriumnitroprussid [25 mg/50 ml])
- bei MAP <60 mmHg: Noradrenalin (5 mg/50 ml): nach Ziel-MAP
- evtl. + Dobutamin (250 mg/50 ml) 4 ml/h
- (ODER: Levosimendan [12,5 mg/50 ml] 0,1 µg/kg/min) bei Therapieversagen: veno-arterielle ECMO-Therapie

THERAPIE OBSTRUKTIVER SCHOCK

Pneumothorax:

Thoraxdrainage

Perikardtamponade:

- nicht-traumatisch: Ultraschall-gezieltes Drain (z. B. ZVK)
- traumatisch: sofort ad OP

Rechtsherzversagen:

- Noradrenalin (5 mg/50 ml): MAP >60–70 mmHg
- bei pulmonalarterieller Hypertonie: Iloprost 10 µg p.i. (ODER: Nitroglyzerin 5 mg p.i.)
- evtl. + Dobutamin (250 mg/50 ml) 4 ml/h (ODER: Levosimendan [12,5 mg/50 ml] 0,1 µg/kg/min)

ENDPUNKTE DER SCHOCKTHERAPIE

- Reversierung klinischer Schockzeichen
- sinkendes Laktat
- steigende SvO_2

AUSNAHME:

hämorrhagischer Schock VOR Blutstillung (ohne SHT):
systolischer Blutdruck 80–90 mmHg
ODER MAP (50–60 mmHg)

SCHOCK, HÄMORRHAGISCH POSTTRAUMATISCH

aktive Blutungsquelle identifiziert?

JA → wenn möglich: Blutungskontrolle! SO SCHNELL ALS MÖGLICH

NEIN ↓

schnellstmögliche Bildgebung

↓

aktive Blutungsquelle identifiziert?

JA → wenn möglich: Blutungskontrolle! SO SCHNELL ALS MÖGLICH

NEIN ↓

Z.n. Blutung + OP-Indikation?

JA →

NEIN ↓

Z.n. Blutung + konservatives Management?

JA →

NEIN ↓

DDX Andere Ursachen erwägen

- obstruktiver Schock + Hypovolämie
- Z.n. externem Blutverlust (z. B. Skalpwunde)
- diffuse Blutung (z. B. mehrere Frakturen, multiple Weichteilhämatome)
- „Haemorrhagic Shock Mimic" (z. B. schweres Schädelhirntrauma)

SUCHE NACH BLUTUNGSQUELLE

FLOOR and 4 MORE:

- Abdomen
- Becken
- Thorax
- Oberschenkel

LABOR

- venöse/arterielle Blutgasanalyse
- Thromboelastometrie/-grafie
- Routineblut ± spezielle Gerinnung (z. B. Antikoagulantien-Spiegel)
- Type & Screen + 4–6 EK

ENDPUNKTE DER SCHOCKTHERAPIE

VOR BLUTSTILLUNG (ohne SHT):

- systolischer Blutdruck 80–90 mmHg ODER MAP 50–60 mmHg

NACH BLUTSTILLUNG

- Reversierung klinischer Schockzeichen
- sinkendes Laktat
- steigende SvO_2

MASSIVTRANSFUSION

- mechanisches Infusionsgerät verwenden (z. B. Level I®)
- Blutprodukte wärmen
- Beginn mit 0 neg EKs
- weiter mit EKs und Plasma im Verhältnis 1:1
- nach jedem 3. Plasma: 10 ml Kalziumglukonat 10%
- nach jedem 5. EK: 1 TK (= 5 Einzelkonzentrate)

KREISLAUFTHERAPIE

- balancierte Kristalloide restriktiv (maximal 2 Liter)
- bei schwerem Schock: in erster Linie Blut bzw. Plasma zum Volumenersatz (= Trigger Massivtransfusionsprotokoll)
- bei lebensbedrohlicher Hypotonie: Vasopressor-Perfusor, z. B. Noradrenalin (5 mg/50 ml) oder Arginin Vasopressin (40 IU/40 ml)
- KEIN NaCl 0,9% oder synthetisches Kolloid

Das Rundherum

- Temperatur >36°C
- pH >7,2
- iCa_2+ >1 mmol/l
- SpO >94%
- $PaCO_2$ 35–45 mmHg

Info Chirurgie oder interventionelle Radiologie

Blutungskontrolle

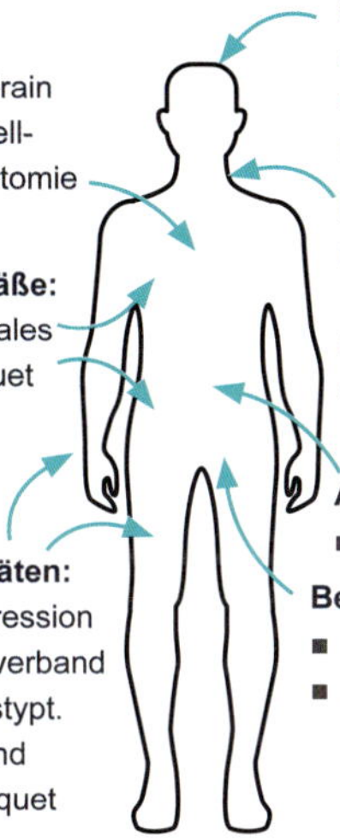

Thorax:
- Thoraxdrain
- Clamshell-Thorakotomie

junkt. Gefäße:
- junktionales Tourniquet

Extremitäten:
- Kompression
- Druckverband
- hämostypt. Verband
- Tourniquet

Skalp:
- Kompression
- Druckverband
- direkte Naht

Hals:
- hämostyp. Verband
- „Druckverband"
- geblockter Harnkatheter

Abdomen:
- Zone I REBOA

Becken:
- Beckengurt
- Zone III REBOA

eFAST Untersuchung

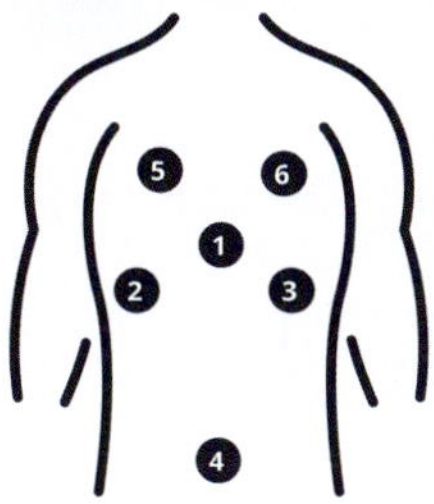

Herz
1. subxyphoidaler 4-Kammerblick

Abdomen/Lunge

2. Morrison-Pouch + Pleura rechtsbasal
3. Koller-Pouch + Pleura linksbasal
4. Unterbauch
5. rechte Lunge/Pleura
6. linke Lunge/Pleura

Intravasale Zugänge

SOFORT:
- zwei großlumige periphere Kanülen (2. Wahl: Large Bore ZVK)

ohne Verzögerung anderer Maßnahmen:
- arterielle Kanüle

Gerinnungstherapie

- Tranexamsäure 1 g i.v. (innerhalb 3 Stunden)
- Fibrinogen 2 g i.v. (bei Trigger Massivtransfusionsprotokoll: 4 g i.v.)
- bei oraler Antikoagulation: Reversierung
- weitere Therapie nach Thromboelastometrie/-grafie-Ergebnissen
- Ultima Ratio: Faktor VIIa 90 μg/kg i.v.

Ziele:
- Thrombozyten: >50 G/l (bei SHT: >100 G/l)
- FibTEM® CA10: >10 mm
- ExTEM® CT: <80 Sekunden
- ExTEM® CA10: >40 mm

Trigger Massiv-Transfusionsprotokoll

- wenn es RICHTIG blutet (Entscheidung erfahrener Notfallmediziner!)

ODER

- wenn ≥3 Kriterien erfüllt:
  - Herzfrequenz >120/min
  - systolischer Blutdruck <90 mmHg
  - freie Flüssigkeit im eFAST
  - penetrierender Mechanismus

Reversierung orale Antikoagulation

Vitamin-K-Antagonisten:	Dabigatran:	Faktor-Xa-Inhibitoren (z. B. Apixaban, Rivaroxaban):
Prothrominkomplex INR 2–4, 25 IU/kg i.v. INR 4–6, 35 IU/kg i.v. INR >6, 50 IU/kg i.v. INR? 25 IU/kg i.v. + Vitamin K 10 mg KI	Idarucizumab 2,5–5 g i.v.	Prothrombinkomplex abhängig vom Plasmaspiegel: 100–250 ng/ml: 25 IU/kg i.v. >250 ng/ml: 50 IU/kg i.v. ODER Andexanet alfa 200/400 mg, gefolgt von 480/960 mg über 2 Stunden

Literatur: Spahn DR, et al. The European guideline on management of major bleeding and coagulopathy following trauma: fifth edition. Crit Care 2019; 23:98.

SEPSIS

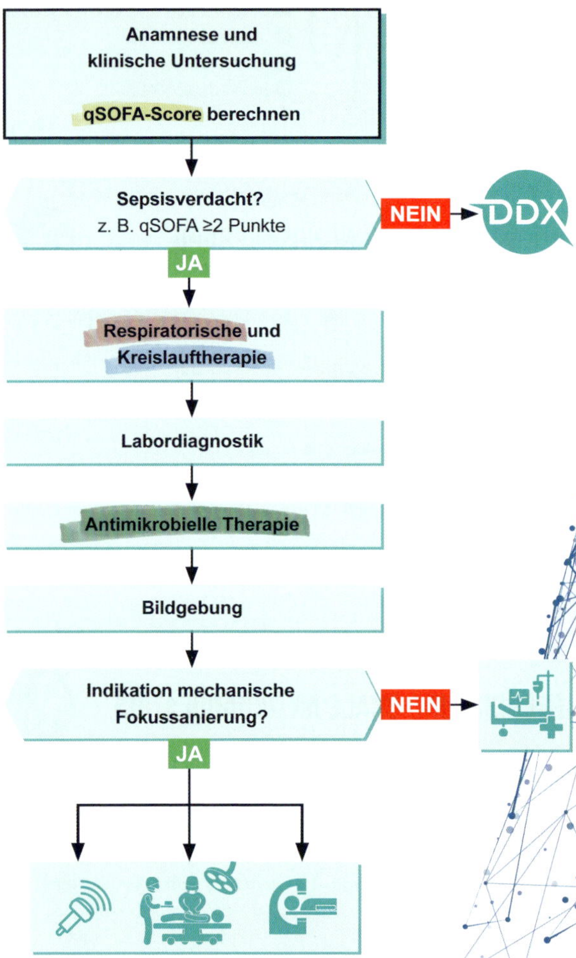

SOFORT ABKLÄREN!

- Beginn und Art der Symptome?
- Vorerkrankungen?
- Medikamentenanamnese, z. B. Steroide, Biologika, Immunsuppressiva?
- Impfstatus?
- Auslandsaufenthalt/Herkunftsland?
- Freizeitaktivität, z. B. Exposition Staub/Tierkot, stehende/fließende Gewässer?
- Beruf, z. B. Staub- oder Tierexposition?
- Tierkontakte/-bisse, z. B. Hunde, Katzen, Vögel, Zecken, Rinder, Schafe, Schweine, Fledermäuse, Nagetiere?
- Konsum von rohem Fleisch/unpasteurisierter Milch?
- Kontakt zu großen Menschenmassen oder kranken Personen?

Literatur: Evans L, et al. Surviving sepsis campaign: international guidelines for management of sepsis and septic shock 2021. Intensive Care Med 2021; 47(11):1181–1247.

ACHTUNG

- Procalcitonin als alleiniges Entscheidungskriterium vermeiden, ob Sepsis bzw. Antibiose!
- KEIN synthetisches Kolloid
- KEINE intravenösen Immunglobuline
- KEINE hochdosierte Vitamin-C-Therapie
- KEIN Natriumbikarbonat bei Laktatazidose

RESPIRATORISCHE THERAPIE

- bei hypoxämischem Atemversagen mit High-Flow-Nasensauerstoff-Therapie beginnen
- bei invasiver Beatmung niedriges Tidalvolumen (6 ml/kg IBW)
- bei schwerem ARDS oberes Drucklimit bzw. Plateaudrucklimit von 30 cm H_2O
- bei moderatem oder schwerem ARDS: höhere PEEP-Strategie wählen, Bauchlagerung ≥12 Stunden und intermittierende Boli an Muskelrelaxanzien
- bei schwerem ARDS und Versagen konventioneller mechanischer Beatmung: veno-venöse ECMO-Therapie

KREISLAUFTHERAPIE

- balancierte Kristalloide bei peripherer Minderdurchblutung
- Albumin 5% bei erhöhtem Flüssigkeitsbedarf
- Steuerung der hämodynamischen Therapie anhand der Rekapillarisierungszeit, dynamischen Vorlastparameter und wiederholten Laktatmessungen
- bei arterieller Hypotonie:
  invasive Blutdruckmessung und Noradrenalin-Perfusor (5 mg/50 ml) nach MAP-Ziel (initial ≥65 mmHg, dann individuell); Beginn Noradrenalin-Perfusor peripher, so schnell als möglich über ZVK
- bei refraktärer arterieller Hypotension: + Hydrocortison (300 mg/24 Stunden) ± Arginin Vasopressin (40 IE/40 ml) 2 ml/h
- bei Herzinsuffizienz: Dobutamin (250 mg/50 ml) 4 ml/h

LABOR

- venöse/arterielle Blutgasanalyse
- Routineblut inklusive Differentialblutbild
- 2 Blutkulturen (jeweils aerob und anaerob)
- Proben (z. B. Sputum, Abstrich, Sekret, Flüssigkeit, Stuhl, Liquor) für laborchemische, mikrobiologische und/oder molekularbiologische Diagnostik

ANTIMIKROBIELLE THERAPIE

- empirische Antibiose OHNE Verzögerung bei dringendem V. a. Sepsis oder septischen Schock (innerhalb der ersten Stunde)
- empirische Antibiose nach rascher, zeitlich beschränkter Abklärung innerhalb von 3 Stunden bei möglicher Sepsis ohne Schock
- vorläufig keine empirische Antibiose bei geringer Wahrscheinlichkeit einer Infektion ohne Schock
- empirische Antibiose + MRSA-Abdeckung bei hohem Risiko einer MRSA-Infektion
- zwei empirische Antibiotika mit gramnegativer Wirksamkeit bei hohem Risiko einer Infektion mit multiresistenten Keimen
- empirische Antibiose + Antimykotikum bei hohem Risiko einer Pilzinfektion
- bei Beta-Laktam-Antibiotika nach initialer Bolusgabe prolongierte Infusion der weiteren Dosen
- Dosierung von Antibiotika nach pharmakokinetischen/pharmakodynamischen Prinzipien

ZUSÄTZLICHE THERAPIEN

- restriktive EK-Transfusion (Ziel-Hb: >7 g/dl)
- bei Risikofaktoren für gastrointestinale Blutung: Stressulkusprophylaxe verabreichen
- pharmakologische Thromboembolieprophylaxe mit niedermolekularen Heparinen, wenn keine Kontraindikation
- Insulin-Perfusor ab Glukosekonzentration ≥180 mg/dl
- bei metabolischer Azidose (pH ≤7,2) und akuter Nierenschädigung (AKIN Score 2 oder 3): Natriumbikarbonat 1,4% oder 8,4%

QSOFA-SCORE

Sepsisverdacht bei ≥2 Punkten:

- veränderte Vigilanz (inklusive Desorientiertheit)
- Atemfrequenz ≥22/min
- systolischer Blutdruck ≤100 mmHg

STATUS EPILEPTICUS

BEGINN MIT:
PEEP: 5 mbar
Vt: 6–8 ml/kg IBW
AF: 15/min
FiO_2: nach SaO_2

Verletzungsschutz
Atemweg freihalten
Sauerstoff über Maske
i.v.-Zugang

↓

Krampfanfall binnen 5 Minuten sistiert? — JA → Atemweg freihalten!

NEIN ↓

Lorazepam 4 mg i.v.
wenn kein i.v. Zugang: Midazolam 10 mg i.m.

↓

Krampfanfall nach 5 weiteren Minuten sistiert? — JA → Atemweg freihalten!

NEIN ↓

Wiederholung Lorazepam 4 mg i.v.

↓

Krampfanfall nach weiteren 5 Minuten sistiert? — JA → Atemweg freihalten!

NEIN ↓

Levetiracetam 60 mg/kg (max. 4,5 g) KI
ODER
Valproat 40 mg/kg (max. 3 g) KI

↓

Krampfanfall nach weiteren 5 Minuten sistiert? — JA → Atemweg freihalten!

NEIN ↓

Einleitung Anästhesie und endotracheale Intubation

↓

Atemweg freihalten!
Zeit bis zum Erwachen geben!
Restriktive Intubation!

↓

Ursache identifizieren und behandeln
(siehe Seite 179)

Literatur: Rosenow F, et al. Status epilepticus im Erwachsenenalter. S2k-Leitlinie. 2020: Deutsche Gesellschaft für Neurologie (Hrsg.), Leitlinien für Diagnostik und Therapie in der Neurologie.

BLEIBENDE SCHÄDEN

Das Risiko bleibender neuronaler Schäden steigt ab 30-minütiger Dauer des Status epilepticus deutlich an!

ALTERNATIVE BENZODIAZEPINE

- Midazolam: 10 mg i.v., evtl. Wiederholung nach 5 min
- Clonazepam: 1 mg i.v., evtl. Wiederholung nach 5 min
- Diazepam: 10 mg i.v., evtl. Wiederholung nach 5 min

AKUT REVERSIBLE URSACHEN

- Hypoglykämie: 150 ml Glukose 10%
- Hyponatriämie (<130 mmol/l): 1 ml/kg NaCl 3%
- V. a. Alkoholabusus: Thiamin 500 mg KI

TONISCH-KLONISCHER STATUS EPILEPTICUS

Definition:

Dauer tonisch-klonischer Krampfanfall >5 Minuten

ODER

≥2 tonisch-klonische Krampfanfälle über einen Zeitraum >5 Minuten ohne Wiedererlangen des präiktalen neurologischen Status

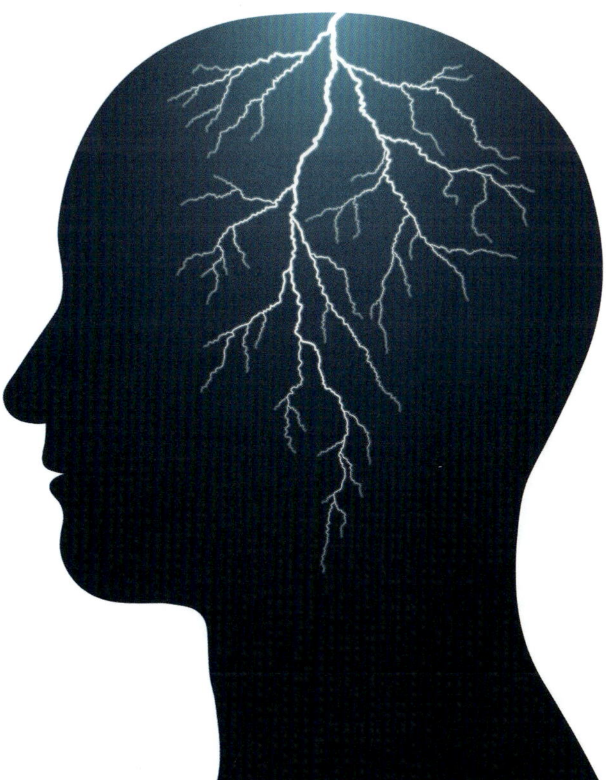

BEI RSI ZU BEACHTEN

- Einleitungsanästhetika = antiepileptische Therapie: ausreichend hohe Dosierung wählen!
- z. B. Esketamin 3 mg/kg i.v. + Propofol 1 mg/kg i.v. + Rocuronium 1 mg/kg i.v.
- nach Intubation Beginn kontinuierliche Analgosedierung: (z. B. mit Propofol 2% 20 ml/h + Remifentanil [5 mg/50 ml] 2 ml/h)

Cave: häufig Noradrenalinbedarf durch Medikamenten-induzierte Vasodilatation!

LABOR

- arterielle Blutgasanalyse
- Routineblut + CK/Myoglobin ± Serum-konzentrationen Antiepileptika ± Ethanol im Blut
- bei Verdacht: Tox-Screening Harn

STERBENDE PATIENTIN/ STERBENDER PATIENT

SCHMERZTHERAPIE

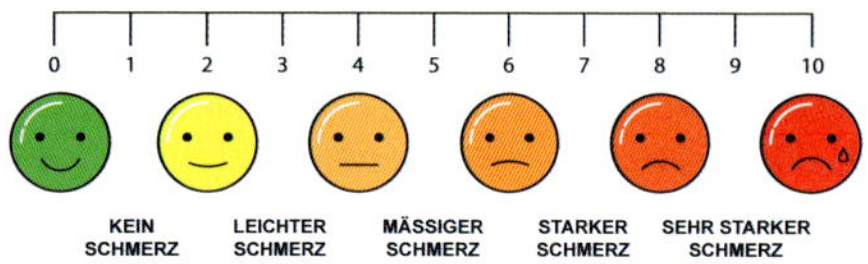

- Schmerzintensität bestimmen
- Ziel: Schmerzfreiheit!
- liberal: Morphin 2–5-mg-weise i.v. (wiederholt)
- evtl. Morphin-Perfusor (50 mg/50 ml) 5–10 ml/h
- bei Atemfrequenz <10/min keine zusätzlichen Gaben oder Steigerung der Opiattherapie

DYSPNOE

- wenn als Erleichterung empfunden: Sauerstoff (Nasenbrille oder High-Flow-Nasensauerstoff-Therapie) oder nicht-invasive Beatmung
- liberal: Morphin 2–5-mg-weise i.v. (wiederholt)
- evtl. Morphin-Perfusor (50 mg/50 ml) 5–10 ml/h
- bei Atemfrequenz <10/min: keine zusätzlichen Gaben oder Steigerung der Opiattherapie

RÖCHELN „DEATH RATTLE“

irritiert Angehörige und Personal, weniger den Patienten
Glycopyrronium 0,4 mg i.v. oder s.c. (6-stündlich) ODER
Scopolamin 20 mg s.c. (6-stündlich)

ANGST UND AGITATION

- Midazolam 1-mg-weise i.v.
- evtl. Midazolam-Perfusor (50 mg/50 ml) 1–2 ml/h
- Übersedierung und damit Unmöglichkeit der Kommunikation (mit Angehörigen) vermeiden

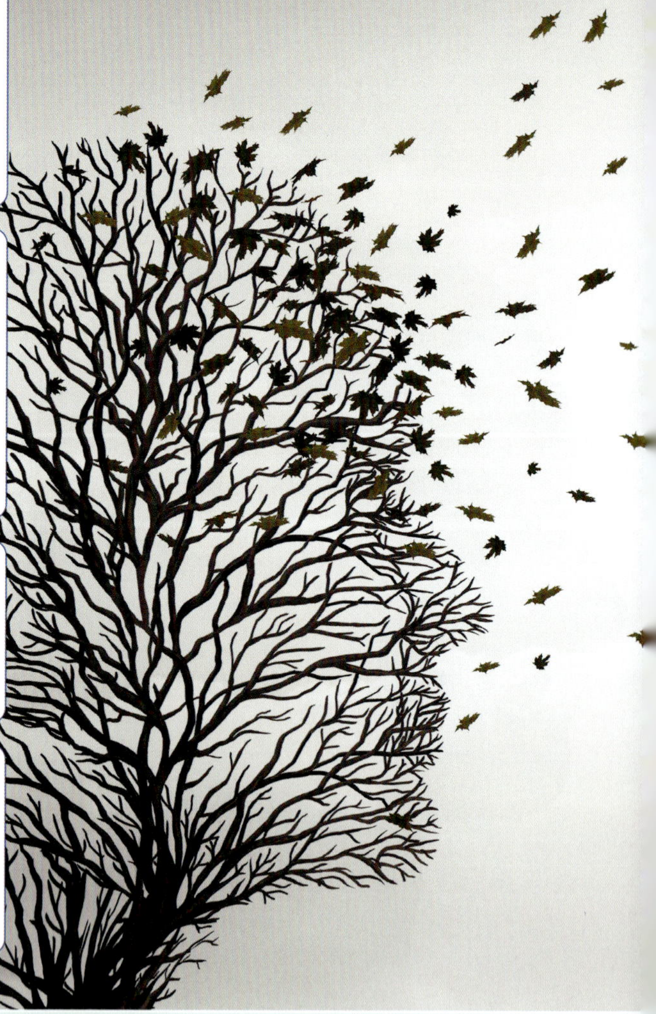

Literatur: European Society of Emergency Medicine. European Recommendations for End-of-Life Care for Adults in Departments of Emergency Medicine. 2017.

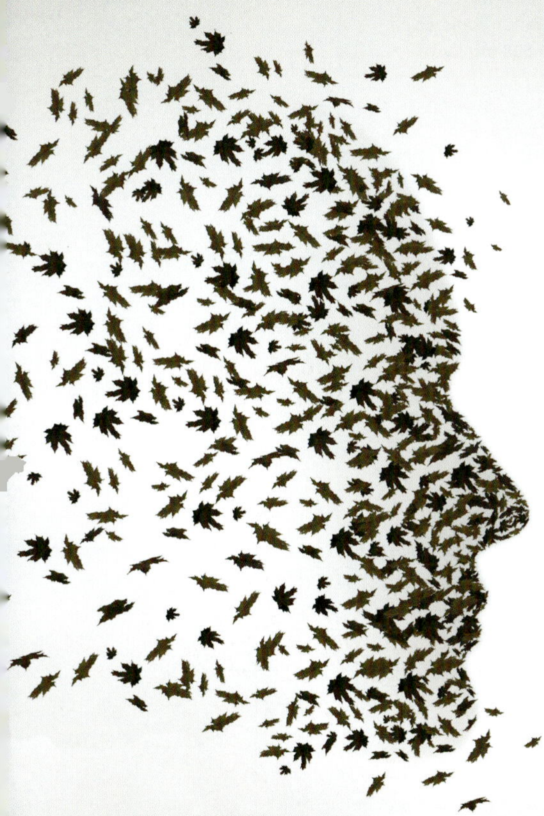

DAS RUNDHERUM

Wesentliches:

- wann immer möglich: Bett in einem Einzelzimmer
- kein Monitoring oder nur telemetrisch (Wichtig: alle Alarme bettseitig ausschalten!)
- Privatsphäre sicherstellen
- Stühle für Angehörige am Bett
- engmaschige Mundpflege
- religiöse Betreuung (z. B. Seelsorger, Krankensalbung) anbieten

Nebensächliches:

- Infusionen
- Ernährung
- Fortführung der kurativen Medikation

ANGEHÖRIGEN-BETREUUNG

- Gespräch in bestmöglicher Privatsphäre
- immer gemeinsam im Team (Arzt + Pflege)

Grundprinzipien:

- Ehrlich sein!
- (Aktiv) zuhören!
- Empathie!
- Patientenwünsche erheben!
- Angehörigenbedürfnisse erheben!

EXAKTE DOKUMENTATION

Genau dokumentieren:

- Grund für Entscheidung zur Palliativtherapie
- Weg der Entscheidungsfindung (inklusive involvierte Behandlungspartner)
- Inhalt des Angehörigengesprächs
- Palliativmedizinische Maßnahmen

STRIDOR, INSPIRATORISCH UND DYSPNOE

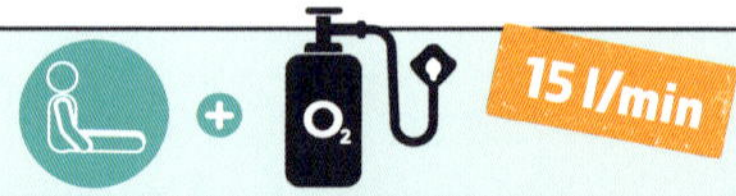

↓

Adrenalin 5 mg (pur) inhalieren
+ Prednisolon 500 mg i.v.

↓

Fiberoptische Inspektion

↓

Ursache rasch reversibel ODER Besserung durch gesetzte Maßnahmen?

JA → (Aufnahme)

NEIN ↓

Fiberoptische Wachintubation
unter Koniotomie-
ODER Tracheotomiebereitschaft

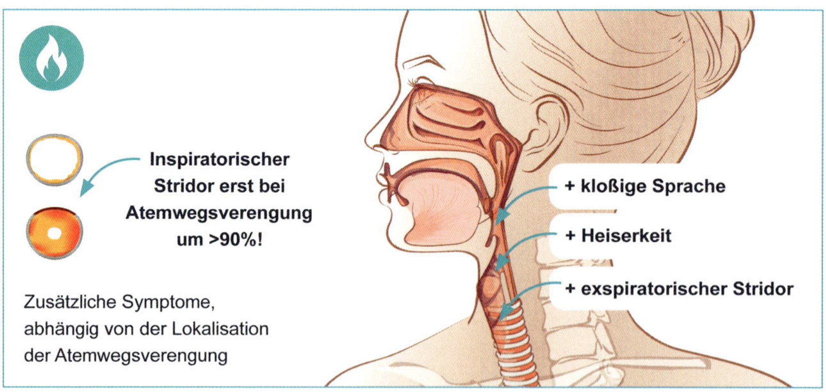

Literatur: Mausser G, et al. Der schwierige Atemweg. Information Kompakt der Österreichischen Gesellschaft für Anästhesiologie. Reanimatologie und Intensivmedizin (ÖGARI). 2020.

RASCHE URSACHENTHERAPIE!

INFO HNO-ARZT

ACHTUNG

- Bei zunehmender Obstruktion oder respiratorischer Erschöpfung wird der Stridor paradoxerweise leiser! **Cave:** Das ist kein Zeichen der Besserung!
- Hypoxämie ist ein präterminales Symptom der Atemwegsobstruktion! **Cave:** Von guter SpO_2 nicht täuschen lassen!

URSACHE BEHANDELN

Fremdkörper:
+ Fremdkörperentfernung
Anaphylaxie:
+ Adrenalin 0,5 mg i.m.
V. a. angioneurotisches Ödem:
+ humaner C1-Esterase-Inhibitor (20 IU/kg i.v.) ODER Icatibant (30 mg s.c.)
Infektion (z. B. Abszess, Epiglottitis):
+ Antibiose (z. B. Ampicillin/Sulbactam 3 g KI PLUS Clindamycin 900 mg KI)

FIBEROPTISCHE WACHINTUBATION

Primärer Passageweg: nasotracheal
2. Wahl: orotracheal

1. Aussprühen von Nasengang und Pharynx mit Lidocain 10% Pumpspray
2. Kleinen Tubus (z. B. 6,5er) auf Fiberoptik auffädeln und fixieren (z. B. mit Klebestreifen)
3. Remifentanil (5 mg/50 ml) 10 ml/h über Perfusor, evtl. Laufrate anpassen (= titrierende Analgosedierung)
4. Nach 2–3 Minuten Fiberoptikpassage durch ausgewählten Nasengang
5. Bei 10–15 cm ab Naseneingang fiberoptisches Aufsuchen der Epiglottis/Glottis
6. 2-ml-weise Lidocain 2% supraglottisch und glottisch über den Arbeitskanal applizieren
7. Intubation der Trachea mit der Fiberoptik
8. Fiberoptik bis zur Carina vorschieben
9. Nasale Tubuspassage
10. Bei Passage des Tubus durch den Larynx: evtl. Tubus rotieren und, sofern möglich, Patient tief einatmen lassen
11. Korrekte Tubusposition mittels Fiberoptik verifizieren
12. Anästhetika verabreichen

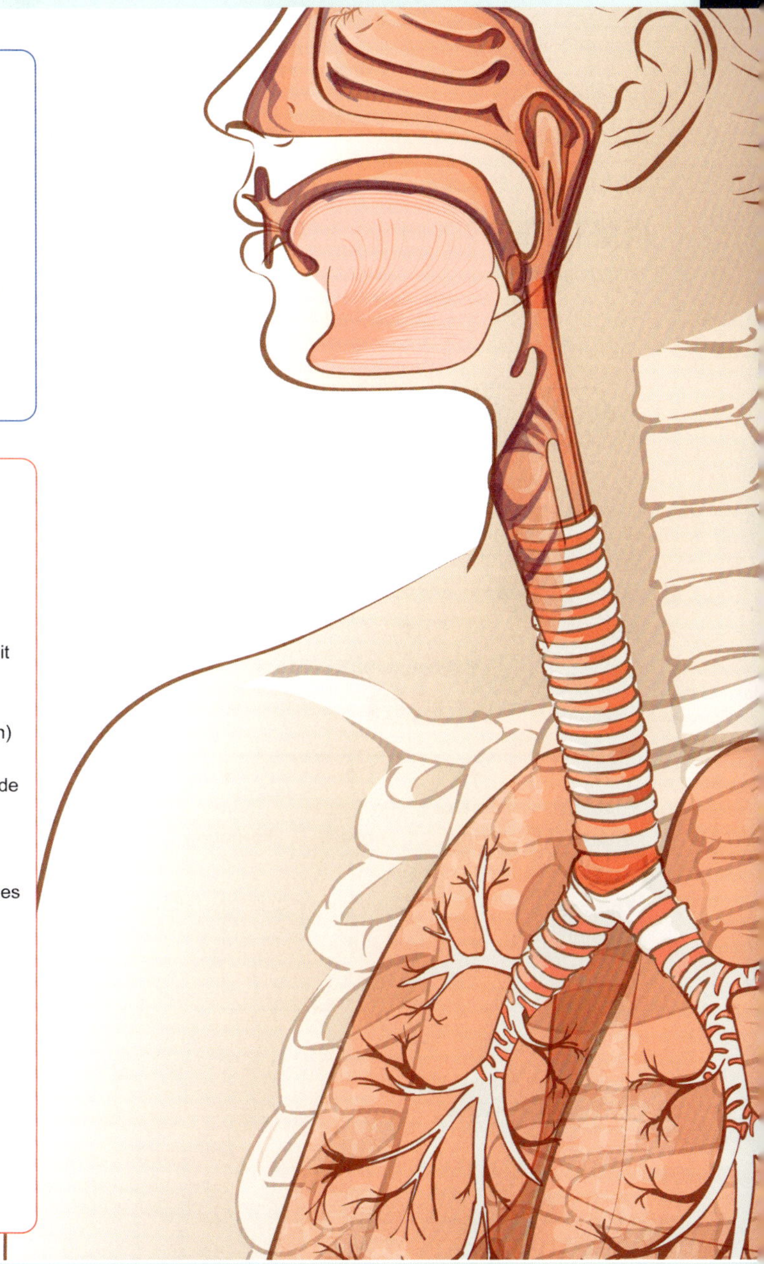

1/2

TRAUMA, PENETRIEREND

PENETRIERENDES THORAXTRAUMA

Verletzung der Pleura

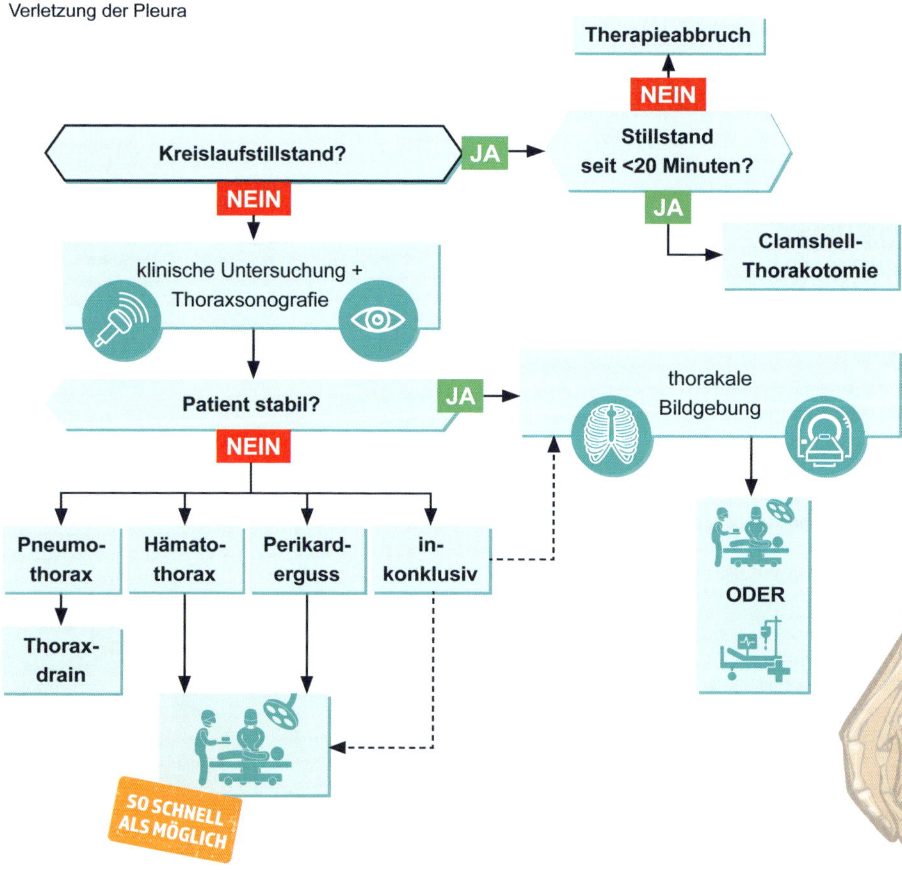

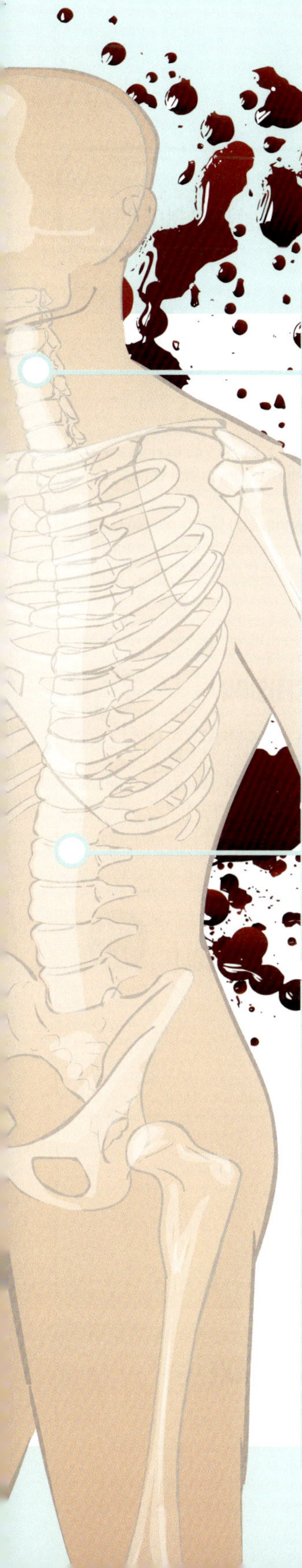

SCHÜTZE DICH UND DAS TEAM!

- Auf Selbstschutz achten!
  Cave: Angreifer im Krankenhaus?
- Polizei und Sicherheitsdienst informieren!

PENETRIERENDES HALSTRAUMA

Verletzung des Platysma

Blutstillung
(z. B. Kompression mit hämostyptischem Wundverband; Harnkatheter in Wunde einführen, mit 20–30 ml NaCl 0,9% blocken und mit Hautnähten fixieren; iTClamp®)

↓

Atemweg frei? — NEIN → endotracheale Intubation → weiter zu „Patient stabil?“

JA ↓

Patient stabil? — NEIN → OP – SO SCHNELL ALS MÖGLICH

JA ↓

CT-Angiografie Hals und Thorax → OP – SO SCHNELL ALS MÖGLICH

PENETRIERENDES ABDOMENTRAUMA

Verletzung der Bauchwandfaszie

Patient stabil? — JA → **CT-Abdomen mit Kontrastmittel** → OP ODER CT

NEIN ↓

FAST-Sonografie

- FAST NEGATIV → CT-Abdomen mit Kontrastmittel
- FAST POSITIV → OP – SO SCHNELL ALS MÖGLICH

TRAUMA, PENETRIEREND

INFO CHIRURGIE ODER INTERVENTIONELLE RADIOLOGIE

KREISLAUFTHERAPIE

- balancierte Kristalloide nur restriktiv (maximal 2 Liter)
- bei schwerem Schock: in erster Linie EK bzw. Plasma zum Volumenersatz (= Trigger Massivtransfusions-protokoll)
- bei lebensbedrohlicher Hypotonie: Vasopressor-Perfusor (z. B. Noradrenalin [5 mg/50 ml] oder Arginin Vasopressin [40 IU/40 ml])
- KEIN NaCl 0,9% oder synthetisches Kolloid

GERINNUNGSTHERAPIE

- Tranexamsäure 1 g i.v. (innerhalb 3 Stunden)
- bei Schock: Fibrinogen 2 g i.v. (bei Trigger Massivtransfusionsprotokoll: 4 g i.v.)
- weitere Therapie nach Thromboelastometrie/-grafie-Ergebnissen
- Ultima Ratio: Faktor VIIa 90 µg/kg i.v.

Ziele der Gerinnungstherapie:

- Thrombozyten: >50 G/l
- FibTEM® CA10: >10 mm
- ExTEM® CT: <80 Sekunden
- ExTEM® CA10: >40 mm

eFAST UNTERSUCHUNG

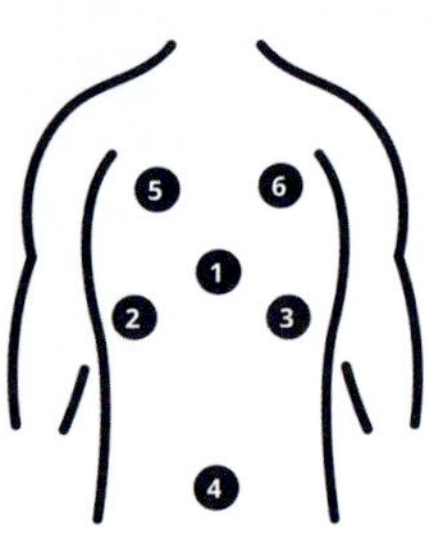

Herz

- ❶ subxyphoidaler 4-Kammerblick

Abdomen/Lunge

- ❷ Morrison-Pouch + Pleura rechtsbasal
- ❸ Koller-Pouch + Pleura linksbasal
- ❹ Unterbauch
- ❺ rechte Lunge/Pleura
- ❻ linke Lunge/Pleura

INDIKATIONEN ANTIBIOTIKAPROPHYLAXE

- Single shot (z. B. mit Cefuroxim 1,5 g i.v.) so früh als möglich bei allen penetrierenden Traumen von Hals, Thorax und Abdomen
- bei penetrierendem Thoraxtrauma und Notwendigkeit einer Intervention sowie beim penetrierenden Abdomentrauma mit oder ohne Hohlorganverletzung: Antibiotikaprophylaxe über 24 Stunden fortführen

MASSIVTRANSFUSION

- mechanisches Infusionsgerät verwenden (z. B. Level I®)
- Blutprodukte wärmen
- Beginn mit 0 neg EKs
- weiter mit EKs und Plasma im Verhältnis 1:1
- nach jedem 3. Plasma: 10 ml Kalziumglukonat 10%
- nach jedem 5. EK: 1 TK (= 5 Einzelkonzentrate)

TRIGGER MASSIV-TRANSFUSIONSPROTOKOLL

Wenn ≥2 Kriterien erfüllt:

- Herzfrequenz >120/min
- systolischer Blutdruck <90 mmHg
- freie Flüssigkeit im eFAST

LABOR

- venöse/arterielle Blutgasanalyse
- Routineblut
- Thromboelastometrie/-grafie
- Type & Screen + 4–6 EK

Nicht Vergessen!

TETANUS-PROPHYLAXE

Literatur: Biffl WL, et al. Management guidelines for penetrating abdominal trauma. World J Surg 2015; 39:1373–1380. Karmy-Jones R, et al. Western Trauma Association Critical Decisions in Trauma: Penetrating chest trauma. J Trauma 2014; 77:994–1002.

ACHTUNG

- Größe der Eintrittswunde korreliert nicht mit Verletzungsausmaß!
- genaue klinische Evaluation auf weitere Einstich-/ Einschussstellen (Axillae, Rücken, Gesäß und Extremitäten nicht vergessen!)
- Bei jüngeren, gesunden Patienten ist eine vagale Reaktion (Bradykardie + arterielle Hypotonie) auf ein penetrierendes Trauma häufig!

DAS RUNDHERUM

- Temperatur >36°C
- pH >7,2
- iCa^{2+} >1 mmol/l
- SpO_2 >94%
- $PaCO_2$ 35–45 mmHg

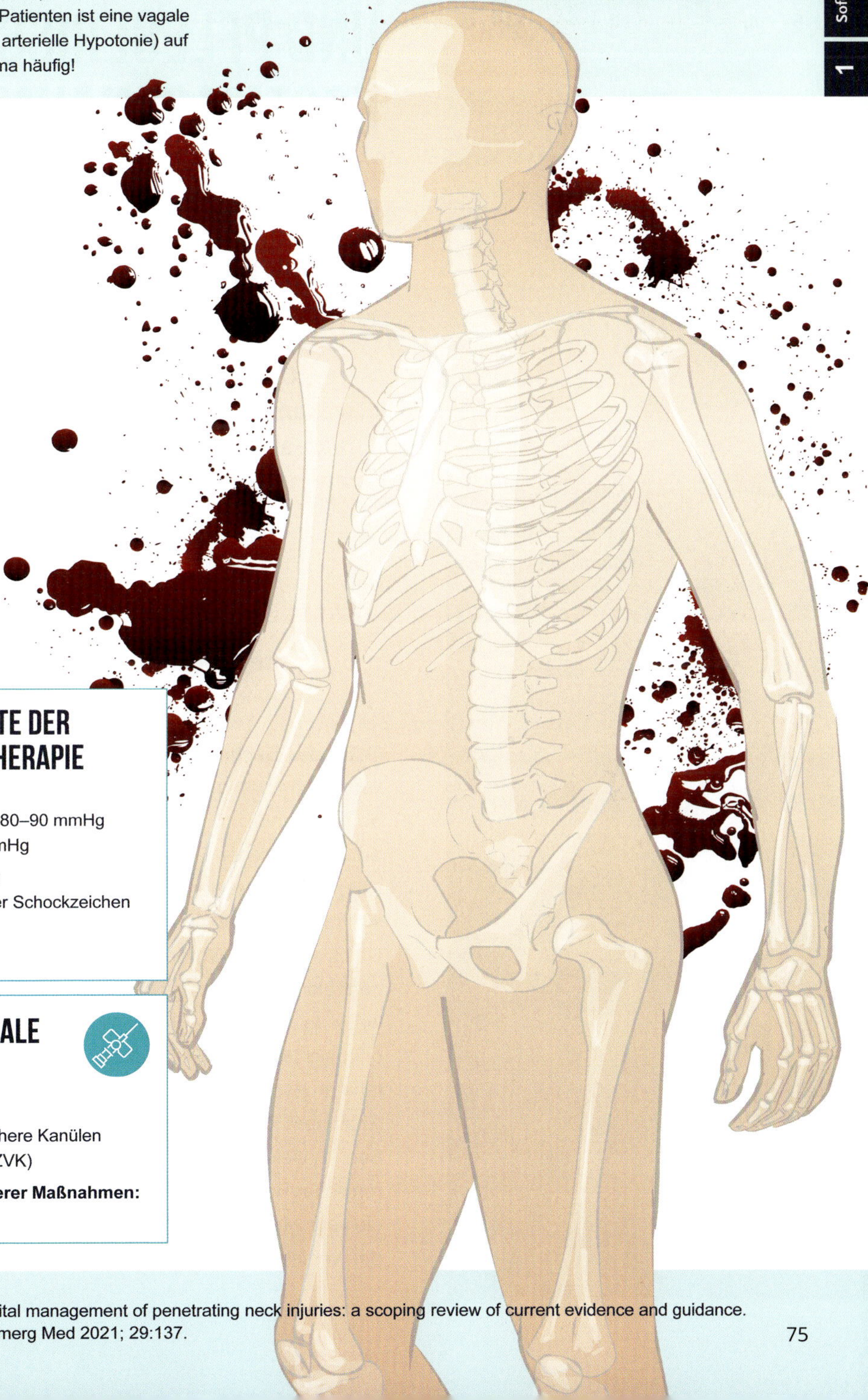

ENDPUNKTE DER SCHOCKTHERAPIE

VOR BLUTSTILLUNG:

- systolischer Blutdruck 80–90 mmHg ODER MAP 50–60 mmHg

NACH BLUTSTILLUNG:

- Reversierung klinischer Schockzeichen
- sinkendes Laktat
- steigende SvO_2

INTRAVASALE ZUGÄNGE

SOFORT:

- zwei großlumige periphere Kanülen (2. Wahl: Large Bore ZVK)

ohne Verzögerung anderer Maßnahmen:

- arterielle Kanüle

Simpson C, et al. Pre-hospital management of penetrating neck injuries: a scoping review of current evidence and guidance. Scand J Trauma Resusc Emerg Med 2021; 29:137.

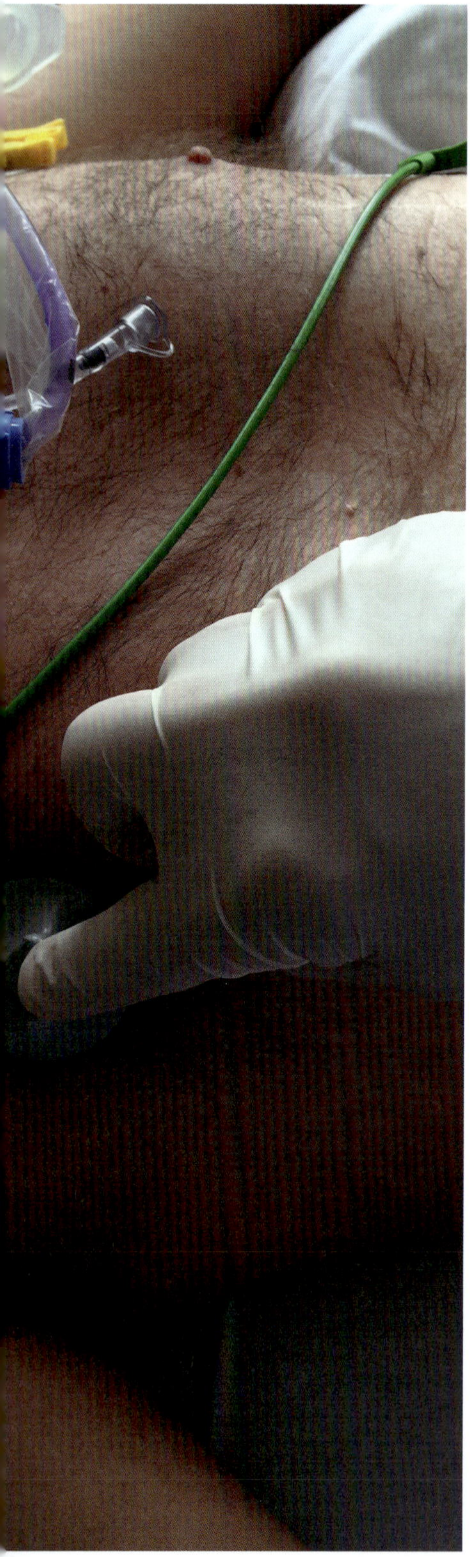

Teil 2

LEITSYMPTOME UND PFLEGERISCHE ERSTMASSNAHMEN

ERARBEITUNG VON VERDACHTS- UND DIFFERENTIALDIAGNOSEN

„Die Mehrzahl der Patienten fasst die wesentlichen Symptome ihres Erkrankungsbildes in 60 Sekunden zusammen. Die Mehrzahl der Ärzte unterbricht den Patienten nach 18 Sekunden."

Howard B. Beckman

„Listen to your patient, he is telling you the diagnosis!"

Sir William Osler

Teil 2 des Buches unterstützt das Notfallteam bei der Formulierung von Verdachts- und Differentialdiagnosen basierend auf dem führenden Leitsymptom des Patienten. Das Notfallteam arbeitet in dieser Behandlungsphase synchron. Während das Pflegeteam die dargestellten Erstmaßnahmen setzt, widmet sich der Arzt der Anamnese und körperlichen Untersuchung. Das strukturierte Vorgehen bei der Durchführung dieser beiden zentralen Schritte zur Diagnosefindung ist sehr wichtig. Auch wenn in manchen Fällen eine Verdachtsdiagnose zunächst offensichtlich erscheint, ist es zur Vermeidung von Fixationsfehlern essenziell, Differentialdiagnosen durch eine genaue Anamnese und Untersuchung entweder aus- oder einzuschließen. In vielen Fällen leistet die Durchsicht früherer oder elektronischer Befunde wichtige Beiträge dazu. Im Anschluss folgen die verschiedenen Leitsymptome, alphabetisch geordnet, die zu den verschiedenen Differentialdiagnosen hinführen.

BASISANAMNESE (BEI JEDEM PATIENTEN)

Vorerkrankungen/ Vorbefunde?	■ Bekannte Erkrankungen? ■ Befunde Hausarzt oder letzter Krankenhausaufenthalt? ■ Vor-Operationen? ■ Durchsicht elektronische Krankenakte!
Dauermedikation?	■ Art und Dosierung? ■ Compliance?
Allergien?	■ Medikamente? ■ Nahrungsmittel? ■ Andere Allergene?
Familienanamnese?	■ Schwere Erkrankungen oder Todesursachen Vater, Mutter bzw. Geschwister?
Beruf?	■ Toxinexposition? ■ Stress?
Zustand vor akuter Erkrankung?	■ Körperliche Belastbarkeit? ■ Kognitive Leistungsfähigkeit?
Patientenverfügung?	■ Patientenverfügung vorhanden? ■ Therapiewünsche? ■ End-of-Life-Vorstellungen?
Kontaktperson/ Ansprechpartner?	■ Beziehungsverhältnis? ■ Telefonnummer?

FARBKODIERUNG DIFFERENTIALDIAGNOSEN

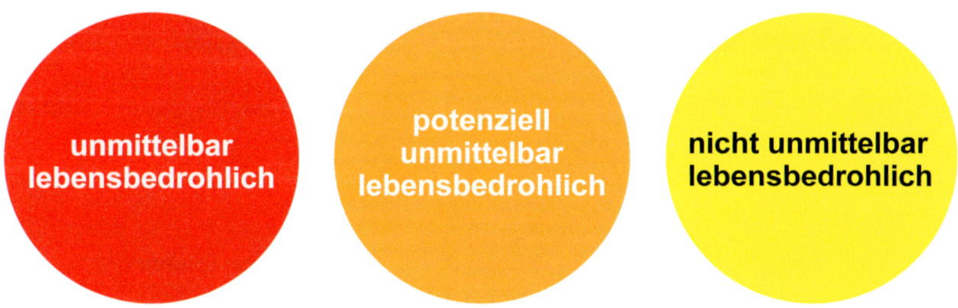

Anmerkung: Abhängig vom führenden Leitsymptom können unterschiedliche Diagnosen unterschiedlich kategorisiert werden.

ALLGEMEINZUSTAND, VERSCHLECHTERT ODER „ICH BIN DIE GANZE ZEIT MÜDE!"

(Pflegerische) Erstmaßnahmen	
Allgemein	Erkrankungsschwere korrekt einschätzen
Lagerung	nach Patientenkomfort
Monitoring	**Einmalig:** ■ Herzfrequenz ■ Atemfrequenz ■ nicht-invasiver Blutdruck ■ SpO_2 ■ Temperatur Kontinuierlich bei relevanter Abweichung der Vitalparameter oder relevanter Erkrankungsschwere
12-Kanal-EKG	ja
Venenzugang	bei relevanter Erkrankungsschwere: ja
Labordiagnostik	■ venöse Blutgasanalyse ■ Routinelabor ■ Zusatzröhrchen nach Rücksprache ■ bei Fieber: 2 Blutkulturen (jeweils aerob und anaerob) und Kulturen von vermutetem Infektionsfokus (z. B. Sputum, Harn, Wundabstrich)

DIFFERENTIALDIAGNOSEN

Verdachtsdiagnose	dafür spricht …
Nebennierenrinden-insuffizienz, akut (Addison-Krise) (siehe Seite 396)	■ arterielle Hypotonie ■ orthostatische Symptome (z. B. Z.n. Synkope, Blutdruckabfall nach dem Aufstehen) ■ Gewichtsverlust ■ unspezifische Bauchschmerzen ■ Übelkeit ± Erbrechen ■ Blässe (sekundär) bzw. Hyperpigmentation (primär) ■ Hypothermie oder Fieber ■ Blutgasanalyse: Hyponatriämie, Hyperkaliämie, metabolische Azidose, Hypoglykämie ■ Risikofaktoren: HIV, Tuberkulose, orale Antikoagulation, plötzliches Absetzen einer chronischen Kortisontherapie
Sepsis (siehe Seite 64)	■ Fieber ■ Infektanamnese ■ Infektfokus ■ Hinweise auf Organdysfunktion inklusive Schock ■ qSOFA positiv (≥2 von folgenden Parametern: systolischer Blutdruck ≤100 mmHg, Atemfrequenz ≥22/min, Vigilanzveränderung)

Anämie (siehe Seite 249)	▪ eingeschränkte Belastbarkeit ▪ (Belastungs-)Dyspnoe ▪ Tachykardie ▪ „Schwindel" (sogenannte „Lightheadedness") ▪ Blässe von Haut, Fingernägeln, Skleren und/oder Zahnfleisch ▪ anamnestische Hinweise auf okkulten Blutverlust (z. B. Meläna, Hämaturie, Hypermenorrhö)
Dehydratation (siehe Seite 293)	▪ trockene, evtl. verborkte Schleimhäute (fehlender Speichelsee in der gingivolabialen Falte, Längsfurchung der Zunge) ▪ trockene Haut ▪ verminderter Hautturgor (nur bei jüngeren Patienten) ▪ Tachykardie ▪ orthostatische Symptome (z. B. Z.n. Synkope) ▪ subfebrile Temperaturen (<38°C) ▪ Oligurie/Anurie ▪ qualitative oder quantitative Bewusstseinsstörung (bei älteren Patienten) ▪ erhöhter Flüssigkeitsverlust (z. B. Diarrhö, Diuretika) oder verminderte Flüssigkeitszufuhr (z. B. Demenz, Pflegeabhängigkeit)
Diabetes mellitus, entgleist (siehe Seite 339 + 341)	▪ Gewichtsverlust ▪ Polyurie ▪ Polydipsie ▪ Dehydratation ▪ orthostatische Symptome (z. B. Z.n. Synkope) ▪ bekannter oder schlecht bzw. nicht-behandelter Diabetes mellitus ▪ positive Familienanamnese Diabetes mellitus Typ II
Hämatoonkologische Erkrankung (siehe Seite 404)	▪ Fieber ▪ Nachtschweiß ▪ Gewichtsverlust ▪ Splenomegalie ▪ Blutungstendenz (z. B. Nasenbluten) (V. a. Thrombopenie) ▪ Haut-/Schleimhautblässe (V. a. Anämie) ▪ rezidivierende Infekte (V. a. Leukopenie/Neutropenie)
Herzinsuffizienz, linksventrikulär (siehe Seite 330)	▪ Beinödeme ▪ gestaute Jugularvenen ▪ Systolikum/Diastolikum oder S3 ▪ (Belastungs-)Dyspnoe ▪ Orthopnoe (schläft nachts mit mehreren Kissen) oder nächtliche Dyspnoeattacken ▪ bilaterale feinblasige, spätinspiratorische Rasselgeräusche ▪ Nykturie ▪ Müdigkeit ▪ Appetitlosigkeit und abdominelles Völlegefühl ▪ bekannte Herzinsuffizienz
Infektion, akut	▪ Fieber ▪ Infektanamnese ▪ Infektfokus ▪ Immunsuppression

Intoxikation, Schwermetalle (siehe Seite 576)	▪ roter, nicht-blutiger Harn ▪ mögliche Schwermetallexposition (z. B. Blei, Eisen, Arsen, Quecksilber) ▪ (zumeist) prolongierte Symptomatik ▪ Konzentrationsschwäche ▪ Übelkeit ± Erbrechen ▪ Diarrhö ▪ Bauchschmerzen ▪ Gewichtsverlust ▪ klinische Hinweise auf Anämie (z. B. blasse Fingernägel bzw. Handlinien, weiße Skleren, weißes Zahnfleisch) ▪ Mees-Linien an den Fingernägeln (z. B. Arsen, Thallium)
Niereninsuffizienz (siehe Seite 411)	▪ Beinödeme ▪ Lidschwellung (besonders morgens) (V. a. Glomerulonephritis) ▪ Übelkeit ± Erbrechen ▪ Kopfschmerzen ▪ arterielle Hypertonie ▪ Blutgasanalyse: Hyperkaliämie + metabolische Azidose (pH <7,35 + Basendefizit <-2 mmol/l)
Chronisches Fatigue-Syndrom (siehe Fachliteratur)	▪ Müdigkeit >3–6 Monate ▪ nicht-erholsamer Nachtschlaf ▪ Erschöpfung nach geringer körperlicher Belastung ▪ Ganzkörperschmerzen ▪ orthostatische Intoleranz ▪ Konzentrationsschwäche ▪ kognitive Leistungsminderung
Depression (siehe Fachliteratur)	▪ Anhedonie ▪ Schlafstörungen ▪ Appetitlosigkeit ▪ Konzentrationsschwäche ▪ Antriebslosigkeit ▪ bekannte Depression ▪ Z.n. traumatischem Erlebnis, aktuelle Belastungssituation
Fibromyalgie-Syndrom (siehe Seite 618)	▪ Symptomdauer ≥3 Monate ▪ chronische Schmerzen in mehreren Körperregionen (auslösbar an „Tender Points“) ▪ Morgensteifigkeit ▪ Konzentrationsstörungen ▪ Depression ▪ Schlafstörungen
HIV-Infektion (siehe Seite 335)	▪ Risikogruppenzugehörigkeit ▪ Fieber ▪ Diarrhö ▪ Gewichtsverlust bis Kachexie ▪ rezidivierende Infekte (z. B. Soorstomatitis) ▪ AIDS-definierende Erkrankung (z. B. Soorstomatitis, Tuberkulose, Kaposi-Sarkom, CMV-Infektion, zerebrale Toxoplasmose, Pneumocystis-jirovecii-Pneumonie)

Hyperthyreose, symptomatisch (siehe Seite 638)	■ Struma ■ Tachykardie (Sinustachykardie oder Vorhofflimmern) ■ arterielle Hypertonie ■ feinschlägiger Tremor ■ Wärmeintoleranz ■ Schwitzen ■ Hyperreflexie ■ (leicht) erhöhte Körpertemperatur ■ Gewichtsverlust ■ Diarrhö ■ Haarausfall ■ psychomotorische Unruhe bis Reizbarkeit und Aggressivität
Hypothyreose, symptomatisch (siehe Seite 642)	■ Müdigkeit ■ Bradykardie ■ Obstipation ■ Myxödem ■ Gewichtszunahme ■ trockene Haut ■ dünne Haare, Haarausfall ■ Makroglossie ■ Stirnglatze ■ fehlende laterale Augenbrauen
Infektion, chronisch	■ Fieber ■ Nachtschweiß ■ Gewichtsabnahme ■ V. a. Tuberkulose: Husten + Exposition (z. B. Gefängnis, Obdachlosigkeit), Herkunftsland (z. B. Endemiegebiet), positiver HIV-Status, Silikose
Malignom (siehe Fachliteratur)	■ Gewichtsverlust ■ subfebrile Temperaturen ■ evtl. positive Familienanamnese
Müdigkeit, medikamenten-induziert (siehe Fachliteratur)	■ Einnahme von spezifischen Medikamenten (z. B. Sedativa, Antihistaminika, Psychopharmaka, Antiepileptika, Betablocker, Chemotherapeutika)
Müdigkeitssyndrom, postviral (siehe Fachliteratur)	■ Z.n. (rezentem) viralem Infekt (z. B. COVID-19, EBV-Infektion)
Polymyalgia rheumatica (siehe Seite 453)	■ Alter >50 Jahre ■ Schmerzen im Schultergürtel ■ proximale Schwäche der Arme ■ Morgensteifigkeit ■ Grippe-ähnliche Symptome
Schlafapnoe-Syndrom (siehe Fachliteratur)	■ Schnarchen (Partneranamnese) ■ Atemaussetzer in der Nacht (Partneranamnese) ■ Adipositas, dicker Hals ■ „Crowded pharynx" ■ nicht-erholsamer Nachtschlaf ■ morgendliche Kopfschmerzen ■ Tagesmüdigkeit

ATEMNOT

(Pflegerische) Erstmaßnahmen	
Allgemein	■ enge Kleidung öffnen ■ Atemarbeit korrekt einschätzen ■ auf das Vorhandensein eines inspiratorischen Stridors achten ■ auf das Vorhandensein von Schockzeichen achten
Lagerung	Oberkörperhochlagerung
Monitoring	**Kontinuierlich**: ■ Herzfrequenz ■ Atemfrequenz ■ nicht-invasiver Blutdruck ■ SpO_2 ■ Thoraxschmerzen erfragen **Einmalig:** Temperatur
12-Kanal-EKG	ja
Venenzugang	ja
Labordiagnostik	■ arterielle Blutgasanalyse ■ Routinelabor ■ Zusatzröhrchen und Point-of-Care-Labor nach Rücksprache ■ bei Fieber: 2 Blutkulturen (jeweils aerob und anaerob), wenn möglich Sputumkultur
Medikamente	■ bei SpO_2 <94%: Sauerstoff-Therapie (Ausnahme: COPD, SpO_2 <88%) ■ bei exspiratorischem Giemen: Salbutamol + Ipratropium 2,5 ml p.i. ■ bei massiver Dyspnoe: Morphin 2-mg-weise i.v. ■ bei relevant erhöhter Atemarbeit: nicht-invasive Beatmung
Kommentar	■ Ultraschallgerät bereitstellen ■ bei inspiratorischem Stridor: Difficult-Airway-Wagen bereitstellen ■ **qSOFA-Punktezahl erheben:** Sepsisverdacht bei ≥2 Punkten

Atemfrequenz ≥22 bpm	1 Punkt
systolischer Blutdruck ≤100 mmHg	1 Punkt
Glasgow Coma Scale <15 Punkte	1 Punkt

DIFFERENTIALDIAGNOSEN

Verdachtsdiagnose	dafür spricht …
Akutes Koronarsyndrom (ACS) (siehe Seite 240)	■ retrosternaler oder epigastrischer Schmerz/Druck ■ schwer lokalisierbarer Schmerz (negatives Finger-Zeichen) ■ Schmerz strahlt aus (Hals, Arm, Oberbauch, Rücken) ■ Besserung Schmerz auf Nitrat, Verschlechterung durch Belastung ■ bei Diabetikern oder postmenopausalen Frauen: Dyspnoe, Übelkeit, Erbrechen, unspezifisches Unwohlsein ohne Schmerzen oder mit nur geringen Schmerzen ■ bekannte KHK bzw. kardiovaskuläre Risikofaktoren (z. B. Nikotinabusus, Diabetes, Hypercholesterinämie, Adipositas, positive Familienanamnese) ■ belastungsabhängige Thoraxschmerzen in der Anamnese ■ EKG: ST-Senkung/Hebung in zusammenhängenden Ableitungen ■ Echokardiografie: regionale Wandbewegungsstörung

Anaphylaxie (siehe Seite 18)	■ Kontakt mit bekanntem Allergen ■ Urtikaria ■ Pruritus ■ Erythrodermie ■ Tachykardie ■ Husten ■ Bronchospasmus (exspiratorisches polyphones Giemen) ■ Shivering ■ evtl. weitere systemische Symptome (z. B. Stridor, Dyspnoe, Z.n. Synkope, Schock)
Aspiration, Flüssigkeit (siehe Seite 265)	■ Husten ■ grobblasige Rasselgeräusche (ein- oder beidseitig) ■ passende Anamnese (z. B. beobachtete Aspiration, Spuren von Erbrochenem, Hustenattacke beim Trinken, Ertrinkungsunfall) ■ Aspirationsneigung oder bekannte Schluckstörung (z. B. Z.n. Stroke, fortgeschrittene Demenz, Z.n. Aspirationspneumonie)
Atemwegsobstruktion (weitere DDx: Seite 214)	■ inspiratorischer Stridor ■ Angioödem ■ Zungenschwellung ■ kloßige Sprache (V. a. pharyngealen Prozess/Epiglottitis) ■ Heiserkeit (V. a. laryngealen Prozess)
COPD-Exazerbation (siehe Seite 288)	■ bekannte/s COPD/Lungenemphysem ■ vermehrter Husten ■ verändertes/verfärbtes Sputum oder Zunahme Sputumvolumen ■ obstruktives Atemmuster ■ Blutgasanalyse: respiratorische Azidose (pH $<7{,}35$ + $PaCO_2$ >45 mmHg)
Fremdkörperaspiration (siehe Seite 316)	■ berichtete/beobachtete Aspiration eines Fremdkörpers ■ akuter Beginn Atemnot (z. B. beim Essen) ■ dementer Patient mit Zahnprothese ■ nicht-produktiver Husten (evtl. Hämoptyse) ■ bekannte Schluckstörung (z. B. Z.n. Stroke, fortgeschrittene Demenz, Z.n. Aspirationspneumonie) ■ Z.n. Krampfanfall ■ Heiserkeit bis Aphonie ■ in- und exspiratorischer Stridor (Fremdkörper in Trachea) oder exspiratorisches monophones Giemen (Fremdkörper in Bronchus) ■ einseitig abgeschwächtes Atemgeräusch (Fremdkörper in Bronchus)
Hyperviskositätssyndrom (siehe Seite 350)	■ bekannte hämatoonkologische Erkrankung ■ Epistaxis ■ Visusminderung ■ Schwindel ■ Kopfschmerzen ■ qualitative oder quantitative Vigilanzminderung ■ weitere neurologische Ausfälle (z. B. Ataxie, Z.n. Krampfanfall, Hypakusis)
Infekt, respiratorisch (siehe Seite 434 + 605)	■ Fieber ■ Husten (trocken: V. a. atypische oder virale Infektion; produktiv: V. a. bakterielle Infektion) ■ vermehrtes und/oder missfarbenes Sputum (V.a. bakterielle Infektion) ■ (einseitige) inspiratorische, feinblasige Rasselgeräusche ■ Myalgien, Arthralgien (V. a. viralen Infekt/Influenza/COVID-19) ■ Verlust Geruchs-/Geschmackssinn (V. a. COVID-19) ■ große Mengen faulig riechendes Sputum (V. a. Bronchiektasen, Lungenabszess) ■ evtl. Hämoptyse

Lungenödem, kardiogen (siehe Seite 330)	■ Husten ■ bilaterale inspiratorische Rasselgeräusche oder schaumiges Sputum ■ gestaute Jugularvenen ■ erhöhte Atemarbeit ■ typisch: restriktives und obstruktives Atemmuster ■ evtl. Hämoptysen ■ Bedside-Sonografie: beidseitig ≥3 B-Linien in Abschnitten über gesamter Lunge ■ klinische Hinweise auf Ursache: akute Rhythmusstörung im EKG/Palpitationen, Verdacht auf Akutes Koronarsyndrom, chronische Herzinsuffizienz ■ Echokardiografie: eingeschränkte systolische/diastolische Funktion, Klappenpathologie
Lungenödem, nicht-kardiogen (ARDS) (siehe Seite 20)	■ Husten ■ erhöhte Atemarbeit ■ typisch: restriktives + obstruktives Atemmuster ■ bilaterale inspiratorische Rasselgeräusche oder schaumiges Sputum ■ Bedside-Sonografie: beidseitig ≥3 B-Linien in Abschnitten über gesamter Lunge ■ klinische Hinweise auf ursächliche Erkrankung (z. B. Pneumonie, Urämie/Hypervolämie, ZNS-Pathologie, Re-Expansionsödem, Ertrinkungsunfall, Schock, Sepsis)
Lungenödem, toxisch (siehe Seite 20)	■ Husten ■ erhöhte Atemarbeit ■ typisch: restriktives + obstruktives Atemmuster ■ bilaterale inspiratorische Rasselgeräusche oder schaumiges Sputum ■ Bedside-Sonografie: beidseitig ≥3 B-Linien in Abschnitten über gesamter Lunge ■ Toxinexposition (z. B. Rauchgas) oder Intoxikation (z. B. Salicylate, Opiate)
Neuromuskuläre Insuffizienz (siehe Seite 401)	■ periphere Muskelschwäche ■ erschöpfte Atmung ■ leise Stimme ■ schwacher Hustenstoß ■ normaler Auskultationsbefund ■ evtl. quantitative Vigilanzminderung ■ Blutgasanalyse: respiratorische Azidose (pH <7,35 + $PaCO_2$ >45 mmHg) bei adäquater Oxygenierung
Pneumothorax (siehe Seite 436)	■ ipsilateraler Thoraxschmerz (Cave: nicht obligat!) ■ einseitig abgeschwächtes/fehlendes Atemgeräusch ■ Hautemphysem ■ Bedside-Sonografie: fehlendes Pleura Gliding, Barcode-Sign und/oder Lung-Point-Nachweis ■ Husten ■ <50 Jahre: männlich, Raucher, Astheniker (V. a. primären Pneumothorax) ■ bekannte Lungenerkrankung (V. a. sekundären Pneumothorax) ■ Z.n. Trauma oder Punktion (z. B. ZVK, Pleurapunktion, Biopsie)
Pulmonalarterienembolie (siehe Seite 444)	■ Z.n. Pulmonalarterienembolie/Beinvenenthrombose ■ Thoraxschmerz (retrosternal und/oder peripher) ■ gestaute Jugularvenen ■ Herzfrequenz ≥100/min ■ Operation oder Immobilisierung in den letzten 4 Wochen ■ evtl. Hämoptyse ■ aktive Tumorerkrankung ■ klinische Hinweise auf Beinvenenthrombose ■ Echokardiografie: Rechtsherzbelastung, McConnell-Zeichen

SCAPE (Sympathetic Crashing Acute Pulmonary Edema; Lungenödem, hypertensiv) (siehe Seite 456)	■ akuter/subakuter Beginn ■ arterielle Hypertonie (systolischer Blutdruck >>180 mmHg) ■ Tachykardie ■ bilaterale inspiratorische Rasselgeräusche oder schaumiges Sputum ■ massiv erhöhte Atemarbeit ■ typisch: restriktives und obstruktives Atemmuster ■ Kaltschweißigkeit ■ Bedside-Sonografie: beidseitig ≥3 B-Linien in Abschnitten über gesamter Lunge
Sepsis (siehe Seite 64)	■ Fieber ■ Infektanamnese ■ Infektfokus ■ Hinweise auf Organdysfunktion inklusive Schock ■ qSOFA positiv (≥2 von: systolischer Blutdruck ≤100 mmHg, Atemfrequenz ≥22/min, Vigilanzveränderung)
Status asthmaticus (siehe Seite 266)	■ bekanntes Asthma ■ kein Ansprechen auf Rescue-Inhalatortherapie bzw. Dauer Asthma-Anfall >24 Stunden ■ Husten ■ Bronchospasmus (exspiratorisches, polyphones Giemen = Concertus asthmaticus) ■ obstruktives Atemmuster ■ erhöhte Atemarbeit ■ Silent Chest bei schwerem Anfall (dynamische Hyperinflation)
Thoraxtrauma (siehe Seite 72)	■ entsprechende Anamnese
Vena-cava-superior-Syndrom (siehe Seite 498)	■ Gesichtsödem ■ Visusminderung ■ Kopfschmerzen ■ Vigilanzminderung bis Koma ■ evtl. inspiratorischer Stridor
Anämie, schwer (siehe Seite 249)	■ eingeschränkte Belastbarkeit ■ (Belastungs-)Dyspnoe ■ Tachykardie ■ „Schwindel“ (sogenannte „Lightheadedness”) ■ Blässe von Haut, Fingernägeln, Skleren und/oder Zahnfleisch ■ anamnestische Hinweise auf okkulten Blutverlust (z. B. Meläna, Hämaturie, Hypermenorrhö)
Asthma bronchiale/ eosinophile Bronchitis (siehe Seite 266)	■ bekanntes Asthma ■ Bronchospasmus (exspiratorisches, polyphones Giemen = Concertus asthmaticus) ■ obstruktives Atemmuster
Herzinsuffizienz, linksventrikulär (siehe Seite 330)	■ Beinödeme ■ gestaute Jugularvenen ■ Systolikum/Diastolikum ± S3 ■ (Belastungs-)Dyspnoe ■ Orthopnoe (schläft nachts mit mehreren Kissen) oder nächtliche Dyspnoe-/Hustenattacken ■ bilaterale feinblasige, spätinspiratorische Rasselgeräusche ■ Nykturie ■ Müdigkeit ■ Appetitlosigkeit und abdominelles Völlegefühl ■ bekannte Herzinsuffizienz

Pleuraerguss/-ergüsse (siehe Seite 430)	■ ein-/beidseitig (basal) abgeschwächte Atemgeräusche ■ ein-/beidseitige (basal) dumpfe Perkussion ■ rezidivierende Pleuraergüsse (z. B. Tumorerkrankung, Rechtsherzinsuffizienz, Leber-/Niereninsuffizienz) ■ Bedside-Sonografie: Ergussnachweis
Pulmonalarterielle Hypertonie/Herzinsuffizienz, rechtsventrikulär (siehe Seite 333)	■ (Belastungs-)Dyspnoe ■ gestaute Jugularvenen ■ Beinödeme ■ evtl. Hepatomegalie ■ evtl. Aszites ■ unauffälliger Auskultationsbefund ■ Z.n. Synkope ■ bekannte/s COPD/Emphysem, chronische Lungenerkrankung und/oder pulmonalarterielle Hypertonie ■ EKG: P pulmonale, Steiltyp, SIQIII-Typ
Pulmonale Grunderkrankung (Exazerbation) (siehe Seite 54)	■ bekannte pulmonale Grunderkrankung (z. B. interstitielle Pneumopathie) ■ progredienter Erkrankungsverlauf ■ Fehlen anderer Gründe für pulmonale Verschlechterung
Respiratorische Kompensation einer metabolischen Azidose	■ Kußmaul-Atmung (Hyperpnoe + Tachypnoe) ■ normaler Auskultationsbefund ■ physiologisches Atemmuster (Cave: im Alter bzw. bei bekannter COPD: obstruktives Atemmuster) ■ Krankheits-spezifische Hinweise für metabolische Azidose ■ Blutgasanalyse: metabolische Azidose (pH <7,35 + Basendefizit <-2 mmol/l trotz $PaCO_2$ <35 mmHg)
Panikattacke/ Hyperventilation (siehe Seite 639)	■ häufig akuter Beginn ± Trigger ■ Angst ■ Zittern ■ Herzrasen/Palpitationen ■ thorakales Druck-/Beklemmungsgefühl ■ periorales Kribbeln ■ Kribbeln/Taubheit in den Fingern/Händen
Vocal Cord Dysfunction (siehe Seite 710)	■ in- oder exspiratorischer, monophoner Stridor/Giemen ■ keine Besserung auf Bronchodilatatoren ■ Besserung auf Sedativa ■ bekannte Vocal Cord Dysfunction, Stresserkrankung

BAUCHSCHMERZEN

(Pflegerische) Erstmaßnahmen	
Allgemein	■ Erkrankungsschwere korrekt einschätzen ■ auf das Vorhandensein von Schockzeichen achten ■ bei Übelkeit: Nierentasse bereithalten
Lagerung	nach Patientenkomfort (typisch: Rückenlage mit Knie- und Kopfrolle/-polster)
Monitoring	**Einmalig:** ■ Herzfrequenz ■ Atemfrequenz ■ nicht-invasiver Blutdruck ■ SpO_2 ■ Temperatur Kontinuierlich bei relevanter Abweichung der Vitalparameter oder relevanter Erkrankungsschwere
12-Kanal-EKG	bei Oberbauchschmerzen: ja
Venenzugang	bei relevanter Erkrankungsschwere: ja
Labordiagnostik	■ venöse Blutgasanalyse ■ Routinelabor + Amylase/Lipase ■ Harnstreifen/-status (+ ß-HCG bei Frauen im gebärfähigen Alter) ■ Herzenzyme + Zusatzröhrchen nach Rücksprache
Medikamente	■ intravenöse Analgesie (z. B. Metamizol 1 g KI) ■ kristalloide Infusion ■ evtl. Antiemetika (z. B. Ondansetron 4 mg i.v.)

DIFFERENTIALDIAGNOSEN

Verdachtsdiagnose	dafür spricht ...
Akutes Koronarsyndrom (ACS) (siehe Seite 240)	■ retrosternaler oder epigastrischer Schmerz/Druck ■ Dyspnoe ■ schwer lokalisierbarer Schmerz (negatives Fingerzeichen) ■ Schmerz strahlt aus (Hals, Arm, Oberbauch, Rücken) ■ Besserung Schmerz auf Nitrat, Verschlechterung durch Belastung ■ bei Diabetikern oder postmenopausalen Frauen: Dyspnoe, Übelkeit, Erbrechen, unspezifisches Unwohlsein ohne Schmerzen oder mit geringen Schmerzen ■ bekannte KHK bzw. kardiovaskuläre Risikofaktoren (z. B. Nikotin, Diabetes, Hypercholesterinämie, Adipositas, positive Familienanamnese) ■ belastungsabhängige Thoraxschmerzen in der Anamnese ■ EKG: ST-Senkung/Hebung in zusammenhängenden Ableitungen ■ Echokardiografie: regionale Wandbewegungsstörung
Aortenaneurysma/-dissektion, abdominell (siehe Seite 256 + 272)	■ hohes Alter ■ Schmerzausstrahlung in Rücken, Flanke oder Leiste ■ Umfangzunahme Abdomen ■ Z.n. Synkope und/oder arterielle Hypotonie ■ klinische Zeichen des hämorrhagischen Schocks ■ Nikotinabusus ■ Bedside-Sonografie: erweiterte Bauchaorta, evtl. freie intraabdominelle Flüssigkeit ■ bekanntes Bauchaortenaneurysma

Extrauteringravidität, rupturiert (siehe Seite 310)	▪ Frauen im gebärfähigen Alter ▪ akuter Unterbauchschmerz ▪ selten: vaginale Blutung ▪ klinische Zeichen des hämorrhagischen Schocks ▪ Bedside-Sonografie: freie intraabdominelle Flüssigkeit
Ileus, mechanisch (siehe Seite 359)	▪ zentraler, kolikartiger Bauchschmerz ▪ gespanntes, pralles Abdomen ▪ keine Wind- oder Stuhlpassage ▪ Übelkeit + wiederholtes Erbrechen ▪ metallische, hochgestellte Darmgeräusche
Megakolon, toxisch (siehe Seite 287 + 301)	▪ wässrige oder blutige Diarrhö ▪ schwerkranker Patient ▪ stark geblähtes Abdomen ▪ Bauchschmerzen ▪ reduzierte, fehlende Darmgeräusche ▪ Fieber ▪ Tachykardie ▪ bekannte chronisch entzündliche Darmerkrankung (z. B. Morbus Crohn) oder Z.n./b. Antibiotikatherapie
Mesenterialischämie (siehe Seite 391)	▪ schwerkranker Patient ▪ massive abdominelle Schmerzen (unproportional zum abdominellen Untersuchungsbefund) ▪ biphasischer Verlauf mit „faulem Frieden" dazwischen ▪ evtl. rektale Blutpassage ▪ evtl. Vorhofflimmern oder Thrombophilie ohne orale Antikoagulation
Milzruptur, spontan (siehe Seite 393)	▪ akuter Schmerz im linken oberen Quadranten oder in der linken Flanke ▪ Ausstrahlung in linke Schulter ▪ bekannte hämatologische Erkrankung oder Z.n./b. Virusinfektion (z. B. infektiöse Mononukleose) ▪ Bedside-Sonografie: freie intraabdominelle Flüssigkeit (Koller-Pouch)
Nebennierenrinden-insuffizienz, akut (Addison-Krise) (siehe Seite 396)	▪ unspezifische Bauchschmerzen ▪ arterielle Hypotonie ▪ orthostatische Symptome (z. B. Z.n. Synkope, Blutdruckabfall nach dem Aufstehen) ▪ Müdigkeit und Leistungsknick ▪ Gewichtsverlust ▪ Übelkeit ± Erbrechen ▪ Blässe (sekundär) bzw. Hyperpigmentation (primär) ▪ Hypothermie oder Fieber ▪ Blutgasanalyse: Hyponatriämie, Hyperkaliämie, metabolische Azidose, Hypoglykämie ▪ Risikofaktoren: HIV, Tuberkulose, orale Antikoagulation, plötzliches Absetzen einer chronischen Kortisontherapie
Ösophagusruptur (Boerhaave-Syndrom) (siehe Seite 421)	▪ linksseitiger Thorax-/Oberbauchschmerz nach (rezidivierendem) Erbrechen ▪ Alkoholabusus ▪ Fieber ▪ Hämatemesis ▪ Bedside-Sonografie: linksseitiger Pleuraerguss

Pankreatitis, akut (siehe Seite 422)	■ Übelkeit ± Erbrechen ■ epigastrale, gürtelförmige in Rücken ausstrahlende Bauchschmerzen (evtl. krampfartig) ■ Schmerzlinderung durch Aufsitzen/Vorlehnen ■ abdominelle Umfangzunahme ■ Fieber ■ Tachykardie ■ Risikofaktoren vorhanden (z. B. Alkoholabusus, Gallensteinleiden oder Z.n. ERCP) ■ Cullen-, Grey-Turner- oder Fox-Zeichen
Peritonitis, sekundär (z. B. durch Hohlorganperforation) (siehe Seite 428)	■ schwerkranker Patient ■ diffuse Abwehrspannung ■ Loslassschmerz ■ Schmerzen beim Husten (positiver Hustentest) ■ Fieber ■ evtl. Schockzeichen
Bauchtrauma (siehe Seite 273)	■ entsprechende Anamnese
Cholangitis (siehe Seite 282)	■ bekanntes Gallensteinleiden ■ rechter Oberbauchschmerz ■ Fieber ± Schüttelfrost ■ Ikterus
Chronisch entzündliche Darmerkrankung, Schub (siehe Seite 287)	■ zentrale Bauchschmerzen (oder rechter Unterbauch) ■ schleimig-blutige Diarrhö ■ Tachykardie ■ Fieber ■ bekannte chronisch entzündliche Darmerkrankung
Colitis, CMV-assoziiert (siehe Seite 285)	■ Immunsuppression (z. B. Z.n. Knochenmarktransplantation) ■ therapieresistenter Schub einer chronisch entzündlichen Darmerkrankung ■ blutige Diarrhö bis Hämatochezie ■ Fieber ■ Gewichtsverlust
Colitis, ischämisch (siehe Seite 285)	■ wässrige oder blutige Diarrhö ■ (linker) Unterbauchschmerz (evtl. kolik-/krampfartig) ■ Z.n. oder chronischer Kokainkonsum ■ Z.n. rezenter kardialer Dekompensation ■ bekannte Arteriosklerose oder Z.n. Aortenaneurysma-OP
Colitis, neutropen (siehe Seite 285)	■ (rechter) Unterbauchschmerz (evtl. kolik-/krampfartig) ■ hämatoonkologische Erkrankung ■ Z.n. Chemotherapie oder bekannte Neutropenie ■ Fieber ■ Übelkeit ± Erbrechen ■ Diarrhö (wässrig oder blutig)
Divertikulitis (siehe Seite 471)	■ linker Unterbauchschmerz (kolikartig) ■ lokale Abwehrspannung ■ Fieber ■ Übelkeit ± Erbrechen ■ selten: Diarrhö

Enterocolitis, pseudomembranös (siehe Seite 301)	▪ linker Unterbauchschmerz (evtl. kolik-/krampfartig) ▪ geblähtes Abdomen ▪ schleimige oder wässrige, übelriechende Diarrhö ▪ Fieber ▪ Übelkeit ± Erbrechen ▪ rezente (in den letzten 60 Tagen) oder laufende Antibiotikatherapie ▪ rezenter (>3 Tage) oder aktueller Krankenhausaufenthalt ▪ Z.n. pseudomembranöser Enterocolitis (V. a. Rezidiv)
Graft-vs-Host-Erkrankung, akut (siehe Seite 324)	▪ Z.n. allogener Stammzell- oder Knochenmarktransplantation ▪ kolikartige Bauchschmerzen ▪ wässrige Diarrhö ▪ makulopapulöses Exanthem (beginnend distal an den Extremitäten mit zentripetaler Ausbreitung) ▪ Erythrodermie ▪ Pruritus ▪ Fieber ▪ evtl. Ikterus
Hepatitis, akut (infektiöser und nicht-infektiöser Genese) (siehe Seite 327)	▪ rechter Oberbauchschmerz (Druck bis massiver Schmerz) ▪ Müdigkeit/Abgeschlagenheit ▪ Ikterus ▪ dunkler Harn ▪ Hepatomegalie ▪ Fieber ▪ Arthralgien ▪ intravenöser Drogenabusus (V. a. Hepatitis B oder C) ▪ positive Auslandsanamnese (V. a. Hepatitis A) ▪ Lymphadenopathie (V. a. EBV) ▪ rheumatologische Erkrankung (V. a. Autoimmunhepatitis) ▪ evtl. bekannte oder akute Rechtsherzinsuffizienz
Hernie, inkarzeriert (siehe Seite 328)	▪ lokaler Schmerz ▪ prall-elastische Schwellung inguinal, umbilikal, epigastrisch oder im Bereich eines Stomas oder einer Narbe ▪ klinische Zeichen eines mechanischen Ileus (inklusive Erbrechen)
Ileus, paralytisch (siehe Seite 361)	▪ diffuse Bauchschmerzen (ohne peritoneale Zeichen) ▪ Übelkeit ± Erbrechen (z. B. gallig) ▪ geblähtes Abdomen ▪ fehlende Darmgeräusche ▪ keine Wind- oder Stuhlpassage ▪ klinische Hinweise auf Ursache (z. B. Infektion, Trauma, Akuterkrankung)
Intoxikation, Schwermetalle (siehe Seite 576)	▪ roter, nicht-blutiger Harn ▪ mögliche Schwermetallexposition (z. B. Blei, Eisen, Arsen, Quecksilber) ▪ (zumeist) prolongierte Symptomatik ▪ Müdigkeit ▪ Konzentrationsschwäche ▪ Übelkeit ± Erbrechen ▪ Diarrhö ▪ Gewichtsverlust ▪ klinische Hinweise auf Anämie (z. B. blasse Fingernägel bzw. Handlinien, weiße Skleren, weißes Zahnfleisch) ▪ Mees-Linien der Fingernägel (z. B. Arsen, Thallium)
Leberabszess (siehe Seite 372)	▪ rechte Oberbauchschmerzen (evtl. ausstrahlend in rechte Schulter) ▪ Fieber ▪ Hepatomegalie

Mesenterialvenenthrombose (siehe Seite 391)	■ unspezifische Bauchschmerzen ■ bekannte Leberzirrhose oder Z.n. rezentem intraabdominellem Infekt (z. B. Sigmadivertikulitis)
Milzinfarkt (siehe Seite 392)	■ akuter Beginn ■ Flankenschmerz ■ Vorhofflimmern oder Thrombophilie ohne orale Antikoagulation oder V. a. Endokarditis
Missed Abortion (siehe Seite 589)	■ Frauen im gebärfähigen Alter ■ subakuter Beginn ■ Unterbauchschmerzen ■ kleiner, harter Uterus ■ Bedside-Sonografie: intrauteriner Fötus ohne Herzaktivität
Peritonitis, primär (siehe Seite 268 + 377)	■ diffuse Abwehrspannung (oft mild) ■ Fieber ■ Leberzirrhose mit Aszites oder Peritonealdialyse ■ schlechter Allgemeinzustand
Porphyrie, akut (siehe Seite 437)	■ verminderte Darmgeräusche/paralytischer Ileus (selten: Diarrhö) ■ Ganzkörperschmerzen ■ Übelkeit ± Erbrechen ■ Agitation bis Psychose ■ neuromuskuläre Schwäche ■ Z.n. Krampfanfall ■ rötliche Verfärbung des Harns (nach Lichtexposition) ■ frühere, ähnliche Episoden, positive Familienanamnese oder bekannte Porphyrie ■ Schubauslöser (z. B. Medikament, Stress, Erkrankung, Trauma)
Pyelonephritis (siehe Seite 449)	■ Flankenschmerzen ■ Klopfdolenz costovertebrales Dreieck ■ Fieber ± Schüttelfrost ■ Übelkeit ± Erbrechen ■ evtl. Dysurie + Pollakisurie
Steatohepatitis, alkoholisch (siehe Seite 374)	■ chronischer Alkoholabusus ■ rechte Oberbauchschmerzen ■ Ikterus ■ Fieber ■ Gewichtsverlust ■ Übelkeit ± Erbrechen
Appendizitis (siehe Seite 260)	■ Schmerz initial zentral, dann im rechten Unterbauch ■ Abwehrspannung im rechten Unterbauch ■ Appetitlosigkeit ■ Übelkeit ± Erbrechen ■ Fieber ■ evtl. Diarrhö
Aszites (siehe Seite 268)	■ progrediente Zunahme des Bauchumfanges ■ pralles Abdomen ■ ausladende Flanken ■ Knöchel-/Beinödeme ■ palpatorische Flüssigkeitswelle ■ bekannte Leberzirrhose oder rezidivierender Aszites ■ evtl. Schmerzen und Dyspnoe

Cholezystitis (siehe Seite 284)	■ rechter Oberbauchschmerz mit lokaler Abwehrspannung ■ positives Murphy-Zeichen (Inspirationsstopp bei Palpation und tiefem Atemzug) ■ Übelkeit ± Erbrechen ■ Fieber ■ Bedside-Sonografie: Gallensteine, dreigeschichtete und verdickte Gallenblasenwand
Endometriose (siehe Fachliteratur)	■ zyklusabhängiger (Unter-)Bauchschmerz ■ Dysmenorrhö
Gallenkolik (siehe Seite 621)	■ konstanter, bohrender (rechtsseitiger) Oberbauchschmerz ■ Ausstrahlung rechte Schulter ■ Übelkeit ± Erbrechen ■ Z.n. fettreicher Mahlzeit
Gastritis, gastroduodenale Ulkuserkrankung (siehe Seite 622)	■ Druck/Brennen/Schmerzen im Epigastrium oder im rechten Oberbauch ■ nächtliche Schmerzverstärkung ■ Erleichterung der Schmerzen nach dem Erbrechen ■ Übelkeit ± Erbrechen ■ Risikofaktoren (z. B. bekannte gastroduodenale Ulkuserkrankung, chronischer Nikotin- und/oder Alkoholabusus, wiederholte NSAR-Einnahme, Stress)
Gastroenteritis, dysenterisch/enteroinvasiv (siehe Seite 318)	■ krampfartige Bauchschmerzen (Dysenterie) ■ schleimige oder blutige Diarrhö ■ häufige, kleinere Stuhlabgänge ■ Fieber + systemische Symptome ■ evtl. Auslandsanamnese positiv
Gastroenteritis, nicht-dysenterisch (siehe Seite 624)	■ zentraler Bauchschmerz (auch kolik-/krampfartig) ■ Übelkeit + Erbrechen ■ nicht-blutige Diarrhö ■ „quatschender Bauch“ bei Palpation ■ gesteigerte Darmgeräusche ■ mehrere Seniorenheimbewohner betroffen (V. a. Norovirus!)
Harnwegsinfektion (siehe Seite 633)	■ Unterbauchschmerzen (evtl. krampfartig) ■ trüber, übel riechender Harn ■ Dysurie ■ Pollakisurie ■ (Makro-)Hämaturie ■ Z.n. Harnwegsinfektion
Hodentorsion (siehe Seite 338)	■ junger Mann ■ akut einsetzende Unterbauch-/Skrotumschmerzen mit Ausstrahlung in die Leiste ■ Skrotalschwellung ■ verhärteter Hoden ■ einseitig höherstehender Hoden ■ negatives Prehn-Zeichen ■ Übelkeit ± Erbrechen

Magenkarzinom (siehe Fachliteratur)	■ Druck/Völlegefühl/Schmerzen im Epigastrium ■ Gewichtsverlust ■ Appetitlosigkeit (insbesondere Fleischekel) ■ evtl. tastbarer Lymphknoten supraklavikulär links
Nephrolithiasis/Nierenkolik (siehe Seite 410)	■ Z.n. oder bekannte Nephrolithiasis ■ kolikartige Flanken-, Unterbauch- oder Leistenschmerzen ■ Schmerzen erleichtert durch Bewegung ■ (Mikro-)Hämaturie ■ Übelkeit ± Erbrechen
Ovarialtorsion/ Ovarialzystenruptur (siehe Fachliteratur)	■ akuter Unterbauchschmerz ■ Beginn häufig im Rahmen von abgebremsten Bewegungen (z. B. Umdrehen, Bücken oder Springen, Heben von Lasten) ■ lokale Abwehrspannung ■ Übelkeit ± Erbrechen
Pelvic Inflammatory Disease, Salpingitis (siehe Fachliteratur)	■ Unterbauchschmerzen ■ Fieber ■ Übelkeit ± Erbrechen ■ Dysurie ■ Dyspareunie ■ vaginaler/zervikaler Ausfluss (evtl. eitrig)
Pleuritis/ respiratorischer Infekt (siehe Seite 683)	■ atemabhängiger Schmerz ■ auskultatorisches Pleurareiben ■ klinische Zeichen eines respiratorischen Infektes (z. B. Fieber, Husten, rostbraunes Sputum, Heiserkeit)

BEINSCHMERZEN

(Pflegerische) Erstmaßnahmen	
Allgemein	■ Erkrankungsschwere korrekt einschätzen ■ auf das Vorhandensein von Begleitsymptomen (z. B. Brustschmerzen, neurologische Ausfälle) achten ■ Beinkleider ausziehen bzw. adaptieren, um klinische Beurteilung beider Beine zu ermöglichen
Lagerung	bei V. a. tiefe Beinvenenthrombose: sitzende oder liegende Position
Monitoring	**Einmalig:** ■ Herzfrequenz ■ Atemfrequenz ■ nicht-invasiver Blutdruck (an beiden Armen messen) ■ SpO_2 ■ Temperatur ■ Umfang Unterschenkel beidseitig messen Kontinuierlich bei relevanter Abweichung der Vitalparameter oder relevanter Erkrankungsschwere
12-Kanal-EKG	bei unregelmäßigem Puls (V. a. Vorhofflimmern): ja
Venenzugang	bei Notwendigkeit einer intravenösen Schmerztherapie: ja
Labordiagnostik	erst nach Rücksprache
Medikamente	bei Schmerzintensität VAS >3: intravenöse Analgesie

DIFFERENTIALDIAGNOSEN

Verdachtsdiagnose	dafür spricht …
Aortendissektion (siehe Seite 256)	■ klinische Zeichen der akuten Beinischämie ■ zerreißender Thoraxschmerz ■ interskapulär ausstrahlend ■ Blutdruckdifferenz Arm-Arm oder Arm-Bein (>15 mmHg) ■ evtl. neurologisches Defizit ■ Echokardiografie: Aortendissekat und/oder Perikarderguss
Leriche-Syndrom, akut (siehe Seite 312)	■ Ruheschmerz beide Beine inklusive Gesäß ■ beidseitige Pulslosigkeit ■ schmerzhafte Paraparese/-plegie ■ Parästhesien/Gefühlsstörung beide Beine ■ Blässe beide Beine ■ Schock
Phlegmasia coerulea dolens (siehe Seite 706)	■ einseitige, starke Schmerzen ■ massive Schwellung ganzes Bein ■ livide, zyanotische Verfärbung des gesamten Beins ■ Pulslosigkeit ■ Parästhesien/Gefühlsstörung ■ Schwäche

Weichteilinfektion, nekrotisierend (siehe Seite 504)	■ schwerkranker Patient ■ hohes Fieber ■ Tachykardie ■ überproportionale Schmerzen ■ Erythem ■ Schwellung ■ livide Verfärbung bzw. Marmorierung ■ Bullae ■ nekrotische Hautareale ■ Ablösung der Cutis ■ Crepitus
Beinischämie, akut (siehe Seite 312)	■ einseitiger Schmerz ■ Ruheschmerz ■ Pulslosigkeit ■ Parästhesien/Gefühlsstörung ■ Blässe ■ Schwäche
Beinvenenthrombose, tief (siehe Seite 706)	■ aktive Tumorerkrankung ■ Lähmung oder kürzliche Immobilisation der Beine ■ Bettruhe (>3 Tage) und/oder große Chirurgie (<12 Wochen) ■ Schwellung ganzes Bein ■ Unterschenkelumfang >3 cm gegenüber Gegenseite ■ eindrückbares Ödem am symptomatischen Bein ■ Kollateralvenen ■ Z.n. Beinvenenthrombose, tief oder oberflächlich
Erysipel (siehe Seite 306)	■ akuter Beginn (Stunden bis wenige Tage) ■ hohes Fieber ■ Schmerzen ■ lokales Erythem mit flammenartigen Ausläufern ■ überwärmt ■ häufig Vigilanzminderung ■ Z.n. Erysipel
Fraktur (siehe Seite 313)	■ Z.n. Trauma ■ Schwellung ■ Achsenabweichung ■ Krepitation ■ abnorme Beweglichkeit ■ tastbare Stufenbildung im Knochen
Leistenpunktion, Komplikationen nach (siehe Seite 380)	■ Z.n. rezenter Punktion der Arteria femoralis ■ Schmerzen in der Leiste ■ evtl. Größen-progredientes Hämatom (V. a. Pseudoaneurysma) ■ evtl. Beinschwellung/Ischämiezeichen (V. a. arteriovenöse Fistel, akute Beinischämie, tiefe Beinvenenthrombose) ■ evtl. Unterbauch-, Flanken- und/oder Rückenschmerzen (V. a. retroperitoneales Hämatom)
Baker-Zyste, rupturiert (siehe Fachliteratur)	■ akuter Beginn (z. B. beim Treppensteigen oder Aufwärtsgehen) ■ proximaler Waden(druck)schmerz ■ palpierbare Masse im Bereich der distalen Kniekehle ■ Erythem ■ bekannte Arthropathie des Knies

Diskusprolaps/ Foramenstenose (siehe Seite 656)	■ akuter Beginn mit Schmerzausstrahlung von der LWS in ein oder beide Beine ■ positives Lasegue-Zeichen ■ Schmerzverstärkung beim Husten ■ sensorische oder motorische Ausfälle ■ abgeschwächte Patellar- oder Achillessehnenreflexe ■ Harnverhalt oder Inkontinenz ■ Reithosenanästhesie (= Cauda-equina-Syndrom)
Erfrierung (siehe Seite 302)	■ (prolongierte) lokale Kälteexposition bzw. entsprechende Anamnese
Insuffizienz, chronisch venös (siehe Seite 708)	■ variköse Venen ■ gespanntes Bein ■ Pruritus ■ Verstärkung der Symptome bei längerem Stehen bzw. am Abend ■ verstärkte Pigmentation bzw. Rötung betroffener Unterschenkel ■ evtl. Ulcus cruris venosum (typische Lokalisation: medialer distaler Unterschenkel)
Muskelverletzung (siehe Seite 664)	■ Schmerzen (bei geringem Verletzungsausmaß oft erst bis 24 Stunden später) ■ Druckschmerz ■ Schmerz verstärkt durch aktive oder passive Bewegung ■ verminderte Muskelkraft ■ Hämatom (oft schwerkraftabhängig an anderer Lokalisation als Muskelverletzung) ■ bei direktem Trauma: Weichteilverletzung und/oder Nervenverletzung
Spinalkanalstenose (siehe Seite 656)	■ progredienter Beginn ■ Rückenschmerzen ■ Schmerzen/Parästhesien über Gesäß in Oberschenkel ausstrahlend (unter Belastung verstärkt) ■ Beschwerden gebessert beim Aufwärtsgehen und durch Vorlehnen
Venenthrombose, oberflächlich (siehe Seite 705)	■ schmerzhafter, verhärteter Venenstrang und/oder Varixknoten ■ Rötung ■ Überwärmung ■ Schwellung
Verschlusskrankheit, peripher arteriell (siehe Fachliteratur)	■ Waden-/Beinschmerzen und Schwäche beim Gehen ■ Besserung in Ruhe ■ Arteria dorsalis pedis und Arteria tibialis posterior schwach oder nicht tastbar ■ Blässe des Beines in Ruhe oder bei Anheben auf 60° (bis maximal 60 Sekunden) ■ trophische Hautdefekte oder Ulzerationen im Bereich des Malleolus lateralis ■ Risikofaktoren (z. B. Nikotinabusus, Hypercholesterinämie, arterielle Hypertonie, Diabetes mellitus)

BEINSCHWÄCHE, BEIDSEITIG

(Pflegerische) Erstmaßnahmen	
Allgemein	■ Erkrankungsschwere korrekt einschätzen ■ auf Vorhandensein zusätzlicher neurologischer Defizite achten ■ Perfusion der unteren Extremitäten evaluieren
Lagerung	Flachlagerung
Monitoring	**Einmalig:** ■ Herzfrequenz ■ Atemfrequenz ■ nicht-invasiver Blutdruck (an beiden Armen messen) ■ SpO_2 ■ Temperatur Kontinuierlich bei relevanter Abweichung der Vitalparameter oder relevanter Erkrankungsschwere
12-Kanal-EKG	nein
Venenzugang	ja
Labordiagnostik	■ venöse Blutgasanalyse ■ Routinelabor ■ Zusatzröhrchen + Point-of-Care-Labor nach Rücksprache
Medikamente	bei Schmerzintensität VAS >3: intravenöse Analgesie

Leitsymptome + Erstmaßnahmen 2

DIFFERENTIALDIAGNOSEN

Verdachtsdiagnose	dafür spricht …
Aortendissektion (siehe Seite 256)	■ zerreißender Thoraxschmerz ■ interskapulär ausstrahlend ■ Blutdruckdifferenz Arm-Arm oder Arm-Bein (>15 mmHg) ■ anderes neurologisches Defizit ■ evtl. Extremitätenischämie ■ transthorakale Echokardiografie: Aortendissekat und/oder Perikarderguss
Leriche-Syndrom, akut (siehe Seite 312)	■ Ruheschmerz beide Beine inklusive Gesäß ■ beidseitige Pulslosigkeit ■ Schmerzen ■ Parästhesien/Gefühlsstörung beider Beine ■ Blässe beider Beine ■ Schock
Amyotrophe Lateralsklerose, spinale Form (siehe Seite 401)	■ progrediente Schwäche über Wochen/Monate ■ Muskelatrophie (z. B. interdigital, Schultergürtel) ■ Ungeschicklichkeit ■ Gangunsicherheit ■ Muskelkrämpfe (insbesondere in den Waden) ■ Faszikulationen der Zunge oder Extremitätenmuskulatur
Elektrolytstörungen	■ Hypokaliämie ■ Hypophosphatämie ■ Hypermagnesiämie

Guillain-Barré-Syndrom (siehe Seite 401)	■ Beginn über Tage (selten Stunden) ■ aufsteigende schlaffe Lähmung ■ abgeschwächte/fehlende Reflexe ■ symmetrische Schwäche ■ vegetative Symptome ■ Parästhesien (evtl. Schmerzen) ■ Z.n. viralem oder gastrointestinalem Infekt ■ Ophthalmoplegie, Ataxie und Areflexie (V. a. Miller-Fisher-Syndrom)
Myelopathie, transvers (z. B. Myelitis, Blutung, Demyelinisation) (siehe Fachliteratur)	■ Symptombeginn innerhalb von Stunden bis Tagen ■ Fieber (V. a. Myelitis) ■ definierbare Läsionshöhe ■ Antikoagulation oder Blutungsdiathese (V. a. Blutung) ■ bekannte Multiple Sklerose (V. a. Schub) ■ gürtelförmige Schmerzen auf Läsionshöhe ■ schlaffe Parese und abgeschwächte Reflexe ■ rezenter Infekt oder Impfung
Myopathie, inflammatorisch (siehe Seite 401)	■ symmetrische proximale Schwäche (typisch: kann nicht ohne Unterstützung der Arme von einem Stuhl aufstehen) ■ abgeschwächte Reflexe ■ bekannte rheumatologische Erkrankung ■ Gottron-Papeln, heliotropes Exanthem im Gesicht, Lungen- oder Darmsymptome (V. a. Dermatomyositis)
Neuromyelitis-optica-Spektrum-Erkrankung (siehe Seite 401)	■ bilaterale/r Visusverminderung/-verlust ■ akuter/subakuter Beginn ■ Schmerzen ■ (in)komplette Querschnittssymptomatik (Para- oder Tetraparese inklusive Blasenentleerungsstörung) ■ Übelkeit + Erbrechen ■ Singultus ■ Z.n. Neuromyelitis-optica-Spektrum-Erkrankung
Rhabdomyolyse (siehe Seite 450)	■ Cola-farbener Harn ■ Muskelschmerzen ■ Z.n./b. (Virus-)Infektion (z. B. Influenza) ■ Z.n. Trauma oder starker körperlicher Belastung ■ Z.n. Beginn neue Medikation (z. B. Statine, Steroide, Psychopharmaka) ■ Intoxikation (z. B. Alkohol, Kokain)
Spinalis-anterior-Syndrom (siehe Fachliteratur)	■ akuter Beginn ■ definierbare Läsionshöhe ■ schlaffe Lähmung und abgeschwächte Reflexe ■ erhaltene epikritische Sensibilität ■ vermindertes Temperatur-/Schmerzempfinden ■ Blasen-/Mastdarmstörung ■ Begleiterkrankungen (z. B. Aortendissektion, Hyperkoagulabilität, Vorhofflimmern, Z.n. rezenter thorakaler Aortenstentimplantation)
Spondylodiszitis/ Epiduralabszess (siehe Seite 475)	■ Beginn über Tage ■ Fieber ■ lokaler, bewegungsabhängiger Schmerz (auch im Liegen und nachts) ■ Klopfschmerz ■ definierbare Läsionshöhe ■ Z.n. epiduraler Punktion (V. a. Epiduralabszess) ■ evtl. weiterer Infektionsfokus (z. B. Harnwegsinfektion)

Trauma (siehe Seite 506)	■ Z.n. Trauma (Cave: bei pathologischer Fraktur/Osteoporose auch Bagatelltrauma) ■ definierbare Läsionshöhe ■ (Klopf-)Schmerz
Amyotrophie, diabetisch (siehe Fachliteratur)	■ hohes Alter ■ bekannter Diabetes mellitus ■ proximale Muskelschwäche ■ Schmerzen im Bereich Beckengürtel, Gesäß und Hüfte
Cushing-Syndrom (siehe Fachliteratur)	■ Habitus: Stammfettsucht, Stiernacken, Vollmondgesicht, Storchenbeine ■ Striae ■ Hirsutismus ■ Akne ■ arterielle Hypertonie ■ Hyperglykämie
Diskusprolaps, median, lumbal (siehe Seite 656)	■ akuter Beginn ■ Rückenschmerzen mit Ausstrahlung in beide Beine ■ Schmerzverstärkung beim Husten ■ Reithosenanästhesie, Harn-/Stuhlinkontinenz (Konus-Syndrom) ■ schlaffe Parese, abgeschwächter Patellarreflex, Harn-/ Stuhlinkontinenz, Reithosenanästhesie (Cauda-equina-Syndrom) ■ bekanntes Bandscheibenleiden
Myopathie, Medikamenten-induziert (siehe Fachliteratur)	■ Einnahme spezifischer Medikamente (z. B. Amiodaron, HAART, Statine, NSAR, Steroide, Chemotherapie, Interferon, Thyreostatika) ■ häufig in Kombination mit Alkoholabusus
Myotone Dystrophie (siehe Fachliteratur)	■ progredient zunehmende Muskelschwäche ■ beidseitige Ptose ■ Relaxationsstörung Muskulatur (kann Hand nicht loslassen) ■ Stirnglatze ■ geistige Retardierung ■ bekannter Katarakt und/oder Kardiomyopathie
Neuromyopathie, Malignom-assoziiert (siehe Fachliteratur)	■ bekanntes Malignom ■ abgeschwächte Reflexe
Rückenmarkstumor oder parasagittaler Tumor (siehe Fachliteratur)	■ progredienter Beginn über Wochen/Monate ■ Kopf-/Rückenschmerzen ■ definierbare Läsionshöhe ■ spastische Parese ■ gesteigerte Reflexe
Wirbelkörperfraktur, pathologisch (siehe Seite 656)	■ Beginn akut oder über Stunden ■ Z.n. (Bagatell-)Trauma oder Tragen schwerer Lasten ■ bekannte Osteoporose oder Malignom ■ definierbare Läsionshöhe ■ (Klopf-)Schmerz über betroffenem Wirbel

BEINSCHWELLUNG, BEIDSEITIG

(Pflegerische) Erstmaßnahmen	
Allgemein	■ Erkrankungsschwere korrekt einschätzen ■ Beinkleider ausziehen bzw. adaptieren, um klinische Beurteilung beider Beine zu ermöglichen ■ auf das Vorhandensein von Begleitsymptomen achten (z. B. Orthopnoe, Gesichts-/Lidschwellung, Aszites)
Lagerung	bei Dyspnoe: Oberkörperhochlagerung
Monitoring	**Einmalig:** ■ Herzfrequenz ■ Atemfrequenz ■ nicht-invasiver Blutdruck ■ SpO_2 ■ Temperatur Kontinuierlich bei relevanter Abweichung der Vitalparameter oder relevanter Erkrankungsschwere
12-Kanal-EKG	ja
Venenzugang	ja
Labordiagnostik	■ venöse Blutgasanalyse ■ Routinelabor + NT-pro-BNP ■ Harnstreifen/-status ■ Zusatzröhrchen und/oder Point-of-Care-Labor nach Rücksprache

DIFFERENTIALDIAGNOSEN

Verdachtsdiagnose	dafür spricht …
Abflussbehinderung, venös, abdominell (siehe Fachliteratur)	■ progredienter Beginn (z. B. über Wochen) ■ abdominelle oder inguinale Masse palpierbar ■ variköse Venen ■ Pruritus und verstärkte Pigmentation bis Rötung beider Unterschenkel
Beinvenenthrombose, tief (beidseitig)/Vena-Cava-Thrombose (siehe Seite 706)	■ aktive Tumorerkrankung ■ Lähmung oder kürzliche Immobilisation der Beine ■ Bettruhe (>3 Tage) und/oder große Chirurgie (<12 Wochen) ■ eindrückbares Ödem am symptomatischen Bein ■ Kollateralvenen ■ Z.n. Beinvenenthrombose, tief oder oberflächlich
Erysipel, beidseitig (siehe Seite 306)	■ akuter Beginn (Stunden bis wenige Tage) ■ hohes Fieber ■ Schmerzen ■ lokales Erythem mit flammenartigen Ausläufern ■ überwärmt ■ häufig Vigilanzminderung ■ Z.n. Erysipel

Herzinsuffizienz, linksventrikulär (siehe Seite 330)	■ gestaute Jugularvenen ■ Systolikum, Diastolikum ± S3 ■ (Belastungs-)Dyspnoe ■ Orthopnoe (schläft nachts mit mehreren Kissen) oder nächtliche Dyspnoe-/Hustenattacken ■ Nykturie ■ Müdigkeit ■ Appetitlosigkeit und abdominelles Völlegefühl ■ evtl. bilaterale feinblasige, spätinspiratorische Rasselgeräusche ■ bekannte Herzinsuffizienz
Hypoalbuminämie (siehe Fachliteratur)	■ bekanntes gastrointestinales Malabsorptionssyndrom oder nephrotisches Syndrom (schäumender Harn) ■ Anasarka
Leberzirrhose, dekompensiert (siehe Seite 377)	■ bekannte Leberzirrhose ■ Stigmata Leberzirrhose (Bauchglatze, Gynäkomastie, Spider naevi, Palmar-/Plantarerythem) ■ Aszites
Mangelernährung (siehe Seite 254)	■ Anamnese ■ Body-Mass-Index <18
Niereninsuffizienz, akut-auf-chronisch (siehe Seite 411)	■ bekannte Niereninsuffizienz ■ Lidödeme (insbesondere morgens, V. a. Glomerulonephritis) ■ evtl. Urämie-Symptome (Müdigkeit, Übelkeit, Erbrechen, Kopfschmerzen, Pruritus, Vigilanzveränderung, Hypakusis)
Pulmonalarterielle Hypertonie/ Herzinsuffizienz, rechtsventrikulär (siehe Seite 333)	■ (Belastungs-)Dyspnoe ■ gestaute Jugularvenen ■ Beinödeme ■ evtl. Hepatomegalie ■ evtl. Aszites ■ unauffälliger Auskultationsbefund ■ Z.n. Synkope ■ bekannte/s COPD/Emphysem, chronische Lungenerkrankung und/oder pulmonalarterielle Hypertonie ■ EKG: P pulmonale, Steiltyp, SIQIII-Typ
Beinödeme, Diabetes-assoziiert (siehe Fachliteratur)	■ bekannter Diabetes mellitus ■ Ausschlussdiagnose
Beinödeme, Medikamenten-induziert (siehe Fachliteratur)	■ Beginn Tage bis Wochen nach Medikationswechsel (z. B. Kalziumkanalblocker, Steroide, Gabapentin)
Immobilisation, chronisch (siehe Fachliteratur)	■ Z.n. oder bei Immobilisation (z. B. Hemiparese, Z.n. Trauma)
Insuffizienz, chronisch venös (siehe Seite 708)	■ variköse Venen ■ gespannte Beine ■ Pruritus ■ Verstärkung der Symptome bei längerem Stehen bzw. am Abend ■ verstärkte Pigmentation bzw. Rötung betroffener Unterschenkel ■ evtl. Ulcus cruris venosum (typische Lokalisation: medialer Innenknöchel)
Lymphabfluss gestört (siehe Fachliteratur)	■ Lymphödem (nicht eindrückbar, Zehen mitbetroffen) ■ Beginn subakut bzw. über Wochen/Monate ■ Z.n. Erysipel oder Bestrahlung im Becken oder Bauch

Myxödem (siehe Seite 638 + 642)	▪ prätibiale Ödeme (non-pitting) ▪ klinische Hinweise auf Hypothyreose (Müdigkeit, Bradykardie, Obstipation, Gewichtszunahme, trockene Haut, dünne Haare, Haarausfall, Makroglossie, Stirnglatze, fehlende laterale Augenbrauen) ▪ selten: rötliche Verfärbung (V. a. Hyperthyreose)
Schwangerschaft (siehe Fachliteratur)	▪ Schwangerschaft (20. Schwangerschaftswoche oder später) ▪ arterielle Hypertonie ▪ Proteinurie

BEINSCHWELLUNG, EINSEITIG

(Pflegerische) Erstmaßnahmen	
Allgemein	▪ Erkrankungsschwere korrekt einschätzen ▪ Beinkleider ausziehen bzw. adaptieren, um klinische Beurteilung beider Beine zu ermöglichen
Lagerung	bei V. a. tiefe Beinvenenthrombose: sitzende oder liegende Position
Monitoring	**Einmalig:** ▪ Herzfrequenz ▪ Atemfrequenz ▪ nicht-invasiver Blutdruck ▪ SpO_2 ▪ Temperatur ▪ Umfang Unterschenkel beidseitig messen Kontinuierlich bei relevanter Abweichung der Vitalparameter oder relevanter Erkrankungsschwere
12-Kanal-EKG	nein
Venenzugang	bei relevanter Erkrankungsschwere: ja (normalerweise: nein)
Labordiagnostik	nach Rücksprache
Weiteres	Wells-Score berechnen:

Wells-Score	Punkte
aktive Tumorerkrankung	1
Lähmung oder kürzliche Immobilisation der Beine	1
Bettruhe (>3 Tage) und/oder große Chirurgie (<12 Wochen)	1
Schmerz/Verhärtung entlang der tiefen Venen	1
Schwellung ganzes Bein	1
Unterschenkelschwellung >3 cm gegenüber Gegenseite	1
eindrückbares Ödem am symptomatischen Bein	1
Kollateralvenen	1
frühere, dokumentierte tiefe Beinvenenthrombose	1
alternative Diagnose ebenso wahrscheinlich wie tiefe Beinvenenthrombose	-2

DIFFERENTIALDIAGNOSEN

Verdachtsdiagnose	dafür spricht …
Phlegmasia coerulea dolens (siehe Seite 706)	▪ einseitige, starke Schmerzen ▪ massive Schwellung ganzes Bein ▪ livide, zyanotische Verfärbung des gesamten Beins ▪ Pulslosigkeit ▪ Parästhesien/Gefühlsstörung ▪ Schwäche

Beinvenenthrombose, tief (siehe Seite 706)	■ aktive Tumorerkrankung ■ Lähmung oder kürzliche Immobilisation der Beine ■ Bettruhe (>3 Tage) und/oder große Chirurgie (<12 Wochen) ■ Schwellung ganzes Bein ■ Unterschenkelumfang >3 cm gegenüber Gegenseite ■ eindrückbares Ödem am symptomatischen Bein ■ Kollateralvenen ■ Z.n. Beinvenenthrombose, tief oder oberflächlich
Erysipel (siehe Seite 306)	■ akuter Beginn (Stunden bis wenige Tage) ■ hohes Fieber ■ Schmerzen ■ lokales Erythem mit flammenartigen Ausläufern ■ überwärmt ■ häufig Vigilanzminderung ■ Z.n. Erysipel
Fraktur (siehe Seite 313)	■ Z.n. Trauma ■ Schmerzen ■ Achsenabweichung ■ Krepitation ■ abnorme Beweglichkeit ■ tastbare Stufenbildung im Knochen
Baker-Zyste, rupturiert (siehe Fachliteratur)	■ akuter Beginn (z. B. beim Treppensteigen oder Aufwärtsgehen) ■ proximaler Wadenschmerz ■ palpierbare Masse im Bereich der distalen Kniekehle ■ Erythem ■ bekannte Arthropathie des Knies
Immobilisation, chronisch (siehe Fachliteratur)	■ Immobilisation (z. B. Hemiparese, Z.n. Trauma)
Insuffizienz, chronisch venös (siehe Seite 708)	■ variköse Venen ■ gespanntes Bein ■ Pruritus ■ Verstärkung der Symptome bei längerem Stehen bzw. am Abend ■ verstärkte Pigmentation bzw. Rötung betroffener Unterschenkel ■ evtl. Ulcus cruris venosum (typische Lokalisation: medialer distaler Unterschenkel)
Kniegelenkspathologie (z. B. Arthrose aktiviert), Begleitödem bei (siehe Fachliteratur)	■ Knieschmerzen (subakut oder chronisch) ■ evtl. Kniegelenkerguss ■ sekundäre Ödembildung
Lymphabfluss, gestört (siehe Fachliteratur)	■ Lymphödem (nicht eindrückbar, Zehen mitbetroffen) ■ Beginn subakut bzw. über Wochen/Monate ■ Z.n. Erysipel oder Bestrahlung im Becken oder Bauch
Lymphangitis (siehe Seite 660)	■ akuter Beginn ■ gerötete Lymphbahnen ■ geringe Schwellung ■ Schmerzen ■ Fieber ■ keine vermehrte Venenzeichnung ■ evtl. schmerzhafter, verschieblicher Lymphknoten
Venenthrombose, oberflächlich (siehe Seite 705)	■ schmerzhafter, verhärteter Venenstrang und/oder Varixknoten ■ Rötung ■ Überwärmung ■ Schwellung

BLUT- ODER KAFFEESATZERBRECHEN

(Pflegerische) Erstmaßnahmen	
Allgemein	■ Erkrankungsschwere korrekt einschätzen ■ auf das Vorhandensein von Schockzeichen achten ■ auf das Vorhandensein von Anämiezeichen (z. B. Blässe von Haut, Fingernägeln, Skleren und/oder Zahnfleisch) achten ■ Nierentasse bzw. größeren Behälter bereithalten (große Blutmengen werden oft im Schwall erbrochen)
Lagerung	■ Oberkörperhochlagerung ■ bei Kreislaufinstabilität (zur Aspirationsprophylaxe): Seitenlagerung
Monitoring	**Kontinuierlich:** ■ Herzfrequenz ■ Atemfrequenz ■ nicht-invasiver Blutdruck ■ SpO_2 **Einmalig:** ■ Temperatur
12-Kanal-EKG	nein
Venenzugang	ja (zwei möglichst großlumige Zugänge)
Labordiagnostik	■ venöse Blutgasanalyse ■ Routinelabor + zusätzliches Gerinnungsröhrchen ■ bei relevanter Blutungsmenge oder klinischen Schockzeichen: Type & Screen + Erythrozytenkonzentrate bereitstellen
Medikamente	kristalloide Infusionslösung
Weiteres	bei relevanter Blutungsmenge oder klinischen Schockzeichen: Endoskopie informieren!

DIFFERENTIALDIAGNOSEN

Verdachtsdiagnose	dafür spricht …
Fistel, aortoenterisch (siehe Seite 259)	■ (massive) Hämatemesis (oft nur intermittierend) ± Meläna ■ hämodynamische Instabilität ■ Bauchschmerzen ■ Fieber ■ Z.n. Stent- oder Prothesenimplantation in der Aorta abdominalis
Mallory-Weiss-Riss (siehe Seite 22)	■ massives Erbrechen/Würgen vor Einsetzen der Hämatemesis
Ösophagusvarizen (siehe Seite 22)	■ Hämatemesis ■ hämodynamische Instabilität ■ Alkoholabhängigkeitssyndrom ■ bekannte Leberzirrhose oder Stigmata einer solchen (Aszites, Bauchglatze, Gynäkomastie, Spider naevi, Palmar-/Plantarerythem)
Pseudozyste, pankreatisch (siehe Seite 422)	■ Z.n. nekrotisierender Pankreatitis oder bekannte chronische Pankreatitis

Ulkusblutung, gastroduodenal (siehe Seite 22)	▪ Hämatemesis oder Kaffeesatzerbrechen ▪ Druck/Brennen/Schmerzen im Epigastrium oder rechten Oberbauch ▪ Übelkeit ▪ Meläna ▪ bekannte gastroduodenale Ulkuserkrankung ▪ evtl. klinische Zeichen der Anämie (weiße Fingernägel, Skleren und Gingiva) infolge eines subakuten Blutverlustes
Verätzung (Säure, Lauge) (siehe Seite 552)	▪ Ingestion von Säure oder Lauge ▪ geringe Blutungsmenge ▪ retrosternale Schmerzen
Gastritis, Ulkuserkrankung, gastroduodenal (siehe Seite 622)	▪ Druck/Brennen/Schmerzen im Epigastrium oder im rechten Oberbauch ▪ nächtliche Schmerzverstärkung ▪ Linderung der Schmerzen nach Erbrechen ▪ Erbrechen/Übelkeit ausgelöst durch Nahrungsaufnahme ▪ Risikofaktoren (z. B. bekannte Gastritis oder gastroduodenale Ulkuserkrankung, Nikotin- und/oder Alkoholabusus, regelmäßige NSAR-Einnahme, hohes Alter, Stress)
Hämobilie (siehe Fachliteratur)	▪ rechter Oberbauchschmerz ▪ Ikterus ▪ Z.n. ERCP ▪ Meläna
Magenkarzinom (siehe Fachliteratur)	▪ Druck/Völlegefühl/Schmerzen im Epigastrium ▪ Gewichtsverlust ▪ Appetitlosigkeit (insbesondere Fleischekel) ▪ Meläna ▪ klinische Zeichen der Anämie (Blässe von Haut, Fingernägeln, Skleren und/oder Zahnfleisch) ▪ evtl. tastbarer Lymphknoten supraklavikulär links
Ösophagitis (siehe Seite 420)	▪ retrosternales Brennen ▪ Odynophagie ▪ oraler Soor (V. a. Candida-Ösophagitis) ▪ Sodbrennen oder Regurgitation von Säure bzw. Mageninhalt (V. a. Refluxösophagitis)
Ösophaguskarzinom (siehe Fachliteratur)	▪ progressive Dysphagie ▪ Schluckbeschwerden für feste Nahrungen und in weiterer Folge auch Flüssigkeiten ▪ Gewichtsverlust
Refluxerkrankung, gastroösophageal (siehe Seite 625)	▪ Sodbrennen oder Regurgitation von Säure bzw. Mageninhalt (Verstärkung im Liegen, insbesondere nachts) ▪ evtl. Heiserkeit und (nächtlicher) Husten ▪ bekannte gastroösophageale Refluxerkrankung

BLUTHUSTEN

(Pflegerische) Erstmaßnahmen	
Allgemein	■ Erkrankungsschwere korrekt einschätzen ■ auf das Vorhandensein von Zeichen der respiratorischen Insuffizienz achten ■ Qualität des Hustenstosses einschätzen (Wichtig: kräftiger Hustenstoss schützt vor Asphyxie) ■ Sputum asservieren
Lagerung	Oberkörperhochlagerung
Monitoring	**Einmalig:** ■ Herzfrequenz ■ Atemfrequenz ■ nicht-invasiver Blutdruck ■ SpO_2 ■ Temperatur Kontinuierlich bei Dyspnoe, erhöhter Atemarbeit, relevanter Abweichung der Vitalparameter oder relevanter Erkrankungsschwere
12-Kanal-EKG	nein
Venenzugang	ja
Labordiagnostik	■ venöse Blutgasanalyse ■ Routinelabor ■ Zusatzröhrchen + Point-of-Care-Labor nach Rücksprache ■ bei Fieber: 2 Blutkulturen (jeweils aerob und anaerob), Sputum zur mikrobiologischen Analyse
Medikamente	bei SpO_2 <94%: Sauerstoff-Therapie

DIFFERENTIALDIAGNOSEN

(Der Grad der Lebensbedrohung richtet sich weniger nach der Ursache der Blutung, sondern vielmehr nach der Blutungsmenge.)

Verdachtsdiagnose	dafür spricht …
Arteriovenöse Malformation, pulmonal (siehe Seite 34 + Fachliteratur)	■ bekannter Morbus Osler ■ Teleangiektasien der Lippen, Mundhöhle und/oder Nase ■ häufiges Nasenbluten ■ positive Familienanamnese
Bronchuskarzinom (siehe Seite 34 + Fachliteratur)	■ prolongierter Husten ■ Nikotinabusus ■ Gewichtsverlust ■ evtl. bekanntes Bronchuskarzinom
Diffuse alveoläre Blutung (siehe Seite 453)	■ (Mikro-)Hämaturie ■ klinische Zeichen einer Glomerulonephritis (z. B. morgendliche Lid- und Gesichtsschwellung, arterielle Hypertonie) ■ Symptome einer oder bekannte rheumatologische/n Erkrankung (z. B. Goodpasture-Syndrom, Granulomatose mit Polyangiitis, systemischer Lupus erythematodes, mikroskopische Polyangiitis)

Fremdkörperaspiration (siehe Seite 34 und 316)	▪ berichtete/beobachtete Aspiration eines Fremdkörpers ▪ akuter Beginn (z. B. beim Essen) ▪ dementer Patient mit Zahnprothese ▪ bekannte Schluckstörung (z. B. Z.n. Stroke, fortgeschrittene Demenz, Z.n. Aspirationspneumonie) ▪ Z.n. Krampfanfall ▪ in- und exspiratorischer Stridor (Fremdkörper in Trachea) oder exspiratorisches monophones Giemen (Fremdkörper in Bronchus) ▪ einseitig abgeschwächtes Atemgeräusch (Fremdkörper in Bronchus)
Lungenverletzung, iatrogen (siehe Seite 34 und 326)	▪ Z.n. rezenter Bronchoskopie, Pleurapunktion, ZVK-Anlage oder Biopsie
Pneumonie/ Lungenabszess (siehe Seite 238 und 434)	▪ Fieber ▪ (einseitige) inspiratorische, feinblasige Rasselgeräusche ▪ anamnestische Hinweise auf respiratorischen Infekt (z. B. vermehrtes und/ oder missfarbenes Sputum, Husten, große Mengen faulig riechendes Sputum bei Lungenabszess) ▪ schlechter Zahnstatus und Alkoholabusus (V. a. Lungenabszess)
Pulmonalarterienembolie (siehe Seite 444)	▪ Thoraxschmerz (bei Hämoptysen häufig pleuritisch) ▪ Dyspnoe ▪ Z.n. Pulmonalarterienembolie/Beinvenenthrombose ▪ Herzfrequenz ≥100/min ▪ gestaute Jugularvenen ▪ Operation oder Immobilisierung in den letzten 4 Wochen ▪ aktive Tumorerkrankung ▪ klinische Hinweise auf Beinvenenthrombose ▪ Echokardiografie: Rechtsherzbelastung, McConnell-Zeichen
Thoraxtrauma (siehe Seite 489)	▪ entsprechende Anamnese
Tuberkulose (siehe Seite 34 + 495)	▪ bekannte Tuberkulose oder Z.n. Tuberkulose ▪ Fieber ▪ Nachtschweiß ▪ Gewichtsverlust ▪ Atemnot ▪ zervikale Lymphknotenschwellung ▪ Risikofaktoren (z. B. HIV, Herkunft aus/Aufenthalt in einem Endemiegebiet, Kontakt zu Tuberkulose-Erkrankten, Obdachlosigkeit, Gefängnisaufenthalt, Silikose, Alkoholabusus)
Antikoagulation, therapeutisch (siehe Seite 278)	▪ therapeutische Antikoagulation
Blutgerinnungsstörung, angeboren/erworben (siehe Seite 320)	▪ bekannte angeborene oder erworbene Blutgerinnungsstörung
Bronchiektasen (siehe Seite 326)	▪ Fieber ▪ chronischer produktiver Husten (typisch: maulvolle Expektoration am Morgen) ▪ exspiratorisches Giemen ▪ (Belastungs-)Dyspnoe ▪ rezidivierende pulmonale Infekte

Bronchitis, akut (siehe Seite 605)	■ Schmerzen beim Husten ■ zuvor produktiver Husten (anamnestisch missfarbenes Sputum) ■ subfebrile Temperaturen ■ Nikotinabusus ■ Symptome einer oberen Atemwegsinfektion (Halsschmerzen, Fließschnupfen, blockierte Nasenatmung)
Endometriose, pulmonal (siehe Fachliteratur)	■ Zyklus-abhängige Hämoptysen ■ Thoraxschmerz ■ Dysmenorrhö
Pseudohämoptyse	■ Blutung aus Nasopharynx oder oberem Gastrointestinaltrakt

BLUTIGER ODER SCHWARZER STUHL

(Pflegerische) Erstmaßnahmen	
Allgemein	■ Erkrankungsschwere korrekt einschätzen ■ auf das Vorhandensein von Schockzeichen achten ■ auf das Vorhandensein von Anämiezeichen achten (Blässe von Haut, Fingernägeln, Skleren und/oder Zahnfleisch) ■ Patient mit Vorlagen versorgen
Lagerung	■ Oberkörperhochlagerung ■ bei Kreislaufinstabilität: Flachlagerung
Monitoring	**Einmalig:** ■ Herzfrequenz ■ Atemfrequenz ■ nicht-invasiver Blutdruck ■ SpO_2 ■ Temperatur Kontinuierlich bei relevanter Abweichung der Vitalparameter oder relevanter Erkrankungsschwere
12-Kanal-EKG	nein
Venenzugang	ja (bei Schockzeichen: zwei möglichst großlumige Zugänge)
Labordiagnostik	■ venöse Blutgasanalyse ■ Routinelabor + zusätzliches Gerinnungsröhrchen ■ bei Anämiezeichen, Schockzeichen oder relevantem Blutverlust: Type & Screen + Erythrozytenkonzentrate bereitstellen ■ bei fehlenden offensichtlichen Blutungshinweisen: Guajak-Stuhltest durchführen
Medikamente	bei verminderter peripherer Perfusion: kristalloide Infusionslösung
Weiteres	digital-rektale Untersuchung vorbereiten

DIFFERENTIALDIAGNOSEN

Verdachtsdiagnose	dafür spricht …
Divertikelblutung (siehe Seite 24)	■ intermittierende, hellrote Hämatochezie ■ bekannte Divertikulose
Mesenterialischämie (siehe Seite 391)	■ schwerkranker Patient ■ massive abdominelle Schmerzen (unproportional zum abdominellen Untersuchungsbefund) ■ biphasischer Verlauf mit transientem „faulem Frieden“ dazwischen ■ zumeist nur geringe rektale Blutpassage ■ evtl. Vorhofflimmern oder Thrombophilie ohne orale Antikoagulation
Obere gastrointestinale Blutung, massiv (siehe Seite 22)	■ Hämatochezie ■ hämodynamische Instabilität ■ Hämatemesis (Cave: nicht obligat) ■ Risikofaktoren für obere gastrointestinale Blutung
Varizen, rektal (siehe Fachliteratur)	■ Hämatochezie ■ sichtbare oder palpierbare rektale Varize ■ bekannte Leberzirrhose oder Stigmata einer solchen (Aszites, Bauchglatze, Gynäkomastie, Spider naevi, Palmar-/Plantarerythem)

Chronisch entzündliche Darmerkrankung, Schub (siehe Seite 287)	■ bekannte chronisch entzündliche Darmerkrankung ■ (rechte Unter-)Bauchschmerzen (teilweise kolik-/krampfartig) ■ blutige Diarrhö ■ Fieber ■ Tachykardie ■ klinische Zeichen der Anämie (Blässe von Haut, Fingernägeln, Skleren und/oder Zahnfleisch)
Colitis, CMV-assoziiert (siehe Seite 285)	■ Immunsuppression (z. B. Z.n. Knochenmarktransplantation) ■ therapieresistenter Schub einer chronisch entzündlichen Darmerkrankung ■ Bauchschmerzen ■ Fieber ■ Gewichtsverlust
Colitis, ischämisch (siehe Seite 285)	■ wässrige oder blutige Diarrhö ■ (linker) Unterbauchschmerz (evtl. kolik-/krampfartig) ■ Z.n. oder chronischer Kokainkonsum ■ Z.n. rezenter kardialer Dekompensation ■ bekannte Arteriosklerose oder Z.n. Aortenaneurysma-OP
Colitis, neutropen (siehe Seite 285)	■ (rechter) Unterbauchschmerz (evtl. kolik-/krampfartig) ■ hämatoonkologische Erkrankung ■ Z.n. Chemotherapie oder bekannte Neutropenie ■ Fieber ■ Übelkeit ± Erbrechen
Dünndarmblutung (z. B. Angiodysplasie) (siehe Fachliteratur)	■ rezidivierende rektale Blutabgänge (auch Meläna) ■ klinische Zeichen der Anämie (Blässe von Haut, Fingernägeln, Skleren und/oder Zahnfleisch) ■ evtl. mit erworbener von-Willebrand-Erkrankung assoziiert (z.B. Aortenstenose)
Gastroenteritis, dysenterisch/enteroinvasiv (siehe Seite 318)	■ krampfartige abdominelle Beschwerden (Dysenterie) ■ blutige Diarrhö mit Schleim ■ häufigere, kleine Stuhlabgänge ■ Fieber + systemische Symptome ■ evtl. positive Auslandsanamnese
Koagulopathie (siehe Seite 278 + 320)	■ orale Antikoagulation ■ bekannte Koagulopathie
Polypektomie, Z.n.	■ Z.n. rezenter Polypektomie
Trauma (siehe Seite 24)	■ Z.n. Trauma oder Manipulation
Analfissur (siehe Seite 597)	■ perianale Schmerzen ■ schmerzhafte Defäkation ■ sichtbare Fissur (12 oder 6 Uhr)
Hämorrhoidalleiden (siehe Seite 630)	■ analer Pruritus ■ sicht- oder tastbare Hämorrhoidalknoten ■ anamnestisch Blutauflagerung am Stuhl und/oder am Toilettenpapier
Kolonkarzinom (siehe Fachliteratur)	■ Blut mit Stuhl vermischt ■ veränderte Stuhlgewohnheiten ■ Diarrhö und Obstipation im Wechsel ■ Gewichtsverlust ■ evtl. positive Familienanamnese
Rektumkarzinom (siehe Fachliteratur)	■ schmerzhafte Defäkation ■ Gefühl der inkompletten Defäkation ■ Blut mit Stuhl vermischt ■ Tumor/Verhärtung palpierbar

BRUSTSCHMERZEN

(Pflegerische) Erstmaßnahmen	
Allgemein	■ Erkrankungsschwere korrekt einschätzen ■ auf das Vorhandensein von Schockzeichen achten ■ auf das Vorhandensein von Zeichen der respiratorischen Insuffizienz achten ■ auf das Vorhandensein von neurologischen Defiziten achten
Lagerung	Oberkörperhochlagerung
Monitoring	**Kontinuierlich:** ■ Herzfrequenz ■ Atemfrequenz ■ nicht-invasiver Blutdruck ■ SpO_2 **Einmalig:** ■ nicht-invasiver Blutdruck (an beiden Armen messen) ■ Temperatur
12-Kanal-EKG	ja (inklusive Ableitungen V7–9 sowie V3r-V5r)
Venenzugang	ja
Labordiagnostik	■ venöse Blutgasanalyse ■ Routinelabor + Troponin T ■ Zusatzröhrchen + Point-of-Care-Labor (z. B. Troponin T, D-Dimer) nach Rücksprache
Medikamente	■ bei SpO_2 <94%: Sauerstoff-Therapie ■ bei systolischem Blutdruck >180 mmHg: Urapidil 5-mg-weise i.v. ■ bei Schmerzintensität VAS >3: Morphin 2-mg-weise i.v.
Kommentar	■ bei Schockzeichen, Rhythmusstörungen oder schlechtem Gefühl: Defi-Pads kleben ■ Ultraschallgerät bereitstellen

DIFFERENTIALDIAGNOSEN

Verdachtsdiagnose	dafür spricht …
Akutes Koronarsyndrom (ACS) (siehe Seite 240)	■ retrosternaler oder epigastrischer Schmerz/Druck ■ Dyspnoe ■ schwer lokalisierbarer Schmerz (negatives Fingerzeichen) ■ Schmerz strahlt aus (Hals, Arm, Oberbauch, Rücken) ■ Besserung Schmerz auf Nitrat, Verschlechterung durch Belastung ■ bei Diabetikern oder postmenopausalen Frauen: Dyspnoe, Übelkeit, Erbrechen, unspezifisches Unwohlsein ohne Schmerzen oder mit nur geringen Schmerzen ■ bekannte KHK bzw. kardiovaskuläre Risikofaktoren (z. B. Nikotinabusus, Diabetes, Hypercholesterinämie, Adipositas, positive Familienanamnese) ■ belastungsabhängige Thoraxschmerzen in der Anamnese ■ EKG: ST-Senkung/Hebung in zusammenhängenden Ableitungen ■ Echokardiografie: regionale Wandbewegungsstörung

Aortendissektion (siehe Seite 256)	■ zerreißender Schmerzcharakter ■ interskapulär ausstrahlend ■ Blutdruckdifferenz Arm-Arm oder Arm-Bein (>15 mmHg) ■ evtl. neurologisches Defizit und/oder Extremitätenischämie ■ Echokardiografie: Aortendissekat und/oder Perikarderguss
Pneumothorax (siehe Seite 436)	■ ipsilaterale Thoraxschmerzen (Cave: nicht obligat!) ■ einseitig abgeschwächtes/fehlendes Atemgeräusch ■ Hautemphysem ■ Bedside-Sonografie: fehlendes Pleura Gliding, Barcode-Sign und/oder Lung-Point-Nachweis ■ <50 Jahre: männlich, Raucher, Astheniker (V. a. primären Pneumothorax) ■ bekannte Lungenerkrankung (V. a. sekundären Pneumothorax) ■ Z.n. Trauma oder Punktion (z. B. ZVK, Pleurapunktion, Biopsie)
Pulmonalarterienembolie (siehe Seite 444)	■ Schmerzen retrosternal (bei zentraler Pulmonalarterienembolie) und/oder pleuritisch (bei peripherer Pulmonalarterienembolie) ■ Dyspnoe ± Husten (evtl. Hämoptysen) ■ Z.n. Pulmonalarterienembolie/Beinvenenthrombose ■ Herzfrequenz ≥100/min ■ gestaute Jugularvenen ■ OP oder Immobilisierung in den letzten 4 Wochen ■ aktive Tumorerkrankung ■ klinische Hinweise Beinvenenthrombose ■ Echokardiografie: Rechtsherzbelastung, McConnell-Zeichen
Ösophagusruptur (Boerhaave-Syndrom) (siehe Seite 421)	■ linksseitiger Thorax-/Oberbauchschmerz nach (rezidivierendem) Erbrechen ■ bekannter Alkoholabusus ■ Hämatemesis ■ Bedside-Sonografie: linksseitiger Pleuraerguss
Perikarditis (siehe Seite 426)	■ Schmerzlinderung durch Aufsitzen/Vorlehnen ■ auskultatorisches Perikardreiben ■ rezenter (viraler) Infekt ■ EKG: PR-Strecken-Senkung, ST-Hebung konkav und in anatomisch nicht-zusammenhängenden Ableitungen ■ Echokardiografie: Perikarderguss, helles Perikard
Pneumomediastinum, nicht-traumatisch (siehe Seite 433)	■ kollares Hautemphysem ■ Z.n. Bronchoskopie/Endoskopie ■ Z.n. Pressen oder Gewichtheben
Rippenfraktur/ Thoraxtrauma (siehe Seite 489)	■ Z.n. Trauma ■ Gurt-/Prellmarken ■ atemabhängige Thoraxschmerzen (V. a. Rippenkontusion/-fraktur) ■ Kompressionsschmerz (V. a. Rippenkontusion/-fraktur)
Bronchitis, akut (siehe Seite 605)	■ Schmerzen beim Husten ■ produktiver Husten ■ verfärbtes Sputum ■ erhöhte Temperatur ■ Nikotinabusus ■ Symptome einer oberen Atemwegsinfektion (Halsschmerzen, Fließschnupfen, blockierte Nasenatmung)
Herpes zoster (siehe Seite 635)	■ brennender Schmerzcharakter (früh: nur Pruritus) ■ Ausbreitung über Dermatom ■ Bläschenbildung auf erythematösem Untergrund ■ Z.n. Varizellen-Infektion oder Herpes zoster

Ösophagitis (siehe Seite 420)	■ retrosternales Brennen ■ Odynophagie ■ oraler Soor (V. a. Candida-Ösophagitis) ■ Sodbrennen oder Regurgitation von Säure bzw. Mageninhalt (V. a. Refluxösophagitis)
Ösophagusspasmus (siehe Seite 673)	■ retrosternaler, krampfartiger Schmerz ■ Globusgefühl ■ Dysphagie ■ evtl. Regurgitation ■ Z.n. Ösophagusspasmus
Panikattacke/ Hyperventilation (siehe Seite 639)	■ häufig akuter Beginn mit/ohne Trigger ■ Angst ■ Zittern ■ Herzrasen/Palpitationen ■ Atemnot ■ periorales Kribbeln ■ Kribbeln/Taubheitsgefühl in den Fingern/Händen
Pleuritis/respiratorischer Infekt (siehe Seite 683)	■ atemabhängiger Schmerz (V. a. Pleuritis) ■ selten: auskultatorisches Pleurareiben (V. a. Pleuritis) ■ klinische Zeichen eines respiratorischen Infektes (z. B. Fieber, Husten, rostbraunes Sputum, Heiserkeit)
Refluxerkrankung, gastroösophageal (siehe Seite 625)	■ Sodbrennen oder Regurgitation von Säure bzw. Mageninhalt (Verstärkung im Liegen, insbesondere nachts) ■ evtl. Heiserkeit und Husten (insbesondere nachts bzw. im Liegen) ■ Besserung innerhalb von Minuten bis <1 Stunde nach Gabe von Sucralfat ■ bekannte gastroösophageale Refluxerkrankung
Thoraxschmerz, muskuloskelettal (siehe Seite 701)	■ Bewegung oder spezifische Position als Schmerzauslöser ■ punktueller, somatischer Schmerz ■ Schmerzverstärkung durch Druck/Palpation ■ Schmerzverstärkung durch Bewegung oder spezifische Position

DOPPELBILDER

(Pflegerische) Erstmaßnahmen	
Allgemein	■ Erkrankungsschwere korrekt einschätzen ■ auf das Vorhandensein von neurologischen Ausfällen achten ■ bei Übelkeit: Nierentasse bereithalten
Lagerung	nach Patientenkomfort
Monitoring	**Einmalig:** ■ Herzfrequenz ■ Atemfrequenz ■ nicht-invasiver Blutdruck ■ SpO_2 ■ Temperatur
12-Kanal-EKG	nein
Venenzugang	nein
Labordiagnostik	nach Rücksprache

DIFFERENTIALDIAGNOSEN

Verdachtsdiagnose	dafür spricht …
Abducens-Parese (siehe Tabellenlegende)	■ Doppelbilder (insbesondere beim Blick nach außen) ■ ipsilaterales Einwärtsschielen ■ ipsilaterale Kopfdrehung (kompensatorisch)
Anticholinerges Syndrom (siehe Seite 511ff)	■ Intoxikation (z. B. Tollkirsche, Engelstrompete, Stechapfel) oder Therapie mit Atropin/Scopolamin, Antihistaminika, Opiaten, Serotonin-Reuptake-Hemmer oder anderen Medikamenten ■ Tachykardie ■ Agitation/Unruhe oder Somnolenz/Stupor ■ Mydriasis ■ trockene warme Haut ■ Fieber ■ Harnverhalt ■ Visusminderung/verschwommenes Sehen
Botulismus (siehe Seite 401)	■ beidseitige Ptose ■ Ophthalmoplegie ■ nicht-blutige Diarrhö ■ absteigende Lähmungen ■ Übelkeit ± Erbrechen ■ Z.n. Verzehr suspekter Nahrungsmittel (z. B. abgelaufene Konserven) oder i.v. Drogenabusus
Carotis-Sinus-cavernosus-Fistel (siehe Seite 281)	■ Augen-/Kopfschmerzen ■ ipsilateral gerötetes Auge mit ausgeprägter konjunktivaler Injektion ■ Tränen ■ ipsilateral pulsierender Exophthalmus ■ pulsatiler Tinnitus ■ Visusminderung ■ Ausfälle Hirnnerven III, IV und VI
Hypophysenapoplex (siehe Seite 356)	■ bitemporale homonyme Hemianopsie ■ Okulomotoriusparese ■ bekanntes Hypophysenadenom ■ (evtl. akuter) retrobulbärer oder frontaler Kopfschmerz

Intoxikation/ Medikamenteneinnahme (siehe Seite 511ff)	▪ stattgehabter Alkoholabusus ▪ stattgehabte Einnahme von Sedativa oder zentral-dämpfenden Medikamenten ▪ stattgehabte Verabreichung/Einnahme von anticholinergen Medikamenten/ Toxinen ▪ stattgehabte Applikation eines Mydriatikums (topisch oder systemisch)
Miller-Fisher-Syndrom (siehe Seite 401)	▪ Ophthalmoplegie ▪ Ataxie ▪ Areflexie ▪ progredienter Beginn ▪ evtl. weitere Hirnnervenausfälle ± periphere Schwäche ▪ Z.n. Infektion (viral > bakteriell)
Myasthenia gravis (siehe Seite 401)	▪ beidseitige Ptose ▪ Schwäche der Kopfhalte- und proximalen Extremitätenmuskulatur ▪ rasche Ermüdbarkeit ▪ Muskelkraft morgens besser, abends schlechter
Okulomotoriusparese (siehe Tabellenlegende)	▪ Doppelbilder beim Blick nach oben/innen ▪ ipsilaterales Auswärtsschielen ▪ ipsilaterale Mydriasis ▪ erhaltene direkte, aber ausgefallene indirekte Lichtreaktion ▪ einseitige Ptose (bei kompletter Parese) ▪ ipsilaterale Bulbusdeviation nach außen/unten (bei kompletter Parese)
Sinus-cavernosus-Thrombose (siehe Seite 473)	▪ Fieber ▪ Kopfschmerzen ▪ rote/s Auge/n ▪ Exophthalmus/periorbitale Schwellung (auch beidseitig) ▪ Visusminderung ▪ Hirnnervenausfälle (z. B. Nervus abducens) ▪ Hautinfektion im Gesichtsbereich, Sinusitis oder Otitis
Trochlearis-Parese (siehe Tabellenlegende)	▪ Doppelbilder beim Blick nach unten/innen (z. B. beim Lesen oder Treppensteigen, V. a. abwärts) ▪ ipsilaterales Einwärtsschielen ▪ ipsilaterale Kopfdrehung (kompensatorisch)
Multiple-Sklerose-Schub (siehe Fachliteratur)	▪ bekannte Multiple Sklerose ▪ evtl. begleitend andere Hirnnervendysfunktionen oder neurologische Ausfälle ▪ evtl. auslösende Akuterkrankung (z. B. Infektion)
Orbitabodenfraktur (siehe Seite 321)	▪ Z.n. Trauma ▪ Schmerzen periorbital ▪ Lidschwellung ▪ Monokelhämatom ▪ Enophthalmus ▪ Augenmotilitätsstörung
Wernicke-Enzephalopathie (siehe Seite 505)	▪ chronischer Alkoholabusus oder Malabsorptionssyndrom ▪ Mangelernährung ▪ okuläre Symptome (z. B. Nystagmus, Doppelbilder, Anisokorie) ▪ zerebelläre Dysfunktion (z. B. Ataxie, ataktischer Gang) ▪ Vigilanzveränderung oder verminderte Gedächtnisleistung

Achtung! Mögliche Ursachen von (isolierten) Hirnnervenausfällen:

- Schlaganfall, Hirnstamm (siehe Seite 463)
- Pseudotumor cerebri (typisch: isolierte Abducens-Parese) (siehe Fachliteratur)
- Sinusvenenthrombose, zerebral (siehe Seite 474)
- Meningitis/Enzephalitis (siehe Seite 387)
- Hypophysenapoplex (siehe Seite 356)
- symptomatisches Aneurysma der Arteria communicans anterior oder posterior (siehe Seite 480)

DURCHFALL, AKUT

(Pflegerische) Erstmaßnahmen	
Allgemein	■ Erkrankungsschwere korrekt einschätzen ■ auf das Vorhandensein von Dehydratationszeichen achten ■ bei Übelkeit: Nierentasse bereithalten
Lagerung	nach Patientenkomfort
Monitoring	**Einmalig:** ■ Herzfrequenz ■ Atemfrequenz ■ nicht-invasiver Blutdruck ■ SpO_2 ■ Temperatur Kontinuierlich bei relevanter Abweichung der Vitalparameter oder relevanter Erkrankungsschwere
12-Kanal-EKG	nein
Venenzugang	bei Übelkeit ± Erbrechen, Dehydratationszeichen oder relevanter Erkrankungsschwere: ja
Labordiagnostik	■ venöse Blutgasanalyse ■ Routinelabor ■ Stuhl asservieren
Medikamente	■ bei Dehydratationszeichen: kristalloide Infusionslösung ■ bei Übelkeit ± Erbrechen: Antiemetika (z. B. Ondansetron 4 mg i.v.)

Leitsymptome + Erstmaßnahmen 2

DIFFERENTIALDIAGNOSEN

Verdachtsdiagnose	dafür spricht …
Megakolon, toxisch (siehe Seite 287 + 301)	■ wässrige oder blutige Diarrhö ■ schwerkranker Patient ■ stark geblähtes Abdomen ■ Bauchschmerzen ■ reduzierte, fehlende Darmgeräusche ■ Fieber ■ Tachykardie ■ bekannte chronisch entzündliche Darmerkrankung (z. B. Morbus Crohn) oder Z.n./b. Antibiotikatherapie
Botulismus (siehe Seite 401)	■ nicht-blutige Diarrhö ■ Übelkeit ± Erbrechen ■ beidseitige Ptose ■ Ophthalmoplegie + Doppelbilder ■ absteigende Lähmungen ■ Z.n. Verzehr suspekter Nahrungsmittel (z. B. abgelaufene Konserven)
Chronisch entzündliche Darmerkrankung, Schub (siehe Seite 287)	■ schleimig-blutige Diarrhö ■ zentrale Bauchschmerzen (oder rechter Unterbauch) ■ Tachykardie ■ Fieber ■ bekannte chronisch entzündliche Darmerkrankung

Colitis, CMV-assoziiert (siehe Seite 285)	■ Immunsuppression (z. B. Z.n. Knochenmarktransplantation) ■ therapieresistenter Schub einer chronisch entzündlichen Darmerkrankung ■ blutige Diarrhö bis Hämatochezie ■ Bauchschmerzen ■ Fieber ■ Gewichtsverlust
Colitis, ischämisch (siehe Seite 285)	■ wässrige oder blutige Diarrhö ■ (linker) Unterbauchschmerz (evtl. kolik-/krampfartig) ■ Z.n. oder chronischer Kokainkonsum ■ Z.n. rezenter kardialer Dekompensation ■ bekannte Arteriosklerose oder Z.n. Aortenaneurysma-OP
Colitis, neutropen (siehe Seite 285)	■ wässrige oder blutige Diarrhö ■ (rechter) Unterbauchschmerz (evtl. kolik-/krampfartig) ■ hämatoonkologische Erkrankung ■ Z.n. Chemotherapie oder bekannte Neutropenie ■ Fieber ■ Übelkeit ± Erbrechen
Divertikulitis (siehe Seite 471)	■ linker Unterbauchschmerz (kolikartig) ■ lokale Abwehrspannung ■ Fieber ■ Übelkeit ± Erbrechen
Enterocolitis, pseudomembranös (siehe Seite 301)	■ linker Unterbauchschmerz (evtl. kolik-/krampfartig) ■ geblähtes Abdomen ■ schleimige oder wässrige, übel riechende Diarrhö ■ Fieber ■ Übelkeit ± Erbrechen ■ rezente (in den letzten 60 Tagen) oder laufende Antibiotikatherapie ■ rezenter (>3 Tage) oder aktueller Krankenhausaufenthalt ■ Z.n. pseudomembranöser Enterocolitis (V. a. Rezidiv)
Graft-vs-Host-Erkrankung, akut (siehe Seite 324)	■ Z.n. allogener Stammzell- oder Knochenmarktransplantation ■ wässrige Diarrhö ■ makulopapulöses Exanthem (beginnend distal an den Extremitäten mit zentripetaler Ausbreitung) ■ Erythrodermie ■ Pruritus ■ kolikartige Bauchschmerzen ■ Fieber ■ evtl. Ikterus
Intoxikation, Schwermetalle (siehe Seite 576)	■ roter, nicht-blutiger Harn ■ mögliche Schwermetallexposition (z. B. Blei, Eisen, Arsen, Quecksilber) ■ (zumeist) prolongierte Symptomatik ■ Müdigkeit ■ Konzentrationsschwäche ■ Übelkeit ± Erbrechen ■ Bauchschmerzen ■ Gewichtsverlust ■ klinische Hinweise auf Anämie (z. B. blasse Fingernägel bzw. Handlinien, weiße Skleren, weißes Zahnfleisch) ■ Mees-Linien der Fingernägel (z. B. Arsen, Thallium)

Appendizitis (siehe Seite 260)	■ nicht-blutige Diarrhö ■ Schmerz initial zentral, dann im rechten Unterbauch ■ Abwehrspannung im rechten Unterbauch ■ Appetitlosigkeit ■ Übelkeit ± Erbrechen ■ Fieber
Diarrhö, Antibiotika-assoziiert (siehe Seite 609)	■ nicht-blutige Diarrhö ■ Z.n. rezenter oder laufende Antibiotikatherapie ■ geringer Krankheitsschweregrad
Diarrhö, Medikamenten-assoziiert (siehe Fachliteratur)	■ nicht-blutige Diarrhö ■ geringer Krankheitsschweregrad ■ Einnahme potenziell auslösender Medikamente (z. B. Laxantien, Magnesium, Protonenpumpenhemmer, Chemotherapie, NSAR)
Gastroenteritis, dysenterisch/ enteroinvasiv (siehe Seite 318)	■ krampfartige Bauchschmerzen (Dysenterie) ■ schleimige oder blutige Diarrhö ■ häufige, kleinere Stuhlabgänge ■ Fieber + systemische Symptome ■ evtl. positive Auslandsanamnese
Gastroenteritis, nicht-dysenterisch (siehe Seite 624)	■ zentraler Bauchschmerz (auch kolik-/krampfartig) ■ Übelkeit und Erbrechen ■ nicht-blutige Diarrhö ■ „quatschender Bauch“ bei Palpation ■ gesteigerte Darmgeräusche ■ mehrere Seniorenheimbewohner betroffen (V. a. Norovirus!)
Kolonkarzinom (siehe Fachliteratur)	■ nicht-blutige Diarrhö und Obstipation im Wechsel ■ veränderte Stuhlgewohnheiten ■ Gewichtsverlust ■ höheres Alter (>50 Jahre) ■ positive Familienanamnese ■ evtl. rektale Blutung
Nahrungsmittelvergiftung (siehe Seite 624)	■ akuter (<6 Stunden) Beginn nach Verzehr suspekter Nahrungsmittel ■ ausgeprägte Übelkeit + Erbrechen ■ krampfartige Bauchschmerzen ■ evtl. auch andere Personen betroffen
Reisediarrhö (siehe Seite 624)	■ wässrige Diarrhö ■ positive Auslandsanamnese ■ Übelkeit

FIEBER (>37,2°C)

(Pflegerische) Erstmaßnahmen	
Allgemein	■ Erkrankungsschwere korrekt einschätzen ■ auf das Vorhandensein von Schockzeichen achten ■ nach Infektionsfokus suchen (z. B. Inspektion der Haut beim Entkleiden, Husten oder Gelenkschmerzen/-schwellung beachten) ■ auf das Vorhandensein von Begleitsymptomen achten (z. B. feinschlägiger Tremor, neurologisches Defizit)
Lagerung	nach Patientenwunsch
Monitoring	**Einmalig:** ■ Herzfrequenz ■ Atemfrequenz ■ nicht-invasiver Blutdruck ■ SpO_2 ■ Temperatur Kontinuierlich bei relevanter Abweichung der Vitalparameter oder relevanter Erkrankungsschwere
12-Kanal-EKG	erst nach Rücksprache
Venenzugang	bei relevanter Erkrankungsschwere: ja
Labordiagnostik	■ venöse Blutgasanalyse ■ Routinelabor ■ Harn asservieren (bei passender Symptomatik: Harnstreifen/-status ± Harnkultur) ■ bei relevanter Erkrankungsschwere: 2 Blutkulturen (jeweils aerob und anaerob) + Kulturen vom vermuteten Infektionsfokus (z. B. Sputum, Harn, Wunde) ■ Zusatzröhrchen + Point-of-Care-Labor nach Rücksprache
Medikamente	■ Patient unwohl oder schockiert: Antipyretika i.v. (z. B. Paracetamol) ■ bei verminderter peripherer Perfusion: kristalloide Infusionslösung
Weiteres	**qSOFA Punktezahl erheben:** Sepsisverdacht bei ≥2 Punkten

Atemfrequenz ≥22 bpm	1 Punkt
systolischer Blutdruck ≤100 mmHg	1 Punkt
Glasgow Coma Scale <15 Punkte	1 Punkt

DIFFERENTIALDIAGNOSEN

Verdachtsdiagnose	dafür spricht …
Anstrengungs-Hitzschlag (siehe Seite 36)	■ Temperatur >40°C ■ körperliche Aktivität in der Hitze ■ profuses Schwitzen ■ quantitative Bewusstseinsstörung
Hitzschlag, klassisch (siehe Seite 36)	■ Temperatur >40°C ■ Hitzeexposition ohne körperliche Anstrengung ■ geringe oder fehlende Schweißproduktion ■ quantitative Bewusstseinsstörung ■ hohes Alter oder neurologische Störung

Intoxikation (siehe Seite 511ff)	■ Intoxikation mit Amphetaminen oder Kokain ■ Salicylatintoxikation ■ sekundär nach Einnahme von MDMA (Ecstasy) oder Halluzinogenen
Malignes Neuroleptika-Syndrom (siehe Seite 399)	■ Therapie oder Intoxikation mit hochpotenten Neuroleptika ■ qualitative Vigilanzstörung (z. B. Agitation, Delirium; im Verlauf quantitative Vigilanzstörung) ■ Tremor ■ Parkinson-ähnliche Muskelrigidität (untere > obere Extremitäten) ■ Fieber ■ autonome Dysfunktion (arterielle Hypertonie, stark schwankende Blutdruckwerte und Herzfrequenz, Rhythmusstörungen, Diaphorese, Hypersalivation)
Meningitis/Enzephalitis (siehe Seite 387)	■ Kopfschmerzen ■ Nackensteifigkeit ■ positives Kernig und/oder Brudzinski-Zeichen ■ Photo-/Phonophobie ■ quantitative oder qualitative Bewusstseinsstörung ■ fokale Ausfälle (z.B. Aphasie) (V.a. Enzephalitis) ■ Petechien/Purpura (V. a. Meningokokken-Sepsis)
Pankreatitis, akut (siehe Seite 422)	■ Übelkeit ± Erbrechen ■ epigastrale, gürtelförmige in den Rücken ausstrahlende Bauchschmerzen (evtl. krampfartig) ■ abdominelle Umfangzunahme ■ Schmerzlinderung durch Aufsitzen/Vorlehnen ■ Tachykardie ■ Risikofaktoren vorhanden (z. B. bekannter Alkoholabusus, Gallensteinleiden oder Z.n. ERCP) ■ Cullen-, Grey-Turner- und/oder Fox-Zeichen
Sepsis (siehe Seite 64)	■ Infektanamnese ■ Infektfokus ■ Hinweise auf Organdysfunktion inklusive Schock ■ qSOFA positiv (≥2 von folgenden Parametern: systolischer Blutdruck ≤100 mmHg, Atemfrequenz ≥22/min, Vigilanzveränderung)
Thrombotische Mikroangiopathie (siehe Seite 491)	■ qualitative oder quantitative Bewusstseinsstörung ■ weitere neurologische Defizite (z. B. Hemiparese, Parästhesien, Visusminderung, Aphasie) und/oder Z.n. Krampfanfall ■ Petechien bis pupuröse Läsionen ■ hämolytischer Harn
Thyreotoxische Krise (siehe Seite 493)	■ Morbus Basedow, Struma, Schilddrüsenknoten oder Kontrastmittel-/Amiodaron-Exposition bei bekannter Hyperthyreose/Thyreoiditis ■ Tachykardie (häufig Vorhofflimmern) ■ Diarrhö ■ feinschlägiger Tremor ■ Schwitzen ■ qualitative oder quantitative Bewusstseinsstörung
ZNS-Pathologie, akut (z. B. ZNS-Infekt, intrazerebrale Blutung)	■ Kopfschmerzen ■ neurologisches Defizit ■ Z.n. Krampfanfall ■ qualitative oder quantitative Bewusstseinsstörung

Anticholinerges Syndrom (siehe Seite 511ff)	▪ Intoxikation (z. B. Tollkirsche, Engelstrompete, Stechapfel) oder Therapie mit Atropin/Scopolamin, Antihistaminika, Opiaten, Serotonin-Reuptake-Hemmer oder anderen Medikamenten ▪ Tachykardie ▪ Agitation/Unruhe oder Somnolenz/Stupor ▪ Mydriasis ▪ Doppelbilder ▪ Visusminderung/verschwommenes Sehen ▪ trockene, warme Haut ▪ Harnverhalt
Autoimmunerkrankung	▪ V. a. oder bekannte Autoimmunerkrankung (inklusive rheumatologische Erkrankung) (siehe Seite 453) ▪ Z.n. Organtransplantation (V. a. Abstoßungsreaktion) (siehe Seite 417)
Dehydratation (siehe Seite 293)	▪ trockene, evtl. verborkte Schleimhäute (fehlender Speichelsee in der gingivolabialen Falte, Längsfurchung der Zunge) ▪ trockene Haut ▪ verminderter Hautturgor (gilt nur bei jüngeren Patienten) ▪ Tachykardie ▪ orthostatische Symptome (z. B. Z.n. Synkope) ▪ subfebrile Temperaturen (<38°C) ▪ Oligurie/Anurie ▪ qualitative oder quantitative Bewusstseinsstörung (bei älteren Patienten) ▪ erhöhter Flüssigkeitsverlust (z. B. Diarrhö, Diuretika) oder verminderte Flüssigkeitszufuhr (z. B. Demenz, Pflegeabhängigkeit)
Delirium tremens (siehe Seite 592)	▪ Alkoholabhängigkeitssyndrom ▪ rezenter (<24–48 Stunden) Alkoholentzug ▪ grobschlägiger Tremor ▪ autonome Instabilität mit gesteigerter Sympathikusaktivität (Tachykardie, Hypertonie, profuses Schwitzen) ▪ Z.n. Krampfanfall ▪ qualitative oder quantitative Bewusstseinsstörung
Infektion, akut	▪ Infektanamnese ▪ Infektfokus ▪ evtl. Immunsuppression
Infektion, chronisch	▪ Fieber ▪ Nachtschweiß ▪ Gewichtsabnahme ▪ V. a. Tuberkulose: Husten + Exposition (z. B. Gefängnis, Obdachlosigkeit), Herkunftsland (z. B. Endemiegebiet), positiver HIV-Status, Silikose
Pulmonalarterienembolie/ Thrombose (siehe Seite 444 + 706)	▪ V. a. oder bestätigte Pulmonalarterienembolie oder Thrombose
Serotonin-Syndrom (siehe Seite 467)	▪ Intoxikation mit/Einnahme von serotonergen Substanzen ▪ rascher (<24 Stunden) Beginn nach Medikamenteneinnahme/Intoxikation ▪ Agitation, Unruhe ▪ Verwirrtheit ▪ (Opso-)Klonus ▪ Hyperreflexie bis Rigidität ▪ Tachykardie ▪ Diarrhö

Steatohepatitis, alkoholisch (siehe Seite 374)	■ chronischer Alkoholabusus ■ rechte Oberbauchschmerzen ■ Ikterus ■ Gewichtsverlust ■ Übelkeit ± Erbrechen
Störung, metabolisch	■ Ketoazidose (siehe Seite 341) ■ Gicht (siehe Seite 628) ■ Porphyrie (siehe Seite 437) ■ Urämie (siehe Seite 408) ■ familiäres Mittelmeerfieber (siehe Fachliteratur)
Drug Fever (siehe Fachliteratur)	■ neue Medikamenteneinnahme ■ Ausschlussdiagnose
Fieber unklaren Ursprungs (siehe Fachliteratur)	■ Ausschlussdiagnose
Impfreaktion (siehe Seite 644)	■ Z.n. Impfung in den letzten 24–72 Stunden ■ Schüttelfrost ■ Myalgien ■ Arthralgien ■ Kopfschmerzen
Malignom (siehe Fachliteratur)	■ Gewichtsverlust ■ Nachtschweiß ■ V. a. oder bekanntes Malignom ■ V. a. oder bekanntes hämatologisches Malignom (z. B. Leukämie, Lymphom)

ZUSÄTZLICHE DIFFERENTIALDIAGNOSEN BEIM TROPENRÜCKKEHRER

(zusätzlich zu oben genannten Fieberursachen)

Verdachtsdiagnose	dafür spricht …
Fieber, viral hämorrhagisch (siehe Fachliteratur) **ISOLATION!**	■ typische Inkubationszeit <3 Wochen ■ Rückkehr aus Risikogebiet ■ Schüttelfrost ■ Kopfschmerzen ■ Myalgien ■ Konjunktivitis ■ Pharyngitis ■ gastrointestinale Symptome ■ Spätphase: Petechien, gastrointestinale und Schleimhautblutungen
Malaria (siehe Seite 385)	■ typische Inkubationszeit <3 Wochen (länger bei non-falciparum-Formen oder ineffektiver Malaria-Prophylaxe) ■ Schüttelfrost ■ Myalgien ■ Splenomegalie ■ unspezifische gastrointestinale Symptome ■ Vigilanzminderung (V. a. schwere Malaria)
Pest (siehe Fachliteratur) **ISOLATION!**	■ typische Inkubationszeit <3 Wochen ■ Z.n. Flohbiss oder Kontakt mit infizierten Tieren (z. B. tote Hasen, Murmeltiere, Nagetiere) ■ Lymphknotenbefall: Kopfschmerzen, Lymphadenitis ■ pulmonal: Kopfschmerzen, Husten, Dyspnoe ■ Sepsis: Bauchschmerzen, Blutungsneigung, Hautnekrosen

Tollwut (siehe Fachliteratur)	▪ typische Inkubationszeit >3 Wochen (abhängig vom Abstand zwischen Bisslokalisation und Kopf) ▪ Z.n. Hunde-, Affen- oder Fledermausbiss ▪ Fieber ▪ Hydrophobie ▪ Hypersalivation ▪ Reizbarkeit, Persönlichkeitsveränderung, Aggressivität ▪ Halluzinationen ▪ Krampfanfälle ▪ quantitative Bewusstseinsstörung
Amöbiasis (siehe Fachliteratur)	▪ typische Inkubationszeit <3 Wochen ▪ Z.n. Konsum von verunreinigtem Wasser sowie ungewaschenem Obst oder Gemüse ▪ (krampfartige) Bauchschmerzen ▪ schleimige oder blutige Durchfälle ▪ rechte Oberbauchschmerzen
Dengue-Fieber (DDx: Chikungunya- oder Zika-Fieber) (siehe Seite 295)	▪ typische Inkubationszeit <3 Wochen ▪ frontale/retrobulbäre Kopfschmerzen ▪ Erythem oder makulopapulöses Exanthem ▪ Pruritus (V. a. Zika) ▪ Myalgien ▪ Knochenschmerzen ▪ Arthralgien (V. a. Chikungunya) ▪ Konjunktivitis (V. a. Zika) ▪ Pharyngitis ▪ Übelkeit ± Erbrechen
Hepatitis, viral akut (siehe Seite 327)	▪ typische Inkubationszeit >3 Wochen ▪ Ikterus ▪ rechter Oberbauchschmerz ▪ dunkler Harn ▪ Übelkeit ± Erbrechen ▪ Müdigkeit ▪ subfebrile Temperaturen ▪ Arthralgien ± Myalgien ▪ Diarrhö
Leptospirose (siehe Fachliteratur)	▪ typische Inkubationszeit <3 Wochen ▪ Z.n. Exposition in stehendem Gewässer, Schlamm oder Erde ▪ Schüttelfrost ▪ Kopfschmerzen ▪ makulopapulöses Exanthem ▪ Myalgien ▪ Konjunktivitis ▪ Husten (manchmal Hämoptysen) (bei 10%: Morbus Weil) ▪ Dyspnoe (bei 10%: Morbus Weil) ▪ Ikterus (bei 10%: Morbus Weil)
Melioidose, pulmonal (siehe Fachliteratur)	▪ typische Inkubationszeit <3 Wochen ▪ Rückkehr aus Südostasien oder Nordaustralien ▪ trockener Husten ▪ Dyspnoe ▪ Immunschwäche (z. B. Diabetes mellitus, Alkoholabusus, Immunsuppressiva, zystische Fibrose)

Rickettsiose (siehe Fachliteratur)	▪ typische Inkubationszeit <3 Wochen ▪ Z.n. Zeckenstich ▪ Escharbildung (schwarze Hautnekrose mit perifokalem Erythem) ▪ Kopfschmerzen ▪ Myalgien ▪ zentrifugales, makulopapulöses Exanthem
Schistosomiasis, akut (Bilharziose) (siehe Fachliteratur)	▪ typische Inkubationszeit >3 Wochen ▪ Z.n. Süßwasserkontakt ▪ Husten ▪ Urtikaria ▪ Exanthem ▪ gastrointestinale Symptome
Typhus (siehe Fachliteratur)	▪ typische Inkubationszeit <3 Wochen ▪ Fieberkontinua ▪ relative Bradykardie ▪ Bauchschmerzen ohne Abwehrspannung ▪ Obstipation ▪ Z.n. Diarrhö ▪ rötlich, rosafarbene Flecken (2–3 mm) am Stamm

DIAGNOSTISCHE ABKLÄRUNG VON FIEBER BEIM TROPENRÜCKKEHRER (ZUSÄTZLICH ZUR DIAGNOSTIK DER TYPISCHEN FIEBERURSACHEN)

Fieber beim Tropenrückkehrer?

JA ↓

Ausschluss lebensbedrohlicher Fieberursachen (insbesondere Malaria)

- **Routinelabor + visuelles Differentialblutbild**[1]
- **Malariaschnelltest + dicker Tropfen**[2]
- **evtl. spezifische Diagnostik bei entsprechender Verdachtsdiagnose**

↓

Erkennen und Isolieren von Patienten mit hochkontagiösen Erkrankungen (z. B. viral hämorrhagische Fieberarten)

- **V. a. Arboviruserkrankung: Dengue (NS1 Ag, IgM, PCR), Chikungunya (PCR), Zika (PCR)**
- **V. a. Rickettsiose, Schistosomiasis oder Leptospirose: PCR + Serologie**
- **V. a. Typhus: Blutkultur**
- **V. a. Amöbiasis: Stuhlkultur + PCR (Stuhl) + Serologie**
- **V. a. Melioidose: Blut-, Sputum- + Harnkultur**
- **V. a. Hepatitis A: Serologie**
- **V. a. Tollwut: Antigennachweis (Speichel), PCR (Speichel + Liquor), Serologie (Blut + Liquor)**
- **V. a. Pest: Blutkultur, Antigennachweis + PCR (Blut + Sputum + Lymphknotenbiopsie)**
- **evtl. spezifische Diagnostik bei entsprechender Verdachtsdiagnose**

[1] Eosinophilie als Hinweis auf parasitäre Infektion; atypische Lymphozyten als Hinweis auf Virusinfektion.
[2] Zum Ausschluss von Malaria sind mindestens ein negativer Schnelltest UND eine unauffällige Mikroskopie (dicker Tropfen) erforderlich! Bei weiter bestehendem Verdacht: Wiederholung der Malariadiagnostik nach 8–12 Stunden.

DIFFERENTIALDIAGNOSEN FIEBERURSACHEN NACH REISEGEBIET

Reisegebiet	Häufig	Manchmal	Selten
Australien		▪ Dengue-Fieber ▪ Rickettsiose ▪ Q-Fieber	▪ Melioidose
Mittlerer Osten, Nordafrika		▪ Brucellose ▪ Q-Fieber ▪ Zika-Fieber	▪ Leishmaniose
Nordamerika		▪ Borreliose ▪ Rickettsiose	▪ Histoplasmose ▪ Blastomykose ▪ Kokzidioidomykose
Osteuropa und Skandinavien		▪ Borreliose	▪ Frühsommer-Meningoenzephalitis ▪ Hanta-Virus-Infektion ▪ Tularämie
Sub-Sahara Afrika	▪ Malaria ▪ HIV-Primärinfektion ▪ Rickettsiose	▪ Dengue-Fieber ▪ Typhus ▪ Meningitis ▪ Schistosomiasis ▪ Amöben-Infektion ▪ Brucellose	▪ Trypanosomiasis ▪ Leishmaniose ▪ Enzephalitis ▪ viral hämorrhagisches Fieber
Süd- und Zentralamerika	▪ Malaria ▪ Dengue-Fieber ▪ Typhus	▪ Brucellose ▪ Leptospirose ▪ Zika-Fieber ▪ Histoplasmose ▪ Parakozidioidomykose	▪ Trypanosomiasis ▪ Hanta-Virus-Infektion ▪ Gelbfieber
Süd- und Zentralasien	▪ Malaria ▪ Dengue-Fieber ▪ Typhus	▪ Chikungunya-Fieber ▪ Leishmaniose	▪ Rickettsiose ▪ Enzephalitis ▪ viral hämorrhagisches Fieber
Südostasien	▪ Malaria ▪ Chikungunya-Fieber ▪ Dengue-Fieber ▪ Typhus	▪ Leptospirose ▪ Melioidose	▪ Hanta-Virus-Infektion ▪ Enzephalitis ▪ Rickettsiose ▪ Tsutsugamushi-Fieber

Literatur:

Fever in the returning traveller. Wilkinson IB, et al. Oxford Handbook of Clinical Medicine, Oxford University Press. Oxford. 2017; 414.

Neumayr A, et al. Fieber bei Reiserückkehrern. Swiss Med Forum 2018; 18:345–354.

FLANKENSCHMERZEN

(Pflegerische) Erstmaßnahmen	
Allgemein	▪ Erkrankungsschwere korrekt einschätzen ▪ auf das Vorhandensein von Schockzeichen achten ▪ bei Übelkeit: Nierentasse bereithalten
Lagerung	nach Patientenkomfort
Monitoring	**Einmalig:** ▪ Herzfrequenz ▪ Atemfrequenz ▪ nicht-invasiver Blutdruck (an beiden Armen messen) ▪ SpO_2 ▪ Temperatur Kontinuierlich bei relevanter Abweichung der Vitalparameter oder relevanter Erkrankungsschwere
12-Kanal-EKG	bei Oberbauchschmerzen: ja
Venenzugang	bei relevanter Erkrankungsschwere: ja
Labordiagnostik	▪ venöse Blutgasanalyse ▪ Routinelabor + Amylase/Lipase ▪ Harnstreifen/-status ▪ Zusatzröhrchen nach Rücksprache
Medikamente	▪ bei VAS >3: intravenöse Analgesie (z. B. Metamizol 1 g KI) ▪ bei Übelkeit: Antiemetika (z. B. Ondansetron 4 mg i.v.)

DIFFERENTIALDIAGNOSEN

Verdachtsdiagnose	dafür spricht …
Aortenaneurysma/ -dissektion, abdominell (siehe Seite 272)	▪ hohes Alter ▪ Schmerzausstrahlung in Rücken, Flanke oder Leiste ▪ Umfangzunahme Abdomen ▪ Z.n. Synkope und/oder arterielle Hypotonie ▪ klinische Zeichen des hämorrhagischen Schocks ▪ Nikotinabusus ▪ Bedside-Sonografie: erweiterte Bauchaorta, evtl. freie intraabdominelle Flüssigkeit ▪ bekanntes Bauchaortenaneurysma
Milzruptur, spontan (siehe Seite 393)	▪ akuter Schmerz in der linken Flanke und/oder im linken oberen Quadranten ▪ Ausstrahlung in linke Schulter ▪ bekannte hämatologische Erkrankung oder Z.n./b. Virusinfektion (z. B. infektiöse Mononukleose) ▪ Bedside-Sonografie: freie intraabdominelle Flüssigkeit
Ösophagusruptur (Boerhaave-Syndrom) (siehe Seite 421)	▪ inksseitiger Thorax-/Oberbauchschmerz nach (rezidivierendem) Erbrechen ▪ bekannter Alkoholabusus ▪ Hämatemesis ▪ Bedside-Sonografie: linksseitiger Pleuraerguss

Pankreatitis, akut (siehe Seite 422)	■ Übelkeit ± Erbrechen ■ epigastrale, gürtelförmige in Rücken ausstrahlende Bauchschmerzen (evtl. krampfartig) ■ Schmerzlinderung durch Aufsitzen/Vorlehnen ■ abdominelle Umfangzunahme ■ Fieber ■ Tachykardie ■ Risikofaktoren vorhanden (z. B. Alkoholabusus, Gallensteinleiden oder Z.n. ERCP) ■ Cullen-, Grey-Turner- oder Fox-Zeichen
Retroperitoneales Hämatom, spontan (siehe Seite 278)	■ orale Antikoagulation oder Blutungsdiathese ■ Schmerzen bei Hüftgelenksextension ■ Bauchschmerzen und -umfangzunahme ■ klinische Zeichen des hämorrhagischen Schocks
Cholesterinembolie-Syndrom (siehe Seite 283)	■ netzförmige, purpuröse Hautzeichnungen an den unteren Extremitäten (Livedo racemosa) ■ schwere Arteriosklerose oder Z.n. Angiografie bzw. Aortenintervention ■ schmerzhafte, blau verfärbte Zehen ■ Oligurie/Anurie
Milzinfarkt (siehe Seite 392)	■ akuter Beginn ■ linksseitiger Flankenschmerz ■ Vorhofflimmern oder Thrombophilie ohne orale Antikoagulation oder V. a. Endokarditis
Niereninfarkt/ Nierenvenenthrombose (siehe Seite 407 + 413)	■ akuter Beginn ■ (Mikro-)Hämaturie ■ Vorhofflimmern oder Thrombophilie ohne orale Antikoagulation oder V. a. Endokarditis
Nierentrauma (siehe Seite 273)	■ entsprechende Anamnese
Nierenzystenruptur (siehe Fachliteratur)	■ bekannte Nierenzysten ■ akuter Schmerzbeginn ■ evtl. Z.n. (Bagatell-)Trauma ■ evtl. hämodynamische Instabilität bis hämorrhagischer Schock
Pyelonephritis (siehe Seite 449)	■ Klopfdolenz costovertebrales Dreieck ■ Fieber ± Schüttelfrost ■ Übelkeit ± Erbrechen ■ evtl. Dysurie + Pollakisurie
Diskusprolaps/ Foramenstenose (siehe Seite 656)	■ akuter Beginn mit Schmerzausstrahlung von der LWS in ein oder beide Beine ■ Schmerzverstärkung beim Husten ■ sensorische oder motorische Ausfälle ■ abgeschwächte Patellar- oder Achillessehnenreflexe ■ Harnverhalt oder Inkontinenz ■ Reithosenanästhesie (= Cauda-equina-Syndrom) ■ positives Lasegue-Zeichen
Herpes zoster (siehe Seite 635)	■ brennender Schmerzcharakter (früh: nur Pruritus) ■ Ausbreitung über Dermatom ■ Bläschenbildung auf erythematösem Untergrund ■ Z.n. Varizellen-Infektion oder Herpes zoster
Kyphose-/Skoliose, Schmerz bei (siehe Fachliteratur)	■ bekannte Kyphose oder Skoliose

Lumbalgie, funktionell (siehe Seite 656)	■ akuter Beginn evtl. getriggert durch Bewegung oder Heben von Lasten ■ Schmerzen durch Bewegung verstärkt ■ keine radikuläre Schmerzausstrahlung ■ keine neurologischen Defizite
Nephrolithiasis/ Nierenkolik (siehe Seite 410)	■ Z.n. oder bekannte Nephrolithiasis ■ kolikartige Flanken-, Unterbauch- oder Leistenschmerzen ■ (Mikro-)Hämaturie ■ Übelkeit ± Erbrechen ■ Schmerzen durch Bewegung erleichtert
Pleuritis/respiratorischer Infekt (siehe Seite 683)	■ atemabhängiger Thoraxschmerz ■ selten: auskultatorisches Pleurareiben ■ klinische Zeichen eines respiratorischen Infektes (z. B. Fieber, Husten, rostbraunes Sputum, Heiserkeit)
Rippenfraktur (z. B. 11. oder 12. Rippe) (siehe Seite 489)	■ Z.n. Sturz oder (Bagatell-)Trauma ■ punktueller Schmerz ■ Kompressionsschmerz ■ atemabhängige Schmerzen

GANZKÖRPERSCHMERZEN

(Pflegerische) Erstmaßnahmen	
Allgemein	Erkrankungsschwere korrekt einschätzen
Lagerung	nach Patientenkomfort
Monitoring	**Einmalig:** ▪ Herzfrequenz ▪ Atemfrequenz ▪ nicht-invasiver Blutdruck ▪ SpO_2 ▪ Temperatur Kontinuierlich bei relevanter Abweichung der Vitalparameter oder relevanter Erkrankungsschwere
12-Kanal-EKG	nein
Venenzugang	nur bei Indikation zur intravenösen Schmerztherapie
Labordiagnostik	▪ venöse Blutgasanalyse ▪ Routinelabor + CK/Myoglobin ▪ Zusatzröhrchen (z. B. Schilddrüsenhormone) nach Rücksprache
Medikamente	bei VAS >3: intravenöse Analgesie (z. B. Metamizol 1 g KI)

DIFFERENTIALDIAGNOSEN

Verdachtsdiagnose	dafür spricht …
Dehydratation (siehe Seite 293)	▪ trockene, evtl. verborkte Schleimhäute (fehlender Speichelsee in der gingivolabialen Falte, Längsfurchung der Zunge) ▪ trockene Haut ▪ verminderter Hautturgor (gilt nur bei jüngeren Patienten) ▪ Tachykardie ▪ orthostatische Symptome (z. B. Z.n. Synkope) ▪ subfebrile Temperaturen (<38°C) ▪ Oligurie/Anurie ▪ qualitative oder quantitative Bewusstseinsstörung (bei älteren Patienten) ▪ erhöhter Flüssigkeitsverlust (z. B. Diarrhö, Diuretika) oder verminderte Flüssigkeitszufuhr (z. B. Demenz, Pflegeabhängigkeit)
Elektrolytstörungen	▪ Hypokaliämie ▪ Hyponatriämie (siehe Seite 352) ▪ Hypomagnesiämie ▪ Hypophosphatämie ▪ Hyperkalzämie (siehe Seite 344)
Porphyrie, akut (siehe Seite 437)	▪ Bauchschmerzen ▪ verminderte Darmgeräusche/paralytischer Ileus (selten: Diarrhö) ▪ Übelkeit ± Erbrechen ▪ Agitation bis Psychose ▪ neuromuskuläre Schwäche ▪ Z.n. Krampfanfall ▪ rötliche Verfärbung des Harns (nach Lichtexposition) ▪ frühere, ähnliche Episoden, positive Familienanamnese oder bekannte Porphyrie ▪ Schubauslöser (z. B. Medikament, Stress, Erkrankung, Trauma)

Rhabdomyolyse (siehe Seite 450)	■ Cola-farbener Harn ■ Muskelschmerzen ■ Z.n./b. (Virus-)Infektion (z. B. Influenza) ■ Z.n. Trauma oder starker körperlicher Belastung ■ Z.n. Beginn neue Medikation (z. B. Statine, Steroide, Psychopharmaka) ■ Intoxikation (z. B. Alkohol, Kokain)
Sichelzellerkrankung, akute vasookklusive Krise (siehe Seite 469)	■ massive Schmerzen in Knochen, Gelenken, Thorax und/oder Abdomen ■ bekannte Sichelzellerkrankung ■ evtl. auslösender Trigger (z. B. Infektion, Dehydratation, Stress, Trauma) ■ normale Vitalparameter ■ Hypoxämie + Dyspnoe (V. a. Acute Chest Syndrome)
Borreliose (siehe Seite 717)	■ Z.n. Zeckenstich oder Zeckenexposition (z. B. Endemiegebiet bzw. Arbeit in der Natur) ■ Z.n./b. Erythema migrans an Zeckenstichstelle
Chronisches Fatigue-Syndrom (siehe Fachliteratur)	■ Müdigkeit >3–6 Monate ■ nicht-erholsamer Nachtschlaf ■ Erschöpfung nach geringer körperlicher Belastung ■ orthostatische Intoleranz (Z.n. Synkope) ■ Konzentrationsschwäche ■ kognitive Leistungsminderung
Chronic Pain Syndrome (siehe Fachliteratur)	■ sekundäre Generalisierung von Schmerzen (z. B. Rückenschmerzen) ■ periphere Schmerzursache oft nicht mehr identifizierbar ■ Symptomdauer >3 Monate ■ Konzentrationsschwäche ■ Schlafstörung ■ Depression
Depression (siehe Fachliteratur)	■ Anhedonie ■ Schlafstörungen ■ Appetitlosigkeit ■ Konzentrationsschwäche ■ bekannte Depression ■ Z.n. traumatischem Erlebnis, aktuelle Belastungssituation
Fibromyalgie-Syndrom (siehe Seite 618)	■ Symptomdauer ≥3 Monate ■ chronische Schmerzen in mehreren Körperregionen (auslösbar an „Tender Points“) ■ Morgensteifigkeit ■ Konzentrationsstörungen ■ Depression ■ Schlafstörung
Hypothyreose, symptomatisch (siehe Seite 642)	■ Müdigkeit ■ Bradykardie ■ Obstipation ■ Myxödem ■ Gewichtszunahme ■ trockene Haut ■ dünne Haare, Haarausfall ■ Makroglossie ■ Stirnglatze ■ fehlende laterale Augenbrauen
Myopathie, metabolisch (siehe Fachliteratur)	■ chronische Beschwerden (zumeist genetisch bedingt) ■ belastungsabhängige Muskelschmerzen/-schwäche

Rheumatologische Erkrankung (siehe Seite 453)	▪ klinische Hinweise auf oder bekannte rheumatologische Erkrankung (z. B. systemischer Lupus erythematodes, Polymyalgia rheumatica, rheumatoide Arthritis, Adult-onset Morbus Still)
Schmerzsyndrom, zentral (siehe Fachliteratur)	▪ Allodynie ▪ Hyperalgesie ▪ neurologische Erkrankung (z. B. Multiple Sklerose) oder Z.n. ZNS-Läsion (z. B. Schlaganfall, Schädelhirntrauma, Rückenmarksverletzung)
Viruserkrankung (z. B. Influenza) (siehe Seite 645)	▪ Fieber ▪ Kopfschmerzen ▪ Myalgien ▪ Arthralgien ▪ retrobulbäre Schmerzen

GEBURTSHILFLICHE KOMPLIKATIONEN

(Pflegerische) Erstmaßnahmen	
Allgemein	■ auf das Vorhandensein von Schockzeichen achten ■ Geburtsfortschritt bestimmen (vaginale Inspektion) ■ Patientin mit Vorlagen versorgen ■ Geburtenset inklusive Set zur Versorgung von Neugeborenen bereitstellen ■ bei unmittelbar bevorstehender Geburt: Gynäkologie/Geburtshilfe und Neonatologie alarmieren
Lagerung	■ bei Atemnot oder Kopfschmerzen: Oberkörperhochlagerung ■ bei Kreislaufinstabilität: Flachlagerung ■ bei offensichtlicher kindlicher Fehllage: Beckenhochlagerung
Monitoring	**Einmalig**: ■ Herzfrequenz ■ Atemfrequenz ■ nicht-invasiver Blutdruck ■ SpO_2 ■ Temperatur Kontinuierlich bei relevanter Abweichung der Vitalparameter oder relevanter Erkrankungsschwere
12-Kanal-EKG	nein
Venenzugang	ja
Labordiagnostik	■ venöse Blutgasanalyse ■ Routinelabor + zusätzliches Gerinnungsröhrchen ■ bei Fieber: 2 Blutkulturen (jeweils aerob und anaerob), evtl. Abstrich vaginal oder Lochienkultur ■ bei relevantem Blutverlust oder hämorrhagischen Schockzeichen: Type & Screen und Erythrozytenkonzentrate bereitstellen
Medikamente	■ bei verminderter peripherer Perfusion: kristalloide Infusionslösung ■ bei Krampfanfall: Magnesium 4 g KI

DIFFERENTIALDIAGNOSEN

(Lebensbedrohung bezieht sich auf die Mutter)

Verdachtsdiagnose	dafür spricht ...
Blutung, aton (siehe Seite 30)	■ postpartal ■ (massive) vaginale Blutung ■ Uterustonus vermindert
Eklampsie (siehe Seite 438)	■ prä-/postpartal ■ arterielle Hypertonie ■ Kopfschmerzen ■ Visusminderung ■ Z.n. Krampfanfall + prolongiertes Koma ■ periphere Ödeme

Leitsymptome + Erstmaßnahmen 2

Fruchtwasserembolie (siehe Seite 317)	▪ peripartal ▪ akuter Beginn ▪ Dyspnoe ▪ Hypoxämie ▪ kardiogener Schock mit klinischen Symptomen der akuten Rechtsherzbelastung ▪ diffuse Blutungsneigung (u.a. vaginal) ▪ Vigilanzminderung ▪ Krampfanfall
Placenta praevia (siehe Seite 440)	▪ präpartal ▪ kontinuierliche vaginale Blutung (hellrot) ▪ geringe oder episodische Schmerzen ▪ unauffälliges Abdomen ▪ normale/r Wehentätigkeit bzw. Uterustonus
Sepsis, puerperal (siehe Seite 64)	▪ postpartal ▪ Fieber ▪ Unterbauchschmerzen ▪ übelriechende bzw. missfarbene Lochien ▪ evtl. Petechien (V. a. Verbrauchskoagulopathie) ▪ qSOFA ≥2 Punkte
Uterusruptur (siehe Seite 440)	▪ präpartal ▪ bekannte Uterusanomalie, Z.n. Sectio oder Uterus-OP ▪ Geburt ≥41. Schwangerschaftswoche ▪ Wehen-unabhängiger Bauchschmerz ▪ gespanntes Abdomen ▪ Sistieren der Wehenaktivität ▪ vaginale Blutung
Beckenendlage (siehe Seite 48)	▪ Steiß als vorangehender Kindsteil
Geburt, prolongiert (siehe Fachliteratur)	▪ Dauer des Geburtsvorgangs >20 Stunden
HELLP-Syndrom (siehe Seite 438)	▪ prä-/postpartal ▪ rechte Oberbauchschmerzen ▪ Symptome wie bei Prä-/Eklampsie
Herzinsuffizienz, linksventrikulär (siehe Seite 330)	▪ prä-/postpartal (postpartal DDx: Peripartum Kardiomyopathie) ▪ Systolikum, Diastolikum ± S3 ▪ (Belastungs-)Dyspnoe ▪ Orthopnoe (schläft nachts mit mehreren Kissen) oder nächtliche Dyspnoe-/Hustenattacken ▪ bilaterale feinblasige, endinspiratorische Rasselgeräusche ▪ gestaute Jugularvenen ▪ Beinödeme ▪ Nykturie ▪ Müdigkeit, Appetitlosigkeit und/oder abdominelles Völlegefühl ▪ bekannte Kardiopathie/Herzinsuffizienz
Plazentaablösung, vorzeitig (siehe Seite 440)	▪ präpartal ▪ abdomineller Dauerschmerz ▪ vaginale Blutung (dunkelrot) (kann fehlen) ▪ gespanntes Abdomen ▪ druckempfindlicher Uterus ▪ Uterustonus erhöht

Präeklampsie (siehe Seite 438)	▪ prä-/postpartal ▪ arterielle Hypertonie ▪ Kopfschmerzen ▪ Visusminderung ▪ periphere Ödeme ▪ evtl. Verwirrtheit
Quer-/Längslage (siehe Fachliteratur)	▪ Arm als vorangehender Kindsteil
Schulterdystokie (siehe Seite 48)	▪ makrosomes Kind ▪ Kopf geboren ▪ fehlende Rotation des Kopfes ▪ Geburtsstillstand
Trauma/ Geburtsverletzung (siehe Fachliteratur)	▪ entsprechende Anamnese
Blasensprung, vorzeitig (siehe Seite 440)	▪ Fruchtwasserabgang vor der 37. Schwangerschaftswoche
Frühgeburtsbestrebung (siehe Seite 440)	▪ regelmäßige Wehentätigkeit vor der 37. Schwangerschaftswoche
Nabelschnurvorfall (siehe Seite 48)	▪ Z.n. Blasensprung ▪ Nabelschnur vor vorangehendem Kindsteil

GELBSUCHT

(Pflegerische) Erstmaßnahmen	
Allgemein	■ Erkrankungsschwere korrekt einschätzen ■ auf das Vorhandensein eines „Flapping Tremors“ achten
Lagerung	nach Patientenkomfort
Monitoring	**Einmalig:** ■ Herzfrequenz ■ Atemfrequenz ■ nicht-invasiver Blutdruck ■ SpO_2 ■ Temperatur Kontinuierlich bei relevanter Abweichung der Vitalparameter oder relevanter Erkrankungsschwere
12-Kanal-EKG	nein
Venenzugang	ja
Labor-diagnostik	■ venöse Blutgasanalyse ■ Routinelabor ■ Zusatzröhrchen nach Rücksprache ■ bei Fieber: 2 Blutkulturen (jeweils aerob und anaerob)
Medikamente	keine

DIFFERENTIALDIAGNOSEN

Verdachtsdiagnose	dafür spricht …
Leberversagen, akut (siehe Seite 374)	■ hepatische Enzephalopathie innerhalb von 10–30 Tagen nach Diagnose einer akuten Leberschädigung (hyperakut <10 Tage) ■ keine vorbekannte Lebererkrankung
Leberversagen, akut-auf-chronisch (siehe Seite 377)	■ bekannte Leberzirrhose oder Stigmata einer solchen (Aszites, Bauchglatze, Gynäkomastie, Palmar-/Plantarerythem, Spider naevi) ■ Alkoholabusus ■ Organdysfunktion unterschiedlicher Genese (DDx: Sepsis, gastrointestinale Blutung, Dehydratation, Intoxikation)
Sepsis (siehe Seite 64)	■ Fieber ■ Infektanamnese ■ Infektfokus (typisch: biliäre Sepsis bzw. Cholangitis/Cholezystitis) ■ Hinweise auf Organdysfunktion inklusive Schock ■ qSOFA positiv (≥2 von folgenden Parametern: systolischer Blutdruck ≤100 mmHg, Atemfrequenz ≥22/min, Vigilanzveränderung)
Abstoßungsreaktion (siehe Seite 374)	■ Z.n. Lebertransplantation
Budd-Chiari-Syndrom (siehe Seite 268 + 374)	■ Thrombophilie (z. B. Polycythaemia vera) ■ Hepatomegalie ■ Aszites ■ evtl. paralytischer Ileus
Cholangitis (siehe Seite 282)	■ bekanntes Gallensteinleiden ■ Fieber ± Schüttelfrost ■ rechter Oberbauchschmerz

Cholangitis, primär sklerosierend (siehe Fachliteratur)	■ progredienter Beginn ■ rechter Oberbauchschmerz ■ Müdigkeit ■ Gewichtsverlust ■ Pruritus (Kratzspuren!) ■ acholischer Stuhl ■ dunkler Harn ■ bekannte chronisch entzündliche Darmerkrankung
Choledocholithiasis, extrahepatische biliäre Obstruktion (siehe Seite 282)	■ rechte Oberbauchschmerzen ■ Pruritus (Kratzspuren!) ■ acholischer Stuhl ■ dunkler Harn ■ Bedside-Sonografie: erweiterter Ductus choledochus (>6 mm, >10 mm bei Z.n. Cholezystektomie)
Cholezystitis, akut (siehe Seite 284)	■ rechte Oberbauchschmerzen mit Abwehrspannung ■ positives Murphy-Zeichen (Inspirationsstopp bei Palpation und tiefem Atemzug) ■ Übelkeit ± Erbrechen ■ Fieber ■ Bedside-Sonografie: Gallensteine, dreigeschichtete und verdickte Gallenblasenwand
Cirrhose cardiaque (siehe Seite 377)	■ bekannte/s (Rechts-)Herzinsuffizienz oder Cor pulmonale ■ gestaute Jugularvenen ■ Aszites ■ Beinschwellung beidseitig ■ Inappetenz ■ Mangelernährung
Graft-versus-Host-Erkrankung, akut (siehe Seite 324)	■ Z.n. allogener Stammzell- oder Knochenmarktransplantation vor <100 Tagen ■ makulopapulöses Exanthem (beginnend distal an den Extremitäten mit zentripetaler Ausbreitung) ■ Erythrodermie ■ Pruritus ■ (wässrige) Diarrhö ■ kolikartige Bauchschmerzen ■ Fieber
Hämochromatose (siehe Fachliteratur)	■ bronzene Hautfarbe, Hyperpigmentierung ■ Müdigkeit ■ Hepatomegalie ■ Diabetes mellitus ■ Arthralgien ■ Herzinsuffizienz ■ Alopezie
Hämolyse (siehe Seite 251)	■ zitronengelber Ikterus ■ Blässe von Haut, Fingernägeln, Skleren und/oder Zahnfleisch ■ normale Stuhlfarbe ■ bekannte (z. B. hereditäre) hämolytische Anämie ■ positive Reiseanamnese, hohes Fieber und Schüttelfrost (V. a. Malaria) ■ evtl. roter Harn (intravasale Hämolyse)

Hepatitis, akut (infektiöser und nicht-infektiöser Genese) (siehe Seite 327)	▪ rechter Oberbauchschmerz (Druck bis massiver Schmerz) ▪ Müdigkeit/Abgeschlagenheit ▪ dunkler Harn ▪ Hepatomegalie ▪ Fieber ▪ Arthralgien ▪ intravenöser Drogenabusus (V. a. Hepatitis B oder C) ▪ positive Auslandsanamnese (V. a. Hepatitis A) ▪ Lymphadenopathie (V. a. EBV) ▪ rheumatologische Erkrankung (V. a. Autoimmunhepatitis) ▪ evtl. bekannte oder akute Rechtsherzinsuffizienz
Leberschädigung, Medikamenten-/Toxin-induziert (siehe Seite 374)	▪ Einnahme von potenziell hepatotoxischen Medikamenten (z. B. chronische Paracetamol-Einnahme, Kontrazeptiva, Phenothiazine, Statine, Tuberkulostatika) oder Toxine (z. B. Anabolika) ▪ Alkoholabusus ▪ normal gefärbter Stuhl ▪ dunkler Harn
Leberzirrhose, dekompensiert (siehe Seite 377)	▪ Leberrand nicht tastbar oder hart ▪ Splenomegalie ▪ Aszites (+ ausladende Flanken und Knöchel-/Beinödeme) ▪ Caput medusae ▪ Beinschwellung beidseitig ▪ Spider naevi (V. a. äthyltoxische Leberzirrhose) ▪ Palmar-/Plantarerythem ▪ Lackzunge ▪ Flapping Tremor ▪ bei Männern: Bauchglatze, Gynäkomastie, reduzierte Schambehaarung
Leptospirose (siehe Fachliteratur)	▪ typische Inkubationszeit <3 Wochen ▪ Z.n. Exposition in stehendem Gewässer, Schlamm oder Erde (evtl. Reiseanamnese positiv) ▪ Schüttelfrost ▪ Kopfschmerzen ▪ makulopapulöses Exanthem ▪ Myalgien ▪ Konjunktivitis ▪ Husten (manchmal Hämoptysen) (bei 10%: Morbus Weil) ▪ Dyspnoe (bei 10%: Morbus Weil) ▪ Ikterus (bei 10%: Morbus Weil)
Morbus Wilson (siehe Seite 374)	▪ Tremor ▪ neuropsychiatrische Auffälligkeit oder Persönlichkeitsveränderung ▪ Dystonie ▪ erhöhter Muskeltonus, Spastik ▪ Arthropathie (Wirbelsäule und große Gelenke) ▪ Kayser-Fleischer-Kornealring (evtl. mit freiem Auge erkennbar)
Schwangerschaftsfettleber (siehe Seite 374)	▪ Schwangerschaft im letzten Trimenon ▪ rechter Oberbauchschmerz ▪ Übelkeit ± Erbrechen ▪ normal gefärbter Stuhl ▪ dunkler Harn
Steatohepatitis, alkoholisch (siehe Seite 374)	▪ chronischer Alkoholabusus ▪ rechte Oberbauchschmerzen ▪ Fieber ▪ Gewichtsverlust ▪ Übelkeit ± Erbrechen

Venookklusive Erkrankung der Leber (siehe Fachliteratur)	▪ Z.n. rezenter (innerhalb von Wochen) Chemotherapie/Bestrahlung (häufig nach allogener Knochenmarktransplantation) ▪ rechter Oberbauchschmerz ▪ Hepatomegalie ▪ Aszites
Zirrhose, primär biliär (siehe Fachliteratur)	▪ progredienter Beginn ▪ Müdigkeit ▪ Pruritus (Kratzspuren!) ▪ acholischer Stuhl ▪ dunkler Harn ▪ Hepato- und Splenomegalie ▪ Sicca-Syndrom ▪ Xanthelasmen
Carotinämie (siehe Fachliteratur)	▪ progredienter Beginn (Wochen bis Monate) ▪ Skleren weiß ▪ Stuhl und Harn normal gefärbt ▪ übermäßiger Konsum von Karotten/gelbem Gemüse/gelben Früchten oder karotinhaltigen Nahrungsergänzungsmitteln
Gallengangskarzinom, Pankreaskopfkarzinom, Papillenkarzinom (siehe Fachliteratur)	▪ Beginn über Tage bis Wochen ▪ schmerzlos ▪ acholischer Stuhl ▪ Gewichtsverlust ▪ tastbare Gallenblase (Courvoisier-Zeichen)

GELENKSCHMERZEN, EIN GELENK BETROFFEN

(Pflegerische) Erstmaßnahmen	
Allgemein	■ betroffenes Gelenk freimachen ■ Schmerzintensität erheben
Lagerung	schmerzhaftes Gelenk ruhigstellen und/oder hochlagern
Monitoring	**Einmalig:** ■ Herzfrequenz ■ Atemfrequenz ■ nicht-invasiver Blutdruck ■ SpO_2 ■ Temperatur
12-Kanal-EKG	nein
Venenzugang	nur bei Indikation zur intravenösen Analgesie
Labordiagnostik	■ bei relevanter Erkrankungsschwere: Routinelabor + Procalcitonin ■ bei Fieber und relevanter Erkrankungsschwere: 2 Blutkulturen (jeweils aerob und anaerob)
Medikamente	bei Schmerzintensität VAS >3: intravenöse Analgesie (z. B. Diclofenac 75 mg KI)

DIFFERENTIALDIAGNOSEN

Verdachtsdiagnose	dafür spricht …
Arthritis, bakteriell (siehe Seite 263)	■ Fieber ■ gerötetes, überwärmtes Gelenk ■ Gelenkerguss (bei Punktion trüb oder putrid) ■ Z.n. Gelenkersatz ■ Immunsuppression
Arthritis, reaktiv (siehe Seite 598)	■ Z.n. urogenitalem oder gastrointestinalem Infekt (vor 2–6 Wochen) ■ großes Gelenk betroffen (insbesondere der unteren Extremitäten) ■ Fieber ■ Myalgien
Arthrose (siehe Seite 599)	■ progredienter Schmerzbeginn ■ Schmerzen unter Belastung zunehmend ■ sekundäre Schmerzverstärkung in Ruhe nach Belastung ■ Crepitus bei Gelenkbewegung ■ keine Rötung oder Überwärmung ■ Schwellung ■ kurze Morgensteifigkeit (<15 Minuten)
Bursitis (siehe Seite 606)	■ periartikuläre Rötung ■ Fluktuation tastbar ■ Schmerzen primär bei Bewegung gegen Widerstand ■ Bewegungsausmaß passiv größer als aktiv

Distorsion (siehe Seite 610)	■ Z.n. Trauma ■ Schmerzen ■ Schwellung ■ eingeschränkte Beweglichkeit ■ Hämatom ■ evtl. Gelenkinstabilität (z. B. Schubladenphänomen) ■ fehlende Frakturhinweise
Femurkopfnekrose, atraumatisch (siehe Seite 617)	■ Hüftgelenk betroffen (Ausstrahlung in Leiste und/oder Oberschenkel) ■ Schmerzen durch Belastung deutlich verstärkt ■ laufende oder rezente Kortisontherapie ■ bekannte Hämoglobinopathie (z. B. Sichelzellanämie) ■ Z.n. avaskulärer Hüftgelenknekrose
Fraktur, pathologisch (siehe Seite 313)	■ bekannte Osteoporose ■ bekanntes Malignom (z. B. Mamma-, Lungen-, Nieren-, Schilddrüsen- oder Prostatakarzinom, Plasmozytom) ■ evtl. Z.n. Bagatelltrauma
Gichtarthritis (siehe Seite 628)	■ Mann ■ starke Schmerzen ■ Großzehengrundgelenk am häufigsten betroffen ■ Beginn nachts ■ Z.n. Alkoholabusus oder Purin-reicher Mahlzeit ■ Schwellung ■ Rötung über und um das Gelenk ■ Gichttophi (z. B. an Ohrmuschel und/oder an Sehnenansätzen) ■ Diuretikatherapie ■ Z.n. früheren Gichtanfällen
Hämarthros (siehe Seite 278 + 320)	■ gerötetes, überwärmtes Gelenk ■ Gelenkerguss (bei Punktion blutig) ■ (bekannte) Gerinnungsstörung oder orale Antikoagulation ■ evtl. Z.n. Sturz oder Bagatelltrauma
Luxation (siehe Seite 659)	■ Z.n. Trauma oder habituelle Luxationen ■ Schmerzen ■ Bewegungseinschränkung ■ tastbare/sichtbare Deformation/Stufenbildung
Monoarthritis, Borrelien-assoziiert (siehe Seite 717)	■ Z.n./b. Erythema migrans bzw. Z.n. Zeckenstich ■ erhöhte Zeckenexposition (Endemiegebiet bzw. Arbeit in der Natur) ■ Knie > Sprunggelenk > Handgelenk betroffen
Pseudogicht (siehe Fachliteratur)	■ starke Schmerzen ■ gerötetes, überwärmtes Gelenk ■ Kniegelenk am häufigsten betroffen
Reiter-Syndrom (Sonderform der reaktiven Arthritis) (siehe Seite 598)	■ junger Mann ■ Z.n. urogenitalem (Z. B. Urethritis) oder gastrointestinalem Infekt (vor 2–6 Wochen) ■ großes Gelenk (häufig Sprung- oder Kniegelenke) betroffen ■ Fieber ■ Konjunktivitis ■ Urethritis ■ Ulzerationen der Mundschleimhaut ■ selten psoriasiforme Dermatitis
Überbelastung (siehe Fachliteratur)	■ übermäßige oder untypische Gelenkbelastung (z. B. Tennisellenbogen)
(Lenden-) Wirbelsäulenpathologie (siehe Seite 656)	■ Hüfte am häufigsten betroffen ■ Schmerzen ausstrahlend von LWS ■ Schmerzen im Gesäß und Hüfte

GELENKSCHMERZEN, MEHRERE GELENKE BETROFFEN

(Pflegerische) Erstmaßnahmen	
Allgemein	▪ Erkrankungsschwere korrekt einschätzen ▪ betroffene Gelenke freimachen ▪ Schmerzintensität erheben ▪ auf das Vorhandensein von Begleitsymptomen (z. B. Hautveränderungen, Kopfschmerzen) achten
Lagerung	schmerzhafte Gelenke (soweit möglich) entlasten und/oder ruhigstellen
Monitoring	**Einmalig:** ▪ Herzfrequenz ▪ Atemfrequenz ▪ nicht-invasiver Blutdruck ▪ SpO_2 ▪ Temperatur Kontinuierlich bei relevanter Abweichung der Vitalparameter oder relevanter Erkrankungsschwere
12-Kanal-EKG	nein
Venenzugang	nur bei Indikation zur intravenösen Analgesie oder relevanter Erkrankungsschwere
Labor-diagnostik	▪ bei relevanter Erkrankungsschwere: venöse Blutgasanalyse sowie Routinelabor + Procalcitonin ▪ bei Fieber: 2 Blutkulturen (jeweils aerob und anaerob)
Medikamente	▪ Analgesie bei Schmerzintensität VAS >3 ▪ bei verminderter peripherer Perfusion: kristalloide Infusionslösung
Weiteres	bei Fieber: qSOFA Punktezahl erheben, Sepsisverdacht bei ≥2 Punkten

qSOFA-Score bei Verdacht auf Sepsis	
Atemfrequenz ≥22 bpm	1 Punkt
systolischer Blutdruck ≤100 mmHg	1 Punkt
Glasgow Coma Scale <15 Punkte	1 Punkt

DIFFERENTIALDIAGNOSEN

Verdachtsdiagnose	dafür spricht …
Polyarthritis, bakteriell (siehe Seite 263)	▪ Fieber ± Schüttelfrost ▪ qSOFA positiv ▪ asymmetrischer Gelenkbefall ▪ häufig große Gelenke betroffen sowie Wirbelsäule ▪ Rötung und Schwellung der Gelenke ▪ Gelenkerguss (bei Punktion trüb oder putrid) ▪ Z.n. Gelenkersatz oder bekannte rheumatoide Arthritis

Riesenzellarteriitis (Arteriitis temporalis) (siehe Seite 453)	■ Alter >60 Jahre ■ temporale Kopfschmerzen ■ druckdolente und/oder verhärtete Temporalarterie ■ Verstärkung Kopfschmerzen beim Kauen ■ Visusminderung ■ Schultergürtelschmerzen (polymyalgische Beschwerden)
Sarkoidose, akut (siehe Fachliteratur)	■ trockener Husten ■ (Belastungs-)Dyspnoe ■ Erythema nodosum (Schienbeine) ■ rotes Auge (V. a. Iritis) ■ Sprunggelenkschmerzen (V. a. Löfgren-Syndrom)
Systemischer Lupus erythematodes (siehe Seite 453)	■ (junge) Frau ■ Arthralgien (symmetrisch) ■ große Gelenke betroffen ■ Polyserositis ■ Myalgien ■ Schmetterlingserythem ■ Schleimhautulzerationen ■ Cheilitis ■ Alopezie
Arthritis, Psoriasis-assoziiert (siehe Seite 686)	■ bekannte Psoriasis ■ asymmetrische Gelenkbeteiligung (terminale Interphalangealgelenke betroffen) ■ Sacroiliitis
Arthritis, reaktiv (siehe Seite 598)	■ Z.n. urogenitalem oder gastrointestinalem Infekt (vor 2–6 Wochen) ■ große Gelenke betroffen (insbesondere der unteren Extremitäten) ■ asymmetrischer Befall ■ Fieber ■ Myalgien
Polyarthritis, assoziiert mit einer chronisch entzündlichen Darmerkrankung (siehe Fachliteratur)	■ bekannte chronisch-entzündliche Darmerkrankung ■ große Gelenke betroffen ■ Sacroiliitis ■ Diarrhö ■ Bauchschmerzen ■ Gewichtsverlust
Polyarthritis/-arthralgie, Medikamenten-induziert (siehe Fachliteratur)	■ Z.n. rezenter Impfung (häufig Röteln, Hepatitis, BCG) ■ Therapie mit spezifischen Medikamenten (z. B. Tetrazyklin, Chinolon, Chemotherapie, Mirtazapin, Interferon, Rifampicin)
Polyarthritis, paraneoplastisch (siehe Fachliteratur)	■ bekanntes Malignom (z. B. Lungenkarzinom, Kolonkarzinom)
Polymyalgia rheumatica (siehe Seite 453)	■ Alter >50 Jahre ■ Schmerzen im Schultergürtel ■ proximale Schwäche der Arme ■ Morgensteifigkeit ■ Grippe-ähnliche Symptome

Purpura Schönlein-Henoch (siehe Fachliteratur)	■ meist junge Patienten ■ Z.n. respiratorischem Infekt (vor 1–3 Wochen) ■ große Gelenke betroffen (insbesondere der unteren Extremitäten) ■ asymmetrischer Befall ■ Fieber ■ erythematöses Exanthem bis palpable Purpura (insbesondere an den unteren Extremitäten und gluteal) ■ Erbrechen ■ Bauchschmerzen ■ Diarrhö ± rektaler Blutabgang ■ Hämaturie ■ Ödeme (am Handrücken)
Reiter-Syndrom (Sonderform der reaktiven Arthritis) (siehe Seite 598)	■ junger Mann ■ Z.n. urogenitalem (Z. B. Urethritis) oder gastrointestinalem Infekt (vor 2–6 Wochen) ■ große Gelenke (häufig Sprung- oder Kniegelenke) betroffen ■ asymmetrischer Befall ■ Fieber ■ Konjunktivitis ■ Urethritis ■ Ulzerationen der Mundschleimhaut ■ selten psoriasiforme Dermatitis
Rheumatoide Arthritis (siehe Seite 453)	■ symmetrische Beteiligung kleiner Gelenke (typisch: Metacarpophalangeal-Gelenke) ■ Schwellung und Überwärmung (Cave: Rötung = Infektverdacht) ■ schubweiser Verlauf ■ Morgensteifigkeit ■ Fingerdeformierung (z. B. Schwanenhalsphänomen) ■ Schmerzen bei lateraler Kompression der Metacarpophalangeal-Gelenke (z. B. beim Händedruck) ■ Müdigkeit ■ Depression
Sjögren-Syndrom (siehe Seite 453)	■ trockenes Auge ■ Xerostomie (trockener Mund) ■ vergrößerte Speicheldrüsen (z. B. Parotis)
Virusinfektion	■ Influenza (siehe Seite 645) ■ Gastroenteritis ■ Z.n. oder Z. B. anderer Virusinfektion (z. B. EBV, Hepatitis, Mumps, Röteln, Parvovirus B19)

HALBSEITENSCHWÄCHE/-LÄHMUNG

(Pflegerische) Erstmaßnahmen	
Allgemein	■ bei Bewusstseinstrübung: Vitalfunktionen überprüfen (insbesondere Offenheit des Atemweges) ■ Vorbereitungen für unmittelbaren CCT- oder cMRT-Transport treffen
Lagerung	■ Flachlagerung ■ bei Bewusstseinstrübung: stabile Seitenlage
Monitoring	**Kontinuierlich:** ■ Herzfrequenz ■ Atemfrequenz ■ nicht-invasiver Blutdruck ■ SpO_2 **Einmalig:** ■ nicht-invasiver Blutdruck (an beiden Armen messen) ■ Temperatur
12-Kanal-EKG	vorerst aus Zeitgründen nicht (Time = Brain!)
Venenzugang	ja
Labor-diagnostik	■ venöse Blutgasanalyse (Blutzucker?) ■ Routinelabor ■ Zusatzröhrchen bei Indikation (z. B. für Antikoagulantien-Serumkonzentration) ■ bei Fieber: 2 Blutkulturen (jeweils aerob und anaerob)
Medikamente	bei Blutdruck systolisch >220 mmHg: Urapidil 5-mg-weise i.v.
Kommentar	**Schlaganfall-Frageliste erheben:** ■ Genauer Zeitpunkt Symptombeginn oder wann zuletzt normal gesehen? ■ Blutverdünnung? (wenn ja: letzte Einnahme und Labordiagnostik) ■ Intrakranielle Blutung in der Anamnese? ■ Schädelhirntrauma, Neurochirurgie oder Schlaganfall in der Anamnese? ■ Tumorerkrankung oder Gefäßmalformation/Aneurysma in der Anamnese? ■ Große Operation oder gastrointestinale Blutung in den letzten 3 Wochen? ■ Bekannte Koagulopathie? ■ (Herz-)Schrittmacher? (wenn ja: MR-Kompatibilität im Schrittmacher-Ausweis?) ■ Sonstige Metallimplantate?

DIFFERENTIALDIAGNOSEN

Verdachtsdiagnose	dafür spricht ...
Aortendissektion (siehe Seite 256)	■ zerreißender Thoraxschmerz ■ interskapulär ausstrahlend ■ Blutdruckdifferenz Arm-Arm oder Arm-Bein (>15 mmHg) ■ evtl. Extremitätenischämie ■ Echokardiografie: Aortendissekat und/oder Perikarderguss

Endokarditis, infektiös (siehe Seite 296)	▪ Fieber ▪ Schüttelfrost ▪ neues Herzgeräusch ▪ Herzinsuffizienz bis kardiogener Schock ▪ periphere Embolien (Hände/Finger, Füße/Zehen, Konjunktiven) ▪ Risikofaktoren für Endokarditis (z. B. kongenitaler Herzfehler, Kunstklappe, Schrittmacher, intravenöser Drogenabusus, Immunsuppression)
Hypoglykämie (siehe Seite 641)	▪ Blutzucker <70 mg/dl
Intrazerebrale Blutung, supratentoriell (siehe Seite 365)	▪ akuter Beginn ▪ quantitative Bewusstseinsstörung ▪ Kopfschmerzen ▪ arterielle Hypertonie ▪ Blickdeviation weg von hemiparetischer Seite ▪ Sprachstörung (V. a. linkshirnige Blutung)
Kohlenmonoxidvergiftung (demaskiert, z. B. Carotisstenose) (siehe Seite 549)	▪ mögliche Expositionsanamnese ▪ Benommenheit ▪ Konzentrationsschwäche ▪ Koordinationsschwäche ▪ Kopfschmerzen
Meningitis/Enzephalitis (siehe Seite 387)	▪ Kopfschmerzen ▪ Fieber ▪ Nackensteifigkeit ▪ positives Kernig- und/oder Brudzinski-Zeichen ▪ Photo-/Phonophobie ▪ quantitative oder qualitative Bewusstseinsstörung ▪ fokale Ausfälle (z.B. Aphasie) (V.a. Enzephalitis) ▪ Petechien/Purpura (V. a. Meningokokken-Sepsis)
Schlaganfall, Hirnstamm (unteres Basilaris-Syndrom) (siehe Seite 463)	▪ zentrale Fazialisparese ▪ kontralaterale Hemiparese ▪ fluktuierende Klinik ▪ Augenmotilitätsstörung ▪ weitere Hirnnervenausfälle (kontralateral zur Hemiparese) ▪ Dysarthrie
Schlaganfall, ischämisch supratentoriell (siehe Seite 463)	▪ zentrale Fazialisparese ▪ ipsilaterale Hemiparese ▪ akuter Beginn ▪ mögliche Emboliequelle (z. B. Vorhofflimmern ohne OAK) ▪ Blickdeviation weg von hemiparetischer Seite (V. a. proximalen Verschluss im Mediastromgebiet) ▪ Sprachstörung (V. a. linkshirnige Ischämie) ▪ Hals-/Kieferwinkelschmerzen, junger Patient, Z.n. Trauma (V. a. Carotisdissektion, siehe Seite 262)
Schlaganfall, Kleinhirn (Ischämie oder Blutung) (siehe Seite 365 + 463)	▪ akuter Beginn ▪ okzipitaler Kopfschmerz ▪ Übelkeit ± Erbrechen ▪ Schwindel ▪ (Rumpf-)Ataxie (kann nicht sitzen!) ▪ Nystagmus ▪ Dysarthrie ▪ qualitative oder quantitative Bewusstseinsstörung ▪ Nackenschmerzen, junger Patient, Z.n. Trauma (V. a. Vertebralisdissektion, siehe Seite 262)

Schlaganfall, Pons (siehe Seite 463)	■ quantitative Bewusstseinsstörung ■ Hemiparese bis asymmetrische Tetraparese ■ kontralaterale Hirnnervenausfälle ■ Stecknadelpupillen ■ apneuistische Atmung ■ Dysarthrie
Sinusvenenthrombose (siehe Seite 474)	■ progredienter Beginn ■ Kopfschmerzen ■ Z.n. Krampfanfall ■ evtl. Hirnnervenausfälle ■ Risikofaktoren (orale Kontrazeptiva, Thrombophilie, entzündlicher Prozess im Gesichtsbereich, Malignom, Schwangerschaft)
Subarachnoidalblutung (siehe Seite 480)	■ schlagartig einsetzender Kopfschmerz („So stark wie noch nie!") bzw. akut einsetzende quantitative Bewusstseinsstörung ■ Z.n. Synkope mit anschließender Verwirrtheit oder Sopor ■ qualitative oder quantitative Vigilanzminderung ■ Nackensteifigkeit ■ Photophobie ■ Übelkeit ± Erbrechen ■ Herzrhythmusstörungen ± ST-Streckenveränderungen im EKG ■ arterielle Hypertonie
Subduralhämatom, chronisch (siehe Seite 482)	■ Kopfschmerzen ■ kognitive Dysfunktion bis qualitative Bewusstseinsstörung ■ weitere neurologische Defizite (z. B. Gangstörung, Aphasie) ■ hohes Alter ■ orale Antikoagulation und/oder Alkoholabusus ■ Z.n. Bagatelltrauma
Thrombotische Mikroangiopathie (siehe Seite 491)	■ qualitative oder quantitative Bewusstseinsstörung ■ weitere neurologische Defizite (z. B. Parästhesien, Visusminderung, Aphasie) und/oder Z.n. Krampfanfall ■ Fieber ■ Petechien bis purpuröse Läsionen ■ hämolytischer Harn
Krampfanfall, fokal/ nicht-konvulsiver Status epilepticus (siehe Seite 368)	■ subtile klinische Zeichen eines Krampfanfalles ■ Besserung auf Benzodiazepingabe
Raumforderung, intrakraniell (inklusive intrakraniellem Tumor, Abszess und Hydrozephalus) (siehe Seite 238 und 497)	■ dumpfer Schmerzcharakter (verstärkt durch Vorlehnen) ■ über Tage progredient zunehmender Schmerz ■ morgendliches, schwallartiges Erbrechen ohne Übelkeit ■ progredientes neurologisches Defizit ■ bekanntes Lungen-, Mamma- oder Nierenkarzinom, Melanom (V. a. ZNS-Metastase) ■ Fieber (V. a. Hirnabszess) ■ quantitative oder qualitative Bewusstseinsstörung (V. a. Hydrozephalus oder große Raumforderung)
Toddsche Parese (siehe Seite 368)	■ Z.n. beobachtetem Krampfanfall oder indirekte Stigmata eines Krampfanfalles (Sezessus/Defäkation, seitlicher Zungenbiss) ■ Regredienz des neurologischen Defizits innerhalb von Minuten bis wenige Stunden ■ bekannte Epilepsie

HALS-/NACKENSCHMERZEN

(Pflegerische) Erstmaßnahmen	
Allgemein	▪ Erkrankungsschwere korrekt einschätzen ▪ auf das Vorhandensein von neurologischen Defiziten achten ▪ auf das Vorhandensein von (petechialen) Hautveränderungen achten (V. a. Meningitis)
Lagerung	erhöhter Oberkörper bzw. nach Patientenkomfort
Monitoring	**Einmalig:** ▪ Herzfrequenz ▪ Atemfrequenz ▪ nicht-invasiver Blutdruck ▪ SpO_2 ▪ Temperatur Kontinuierlich bei Dyspnoe, erhöhter Atemarbeit, relevanter Abweichung der Vitalparameter oder relevanter Erkrankungsschwere
12-Kanal-EKG	nein
Venenzugang	nur bei Indikation zur intravenösen Schmerztherapie
Labordiagnostik	nach Rücksprache
Medikamente	bei Schmerzintensität VAS >3: intravenöse Analgesie (z. B. Metamizol 1 g KI)
Kommentar	bei Fieber und starken Nackenschmerzen: Meningitisverdacht: Patienten mit Mundnasenschutz versorgen und räumlich isolieren!

DIFFERENTIALDIAGNOSEN

Verdachtsdiagnose	dafür spricht …
Meningitis/Enzephalitis (siehe Seite 387)	▪ Kopfschmerzen ▪ Fieber ▪ Nackensteifigkeit ▪ positives Kernig- und/oder Brudzinski-Zeichen ▪ Photo-/Phonophobie ▪ quantitative oder qualitative Bewusstseinsstörung ▪ fokale Ausfälle (z.B. Aphasie) (V.a. Enzephalitis) ▪ Petechien/Purpura (V. a. Meningokokken-Sepsis)
Carotisdissektion (siehe Seite 262)	▪ junger Patient (<60 Jahre) ▪ Z.n. rezentem (vor 1–5 Tagen) Trauma (aber auch spontan möglich) ▪ Hals-/Kieferwinkelschmerzen ins Gesicht ausstrahlend ▪ Z.n. Amaurosis fugax oder Flimmerskotomen ▪ evtl. pulsatiler Tinnitus und/oder Horner-Syndrom (Ptose, Miosis, Enophthalmus)
Vertebralisdissektion (siehe Seite 262)	▪ junger Patient (<60 Jahre) ▪ Z.n. rezentem (vor 1–5 Tagen) Trauma oder osteopathischer Behandlung (aber auch spontan möglich) ▪ Nackenschmerzen nach okzipital ausstrahlend ▪ Übelkeit ± Erbrechen

Wirbelkörperfraktur (siehe Seite 506)	▪ Z.n. Trauma oder Sturz ▪ lokaler Schmerz ▪ hohes Alter ▪ Osteoporose ▪ evtl. neurologische Ausfälle (Parästhesien der Finger bis Tetraplegie)
Diskushernie, zervikal (siehe Seite 719)	▪ schmerzbedingte Nackensteifigkeit ▪ Verstärkung des Schmerzes durch Bewegung oder Valsalva-Manöver ▪ Par-/Hypästhesien im ipsilateralen Arm ▪ motorische Schwäche im ipsilateralen Arm ▪ abgeschwächte oder fehlende Reflexe am ipsilateralen Arm ▪ selten, aber schwer: Gangstörung, neurologisches Defizit untere Extremitäten
HWS-Distorsion (siehe Seite 719)	▪ Z.n. Hyperextensionstrauma der HWS ▪ Beginn nach Latenzphase (z. B. nach 12–48 Stunden) ▪ okzipitale Schmerzausstrahlung ▪ keine neurologischen Ausfälle
Lymphadenitis, zervikal (siehe Seite 660)	▪ tastbarer Lymphknoten ▪ Lymphknoten schmerzhaft und verschieblich ▪ evtl. Z.n./b Infektfokus im HNO-Bereich
Spondylose, zervikal (siehe Seite 719)	▪ schmerzbedingte Nackensteifigkeit ▪ okzipitale Kopfschmerzen ▪ Schmerzausstrahlung in Schulter und beide Arme ▪ evtl. radikuläre Symptome (z. B. Parästhesien)
Thyreoiditis (siehe Fachliteratur)	▪ Fieber ▪ Tachykardie ▪ Schilddrüse geschwollen, verschieblich und tastempfindlich ▪ evtl. Rötung über Schilddrüse ▪ Dysphagie ▪ Z.n. viralem Infekt
Torticollis, spastisch (siehe Seite 611)	▪ wiederholte unkontrollierte und schmerzhafte Kontraktion der Hals-/Nackenmuskulatur ▪ Verdrehung des Kopfes und Anheben der ipsilateralen Schulter ▪ keine radikuläre Symptomatik oder neurologisches Defizit ▪ Z.n. oder Z. B. Therapie mit Dopamin-Antagonisten (z. B. Neuroleptika, Metoclopramid)
Zervikalgie, akut (siehe Seite 719)	▪ wiederholte oder länger dauernde Fehlbelastung (z. B. Büroarbeit, „Handy"-Nacken) ▪ keine Ausstrahlung in Schulter oder Arme ▪ sekundäre Verspannung der Nacken- und Schultermuskulatur ▪ keine neurologischen Ausfälle

HARN, WENIG ODER KEIN

(Pflegerische) Erstmaßnahmen	
Allgemein	■ Erkrankungsschwere korrekt einschätzen ■ auf Vorhandensein von Schockzeichen achten ■ auf Vorhandensein von klinischen Zeichen der respiratorischen Insuffizienz achten
Lagerung	nach Patientenkomfort
Monitoring	**Einmalig:** ■ Herzfrequenz ■ Atemfrequenz ■ nicht-invasiver Blutdruck ■ SpO_2 ■ Temperatur ■ Bladderscan Kontinuierlich bei relevanter Abweichung der Vitalparameter oder relevanter Erkrankungsschwere
12-Kanal-EKG	ja (auf EKG-Zeichen der Hyperkaliämie achten: spitze T-Wellen, breiter QRS-Komplex, Bradykardie, Breitkomplextachykardie)
Venenzugang	ja
Labordiagnostik	■ venöse Blutgasanalyse ■ Routinelabor ■ Harn asservieren für Harnstreifen, Harnstatus und -sediment im Labor ■ Zusatzröhrchen + Point-of-Care-Labor (z. B. Kreatinin) nach Rücksprache ■ bei Fieber: Zwei Blutkulturen (jeweils aerob und anaerob) sowie Harn auf Keimwachstum untersuchen
Medikamente	bei Dehydratationszeichen: kristalloide Infusion

DIFFERENTIALDIAGNOSEN

Verdachtsdiagnose	dafür spricht …
Akute Nierenschädigung im Rahmen eines Schockgeschehens (siehe Seite 411)	**≥2 der folgenden klinischen Zeichen:** ■ (Perfusions-bedingte) Bewusstseinsstörung ■ verminderte periphere Zirkulation (z. B. kalte Hände, verlängerte Rekapillarisierungszeit, Akrozyanose) ■ Hautmarmorierung über den Beinen ■ fadenförmiger, schwacher Radialispuls ■ Tachykardie ■ Kaltschweißigkeit
Aortendissektion (siehe Seite 256)	■ Flankenschmerz ■ zerreißender Thorax- und/oder Rückenschmerz ■ Blutdruckdifferenz Arm-Arm oder Arm-Bein (>15 mmHg) ■ evtl. neurologisches Defizit ■ evtl. Extremitätenischämie ■ Echokardiografie: Aortendissekat und/oder Perikarderguss

Ethylenglykol-Vergiftung (siehe Seite 516)	■ Einnahme von Ethylenglykol-haltigen Flüssigkeiten (z. B. Scheibenfrostschutz, Kühlerfrostschutz) vor 2–3 Tagen ■ Übelkeit ± Erbrechen ■ Bauchschmerzen ■ Hyperventilation und Dyspnoe ■ Lungenödem ■ Tachykardie
Kompartmentsyndrom, abdominell	■ akutes Abdomen ■ pralles, schmerzhaftes Abdomen (z. B. bei Aszites, abdominelle Pathologie) ■ venöse Stauung der unteren Extremitäten
Thrombotische Mikroangiopathie (V. a. hämolytisch urämisches Syndrom) (siehe Seite 491)	■ Fieber ■ hämolytischer Harn ■ arterielle Hypertonie ■ neurologisches Defizit (z. B. Hemiparese, Fazialisparese, Parästhesien, Visusminderung, Aphasie) ■ qualitative oder quantitative Vigilanzveränderung ■ Petechien bis purpuröse Läsionen
Urämie (siehe Seite 408)	■ bekannte Niereninsuffizienz ■ Lidödeme (insbesondere morgens, V. a. Glomerulonephritis) ■ gestaute Jugularvenen ■ Beinödeme ■ arterielle Hypertonie ■ Oligurie/Anurie ■ andere Urämie-Symptome (z. B. Müdigkeit, Pruritus, Kopfschmerzen, Vigilanzstörung, Hypakusis)
Urosepsis (siehe Seite 64)	■ Fieber ■ Dysurie ■ Pollakisurie ■ Flanken-/Unterbauchschmerzen ■ Hinweise auf Organdysfunktion inklusive Schock ■ qSOFA positiv (≥2 von folgenden Parametern: systolischer Blutdruck ≤100 mmHg, Atemfrequenz ≥22/min, Vigilanzveränderung)
Cholesterinembolie-Syndrom (siehe Seite 283)	■ netzförmige, purpuröse Hautzeichnungen an den unteren Extremitäten (Livedo racemosa) ■ schwere Arteriosklerose oder Z.n. Angiografie bzw. Aortenintervention ■ schmerzhafte, blau verfärbte Zehen ■ Flankenschmerzen
Dehydratation (siehe Seite 293)	■ trockene, evtl. verborkte Schleimhäute (fehlender Speichelsee in der gingivolabialen Falte, Längsfurchung der Zunge) ■ trockene Haut ■ verminderter Hautturgor (gilt nur bei jüngeren Patienten) ■ Tachykardie ■ orthostatische Symptome (z. B. Z.n. Synkope) ■ subfebrile Temperaturen (<38°C) ■ qualitative oder quantitative Bewusstseinsstörung (bei älteren Patienten) ■ erhöhter Flüssigkeitsverlust (z. B. Diarrhö, Diuretika) oder verminderte Flüssigkeitszufuhr (z. B. Demenz, Pflegeabhängigkeit)
Glomerulopathie (siehe Seite 411)	■ generalisierte Ödeme (insbesondere Lidödeme bei Glomerulonephritis) ■ arterielle Hypertonie ■ Anasarka und schaumiger Harn (V. a. relevante Proteinurie) ■ palpable Purpura an den (unteren) Extremitäten (V. a. Vaskulitis)
Hepatorenales Syndrom (siehe Seite 377)	■ bekannte Leberzirrhose ■ zunehmender Aszites ■ Beinödeme ■ kein identifizierbarer Trigger (z. B. gastrointestinale Blutung, Infektion)

Herzinsuffizienz, linksventrikulär (siehe Seite 330)	■ bekannte Herzinsuffizienz ■ Beinödeme ■ gestaute Jugularvenen ■ (Belastungs-)Dyspnoe ■ Orthopnoe (schläft nachts mit mehreren Kissen) oder nächtliche Dyspnoe-/Hustenattacken ■ bilaterale feinblasige, spätinspiratorische Rasselgeräusche ■ Systolikum, Diastolikum ± S3 ■ Müdigkeit ■ Appetitlosigkeit und abdominelles Völlegefühl
Medikamententoxizität (siehe Seite 411)	■ Risikokonstellation (z. B. Dehydratation, Infekt, chronische Niereninsuffizienz) ■ Einnahme nephrotoxischer Medikamente (z. B. NSAR, ACE-Hemmer, Kontrastmittelexposition)
Nephritis, akut interstitiell (siehe Seite 411)	■ rezenter Beginn einer neuen Medikation (z. B. Penicillin, NSAR, Allopurinol, Diuretika) ■ Arzneimittelexanthem ■ arterielle Hypertonie ■ evtl. (Makro-)Hämaturie ■ evtl. Fieber
Niereninsuffizienz, chronisch progredient oder akut-auf-chronisch (siehe Seite 411)	■ Beinödeme ■ Dyspnoe ■ bekannte chronische Niereninsuffizienz ■ akut-auf-chronisch: Triggerereignis (z. B. Dehydratation, Infekt, Nephrotoxin-Exposition)
Postrenales Nierenversagen (siehe Seite 411)	■ Flanken- oder Unterbauchschmerzen bzw. palpierbare Harnblase ■ evtl. Urämie-Symptome (Müdigkeit, Übelkeit, Erbrechen, Pruritus, Kopfschmerzen, Vigilanzstörung, Hypakusis)
Rhabdomyolyse (siehe Seite 450)	■ Cola-farbener Harn ■ Muskelschmerzen ■ Muskelschwäche ■ Z.n./b. (Virus-)Infektion (z. B. Influenza) ■ Z.n. Trauma oder starker körperlicher Belastung ■ Z.n. Beginn neuer Medikation (z. B. Statine, Steroide, Psychopharmaka) ■ Intoxikation (z. B. Alkohol, Kokain)
Rheumatologische Erkrankung (siehe Seite 453)	■ bekannter Lupus erythematodes (V. a. Lupus-Nephritis) und/oder ■ bekannte Sklerodermie (V. a. Scleroderma Renal Crisis)
Dauerkatheter, blockiert (siehe Seite 631)	■ liegender Dauerkatheter ■ pralle Resistenz im Unterbauch ■ (Unterbauch-)Schmerzen ■ Dauerkatheter nicht spül- oder aspirierbar
Harnverhalt (siehe Seite 631)	■ zumeist ältere Männer (>70 Jahre) ■ Harndrang ■ Unmöglichkeit, spontan Harn zu lassen ■ tropfenweise Urinentleerung ■ (Unterbauch-)Schmerzen (kann bei Diabetes mellitus oder chronischem Verlauf fehlen!) ■ pralle Resistenz im Unterbauch ■ bei Rückenmarksbeteiligung motorische/sensorische Beeinträchtigung des Beckenbodens bzw. der unteren Extremitäten

HAUTAUSSCHLAG

(Pflegerische) Erstmaßnahmen	
Allgemein	▪ Erkrankungsschwere korrekt einschätzen ▪ betroffene Hautareale freimachen bzw. Patient entkleiden ▪ auf das Vorhandensein von Schockzeichen achten ▪ auf das Vorhandensein von Alarmzeichen (z. B. Nikolski-Zeichen, Petechien, großflächige Einblutungen, Atemwegsbeteiligung) achten
Lagerung	bei großflächigen Hautläsionen: Lagerung auf Verbrennungstuch bzw. sterile Unterlage
Monitoring	**Einmalig:** ▪ Herzfrequenz ▪ Atemfrequenz ▪ nicht-invasiver Blutdruck ▪ SpO_2 ▪ Temperatur Kontinuierlich bei Dyspnoe, erhöhter Atemarbeit, relevanter Abweichung der Vitalparameter oder relevanter Erkrankungsschwere
12-Kanal-EKG	nein
Venenzugang	bei relevanter Erkrankungsschwere: ja
Labordiagnostik	bei relevanter Erkrankungsschwere: ▪ venöse Blutgasanalyse ▪ Routinelabor ▪ bei Fieber: 2 Blutkulturen (jeweils aerob und anaerob) ▪ Zusatzröhrchen + Point-of-Care-Labor nach Rücksprache
Medikamente	▪ bei SpO_2 <94%: Sauerstoff-Therapie ▪ bei systemischer Minderperfusion: kristalloide Infusionslösungen

DIFFERENTIALDIAGNOSEN

(beschränkt auf unmittelbar lebensbedrohliche bzw. potenziell unmittelbar lebensbedrohliche Krankheitsbilder)

Verdachtsdiagnose	dafür spricht …
Anaphylaxie (siehe Seite 18)	▪ Kontakt mit bekanntem Allergen ▪ Urtikaria ▪ Erythrodermie ▪ Pruritus ▪ Tachykardie ▪ Husten ▪ Bronchospasmus (exspiratorisches polyphones Giemen) ▪ Shivering ▪ evtl. weitere systemische Symptome (z. B. Stridor, Dyspnoe, Z.n. Synkope, Schock)

Antiphospholipid-Syndrom, katastrophal (siehe Seite 453)	▪ schwerkranker Patient ▪ Livedo racemosa ▪ klinische Hinweise auf multiple thromboembolische Komplikationen (z. B. tiefe Beinvenenthrombose, Pulmonalarterienembolie, Stroke) ▪ Multiorgandysfunktion ▪ Schock ▪ evtl. Hämoptysen
Purpura fulminans (siehe Seite 64)	▪ schwerkranker Patient ▪ diffuse, konfluierende purpuröse Läsionen am Stamm und an den Extremitäten (netzartig) ▪ Fieber ▪ Tachykardie ▪ Infektanamnese ▪ Infektfokus (z. B. nekrotisierende Fasziitis der Extremitäten, Meningitis, Z.n. Hunde- oder Katzenbiss) ▪ Hinweise auf Organdysfunktion und Schock ▪ bei Z.n. Splenektomie oder Asplenie (V. a. Overwhelming postsplenectomy Infection-Syndrom)
Schock (siehe Seite 60)	▪ schwerkranker Patient ▪ Hautmarmorierung an den unteren Extremitäten (zentripetal von der Kniescheibe ausgehend) ▪ kalte Hände/Füße ▪ verlängerte Rekapillarisierungszeit ▪ schwacher Radialispuls ▪ Tachykardie ▪ Oligurie/Anurie ▪ Schockursache
Sepsis, Verbrauchskoagulopathie (siehe Seite 64)	▪ Petechien, teils konfluierend (fließender Übergang zur Purpura fulminans) ▪ Fieber ▪ Infektanamnese ▪ Infektfokus (z. B. Kopfschmerzen und Meningismus bei Meningitis) ▪ Hinweise auf Organdysfunktion und Schock
Stevens-Johnson-Syndrom/toxische epidermale Nekrolyse (siehe Seite 397)	▪ schwerkranker Patient ▪ Hautablösung auf tangentialen, digitalen Druck (= positives Nikolski-Zeichen) ▪ Blasenbildung und Nekrolyse ▪ Fieber ▪ Husten ▪ Schleimhautblutungen (oral und/oder rektal) ▪ Odynophagie ▪ Kopf- und Gelenksschmerzen ▪ Konjunktivitis
Thrombotische Mikroangiopathie (siehe Seite 491)	▪ Petechien bis purpuröse Läsionen ▪ qualitative oder quantitative Bewusstseinsstörung ▪ neurologische Defizite (z. B. Hemiparese, Parästhesien, Visusminderung, Aphasie) und/oder Z.n. Krampfanfall ▪ qualitative oder quantitative Bewusstseinsstörung ▪ Fieber ▪ hämolytischer Harn ▪ evtl. Oligurie/Anurie

Toxisches Schocksyndrom (siehe Seite 64)	■ schwerkranker Patient ■ Erythrodermie ■ Fieber ■ Infektanamnese ■ möglicher Infektfokus: retinierter Tampon ■ Hinweise auf Organdysfunktion inklusive Schock ■ qSOFA positiv (≥2 von folgenden Parametern: systolischer Blutdruck ≤100 mmHg, Atemfrequenz ≥22/min, Vigilanzveränderung)
Verbrennung/ Verbrühung >30% der Körperoberfläche (siehe Seite 500)	■ Verbrennungsläsionen Grad II–IV° >30% der Körperoberfläche ■ entsprechende Anamnese ■ Cave: chemische Verbrennungen bereits ab geringerer Ausdehnung potenziell fatal (z. B. hochprozentige Flusssäure ab >2,5% Körperoberfläche!)
Weichteilinfekt, nekrotisierend (siehe Seite 504)	■ schwerkranker Patient ■ hohes Fieber ■ Tachykardie ■ überproportionaler Schmerz ■ rötlich-purpuröse Läsion(en) ■ Blasenbildung ■ Hautnekrosen ■ Ablösung der Cutis ■ Crepitus ■ typische Lokalisationen: Stamm/untere Extremitäten (V. a. Infektion mit Streptokokken der Serogruppe A) oder Damm (V. a. Fournier-Gangrän mit polymikrobieller Darmflora)
Autoimmundermatose, bullös (siehe Fachliteratur)	■ Erythrodermie ■ große spontane Blasenbildung (teilweise rupturiert) ■ Vesikel am Stamm ■ urtikarielle Plaques ■ Schmerzen ■ Pruritus
Calciphylaxie (siehe Seite 408)	■ dialysepflichtige Niereninsuffizienz ■ starke Schmerzen ■ rötliche Plaques bis ausgestanzte Ulzerationen an den unteren Extremitäten
Cholesterinembolie-Syndrom (siehe Seite 283)	■ netzförmige, purpuröse Hautzeichnungen an den unteren Extremitäten (Livedo racemosa) ■ schwere Arteriosklerose oder Z.n. Angiografie bzw. Aortenintervention ■ schmerzhafte, blau verfärbte Zehen ■ Flankenschmerzen ■ Oligurie/Anurie
DRESS-Syndrom (Drug Rash with Eosinophilia and Systemic Symptoms) (siehe Seite 601)	■ generalisiertes makulopapulöses Exanthem ■ Erythrodermie ■ Fieber ■ Lymphadenopathie ■ rezente Therapie mit neuem Medikament (z. B. Antibiose) ■ systemische Symptome: Husten, Oberbauchschmerzen rechts, Olig-/Anurie
Embolien, peripher septisch	■ rötlich-bläuliche Schwellungen im Bereich der Zehen, Finger oder Augen (Konjunktiven!) ■ schmerzhaft ■ weitere Symptome: Nagelfalzblutungen, subunguale Splinterblutungen ■ Fieber ■ evtl. Herzgeräusch (V. a. Endokarditis)

Erysipel (siehe Seite 306)	■ akuter Beginn (Stunden bis wenige Tage) ■ hohes Fieber ■ Schmerzen ■ lokales Erythem mit flammenartigen Ausläufern ■ überwärmt ■ häufig Vigilanzminderung ■ Z.n. Erysipel
Fuß-Syndrom, diabetisch (siehe Seite 712)	■ schlecht eingestellter oder langjähriger Diabetes mellitus ■ länger bestehende, über Wochen nicht heilende, teilweise bis auf den Knochen reichende Wunde der Fußsohle (typische Lokalisation: Fußballen, Ferse) ■ perifokales Erythem ■ lokale Überwärmung ■ Schwellung ■ Fieber
Graft-vs-Host-Erkrankung, akut (siehe Seite 324)	■ Z.n. allogener Stammzell- oder Knochenmarktransplantation vor <100 Tagen ■ makulopapulöses Exanthem (beginnend distal an den Extremitäten mit zentripetaler Ausbreitung) ■ Erythrodermie ■ Pruritus ■ (wässrige) Diarrhö ■ kolikartige Bauchschmerzen ■ Fieber ■ evtl. Ikterus
Nephritis, akut interstitiell (siehe Seite 411)	■ rezenter Beginn einer neuen Medikation (z. B. Penicillin, NSAR, Allopurinol, Diuretika) ■ Oligurie/Anurie ■ Arzneimittelexanthem ■ arterielle Hypertonie ■ evtl. Fieber ■ evtl. (Makro-)Hämaturie
Pathologie, retroperitoneal	■ rötlich-bläuliche Verfärbung um den Nabel (Cullen-Zeichen), an den Flanken (Grey-Turner-Zeichen) oder der Oberschenkelinnenseite (Fox-Zeichen) ■ Bauch-, Flanken- oder Rückenschmerzen
Pilzinfektion, disseminiert (siehe Seite 404 + Fachliteratur)	■ immunsupprimierter Patient ■ multiple kleinere erythematöse bzw. purpuröse, teils makulopapulöse oder pustulöse Hautläsionen ■ Fieber
Purpura, thrombozytopen idiopathisch (siehe Seite 320)	■ Petechien ■ Zahnfleischblutung ■ Epistaxis ■ gastrointestinale Blutung ■ Hämaturie ■ bekannte Thrombozytopenie oder idiopathisch thrombozytopene Purpura
Pustulose, exanthematisch generalisiert, akut (siehe Seite 601)	■ großflächige Erytheme bis Erythrodermie ■ diffuse Pustulose ■ rezente Therapie mit neuem Medikament (z. B. Antibiose)

Rheumatologische Erkrankung, Schub (siehe Seite 453)	■ Schmetterlingserythem (V. a. Lupus-Schub) ■ heliotropes Exanthem der Augenlider und rote Papeln über den Fingerknöcheln (V. a. Dermatomyositis-Schub) ■ palpable Purpura an den unteren Extremitäten (V. a. Vaskulitis-Schub) ■ Livedo racemosa (V. a. Antiphospholipid-Syndrom, Lupus-Schub) ■ weiße Finger, Rattenbissnekrosen an den Fingern, Calcinosis cutis (V. a. Sklerodermie)
Sarkoidose, akut (siehe Fachliteratur)	■ trockener Husten ■ (Belastungs-)Dyspnoe ■ Erythema nodosum (Unterschenkel) ■ rotes Auge (V. a. Iritis) ■ Sprunggelenksschmerzen (V. a. Löfgren-Syndrom)
Vakzin-induzierte thrombozytopene Thrombose (siehe Seite 644)	■ Z.n. SARS-CoV-2-Impfung in den letzten 28 Tagen ■ Petechien ■ Hämatom an der Einstichstelle ■ evtl. klinische Hinweise auf thromboembolische Komplikation
Vaskulitis (siehe Seite 453)	■ palpable Purpura an den unteren Extremitäten ■ Gelenksschmerzen ■ arterielle Hypertonie ■ Harnveränderung (Aspekt) und/oder Oligurie/Anurie ■ evtl. Hämoptysen ■ bekannte rheumatologische Erkrankung, hämatoonkologische Erkrankung oder Hepatitis C (V. a. Kryoglobulinämie)
Verbrennung/ Verbrühung <30% der Körperoberfläche (siehe Seite 500)	■ Verbrennungsläsionen Grad II–IV <30% der Körperoberfläche ■ entsprechende Anamnese ■ Cave: chemische Verbrennungen bereits ab geringerer Ausdehnung potenziell fatal (z. B. hochprozentige Flusssäure ab >2,5% Körperoberfläche!)

HÄNGENDER MUNDWINKEL/FAZIALISPARESE

(Pflegerische) Erstmaßnahmen	
Allgemein	■ Krankheitsschwere korrekt einschätzen (Achtung: Ohne Mitbeteiligung des Stirnastes handelt es sich um eine zentrale Fazialisparese und damit um einen neurologischen Notfall, der wie ein Hemisyndrom zu behandeln ist!) ■ bei V. a. zentrale Fazialisparese: Vorbereitungen für unmittelbaren CCT- oder cMRT-Transport treffen
Lagerung	Flachlagerung
Monitoring	**Einmalig:** ■ Herzfrequenz ■ Atemfrequenz ■ nicht-invasiver Blutdruck ■ SpO_2 ■ Temperatur Kontinuierlich bei V. a. zentrale Fazialisparese, relevanter Abweichung der Vitalparameter oder relevanter Erkrankungsschwere
12-Kanal-EKG	nein
Venenzugang	ja
Labordiagnostik	Bei V. a. zentrale Fazialisparese (Stirnast nicht mitbetroffen): ■ venöse Blutgasanalyse (Blutzucker?) ■ Routinelabor ■ Zusatzröhrchen bei Indikation (z. B. für Antikoagulantien-Spiegel) ■ bei Fieber: 2 Blutkulturen (jeweils aerob und anaerob)
Medikamente	vorerst keine
Kommentar	Bei V. a. zentrale Fazialisparese (Stirnast nicht mitbetroffen): **Schlaganfall-Frageliste erheben:** ■ Genauer Zeitpunkt Symptombeginn oder wann zuletzt normal gesehen? ■ Blutverdünnung? (wenn ja: letzte Einnahme und Labordiagnostik) ■ Intrakranielle Blutung in der Anamnese? ■ Schädelhirntrauma, Neurochirurgie oder Schlaganfall in der Anamnese? ■ Tumorerkrankung oder Gefäßmalformation/Aneurysma in der Anamnese? ■ Große Operation oder gastrointestinale Blutung in den letzten 3 Wochen? ■ Bekannte Koagulopathie? ■ (Herz-)Schrittmacher? (wenn ja: MR-Kompatibilität im Schrittmacher-Ausweis?) ■ Sonstige Metallimplantate?

DIFFERENTIALDIAGNOSEN

Verdachtsdiagnose	dafür spricht ...
Aortendissektion (siehe Seite 256)	■ zentrale Fazialisparese ■ zerreißender Thoraxschmerz ■ interskapulär ausstrahlend ■ Blutdruckdifferenz Arm-Arm oder Arm-Bein (>15 mmHg) ■ evtl. Extremitätenischämie ■ Echokardiografie: Aortendissekat und/oder Perikarderguss

Endokarditis (siehe Seite 296)	■ Fieber ■ Schüttelfrost ■ neues Herzgeräusch ■ Herzinsuffizienz bis kardiogener Schock ■ periphere Embolien (Hände/Finger, Füße/Zehen, Konjunktiven) ■ Risikofaktoren für Endokarditis (z. B. kongenitaler Herzfehler, Kunstklappe, Schrittmacher, intravenöser Drogenabusus, Immunsuppression)
Intrazerebrale Blutung, supratentoriell (siehe Seite 365)	■ zentrale Fazialisparese ■ ipsilaterale Hemiparese ■ akuter Beginn ■ Vigilanzminderung ■ Kopfschmerzen ■ arterielle Hypertonie ■ Sprachstörung (V. a. linkshirnige Blutung)
Schlaganfall, Hirnstamm (unteres Basilaris-Syndrom) (siehe Seite 463)	■ zentrale Fazialisparese ■ evtl. kontralaterale Hemiparese ■ fluktuierende Klinik ■ Augenmotilitätsstörung ■ weitere Hirnnervenausfälle (kontralateral zur Hemiparese) ■ Dysarthrie
Schlaganfall, ischämisch supratentoriell (siehe Seite 463)	■ zentrale Fazialisparese ■ ipsilaterale Hemiparese ■ akuter Beginn ■ mögliche Emboliequelle (z. B. Vorhofflimmern ohne OAK) ■ Blickdeviation weg von hemiparetischer Seite (V. a. proximalen Verschluss im Mediastromgebiet) ■ Sprachstörung (V. a. linkshirnige Ischämie) ■ Hals-/Kiefergelenkschmerzen, junger Patient, Z.n. Trauma (V. a. Carotisdissektion, siehe Seite 262)
Schlaganfall, Pons (siehe Seiten 463)	■ zentrale Fazialisparese ■ kontralaterale Hemiparese ■ quantitative Bewusstseinsstörung ■ Stecknadelpupillen ■ apneuistische Atmung ■ Dysarthrie
Sinusvenenthrombose (siehe Seite 474)	■ zentrale Fazialisparese ■ progredienter Beginn ■ Kopfschmerzen ■ Z.n. Krampfanfall ■ Risikofaktoren (orale Kontrazeptiva, Thrombophilie, entzündlicher Prozess im Gesichtsbereich, Malignom, Schwangerschaft)
Subarachnoidalblutung (siehe Seite 480)	■ zentrale Fazialisparese ■ schlagartig einsetzender Kopfschmerz („So stark wie noch nie!“) ■ Z.n. Synkope mit anschließender Verwirrtheit oder Sopor ■ Nackensteifigkeit ■ Photophobie ■ Übelkeit ± Erbrechen ■ Herzrhythmusstörungen ± ST-Streckenveränderungen im EKG ■ arterielle Hypertonie

Subduralhämatom, chronisch (siehe Seite 482)	▪ zentrale Fazialisparese ▪ Kopfschmerzen ▪ kognitive Dysfunktion bis qualitative Bewusstseinsstörung ▪ weitere neurologische Defizite (z. B. ipsilaterale Hemiparese, Gangstörung, Aphasie) ▪ hohes Alter ▪ orale Antikoagulation und/oder Alkoholabusus ▪ Z.n. Bagatelltrauma
Thrombotische Mikroangiopathie (siehe Seite 491)	▪ zentrale Fazialisparese ▪ qualitative oder quantitative Bewusstseinsstörung ▪ weitere neurologische Defizite (z. B. Hemiparese, Parästhesien, Visusminderung, Aphasie) und/oder Z.n. Krampfanfall ▪ Fieber ▪ Petechien bis pupuröse Läsionen ▪ hämolytischer Harn
Felsenbeinfraktur (siehe Seite 321)	▪ periphere Fazialisparese ▪ Z.n. Trauma ▪ Schmerzen ▪ Hämatombildung retroaurikulär (Battle-Zeichen) ▪ Blutung aus Gehörgang ▪ Ipsilaterale Hypakusis
Raumforderung, intrakraniell (inklusive intrakraniellem Tumor, Abszess und Hydrozephalus) (siehe Seite 238 und 497)	▪ zentrale Fazialisparese ▪ dumpfer Kopfschmerz (verstärkt durch Vorlehnen) ▪ über Tage progredient zunehmender Schmerz ▪ morgendliches, schwallartiges Erbrechen ohne Übelkeit ▪ progredientes neurologisches Defizit ▪ bekanntes Lungen-, Mamma- oder Nierenkarzinom, Melanom (V. a. ZNS-Metastase) ▪ Fieber (V. a. Hirnabszess) ▪ quantitative oder qualitative Bewusstseinsstörung (V. a. Hydrozephalus oder große Raumforderung)
Borreliose (siehe Seite 717)	▪ periphere Fazialisparese ▪ evtl. Gelenks-/Ganzkörperschmerzen ▪ Z.n. Zeckenstich oder erhöhte Zeckenexposition (z. B. Endemiegebiet bzw. Arbeit in der Natur) ▪ Z.n./b. Erythema migrans an Zeckenstichstelle
Cholesteatom (siehe Fachliteratur)	▪ periphere Fazialisparese ▪ ipsilaterale Hypakusis ▪ Schwindel
Fazialisparese, idiopathisch (siehe Seite 616)	▪ periphere Fazialisparese (oft initial gering symptomatisch, z. B. Signe de cils oder Wimpernzeichen) ▪ Parästhesien im Versorgungsgebiet des Nervus facialis ▪ Beginn innerhalb von Stunden ▪ Geschmacksstörung ▪ evtl. Konjunktivitis sicca bei inkomplettem Lidschluss und vermindertem Tränenfluss ▪ selten: ipsilaterale Hyperakusis
Kleinhirnbrückenwinkel-tumor (siehe Fachliteratur)	▪ periphere Fazialisparese ▪ ipsilaterale Trigeminusdysfunktion (z. B. ausgefallener oder abgeschwächter Kornealreflex, Hemihypästhesie des Gesichts) ▪ Schwindel ▪ evtl. ipsilaterale Hypakusis

Parotitis mit peripherer Fazialisparese (siehe Fachliteratur)	▪ periphere Fazialisparese ▪ ipsilaterale Parotitis, Mumps, oder Parotisschwellung
Ramsay-Hunt-Syndrom (siehe Seite 616)	▪ periphere Fazialisparese ▪ ipsilaterale Ohrenschmerzen ▪ ipsilaterale Hypakusis ▪ Herpesbläschen im äußeren Gehörgang oder in der Ohrmuschel ▪ evtl. Schwindel

HERZKLOPFEN ODER HERZSTOLPERN

(Pflegerische) Erstmaßnahmen	
Allgemein	■ Erkrankungsschwere korrekt einschätzen ■ auf das Vorhandensein von Schockzeichen achten ■ auf das Vorhandensein von klinischen Zeichen der respiratorischen Insuffizienz achten
Lagerung	Oberkörperhochlagerung
Monitoring	**Einmalig:** ■ Herzfrequenz ■ Atemfrequenz ■ nicht-invasiver Blutdruck ■ SpO_2 ■ Temperatur Kontinuierlich bei Auffälligkeiten im EKG, relevanter Abweichung der Vitalparameter oder relevanter Erkrankungsschwere
12-Kanal-EKG	ja + langer Streifen
Venenzugang	ja
Labordiagnostik	■ venöse Blutgasanalyse ■ Routinelabor (nach Rücksprache + Troponin T + NT-pro-BNP) ■ Zusatzröhrchen (z. B. Schilddrüsenhormone) + Point-of-Care-Labor nach Rücksprache
Medikamente	bei Hypokaliämie (Kalium-Serumkonzentration <3,5 mmol/l): Kalium-Magnesium-Lösung
Kommentar	bei Kreislaufinstabilität: Defi-Pads kleben

DIFFERENTIALDIAGNOSEN

Verdachtsdiagnose	dafür spricht …
Bradyarrhythmie/AV-Block (siehe Seite 279)	■ langsame, aber kräftige Herzschläge ■ Blässe ■ hohe Pulsdruckamplitude ■ evtl. Z.n. Synkope ■ evtl. klinische Zeichen der Linksherzinsuffizienz
Hypoglykämie (siehe Seite 641)	■ Blutzucker <70 mg/dl
Tachykardie, supraventrikulär (siehe Seite 58 und 485)	■ akuter Beginn („wie Lichtschalter") ■ Klopfen/Pulsieren im Hals ■ „Schwindel" (sogenannte „Lightheadedness") ■ sehr selten: Z.n. Synkope
Tachykardie, ventrikulär (siehe Seite 58 und 485)	■ akuter Beginn ■ bekannte (koronare) Herzerkrankung ■ Thoraxschmerz ■ „Schwindel" (sogenannte „Lightheadedness") ■ Blässe ■ Kaltschweißigkeit ■ Dyspnoe bis Lungenödem ■ evtl. Z.n. Synkope

Anämie (siehe Seite 249)	■ Kopfschmerzen ■ (Sinus-)Tachykardie ■ „Schwindel“ (sogenannte „Lightheadedness“) ■ (Belastungs-)Dyspnoe ■ Blässe von Haut, Fingernägeln, Skleren und/oder Zahnfleisch ■ anamnestische Hinweise auf okkulten Blutverlust (z. B. Meläna, Hypermenorrhö)
Extrasystolen, ventrikulär (siehe Seite 615)	■ Herzstolpern bzw. „Aussetzer“ wahrgenommen ■ manchmal mit Hustenreiz ■ Dauer für Stunden oder Tage ■ Risikofaktor: bekannte strukturelle Herzerkrankung
Hyperthyreose, symptomatisch (siehe Seite 638)	■ Struma ■ Tachykardie (Sinustachykardie oder Vorhofflimmern) ■ arterielle Hypertonie ■ feinschlägiger Tremor ■ Wärmeintoleranz ■ Schwitzen ■ Hyperreflexie ■ (leicht) erhöhte Körpertemperatur ■ Gewichtsverlust ■ Diarrhö ■ Haarausfall ■ psychomotorische Unruhe bis Reizbarkeit und Aggressivität
Medikamenten-/Toxin-assoziierte Palpitationen (siehe Seite 615)	■ Einnahme spezifischer Medikamente (z. B. Theophyllin, $Beta_2$-Mimetika, Digitalis, Thyroxin) ■ Einnahme spezifischer Toxine (Koffein, Nikotin, Alkohol, Kokain, Amphetamine, Halluzinogene)
Myokarditis (siehe Seite 394)	■ Fieber ■ Z.n. Synkope ■ (Belastungs-)Dyspnoe ■ evtl. klinische Zeichen der Herzinsuffizienz ■ Z.n. rezentem (1–2 Wochen) viralem Infekt (typisch: oberer Atemwegsinfekt, Influenza)
Phäochromozytom (siehe Seite 346)	■ intermittierende Episoden von Kopfschmerzen, Schwitzen, Hautrötung (Flush), pektanginöse Beschwerden ■ akute Angstepisoden ■ arterielle Hypertonie
Schrittmacherdysfunktion (siehe Seite 465)	■ implantierter Schrittmacher
Vorhofflimmern (siehe Seite 503)	■ unregelmäßiger Herzschlag ■ bleibt oft unbemerkt ■ Risikofaktor: kardiale Erkrankung (z. B. koronare Herzerkrankung) bekannt ■ evtl. Zeichen der Linksherzinsuffizienz
Herzneurose (siehe Fachliteratur)	■ Herzschläge bewusst wahrgenommen ■ meist kein typisches Herzrasen oder -stolpern ■ bewusster in Ruhe wahrgenommen (z. B. abends oder nachts im Bett)
Menopause (siehe Fachliteratur)	■ Frau >45–50 Jahre ■ Beginn über Wochen bis Monate ■ Hitzewallungen ■ Schwitzen ■ intermittierende Palpitationen ■ Amenorrhö

Panikattacke/ Hyperventilation (siehe Seite 639)	▪ häufig akuter Beginn mit/ohne Trigger ▪ Angst ▪ Zittern ▪ thorakales Druck-/Beklemmungsgefühl ▪ Atemnot ▪ periorales Kribbeln ▪ Kribbeln/Taubheit in den Fingern/Händen
Sinustachykardie (siehe Fachliteratur)	▪ gradueller bis akuter Beginn ▪ Herzrasen ▪ oft Auslöser definierbar (Angst, Emotion, akute Erkrankung)

HÖRMINDERUNG, AKUT

(Pflegerische) Erstmaßnahmen	
Allgemein	Erkrankungsschwere korrekt einschätzen
Lagerung	nach Patientenkomfort
Monitoring	**Einmalig:** ■ Herzfrequenz ■ Atemfrequenz ■ nicht-invasiver Blutdruck ■ SpO_2 ■ Temperatur Kontinuierlich bei relevanter Abweichung der Vitalparameter oder relevanter Erkrankungsschwere
12-Kanal-EKG	nein
Venenzugang	nein
Labordiagnostik	nach Rücksprache
Medikamente	keine

DIFFERENTIALDIAGNOSEN

Verdachtsdiagnose	dafür spricht …
Hyperviskositätssyndrom (siehe Seite 350)	■ beidseitige Hypakusis ■ bekannte hämatoonkologische Erkrankung ■ Epistaxis ■ Visusminderung ■ Schwindel ■ Kopfschmerzen ■ qualitative oder quantitative Vigilanzminderung ■ weitere neurologische Ausfälle (z. B. Ataxie oder Z.n. Krampfanfall) ■ Dyspnoe
Urämie (siehe Seite 408)	■ bekannte Niereninsuffizienz ■ Lidödeme (insbesondere morgens, V. a. Glomerulonephritis) ■ gestaute Jugularvenen ■ Beinödeme ■ arterielle Hypertonie ■ Oligurie/Anurie ■ Urämie-Symptome (z. B. Müdigkeit, Pruritus, Kopfschmerzen, Vigilanzstörung, Hypakusis)
Schädelbasisfraktur, lateral (siehe Seite 321)	■ Z.n. Trauma ■ Schmerzen ■ Hämatombildung retroaurikulär (Battle-Zeichen) ■ Blutung aus Gehörgang ■ evtl. periphere Fazialisparese
Tumor, hintere Schädelgrube (siehe Seite 497)	■ subakuter Beginn ■ einseitige Hypakusis (±Tinnitus) ■ Nystagmus ■ Hirnnervenausfälle/-dysfunktion (z. B. V, VI, VII, X und XI) ■ evtl. Ataxie (ipsilateral zur Hypakusis) ■ evtl. neurologisches Defizit (kontralateral zur Hypakusis)

Cerumen obturans (siehe Seite 607)	■ „Völlegefühl" im Ohr ■ Beginn nach dem Duschen oder Baden ■ Juckreiz
Cogan-Syndrom (siehe Fachliteratur)	■ ein- oder beidseitige Hypakusis ■ Tinnitus ■ Schwindel ■ rotes Auge ■ systemische Symptome (Fieber, Arthritis, Myalgien, Lymphknotenschwellung)
Hörsturz (akuter idiopathischer sensorineuraler Hörverlust) (siehe Seite 637)	■ einseitige Hypakusis ■ „Völlegefühl" im Ohr ■ evtl. Tinnitus oder Schwindel ■ periaurale Dysästhesie
Knalltrauma (siehe Fachliteratur)	■ entsprechende Anamnese
Morbus Meniere (siehe Fachliteratur)	■ einseitige Hypakusis (ipsilateral zum Tinnitus) ■ Tinnitus ■ längere (Minuten bis Stunden) rezidivierende Schwindelattacken ■ „Völlegefühl" im Ohr
Multiple-Sklerose-Schub (siehe Fachliteratur)	■ bekannte Multiple Sklerose ■ andere neurologische Defizite (z. B. Schwindel)
Nebenwirkung ototoxischer Medikamente (siehe Fachliteratur)	■ beidseitige Hypakusis ■ ototoxische Medikamente (z. B. Furosemid in hohen Dosen, Salicylate in hohen Dosen, Aminoglykoside, Chemotherapeutika) ■ evtl. Tinnitus und/oder Schwindel
Otitis externa (siehe Seite 675)	■ einseitige Hypakusis ■ ipsilaterale Ohrenschmerzen ■ Tragusdruckschmerz ■ Schmerzen durch Zug an der Ohrmuschel ■ trübe/eitrige Otorrhö
Otitis media (siehe Seite 677)	■ einseitige Hypakusis ■ Fieber ■ ipsilaterale Ohrenschmerzen ■ „Völlegefühl" im Ohr ■ evtl. Otorrhö bei Trommelfellperforation
Perilymphfistel (siehe Fachliteratur)	■ einseitige Hypakusis ■ Beginn nach akuter Druckänderung (z. B. Niesen, Husten, Schneuzen, Pressen) ■ Schwindel (verstärkt durch Valsalva-Manöver) ■ Tinnitus ■ „Völlegefühl" im Ohr
Ramsay-Hunt-Syndrom (siehe Seite 616)	■ ipsilaterale Ohrenschmerzen ■ Herpesbläschen im äußeren Gehörgang oder Ohrmuschel ■ ipsilaterale Fazialisparese ■ Schwindel
Trommelfellruptur (siehe Seite 704)	■ ein- oder beidseitige Hypakusis ■ stechender Schmerz mit rascher Besserung ■ evtl. Tinnitus, Übelkeit ± Erbrechen oder Schwindel
Tubenkatarrh (inklusive Paukenerguss) (siehe Fachliteratur)	■ Symptome einer oberen Atemwegsinfektion ■ „verschlagenes" Ohr ■ Besserung auf Valsalva-Manöver ■ Otoskopie: retrahiertes Trommelfell
Virusinfektion, andere (siehe Fachliteratur)	■ ein- oder beidseitige Hypakusis ■ spezifische Symptome einer Viruserkrankung (z. B. Mumps)

HUSTEN, AKUT (<8 WOCHEN)

(Pflegerische) Erstmaßnahmen	
Allgemein	■ Erkrankungsschwere korrekt einschätzen ■ auf das Vorhandensein von klinischen Zeichen der respiratorischen Insuffizienz achten
Lagerung	Oberkörperhochlagerung bzw. nach Patientenkomfort
Monitoring	**Einmalig:** ■ Herzfrequenz ■ Atemfrequenz ■ nicht-invasiver Blutdruck ■ SpO_2 ■ Temperatur Kontinuierlich bei Dyspnoe, erhöhter Atemarbeit, relevanter Abweichung der Vitalparameter oder relevanter Erkrankungsschwere
12-Kanal-EKG	ja
Venenzugang	bei relevanter Erkrankungsschwere: ja
Labordiagnostik	■ nach Rücksprache ■ bei suspektem Auswurf: Sputum asservieren
Medikamente	■ bei SpO_2 <94%: Sauerstoff-Therapie ■ bei exspiratorischem Giemen/Pfeifen: Salbutamol + Ipratroprium 2,5 ml p.i.

DIFFERENTIALDIAGNOSEN

Verdachtsdiagnose	dafür spricht …
Anaphylaxie (siehe Seite 18)	■ Dyspnoe/Hypoxämie ■ Kontakt mit bekanntem Allergen ■ Urtikaria ■ Pruritus ■ Erythrodermie ■ Tachykardie ■ Shivering ■ evtl. weitere systemische Symptome (z. B. Bronchospasmus, Stridor, Dyspnoe, Z.n. Synkope, Schock)
Aspiration, Flüssigkeit (siehe Seite 265)	■ Dyspnoe/Hypoxämie ■ grobblasige Rasselgeräusche (ein- oder beidseitig) ■ passende Anamnese (z. B. beobachtete Aspiration, Spuren von Erbrochenem, Hustenattacke beim Trinken, Ertrinkungsunfall) ■ Aspirationsneigung oder bekannte Schluckstörung (z. B. Z.n. Stroke, fortgeschrittene Demenz, Z.n. Aspirationspneumonie)
Atemwegsobstruktion (weitere DDx: siehe Seite 214)	■ Dyspnoe/Hypoxämie ■ inspiratorischer Stridor ■ Angioödem ■ Zungenschwellung ■ kloßige Sprache (V. a. pharyngealen Prozess/Epiglottitis) ■ Heiserkeit (V. a. laryngealen Prozess)

COPD-Exazerbation (siehe Seite 288)	■ Dyspnoe/Zyanose ■ bekannte/s COPD/Lungenemphysem ■ vermehrter Husten ■ verändertes/verfärbtes Sputum oder Zunahme des Sputumvolumens ■ obstruktives Atemmuster ■ Blutgasanalyse: respiratorische Azidose (pH $<7,35$ + $PaCO_2$ >45 mmHg!)
Fremdkörperaspiration (siehe Seite 316)	■ Dyspnoe/Hypoxämie ■ berichtete/beobachtete Aspiration eines Fremdkörpers ■ akuter Beginn Atemnot (z. B. beim Essen) ■ dementer Patient mit Zahnprothese ■ nicht-produktiver Husten ■ bekannte Schluckstörung (z. B. Z.n. Stroke, fortgeschrittene Demenz, Z.n. Aspirationspneumonie) ■ Z.n. Krampfanfall ■ in- und exspiratorischer Stridor (Fremdkörper in Trachea) oder exspiratorisches monophones Giemen (Fremdkörper in Bronchus) ■ einseitig abgeschwächtes Atemgeräusch (Fremdkörper in Bronchus)
Lungenödem, kardiogen (siehe Seite 330)	■ Dyspnoe/Hypoxämie ■ bilaterale inspiratorische Rasselgeräusche oder schaumiges Sputum ■ gestaute Jugularvenen ■ erhöhte Atemarbeit ■ typisch: restriktives und obstruktives Atemmuster ■ evtl. Hämoptysen ■ Bedside-Sonografie: beidseitig ≥3 B-Linien in Abschnitten über gesamter Lunge ■ klinische Hinweise auf Ursache: akute Rhythmusstörung im EKG/Palpitationen, Verdacht auf akutes Koronarsyndrom, chronische Herzinsuffizienz, arterielle Hypertonie (>180/110 mmHg) ■ Echokardiografie: eingeschränkte systolische/diastolische Funktion, Klappenpathologie
Lungenödem, nicht-kardiogen (ARDS) (siehe Seite 20)	■ Dyspnoe/Hypoxämie ■ erhöhte Atemarbeit ■ typisch: restriktives + obstruktives Atemmuster ■ bilaterale inspiratorische Rasselgeräusche oder schaumiges Sputum ■ Bedside-Sonografie: beidseitig ≥3 B-Linien in Abschnitten über gesamter Lunge ■ klinische Hinweise auf ursächliche Erkrankung (z. B. Pneumonie, Urämie/Hypervolämie, ZNS-Pathologie, Re-Expansionsödem, Ertrinkungsunfall, Schock, Sepsis)
Lungenödem, toxisch (siehe Seite 20)	■ Dyspnoe/Hypoxämie ■ erhöhte Atemarbeit ■ typisch: restriktives + obstruktives Atemmuster ■ bilaterale inspiratorische Rasselgeräusche oder schaumiges Sputum ■ Bedside-Sonografie: beidseitig ≥3 B-Linien in Abschnitten über gesamter Lunge ■ Toxinexposition (z. B. Rauchgas) oder Intoxikation (z. B. Salicylate, Opiate)

Pneumothorax (siehe Seite 436)	■ Dyspnoe/Hypoxämie ■ ipsilaterale Thoraxschmerzen (Cave: nicht obligat!) ■ einseitig abgeschwächtes/fehlendes Atemgeräusch ■ Hautemphysem ■ Bedside-Sonografie: fehlendes Pleura Gliding, Barcode-Sign und/oder Lung-Point-Nachweis ■ Husten ■ <50 Jahre: männlich, Raucher, Astheniker (V. a. primären Pneumothorax) ■ bekannte Lungenerkrankung (V. a. sekundären Pneumothorax) ■ Z.n. Trauma oder Punktion (z. B. ZVK, Pleurapunktion, Biopsie)
Pulmonalarterienembolie (siehe Seite 444)	■ Dyspnoe ■ Thoraxschmerz ■ Z.n. Pulmonalarterienembolie/Beinvenenthrombose ■ Herzfrequenz ≥100/min ■ gestaute Jugularvenen ■ Operation oder Immobilisierung in den letzten 4 Wochen ■ Hämoptyse ■ evtl. aktive Tumorerkrankung ■ klinische Hinweise Beinvenenthrombose ■ Echokardiografie: Rechtsherzbelastung, McConnell-Zeichen
Status asthmaticus (siehe Seite 266)	■ Dyspnoe ■ erhöhte Atemarbeit ■ bekanntes Asthma ■ kein Ansprechen auf Rescue Inhalatortherapie bzw. Dauer Asthma-Anfall >24 Stunden ■ Bronchospasmus (exspiratorisches, polyphones Giemen = Concertus asthmaticus) ■ obstruktives Atemmuster ■ Silent Chest bei schwerem Anfall (dynamische Hyperinflation)
Asthma bronchiale/ eosinophile Bronchitis (siehe Seite 266)	■ bekanntes Asthma ■ Bronchospasmus (exspiratorisches, polyphones Giemen = Concertus asthmaticus) ■ obstruktives Atemmuster
Autoimmunerkrankung	■ Hämoptyse (siehe Seite 326) ■ Oligurie/Anurie + (Mikro-)Hämaturie (V. a. Goodpasture-Syndrom) (siehe Seite 453) ■ chronische/rezidivierende Sinusitiden (V. a. Granulomatose mit Polyangiitis) (siehe Seite 453) ■ Polyserositis, Gelenksschmerzen, mukosale Ulzerationen, Schmetterlingserythem (V. a. systemischen Lupus erythematodes) (siehe Seite 453)
Herzinsuffizienz, linksventrikulär (siehe Seite 330)	■ Beinödeme ■ gestaute Jugularvenen ■ Systolikum, Diastolikum ± S3 ■ (Belastungs-)Dyspnoe ■ Orthopnoe (schläft nachts mit mehreren Kissen) oder nächtliche Dyspnoe-/Hustenattacken ■ bilaterale feinblasige, spätinspiratorische Rasselgeräusche ■ Nykturie ■ Müdigkeit ■ Appetitlosigkeit und abdominelles Völlegefühl ■ bekannte Herzinsuffizienz

Infekt, respiratorisch (siehe Seite 434 + 605)	▪ produktiver (V. a. bakterielle Infektion) oder trockener (V. a. atypische/virale Infektion) Husten ▪ Fieber ▪ vermehrtes und/oder missfarbenes Sputum ▪ (einseitige) inspiratorische, feinblasige Rasselgeräusche ▪ Myalgien, Arthralgien (V. a. viralen Infekt/Influenza/COVID-19) ▪ Verlust des Geruchs-/Geschmackssinns (V. a. COVID-19) ▪ große Mengen faulig riechendes Sputum (V. a. Bronchiektasen, Lungenabszess)
Laryngitis (siehe Seite 653)	▪ Heiserkeit ▪ laryngeale Schmerzen ▪ evtl. inspiratorischer Stridor (NOTFALL!)
Lungenerkrankung, interstitiell, Exazerbation einer (siehe Seite 362)	▪ subakuter bzw. chronischer Beginn ▪ zunehmende (Belastungs-)Dyspnoe ▪ restriktives Atemmuster ▪ inspiratorische Rasselgeräusche ▪ Hypoxämie ▪ evtl. Uhrglasnägel ▪ typische Begleiterkrankungen bei sekundärer interstitieller Lungenerkrankung (z. B. rheumatologische Erkrankungen)
Medikamententoxizität (siehe Fachliteratur)	▪ rezente Behandlung oder Beginn einer Dauertherapie mit Risikomedikament (typisch: Nitrofurantoin, Amiodarone, Bleomycin, Methotrexat, Busulfan, Cyclophosphamid, Sulfonamid)
Pneumokoniose (siehe Seite 362)	▪ Exposition (beruflich?) anorganische Stäube (z. B. Quarzstaub, Asbest, Kohle, Eisen) ▪ inspiratorische Rasselgeräusche
Pulmonale Grunderkrankung, Exazerbation einer (siehe Seite 54)	▪ bekannte pulmonale Grunderkrankung (z. B. Lungenfibrose, pulmonalarterielle Hypertonie) ▪ progredienter Erkrankungsverlauf ▪ Fehlen anderer Gründe für pulmonale Verschlechterung
Rauch-/Reizgasvergiftung (siehe Seite 567)	▪ entsprechende Exposition Rauch oder Reizgas (z. B. Ammoniak, Chlor)
Re-Expansionsödem (siehe Seite 430)	▪ inspiratorische Rasselgeräusche ▪ Z.n. Punktion eines großen Pleuraergusses (>1 l)
Sarkoidose, akut (siehe Fachliteratur)	▪ trockener Husten ▪ (Belastungs-)Dyspnoe ▪ Erythema nodosum (Unterschenkel) ▪ rotes Auge ▪ evtl. Sprunggelenkschmerzen (V. a. Löfgren-Syndrom)
Thoraxtrauma/ Lungenkontusion (siehe Seite 489)	▪ entsprechende Anamnese ▪ Kompressions-abhängige Thoraxschmerzen (V. a. Rippenfraktur) ▪ Hämatom subkutan (z. B. als indirekter Sturzhinweis) ▪ evtl. Hämoptyse
Tracheitis (siehe Fachliteratur)	▪ bellender Husten ▪ evtl. Heiserkeit (V. a. Laryngotracheitis)
Tuberkulose (siehe Seite 495)	▪ bekannte Tuberkulose oder Z.n. Tuberkulose ▪ Fieber ▪ Nachtschweiß ▪ Gewichtsverlust ▪ evtl. Hämoptysen und zervikale Lymphknotenschwellung ▪ Risikofaktoren (z. B. HIV, Herkunft aus/Aufenthalt in einem Endemiegebiet, Kontakt mit Tuberkulose-Erkrankten, Obdachlosigkeit, Gefängnisaufenthalt, Silikose, Alkoholabusus)

Bronchitis, akut (siehe Seite 605)	■ Schmerzen beim Husten ■ produktiver Husten ■ missfarbenes Sputum ■ subfebrile Temperaturen ■ Nikotinabusus ■ Symptome einer oberen Atemwegsinfektion (Halsschmerzen, Fließschnupfen, blockierte Nasenatmung)
Bronchuskarzinom (siehe Fachliteratur)	■ prolongierter Husten ■ Nikotinabusus ■ Gewichtsverlust ■ evtl. Hämoptysen
Husten, postviral (siehe Fachliteratur)	■ Z.n. rezentem viralem Atemwegsinfekt
Hypersensitivitäts-pneumonitis (siehe Seite 362)	■ rezente oder wiederholte Exposition zu organischem Material (z. B. Tierhaare, Schimmelpilz, Heu, Sägemehl) bzw. Risikoberuf ■ Fieber ■ Muskelschmerzen ■ (Belastungs-)Dyspnoe ■ inspiratorische Rasselgeräusche
Infektion, parasitär (z. B. Ascariasis, Strongyloides) (siehe Fachliteratur)	■ Tropenrückkehrer ■ evtl. exspiratorisches Giemen ■ (Belastungs-)Dyspnoe
Pertussis (siehe Seite 605)	■ Hustendauer >2 Wochen ■ keuchender Husten ■ Hustenanfälle (evtl. mit Erbrechen oder Synkopen) ■ Fieber ■ unauffällige Auskultation ■ fehlender/inadäquater Impfschutz
Refluxerkrankung, gastroösophageal (siehe Seite 625)	■ insbesondere nächtlicher Husten bzw. Husten im Liegen ■ Heiserkeit ■ Sodbrennen oder Regurgitation von Säure bzw. Mageninhalt ■ bekannte gastroösophageale Refluxerkrankung
Sinubronchiales Atemwegssyndrom (siehe Seite 688)	■ Rhinitis (auch allergisch) oder Sinusitis ■ pharyngealer Schleim ■ häufiges Räuspern

KOMA

(Pflegerische) Erstmaßnahmen	
Allgemein	■ Vitalfunktionen insbesondere Offenheit des Atemweges überprüfen ■ bei kompromittiertem Atemweg beidseitig Wendeltuben einlegen ■ evtl. Atemweg manuell offenhalten (Esmarch-Handgriff) ■ Pupillencheck ■ bei V. a. Trauma: HWS-Immobilisierung
Lagerung	stabile Seitenlagerung
Monitoring	**Kontinuierlich:** ■ Herzfrequenz ■ Atemfrequenz ■ nicht-invasiver Blutdruck ■ SpO_2 **Einmalig:** ■ Temperatur
12-Kanal-EKG	ja
Venenzugang	ja
Labordiagnostik	■ arterielle Blutgasanalyse ■ Routinelabor ■ Zusatzröhrchen (z. B. Ethanol) und/oder Tox-Screening Harn nach Rücksprache ■ bei Fieber: 2 Blutkulturen (jeweils aerob und anaerob)
Medikamente	■ bei Hypoglykämie (Blutzucker <70 mg/dl): 50 ml Glukose 33% i.v. ■ bei SpO_2 <94%: Sauerstoff-Therapie
Kommentar	Intubation und invasive Blutdruckmessung vorbereiten

DIFFERENTIALDIAGNOSEN

Ursachen	potenzielle Diagnosen
Enzephalopathie, endokrin	■ Hypothyreose, dekompensiert (siehe Seite 358) ■ thyreotoxische Krise (siehe Seite 493) ■ Addison-Krise (siehe Seite 396) ■ Panhypopituitarismus (hypophysäres Koma) (siehe Seite 356)
Enzephalopathie, metabolisch	■ Hypoglykämie (Blutzucker <70 mg/dl) (siehe Seite 641) ■ Hyperglykämie (siehe Seite 339 + 341) ■ Hyperkapnie (siehe Seite 54) ■ Hyponatriämie (siehe Seite 352) ■ Hypernatriämie (siehe Seite 293) ■ hyperkalzäme Krise (siehe Seite 344) ■ Leberversagen (siehe Seite 374 und 377) ■ Urämie (siehe Seite 408)
Epilepsie (siehe Seite 368)	■ Status epilepticus convulsivus ■ Status epilepticus non-convulsivus ■ postiktale Phase ■ Eklampsie (siehe Seite 438)

Intoxikation (siehe Seite 511ff)	■ Medikamentenüberdosierung (z. B. bei renaler/hepatischer Insuffizienz) ■ Medikamentenintoxikation (z. B. Sedativa, Hypnotika) ■ Intoxikation mit Alkohol, Drogen oder anderen Substanzen (z. B. Kohlenmonoxid, Zyanide, toxische Alkohole, Pflanzen)
Peri-Arrest-Situation	■ Stupor (starrer Blick ins Leere, langsames Schließen der Augen = Kreislaufstillstand) ■ Hypoxämie (siehe Seite 54) ■ systemische Hypoperfusion/Schock (siehe Seite 60)
Raumforderung, intrakraniell (siehe Seite 497)	■ primärer oder sekundärer intrakranieller Tumor mit Masseneffekt ■ Hydrozephalus
Schädelhirntrauma, schwer (siehe Seite 460)	■ Z.n. Trauma ■ äußere Verletzungshinweise
Schlaganfall	■ intrakranielle Blutung (z. B. intrazerebrale Blutung, Subarachnoidalblutung, Subduralhämatom) (siehe Seite 365 + 480 + 482) ■ Kleinhirnischämie/-blutung mit Hirnstammkompression (siehe Seite 365 + 463) ■ Hirnstammischämie (z. B. Basilarisspitzen-Syndrom) (siehe Seite 463) ■ bilaterale supratentorielle Ischämien (z. B. multiple Embolien) (siehe Seite 463) ■ Sinusvenenthrombose, zerebral (siehe Seite 474)
Temperaturregulations-störung	■ Hyperthermie (>40°C) (siehe Seite 120) ■ Hypothermie (<28°C) (siehe Seite 220)
Thrombotische Mikroangiopathie (siehe Seite 491)	■ Z.n. Krampfanfall ■ Fieber ■ Petechien bis purpuröse Läsionen ■ hämolytischer Harn
Vena-cava-superior-Syndrom (siehe Seite 498)	■ Gesichtsödem ■ Visusminderung ■ Kopfschmerzen ■ evtl. inspiratorischer Stridor
ZNS-Infekt	■ Meningitis/Enzephalitis (siehe Seite 387) ■ Hirnabszess mit Masseneffekt (siehe Seite 238) ■ septische Enzephalopathie (siehe Seite 64)
Bewusstseinsstörung, psychogen (siehe Seite 604)	■ aktives Zukneifen der Augenlider ■ Blickdeviation nach kranial ■ physiologische Atmung ■ keine pathologischen Bewegungsmuster ■ nicht-kompromittierter Atemweg ■ stabile Vitalfunktionen

KOPFSCHMERZEN

(Pflegerische) Erstmaßnahmen	
Allgemein	■ Erkrankungsschwere korrekt einschätzen ■ auf das Vorhandensein von neurologischen Defiziten oder Hirndruckzeichen (z. B. Erbrechen) achten ■ auf das Vorhandensein von (petechialen) Hautveränderungen achten (V. a. Meningitis)
Lagerung	■ Oberkörperhochlagerung bzw. nach Patientenkomfort ■ bei Migränepatienten: Raum möglichst dunkel und geräuscharm
Monitoring	**Einmalig:** ■ Herzfrequenz ■ Atemfrequenz ■ nicht-invasiver Blutdruck ■ SpO_2 ■ Temperatur Kontinuierlich bei relevanter Abweichung der Vitalparameter oder relevanter Erkrankungsschwere
12-Kanal-EKG	nein
Venenzugang	ja
Labordiagnostik	bei relevanter Erkrankungsschwere: ■ venöse Blutgasanalyse ■ Routinelabor ■ bei Fieber: 2 Blutkulturen (jeweils aerob und anaerob)
Medikamente	bei Schmerzintensität VAS >3: intravenöse Analgesie (z. B. Paracetamol)
Kommentar	bei Fieber und starken Kopfschmerzen: Meningitisverdacht: Patienten mit Mundnasenschutz versorgen und räumlich isolieren

DIFFERENTIALDIAGNOSEN

Weitere Diagnostik (CCT, Labor, evtl. Lumbalpunktion) bei „Red Flags“

- Neuer Kopfschmerz oder wesentliche Veränderung der Charakteristik (bei bekanntem Kopfschmerz)
- Alter >50 Jahre und Erstsymptom Kopfschmerz
- Plötzlicher Kopfschmerz („So stark wie noch nie!“)
- Dauerkopfschmerz bzw. Kontinuierliche Schmerzzunahme
- Neue neurologische Ausfälle (inklusive Sehstörung, epileptische Anfälle)
- Bewusstseinsstörung
- Übelkeit ± Erbrechen (besonders morgens)
- Ohrenschmerzen
- Fieber
- Meningismus
- Bekanntes Malignom (bes. Lungen-, Mamma-, Nierenkarzinom oder Melanom)
- Immunsuppression (inklusive HIV)
- Z.n. ischämischem Stroke oder intrakranieller Blutung
- Im Zweifelsfall

Verdachtsdiagnose	dafür spricht ...
Hyperviskositätssyndrom (siehe Seite 350)	▪ bekannte hämatoonkologische Erkrankung ▪ Epistaxis ▪ Visusminderung ▪ Schwindel ▪ qualitative oder quantitative Vigilanzminderung ▪ weitere neurologische Ausfälle (z. B. Ataxie, Hypakusis, Z.n. Krampfanfall) ▪ Dyspnoe
Intrazerebrale Blutung, supratentoriell (siehe Seite 365)	▪ akuter Beginn ▪ Erbrechen ▪ Therapie-resistente arterielle Hypertonie ▪ häufig: neurologische Defizite (z. B. Hemiparese, Vigilanzminderung)
Kohlenmonoxidvergiftung (siehe Seite 549)	▪ (mögliche) Expositionsanamnese ▪ Benommenheit ▪ Konzentrationsschwäche ▪ Koordinationsschwäche ▪ Übelkeit ± Erbrechen ▪ evtl. andere Personen mit ähnlichen Symptomen
Meningitis/Enzephalitis (siehe Seite 387)	▪ Kopfschmerzen ▪ Fieber ▪ Nackensteifigkeit ▪ positives Kernig- und/oder Brudzinski-Zeichen ▪ Photo-/Phonophobie ▪ fokale Ausfälle (z.B. Aphasie) (V.a. Enzephalitis) ▪ Petechien/Purpura (V. a. Meningokokken-Sepsis)
Posteriores reversibles Enzephalopathie-Syndrom (siehe Seite 346)	▪ Kopfschmerzen ▪ Z.n. generalisiertem Krampfanfall ▪ Visusminderung ▪ arterielle Hypertonie (z. B. Präeklampsie) ▪ evtl. Medikamenteneinnahme (z. B. Chemotherapeutika, Tacrolimus, Cyclosporin, Methotrexat, Cyclophosphamid, Interferon alpha) ▪ evtl. bekannter Lupus erythematodes
Schädelhirntrauma, (mittel-)schwer (siehe Seite 460)	▪ Z.n. Trauma mit Bewusstlosigkeit ▪ Skalpverletzung ▪ (V.a.) Schädelfraktur ▪ Übelkeit ± Erbrechen ▪ Anisokorie ▪ luzides Intervall (z. B. bei epiduraler Blutung)
Schlaganfall, Kleinhirn (siehe Seite 463)	▪ akuter Beginn ▪ okzipitaler Kopfschmerz ▪ Übelkeit ± Erbrechen ▪ Schwindel ▪ (Rumpf-)Ataxie (kann nicht sitzen!) ▪ Nystagmus ▪ Dysarthrie ▪ qualitative oder quantitative Bewusstseinsstörung
Sinusvenenthrombose (siehe Seite 474)	▪ Kopfschmerzen (akut bis chronisch) ▪ Sehstörungen (inklusive Doppelbilder) ▪ Übelkeit ± Erbrechen ▪ evtl. neurologische Ausfälle (z. B. Hemisyndrom, Hirnnervenausfälle) ▪ evtl. Z.n. Krampfanfall ▪ Risikofaktoren (orale Kontrazeptiva, Thrombophilie, entzündlicher Prozess im Gesichtsbereich, Malignom, Schwangerschaft)

Subarachnoidalblutung (siehe Seite 480)	■ schlagartig einsetzender Kopfschmerz („So stark wie noch nie!“) ■ Z.n. Synkope mit anschließender Verwirrtheit oder Sopor ■ Nackensteifigkeit ■ Photophobie ■ Übelkeit ± Erbrechen ■ Herzrhythmusstörungen ± ST-Streckenveränderungen im EKG ■ arterielle Hypertonie
Urämie (siehe Seite 408)	■ bekannte Niereninsuffizienz ■ Lidödeme (insbesondere morgens, V. a. Glomerulonephritis) ■ gestaute Jugularvenen ■ Beinödeme ■ arterielle Hypertonie ■ Oligurie/Anurie ■ andere Urämie-Symptome (z. B. Müdigkeit, Pruritus, Kopfschmerzen, Vigilanzstörung, Hypakusis)
Vena-cava-superior-Syndrom (siehe Seite 498)	■ Gesichtsödem ■ Visusminderung ■ Dyspnoe ■ evtl. inspiratorischer Stridor
Carotis-/Vertebralis-Dissektion (siehe Seite 262)	■ junger Patient (<60 Jahre) ■ Z.n. rezentem (vor 1–5 Tagen) Trauma (aber auch spontan möglich) ■ Hals- oder Nackenschmerzen ■ Z.n. Amaurosis fugax oder Flimmerskotomen ■ pulsatiler Tinnitus ■ Horner-Syndrom (Ptose, Miosis, Enophthalmus)
Enzephalopathie, hypertensiv (siehe Seite 346)	■ arterielle Hypertonie (Blutdruck >180/110 mmHg) ■ pochender oder drückender Kopfschmerz (z. B. frontal) ■ Übelkeit ± Erbrechen ■ „Lightheadedness“ ■ Verwirrtheit (besonders bei älteren Patienten)
Hypophysenapoplex (siehe Seite 356)	■ bekanntes Hypophysenadenom ■ akuter retroorbitaler/frontaler Kopfschmerz ■ bitemporale homonyme Hemianopsie ■ Okulomotoriusparese
Raumforderung, intrakraniell (inklusive intrakraniellem Tumor, Abszess und Hydrozephalus) (siehe Seite 238 und 497)	■ dumpfer Schmerzcharakter (verstärkt durch Vorlehnen) ■ über Tage progredient zunehmender Schmerz ■ morgendliches, schwallartiges Erbrechen ohne Übelkeit ■ progredientes neurologisches Defizit ■ bekanntes Lungen-, Mamma- oder Nierenkarzinom, Melanom (V. a. ZNS-Metastase) ■ Fieber (V. a. Hirnabszess) ■ quantitative oder qualitative Bewusstseinsstörung (V. a. Hydrozephalus oder große Raumforderung)
Riesenzellarteriitis (Arteriitis temporalis) (siehe Seite 453)	■ Alter >60 Jahre ■ temporale Kopfschmerzen ■ druckdolente und/oder verhärtete Temporalarterie ■ Verstärkung der Kopfschmerzen beim Kauen ■ ipsilaterale Visusminderung ■ Schultergürtelschmerzen (polymyalgische Beschwerden)
Subduralhämatom, chronisch (siehe Seite 482)	■ kognitive Dysfunktion bis qualitative Bewusstseinsstörung ■ neurologische Defizite (z. B. Gangstörung, Hemisyndrom, Aphasie) ■ hohes Alter ■ orale Antikoagulation und/oder Alkoholabusus ■ Z.n. Bagatelltrauma

ZNS-Vaskulitis (siehe Seite 453)	■ bekannte Autoimmunerkrankung (z. B. systemischer Lupus erythematodes, Granulomatose mit Polyangiitis) ■ bekannte Vaskulitis (z. B. Panarteriitis nodosa, Takayasu-Arteriitis) ■ Z.n. Meningitis oder ZNS-Infektion
Anstrengungskopfschmerz (siehe Fachliteratur)	■ Beginn während oder kurz nach körperlicher Belastung
Clusterkopfschmerz (siehe Seite 608)	■ Männer ■ bekannter Clusterkopfschmerz ■ Attacken zwischen wenigen Minuten bis Stunden ■ einseitiger, bohrender, periorbitaler Kopfschmerz ■ nächtliches Auftreten (wenige Stunden nach dem Einschlafen) ■ tränendes Auge ■ verstopfte Nase
Glaukomanfall (siehe Seite 323)	■ periorbitaler Schmerz ■ steinharter Bulbus ■ rotes Auge ■ ipsilaterale Visusminderung bzw. verschwommenes Sehen ■ Übelkeit ± Erbrechen ■ Sehen von Farbringen oder Nebelschicht ■ mittelweit, entrundete Pupille ipsilateral
Infektkopfschmerz	■ aktueller oder rezenter Infekt zumeist viraler Genese ■ häufig respiratorischer Infekt mit Husten (z. B. COVID-19) ■ grippeähnliche Symptome
Kopfschmerz, Medikamenten-/ Analgetika-induziert (siehe Fachliteratur)	■ Kopfschmerzen nach Einnahme bestimmter Medikamente (z. B. Nitropräparate) ■ regelmäßige Analgetikaeinnahmen aufgrund von Kopfschmerzen
Kopfschmerz, Sinusitis-assoziiert (siehe Seite 688)	■ bekannte akute oder chronische Sinusitis ■ frontale Kopfschmerzen (verstärkt beim Vorbeugen) ■ Klopfschmerz über Wangen und/oder Stirn ■ Fieber
Kopfschmerz, vertebragen (siehe Seite 719)	■ okzipitaler Kopfschmerz ■ Schmerzverstärkung durch HWS-Bewegungen und/oder Druck auf zervikalen Anteil des Musculus trapezius ■ eingeschränkte HWS-Beweglichkeit ■ Verhärtung des Musculus trapezius
Migräne (siehe Seite 662)	■ bekannte Migräne (bekannter Schmerzcharakter!) ■ zumeist einseitiger, pochender Kopfschmerz ■ bekannte Auslöser (z. B. Menstruation, Medikamente, Alkohol) ■ Besserung durch Ruhe und Reizabschirmung (Phonophobie, Photophobie) ■ Aura (z. B. Visusminderung, Flimmersehen)
Pseudotumor cerebri (idiopathische intrakranielle Hypertension) (siehe Fachliteratur)	■ adipöse, junge Frau ■ Druck mehr als Schmerz ■ Schmerzverstärkung beim Bücken oder durch Valsalva-Manöver ■ Übelkeit ± Erbrechen ■ Visusminderung ■ evtl. Abducensparese
Reversibles zerebrales Vasokonstriktionssyndrom (siehe Seite 438)	■ (schwangere) Frauen (<50 Jahre) ■ akut einsetzende starke Kopfschmerzen ■ Einnahme von nasalen Dekongestiva, Kokain, Triptanen oder Ergotaminpräparaten ■ mit oder ohne neurologisches Defizit (inklusive Z.n. Krampfanfall) ■ spontane Besserung nach 1–3 Stunden

Schädelhirntrauma, leicht (siehe Seite 690)	▪ Z.n. Trauma ▪ Übelkeit ± Erbrechen ▪ „Schwindel“ ▪ Müdigkeit ▪ Phono-/Photophobie ▪ Tinnitus ▪ verschwommenes Sehen/Doppelbilder
Spannungskopfschmerz (siehe Seite 696)	▪ generalisierte, bilaterale, bandförmige Kopfschmerzen ▪ Schmerzverstärkung über Tagesverlauf ▪ Schmerzverstärkung durch Augenbewegungen ▪ Stress oder Anspannung

KRAMPFANFALL, ZUSTAND NACH

(Pflegerische) Erstmaßnahmen	
Allgemein	■ bei Vigilanzminderung: Atemweg und Atmung überprüfen ■ auf das Vorhandensein von indirekten Krampfhinweisen (z. B. Zungenbiss, Sezessus, Defäkation) achten ■ auf das Vorhandensein von Verletzungszeichen achten ■ auf klinische Hinweise eines subtilen oder nicht-konvulsiven Anfalls (z. B. Lidkloni oder stereotype Extremitätenbewegungen) achten ■ auf das Vorhandensein von neurologischen Defiziten achten
Lagerung	■ Oberkörperhochlagerung bzw. nach Patientenkomfort ■ bei Vigilanzminderung: stabile Seitenlagerung
Monitoring	**Einmalig:** ■ Herzfrequenz ■ Atemfrequenz ■ nicht-invasiver Blutdruck ■ SpO_2 ■ Temperatur Kontinuierlich bei relevanter Abweichung der Vitalparameter oder Vigilanzminderung
12-Kanal-EKG	nein
Venenzugang	ja
Labordiagnostik	■ venöse Blutgasanalyse ■ Routinelabor ■ Zusatzröhrchen (z. B. für Antiepileptika-Serumkonzentration) + Point-of-Care-Labor nach Rücksprache ■ bei Fieber: 2 Blutkulturen (jeweils aerob und anaerob)
Medikamente	bei Hypoglykämie (<70 mg/dl): 50 ml Glukose 33% i.v.

DIFFERENTIALDIAGNOSEN

Verdachtsdiagnose	dafür spricht …
Eklampsie (siehe Seite 438)	■ prä-/postpartal ■ arterielle Hypertonie ■ Kopfschmerzen ■ Visusminderung ■ Z.n. Krampfanfall + prolongiertes Koma ■ periphere Ödeme
Hyperviskositätssyndrom (siehe Seite 350)	■ bekannte hämatoonkologische Erkrankung ■ Epistaxis ■ Visusminderung ■ Schwindel ■ Kopfschmerzen ■ qualitative oder quantitative Vigilanzminderung ■ weitere neurologische Ausfälle (z. B. Ataxie, Hypakusis) ■ Dyspnoe
Hypoglykämie (siehe Seite 641)	■ Blutzucker <70 mg/dl

Leitsymptome + Erstmaßnahmen

2

Hyponatriämie (siehe Seite 352)	▪ Serum-Natrium <130 mmol/l (akut)
Hypoxämie (siehe Seite 54)	▪ zentrale Zyanose/ausgeprägte Hypoxämie (SpO_2 <80%) ▪ klinische Zeichen der respiratorischen Insuffizienz
Meningitis/Enzephalitis (siehe Seite 387)	▪ Kopfschmerzen ▪ Fieber ▪ Nackensteifigkeit ▪ positives Kernig- und/oder Brudzinski-Zeichen ▪ Photo-/Phonophobie ▪ quantitative oder qualitative Bewusstseinsstörung ▪ fokale Ausfälle (z.B. Aphasie) (V.a. Enzephalitis) ▪ Petechien/Purpura (V. a. Meningokokken-Sepsis)
Posteriores reversibles Enzephalopathie-Syndrom (siehe Seite 438)	▪ Kopfschmerzen ▪ Visusminderung ▪ arterielle Hypertonie (z. B. Präeklampsie) ▪ evtl. Medikamenteneinnahme (z. B. Chemotherapeutika, Tacrolimus, Cyclosporin, Methotrexat, Cyclophosphamid, Interferon alpha) ▪ evtl. bekannter Lupus erythematodes
Schädelhirntrauma, (mittel-)schwer (siehe Seite 460)	▪ Z.n. Trauma mit prolongierter Bewusstlosigkeit ▪ Skalpverletzung ▪ (V.a.) Schädelfraktur ▪ Übelkeit ± Erbrechen ▪ Anisokorie ▪ evtl. luzides Intervall (z. B. bei epiduraler Blutung)
Schlaganfall (selten bei Ischämie, häufiger bei Blutung oder Sinusvenenthrombose) (siehe Seite 463)	▪ neurologisches Defizit und/oder Hemisyndrom ▪ Sprachstörungen ▪ quantitative Bewusstseinsstörungen
Thrombotische Mikroangiopathie (siehe Seite 491)	▪ qualitative oder quantitative Bewusstseinsstörungen ▪ neurologische Defizite (z. B. Fazialisparese, Hemiparese, Parästhesien, Visusminderung, Aphasie) ▪ Fieber ▪ Petechien bis purpuröse Läsionen ▪ hämolytischer Harn
Alkohol-/Benzodiazepin-Entzug (siehe Seite 592)	▪ Alkoholabusus und/oder Benzodiazepin-Abhängigkeit ▪ verminderte/gestoppte Alkoholzufuhr und/oder Benzodiazepin-Einnahme in den letzten 24–48 Stunden ▪ grobschlägiger Tremor (V. a. Alkoholentzug) ▪ Angst/Unruhe ▪ Verwirrtheit ▪ autonome Instabilität mit gesteigerter Sympathikusaktivität (Tachykardie, Hypertonie, profuses Schwitzen) ▪ qualitative oder quantitative Bewusstseinsstörung
Intoxikation (siehe Seite 511ff)	▪ anamnestische oder klinische Hinweise auf Intoxikation

Raumforderung, intrakraniell (inklusive intrakraniellem Tumor, Abszess und Hydrozephalus) (siehe Seite 238 und 497)	▪ dumpfer Kopfschmerzcharakter (verstärkt durch Vorlehnen) ▪ über Tage progredient zunehmender Schmerz ▪ morgendliches, schwallartiges Erbrechen ohne Übelkeit ▪ progredientes neurologisches Defizit ▪ bekanntes Lungen-, Mamma- oder Nierenkarzinom, Melanom (V. a. ZNS-Metastase) ▪ Fieber (V. a. Hirnabszess) ▪ quantitative oder qualitative Bewusstseinsstörung (V. a. Hydrozephalus oder große Raumforderung)
ZNS-Pathologie, subakut/ chronisch (siehe Fachliteratur)	▪ zugrundeliegende neurologische, zumeist progrediente neurologische Erkrankung (z. B. neurodegenerative Erkrankung, Autoimmunenzephalitis/-vaskulitis)
Anfall, psychogen (siehe Seite 604)	▪ immer beobachtet ▪ Kopf wird während Anfall von einer auf die andere Seite geworfen ▪ Augen während Anfall geschlossen ▪ asymmetrische Extremitätenbewegungen ▪ Anheben des Beckens ▪ untypischer (kurzer) Verlauf ohne tonisch-klonische Phasen ▪ keine postiktale Phase ▪ kein Zungenbiss, Secessus oder Defäkation
Epilepsie, idiopathisch (siehe Seite 368)	▪ bekannte Epilepsie ▪ Trigger (z. B. Schlafentzug, Alkohol, Malcompliance, Diarrhö, Infekt)
Krampfleiden, sekundär (siehe Seite 368)	▪ Z.n. Stroke, Schädelhirntrauma, neurochirurgische Operation oder andere ZNS-Läsion ▪ evtl. sekundäres Krampfleiden bekannt und entsprechender Trigger (z. B. Schlafentzug, Alkohol, Malcompliance, Diarrhö, Infekt)
Synkope, konvulsiv (siehe Seite 217)	▪ kurze konvulsive Episode (wenige Sekunden) ▪ rasches Aufklaren (kein postiktaler Dämmerzustand) ▪ kein Initialschrei ▪ anteriorer Zungenbiss ▪ klinische Hinweise auf Synkopenursache

KREISLAUFSTILLSTAND, ZUSTAND NACH

(Pflegerische) Erstmaßnahmen	
Allgemein	■ ABC-Check so früh als möglich (Wichtig: Carotispuls noch vor der Übergabe checken!) ■ Beatmung mit endtidalem CO_2-Monitoring installieren ■ Beim Umlagern auf Reanimations-assoziierte Verletzungen achten
Lagerung	Obekörperhochlagerung
Monitoring	**Kontinuierlich:** ■ Herzfrequenz ■ Atemfrequenz ■ nicht-invasiver Blutdruck ■ SpO_2 **Einmalig:** ■ Temperatur (im Verlauf kontinuierlich durch Einlage eines Dauerkatheters mit Temperatursonde)
12-Kanal-EKG	ja
Venenzugang	ja (wenn nicht bereits vorhanden)
Labordiagnostik	■ venöse Blutgasanalyse + Point-of-Care-Labor (z. B. Troponin T, D-Dimer) ■ Routinelabor mit Herzenzymen und Serumkonzentrationen von Dauermedikamenten ■ bei V. a. Blutung: Type & Screen + EK anfordern ■ bei Fieber: 2 Blutkulturen (jeweils aerob und anaerob), Sputum, Harn und evtl. Wundabstrich für mikrobiologische Diagnostik ■ bei Verdacht: Tox-Screening Harn
Medikamente	bei kritischer Hypotonie (z. B. MAP <45 mmHg): Noradrenalin 10-µg-weise i.v.
Kommentar	■ bei Z.n. Kammerflimmern: Defi-Pads (um-)kleben ■ invasives Monitoring vorbereiten ■ Ultraschallgerät bereitstellen ■ ZVK-Anlage vorbereiten ■ Magensonde legen

DIFFERENTIALDIAGNOSEN

Verdachtsdiagnose	dafür spricht …
Akutes Koronarsyndrom (ACS) (siehe Seite 240)	■ schockbarer Erstrhythmus ■ Dyspnoe und/oder Thoraxschmerzen vor Kollaps ■ bekannte KHK bzw. kardiovaskuläre Risikofaktoren (z. B. Nikotinabusus, Diabetes, Hypercholesterinämie, Adipositas, positive Familienanamnese) ■ belastungsabhängige Thoraxschmerzen in der Anamnese ■ EKG: ST-Senkung/Hebung in zusammenhängenden Ableitungen ■ Echokardiografie: regionale Wandbewegungsstörung
Anaphylaxie (siehe Seite 18)	■ nicht-schockbarer Erstrhythmus ■ Tachykardie ■ Kontakt mit bekanntem oder potenziellem Allergen ■ Schock ■ Urtikaria ■ Erythrodermie

Aortendissektion (siehe Seite 256)	■ nicht-schockbarer Erstrhythmus ■ Thoraxschmerz vor Kollaps ■ Blutdruckdifferenz Arm-Arm oder Arm-Bein (>15 mmHg) ■ evtl. Extremitätenischämie ■ Bedside-Sonografie: Aortendissekat, Perikarderguss, großer linksseitiger Pleuraerguss
Ateminsuffizienz (siehe Seite 54)	■ nicht-schockbarer Erstrhythmus ■ Dyspnoe/Zyanose vor Kollaps ■ Anamnese einer respiratorischen (Akut-)Erkrankung
AV-Block/Bradykardie (siehe Seite 58)	■ nicht-schockbarer Erstrhythmus ■ AV-Block oder Bradykardie im EKG
Blutung (siehe Seite 60)	■ entsprechende Anamnese ■ hypovolämer Schock ■ Bedside-Sonografie: kollabierte Vena cava inferior ■ (in-)direkte Hinweise auf Hämatemesis (z. B. verkrustetes Blut perioral/-nasal) oder Hämatochezie/Meläna ■ (in-)direkte Hinweise auf andere Blutungsquelle (z. B. intraabdominell bei rupturiertem Bauchaortenaneurysma, postpartale Blutung) ■ evtl. Anämiezeichen bei akut-auf-chronischer Blutungssituation
Hyperkaliämie (siehe Seite 343)	■ nicht-schockbarer Erstrhythmus (z. B. pulslose elektrische Aktivität mit breiten Kammerkomplexen) ■ Blutgasanalyse: Hyperkaliämie ± metabolische Azidose ■ Dialysepatient
Hypothermie, schwer (siehe Seite 38)	■ entsprechende Anamnese ■ Temperatur <28°C
Intoxikation (siehe Seite 511ff)	■ entsprechende Anamnese ■ suggestive Umstände (z. B. Abschiedsbrief, Paraphernalien) ■ Einstichstellen bzw. bekannter intravenöser Drogenabusus
Kardiopathie, kongenital, myokardial, valvulär (siehe Seite 330 + 333)	■ bekannte Herzerkrankung ■ klinische Zeichen der Herzinsuffizienz ■ Echokardiografie: entsprechender Befund
Kohlenmonoxidvergiftung (siehe Seite 549)	■ entsprechende Anamnese/Umstände (mögliche Exposition) ■ Blutgasanalyse: erhöhtes CO-Hb ■ evtl. andere Personen mit ähnlicher Klinik
Myokarditis (siehe Seite 394)	■ schockbarer Erstrhythmus ■ evtl. klinische Zeichen der Herzinsuffizienz ■ Anamnese: Fieber, Z.n. Synkope, (Belastungs-)Dyspnoe, Z.n. rezentem (1–2 Wochen) viralem Infekt (typisch: oberer Atemwegsinfekt, Influenza)
Perikardtamponade (siehe Seite 60)	■ nicht-schockbarer Erstrhythmus ■ obstruktiver Schock (obere Einflussstauung) ■ Echokardiografie: Perikarderguss
Pneumothorax (siehe Seite 60 + 436)	■ nicht-schockbarer Erstrhythmus ■ obere Einflussstauung als klinisches Zeichen für obstruktiven Schock ■ einseitig abgeschwächtes/fehlendes Atemgeräusch ■ Hautemphysem ■ Bedside-Sonografie: fehlendes Pleura Gliding, Barcode-Sign und/oder Lung-Point-Nachweis ■ Z.n. Trauma oder Punktion (z. B. ZVK, Pleurapunktion, Biopsie)

Pulmonalarterienembolie (siehe Seite 444)	■ nicht-schockbarer Erstrhythmus ■ obere Einflussstauung als klinisches Zeichen für obstruktiven Schock ■ Z.n. Pulmonalarterienembolie/Beinvenenthrombose ■ Herzfrequenz ≥100/min ■ Operation oder Immobilisierung in den letzten 4 Wochen ■ Hämoptyse ■ aktive Tumorerkrankung ■ klinische Hinweise auf Beinvenenthrombose ■ Dyspnoe und Thoraxschmerzen vor Kollaps ■ Echokardiografie: Rechtsherzbelastung, McConnell-Zeichen
Sepsis (siehe Seite 64)	■ nicht-schockbarer Erstrhythmus ■ Fieber ■ Schock ■ Infektanamnese ■ Infektfokus
SUDEP (Sudden Unexpected Death in Epilepsy) (siehe Seite 368)	■ Kreislaufstilland während oder innerhalb weniger Minuten nach generalisiertem tonisch-klonischem Krampfanfall ■ bekannte Epilepsie mit hoher Anfallsfrequenz
Tachykardie, ventrikulär (siehe Seite 58)	■ schockbarer Erstrhythmus ■ auffälliges EKG: Hinweise auf Präexzitationssyndrom, Brugada-Syndrom, Long-QT-Syndrom, frühe Repolarisation ■ positive Familienanamnese für plötzlichen Herztod
Trauma (siehe Seite 44)	■ nicht-schockbarer Erstrhythmus ■ entsprechende Anamnese ■ Verletzungshinweise
ZNS-Pathologie (z. B. Subarachnoidalblutung, intrazerebrale Blutung) (siehe Seite 365 + 480)	■ nicht-schockbarer Erstrhythmus ■ Anisokorie oder bilaterale Mydriasis ■ Beuge-/Strecksynergismen oder tiefes Koma (nur ohne Sedierung zu beurteilen) ■ Kopfschmerzen oder neurologisches Defizit vor Kollaps
Zyanidvergiftung (siehe Seite 587)	■ entsprechende Anamnese (z. B. Rauchgasvergiftung bei Verbrennung von Kunststoffen, Holz, Wolle o. Ä.) ■ ausgeprägte metabolische Azidose mit Hyperlaktatämie

OHRENSCHMERZEN

(Pflegerische) Erstmaßnahmen	
Lagerung	nach Patientenkomfort
Monitoring	**Einmalig:** ■ Herzfrequenz ■ Atemfrequenz ■ nicht-invasiver Blutdruck ■ SpO_2 ■ Temperatur
12-Kanal-EKG	nein
Venenzugang	nein
Labordiagnostik	nach Rücksprache

DIFFERENTIALDIAGNOSEN

Verdachtsdiagnose	dafür spricht …
Erysipel (siehe Seite 306)	■ akuter Beginn ■ flächenhafte Rötung des Ohres und periaurikulär ■ Schmerzen ■ Fieber ± Schüttelfrost ■ Eintrittspforte (z. B. Ohrpiercing, Ekzem)
Mastoiditis (siehe Seite 677)	■ Fieber ■ Hypakusis ■ geschwollenes, gerötetes und druckempfindliches Mastoid ■ abstehende Ohrmuschel ■ Z.b./n. rezenter Otitis media
Fremdkörper (siehe Fachliteratur)	■ otoskopischer Fremdkörpernachweis ■ einseitige Hypakusis
Gehörgangsfurunkel (siehe Seite 675)	■ entzündeter Haarbalg im äußeren Gehörgang
Kiefergelenkarthropathie (siehe Fachliteratur)	■ „Knacken“ bei Kieferbewegungen ■ Druckschmerz über Kiefergelenk ■ Schmerzverstärkung beim Kauen
Oro-/Nasopharynx-karzinom (siehe Fachliteratur)	■ progredienter Symptombeginn ■ unauffällige Inspektion des äußeren Ohrs ■ unauffällige Otoskopie ■ unauffälliger HWS-Befund ■ Schluckbeschwerden ■ Fremdkörpergefühl ■ Gewichtsverlust ■ suspekte oro- oder nasopharyngeale Läsion
Otitis externa (siehe Seite 675)	■ geröteter äußerer Gehörgang ± Schuppung ■ Ausfluss aus dem Ohr ■ Tragusdruckschmerz ■ Risikofaktoren (Schwimmbadbesuch, Mikrotrauma z. B. durch Wattestäbchen, Kopfhörer, Diabetes mellitus)

Otitis media (siehe Seite 677)	▪ akuter Symptombeginn ▪ Fieber ▪ Hypakusis ▪ hyperämisiertes, vorgewölbtes Trommelfell ▪ Flüssigkeitsspiegel ± Bläschen hinter dem Trommelfell ▪ Symptome einer oberen Atemwegsinfektion
Perichondritis (siehe Fachliteratur)	▪ Z.n. Trauma/Bagatellverletzung oder Ohrpiercing ▪ Schwellung und Rötung der Ohrmuschel
Ramsay-Hunt-Syndrom (siehe Seite 616)	▪ periphere Fazialisparese ▪ Herpesbläschen im äußeren Gehörgang oder in der Ohrmuschel ▪ evtl. Schwindel ▪ ipsilaterale Hypakusis
Seromukotympanon (siehe Fachliteratur)	▪ subakuter bzw. gradueller Symptombeginn ▪ Hypakusis ▪ Otoskopie: mattes, gelbliches Trommelfell ▪ rezidivierende obere Atemwegsinfektionen
Trauma (siehe Seite 674)	▪ passende Anamnese ▪ Verletzung des äußeren Ohrs ▪ Othämatom
Trigeminusneuralgie (siehe Seite 702)	▪ unauffällige Inspektion des äußeren Ohrs ▪ unauffällige Otoskopie ▪ wiederholte, einschießende, kurzdauernde Schmerzen ▪ Schmerzverstärkung/-triggerung durch Berührung, Kauen oder Sprechen
Trommelfellruptur, isoliert (siehe Seite 704)	▪ passende Anamnese (z. B. Explosions-, Elektro- oder Knalltrauma, Flugreise oder Tauchgang mit oberem Atemwegsinfekt, direktes oder indirektes Trauma, z. B. durch Manipulation mit Kuli, Brillenbügel oder Ohrstäbchen) ▪ Hypakusis ▪ Otoskopie: Trommelfellruptur/-defekt
Tubenkatarrh (siehe Fachliteratur)	▪ oberer Atemwegsinfekt oder rezenter rascher Luftdruckwechsel ▪ „verschlagenes" Ohr ▪ Besserung auf Valsalva-Manöver ▪ Otoskopie: retrahiertes Trommelfell
Zervikalneuralgie (siehe Seite 719)	▪ unauffällige Inspektion des äußeren Ohrs ▪ unauffällige Otoskopie ▪ druckschmerzhafte Muskelansätze am Hinterkopf ▪ Schmerzverstärkung durch HWS-Bewegung
Zoster oticus (siehe Seite 635)	▪ Herpesbläschen im äußeren Gehörgang oder in der Ohrmuschel

PTOSE

(Pflegerische) Erstmaßnahmen	
Allgemein	auf das Vorhandensein von zusätzlichen neurologischen Defiziten achten
Lagerung	nach Patientenkomfort
Monitoring	**Einmalig:** ▪ Herzfrequenz ▪ Atemfrequenz ▪ nicht-invasiver Blutdruck ▪ SpO_2 ▪ Temperatur Kontinuierlich bei relevanter Abweichung der Vitalparameter oder relevanter Erkrankungsschwere
12-Kanal-EKG	nein
Venenzugang	nein
Labordiagnostik	nach Rücksprache

DIFFERENTIALDIAGNOSEN

Verdachtsdiagnose	dafür spricht ...
Botulismus (siehe Seite 401)	▪ beidseitige Ptose ▪ Ophthalmoplegie + Doppelbilder ▪ absteigende Lähmungen ▪ Übelkeit ± Erbrechen ▪ nicht-blutige Diarrhö ▪ Z.n. Verzehr suspekter Nahrungsmittel (z. B. abgelaufener Konserven) oder intravenöser Drogenabusus
Horner-Syndrom (z. B. Carotisdissektion) (siehe Seite 262)	▪ einseitige Ptose ▪ ipsilaterale Miosis ▪ ipsilateraler Enophthalmos
Miller-Fisher-Syndrom (siehe Seite 401)	▪ Ptose beidseitig ▪ Ophthalmoplegie + Doppelbilder ▪ Ataxie ▪ Areflexie ▪ progredienter Beginn ▪ evtl. weitere Hirnnervenausfälle ± periphere Schwäche ▪ Z.n. Infektion (viral häufiger als bakteriell)
Myasthenia gravis (siehe Seite 401)	▪ beidseitige Ptose ▪ Doppelbilder ▪ Schwäche der Kopfhaltemuskulatur und proximalen Extremitäten ▪ rasche Ermüdung ▪ Muskelkraft morgens besser, abends schlechter

Fazialisparese, peripher (siehe Seite 616)	■ einseitige Ptose ■ ipsilaterale periphere Fazialisparese (oft initial gering symptomatisch → Signe de cils oder Wimpernzeichen) ■ Parästhesien im Versorgungsgebiet des Nervus facialis ■ Beginn innerhalb von Stunden ■ Geschmacksstörungen ■ evtl. Konjunktivitis sicca bei inkomplettem Lidschluss und vermindertem Tränenfluss ■ selten: Hyperakusis
Myotone Dystrophie (siehe Fachliteratur)	■ beidseitige Ptose ■ progredient zunehmende Muskelschwäche ■ Relaxationsstörung Muskulatur (kann Hand nicht loslassen) ■ Stirnglatze ■ geistige Retardierung ■ bekannter Katarakt und/oder Kardiomyopathie
Orbita(boden)fraktur (siehe Seite 321)	■ einseitige Ptose ■ Z.n. Sturz oder Trauma ■ Periorbitale Schwellung ± Hämatom
Zoster ophthalmicus (siehe Seite 635)	■ typische Bläschenbildung auf erythematösem Grund im Versorgungsgebiet des Nervus facialis (meist Stirnast) ± Nervus nasociliaris (Nasenspitze befallen) ■ ipsilaterale Ptose ■ Schmerzen ■ evtl. Visusminderung ■ rotes Auge ■ periorbitale Schwellung ■ Fieber

RACHEN-/SCHLUCKSCHMERZEN

(Pflegerische) Erstmaßnahmen	
Allgemein	■ auf inspiratorischen Stridor achten (Wichtig: Stridor + Dyspnoe = Notfall!) ■ auf das Vorhandensein von Begleitsymptomen (z. B. Hautveränderungen) achten
Lagerung	■ nach Patientenwunsch ■ bei inspiratorischem Stridor: Oberkörperhochlagerung
Monitoring	**Einmalig:** ■ Herzfrequenz ■ Atemfrequenz ■ nicht-invasiver Blutdruck ■ SpO_2 ■ Temperatur Kontinuierlich bei relevanter Abweichung der Vitalparameter oder relevanter Erkrankungsschwere
12-Kanal-EKG	nein
Venenzugang	bei relevanter Erkrankungsschwere: ja
Labordiagnostik	nach Rücksprache
Medikamente	bei inspiratorischem Stridor: ■ Sauerstoff-Therapie (15 l/min) ■ Adrenalin pur 3 mg p.i.
Kommentar	bei inspiratorischem Stridor: Difficult-Airway-Wagen bereitstellen

DIFFERENTIALDIAGNOSEN

Verdachtsdiagnose	dafür spricht …
Steven Johnson Syndrome/toxisch epidermale Nekrolyse (siehe Seite 397)	■ schwerkranker Patient ■ Hautablösung auf tangentialen, digitalen Druck (positives Nikolski-Zeichen) ■ Blasenbildung + Nekrolyse ■ Fieber ■ Husten ■ Schleimhautblutungen (oral und/oder rektal) ■ Odynophagie ■ Kopf- und Gelenksschmerzen ■ Konjunktivitis
Agranulozytose/ Neutropenie (siehe Seite 404)	■ geröteter Rachen ■ Fieber ■ bekannte Leukopenie bzw. hämatologische Erkrankung ■ Z.n. Beginn neuer, potenziell myelotoxischer Medikation (z. B. Chemotherapie)
Diphtherie (siehe Seite 680)	■ fehlender Impfschutz ■ Fieber ■ Dysphagie ■ Heiserkeit ■ grau-weißliche und/oder bräunliche, blutig tingierte pseudomembranöse Beläge über Tonsillen und Pharynx ■ zervikale Lymphadenitis ■ evtl. Rhythmusstörungen (V. a. Myokarditis)

Epiglottitis (siehe Seite 680)	■ ältere Menschen ohne Haemophilus-Impfung ■ Fieber ■ schmerzhafter Schluckakt ■ Unmöglichkeit, den Speichel zu schlucken ■ kloßige Stimme ■ evtl. inspiratorischer Stridor (Notfall!)
Fremdkörperingestion (siehe Seite 620)	■ entsprechende Anamnese (besonders Fischgräten, Hühnerknochen) ■ dementer Patient mit Zahnprothese ■ Dysphagie ■ Globusgefühl
Ingestion von Säure oder Lauge (siehe Seite 552)	■ entsprechende Anamnese ■ lokale Rötung ■ Schwellung ■ Odynophagie ■ Heiserkeit (V. a. Larynxbeteiligung)
Peritonsillarabszess/ -hämatom (siehe Seite 680)	■ Fieber (V. a. Abszess) ■ peritonsilläre Schwellung ■ Uvuladeviation zur Gegenseite ■ Trismus (Kieferklemme) ■ Dysphagie ■ kloßige Stimme ■ Z.n. rezidivierenden Tonsillitiden ■ evtl. inspiratorischer Stridor (Notfall!)
Retropharyngealabszess (siehe Seite 680)	■ Fieber ■ Dysphagie ■ schmerzhafter Schluckakt ■ pharyngeale Schwellung ■ evtl. inspiratorischer Stridor (Notfall!)
Trauma, ösophageal (siehe Seite 421)	■ entsprechende Anamnese ■ Z.n. Gastroskopie ■ Z.n. transösophagealer Echokardiografie
Candida-Ösophagitis (siehe Seite 420)	■ brennende Schmerzen beim Schlucken ■ Immunsuppression oder (inhalative) Steroidtherapie ■ Z.n. rezenter Antibiotikatherapie ■ häufig auch oraler Soor
Dehydratation (siehe Seite 293)	■ trockene, evtl. verborkte Schleimhäute (fehlender Speichelsee in der gingivolabialen Falte, Längsfurchung der Zunge) ■ trockene Haut ■ verminderter Hautturgor (gilt nur bei jüngeren Patienten) ■ Tachykardie ■ orthostatische Symptome (z. B. Z.n. Synkope) ■ subfebrile Temperaturen (<38°C) ■ Oligurie/Anurie ■ qualitative oder quantitative Bewusstseinsstörung (bei älteren Patienten) ■ erhöhter Flüssigkeitsverlust (z. B. Diarrhö, Diuretika) oder verminderte Flüssigkeitszufuhr (z. B. Demenz, Pflegeabhängigkeit)
Infektiöse Mononukleose (siehe Seite 680)	■ junge Erwachsene ■ geröteter Rachen und Tonsillen ■ schmutzig-grauer, abwischbarer Belag auf den Tonsillen ■ Fieber ■ zervikale, axilläre und/oder inguinale Lymphknotenschwellung ■ Lethargie ■ Krankheitsdauer >7 Tage

Pharyngitis, bakteriell (z. B. Streptokokken) (siehe Seite 680)	■ akuter Beginn ■ Fieber ■ flammenroter Rachen ■ zervikale Lymphknotenschwellung ■ Kopfschmerzen
Pharyngitis, viral (siehe Seite 680)	■ subakuter Beginn ■ geröteter Rachen ■ Husten ■ Heiserkeit ■ Rhinorrhö ■ Kopfschmerzen ■ oropharyngeale Ulzerationen (V. a. Herpes)
Refluxerkrankung, gastroösophageal (siehe Seite 625)	■ geringe Rötung ■ Heiserkeit und evtl. trockener Husten (verstärkt im Liegen, insbesondere nachts) ■ Sodbrennen oder Regurgitation von Säure bzw. Mageninhalt ■ Besserung innerhalb von Minuten bis <1 Stunde nach Gabe von Sucralfat ■ bekannte gastroösophageale Refluxerkrankung
Soor, oral (siehe Seite 663)	■ weiße, nicht abwischbare Beläge ■ brennende Schmerzen ■ Geschmacksveränderung ■ Immunsuppression oder (inhalative) Steroidtherapie ■ Z.n. rezenter Antibiotikatherapie
Tonsillitis (siehe Seite 680)	■ gerötete, ödematöse Tonsillen ■ tonsilläres Exsudat („Stippchen“) ■ Fieber ■ Dysphagie ■ zervikale Lymphknotenschwellung

ROTER HARN

(Pflegerische) Erstmaßnahmen	
Allgemein	Harn asservieren
Lagerung	nach Patientenkomfort
Monitoring	**Einmalig:** ▪ Herzfrequenz ▪ Atemfrequenz ▪ nicht-invasiver Blutdruck ▪ SpO_2 ▪ Temperatur Kontinuierlich bei relevanter Abweichung der Vitalparameter oder relevanter Erkrankungsschwere
12-Kanal-EKG	nein
Venenzugang	bei Notwendigkeit einer intravenösen Schmerztherapie: ja
Labordiagnostik	Harnstreifentest
Medikamente	bei Schmerzintensität VAS >3: intravenöse Analgesie (z. B. Metamizol 1 g KI)

DIFFERENTIALDIAGNOSEN

Verdachtsdiagnose	dafür spricht …
Hämolyse, intravasal (siehe Seite 251)	▪ Harn rötlich, nicht blutig verfärbt ▪ Blässe von Haut, Fingernägeln, Skleren und/oder Zahnfleisch ▪ zitronengelber Ikterus ▪ bei Hautmarmorierung und Schock: V. a. hämolytische Krise ▪ bekannte (z. B. hereditäre) hämolytische Anämie ▪ Reiseanamnese, hohes Fieber und Schüttelfrost (V. a. Malaria)
Intoxikation, Schwermetalle (siehe Seite 576)	▪ roter, nicht-blutiger Harn ▪ mögliche Schwermetallexposition (z. B. Blei, Eisen, Arsen, Quecksilber) ▪ (zumeist) prolongierte Symptomatik ▪ Müdigkeit ▪ Konzentrationsschwäche ▪ Übelkeit ± Erbrechen ▪ Diarrhö ▪ Bauchschmerzen ▪ Gewichtsverlust ▪ klinische Hinweise auf Anämie (z. B. blasse Fingernägel bzw. Handlinien, weiße Skleren, weißes Zahnfleisch) ▪ Mees-Linien der Fingernägel (z. B. Arsen, Thallium)
Koagulopathie (siehe Seite 278 + 320)	▪ (Makro-)Hämaturie ▪ therapeutische Antikoagulation oder bekannte bzw. anamnestische Gerinnungsstörung
(Glomerulo-)Nephritis (siehe Seite 411)	▪ bekannte rheumatologische oder Nierenerkrankung ▪ Lidödeme (insbesondere morgens, V. a. Glomerulonephritis) ▪ Beinödeme ▪ arterielle Hypertonie ▪ Kopf- und/oder Flankenschmerzen ▪ Z.n. Infekt der Atemwege oder Haut (vor 1–4 Wochen)

Nephritis, akut interstitiell (siehe Seite 411)	▪ rezenter Beginn einer neuen Medikation (z. B. Penicillin, NSAR, Allopurinol, Diuretika) ▪ Oligurie/Anurie ▪ Arzneimittelexanthem ▪ arterielle Hypertonie ▪ evtl. Fieber
Niereninfarkt/ Nierenvenenthrombose (siehe Seite 407 + 413)	▪ akuter Beginn ▪ Makrohämaturie ▪ Flankenschmerzen ▪ Übelkeit ± Erbrechen ▪ Risikofaktoren für Nierenvenenthrombose: Thrombophilie, nephrotisches Syndrom, Nierentumor ▪ Risikofaktoren für Nierenarterienembolie: Vorhofflimmern ohne Antikoagulation, Endokarditis
Nierentrauma (siehe Seite 273)	▪ entsprechende Anamnese
Porphyrie, akut (siehe Seite 437)	▪ verminderte Darmgeräusche/paralytischer Ileus (selten: Diarrhö) ▪ Ganzkörperschmerzen ▪ Übelkeit ± Erbrechen ▪ Agitation bis Psychose ▪ neuromuskuläre Schwäche ▪ Z.n. Krampfanfall ▪ frühere, ähnliche Episoden, positive Familienanamnese oder bekannte Porphyrie ▪ Schubauslöser (z. B. Medikament, Stress, Erkrankung)
Rhabdomyolyse (siehe Seite 450)	▪ Cola-farbener Harn ▪ Harnstreifen: Hb +++, Erys negativ ▪ Muskelschmerzen ▪ Z.n./b. (Virus-)Infektion (z. B. Influenza) ▪ Z.n. Trauma oder starker körperlicher Belastung ▪ Z.n. Beginn neuer Medikation (z. B. Statine, Steroide, Psychopharmaka) ▪ Intoxikation (z. B. Alkohol, Kokain)
Verfärbung des Harns, postoperativ oder postinterventionell (siehe Fachliteratur)	▪ Makrohämaturie ▪ Z.n. rezenter Operation, Biopsie oder Lithotripsie
Harnwegsinfektion, untere (siehe Seite 633)	▪ Makrohämaturie ▪ Fieber ▪ Unterbauchschmerzen (evtl. krampfartig) ▪ Dysurie ▪ Pollakisurie ▪ Übelkeit ± Erbrechen ▪ Z.n. Harnwegsinfektion
Kontamination	▪ Makrohämaturie ▪ Frauen: Menstruation?
Makrohämaturie, Anstrengungs-induziert (siehe Fachliteratur)	▪ Makrohämaturie ▪ Z.n. erheblicher körperlicher Belastung (z. B. Langstreckenlauf)
Manipulation, urethral, Z.n.	▪ Z.n. Harnkatheteranlage/Einmalkatheterisierung ▪ Z.n. urologischem Eingriff ▪ Z.n. Zug am Harnkatheter (z. B. dementer Patient)

Nephrolithiasis/ Nierenkolik (siehe Seite 410)	■ (Makro-)Hämaturie ■ kolikartige Flanken-/Unterbauch- oder Leistenschmerzen ■ Übelkeit ± Erbrechen ■ Z.n. oder bekannte Nephrolithiasis
Tumor, urogenital (siehe Fachliteratur)	■ Makrohämaturie ■ schmerzlos ■ hohes Alter ■ Gewichtsverlust ■ Nikotinabusus ■ bekannter Nieren-, Blasen- oder Prostata-Tumor ■ evtl. palpable Masse
Verfärbung des Harns, Medikamenten- oder Nahrungsmittel-induziert (siehe Fachliteratur)	■ rot verfärbter Harn ■ Einnahme von Rifampicin, Metamizol, Sulfasalazin, Nitrofurantoin oder Senna-haltigen Abführmitteln ■ Z.n. Intoxikation und Behandlung mit Deferoxamin oder Cyanocobalamin ■ übermäßiger Konsum von Brombeeren, Rhabarber oder Rote Beete
Zystitis, Medikamenten-/ Radiatio-induziert, hämorrhagisch (siehe Fachliteratur)	■ Makrohämaturie ■ Medikamentenexposition (z. B. Cyclophosphamid) ■ Z.n./b. Radiatio

ROTES AUGE

(Pflegerische) Erstmaßnahmen	
Allgemein	Auge mit steriler und feuchter Kompresse abdecken
Monitoring	**Einmalig:** ▪ Herzfrequenz ▪ Atemfrequenz ▪ nicht-invasiver Blutdruck ▪ SpO_2 ▪ Temperatur
12-Kanal-EKG	nein
Venenzugang	nein
Labordiagnostik	nach Rücksprache

DIFFERENTIALDIAGNOSEN

Verdachtsdiagnose	dafür spricht …
Carotis-Sinus-cavernosus-Fistel (siehe Seite 281)	▪ Augen-/Kopfschmerzen ▪ ipsilateral gerötetes Auge mit ausgeprägter konjunktivaler Injektion ▪ Tränen ▪ ipsilateral pulsierender Exophthalmus ▪ pulsatiler Tinnitus ▪ Visusminderung ▪ Ausfälle der Hirnnerven III, IV und VI ± Doppelbilder
Endophthalmitis (siehe Seite 299)	▪ starke Schmerzen ▪ ipsilaterale periorbitale Schwellung (inklusive Lidschwellung) ▪ Fieber ▪ Visusminderung ▪ Photophobie ▪ typisch: Z.n. Augenchirurgie oder penetrierender Augenverletzung
Sinus-cavernosus-Thrombose (siehe Seite 473)	▪ Fieber ▪ Kopfschmerzen ▪ Doppelbilder ▪ Exophthalmus/periorbitale Schwellung (auch beidseitig) ▪ Visusminderung ▪ Hirnnervenausfälle (z. B. Nervus abducens) ▪ Hautinfektion im Gesichtsbereich, Sinusitis oder Otitis
Blutung, subkonjunktival (siehe Fachliteratur)	▪ hellroter Fleck auf der Konjunktiva ▪ keine Photophobie ▪ geringe/keine Schmerzen
Cogan-Syndrom (siehe Fachliteratur)	▪ ein- oder beidseitige Hypakusis ▪ Tinnitus ▪ Schwindel ▪ rotes Auge ▪ systemische Symptome (Fieber, Arthritis, Myalgien, Lymphknotenschwellung)
Episkleritis (siehe Fachliteratur)	▪ rezidivierende Beschwerden ▪ geringer Schmerz ▪ keine Visusminderung ▪ keine Photosensibilität

Fremdkörper, korneal (siehe Fachliteratur)	■ Schmerzen ■ Fremdkörper sichtbar oder entsprechende Anamnese ■ vermehrter Tränenfluss ■ Fremdkörpergefühl
Glaukomanfall (siehe Seite 323)	■ periorbitaler Schmerz ■ steinharter Bulbus ■ ipsilaterale Visusminderung bzw. verschwommenes Sehen ■ Übelkeit ± Erbrechen ■ Sehen von Farbringen oder Nebelschicht ■ mittelweite, entrundete Pupille ipsilateral ■ Kopfschmerz
Konjunktivitis, allergisch (siehe Seite 650)	■ bilateral rotes Auge ■ konjunktivales Ödem ■ vermehrter Tränenfluss ■ evtl. Lidödeme ■ allergische Begleitsymptome (z. B. Rhinitis) ■ bekannte (z. B. saisonale) Allergenexposition
Konjunktivitis, bakteriell (siehe Seite 650)	■ verklebtes Auge (insbesondere morgens) ■ purulente Sekretion (indirekter Hinweis: verklumpte Wimpern) ■ Brennen ■ Pruritus ■ Fremdkörpergefühl
Konjunktivitis, viral (siehe Seite 650)	■ häufig bilateraler Befall ■ Brennen ■ Pruritus ■ Fremdkörpergefühl ■ vermehrter Tränenfluss
Kornealulkus (siehe Fachliteratur)	■ Schmerzen ■ Photosensibilität ■ Ulkus auf der Kornea erkennbar ■ verschwommenes Sehen bis Visusminderung ■ Kontaktlinsenträger
Reiter-Syndrom (Sonderform der reaktiven Arthritis) (siehe Seite 598)	■ junger Mann ■ Z.n. urogenitalem (z. B. Urethritis) oder gastrointestinalem Infekt (vor 2–6 Wochen) ■ Arthritis (Knie- oder Sprunggelenke) ■ Fieber ■ Urethritis ■ Ulzerationen der Mundschleimhaut ■ selten psoriasiforme Dermatitis
Sarkoidose, akut (siehe Fachliteratur)	■ trockener Husten ■ (Belastungs-)Dyspnoe ■ Erythema nodosum (Unterschenkel) ■ Sprunggelenksschmerzen (V. a. Löfgren-Syndrom)

Skleritis (siehe Fachliteratur)	■ Schmerz ■ Brennen ■ bekannte rheumatologische Erkrankung (z. B. rheumatoide Arthritis, Lupus erythematodes, Spondylitis ankylosans) oder entsprechende klinische Symptome
Trauma (inklusive chemischer Verletzung) (siehe Seite 270)	■ entsprechende Anamnese ■ Visusminderung ■ evtl. Blutung ■ reaktiver Blepharospasmus (insbesondere bei chemischer Verletzung)
Zoster ophthalmicus (siehe Seite 635)	■ Schmerzen ■ typische Bläschenbildung auf erythematösem Grund im Versorgungsgebiet des Nervus facialis (meist Stirnast) ± Nervus nasociliaris (Nasenspitze befallen) ■ evtl. Visusminderung ■ periorbitale Schwellung ■ ipsilaterale Ptose ■ Fieber

RÜCKENSCHMERZEN

(Pflegerische) Erstmaßnahmen	
Allgemein	■ Erkrankungsschwere korrekt einschätzen ■ auf das Vorhandensein von neurologischen Defiziten an den unteren Extremitäten achten ■ auf das Vorhandensein von Schockzeichen achten
Lagerung	nach Patientenkomfort
Monitoring	**Einmalig:** ■ Herzfrequenz ■ Atemfrequenz ■ nicht-invasiver Blutdruck ■ SpO_2 ■ Temperatur Kontinuierlich bei relevanter Abweichung der Vitalparameter oder relevanter Erkrankungsschwere
12-Kanal-EKG	ja
Venenzugang	bei Notwendigkeit einer intravenösen Analgesie: ja
Labordiagnostik	■ Harn asservieren und Harnstreifen durchführen ■ nur bei relevanter Erkrankungsschwere und/oder Fieber: venöse Blutgasanalyse, Routinelabor und (bei Fieber) 2 Blutkulturen (jeweils aerob und anaerob)
Medikamente	bei Schmerzintensität VAS >3: intravenöse Analgesie (z. B. Diclofenac + Orphenadrin 250 ml KI)

DIFFERENTIALDIAGNOSEN

Weitere diagnostische Abklärung nur bei folgenden „Red Flags“

- Bekanntes Malignom
- Unerklärter Gewichtsverlust
- Immunsuppression (auch chronische Steroideinnahme)
- Harnwegsinfekt
- Intravenöser Drogenabusus
- Chronische Rückenschmerzen trotz konservativem Therapieversuch
- Trauma als Ursache
- Osteoporose
- Harnverhalt oder Inkontinenz
- Reithosenanästhesie (= Cauda-equina-Syndrom)
- Motorische Schwäche

Verdachtsdiagnose	dafür spricht …
Akutes Koronarsyndrom (ACS) (siehe Seite 240)	■ thorakale Rückenschmerzen ■ Besserung des Schmerzes auf Nitrat, Verschlechterung durch Belastung ■ bei Diabetikern oder postmenopausalen Frauen: Dyspnoe, Übelkeit, Erbrechen, unspezifisches Unwohlsein ohne Schmerzen oder mit geringen Schmerzen ■ bekannte KHK bzw. kardiovaskuläre Risikofaktoren (z. B. Nikotinabusus, Diabetes, Hypercholesterinämie, Adipositas, positive Familienanamnese) ■ belastungsabhängige Thoraxschmerzen in der Anamnese ■ EKG: ST-Senkung/Hebung in zusammenhängenden Ableitungen ■ Echokardiografie: regionale Wandbewegungsstörung
Aortenaneurysma, abdominell, rupturiert (siehe Seite 272)	■ lumbale Rückenschmerzen oder Flankenschmerzen ■ hohes Alter ■ Schmerzausstrahlung in Rücken, Flanke oder Leiste ■ Umfangzunahme des Abdomen ■ Z.n. Synkope und/oder arterielle Hypotonie ■ klinische Zeichen des hämorrhagischen Schocks ■ Nikotinabusus ■ bekanntes Bauchaortenaneurysma ■ Bedside-Sonografie: erweiterte Bauchaorta, evtl. freie intraabdominelle Flüssigkeit
Aortendissektion (siehe Seite 256)	■ zerreißender Thoraxschmerz ■ interskapulär ausstrahlend ■ Blutdruckdifferenz Arm-Arm oder Arm-Bein (>15 mmHg) ■ evtl. Extremitätenischämie und/oder neurologisches Defizit ■ Echokardiografie: Aortendissekat und/oder Perikarderguss
Pankreatitis, akut (siehe Seite 422)	■ Übelkeit ± Erbrechen ■ abdominelle Umfangzunahme ■ epigastrale, gürtelförmige in Rücken ausstrahlende Bauchschmerzen (evtl. krampfartig) ■ Schmerzlinderung durch Aufsitzen/Vorlehnen ■ Fieber ■ Tachykardie ■ Risikofaktoren vorhanden (z. B. bekannter Alkoholabusus, Gallensteinleiden oder Z.n. ERCP) ■ Cullen-, Grey-Turner- und/oder Fox-Zeichen
Pulmonalarterienembolie (siehe Seite 444)	■ thorakale Rückenschmerzen, atemabhängig ■ Z.n. Pulmonalarterienembolie/Beinvenenthrombose ■ gestaute Jugularvenen ■ Herzfrequenz ≥100/min ■ Operation oder Immobilisierung in den letzten 4 Wochen ■ evtl. Hämoptyse ■ aktive Tumorerkrankung ■ klinische Hinweise auf Beinvenenthrombose ■ Echokardiografie: Rechtsherzbelastung, McConnell-Zeichen
Spondylodiszitis/ Epiduralabszess (siehe Seite 475)	■ Beginn über Tage ■ Fieber ■ lokaler, bewegungsabhängiger Schmerz (auch im Liegen und nachts) ■ Klopfschmerz ■ definierbare Läsionshöhe ■ Z.n. epiduraler Punktion (V. a. Epiduralabszess) ■ evtl. weiterer Infektionsfokus (z. B. Harnwegsinfektion)

Diskusprolaps/ Foramenstenose (siehe Seite 656)	▪ akuter Beginn mit radikulärer Ausstrahlung ▪ Schmerzverstärkung beim Husten ▪ in ein oder beide Beine ausstrahlende Schmerzen ▪ positiver Lasegue-Test ▪ sensorische oder motorische Ausfälle ▪ abgeschwächte Patellar- oder Achillessehnenreflexe ▪ Harnverhalt oder -inkontinenz ▪ Reithosenanästhesie (= Cauda-equina-Syndrom)
Kyphose-/ Skolioseschmerz (siehe Seite 656)	▪ bekannte Kyphose oder Skoliose
Lumbalgie, funktionell (siehe Seite 656)	▪ akuter Beginn evtl. getriggert durch Bewegung oder Heben von Lasten ▪ keine radikuläre Schmerzausstrahlung ▪ keine neurologischen Defizite
Myelopathie, transvers (z. B. Myelitis, Blutung, Demyelinisation) (siehe Fachliteratur)	▪ Symptombeginn innerhalb von Stunden bis Tagen ▪ Fieber (V. a. Myelitis) ▪ definierbare Läsionshöhe ▪ Antikoagulation oder Blutungsdiathese (V. a. Blutung) ▪ bekannte Multiple Sklerose (V. a. Schub) ▪ gürtelförmige Schmerzen auf Läsionshöhe ▪ schlaffe Parese und abgeschwächte Reflexe ▪ rezenter Infekt oder Impfung
Nephrolithiasis/ Nierenkolik (siehe Seite 410)	▪ Z.n. oder bekannte Nephrolithiasis ▪ kolikartige Flanken-, Unterbauch- oder Leistenschmerzen ▪ (Makro-)Hämaturie ▪ Übelkeit ± Erbrechen
Spinalkanalstenose (siehe Seite 656)	▪ progredienter Beginn ▪ Schmerzen/Parästhesien über Gesäß in Oberschenkel ausstrahlend ▪ Beschwerden gebessert beim Aufwärtsgehen und durch Vorlehnen
Spinaltumor (siehe Fachliteratur)	▪ progredienter Beginn ▪ progrediente sensorische oder motorische Defizite auf entsprechendem Niveau ▪ bekanntes Mamma-, Lungen-, Prostata-, Schilddrüsen- oder Nierenkarzinom (V. a. spinale Metastase)
Spondylitis, ankylosierend (Morbus Bechterew) (siehe Seite 453)	▪ Beginn <40 Jahre ▪ progrediente Schmerzzunahme (über Monate) ▪ Schmerzen im Bereich der Sakroiliakalgelenke bzw. des Gesäßes ▪ nächtliche Schmerzen ▪ Schmerzen und Steifigkeit am Morgen ausgeprägter ▪ Besserung durch Aktivität, Verschlechterung durch Ruhe ▪ Sehnenansatzschmerzen an mehreren Gelenken ▪ systemische Symptome (z. B. Iritis)
Wirbelkörperfraktur, pathologisch (siehe Seite 656)	▪ Beginn akut oder über Stunden ▪ Z.n. (Bagatell-)Trauma oder Heben schwerer Lasten ▪ bekannte Osteoporose oder Malignom ▪ Klopfschmerz über betroffenem Wirbel ▪ evtl. neurologisches Defizit (z. B. Paraparese)

SCHOCK

(Pflegerische) Erstmaßnahmen	
Allgemein	Präterminale Zeichen erkennen, z. B. Bradykardie, kritische Hypotonie (MAP <45 mmHg), Vigilanzminderung, diffuses Mottling, nicht-palpierbarer Radialispuls!
Lagerung	■ V. a. kardiogenen oder obstruktiven Schock: Oberkörperhochlagerung ■ V. a. hypovolämen oder vasodilatatorischen Schock: Flachlagerung
Monitoring	**Kontinuierlich:** ■ Herzfrequenz ■ Atemfrequenz ■ nicht-invasiver Blutdruck ■ SpO_2 **Einmalig:** ■ Temperatur messen
12-Kanal-EKG	ja
Venenzugang	ja (zwei möglichst großlumige Zugänge anlegen)
Labordiagnostik	■ venöse Blutgasanalyse ■ Routinelabor ■ Zusatzröhrchen + Point-of-Care-Labor nach Rücksprache ■ Bei hämorrhagischem Schock: Type & Screen und Erythrozytenkonzentrate bereitstellen
Medikamente	■ bei externer Blutung: Blutstillung durch Kompression oder Tourniquet-Anlage ■ Sauerstoff-Therapie ■ bei V. a. hypovolämen Schock: kristalloide Infusion ■ bei kritischer Hypotonie (z. B. MAP <45 mmHg): Noradrenalin 10-µg-weise i.v. ■ bei V. a. Lungenödem: nicht-invasive Beatmung
Kommentar	■ invasives Monitoring vorbereiten ■ Ultraschallgerät bereitstellen

DIFFERENTIALDIAGNOSEN

Diagnose „Schock“ bei ≥2 der folgenden Zeichen:

- (Perfusionsbedingte) Bewusstseinsstörung (Stupor)
- Verminderte periphere Zirkulation (z. B. kalte Hände, verlängerte Rekapillarisierungszeit, Akrozyanose)
- Hautmarmorierung an den Beinen
- Fadenförmiger, schwacher Radialispuls
- Tachykardie
- Kaltschweißigkeit
- Oligurie/Anurie
- Erhöhtes Laktat (≥2 mmol/l)
- Zentral-/gemischtvenöse SO_2 <60%
- Herzfrequenz > systolischer Blutdruck (positiver Schockindex)

Verdachtsdiagnose	dafür spricht …
Schock, anaphylaktisch (siehe Seite 60)	■ Kontakt mit bekanntem Allergen ■ Tachykardie ■ Shivering ■ variable periphere Perfusion (vermindert oder adäquat) ■ normale Venenfüllung (peripher und jugularvenös) ■ nicht obligat, aber häufig: Urtikaria, Pruritus, Erythrodermie, Bronchospasmus (exspiratorisches, polyphones Giemen)
Schock, hämorrhagisch/ hypovoläm (siehe Seite 62)	■ identifizierbare Blutungsquelle, Flüssigkeitsverlust oder Anamnese/ Umstände ■ Tachykardie ■ systemische Hypoperfusion (reduzierte periphere Perfusion, schwacher Radialispuls, Kaltschweißigkeit) ■ verminderte Venenfüllung (peripher und jugularvenös) ■ Blässe, verminderte konjunktivale Gefäßinjektion, blasse Konjunktiven (V. a. Hämorrhagie) ■ Oligurie/Anurie ■ Bedside-Sonografie: atemvariable/kollabierende Vena cava inferior
Schock, kardiogen (siehe Seite 60)	■ akute/akut auf chronische kardiale Erkrankung (z. B. akutes Koronarsyndrom, Rhythmusstörung) ■ Tachy- oder Bradykardie/-arrhythmie ■ systemische Hypoperfusion (reduzierte periphere Perfusion, schwacher Radialispuls, Kaltschweißigkeit) ■ erhöhte Venenfüllung (peripher und jugularvenös) und/oder bibasale inspiratorische feinblasige Rasselgeräusche ■ positiver abdominojugulärer Reflux ■ Oligurie/Anurie ■ Echokardiografie: verminderte systolische/diastolische Ventrikelfunktion
Schock, neurogen/zentral (siehe Seite 60)	■ schwere/s Schädelhirntrauma oder Subarachnoidalblutung in der Akutphase ■ systemische Hypoperfusion (reduzierte periphere Perfusion, schwacher Radialispuls, Kaltschweißigkeit) ■ variable periphere Venenfüllung (normal bis vermindert) ■ Diagnose erst nach Blutungsausschluss möglich!
Schock, obstruktiv (siehe Seite 60)	■ Tachykardie ■ obere Einflussstauung ■ systemische Hypoperfusion (reduzierte periphere Perfusion, schwacher Radialispuls, Kaltschweißigkeit) ■ erhöhte Venenfüllung (peripher und jugularvenös) ■ Pulsus paradoxus ■ Anurie ■ Bedside-Sonografie: Pneumothorax, Rechtsherzversagen oder Perikarderguss
Schock, spinal (siehe Seite 506)	■ akute/s Erkrankung/Trauma des Hals- oder oberen Thorakalmarks mit kompletter Tetra- bzw. Paraplegie ■ adäquate periphere Perfusion (warme Peripherie, normaler Radialispuls) ■ relative Bradykardie ■ positiver abdominojugulärer Reflux
Schock, vasodilatorisch (siehe Seite 60)	■ Tachykardie ■ adäquate periphere Perfusion (warme Peripherie, breiter pochender wenn auch leicht komprimierbarer Radialispuls) ■ normale Venenfüllung (peripher und jugularvenös) ■ Oligurie/Anurie

SCHWINDEL

Schwindel = *„Mir ist schwindlig"* oder *„Alles dreht sich"* =
Scheinbewegung von Körper und Umwelt

KEIN Schwindel = *„Mir ist schwummrig oder komisch"* (englisch „Lightheadedness") =
Unwohlsein oder seltsames Gefühl

(Pflegerische) Erstmaßnahmen	
Allgemein	■ Erkrankungsschwere korrekt einschätzen ■ bei Übelkeit ± Erbrechen: Nierentasse bereitstellen ■ auf das Vorhandensein von neurologischen Defiziten (z. B. Ataxie, Hemisymptomatik) und/oder Hypakusis achten
Lagerung	nach Patientenkomfort
Monitoring	**Einmalig:** ■ Herzfrequenz ■ Atemfrequenz ■ nicht-invasiver Blutdruck ■ SpO_2 ■ Temperatur Kontinuierlich bei relevanter Abweichung der Vitalparameter oder relevanter Erkrankungsschwere
12-Kanal-EKG	ja
Venenzugang	bei Übelkeit ± Erbrechen oder relevanter Erkrankungsschwere: ja
Medikamente	bei Übelkeit: Antiemetikum intravenös (z. B. Dimenhydrinat 150 mg KI oder Metoclopramid 10 mg i.v.)
Kommentar	Sturzrisiko beachten!

Diagnostischer Algorithmus Schwindel

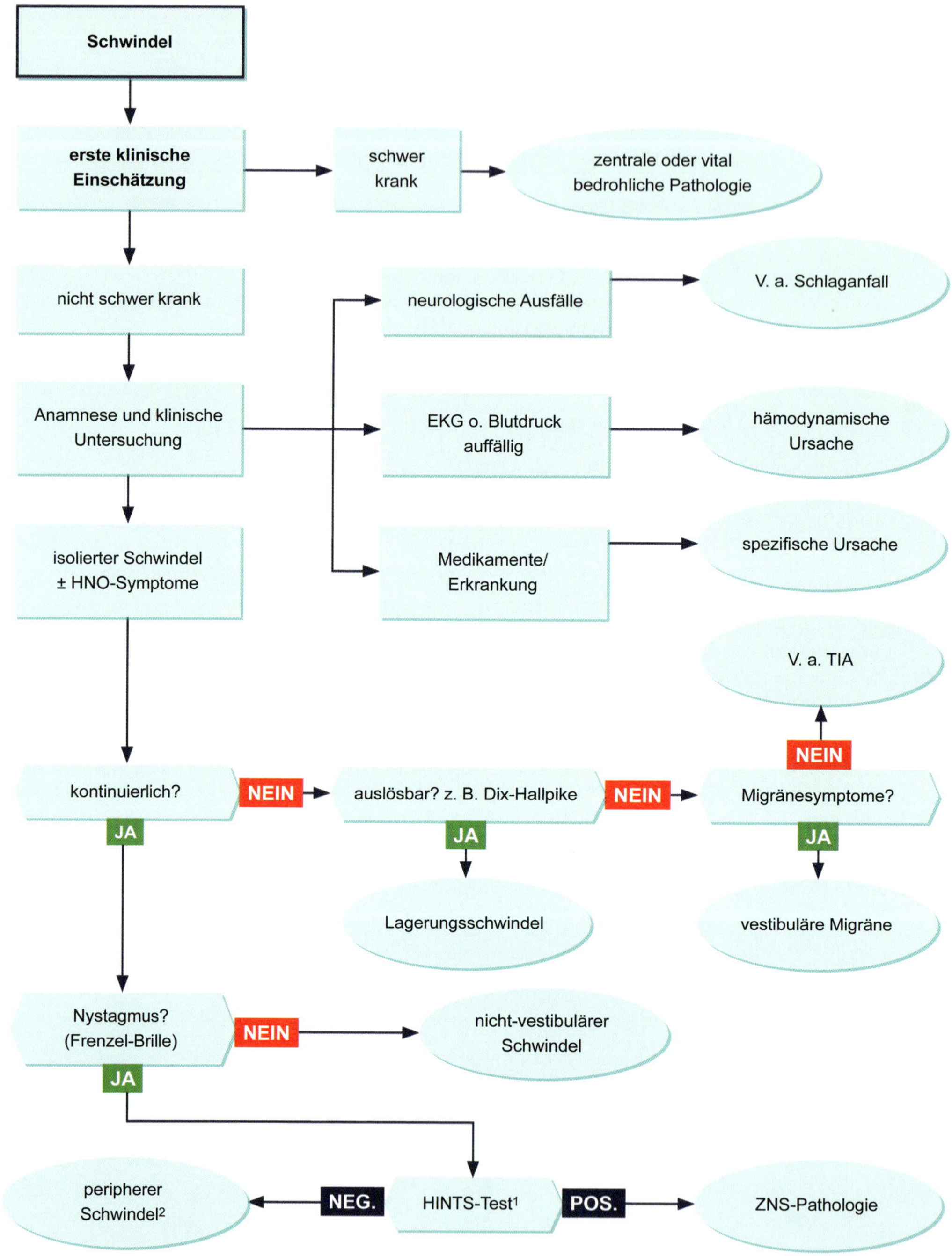

[1] Untersuchungsschritt 1: Head Impulse Test (positiv, wenn normal), Untersuchungsschritt 2: Nystagmus (positiv, wenn richtungswechselnd), Untersuchungsschritt 3: Beurteilung Bulbusachsen (positiv, wenn Skew Deviation)
[2] z. B. Neuronitis vestibularis, Labyrinthitis, Morbus Meniere, Mittelohrpathologie, Ramsay-Hunt-Syndrom

DIFFERENTIALDIAGNOSEN

Verdachtsdiagnose	dafür spricht ...
Hyperviskositätssyndrom (siehe Seite 350)	■ bekannte hämatoonkologische Erkrankung ■ Epistaxis ■ Visusminderung ■ Kopfschmerzen ■ qualitative oder quantitative Vigilanzminderung ■ weitere neurologische Ausfälle (z. B. Ataxie, Hypakusis, Z.n. Krampfanfall) ■ Dyspnoe
Hypoperfusion, zerebral (siehe Seite 60)	■ Rhythmusstörung ■ Schock ■ arterielle Hypotonie
Schlaganfall, Hirnstamm (unteres Basilaris-Syndrom) (siehe Seite 463)	■ zentrale Fazialisparese ■ kontralaterale Hemiparese ■ fluktuierende Klinik ■ Augenmotilitätsstörung ■ weitere Hirnnervenausfälle (kontralateral zur Hemiparese) ■ positiver HINTS-Test (normaler Head-Impulstest, richtungswechselnder Nystagmus [Frenzel-Brille] und/oder vertikale Skew Deviation) ■ Dysarthrie
Schlaganfall, Kleinhirn (siehe Seite 365 + 463)	■ akuter Beginn ■ okzipitaler Kopfschmerz ■ Übelkeit ± Erbrechen ■ Schwindel ■ (Rumpf-)Ataxie (kann nicht sitzen!) ■ Nystagmus ■ Dysarthrie ■ qualitative oder quantitative Bewusstseinsstörung ■ Nackenschmerzen, junger Patient, Z.n. Trauma (V. a. Vertebralisdissektion, siehe Seite 262)
Tumor, hintere Schädelgrube (siehe Seite 497)	■ subakuter Beginn ■ einseitige Hypakusis (±Tinnitus) ■ Nystagmus ■ Hirnnervenausfälle/-dysfunktion (z. B. V, VI, VII, X und XI) ■ evtl. Ataxie (ipsilateral zur Hypakusis) ■ evtl. neurologisches Defizit (kontralateral zur Hypakusis)
Cogan-Syndrom (siehe Fachliteratur)	■ ein- oder beidseitige Hypakusis ■ Tinnitus ■ rotes Auge ■ systemische Symptome (Fieber, Arthritis, Myalgien, Lymphknotenschwellung)
Kinetose (siehe Fachliteratur)	■ Z.n. passiver Bewegung (z. B. Passagier in Auto-, Schiff- und/oder Luftfahrt) ■ Unwohlsein ■ Schwitzen ■ Übelkeit ± Erbrechen
Lagerungsschwindel, benign, paroxysmal (siehe Seite 652)	■ kurzfristige (<60 Sek), rezidivierende Drehschwindelattacken (typisch: Beginn nachts) ■ meist durch Bewegungen (z. B. des Kopfes) ausgelöst ■ Übelkeit während Drehschwindelattacke ■ spontane Symptomremission bei Ruhigstellung des Kopfes ■ Besserung durch Befreiungsmanöver

Migräne, vestibulär (siehe Seite 662)	■ Schwindel als Aura der Migräne ■ bekannte Migräne (bekannter Schmerzcharakter) ■ zumeist einseitiger, pochender Kopfschmerz ■ bekannte Auslöser (z. B. Menstruation, Medikamente, Alkohol) ■ Besserung durch Ruhe und Reizabschirmung (Phonophobie, Photophobie)
Mittelohrpathologie (siehe Seite 677 + Fachliteratur)	■ Ohrenschmerzen ■ Hypakusis (ipsilateral zu Ohrschmerzen) ■ persistierender Schwindel ■ Nystagmus
Morbus Menière (siehe Fachliteratur)	■ längere (Minuten bis Stunden), rezidivierende Schwindelattacken ■ Tinnitus ■ Hypakusis (ipsilateral zum Tinnitus) ■ „Völlegefühl" im Ohr
Multiple Sklerose (siehe Fachliteratur)	■ bekannte Multiple Sklerose ■ Nystagmus (bidirektional horizontal) ■ akuter Beginn ■ andere neurologische Defizite
Nebenwirkung nephrotoxischer Medikamente (siehe Fachliteratur)	■ rezidivierender oder persistierender Schwindel ■ Risikomedikamente (z. B. Furosemid in hohen Dosen, Sedativa, Antiepileptika, Antidepressiva, Antihypertensiva, Salicylate in hohen Dosen, Aminoglykoside, Chemotherapeutika) ■ evtl. Tinnitus und beidseitige Hypakusis
Neuronitis vestibularis (siehe Seite 403)	■ akuter Beginn ■ persistierender Schwindel ■ unidirektionaler Nystagmus ■ negativer HINTS-Test ■ Übelkeit ■ Erbrechen
Perilymphfistel (siehe Fachliteratur)	■ einseitige Hypakusis ■ Beginn nach akuter Druckänderung (z. B. Niesen, Husten, Schneuzen, Pressen) ■ Schwindel (verstärkt durch Valsalva-Manöver) ■ Tinnitus ■ „Völlegefühl" im Ohr
Ramsay-Hunt-Syndrom (siehe Seite 616)	■ Ohrenschmerzen ■ ipsilaterale Hypakusis ■ Herpesbläschen im äußeren Gehörgang oder in der Ohrmuschel ■ ipsilaterale Fazialisparese
Schwindel, nicht-vestibulär (z. B. propriozeptiver oder multisensorischer Schwindel) (siehe Fachliteratur)	■ Verstärkung im Dunkeln bzw. bei geschlossenen Augen ■ positiver Romberg-Test ■ klinische Hinweise auf Polyneuropathie, Myelopathie (z. B. Vitamin B12-/Folsäuremangel), Gelenkerkrankung, Augenerkrankung und/oder Frailty
Schwindel, posttraumatisch (siehe Fachliteratur)	■ Z.n. Schädelhirntrauma oder HWS-Trauma ■ Ausschlussdiagnose
Wernicke-Enzephalopathie (siehe Seite 505)	■ chronischer Alkoholabusus oder Malabsorptionssyndrom ■ Mangelernährung ■ okuläre Symptome (z. B. Nystagmus, Doppelbilder, Anisokorie) ■ zerebelläre Dysfunktion (z. B. Ataxie, ataktischer Gang) ■ Vigilanzveränderung oder verminderte Gedächtnisleistung

SEHSTÖRUNG, AKUT

(Pflegerische) Erstmaßnahmen	
Allgemein	■ Erkrankungsschwere korrekt einschätzen ■ auf das Vorhandensein von neurologischen Defiziten achten
Lagerung	nach Patientenkomfort
Monitoring	**Einmalig:** ■ Herzfrequenz ■ Atemfrequenz ■ nicht-invasiver Blutdruck ■ SpO_2 ■ Temperatur Kontinuierlich bei relevanter Abweichung der Vitalparameter oder relevanter Erkrankungsschwere
12-Kanal-EKG	nein
Venenzugang	ja
Labordiagnostik	nach Rücksprache
Medikamente	■ bei systolischem Blutdruck >180 mmHg: Urapidil 5-mg-weise i.v. ■ bei Schmerzintensität VAS >3: intravenöse Analgesie (z. B. Paracetamol 1 g KI)
Kommentar	Sturzrisiko beachten

DIFFERENTIALDIAGNOSEN

Verdachtsdiagnose	dafür spricht …
Hyperviskositätssyndrom (siehe Seite 350)	■ bekannte hämatoonkologische Erkrankung ■ Epistaxis ■ Schwindel ■ Kopfschmerzen ■ qualitative oder quantitative Vigilanzminderung ■ weitere neurologische Ausfälle (z. B. Ataxie, Hypakusis, Z.n. Krampfanfall) ■ Dyspnoe
Methanol-Intoxikation (siehe Seite 516)	■ anamnestische Exposition (z. B. Windschutzscheibenwaschlösung, illegal gebrannter Alkohol) ■ Übelkeit und Erbrechen ■ abdominelle Beschwerden ■ Hyperventilation ■ Vigilanzminderung bis Koma
Posteriores reversibles Enzephalopathie-Syndrom (siehe Seite 346)	■ Kopfschmerzen ■ Z.n. Krampfanfall ■ arterielle Hypertonie (z. B. Präeklampsie) ■ evtl. Medikamenteneinnahme (z. B. Chemotherapeutika, Tacrolimus, Cyclosporin, Methotrexat, Cyclophosphamid, Interferon alpha) ■ evtl. bekannter Lupus erythematodes
Purtscher-Retinopathie (siehe Fachliteratur)	■ begleitend zu schweren Erkrankungen (z. B. Schädelhirntrauma, Fettemboliesyndrom, Pankreatitis, Fruchtwasserembolie, thrombotische Mikroangiopathie, Sklerodermie)

Schlaganfall, Hirnstamm (unteres Basilaris-Syndrom) (siehe Seite 463)	■ zentrale Fazialisparese ■ kontralaterale Hemiparese ■ fluktuierende Klinik ■ Augenmotilitätsstörung ■ Hirnnervenausfälle (kontralateral zur Hemiparese) ■ Dysarthrie
Schlaganfall, Media- oder Posteriorstromgebiet (siehe Seite 463)	■ akuter Beginn ■ kontralaterale Hemianopsie ■ kontralaterale Hemiparese ■ evtl. Aphasie (V. a. linkshirnigen Stroke)
Sinusvenenthrombose (siehe Seite 474)	■ Kopfschmerzen (akut bis chronisch) ■ Paresen ■ Übelkeit ± Erbrechen ■ evtl. neurologische Ausfälle (z. B. Hemisyndrom, Hirnnervenausfälle) und/oder Z.n. Krampfanfall ■ Einnahme orale Kontrazeptiva oder Hormonpräparate, entzündlicher Prozess im Gesichtsbereich, bekannte Thrombophilie oder peripartal
Terson-Syndrom (Glaskörperblutung) (siehe Fachliteratur)	■ akuter Beginn ■ Subarachnoidalblutung oder andere intrakranielle Blutung
Thrombotische Mikroangiopathie (siehe Seite 491)	■ weitere neurologische Defizite (z. B. Hemiparese, Parästhesien, Visusminderung, Aphasie) und/oder Z.n. Krampfanfall ■ Fieber ■ Petechien bis purpuröse Läsionen ■ hämolytischer Harn
Vena-cava-superior-Syndrom (siehe Seite 498)	■ Gesichtsödem ■ Visusminderung ■ Kopfschmerzen ■ Dyspnoe ■ evtl. inspiratorischer Stridor
Amaurosis fugax (Cave: TIA, Carotisdissektion) (siehe Seite 262 und 463)	■ kurzfristige/r Visusminderung/-verlust oder Gesichtsfeldausfall (zumeist einseitig) ■ nach Sekunden bis Stunden reversibel
Anticholinerges Syndrom (siehe Seite 511ff)	■ verschwommenes Sehen ■ Doppelbilder ■ Intoxikation (z. B. Tollkirsche, Engelstrompete, Stechapfel) oder Therapie mit Atropin/Scopolamin, Antihistaminika, Opiaten, Serotonin-Reuptake-Hemmern oder anderen Medikamenten ■ Tachykardie ■ Agitation/Unruhe oder Somnolenz/Stupor ■ Mydriasis ■ subfebrile Temperaturen/Fieber ■ trockene, warme Haut ■ Harnverhalt
Carotis-Sinus-cavernosus-Fistel (siehe Seite 281)	■ Augen-/Kopfschmerzen ■ ipsilateral gerötetes Auge mit ausgeprägter konjunktivaler Injektion ■ Tränen ■ ipsilateral pulsierender Exophthalmus ■ pulsatiler Tinnitus ■ Visusminderung ■ Ausfälle der Hirnnerven III, IV und VI ± Doppelbilder
Chiasma Tumor (siehe Fachliteratur)	■ bitemporale Hemianopsie (Scheuklappenblindheit)

Endophthalmitis (siehe Seite 299)	■ starke (peri)orbitale Schmerzen ■ Fieber ■ Visusminderung unilateral ■ rotes Auge ■ Photophobie ■ ipsilaterale periorbitale Schwellung ■ typisch: Z.n. Augenchirurgie
Hypophysenapoplex (siehe Seite 356)	■ bitemporale homonyme Hemianopsie ■ Okulomotoriusparese ■ bekanntes Hypophysenadenom ■ (evtl. akuter) Kopfschmerz
Intoxikation (siehe Seite 511ff)	■ Anamnese ■ passendes Toxidrom (z. B. Intoxikation mit Methanol, Digitalis, zentrales anticholinerges Syndrom) ■ Geruch (z. B. Foetor aethylicus) ■ keine fokalen Defizite
Neuritis nervi optici (siehe Fachliteratur)	■ Visusminderung unilateral ■ Farbensehen besonders vermindert ■ gradueller Beginn (1–2 Tage) ■ Schmerz (verstärkt durch Augenbewegungen) ■ junger Patient ■ Z.n. rezenter Viruserkrankung oder bekannte Multiple Sklerose
Neuromyelitis-optica-Spektrum-Erkrankung (siehe Seite 401)	■ bilaterale/r Visusverminderung/-verlust ■ akuter/subakuter Beginn ■ Schmerzen ■ (in)komplette Querschnittssymptomatik (Para- oder Tetraparese inklusive Blasenentleerungsstörung) ■ Übelkeit + Erbrechen ■ Singultus ■ Z.n. Neuromyelitis-optica-Spektrum-Erkrankung
Riesenzellarteriitis (Arteriitis temporalis) (siehe Seite 453)	■ Alter >60 Jahre ■ temporale Kopfschmerzen ■ unilaterale Visusminderung ■ druckdolente und/oder verhärtete Temporalarterie ■ Verstärkung Kopfschmerzen beim Kauen ■ Schultergürtelschmerzen (polymyalgische Beschwerden)
Sinus-cavernosus-Thrombose (siehe Seite 473)	■ Fieber ■ Kopfschmerzen ■ rote/s Auge/n ■ Doppelbilder ■ Exophthalmus/periorbitale Schwellung (auch beidseitig) ■ Hirnnervenausfälle (z. B. Nervus abducens) ■ Hautinfektion im Gesichtsbereich, Sinusitis oder Otitis
Glaskörperblutung (siehe Fachliteratur)	■ unilaterale Visusminderung ■ akuter Beginn ■ bekannter Diabetes mellitus ■ evtl. Z.n. direktem Trauma
Glaukomanfall (siehe Seite 323)	■ ipsilaterale Visusminderung bzw. verschwommenes Sehen ■ periorbitaler Schmerz ■ steinharter Bulbus ■ rotes Auge ■ Übelkeit ± Erbrechen ■ Sehen von Farbringen oder Nebelschicht ■ mittelweite, entrundete Pupille ipsilateral

Kornealulkus (siehe Fachliteratur)	▪ Schmerzen ▪ Photosensibilität ▪ Ulkus auf der Kornea erkennbar ▪ rotes Auge ▪ verschwommenes Sehen bis Visusminderung ▪ Kontaktlinsenträger
Migräne (siehe Seite 662)	▪ bekannte Migräne (bekannter Schmerzcharakter!) ▪ zumeist einseitiger, pochender Kopfschmerz ▪ bekannte Auslöser (z. B. Menstruation, Medikamente, Wein) ▪ Besserung durch Ruhe und Reizabschirmung (Phonophobie, Photophobie) ▪ Aura (z. B. Visusminderung, Flimmersehen)
Pseudotumor cerebri (idiopathische intrakranielle Hypertension) (siehe Fachliteratur)	▪ adipöse, junge Frau ▪ mehr Druck als Schmerz ▪ Schmerzverstärkung beim Bücken oder durch Valsalva-Manöver ▪ Übelkeit ± Erbrechen ▪ evtl. Abducensparese
Retina- oder Optikuspathologie (inklusive vaskulärem Verschluss) (siehe Fachliteratur)	▪ unilaterale Visusminderung ▪ akuter/subakuter Beginn ▪ partieller oder totaler Gesichtsfeldausfall ▪ keine extraokulären Symptome oder neurologischen Defizite
Trauma (inklusive chemischer Verletzung) (siehe Seite 270)	▪ entsprechende Anamnese ▪ rotes Auge ▪ evtl. Blutung ▪ reaktiver Blepharospasmus (häufig bei chemischer Schädigung)
Zoster ophthalmicus (siehe Seite 635)	▪ Schmerzen ▪ typische Bläschenbildung auf erythematösem Grund im Versorgungsgebiet des Nervus facialis (meist Stirnast) ± Nervus nasociliaris (Nasenspitze befallen) ▪ rotes Auge ▪ periorbitale Schwellung ▪ ipsilaterale Ptose ▪ Fieber

PATHOANATOMIE EINZELNER GESICHTSFELDAUSFÄLLE

Links	Rechts	Links	Rechts	
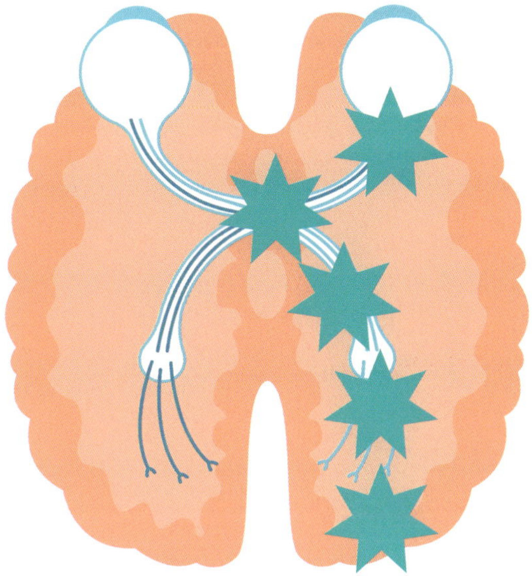		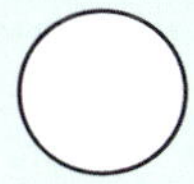		einseitiger Gesichtsfeldausfall (z. B. Augen- oder Opticus-Läsion, Zentralarterienverschluss)
		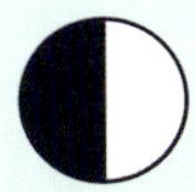	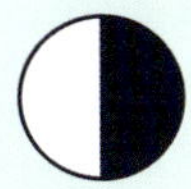	heteronyme/bitemporale Hemianopsie (z. B. Hypophysenapoplex, Hypophysentumor)
		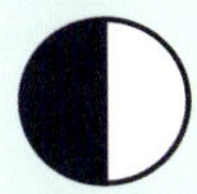	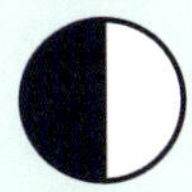	homonyme Hemianopsie (z. B. Schlaganfall Arteria cerebri media)
		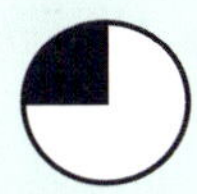	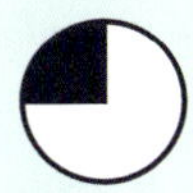	homonyme Quadrantenanopsie
		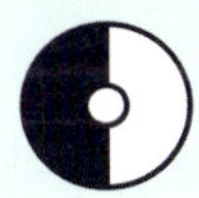	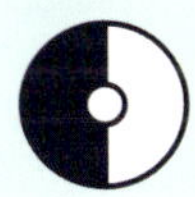	homonyme Hemianopsie (z. B. Schlaganfall Arteria cerebri posterior)

SPRACHSTÖRUNG

(Pflegerische) Erstmaßnahmen	
Allgemein	▪ Erkrankungsschwere korrekt einschätzen ▪ bis zum Beweis des Gegenteils als Schlaganfall-Verdacht behandeln ▪ Vorbereitungen für unmittelbaren CCT- oder cMRT-Transport treffen
Lagerung	Flachlagerung
Monitoring	**Kontinuierlich:** ▪ Herzfrequenz ▪ Atemfrequenz ▪ nicht-invasiver Blutdruck ▪ SpO_2 **Einmalig:** ▪ Temperatur
12-Kanal-EKG	vorerst aus Zeitgründen nicht (Time = Brain!)
Venenzugang	ja
Labordiagnostik	▪ venöse Blutgasanalyse (Blutzucker?) ▪ Routinelabor ▪ Zusatzröhrchen bei Indikation (z. B. für Antikoagulantien- und/oder Ethanol-Spiegel) ▪ bei Fieber: 2 Blutkulturen (jeweils aerob und anaerob)
Medikamente	▪ bei systolischem Blutdruck >220 mmHg: Urapidil 5-mg-weise i.v. ▪ bei Dehydratationszeichen: kristalloide Infusion ▪ bei Hypoglykämie (Blutzucker <70 mg/dl): 50 ml Glukose 33% i.v.
Kommentar	**Schlaganfall-Frageliste erheben:** ▪ Genauer Zeitpunkt Symptombeginn oder wann zuletzt normal gesehen? ▪ Blutverdünnung? (wenn ja: letzte Einnahme und Labordiagnostik) ▪ Intrakranielle Blutung in der Anamnese? ▪ Schädelhirntrauma, Neurochirurgie oder Schlaganfall in der Anamnese? ▪ Tumorerkrankung oder Gefäßmalformation/Aneurysma in der Anamnese? ▪ Große Operation oder gastrointestinale Blutung in den letzten 3 Wochen? ▪ Bekannte Koagulopathie? ▪ (Herz-)Schrittmacher? (wenn ja: MR-Kompatibilität im Schrittmacher-Ausweis?) ▪ Sonstige Metallimplantate?

DIFFERENTIALDIAGNOSEN

Verdachtsdiagnose	dafür spricht …
Aphasie, expressiv, linkshirniger Media-Schlaganfall (siehe Seite 365 + 463)	▪ expressive Aphasie (Patient versteht, kann aber keine Worte äußern) ▪ Hemiparese rechts
Aphasie, global, linkshirniger Media-Schlaganfall (siehe Seite 365 + 463)	▪ Patient versteht nicht und spricht nicht ▪ Hemiparese rechts

Aphasie, sensorisch, linkshirniger Media-Schlaganfall (siehe Seite 365 + 463)	■ sensorische Aphasie (Patient spricht flüssig, versteht aber nicht) ■ Hemiparese rechts
Aphasie, transkortikal (sensorisch oder motorisch), linkshirniger Schlaganfall (siehe Seite 365 + 463)	■ Patient versteht (sensorisch) oder spricht (motorisch) nicht, kann aber nachsprechen ■ Hemiparese/neurologisches Defizit rechts
Dysarthrie, Schlaganfall, Hirnstamm (unteres Basilaris-Syndrom) (siehe Seite 463)	■ verwaschene, undeutliche Sprache ■ Hirnnervenausfälle ■ kontralaterale Hemiparese/neurologisches Defizit ■ fluktuierende Klinik ■ Augenmotilitätsstörung
Dysarthrie, Schlaganfall, Kleinhirn (siehe Seite 365 + 463)	■ langsame, abgehackte und verwaschene Sprache ■ Ataxie ■ Hemiparese
Dysarthrie, supratentorieller Schlaganfall (siehe Seite 365 + 463)	■ verwaschene, undeutliche Sprache ■ Hemiparese/neurologisches Defizit
Hypoglykämie (siehe Seite 641)	■ Blutzucker <70 mg/dl
Krampfanfall/ Status epilepticus, fokal (siehe Seite 368)	■ subtile klinische Zeichen eines Krampfanfalles ■ Besserung auf Benzodiazepingabe
(Alkohol-)Intoxikation (siehe Seite 514)	■ verwaschene Sprache ■ übermässiger Alkoholkonsum ■ Foetor aethylicus ■ Gang- und Standschwierigkeiten (ataktischer Gang) ■ qualitative oder quantitative Bewusstseinsstörungen
Dehydratation (siehe Seite 293)	■ trockene, evtl. verborkte Schleimhäute (fehlender Speichelsee in der gingivolabialen Falte, Längsfurchung der Zunge) ■ trockene Haut ■ verminderter Hautturgor (gilt nur bei jüngeren Patienten) ■ Tachykardie ■ orthostatische Symptome (z. B. Z.n. Synkope) ■ subfebrile Temperaturen (<38°C) ■ Oligurie/Anurie ■ qualitative oder quantitative Bewusstseinsstörungen (bei älteren Patienten) ■ erhöhter Flüssigkeitsverlust (z. B. Diarrhö, Diuretika) oder verminderte Flüssigkeitszufuhr (z. B. Demenz, Pflegeabhängigkeit)
Hyponatriämie (siehe Seite 352)	■ Natrium-Serumkonzentration <130 mmol/l
Dysarthrie, extrapyramidal (siehe Seite 424)	■ verzögerter Sprachbeginn ■ langsame, verwaschene Sprache ■ Parkinson-Symptome ■ bekannte Parkinsonerkrankung oder Z.n. Risikomedikation (z. B. Neuroleptika, Metoclopramid)
Wernicke-Enzephalopathie (siehe Seite 505)	■ chronischer Alkoholabusus oder Malabsorptionssyndrom ■ Mangelernährung ■ okuläre Symptome (z. B. Nystagmus, Doppelbilder, Anisokorie) ■ zerebelläre Dysfunktion (z. B. Ataxie, ataktischer Gang) ■ Vigilanzveränderung oder verminderte Gedächtnisleistung

STRIDOR, INSPIRATORISCH

(Pflegerische) Erstmaßnahmen	
Allgemein	■ enge Kleidung öffnen ■ Stridor + Dyspnoe = Notfall: sofort Hilfe holen!
Lagerung	Oberkörperhochlagerung
Monitoring	**Kontinuierlich:** ■ Herzfrequenz ■ Atemfrequenz ■ nicht-invasiver Blutdruck ■ SpO_2 **Einmalig:** ■ Temperatur
12-Kanal-EKG	nein
Venenzugang	ja
Labordiagnostik	■ venöse, nach Rücksprache evtl. arterielle Blutgasanalyse ■ Routinelabor ■ Zusatzröhrchen + Point-of-Care-Labor nach Rücksprache ■ bei Fieber: 2 Blutkulturen (jeweils aerob und anaerob)
Medikamente	■ Sauerstoff-Therapie (15 l/min) ■ Adrenalin 5 mg pur p.i.
Kommentar	■ Difficult-Airway-Wagen bereitstellen ■ Bronchoskop bereitstellen ■ Intubation vorbereiten

DIFFERENTIALDIAGNOSEN

Verdachtsdiagnose	dafür spricht …
Anaphylaxie (siehe Seite 18)	■ akuter Beginn nach Kontakt mit (bekanntem) Allergen ■ Schwellung von Lippen, Augenlidern und Zunge ■ Urtikaria ■ Pruritus ■ Erythrodermie ■ Tachykardie ■ Shivering ■ evtl. weitere systemische Symptome (z. B. Bronchospasmus, Schock)
Angioödem (siehe Seite 252)	■ subakuter Beginn ■ Schwellung von Lippen, Augenlidern und Zunge ■ Schwellung von Händen und Unterarmen (V. a. hereditäres Angioödem) ■ krampfartige Bauchschmerzen (V. a. hereditäres Angioödem) ■ Z.n. früheren Episoden oder bekanntes hereditäres Angioödem ■ Risikomedikation (z. B. ACE-Hemmer, Z.n. Alteplase)

Diphtherie (siehe Seite 680)	■ fehlender Impfschutz ■ Fieber ■ Dysphagie ■ Heiserkeit ■ grau-weißliche und/oder bräunliche, blutig tingierte pseudomembranöse Beläge über Tonsillen und Pharynx ■ zervikale Lymphadenitis ■ evtl. Rhythmusstörungen (V. a. Myokarditis)
Epiglottitis (siehe Seite 680)	■ ältere Menschen ohne Haemophilus-Impfung ■ Fieber ■ schmerzhafter Schluckakt ■ Unmöglichkeit, Speichel zu schlucken ■ kloßige Stimme
Fremdkörperaspiration (siehe Seite 316)	■ berichtete/beobachtete Aspiration eines Fremdkörpers ■ akuter Beginn Atemnot (z. B. beim Essen) ■ dementer Patient mit Zahnprothese ■ nicht-produktiver Husten (evtl. Hämoptyse) ■ bekannte Schluckstörung (z. B. Z.n. Stroke, fortgeschrittene Demenz, Z.n. Aspirationspneumonie) ■ Z.n. Krampfanfall ■ in- und exspiratorischer Stridor (Fremdkörper in Trachea)
Larynxschwellung/ -pathologie (z. B. Laryngitis, Larynxtumor, Laryngomalazie) (siehe Seite 653)	■ subakuter Beginn ■ Heiserkeit ■ nicht-produktiver Husten ■ Larynxschmerzen
Larynxtrauma (siehe Seite 371)	■ entsprechende Anamnese
Peritonsillarabszess (siehe Seite 680)	■ Fieber ■ peritonsilläre Schwellung ■ Uvuladeviation zur Gegenseite ■ Trismus (Kieferklemme) ■ Dysphagie ■ kloßige Stimme ■ Z.n. rezidivierenden Tonsillitiden
Rekurrensparese, beidseitig (siehe Fachliteratur)	■ Z.n. einseitiger Rekurrensparese + V. a. Hirnstammstroke ■ Z.n. Strumektomie
Retropharyngealabszess/ -hämatom (siehe Seite 680)	■ Fieber (V. a. Abszess) ■ Dysphagie ■ schmerzhafter Schluckakt ■ pharyngeale Schwellung
Trachealstenose (siehe Fachliteratur)	■ in- und exspiratorischer Stridor ■ Z.n. Langzeitintubation oder Tracheotomie ■ bekannter Trachealtumor
Tracheomalazie (siehe Fachliteratur)	■ Z.n. Langzeitintubation oder Tracheotomie ■ Z.n. Strumektomie ■ kongenitale Tracheomalazie ■ Z.n. wiederholten Trachealentzündungen (z. B. Perichondritis)

Tumor, zervikal (inklusive Lymphom, Struma) (siehe Seite 381)	▪ zervikale Schwellung ▪ tastbarer, typischerweise harte/r, nicht-verschiebliche/r Knoten
Vena-cava-superior-Syndrom (siehe Seite 498)	▪ Gesichtsödem ▪ Visusminderung ▪ Kopfschmerzen ▪ Vigilanzminderung bis Koma
Verbrennung/Verätzung (siehe Seite 500)	▪ entsprechende Anamnese
Vocal Cord Dysfunction (siehe Seite 710)	▪ in- oder exspiratorischer, monophoner Stridor/Giemen ▪ keine Besserung auf Bronchodilatatoren ▪ Besserung auf Sedativa ▪ bekannte Vocal Cord Dysfunction, Stresserkrankung

SYNKOPE/KOLLAPS
(Z.N. VORÜBERGEHENDEM BEWUSSTSEINSVERLUST)

(Pflegerische) Erstmaßnahmen	
Allgemein	■ Erkrankungsschwere korrekt einschätzen ■ auf das Vorhandensein von Schockzeichen achten ■ auf das Vorhandensein von klinischen Zeichen der respiratorischen Insuffizienz achten ■ auf das Vorhandensein von neurologischen Defiziten achten
Lagerung	Oberkörperhochlagerung
Monitoring	**Einmalig:** ■ Herzfrequenz ■ Atemfrequenz ■ nicht-invasiver Blutdruck (an beiden Armen) ■ SpO_2 ■ Temperatur Kontinuierlich bei relevanter Abweichung der Vitalparameter oder relevanter Erkrankungsschwere
12-Kanal-EKG	ja
Venenzugang	ja
Labordiagnostik	■ venöse Blutgasanalyse (Blutzucker?) ■ Routinelabor ■ Zusatzröhrchen + Point-of-Care-Labor nach Rücksprache ■ bei Fieber: 2 Blutkulturen (jeweils aerob und anaerob)
Medikamente	bei Dehydratationszeichen: kristalloide Infusion

DIFFERENTIALDIAGNOSEN

Weitere Diagnostik (CCT, Labor, evtl. Lumbalpunktion) bei „Red Flags“
Hinweise auf gefährliche Ursache der Synkope: ■ Herzinsuffizienzzeichen ■ Hämatokrit <30% ■ abnormales EKG („Spot the WOBBLER!“ – siehe unten) ■ Atemnot ■ arterielle Hypotonie (systolischer Blutdruck <90 mmHg)

ABKLÄRUNG

(sofern keine andere offensichtliche Ursache vorliegt)

VITALPARAMETER

SpO_2 <90%	V. a. Herzinsuffizienz, Lungenembolie oder respiratorisches Problem
Blutdruck systolisch <90 mmHg	V. a. Herzinsuffizienz, Lungenembolie oder Kreislaufproblem
Bradykardie <40/min oder Pausen >3 Sekunden	rhythmogene Synkope durch bradykarde Rhythmusstörung (DDx: AV-Block, Sick-Sinus-Syndrom)
Blutzucker <70 mg/dl oder >300 mg/dl	diabetische Entgleisung
Tachykardie (Herzfrequenz >100/min)	Schock, Pulmonalarterienembolie, ventrikuläre Tachykardie, selten: supraventrikuläre Tachykardie
Temperatur >38°C	Infektfokussuche (DDx: Hyperthermie, Hitzschlag)

ANAMNESE (ALLGEMEIN)

Familienanamnese plötzlicher Herztod	V. a. kardiale Synkope
Chronische Herzinsuffizienz	V. a. kardiale Synkope, evtl. Z.n. Schrittmacher- oder ICD-Implantation
Schwangerschaft 3. Trimenon	V. a. Vena-cava-Kompressions-Syndrom (wenn Auftreten in Rückenlage)
Parkinson oder Diabetes mellitus	wenn keine andere Ursache: V. a. orthostatische Synkope
Rezidivierende Synkopen ohne Diagnose	V. a. Reflex- oder orthostatische Synkope
Alphablocker in der Medikation	V. a. orthostatische Synkope

ANAMNESE (SITUATION VOR ODER BEI DER SYNKOPE)

Synkope bei sportlicher Aktivität	V. a. kardiale Synkope
Synkope im Sitzen oder Liegen	V. a. kardiale Synkope
Synkope nach Arbeiten über Kopf	V. a. Subclavian-Steal-Syndrom
Synkope nach Unfallgeschehen	V. a. Schädelhirntrauma
Synkope bei/m Urinieren, Husten, Defäkation	V. a. Reflexsynkope (z. B. Miktions- oder Hustensynkope)
Synkope beim Tragen enger Kleidung/ Krawatte oder beim Rasieren	V. a. Reflexsynkope (Carotis-Sinus-Syndrom)
Postprandiale Synkope	V. a. Reflexsynkope
Synkope im Zusammenhang mit Ekel, Schmerz oder Emotion	V. a. Reflexsynkope
Synkope nach langem Stehen oder nach dem Aufstehen	V. a. orthostatische Synkope
Synkope bei hoher Umgebungstemperatur	V. a. Hitzekollaps (DDx: Hitzschlag) oder Dehydratation

ANAMNESE (SYMPTOME BEI EINTRETEN DER SYNKOPE)

Atemnot	V. a. Pulmonalarterienembolie
Brustschmerzen	V. a. Pulmonalarterienembolie oder akutes Koronarsyndrom
Bauchschmerzen	V. a. akutes Koronarsyndrom, rupturiertes Aortenaneurysma oder viszerale Perforation
Kopfschmerz	V. a. Subarachnoidalblutung
Palpitationen	V. a. kardiale Synkope
Prodromi (schwarz vor Augen, Übelkeit)	V. a. Reflex- oder orthostatische Synkope

KLINISCHE UNTERSUCHUNG

Hinweis auf kardiale Dekompensation	Herzinsuffizienz
(Neues) neurologisches Defizit, Verwirrtheit	V. a. Subarachnoidalblutung, Stroke, epileptischen Anfall
(Neues) Herzgeräusch	V. a. Aortenstenose, Herzinsuffizienz, Endokarditis
Blutdruck Arme >15 mmHg Differenz	V. a. Aortendissektion (DDx: Subclavian-Steal-Syndrom)
Zungenbiss, Sezessus/Defäkation, postiktaler Dämmerzustand	V. a. epileptischen Anfall
Hinweis auf Kopfverletzung	V. a. sekundäre Verletzung (DDx: Schädelhirntrauma)
Hinweis auf Dehydratation	V. a. orthostatische Synkope
Hyperventilation, Parästhesien	V. a. Hyperventilationsbedingte Synkope

EKG-INTERPRETATION

Merksatz: „Spot the WOBBLER!“	
W	WPW-Syndrom (Delta-Welle, PQ-Zeit <120 ms)
O	Obstruktion (AV-Block; bei AV-Block I° wenn PQ-Zeit >250 ms)
B	Bundle Branch Block (Schenkelblock) oder Kammertachykardie
B	Brugada-Syndrom (inkompletter Rechtsschenkelblock, Zelt-förmige ST-Hebung V1–3)
L	Linksventrikuläre Hypertrophie (Sokolow-Index >3,5 mV)
E	Epsilon-Welle (V. a. arrhythmogene rechtsventrikuläre Kardiomyopathie)
R	Repolarisation (ST-Hebung, ST-Senkung, QT-Verlängerung oder Verkürzung)

UNTERKÜHLUNG (<36°C)

(Pflegerische) Erstmaßnahmen	
Allgemein	■ Erkrankungsschwere korrekt einschätzen ■ Patient mit warmen Decken zudecken bzw. Warmluftsystem installieren ■ nasse und kalte Kleidung entfernen ■ auf das Vorhandensein von neurologischen Ausfällen achten
Lagerung	■ Flachlagerung ■ minimal Handling (zur Vermeidung von sekundärem Kammerflimmern durch Vermischung von kaltem „Schalenblut" mit warmem „Kernblut")!
Monitoring	**Kontinuierlich:** ■ Herzfrequenz ■ Atemfrequenz ■ nicht-invasiver Blutdruck ■ SpO_2 **Wiederholt:** ■ Temperatur
12-Kanal-EKG	ja
Venenzugang	ja
Labordiagnostik	■ venöse Blutgasanalyse ■ Routinelabor ■ bei Verdacht: Tox-Screening Harn ■ Zusatzröhrchen (z. B. Ethanol, Schilddrüsenhormone) + Point-of-Care-Labor nach Rücksprache
Medikamente	gewärmte kristalloide Infusion
Kommentar	bei hämodynamischer Instabilität: invasives Monitoring vorbereiten

DIFFERENTIALDIAGNOSEN

Verdachtsdiagnose	dafür spricht …
Blutzuckerentgleisung (siehe Seite 339 + 341 + 641)	■ Hypoglykämie (Blutzucker <70 mg/dl) ■ Hyperglykämie (Blutzucker >300 mg/dl)
Hypothyreose, dekompensiert (siehe Seite 358)	■ chronische Hypothyreose + Trigger (z. B. Infekt, akute Erkrankung, OP, Trauma) ■ Müdigkeit bis quantitative Bewusstseinsstörungen ■ Hypoventilation ■ Bradykardie ■ arterielle Hypotonie ■ Obstipation, fehlende Darmgeräusche, distendiertes Abdomen ■ Myxödem ■ Stigmata einer Hypothyreose (z. B. Gewichtszunahme, trockene Haut, dünne Haare, Haarausfall, Makroglossie, Stirnglatze, fehlende laterale Augenbrauen)

Nebennierenrinden-insuffizienz, akut (Addison-Krise) (siehe Seite 396)	■ Tachykardie und arterielle Hypotonie ■ orthostatische Symptome (z. B. Z.n. Synkope, Blutdruckabfall nach dem Aufstehen) ■ Gewichtsverlust ■ unspezifische Bauchschmerzen ■ Müdigkeit und Leistungsknick ■ Übelkeit ± Erbrechen ■ Blässe (sekundär) bzw. Hyperpigmentation (primär) ■ Blutgasanalyse: Hyponatriämie, Hyperkaliämie, metabolische Azidose, Hypoglykämie ■ Risikofaktoren: HIV, Tuberkulose, orale Antikoagulation, plötzliches Absetzen einer chronischen Kortisontherapie
Sepsis (siehe Seite 64)	■ Infektanamnese ■ Infektfokus ■ Hinweise auf Organdysfunktion inklusive Schock ■ qSOFA positiv (≥2 von folgenden Parametern: systolischer Blutdruck ≤100 mmHg, Atemfrequenz ≥22/min, Vigilanzveränderung)
ZNS-Pathologie (akut oder chronisch)	■ Koma mit sekundärer Auskühlung (siehe Seite 172) ■ Hypothalamusischämie/-blutung ■ zervikale Rückenmarksschädigung (siehe Seite 506)
Anorexie/Kachexie (Body-Mass-Index <18) (siehe Seite 254)	■ sekundär bei Erkrankung ■ evtl. primär bei schwerer Anorexie (z. B. Body-Mass-Index <14)
Dermatologische Erkrankungen, großflächig	■ Verbrennungen (siehe Seite 500) ■ Erythrodermie (siehe Fachliteratur) ■ Epidermolysen (toxisch, primär) (siehe Seite 397)
Hypothermie, akzidentell (siehe Seite 38 und 357)	■ Anamnese bzw. Umstände (Alkoholabusus, Winter, Z.n. Stroke/Trauma, Akuterkrankung mit Wohnungsöffnung bzw. am Boden übernachtet)
Hypothermie, iatrogen	■ Zufuhr großer Mengen kalter/raumtemperierter Flüssigkeiten ■ insuffizientes Wärmemanagement
Infektion, akut	■ Infektanamnese ■ Infektfokus ■ evtl. Immunsuppression
Intoxikation (siehe Seite 511ff)	■ Anamnese ■ Geruch (z. B. Foetor aethylicus) ■ sedatives/hypnotisches Toxidrom ■ keine fokalen Defizite

ÜBELKEIT UND ERBRECHEN

Übelkeit und Erbrechen sind häufige Symptome bei Akut- und Notfallpatienten. Zumeist treten sie als begleitendes Symptom eines anderen Leitsymptoms auf. Dieser Abschnitt befasst sich spezifisch mit der Erstversorgung und den Differentialdiagnosen von Patienten, die sich mit dem Leitsymptom „Übelkeit und Erbrechen" vorstellen. Die Erstversorgung und Differentialdiagnosen von Patienten mit blutigem Erbrechen wird unter dem Leitsymptom „Blut- oder Kaffeesatzerbrechen" zusammengefasst (siehe Seite 105).

(Pflegerische) Erstmaßnahmen	
Allgemein	■ Erkrankungsschwere korrekt einschätzen ■ Nierentasse bereithalten ■ auf das Vorhandensein von Begleitsymptomen (z. B. neurologische Ausfälle, Thoraxschmerzen, Dehydratationszeichen) achten
Lagerung	Oberkörperhochlagerung
Monitoring	**Einmalig:** ■ Herzfrequenz ■ Atemfrequenz ■ nicht-invasiver Blutdruck ■ SpO_2 ■ Temperatur Kontinuierlich bei relevanter Abweichung der Vitalparameter oder relevanter Erkrankungsschwere
12-Kanal-EKG	ja
Venenzugang	ja
Labordiagnostik	■ venöse Blutgasanalyse ■ Routinelabor mit Amylase und Lipase ■ Zusatzröhrchen + Point-of-Care-Labor nach Rücksprache ■ bei Frauen im gebärfähigen Alter: + ß-HCG im Serum oder Harn
Medikamente	■ Antiemetika (z. B. Ondansetron 4 mg i.v.) ■ bei Dehydratationszeichen: kristalloide Infusion

DIFFERENTIALDIAGNOSEN

Verdachtsdiagnose	dafür spricht …
Akutes Koronarsyndrom (ACS) (siehe Seite 240)	■ retrosternaler oder epigastrischer Schmerz/Druck ■ Dyspnoe ■ schwer lokalisierbarer Schmerzes (negatives Fingerzeichen) ■ Schmerz strahlt aus (Hals, Arm, Oberbauch, Rücken) ■ Besserung des Schmerzes auf Nitrat, Verschlechterung durch Belastung ■ bei Diabetikern oder postmenopausalen Frauen: Dyspnoe, Übelkeit, Erbrechen, unspezifisches Unwohlsein ohne Schmerzen oder mit nur geringen Schmerzes ■ bekannte KHK bzw. kardiovaskuläre Risikofaktoren (z. B. Nikotinabusus, Diabetes, Hypercholesterinämie, Adipositas, positive Familienanamnese) ■ belastungsabhängige Thoraxschmerzen in der Anamnese ■ EKG: ST-Senkung/Hebung in zusammenhängenden Ableitungen ■ Echokardiografie: regionale Wandbewegungsstörung

Ileus, mechanisch (siehe Seite 359)	■ zentraler, kolikartiger Bauchschmerz ■ gespanntes, pralles Abdomen ■ keine Wind- oder Stuhlpassage ■ metallische, hochgestellte Darmgeräusche
Kohlenmonoxidvergiftung (siehe Seite 549)	■ mögliche Expositionsanamnese ■ Benommenheit ■ Konzentrationsschwäche ■ Koordinationsschwäche ■ Kopfschmerzen ■ evtl. andere Personen mit ähnlichen Symptomen
Pankreatitis, akut (siehe Seite 422)	■ abdominelle Umfangzunahme ■ epigastrale, gürtelförmige, in Rücken ausstrahlende Bauchschmerzen (evtl. krampfartig) ■ Schmerzlinderung durch Aufsitzen/Vorlehnen ■ Fieber ■ Tachykardie ■ Risikofaktoren vorhanden (z. B. Alkoholabusus, Gallensteinleiden oder Z.n. ERCP) ■ Cullen-, Grey-Turner- und/oder Fox-Zeichen
Raumforderung, intrakraniell (z. B. intrakranieller Tumor, Abszess und Hydrozephalus) (siehe Seite 238 und 497)	■ morgendliches, schwallartiges Erbrechen ohne Übelkeit ■ dumpfer, progredient zunehmender Kopfschmerz (verstärkt durch Vorlehnen) ■ Bradykardie und Hypertonie ■ bekanntes Lungen-, Mamma- oder Nierenkarzinom, Melanom (V. a. ZNS-Metastase) ■ quantitative oder qualitative Bewusstseinsstörung (V. a. Hydrozephalus oder große Raumforderung) ■ Fieber (V. a. Hirnabszess)
Schlaganfall, Kleinhirn (Ischämie oder Blutung) (siehe Seite 365 + 463)	■ akuter Beginn ■ okzipitaler Druck/Schmerz ■ Schwindel ■ (Rumpf-)Ataxie (Patient kann nicht sitzen) ■ Nystagmus ■ Dysarthrie ■ qualitative oder quantitative Bewusstseinsstörung ■ Nackenschmerzen, junger Patient, Z.n. Trauma (V. a. Vertebralisdissektion, siehe Seite 262)
Sepsis (siehe Seite 64)	■ Fieber ■ Infektanamnese ■ Infektfokus ■ Hinweise auf Organdysfunktion inklusive Schock ■ qSOFA positiv ($\geq$2 von folgenden Parametern: systolischer Blutdruck $\leq$110 mmHg, Atemfrequenz $\geq$22/min, Vigilanzänderung)
Urämie (siehe Seite 408)	■ bekannte Niereninsuffizienz ■ Lidödeme (insbesondere morgens, V. a. Glomerulonephritis) ■ gestaute Jugularvenen ■ Beinödeme ■ arterielle Hypertonie ■ Oligurie/Anurie ■ andere Urämie-Symptome (z. B. Müdigkeit, Pruritus, Kopfschmerzen, Vigilanzstörung, Hypakusis)
Alkohol-Intoxikation (Ethanol) (siehe Seite 514)	■ übermäßiger Alkoholkonsum ■ verwaschene Sprache ■ Foetor aethylicus ■ Gang- und Standunsicherheit (ataktischer Gang)

Ileus, paralytisch (siehe Seite 361)	▪ geblähtes Abdomen ▪ fehlende Darmgeräusche ▪ keine Wind- oder Stuhlpassage ▪ klinische Hinweise auf Ursache (z. B. Infektion, Trauma, Akuterkrankung) ▪ diffuse Bauchschmerzen (ohne peritoneale Zeichen) ▪ evtl. galliges Erbrechen
Infektion, akut	▪ Fieber ▪ Infektanamnese ▪ Infektfokus ▪ evtl. Immunsuppression
Intoxikation, Drogen oder Medikamente (siehe Seite 511ff)	▪ entsprechende Anamnese bzw. Umstände
Intoxikation, Schwermetalle (siehe Seite 576)	▪ mögliche Schwermetallexposition (z. B. Blei, Eisen, Arsen, Quecksilber) ▪ (zumeist) prolongierte Symptomatik ▪ Müdigkeit ▪ Konzentrationsschwäche ▪ Diarrhö ▪ Bauchschmerzen ▪ Gewichtsverlust ▪ roter Harn ▪ klinische Hinweise auf Anämie (z. B. blasse Fingernägel bzw. Handlinien, weiße Skleren, weißes Zahnfleisch) ▪ Mees-Linien der Fingernägel (z. B. Arsen, Thallium)
Ketoazidose (siehe Seite 341)	▪ Hyperglykämie ▪ Polyurie ▪ trockene Schleimhäute ▪ Müdigkeit ▪ evtl. Bauchschmerzen ▪ bekannter Typ-I-Diabetiker (Cave: Ketoazidose als häufige Erstmanifestation eines Diabetes mellitus Typ I) oder Typ-II-Diabetiker unter SGLT2-Hemmer-Therapie (Achtung: normoglykäme Ketoazidose möglich)
Pyelonephritis (siehe Seite 449)	▪ Flankenschmerzen ▪ Fieber und Schüttelfrost ▪ Übelkeit ± Erbrechen ▪ evtl. Dysurie + Pollakisurie ▪ Klopfdolenz costovertebrales Dreieck
Cannabis-Hyperemesis-Syndrom (siehe Fachliteratur)	▪ regelmäßiger Cannabis-Konsum ▪ kolikartige Bauchschmerzen ▪ Besserung durch warmes Wasser (z. B. heiße Dusche)
Erbrechen, Medikamenten-induziert (siehe Fachliteratur)	▪ rezente Einnahme oder Beginn Dauertherapie mit einer Risikomedikation (z. B. Opiate, antiretrovirale Medikation, Antibiotika, NSAR, Digitalis) und/oder laufende Chemotherapie
Essstörung (siehe Seite 254)	▪ passende Anamnese (z. B. selbstinduziertes Erbrechen, Angst vor Gewichtszunahme) ▪ Kachexie (V. a. Anorexia nervosa) ▪ Hinweise auf regelmäßiges (selbstinduziertes) Erbrechen (z. B. Zahnschmelzschäden, Narben-/Hornhautbildung am Zeige-/Mittelfinger) ▪ Amenorrhö

Gastritis, Ulkuserkrankung, gastroduodenal (siehe Seite 622)	■ Druck/Brennen/Schmerzen im Epigastrium oder im rechten Oberbauch ■ nächtliche Schmerzverstärkung ■ Linderung der Schmerzen nach Erbrechen ■ Erbrechen/Übelkeit ausgelöst durch Nahrungsaufnahme ■ Risikofaktoren (z. B. bekannte Gastritis oder gastroduodenale Ulkuserkrankung, Nikotin- und/oder Alkoholabusus, regelmäßige NSAR-Einnahme, hohes Alter, Stress)
Gastroenteritis, nicht-dysenterisch (siehe Seite 624)	■ nicht-blutige Diarrhö ■ zentraler Bauchschmerz (auch kolik-/krampfartig) ■ gesteigerte Darmgeräusche ■ quatschender Bauch ■ Bauchschmerzen, evtl. krampfartig ■ mehrere (Senioren-)Heimbewohner betroffen (V. a. Norovirus!)
Gastroparese, Diabetes-assoziiert (siehe Fachliteratur)	■ langjähriger Diabetes mellitus ■ Erbrechen ≥1 Stunde nach Nahrungsaufnahme ■ geblähtes Abdomen
Glaukomanfall (siehe Seite 323)	■ periorbitaler Schmerz ■ steinharter Bulbus ■ rotes Auge ■ ipsilaterale Visusminderung bzw. verschwommenes Sehen ■ Übelkeit ± Erbrechen ■ Sehen von Farbringen oder Nebelschicht ■ mittelweite, entrundete Pupille ipsilateral ■ Kopfschmerz
Kinetose (siehe Fachliteratur)	■ Z.n. passiver Bewegung (z. B. Passagier in Auto-, Schiff- und/oder Luftfahrt) ■ Unwohlsein ■ Schwitzen ■ Schwindel
Magenneoplasie (inklusive Magenkarzinom, Lymphom) (siehe Fachliteratur)	■ Druck/Völlegefühl/Schmerz im Epigastrium ■ Gewichtsverlust ■ Appetitlosigkeit (insbesondere Fleischekel) ■ Erbrechen ≥1 Stunde nach Nahrungsaufnahme ■ evtl. tastbarer Lymphknoten supraklavikulär links (V. a. Magenkarzinom)
Nahrungsmittelvergiftung, Toxin-vermittelt (siehe Seite 624)	■ akuter (1–6 Stunden) Beginn nach Einnahme suspekter Nahrungsmittel ■ zentrale Bauchschmerzen (evtl. kolik-/krampfartig) ■ Diarrhö ■ evtl. auch andere Personen betroffen
Neoplasie, Dünndarm (siehe Fachliteratur)	■ galliges Erbrechen ■ Bauchschmerzen ■ Gewichtsverlust ■ Risikofaktoren (z. B. chronisch entzündliche Darmerkrankung, Zöliakie)
Nephrolithiasis/ Nierenkolik (siehe Seite 410)	■ kolikartiger Flanken-, Unterbauch- oder Leistenschmerz ■ Z.n. oder bekannte Nephrolithiasis ■ (Makro-)Hämaturie
Neuronitis vestibularis (siehe Seite 403)	■ akuter Beginn ■ persistierender Schwindel ■ unidirektionaler Nystagmus ■ negativer HINTS-Test ■ kranker Patient

Ösophagusstriktur (inklusive Ösophaguskarzinom, Achalasie) (siehe Fachliteratur)	■ Erbrechen unverdauter Nahrungsmittel ■ Dysphagie (insbesondere feste Nahrungsmittel) ■ Gewichtsverlust ■ nächtliche Regurgitation ■ Gefühl des inkompletten Schluckaktes ■ Thoraxschmerz (V. a. Ösophagusspasmus)
Pseudotumor cerebri (idiopathische intrakranielle Hypertension) (siehe Fachliteratur)	■ adipöse, junge Frau ■ mehr „Druck" als Kopfschmerz ■ Schmerzverstärkung beim Bücken oder durch Valsalva-Manöver ■ Übelkeit ± Erbrechen ■ Visusminderung ■ evtl. Abducensparese
Schädelhirntrauma, leicht (siehe Seite 690)	■ Z.n. Trauma ■ Übelkeit ± Erbrechen ■ „Schwindel" ■ Müdigkeit ■ Phono-/Photophobie ■ Tinnitus ■ verschwommenes Sehen/Doppelbilder
Schwangerschaft (siehe Fachliteratur)	■ bekannte Schwangerschaft oder positiver Schwangerschaftstest ■ typischerweise im ersten Trimenon ■ morgendliche Übelkeit und Erbrechen
Zenker-Divertikel (siehe Fachliteratur)	■ Erbrechen unverdauter Nahrungsmittel ■ Dysphagie ■ Globusgefühl ■ Halitosis ■ Aspirationshinweise (z. B. häufiges Husten nach Trinken oder Essen, Z.n. Aspirationspneumonie)

VAGINALE BLUTUNG

(Pflegerische) Erstmaßnahmen	
Allgemein	■ Erkrankungsschwere korrekt einschätzen ■ auf das Vorhandensein von Schockzeichen achten ■ auf das Vorhandensein einer diffusen Blutungsneigung achten (z. B. beim Venenzugang anlegen) ■ Patientin mit Vorlagen versorgen
Lagerung	Flachlagerung mit überkreuzten Beinen bzw. nach Patientenkomfort
Monitoring	**Einmalig:** ■ Herzfrequenz ■ Atemfrequenz ■ nicht-invasiver Blutdruck ■ SpO_2 ■ Temperatur Kontinuierlich bei relevanter Abweichung der Vitalparameter oder relevanter Erkrankungsschwere
12-Kanal-EKG	ja
Venenzugang	ja (bei relevanter Blutung oder Erkrankungsschwere: zwei möglichst großlumige Zugänge)
Labordiagnostik	■ venöse Blutgasanalyse ■ Routinelabor ■ bei Frauen im gebärfähigen Alter: + ß-HCG im Blut oder Harn ■ bei relevanter Blutung oder Schockzeichen: Type & Screen und Erythrozytenkonzentrate bereitstellen ■ Zusatzröhrchen + Point-of-Care-Labor nach Rücksprache
Medikamente	bei verminderter peripherer Perfusion: kristalloide Infusion

DIFFERENTIALDIAGNOSEN

(Anmerkung: Die Lebensbedrohung ergibt sich aus der Menge des Blutverlustes und weniger aus der Diagnose.)

Verdachtsdiagnose	dafür spricht …
Blutung, aton (siehe Seite 30)	■ postpartal ■ (massive) vaginale Blutung ■ Uterustonus vermindert
Extrauteringravidität, rupturiert (siehe Seite 310)	■ Frauen im gebärfähigen Alter ■ akuter Unterbauchschmerz ■ klinische Zeichen des hämorrhagischen Schocks ■ Bedside-Sonografie: freie intraabdominelle Flüssigkeit

Fruchtwasserembolie (siehe Seite 317)	▪ peripartal ▪ akuter Beginn ▪ Dyspnoe ▪ Hypoxämie ▪ kardiogener Schock mit klinischen Symptomen der akuten Rechtsherzbelastung ▪ diffuse Blutungsneigung ▪ Vigilanzminderung ▪ Krampfanfall
Placenta praevia (siehe Seite 440)	▪ präpartal ▪ Kontinuierliche vaginale Blutung (hellrot) ▪ geringe oder episodische Schmerzen ▪ unauffälliges Abdomen ▪ normale/r Wehentätigkeit bzw. Uterustonus
Uterusruptur (siehe Seite 440)	▪ präpartal ▪ bekannte Uterusanomalie, Z.n. Sectio oder Uterus-OP ▪ Geburt ≥41. Schwangerschaftswoche ▪ Wehen-unabhängiger Bauchschmerz ▪ gespanntes Abdomen ▪ Sistieren der Wehenaktivität ▪ vaginale Blutung
Abort (siehe Seite 589)	▪ <24. Schwangerschaftswoche ▪ Muttermund geschlossen (V. a. Abortus imminens) ▪ Muttermund geöffnet (V. a. Abortus incipiens oder in/completus) ▪ Unterbauchschmerzen ▪ evtl. vaginale Entwicklung des Fötus
Fremdkörper (siehe Fachliteratur)	▪ evtl. entsprechende Anamnese bzw. Tastbefund ▪ Schmerzen bzw. Fremdkörpergefühl
Infektion (siehe Seite 626)	▪ Fieber ▪ Unterbauchschmerzen ▪ evtl. missfarbener/übelriechender Ausfluss
Koagulopathie (siehe Seite 278 + 320)	▪ anamnestische Hinweise für angeborene bzw. akquirierte Gerinnungsstörung (inklusive Leberzirrhose) oder orale Antikoagulation ▪ evtl. Bagatelltrauma
Plazentalösung, vorzeitig (siehe Seite 440)	▪ präpartal ▪ abdomineller Dauerschmerz ▪ vaginale Blutung (dunkelrot) ▪ gespanntes Abdomen ▪ druckempfindlicher Uterus ▪ Uterustonus erhöht
Trauma (inklusive iatrogen) (siehe Fachliteratur)	▪ Schmerzen ▪ entsprechende Anamnese ▪ entsprechender Inspektionsbefund
Uterusneoplasie (siehe Fachliteratur)	▪ Alter >45 Jahre ▪ (irregulär) vergrößerter Uterus ▪ anamnestische (Meno-)Metrorrhagien ▪ Gewichtsverlust ▪ Unterbauchschmerz
Blutung, Medikamenten-induziert (siehe Fachliteratur)	▪ Einnahme von Risikomedikamenten (z. B. Serotonin-Reuptake-Hemmer, Neuroleptika, Antiepileptika)

Endokrinopathie (siehe Fachliteratur)	▪ bekannte oder anamnestische bzw. klinische Hinweise auf Hypothyreose (z. B. Müdigkeit, Bradykardie, Obstipation, Myxödem, Gewichtszunahme, trockene Haut, dünne Haare, Haarausfall, Makroglossie, Stirnglatze, fehlende laterale Augenbrauen) ▪ bekannte oder anamnestische bzw. klinische Hinweise auf Hyperprolaktinämie (z. B. Galaktorrhö, evtl. Kopfschmerzen oder bitemporale Hemianopsie/Gesichtsfeldausfälle bei Prolaktinom)
Geburt, Z.n. (siehe Seite 48)	▪ Blutungsmenge <500 ml
Menorrhagien (siehe Fachliteratur)	▪ wiederholte, prolongierte (>7 Tage) oder verstärkte (>80 ml/Tag) Regelblutungen
Missbrauch, sexuell (siehe Seite 692)	▪ evtl. entsprechende Anamnese (Cave: Stupor) ▪ Verletzungen, Kratzspuren oder Hämatome im Bereich der Vulva, Oberschenkelinnenseiten, Arme, Schultern, perineal und/oder rektal
Polyzystisches Ovarsyndrom (siehe Fachliteratur)	▪ unregelmäßige Regelblutungen ▪ Hirsutismus ▪ Akne vulgaris ▪ Infertilität ▪ Adipositas

VERSTOPFUNG

Die Obstipation wird als erschwerte und weniger als dreimal wöchentliche Darmentleerung infolge einer funktionellen Passagestörung des Darmes definiert. Während eine fehlende Darmentleerung ein häufiges und typisches Begleitsymptom vieler Akuterkrankungen, insbesondere abdomineller Krankheitsbilder, darstellt, fasst dieser Abschnitt die Erstversorgung und Differentialdiagnosen jener Patienten zusammen, welche sich mit dem Leitsymptom „Obstipation“ vorstellen.

(Pflegerische) Erstmaßnahmen	
Lagerung	nach Patientenkomfort
Monitoring	**Einmalig:** ■ Herzfrequenz ■ Atemfrequenz ■ nicht-invasiver Blutdruck ■ SpO_2 ■ Temperatur
12-Kanal-EKG	nein
Venenzugang	nein
Labordiagnostik	nach Rücksprache

DIFFERENTIALDIAGNOSEN

Verdachtsdiagnose	dafür spricht …
Beckenbodendysfunktion (siehe Fachliteratur)	■ Stuhlinkontinenz (evtl. auch Harninkontinenz) ■ chronische Becken(boden)schmerzen ■ Rektumprolaps (bei Frauen auch Rektozele) ■ verminderter Analtonus
Elektrolytstörungen	■ Hypokaliämie ■ Hyperkalzämie (siehe Seite 344)
Hypothyreose, symptomatisch (siehe Seite 642)	■ Müdigkeit ■ Bradykardie ■ Myxödem ■ Gewichtszunahme ■ trockene Haut ■ dünne Haare, Haarausfall ■ Makroglossie ■ Stirnglatze ■ fehlende laterale Augenbrauen
Kolonkarzinom (siehe Fachliteratur)	■ höheres Alter (>50 Jahre) ■ Gewichtsverlust ■ veränderte Stuhlgewohnheiten ■ positiver Guajak-Test ■ positive Familienanamnese ■ evtl. Obstipation und Diarrhö im Wechsel ■ evtl. rektale Blutung
Obstipation, funktionelle Ursachen (siehe Fachliteratur)	■ ballaststoffarme Ernährung ■ Bewegungsmangel ■ Flüssigkeitsmangel

Obstipation, Medikamenten-induziert (siehe Fachliteratur)	▪ Dauertherapie mit Risikomedikamenten (z. B. Anticholinergika, Antidepressiva, Neuroleptika, Diuretika, Levodopa, Opioide, NSAR, Kalziumantagonisten)
Obstipation, metabolisch-endokrinologische Ursachen	▪ metabolische Risikofaktoren (z. B. Diabetes mellitus, Hypothyreose, Niereninsuffizienz, Schwangerschaft)
Obstipation, neurogene Ursachen	▪ zerebrale oder spinale Pathologie (z. B. Z.n. Stroke, Multiple Sklerose, Parkinson, Rückenmarksverletzung/-erkrankung)
Pathologie, anorektal (siehe Seite 596 + 597 + 630)	▪ Hämorrhoiden, Analfissur oder perianaler Abszess ▪ helles Blut am Stuhl ▪ harter Stuhl
Reizdarmsyndrom, obstipative Form (siehe Fachliteratur)	▪ Anamnese >3 Monate ▪ schmerzhafte Blähungen ▪ harte Stühle ▪ Gefühl der inkompletten Defäkation ▪ Wechsel mit Diarrhö

VERWIRRTHEIT, AKUT

(Pflegerische) Erstmaßnahmen	
Allgemein	■ Erkrankungsschwere korrekt einschätzen ■ auf das Vorhandensein von neurologischen Defiziten achten ■ Patient bei Reorientierung unterstützen
Lagerung	nach Patientenkomfort
Monitoring	**Einmalig:** ■ Herzfrequenz ■ Atemfrequenz ■ nicht-invasiver Blutdruck ■ SpO_2 ■ Temperatur Kontinuierlich bei relevanter Abweichung der Vitalparameter oder relevanter Erkrankungsschwere
12-Kanal-EKG	ja
Venenzugang	ja
Labordiagnostik	■ venöse Blutgasanalyse ■ Routinelabor ■ Zusatzröhrchen + Point-of-Care-Labor nach Rücksprache ■ bei Fieber: 2 Blutkulturen (jeweils aerob und anaerob) + vom vermuteten Infektionsfokus (z. B. Sputum, Harn, Wunde)
Medikamente	bei Hypoglykämie (Blutzucker <70 mg/dl): 50 ml Glukose 33% i.v.
Kommentar	■ potenzielle Fluchtgefahr bedenken ■ **qSOFA-Punktezahl erheben:** Sepsisverdacht bei ≥2 Punkten!

Atemfrequenz ≥22 bpm	1 Punkt
systolischer Blutdruck ≤100 mmHg	1 Punkt
Glasgow Coma Scale <15 Punkte	1 Punkt

DIFFERENTIALDIAGNOSEN

Verdachtsdiagnose	dafür spricht ...
Hyperviskositätssyndrom (siehe Seite 350)	■ bekannte hämatoonkologische Erkrankung ■ Epistaxis ■ Schwindel ■ Kopfschmerzen ■ Visusminderung ■ weitere neurologische Ausfälle (z. B. Ataxie, Hypakusis, Z.n. Krampfanfall) ■ Dyspnoe
Hypoglykämie (siehe Seite 641)	■ Blutzucker <70 mg/dl
Hypoxämie (siehe Seite 54)	■ zentrale Zyanose ■ SpO_2 <90% ■ Dyspnoe ■ pathologisches Atemmuster

Neuroleptika-Syndrom, maligne (siehe Seite 399)	▪ Therapie oder Intoxikation mit hochpotenten Neuroleptika ▪ qualitative Vigilanzstörung (z. B. Agitation, Delirium; im Verlauf quantitative Vigilanzstörung) ▪ Tremor ▪ Parkinson-ähnliche Muskelrigidität (untere > obere Extremitäten) ▪ Fieber ▪ autonome Dysfunktion (arterielle Hypertonie, stark schwankende Blutdruckwerte und Herzfrequenz, Rhythmusstörungen, Diaphorese, Hypersalivation)
Schlaganfall, ischämisch, supratentoriell (siehe Seite 463)	▪ Patient versteht (und spricht) nicht (V. a. Wernicke- bzw. globale Aphasie) ▪ Hemiparese ▪ akuter Beginn ▪ mögliche Emboliequelle (z. B. Vorhofflimmern ohne OAK) ▪ Blickdeviation weg von hemiparetischer Seite (V. a. proximalen Verschluss im Mediastromgebiet)
Sepsis (siehe Seite 64)	▪ Fieber ▪ Infektanamnese ▪ Infektfokus ▪ Hinweise auf Organdysfunktion inklusive Schock ▪ qSOFA positiv (≥2 von folgenden Parametern: systolischer Blutdruck ≤100 mmHg, Atemfrequenz ≥22/min, Vigilanzveränderung)
Störung, endokrinologisch	▪ Hypothyreose, dekompensiert (siehe Seite 358) ▪ thyreotoxische Krise (siehe Seite 493) ▪ Nebenniereninsuffizienz, akut (siehe Seite 396)
Thrombotische Mikroangiopathie (siehe Seite 491)	▪ weitere neurologische Defizite (z. B. Hemiparese, Parästhesien, Visusminderung, Aphasie) und/oder Z.n. Krampfanfall ▪ Fieber ▪ Petechien bis purpuröse Läsionen ▪ hämolytischer Harn ▪ evtl. Oligurie/Anurie
Urämie (siehe Seite 408)	▪ bekannte Niereninsuffizienz ▪ Lidödeme (insbesondere morgens, V. a. Glomerulonephritis) ▪ gestaute Jugularvenen ▪ Beinödeme ▪ arterielle Hypertonie ▪ Oligurie/Anurie ▪ Urämie-Symptome (z. B. Müdigkeit, Pruritus, Kopfschmerzen, Hypakusis)
Alkohol-/Benzodiazepin-Entzug (siehe Seite 592)	▪ Alkoholabusus und/oder Benzodiazepin-Abhängigkeit ▪ verminderte/gestoppte Alkoholzufuhr und/oder Benzodiazepin-Einnahme in den letzten 24–48 Stunden ▪ grobschlägiger Tremor (V. a. Alkoholentzug) ▪ Angst/Unruhe ▪ autonome Instabilität mit gesteigerter Sympathikusaktivität (Tachykardie, Hypertonie, profuses Schwitzen) ▪ qualitative oder quantitative Bewusstseinsstörung ▪ Z.n. Krampfanfall

Dehydratation (siehe Seite 293)	■ trockene, evtl. verborkte Schleimhäute (fehlender Speichelsee in der gingivolabialen Falte, Längsfurchung der Zunge) ■ trockene Haut ■ verminderter Hautturgor (gilt nur bei jüngeren Patienten) ■ Tachykardie ■ orthostatische Symptome (z. B. Z.n. Synkope) ■ subfebrile Temperaturen (<38°C) ■ Oligurie/Anurie ■ erhöhter Flüssigkeitsverlust (z. B. Diarrhö, Diuretika) oder verminderte Flüssigkeitszufuhr (z. B. Demenz, Pflegeabhängigkeit)
Elektrolytstörungen	■ Hypernatriämie (siehe Seite 293) ■ Hyponatriämie (siehe Seite 352) ■ Hyperkalzämie (siehe Seite 344)
Enzephalitis (inklusive Autoimmunenzephalitis) (siehe Seite 387)	■ Fieber ■ evtl. fokales neurologisches Defizit ■ Kopfschmerzen ■ subakuter Verlauf mit vorgehender Verschlechterung der kognitiven Leistung über Tage/Wochen (V. a. Autoimmunenzephalitis) ■ bekannte Autoimmunerkrankung oder Malignom (z. B. kleinzelliges Bronchialkarzinom, Mammakarzinom) (V. a. Autoimmunenzephalitis)
Frontallappenpathologie (siehe Fachliteratur)	■ subakute Persönlichkeitsveränderung ■ primitive Reflexe (z. B. Greifreflex, Saugreflex) ■ Inkontinenz
Infektion, akut	■ Fieber ■ Infektanamnese ■ Infektfokus ■ evtl. Immunsuppression
Intoxikation (siehe Seite 511ff)	■ Anamnese ■ passendes Toxidrom ■ Geruch (z. B. Foetor aethylicus) ■ keine fokalen Defizite
Intoxikation, Schwermetalle (siehe Seite 576)	■ roter, nicht-blutiger Harn ■ mögliche Schwermetallexposition (z. B. Blei, Eisen, Arsen, Quecksilber) ■ (zumeist) prolongierte Symptomatik ■ Müdigkeit ■ Übelkeit ± Erbrechen ■ Diarrhö ■ Bauchschmerzen ■ Gewichtsverlust ■ klinische Hinweise auf Anämie (z. B. blasse Fingernägel bzw. Handlinien, weiße Skleren, weißes Zahnfleisch) ■ Mees-Linien der Fingernägel (z. B. Arsen, Thallium)
Porphyrie, akut (siehe Seite 437)	■ verminderte Darmgeräusche/paralytischer Ileus (selten: Diarrhö) ■ Ganzkörperschmerzen ■ Übelkeit ± Erbrechen ■ Agitation bis Psychose ■ neuromuskuläre Schwäche ■ Z.n. Krampfanfall ■ rötliche Verfärbung des Harns (nach Lichtexposition) ■ frühere, ähnliche Episoden, positive Familienanamnese oder bekannte Porphyrie ■ Schubauslöser (z. B. Medikament, Stress, Erkrankung)

Postiktale Phase (siehe Seite 368)	■ bekannte Epilepsie ■ anamnestischer Krampfanfall (tonisch-klonisch) oder indirekte Hinweise, z. B. (lateraler) Zungenbiss, Secessus oder Defäkation
Raumforderung, intrakraniell (inklusive intrakraniellem Tumor, Abszess und Hydrozephalus) (siehe Seite 238 und 497)	■ dumpfer Kopfschmerz (verstärkt durch Vorlehnen) ■ über Tage progredient zunehmender Schmerz ■ morgendliches, schwallartiges Erbrechen ohne Übelkeit ■ progredientes neurologisches Defizit ■ bekanntes Lungen-, Mamma- oder Nierenkarzinom, Melanom (V. a. ZNS-Metastase) ■ Fieber (V. a. Hirnabszess) ■ quantitative oder qualitative Bewusstseinsstörung (V. a. Hydrozephalus oder große Raumforderung)
Serotonin-Syndrom (siehe Seite 467)	■ Intoxikation mit/Einnahme von serotonergen Substanzen ■ rascher (<24 Stunden) Beginn nach Medikamenteneinnahme/Intoxikation ■ Agitation, Unruhe ■ Fieber ■ (Opso-)Klonus ■ Hyperreflexie bis Rigidität ■ Tachykardie ■ Diarrhö
Status epilepticus, nicht-konvulsiv (siehe Seite 66)	■ subtile Krampfhinweise (z. B. Lidkloni) ■ Aufklaren bzw. Symptombesserung nach Gabe von Benzodiazepinen ■ bekannte Epilepsie ■ Risikofaktor: höheres Alter
Störung, metabolisch	■ Hyperglykämie (Blutzucker >300 mg/dl) (siehe Seite 339 + 341) ■ Leberversagen (siehe Seite 374 + 377) ■ Urämie (siehe Seite 408)
Subduralhämatom, chronisch (siehe Seite 482)	■ Kopfschmerzen ■ kognitive Dysfunktion bis qualitative Bewusstseinsstörungen ■ neurologische Defizite (z. B. Gangstörung, Hemisyndrom, Aphasie) ■ hohes Alter ■ orale Antikoagulation und/oder Alkoholabusus ■ Z.n. Bagatelltrauma
Amnesie, transient global (siehe Seite 246)	■ selektiver Gedächtnisverlust ■ Behaltensspanne 30–180 Sekunden (anterograde Amnesie) ■ Orientierung zur Person immer erhalten ■ leichte vegetative Beschwerden
Neurodegenerative Erkrankung, Erstmanifestation oder Demaskierung einer zugrundeliegenden (z. B. im Rahmen einer akuten) Erkrankung (siehe Fachliteratur)	■ höheres Alter (>75 Jahre) ■ anamnestische Auffälligkeiten während der letzten Zeit (z. B. Vergesslichkeit, Orientierungsprobleme, Schwierigkeiten bei alltäglichen Abläufen)
Psychose, akut (siehe Seite 443)	■ Agitation ■ Angst ■ Aggressivität ■ Halluzination (Wahnvorstellungen bzw. Realitätsverlust) ■ evtl. Katatonie

Schädelhirntrauma, leicht (siehe Seite 690)	■ Z.n. Trauma ■ Übelkeit ± Erbrechen ■ „Schwindel" ■ Müdigkeit ■ Phono-/Photophobie ■ Tinnitus ■ verschwommenes Sehen/Doppelbilder
Wernicke-Enzephalopathie (siehe Seite 505)	■ chronischer Alkoholabusus oder Malabsorptionssyndrom ■ Mangelernährung ■ okuläre Symptome (z. B. Nystagmus, Doppelbilder, Anisokorie) ■ zerebelläre Dysfunktion (z. B. Ataxie, ataktischer Gang) ■ Vigilanzveränderung oder verminderte Gedächtnisleistung

Teil 3 | 3.1 | 3.2 | 3.3

NOTFALLMEDIZINISCHE, TOXIKOLOGISCHE UND AKUTMEDIZINISCHE ERKRANKUNGEN

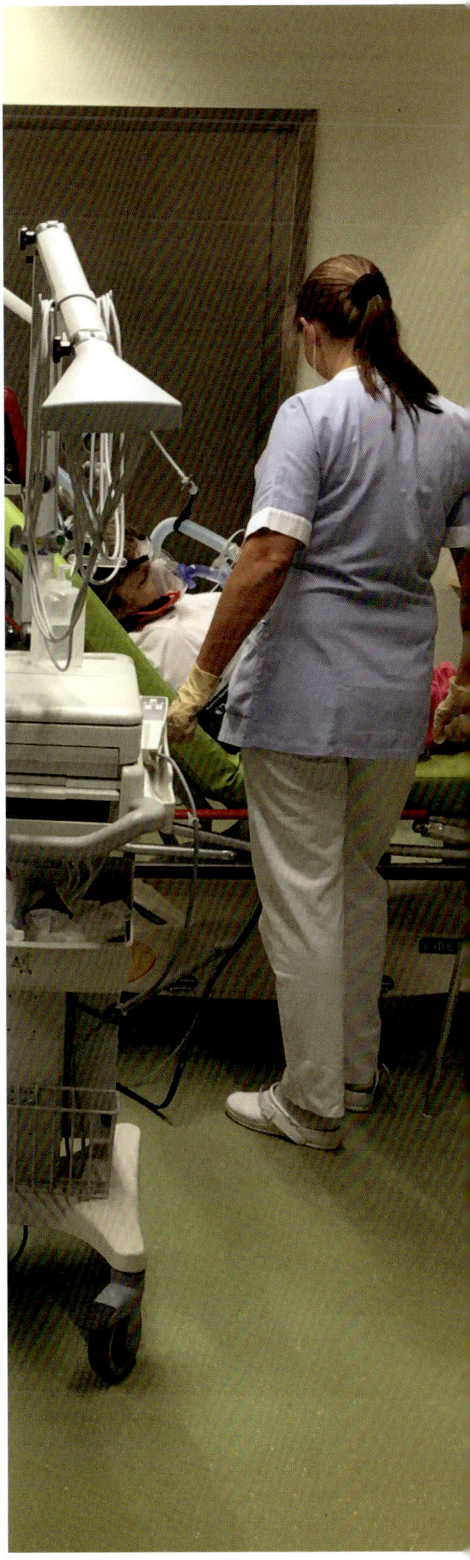

„The 3 most important things in clinical medicine are diagnosis, diagnosis, diagnosis.“

Martin J. Tobin

Dieser Teil des Buches gliedert sich in drei Unterkapitel. Während im Kapitel 3.1 notfallmedizinische Erkrankungen zusammengefasst sind, geben Kapitel 3.2 und 3.3 eine Übersicht über toxikologische bzw. akutmedizinische Erkrankungsbilder. Die Unterscheidung in notfall- oder akutmedizinische Erkrankungen wurde von den Autoren basierend auf deren Erfahrung getroffen, ob die Erkrankung eine Krankenhausaufnahme erfordert (Kapitel 3.1) oder ob eine ambulante Behandlung möglich ist (Kapitel 3.3). Allerdings gilt es zu beachten, dass stets der Zustand des Patienten/der Patientin und dessen soziales Umfeld die wesentlichen Entscheidungsfaktoren sind, welche bestimmen, ob er oder sie stationär bzw. ambulant behandelt werden soll.

Da das pflegerische und ärztliche Behandlungsteam auch in dieser Phase eng und zumeist synchron zusammenarbeitet, wurde bewusst nicht zwischen ärztlichen und pflegerischen Aspekten bzw. Aufgaben der Patientenversorgung unterschieden. Aus der Sicht der Autoren erscheint es am wichtigsten, dass die einzelnen diagnostischen und therapeutischen Behandlungsschritte konzertiert, das heißt gut aufeinander abgestimmt (Stichwort: Crew Resource Management) und somit rasch und parallel ablaufen.

Während der gesamten Patientenversorgung in der Notaufnahme ist es von immenser Bedeutung, die jeweils erstellte Liste an Differentialdiagnosen niemals aus den Augen zu verlieren. Verbessert sich der Zustand des Patienten nach den gesetzten Behandlungsmaßnahmen nicht wie erwartet oder kommen neue anamnestische, klinische bzw. diagnostische Erkenntnisse hinzu, muss die Verdachtsdiagnose kritisch hinterfragt und andere, zuvor als differentialdiagnostisch gereihte Diagnosen, in Erwägung gezogen werden.

Definitionen	
Basisanamnese	siehe Seite 77
Routinelabor	■ Blutbild mit Differentialblutbild ■ Prothrombinzeit („Quick“) und internationale normalisierte Ratio ■ partielle Thromboplastinzeit ■ Fibrinogen ■ C-reaktives Protein ■ Kreatinin ■ Harnstoff ■ Natrium ■ Kalium ■ Gesamtkalzium ■ Magnesium ■ Phosphat ■ Aspartat-Aminotransferase (Glutamat-Oxalacetat-Transaminase) ■ Alanin-Aminotransferase (Glutamat-Pyruvat-Transaminase) ■ Laktatdehydrogenase ■ alkalische Phosphatase ■ Bilirubin ■ Glukose ■ Thyreotropin (Thyreoidea-stimulierendes Hormon)

Teil 3.1

NOTFALLMEDIZINISCHE ERKRANKUNGEN

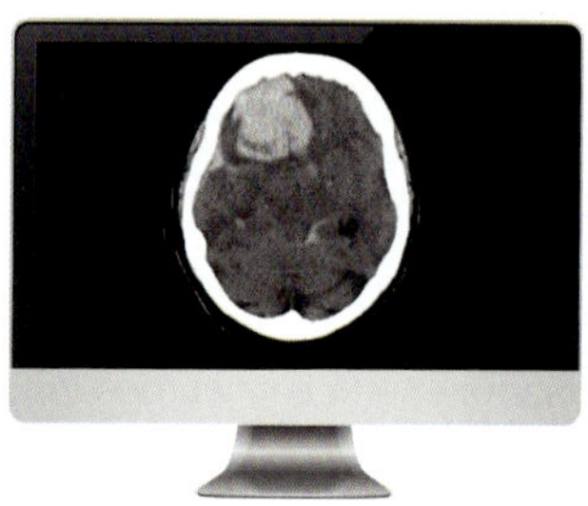

ABSZESS, TIEFE STRUKTUREN

Definition	Ansammlung von Eiter in einer abgeschlossenen Gewebehöhle in einem oder mehreren Organen
Ursachen	■ lokal im Rahmen von (Organ-spezifischen) Infektionen ■ hämatogene Absiedelung (z. B. häufig bei Staphylococcus-aureus-Bakteriämie oder Candida-albicans-Fungämie bzw. bei Endokarditis und/oder intravenösem Drogenabusus) ■ Art und Häufigkeit der den Abszess verursachenden Bakterien sind abhängig von Genese (z. B. hämatogen: monobakteriell; lokal: polymikrobiell) und Abszesslokalisation

Abszess, intraabdominal	▪ **häufige Abszesslokalisationen:** linker Unterbauch (z. B. bei Divertikulitis, siehe Seite 471), rechter Unterbauch (z. B. bei Appendizitis, siehe Seite 260), subphrenisch, Schlingenabszess (z. B. nach Abdomen-OP oder gedeckter Dünndarmperforation), Leber (siehe Seite 372), Milz (typisch: hämatogen), sub-/retroperitoneal (Z.n. Pankreatitis, Spondylodiszitis, Tubuloovarialabszess) ▪ **Klinik:** Fieber, Schüttelfrost, Bauch-/Flanken-/Rückenschmerzen, lokale Resistenz und/oder Abwehrspannung ▪ **Diagnostik:** venöse/arterielle Blutgasanalyse, Routineblut, 2 Blutkulturen (jeweils aerob und anaerob), Sonografie, CT Abdomen + Kontrastmittel ▪ **Akutmaßnahmen:** empirische Antibiose (z. B. Piperacillin/Tazobactam 4/0,5 g KI), radiologisch gezielte oder chirurgische Drainage, bei Milzabszess: Fokussuche!
Hirnabszess	▪ **Ursachen:** lokal, z. B. postoperativ, Mastoiditis, Sinusitis, Z.n. offener Schädel(basis)verletzung, oder hämatogen (selten) ▪ **Klinik:** Kopfschmerzen, Fieber, fokale neurologische Defizite, Krampfanfall ▪ **Diagnostik:** venöse/arterielle Blutgasanalyse, Routineblut, 2 Blutkulturen (jeweils aerob und anaerob), CCT + Kontrastmittel (ideal: cMRT + Kontrastmittel), bei HIV oder V. a. Immunsuppression: Toxoplasma- und HIV-Serologie ▪ **Akutmaßnahmen:** empirische Antibiose (z. B. Ceftriaxon 2 g KI + Vancomycin 1 g KI + Metronidazol 1.500 mg KI), Kontakt Neurochirurgie bzgl. stereotaktischer bzw. offener Drainage, bei relevantem perifokalem Ödem: Dexamethason 10 mg i.v.
Lungenabszess	▪ **Ursachen:** Z.n. Aspirationspneumonie ± Immunsuppression (z. B. Alkoholabusus), Bronchiektasen, hämatogen (z. B. multiple Abszesse bei Trikuspidalklappenendokarditis oder Lemierre-Syndrom) ▪ **Klinik:** Husten, Fieber, Dyspnoe, große Mengen faulig riechendes Sputum (bei Perforation in das Bronchialsystem), ipsilateral abgeschwächtes Atemgeräusch (bei Fluidopneumothorax bzw. Perforation in die Pleurahöhle) ▪ **Diagnostik:** venöse/arterielle Blutgasanalyse, Routineblut, 2 Blutkulturen (jeweils aerob und anaerob), Sputum ± Pleuraflüssigkeit zur mikrobiologischen Analyse, Thoraxröntgen, Thorax-CT ± Kontrastmittel ▪ **Akutmaßnahmen:** empirische Antibiose (z. B. Piperacillin/Tazobactam 4/0,5 g KI)
Nierenabszess	▪ **häufige Abszesslokalisationen:** perinephritisch oder kortikomedullär (z. B. bei rezidivierender Pyelonephritis, Z.n. urologischer OP oder Intervention), kortikal (hämatogen) ▪ **Klinik:** Fieber, Schüttelfrost, Flankenschmerzen ▪ **Diagnostik:** venöse/arterielle Blutgasanalyse, Routineblut, 2 Blutkulturen (jeweils aerob und anaerob), Harnstreifen/-status, Harnkultur, Sonografie, CT Abdomen + Kontrastmittel ▪ **Cave:** unauffälliger Harnbefund bei bis zu 30% der Patienten! ▪ **Akutmaßnahmen:** empirische Antibiose (z. B. Piperacillin/Tazobactam 4/0,5 g KI), radiologisch gezielte Drainage, bei kortikalem Nierenabszess: Fokussuche!
Pyomyositis und Muskelabszess	▪ **häufige Abszesslokalisationen:** Musculus (ilio)psoas (lokal vs. hämatogen), Beckenboden (hämatogen), Muskeln der unteren Extremitäten ▪ **Klinik:** Fieber, Schüttelfrost, Schmerzen, Schwellung (bei Psoas-Abszess: Rücken-/Flankenschmerzen, schmerzhafte Hüftextension und -innenrotation) ▪ **Diagnostik:** venöse/arterielle Blutgasanalyse, Routineblut, 2 Blutkulturen (jeweils aerob und anaerob), Sonografie, MRT (bei Psoas-Abszess: CT Abdomen + Kontrastmittel) ▪ **Akutmaßnahmen:** empirische Antibiose (z. B. Piperacillin/Tazobactam 4/0,5 g KI ± Vancomycin 1 g KI), radiologisch gezielte Drainage
Behandlungspartner	abhängig von der Abszesslokalisation

Literatur:

Török E, et al. Oxford Handbook of Infectious Diseases and Microbiology. Oxford University Press, Oxford, 2018.

AKUTES KORONARSYNDROM (ACS)

Definition	Subsummierung von instabiler Angina pectoris, akutem Myokardinfarkt mit und ohne ST-Hebung sowie plötzlichem Herztod
Ursachen	■ **Typ I:** Myokardischämie infolge eines nicht-okklusiven oder okklusiven Koronarthrombus (z. B. infolge einer Plaque-Ruptur, Erosion oder spontanen koronaren Dissektion) ■ **Typ II:** Ungleichgewicht zwischen myokardialer Sauerstoffversorgung und myokardialem Sauerstoffverbrauch (typisch: gesteigerter myokardialer Sauerstoffbedarf bei fixierter Koronarstenose) ■ **Typ III:** plötzlicher Herztod infolge einer akuten Myokardischämie ■ **Typ IV:** akute Myokardischämie während oder unmittelbar nach einer Koronarangiografie/-intervention ■ **Typ V:** akute Myokardischämie während oder unmittelbar nach (<48 Stunden) einer aortokoronaren Bypass-Operation
Anamnese	■ Symptombeginn und -verlauf? ■ Genauer Zeitpunkt Schmerzbeginn? ■ Ausstrahlung Schmerz? ■ Begleitsymptome? (z. B. Dyspnoe, Übelkeit, Erbrechen) ■ Belastungsdyspnoe oder -schmerz? ■ Bekannte koronare Herzerkrankung oder Z.n. Myokardinfarkt? ■ Frühere (ähnliche) Schmerzereignisse? ■ Kardiovaskuläre Risikofaktoren? (z. B. positive Familienanamnese für kardiovaskuläre Ereignisse vor dem 60. Lebensjahr bei Verwandten 1. Grades, Nikotinabusus, Adipositas, Hypercholesterinämie, arterielle Hypertonie, Diabetes mellitus)
Klinik	■ akuter thorakaler oder epigastraler Schmerz (>20 Minuten): ▸ dumpfer, drückender („Druck auf der Brust") bzw. brennender Charakter ▸ schwer/nicht lokalisierbar ▸ evtl. Ausstrahlung in Hals, Schulter, Arm, Rücken und/oder Oberbauch ▸ kaum/nicht veränderbar durch Bewegung, Atemlage oder manuelle Thoraxkompression ▸ Besserung durch Nitrate, Verschlechterung durch Belastung ■ Dyspnoe (insbesondere bei Belastung) ■ vegetative Symptome inklusive diffuses Schwitzen sowie Übelkeit ± Erbrechen (bei Erbrechen: V. a. Myokardinfarkt) ■ Zeichen eines Rückwärtsversagens bei Linksherzinsuffizienz: ▸ obstruktives Atemmuster bei pulmonalvenöser Stauung ▸ Stakkato-Husten (das heißt reflektorisch nach jeder Inspiration) bei beginnendem Lungenödem ▸ Auskultation: bilaterale feinblasige, spätinspiratorische Rasselgeräusche bis fulminantes Lungenödem ▸ schaumiges Sputum ■ Zeichen eines Rückwärtsversagens bei Rechtsherzinsuffizienz: ▸ Jugularvenenstauung bei 30–45° Oberkörperhochlagerung ▸ positiver abdominojugulärer Reflux ▸ obere Einflussstauung ▸ Kußmaul-Zeichen (Dilatation der Jugularvenen bei tiefer Inspiration) ■ Zeichen eines Vorwärtsversagens bei Links- oder Rechtsherzinsuffizienz (kardiogener Schock): ▸ fadenförmiger, schwacher Puls ▸ kühle Peripherie mit verlängerter Rekapillarisierungszeit ▸ Hautmarmorierung bzw. Akrozyanose ▸ Kaltschweißigkeit ▸ Verwirrtheit bis Stupor

<table>
<tr><td>Monitoring</td><td>
<ul>
<li>kontinuierlich: Herzfrequenz, Atemfrequenz, nicht-invasiver Blutdruck, SpO_2, Temperatur</li>
<li>einmalig: Temperatur</li>
<li>bei hämodynamischer Instabilität: + invasive Blutdruckmessung</li>
<li>bei kardiogenem Schock: + ZVK, Harnkatheter</li>
</ul></td></tr>
<tr><td>(Labor-)Diagnostik</td><td>
<ul>
<li>12-Kanal-EKG (inklusive Ableitungen V7–9 sowie V3r-V5r)</li>
<li>venöse/arterielle Blutgasanalyse</li>
<li>Routinelabor + Troponin T</li>
<li>Echokardiografie (regionale Wandbewegungsstörung?)</li>
<li>Thoraxröntgen (keine Verzögerung der Koronarintervention, evtl. im Intervall)</li>
</ul></td></tr>
<tr><td>Wichtig/CAVE</td><td>
<ul>
<li>Unspezifische, belastungsunabhängige Symptome (z.B. stechender Schmerz, allgemeines Unwohlsein, Schwitzen, Schwäche, Angst, Palpitationen, Übelkeit ± Erbrechen, vasovagale Synkope) besonders bei postmenopausalen Frauen und Diabetikern!</li>
<li>Troponin T erst 3 Stunden nach Schmerzbeginn aussagekräftig: falsch negative Testergebnisse davor (Cave: falsche Sicherheit)!</li>
<li>häufige Komplikationen antizipieren (z. B. kardiale Dekompensation/ kardiogener Schock, Brady-/Tachyarrhythmien)!</li>
<li>Timor mortis („Ich glaube, ich muss sterben!“) ernst nehmen – viele Patienten haben recht mit ihrem Gefühl!</li>
</ul></td></tr>
<tr><td>Akutmaßnahmen STEMI oder STEMI-Äquivalent</td><td>
<ul>
<li>So rasch als möglich zur Koronarangiografie!</li>
<li>Oberkörperhochlagerung</li>
<li>Stressabschirmung (u. a. beengende Kleidung öffnen)</li>
<li>Analgesie (z. B. Morphin 2-mg-weise i.v.)</li>
<li>Aspirin 250 mg i.v. (Ausnahme: bereits mit Aspirin vorbehandelt) + Ticagrelor 180 mg p.o.</li>
<li>unfraktioniertes Heparin 50–70 IU/kg (maximal 4.000 IU) i.v.</li>
<li>bei SpO_2 <90%: Sauerstoff-Therapie</li>
<li>bei Angst und/oder Agitation: Midazolam mg-weise i.v.</li>
<li>bei persistierenden Schmerzen und/oder Tachykardie (z. B. Herzfrequenz >90/min) und fehlenden Schockzeichen: Metoprolol 2,5–5 mg KI</li>
<li>bei persistierenden Schmerzen und/oder arterieller Hypertonie (systolischer Blutdruck >160 mmHg): Nitroglyzerin-Perfusor</li>
<li>bei Rhythmusstörungen: Defi-Elektroden kleben und siehe Seiten 58, 279, 485</li>
<li>bei erwarteter Zeit zwischen Diagnose STEMI und Koronarangiografie >120 min:</li>
</ul>
<table>
<tr><th colspan="3">Intravenöse Thrombolyse</th></tr>
<tr><th></th><th>Dosis</th><th>Kommentar</th></tr>
<tr><td>Alteplase</td><td>15 mg i.v. Bolus + 0,75 mg/kg (maximal 50 mg) i.v. über 30 Minuten + 0,5 mg/kg (maximal 35 mg) i.v. über 60 Minuten</td><td>unveränderte Aspirin- und Ticagrelor-Dosierungen, unfraktioniertes Heparin 60 IU/kg i.v. (maximal 4.000 IU), gefolgt von 12 IU/kg/h (maximal 1.000 IU/h) (Ziel-aPTT: ca. 60 Sekunden)</td></tr>
<tr><td>Tenecteplase</td><td>intravenöser Einmalbolus:
<60 kg: 30 mg (6.000 IU)
60–70 kg: 35 mg (7.000 IU)
70–80 kg: 40 mg (8.000 IU)
80–90 kg: 45 mg (9.000 IU)
>90 kg: 50 mg (10.000 IU)</td><td></td></tr>
</table>
Kontraindikationen gegen Thrombolyse-Therapie: siehe Seite 734</td></tr>
</table>

<table>
<tr>
<td>Akutmaßnahmen NSTEMI</td>
<td>
<ul>
<li>Indikation und Zeitfenster bis zur Koronarangiografie abhängig von EKG-Bild (siehe Seite 243) und klinischer Stabilität (siehe unten) bzw. nach Rücksprache mit dem Kardiologen festlegen!</li>
<li>Oberkörperhochlagerung</li>
<li>Stressabschirmung (u. a. beengende Kleidung öffnen)</li>
<li>Analgesie mit Morphin 2-mg-weise i.v.</li>
<li>Aspirin 250 mg i.v. (Ausnahme: bereits mit Aspirin vorbehandelt) + nach Rücksprache mit dem Kardiologen evtl. Ticagrelor 180 mg p.o.</li>
<li>abhängig vom Zeitpunkt der Koronarangiografie und nach Rücksprache mit dem Kardiologen: Fondaparinux 2,5 mg s.c. oder unfraktioniertes Heparin 50–70 IU/kg (maximal 4.000 IU) i.v.</li>
<li>bei SpO_2 <90%: Sauerstoff-Therapie</li>
<li>bei Angst und/oder Agitation: Midazolam mg-weise i.v.</li>
<li>bei persistierenden Schmerzen und/oder Tachykardie (z. B. Herzfrequenz >90/min) und fehlenden Schockzeichen: Metoprolol 2,5–5 mg KI</li>
<li>bei persistierenden Schmerzen und/oder arterieller Hypertonie (systolischer Blutdruck >160 mmHg): Nitroglyzerin-Perfusor</li>
<li>bei Rhythmusstörungen: Defi-Elektroden kleben und siehe Seiten 58, 279 und 485</li>
</ul>
<table>
<tr><th colspan="2">Zeitfenster Koronarangiografie bei Patienten mit NSTEMI</th></tr>
<tr><th><2 Stunden</th><th><24 Stunden</th></tr>
<tr>
<td>
<ul>
<li>hämodynamische Instabilität oder kardiogener Schock</li>
<li>rezidivierender oder refraktärer Thoraxschmerz trotz medikamentöser Therapie</li>
<li>lebensbedrohliche Arrhythmien</li>
<li>mechanische Komplikationen</li>
<li>eindeutig durch NSTEMI verursachte Herzinsuffizienz</li>
<li>ST-Senkungen ≥1 mm in ≥6 Ableitungen zusätzlich zu ST-Hebung in aVR und/oder V1</li>
</ul>
</td>
<td>
<ul>
<li>Diagnose NSTEMI</li>
<li>dynamische oder vermutliche neue ST-Streckenveränderung suggestiv für Ischämie</li>
<li>transiente ST-Streckenhebung</li>
<li>hohes Sterberisiko (z. B. GRACE Risk Score >140) (siehe Seite 730)</li>
</ul>
</td>
</tr>
</table>
</td>
</tr>
<tr>
<td>Kommentar</td>
<td>
<ul>
<li>„Time is muscle!“</li>
<li>Kontraindikationen gegen Ticagrelor: aktive Blutung, Aortendissektion, Z.n. intrakranieller Blutung, Bradykardie oder höhergradiger AV-Block, Asthma-bronchiale-Anfall oder COPD-Exazerbation</li>
</ul>
</td>
</tr>
<tr>
<td>Behandlungspartner</td>
<td>
<ul>
<li>Kardiologie</li>
<li>Intensivmedizin</li>
</ul>
</td>
</tr>
</table>

Diagnostischer Algorithmus bei V. a. Akutes Koronarsyndrom

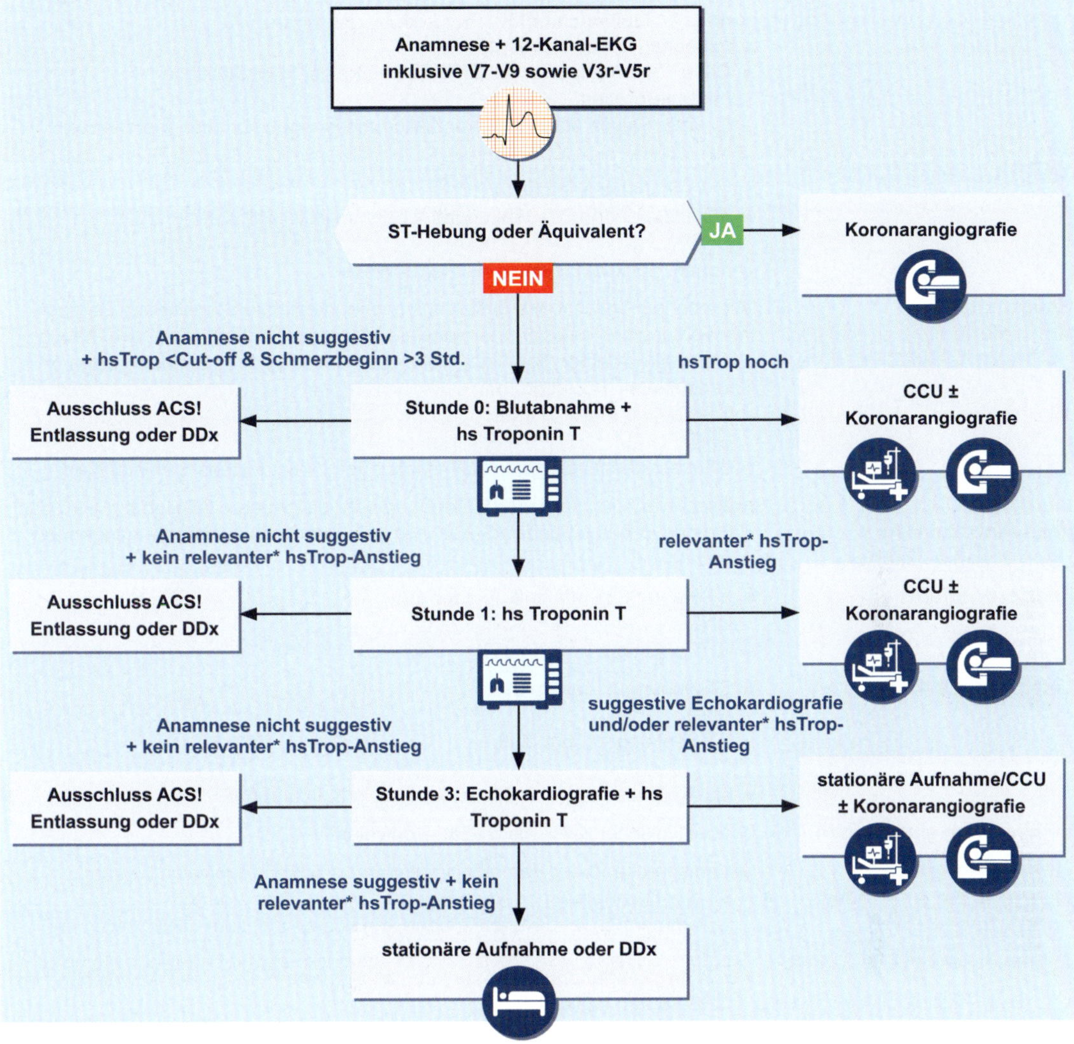

ACS: Akutes Koronarsyndrom; CCU: Coronary Care Unit; DDx: Differentialdiagnose; hs: high-sensitivity
* definiert durch den jeweils verwendeten Test entsprechend Herstellerangaben

STEMI und Risikoindikatoren bei NSTEMI	
ST-Hebungsinfarkt (STEMI)	ST-Hebungen (gemessen am J-Punkt, dem Umschlagpunkt zwischen QRS-Komplex und ST-Strecke) in ≥2 anatomisch zusammenhängenden Ableitungen mit folgenden Grenzwerten: ■ Männer <40 Jahre: ≥2,5 mm in Ableitungen V2 und V3 oder ≥1 mm in allen anderen Ableitungen ■ Männer >40 Jahre: ≥2 mm in Ableitungen V2 und V3 oder ≥1 mm in allen anderen Ableitungen ■ Frauen: ≥1,5 mm in Ableitungen V2 und V3 oder ≥1 mm in allen anderen Ableitungen

Shark-Fin-Konfiguration	▪ extreme ST-Streckenhebung (QRS- und T-Wellen verschmelzen zu einer Haifischflossen-artigen Konfiguration) ▪ entspricht einem STEMI ▪ mit hoher Mortalität assoziiert! ▪ Cave 1: immer wieder als EKG-Zeichen einer Hyperkaliämie missinterpretiert! ▪ Cave 2: Falsch niedrige Serumkaliummessungen kommen fast nie vor!
De-Winter-ST-T-Segmente	Verdacht auf proximalen Verschluss oder hochgradige Stenose des Ramus interventricularis anterior bei: ▪ aszendierenden ST-Senkungen >1–3 mm in V1-V6 UND ▪ hohen, positiven, symmetrischen T-Wellen
Hauptstamm-Äquivalent	Verdacht auf kritische Hauptstammstenose, proximale Stenose des Ramus interventricularis anterior oder schwere Mehrgefäßerkrankung (Cave: häufig auch Ausdruck einer globalen Myokardischämie Typ 2, z. B. nach Return of Spontaneous Circulation) bei: ▪ ST-Hebung in aVR ≥1 mm UND ▪ diffusen, deszendierenden ST-Senkungen in mindestens 6 Ableitungen
Infarkt bei linksventrikulären Hypertrophie-Zeichen	Kritisch, wenn konkordante ST-Hebung oder diskordante ST-Hebung >1/6 der Höhe der vorausgehenden S-Zacke in ≥2 anatomisch zusammenhängenden Ableitungen
Inferiorer Infarkt	▪ ST-Hebung ≥1 mm in II, III oder aVF UND ▪ ST-Senkung ≥1 mm in aVL
Lateraler Infarkt	▪ ST-Hebung ≥1 mm in aVL UND ▪ ST-Senkung ≥1 mm in III ▪ häufig: UND reziproke ST-Senkungen in II, III und aVF
Linksschenkelblock neu	Gilt bei typischer Klinik als STEMI-Äquivalent
Linksschenkelblock mit unklarem Alter oder Schrittmacher-EKG	Gilt entsprechend der Barcelona-Kriterien als STEMI-Äquivalent, wenn: ▪ ST-Streckenhebung oder -senkung ≥1 mm in ≥2 anatomisch zusammenhängenden Ableitungen, die konkordant zum QRS-Vektor sind ODER ▪ ST-Streckenhebung oder -senkung ≥1 mm, wenn die größte Abweichung im QRS ≤6 mm beträgt
Low-Voltage-EKG	Hohes Risiko für Krankenhausmortalität bei: ▪ Niedervoltage (<0,5 mV) in allen Extremitätenableitungen UND ▪ allen präkordialen Ableitungen (<1 mV)
NSTEMI mit persistierenden Symptomen	▪ persistierende, therapieresistente Schmerzen ODER ▪ persistierende hämodynamische Instabilität ODER ▪ relevante Enzymauslenkung
Posteriorer Infarkt (isoliert)	▪ ST-Senkung ≥1 mm in V1-V4 UND ▪ ST-Hebung ≥0,5 mm in V8 und/oder V9

Rechtsherzinfarkt	▪ ST-Senkung ≥1 mm in I UND ▪ ST-Hebung ≥1 mm in V1(-V3) UND ▪ ST-Hebung ≥0,5 mm in V4R
Rechtsschenkelblock neu	▪ Insbesondere wenn gemeinsam mit neuem linksanteriorem Hemiblock: V. a. proximalen Verschluss des Ramus interventricularis anterior, schlechtes prognostisches Zeichen ▪ Ansonsten gilt: ST-Strecke bei Rechtsschenkelblock kann interpretiert werden.
T-Wellen-Inversion, isoliert	Inversion der T-Wellen (>1 mm) in ≥5 Ableitungen (I, II, aVL und/oder V2–V6)
U-Wellen-Inversion	Verdacht auf proximalen Verschluss oder hochgradige Stenose des Ramus interventricularis anterior bei: ▪ Negativierung der TP-Strecke (verglichen mit der nachfolgenden PR-Strecke) in I, aVL und V4-V6
Wellens-Zeichen	Verdacht auf proximalen Verschluss oder hochgradige Stenose des Ramus interventricularis anterior bei: ▪ isoelektrischer ST-Strecke oder minimaler ST-Streckenhebung (<1 mm) UND ▪ biphasischer T-Welle in V2 und V3 (Typ A) ODER ▪ tief invertierter T-Welle in V2 und V3 (Typ B)

Wichtige Zeitintervalle	
Maximale Zeitverzögerung von erstem medizinischem Kontakt bis EKG und Diagnose	≤10 Minuten
Maximal zu erwartende Zeitverzögerung von STEMI-Diagnose bis Koronarangiografie („Wire Crossing“) Anmerkung: wenn dieses Zeitfenster nicht erreicht werden kann, sollte eine intravenöse Thrombolyse erwogen werden	≤120 Minuten
Maximale Zeitverzögerung von STEMI-Diagnose bis „Wire Crossing“ bei Patienten, welche sich in einem Krankenhaus mit Koronarinterventionsmöglichkeit vorstellen	≤60 Minuten
Maximale Zeitverzögerung von STEMI-Diagnose bis „Wire Crossing“ bei Patienten, welche in ein Krankenhaus mit Koronarinterventionsmöglichkeit transferiert werden	≤90 Minuten
Zeit von **STEMI-Diagnose bis Beginn der intravenösen Thrombolyse** bei Patienten, welche das empfohlene Zeitintervall von STEMI-Diagnose bis primäre Koronarintervention nicht erreichen können	≤10 Minuten
Zeit vom **Beginn der intravenösen Thrombolyse bis** zur **Evaluation ihrer Wirksamkeit**	60–90 Minuten
Zeit vom **Beginn der intravenösen Thrombolyse bis zur Koronarangiografie** (bei nicht erfolgreicher intravenöser Thrombolyse)	2–24 Stunden

Differentialdiagnosen der Troponin-Erhöhung (mit Ausnahme des Typ-1-Myokardinfarkts)	
Häufig	Tachyarrhythmien
	Herzinsuffizienz
	hypertensiver Notfall
	kritische Erkrankung (z. B. Sepsis, Schock, Verbrennungen)
	Myokarditis (inklusive Begleitmyokarditis bei Endokarditis oder Perikarditis)
	Tako-Tsubo-Syndrom
	valvuläre Herzerkrankung (z. B. Aortenstenose)
	Pulmonalarterienembolie
	pulmonalarterielle Hypertonie
	Niereninsuffizienz und assoziierte Herzerkrankung
	akute neurologische Ereignisse (z. B. Subarachnoidalblutung, Status epilepticus)
	extreme körperliche Anstrengung
	Z.n. kardialer Intervention (z. B. aortokoronare Bypass-Chirurgie, Koronarintervention, Ablation, Pacing, Kardioversion, Myokardbiopsie)
Selten	Myokardkontusion
	Hypo-/Hyperthyreose, symptomatisch oder dekompensiert
	infiltrative Erkrankungen (z. B. Amyloidose, Hämochromatose, Sarkoidose, Sklerodermie)
	Medikamenten-induzierte Myokardschädigung (z. B. Doxorubicin, 5-Fluorouracil, Herceptin)
	Vergiftung

Literatur:

Collet JP, et al. 2020 ESC Guidelines for the management of acute coronary syndromes in patients presenting without persistent ST-segment elevation. Eur Heart J 2021; 42:1289–1367.

Ibanez B, et al. 2017 ESC Guidelines for the management of acute myocardial infarction in patients presenting with ST-segment elevation. Eur Heart J 2018; 39:197–177.

AMNESIE, TRANSIENT GLOBAL

Definition	akut einsetzende Störung aller Gedächtnisinhalte (visuell, taktil, verbal) für einen Zeitraum von einer bis maximal 24 Stunden
Ursachen	▪ unklar, wahrscheinlich multifaktoriell ▪ häufig nach körperlicher Anstrengung oder emotionaler Belastung
Anamnese	▪ Symptombeginn und -verlauf? ▪ Vorangehende körperliche Anstrengung oder emotionale Belastung? ▪ Rezentes Trauma oder Krampfanfall? ▪ Bekannte Demenz oder neurologische Erkrankung? ▪ Bereits ähnliche Episoden zuvor? ▪ Medikamentenumstellung?

Klinik	■ selektiver Gedächtnisverlust (Patient ist zur Person orientiert, stellt wiederholt aber dieselben Fragen und ist weder zur Zeit noch Situation orientiert) ■ Behaltensspanne 30–180 Sekunden (anterograde Amnesie) ■ Patient ist kooperativ und kann Dinge benennen ■ leichte vegetative Beschwerden ■ keine fokal-neurologischen Ausfälle
Monitoring	einmalig: Herzfrequenz, Atemfrequenz, nicht-invasiver Blutdruck, SpO_2, Temperatur
(Labor-)Diagnostik	■ venöse/arterielle Blutgasanalyse ■ Routinelabor ■ im Intervall: cMRT
Wichtig/CAVE	**Gegen eine transiente globale Amnesie sprechen:** ■ Hinweise auf Hypoglykämie, Trauma, Epilepsie oder Medikamentenumstellung ■ weitere neurologische Defizite ■ qualitative oder quantitative Vigilanzminderung ■ keine anterograde Amnesie
Akutmaßnahmen	keine
Kommentar	**Prognose:** ■ Erholung innerhalb von 24 Stunden ■ subjektiv eingeschränkte Funktionalität für mehrere Tage ■ Rezidivereignisse bei 1/5 der Patienten (Wichtig: Aufklärung!)
Behandlungspartner	Neurologie

Literatur:

Sander D, et al. Transiente globale Amnesie. Leitlinien für Diagnostik und Therapie in der Neurologie. AWMF-Register-Nr.: 030/083, 2017.

AMPUTATIONSVERLETZUNG

Definition	teilweise oder komplette Abtrennung einer Gliedmaße oder eines Gliedmaßenteils
Ursachen	externe Gewalteinwirkung (inklusive Explosion, siehe Seite 307)
Anamnese	■ Unfallzeitpunkt? ■ Unfallmechanismus? ■ Begleitverletzungen? ■ Prähospitaler Verlauf und gesetzte Maßnahmen? ■ Drogen-/Alkoholintoxikation? ■ Tetanusimpfstatus? ■ Letzte Nahrungsaufnahme?
Klinik	■ partielle (Teilamputation) oder komplette (Amputation) Gliedmaßenabtrennung ■ bei Teilamputation häufig distale Sensorik, Motorik und/oder Perfusion beeinträchtigt ■ evtl. relevanter Blutverlust mit klinischen Zeichen des hämorrhagischen Schocks

Monitoring	■ kontinuierlich bis OP: Herzfrequenz, Atemfrequenz, nicht-invasiver Blutdruck, SpO_2 ■ einmalig: Temperatur ■ bei hämodynamischer Instabilität/Schock: + invasiver Blutdruck, ZVK ± Harnkatheter
(Labor-)Diagnostik	■ venöse/arterielle Blutgasanalyse ■ Routinelabor ± Thrombelastometrie/-grafie ■ bei relevantem Blutverlust: Type & Screen + 4–6 Erythrozytenkonzentrate bereitstellen ■ bei Teilamputation proximal von Hand-/Fußgelenk: CT Angiografie ■ Röntgenaufnahme der betroffenen Extremität und (sofern vorhanden) des Amputats
Akutmaßnahmen	■ **Blutstillung:** ► 1. Wahl: Kompressionsverband ► 2. Wahl: Tourniquet (Zeitpunkt der Anlage dokumentieren) ► 3. Wahl bzw. bei proximaler Amputation: direktes Setzen einer Gefäßklemme (wenn Gefäßstumpf sichtbar; kein blindes Klemmen!) ► bei relevantem Blutverlust: **großlumige Zugänge** (evtl. Large-Bore-ZVK) + **Schocktherapie, Gerinnungstherapie, Transfusion** (evtl. Massivtransfusionsprotokoll aktivieren) ■ **Analgesie** ■ **Stumpf + Amputat versorgen:** ► Stumpf trocken verbinden ► Amputat grob reinigen, in NaCl-getränkte Tupfer/Tücher hüllen und in Amputatbeutel versorgen (oder: Plastikbeutel mit versorgtem Amputat in zweiten Plastikbeutel mit 4°C kaltem Wasser; direkten Kontakt des Amputats mit Eis vermeiden) ■ **prophylaktische Antibiose** (z. B. Ampicillin/Sulbactam 3 g KI) ■ evtl. **Tetanusprophylaxe** (siehe Seite 744)
Kommentar	■ Bei Mehrfachverletzung Entscheidung zur Replantation basierend auf Gesamtverletzungsschwere, Schock und Organdysfunktion sowie voraussichtlicher/m OP-Dauer und -Umfang! ■ „Life before limb!" ■ Bei isolierter Amputationsverletzung: möglichst rasch in den OP! ■ Entscheidung zur Replantation von einzelnen Fingern durch Unfall-/Handchirurgen! ■ Wann immer möglich: frühe periphere oder neuroaxiale Regionalanästhesie (idealerweise Katheterverfahren) durchführen (Vorteile: effektive Analgesie, verbesserte Perfusion, Reduktion chronischer Schmerzen inklusive Phantomschmerz)!
Behandlungspartner	■ Unfallchirurgie/Orthopädie ■ Anästhesie ■ Intensivmedizin

Literatur:

Bouillon B, et al. S3-Leitlinie Polytrauma/Schwerverletzten-Behandlung. AWMF-Register-Nr. 012/019, 2016.

ANÄMIE

Definition	■ Hämoglobin-Konzentration <13 g/dl (Männer), <12 g/dl (Frauen), <11 g/dl (Schwangere) (leicht: ≥11 g/dl; mittelschwer: 8–10,9 g/dl; schwer: <8 g/dl) ■ Die Prävalenz der Anämie steigt altersabhängig an und beträgt bei 85-Jährigen >20%!
Ursachen	■ **verminderte Erythrozytenbildung** (Retikulozyten erniedrigt): ▸ Eisenmangel (typisch: hypochrom/mikrozytär) ▸ chronische Niereninsuffizienz (glomeruläre Filtrationsrate <30 ml/min) (typisch: normochrom/normozytär) ▸ infektiös (z. B. Parvovirus B19) (typisch: normochrom/normozytär) ▸ inflammatorisch/chronische Erkrankung (typisch: normochrom/mikro- bis normozytär) ▸ Tumor-assoziiert (typisch: normochrom/normozytär) ▸ Vitamin-B12-Mangel (z. B. durch Autoimmungastritis oder nach gastrointestinaler Resektion) (typisch: hyperchrom/makrozytär) ▸ Folsäure-Mangel (typisch: hyperchrom/makrozytär) ▸ toxisch (z. B. Alkohol, Chemotherapeutika, Blei) (typisch: hyperchrom/makrozytär) ▸ aplastische Anämie (typisch: normochrom/normozytär) ▸ Leukämie (typisch: normozytär) ▸ myelodysplastisches Syndrom (typisch: hyperchrom/makrozytär) ▸ Paraproteinämie (typisch: hyperchrom/makrozytär) ▸ Hypothyreose (typisch: hyperchrom/makrozytär) ■ **Verlust von Erythrozyten** (normochrom/normozytär, Retikulozyten erhöht, evtl. Polychromasie): ▸ chronische Blutungen (z. B. gastrointestinal, ableitende Harnwege, Hypermenorrhö, Epistaxis) ▸ Z.n. akutem Blutverlust (inklusive postoperativ) ■ **beschleunigter Erythrozytenabbau** (normochrom/normozytär, Retikulozyten erhöht, evtl. Schistozyten + Fragmentozyten): ▸ Hämolyse (siehe Seite 251) ▸ Hypersplenismus
Anamnese	■ Symptombeginn und -verlauf? ■ Rezenter Blutverlust? (z. B. Z.n. Trauma, OP, Epistaxis, regelmäßige Blutspende) ■ Rezente Infektion? (z. B. atypische Pneumonie, viral) ■ Hinweise auf chronischen bzw. okkulten Blutverlust? (z. B. schwarzer Stuhl, Kaffeesatzerbrechen, Hämaturie, Hypermenorrhö) ■ Bekannte Tumor- bzw. hämatologische Erkrankung? ■ Bekannte Anämie? ■ Positive Familienanamnese? ■ Einnahme von Risikomedikamenten? (z. B. NSAR, Penicilline, Cephalosporine, Levodopa, Nitrofurantoin, Protonenpumpenhemmer) ■ Vorerkrankungen? (z. B. chronische Niereninsuffizienz, Hepatitis-C, rheumatologische Erkrankung, Thrombosen, Herzklappenerkrankungen) ■ Z.n. Auslands-/Tropenaufenthalt? ■ Strahlenexposition? (z. B. beruflich, Strahlentherapie) ■ Beruf? (z. B. Presslufthammer, Exposition Chemikalien, Bleiexposition) ■ Freizeitaktivität? (z. B. lange Märsche, Ausdauerläufe, Conga-Trommler) ■ Schwangerschaft? (Risikofaktor für Eisenmangelanämie)

Klinik	■ Klinische Symptome hängen sehr vom Zeitraum ab, innerhalb dessen sich die Anämie entwickelt hat – je kürzer dieser Zeitraum desto ausgeprägter sind die Symptome! ■ Blässe von Haut, Fingernägeln, Skleren und/oder Zahnfleisch ■ Müdigkeit ■ Leistungsminderung ■ (Belastungs-)Dyspnoe ■ Tachykardie ■ Z.n. Synkope ■ evtl. hämodynamische Instabilität (z. B. arterielle Hypotonie) ■ evtl. Ikterus (strohgelb) (V. a. hämolytische Anämie) ■ evtl. Stigmata Blutverlust (z. B. Meläna, Kaffeesatzerbrechen, Hämaturie, Hypermenorrhö) ■ evtl. Splenomegalie (V. a. hämatologische Erkrankung, Hypersplenismus)
Monitoring	■ einmalig: Herzfrequenz, Atemfrequenz, nicht-invasiver Blutdruck, SpO_2, Temperatur ■ bei hämodynamischer Instabilität oder Hinweis auf Organdysfunktion (z. B. Thoraxschmerz): kontinuierliches Monitoring: Herzfrequenz, Atemfrequenz, nicht-invasiver Blutdruck, SpO_2 ± invasiver Blutdruck, Harnkatheter, ZVK
(Labor-)Diagnostik	■ 12-Kanal-EKG ■ Routinelabor + visuelles Differentialblutbild (Retikulozyten? Sphärozyten? Fragmentozyten?) + Haptoglobin ■ abhängig vom jeweiligen Verdacht: Eisenstatus (freies Eisen, Ferritin, Transferrinsättigung ± löslicher Transferrin-Rezeptor), Vitamin B12, Anti-Parietalzellen-Antikörper, Folsäure, Homocystein, Coombs-Test, Parvovirus-B19-Serologie, Carbohydrate-Deficient-Transferrin, Hämoglobin-Elektrophorese, Schilddrüsenhormone ■ abhängig von der Hämoglobin-Konzentration: Type & Screen + Erythrozytenkonzentrate bereitstellen ■ Harnstreifen/-status ± Harnsediment ■ digital-rektale Untersuchung (Hämorrhoiden? Tumor? rektale Blutung? Meläna?) + Guajak-Test (okkultes Blut?) ■ Sonografie des Oberbauchs (Splenomegalie? Hepatomegalie?) ■ im Intervall: Ösophagogastroduodenoskopie, Koloskopie, gynäkologische Untersuchung
Wichtig/CAVE	■ Eine Anämie bei geriatrischen Patienten ist häufig, aber deshalb nicht physiologisch! ■ Bei Bi- oder Panzytopenie: hämatoonkologische Ursache annehmen! ■ Sturzrisiko mittels Morse-Skala erheben (siehe Seite 734) und entsprechende Maßnahmen einleiten
Akutmaßnahmen	■ **Ursache behandeln** (z. B. Endoskopie und Blutstillung, Eisen-, Folsäure- und/oder Vitamin-B12-Substitution, Erythropoetin-Therapie) ■ bei Hämoglobin-Konzentration <7 g/dl (bei jüngeren Patienten bzw. chronischer Anämie evtl. <6 g/dl): **Erythrozytenkonzentrat-Transfusion** ■ bei hämolytischer Anämie: siehe Seite 251
Behandlungspartner	■ Gastroenterologie, Gynäkologie und/oder Urologie ■ Hämatologie

Literatur:

Deutsche Gesellschaft für Anästhesiologie und Intensivmedizin (DGAI) in Kooperation mit der Arbeitsgemeinschaft der Wissenschaftlichen Medizinischen Fachgesellschaften (AWMF). Diagnostik und Therapie der Präoperativen Anämie. AWMF-Register-Nr.: 001/0024, 2018.

ANÄMIE, HÄMOLYTISCH UND HÄMOLYTISCHE KRISE

Definition	■ akute Anämie und Organdysfunktion durch frühzeitigen Abbau der Erythrozyten (intravasal oder extravasal) ■ hämolytische Krise: akute intravasale Hämolyse mit schwerer Anämie ± Organdysfunktion
Ursachen	■ autoimmunhämolytische Anämie: ► Wärmeantikörper (primär idiopathisch; sekundär durch Medikamente, rheumatologische Erkrankungen, CLL, Lymphom) ► Kälteantikörper (primär idiopathisch; sekundär durch Begleiterkrankungen wie Epstein-Barr-Virus- oder Mycoplasma-pneumoniae-Infektionen, Lymphom, Autoimmunerkrankungen) ■ mechanische Destruktion der Erythrozyten (z. B. mechanische Herzklappe, lange Märsche/Läufe) ■ thrombotische Mikroangiopathie (siehe Seite 491) ■ hereditäre Erythrozytopathie/Hämoglobinopathie (z. B. Sichelzellerkrankung, Beta-Thalassämie) ■ Medikamenten-induzierte Hämolyse bei bekannter Hämoglobinopathie (z. B. Glukose-6-Phosphatdehydrogenase-Mangel) ■ Infekt-assoziierte Hämolyse (z. B. Malaria, Babesiose) ■ paroxysmale nächtliche Hämoglobinurie ■ toxische Hämolyse (z. B. Schlangen- oder Spinnengifte, Ingestion von Säuren) ■ hämolytische Transfusionsreaktion (z. B. AB0-Inkompatibilität)
Anamnese	■ Symptombeginn und -verlauf? ■ Bekannte Hämoglobinopathie? (z. B. Sichelzellerkrankung, Sphärozytose, Glukose-6-Phosphat-Dehydrogenase-Mangel) ■ Mechanische Herzklappe? ■ Vorerkrankungen? (z. B. hämatologisch, rheumatologisch, onkologisch) ■ Medikamentenanamnese? (z. B. Penicillin, L-Dopa, Chinin) ■ Rezente Bluttransfusion? ■ Auslandsaufenthalt? (V. a. Malaria, bei Z.n. Zeckenbiss: V. a. Babesiose) ■ Konstitutionssymptome? (Fieber, Nachtschweiß, Gewichtsverlust) ■ Intermittierend rötlicher oder Cola-farbener (Morgen-)Harn? (V. a. paroxysmale nächtliche Hämoglobinurie) ■ Z.n. thromboembolischen Komplikationen? (V. a. paroxysmale nächtliche Hämoglobinurie)
Klinik	■ Blässe von Haut, Fingernägeln, Skleren und/oder Zahnfleisch ■ Müdigkeit ■ (Belastungs-)Dyspnoe ■ Leistungsminderung ■ Tachykardie ■ Hautmarmorierung (= Mikrozirkulationsversagen durch NO-Bindung!) ■ Harn rötlich verfärbt (nur bei intravasaler Hämolyse) ■ (Hepato-)Splenomegalie (bei Hämoglobinopathie oder hämatologischer Erkrankung, Indikator einer extravasalen Hämolyse) ■ Ulzerationen an den Beinen (bei Hämoglobinopathie oder Z.n. Tierbiss)
Monitoring	■ hämolytische Anämie – einmalig: Herzfrequenz, Atemfrequenz, nicht-invasiver Blutdruck, SpO_2, Temperatur ■ hämolytische Krise – kontinuierlich: Herzfrequenz, Atemfrequenz, nicht-invasiver Blutdruck, SpO_2 ± invasiver Blutdruck, ZVK, Harnkatheter

(Labor-)Diagnostik	■ 12-Kanal-EKG ■ venöse/arterielle Blutgasanalyse (Methämoglobinämie?) ■ Routinelabor + visuelles Differentialblutbild (Sphärozyten? Elliptozyten? Fragmentozyten oder Schistozyten? Heinz-Körperchen?) + Procalcitonin + Haptoglobin ■ Type & Screen ± Erythrozytenkonzentrate bereitstellen ■ Coombs-Test mit Wärme-/Kälteantikörper ■ Harnstatus/-streifen + Harnsediment ■ Sonografie Oberbauch (Hepatomegalie? Splenomegalie?) ■ bei V. a. Malaria: Schnelltest + dicker Tropfen ■ bei V. a. paroxysmale nächtliche Hämoglobinurie: Flowzytometrie (CD55- und CD59-Defizienz?) ■ bei Transfusionsreaktion: Blutkonserve zurück an die Blutbank zur Antikörper- und AB0-Testung
Wichtig/CAVE	Eine hämolytische Krise kommt selten vor, ist aber lebensbedrohlich!
Akutmaßnahmen	■ bei SpO_2 <94% oder Hämoglobin-Konzentration <7 g/dl: **Sauerstoff-Therapie** ■ **Flüssigkeitstherapie** (Achtung: klinische Zeichen der Hypoperfusion bei Patienten mit hämolytischer Krise entstehen infolge Bindung von Stickstoffmonoxid durch freies Hämoglobin und nicht primär infolge einer systemischen Minderdurchblutung!) ■ bei Hämoglobin-Konzentration <6–7 g/dl: **Erythrozytenkonzentrat-Transfusion** ■ **Folsäure** 1 x 5 mg/Tag p.o. ■ bei Transfusionsreaktion, autoimmunhämolytischer Anämie oder Medikamenten-Genese: **Medikation/Transfusion stoppen + Prednisolon** 250 mg i.v. ■ bei Babesiose: **Atovaquon** 2 x 750 mg/Tag p.o. + **Azithromyzin** 500 mg/Tag p.o. für 7–10 Tage ■ bei paroxysmaler nächtlicher Hämoglobinurie: **Eculizumab** durch Hämatologen ■ bei thrombotischer Mikroangiopathie: siehe Seite 491 ■ bei Sichelzellkrise: siehe Seite 469 ■ bei Malaria: siehe Seite 385
Behandlungspartner	■ Hämatologie ■ Intensivmedizin

Literatur:

Robertson JJ, et al. The acute hemolytic anemias: The importance of emergency diagnosis and management. J Emerg Med 2017; 53:202–211.

ANGIOÖDEM

unter Mitarbeit von Prim. Dr. Paul Zwittag, MBA, MSc

Definition	■ Schwellung von Dermis, Subkutis und/oder Submukosa, die mehrere Stunden bis Tage anhalten kann ■ typischerweise betroffene Körperregionen: Lippen, Zunge, Augenlider

Ursachen	**Histamin-vermitteltes Angioödem:** ■ allergisches Angioödem **Bradykinin-vermitteltes Angioödem:** ■ Medikamenten-induziertes Angioödem (z. B. Alteplase, ACE-Hemmer, AT_2-Rezeptorblocker; kann auch noch Jahre nach Beginn dieser Medikation auftreten) ■ hereditäres Angioödem (C1-Esterase-Inhibitor-Mangel) ■ erworbener C1-Esterase-Inhibitor-Mangel (z. B. bei maligner oder autoimmunologischer Erkrankung) ■ idiopathisches Angioödem
Anamnese	■ Symptombeginn und -verlauf? ■ Exposition (mögliches) Allergen? ■ Begleitsymptome? (z. B. Pruritus, Bauchschmerzen) ■ Trauma, Akuterkrankung oder Stress als möglicher Auslöser? (V. a. hereditäres Angioödem) ■ Frühere Episoden oder positive Familienanamnese? (V. a. hereditäres Angioödem) ■ Einnahme von Risikomedikamenten? (siehe oben) (V. a. Medikamenten-induziertes Angioödem) ■ Bekanntes Malignom oder autoimmunologische Erkrankung?
Klinik	**Allgemeine Symptome:** ■ Schwellung von Lippen, Augenlidern und/oder Zunge ■ evtl. auch Schwellung von Händen und Unterarmen ■ Dysphagie, Globusgefühl, veränderte Stimme, Dyspnoe und zuletzt inspiratorischer Stridor **Histamin-vermitteltes Angioödem – zusätzlich:** ■ akute (Minuten) Ausbildung der Schwellung ■ Pruritus ■ Urtikaria **Hereditäres Angioödem – zusätzlich:** ■ subakute (Stunden) Ausbildung der Schwellung ■ Schwellungen am ganzen Körper möglich ■ krampfartige Bauchschmerzen ■ evtl. Erythema marginatum am Stamm **Medikamenten-/ACE-Hemmer-induziertes Angioödem:** ■ subakute (Stunden) Ausbildung der Schwellung ■ Schwellung ausschließlich im Kopf-Hals-Bereich
Monitoring	■ kontinuierlich: Herzfrequenz, Atemfrequenz, nicht-invasiver Blutdruck, SpO_2 ■ einmalig: Temperatur
(Labor-)Diagnostik	■ venöse/arterielle Blutgasanalyse ■ Routinelabor ■ bei V. a. Histamin-vermitteltes Angioödem: + Tryptase + IgE-Konzentration ■ bei V. a. hereditäres Angioödem: + C1-Esterase-Inhibitor-Konzentration/Aktivität + C4 ■ flexible Endoskopie (pharyngeale/laryngeale Schwellung?)
Wichtig/CAVE	Bei inspiratorischem Stridor: Notfall! (siehe Seite 70)

Akutmaßnahmen	■ **Sauerstoff-Therapie** ■ bei Schmerzen: **Analgesie** (Cave: keine NSAR) ■ bei Histamin-vermitteltem Angioödem: **Adrenalin** 0,5 mg i.m., **Prednisolon** 500 mg + **Diphenhydramin** 60 mg KI ■ bei hereditärem Angioödem: **humaner C1-Esterase-Inhibitor** (20 IU/kg i.v.) oder Icatibant (30 mg s.c.) (oder: Frischplasma 10–15 ml/kg) ■ bei Medikamenten-induziertem Angioödem: **Medikament absetzen,** off-label: C1-Esterase-Inhibitor (20 IU/kg i.v.) oder Icatibant (30 mg s.c.) ■ bei unklarer Ätiologie: probatorische Gabe von **Prednisolon** 500 mg + **Diphenhydramin** 60 mg KI
Behandlungspartner	■ HNO ■ Anästhesie

Literatur:

Bork K, et al. Leitlinie: Hereditäres Angioödem durch C1-Inhibitor-Mangel. Allergo J Int 2019; 28:16–29.

ANOREXIE, KOMPLIKATIONEN

Definition	Komplikationen durch Essstörung, allen voran der Anorexia nervosa (typischerweise bei jungen Frauen)
Ursachen	■ Flüssigkeitsmangel bzw. Mangelzustände infolge Malnutrition (Body-Mass-Index häufig <13) (insbesondere Hypokaliämie und Hypophosphatämie) ■ Refeeding-Syndrom ■ Infektionen ■ Somatisierungsbeschwerden (häufig gastrointestinal) ■ Z.n. Synkope ■ Suizidversuch
Anamnese	■ Symptombeginn und -verlauf? ■ Symptome einer akuten Erkrankung? ■ Bekannte Essstörung? ■ Bekannte psychiatrische Erkrankung? ■ Rezentes Essverhalten? ■ Rezenter Gewichtsverlust? ■ Z.n. (Prä-)Synkope? ■ Konstitutionssymptome? (z. B. Fieber, Nachtschweiß) ■ Lymphknotenschwellung ■ Polyurie/Polydipsie? ■ Diarrhö? ■ Substanz-/Drogenabusus? ■ Medikamentenabusus? (z. B. Schilddrüsenhormone, Diuretika, Abführmittel)

Klinik	■ Kachexie ■ Tremor ■ Angst ■ Bradykardie (typisch 45–60/min) ■ arterielle Hypotonie ■ milde Hypothermie ■ Hautveränderungen (z. B. Xerosis cutis, Lanugobehaarung) ■ schlechter Zahnstatus (z. B. als Folge von wiederholtem Erbrechen) ■ Hornhaut auf Fingergelenken/Handrücken (z. B. als Folge von wiederholtem, selbst-induziertem Erbrechen) ■ evtl. Symptome einer akuten Erkrankung
Monitoring	■ einmalig: Herzfrequenz, Atemfrequenz, nicht-invasiver Blutdruck, SpO_2, Temperatur ■ bei relevanter Erkrankungsschwere (z. B. Bradykardie <40/min) – kontinuierlich: Herzfrequenz, Atemfrequenz, nicht-invasiver Blutdruck, SpO_2
(Labor-)Diagnostik	■ 12-Kanal-EKG (verlängerte QTc-Zeit?) ■ venöse/arterielle Blutgasanalyse ■ Routinelabor + Präalbumin/Albumin + Gesamtprotein + Schilddrüsenhormone ■ weitere Diagnostik abhängig von vermuteter Ursache bzw. Akuterkrankung
Wichtig/CAVE	**Red Flags (hohes Risiko für Komplikationen):** ■ Body-Mass-Index <13 ■ Gewichtsverlust ≥1 kg pro Woche über ≥2 konsekutive Wochen ■ Herzfrequenz <40/min ■ systolischer Blutdruck <90 mmHg + Z.n. (Prä-)Synkope ■ Dehydratationszeichen ■ <35,5°C Temperatur (epitympanal gemessen) ■ muskuläre Schwäche (z. B. Schwierigkeiten, sich aus liegender Position aufzurichten) ■ wiederholtes Erbrechen oder Laxantienabusus ■ Elektrolytstörung, Transaminasenanstieg (x 3), Hypoglykämie und/oder Hypoalbuminämie ■ QTc-Verlängerung ■ Leukopenie ± Hämoglobin-Konzentration <10 g/dl ■ tägliche Kalorienzufuhr <500 kcal über ≥2 konsekutive Tage ■ soziale/familiäre Konflikte ■ Suizidgedanken oder Z.n. Suizidversuch
Akutmaßnahmen	■ bei Orthostase- oder Dehydratationszeichen: **Flüssigkeitsersatz** mit balancierten Kristalloiden ■ bei Übelkeit ± Erbrechen: **antiemetische Therapie** (Cave: kein Ondansetron bei verlängerter QTc-Zeit) ■ **Thiamin** 500 mg KI ■ bei Hypokaliämie oder Hypophosphatämie: **Kalium- und Phosphatsubstitution** (wenn möglich oral)
Kommentar	■ Intravenöse Glukosezufuhr nur bei symptomatischer Hypoglykämie! ■ Suizidalität erfragen/ansprechen! ■ Sturzrisiko mittels Morse-Skala erheben (siehe Seite 734) und entsprechende Maßnahmen einleiten ■ Dekubitusrisiko mittels Norton-Skala erheben und entsprechende Prophylaxemaßnahmen einleiten (z. B. frühe Umlagerung in ein Krankenbett)
Behandlungspartner	■ Psychiatrie ■ Innere Medizin

Literatur:

Nicholls D, et al. Guidance on Recognizing and Managing Medical Emergencies in Eating Disorders, 2021; www.rcpsych.ac.uk

AORTENSYNDROM, AKUT

Definition	heterogene Gruppe an Erkrankungen der (thorakalen) Aorta mit akutem Blutungsrisiko bzw. akuter Blutung
Ursachen	▪ Aortendissektion Stanford Typ A (Beginn proximal des Abganges der Arteria subclavia sinistra) und Stanford Typ B (Beginn distal des Abganges der Arteria subclavia sinistra) ▪ intramurales Hämatom ▪ penetrierendes Aortenulkus
Anamnese	▪ Schmerzbeginn und -verlauf? ▪ Umstände bei Schmerzbeginn? (z. B. Heben schwerer Lasten) ▪ Z.n. Synkope? (V. a. gedeckte Ruptur oder Perikardtamponade) ▪ Bekannte Aortenerkrankung? (z. B. Aortenaneurysma) ▪ Vorausgegangene Eingriffe/Interventionen an der Aorta? ▪ Weitere Risikofaktoren? (z. B. Marfan-Syndrom, Turner-Syndrom, Ehlers-Danlos-Syndrom, positive Familienanamnese, bikuspide Aortenklappe) ▪ Kokainabusus?
Klinik	**typische Konstellation:** Mann (60–70 Jahre), chronische arterielle Hypertonie + akuter, zerreißender Thoraxschmerz ▪ „aortaler" Schmerz („zerreißender" Vernichtungsschmerz mit Maximum innerhalb weniger Sekunden) ▪ Ausstrahlung interskapulär bzw. entlang der Dissektion nach distal ▪ Puls-/Blutdruckdifferenz obere/untere Extremitäten >15 mmHg ▪ vegetative Symptome ▪ fokalneurologische(s) Defizit(e) (V. a. Dissektion in hirnzuführende Arterien) ▪ abdominelle Schmerzen (V. a. Darmischämie) ▪ Extremitätenischämie (V. a. Dissektion in Extremitäten-versorgende Arterie) ▪ obstruktiver Schock (V. a. Perikardtamponade) ▪ akute Heiserkeit (Irritation des Nervus recurrens durch expandierendes Aneurysma) ▪ diastolisches Herzgeräusch (V. a. Aorteninsuffizienz) oder leise Herztöne (V. a. Perikarderguss)

Aortic Dissection Detection Score	Punkte
Risikoerkrankung (z. B. Marfan-Syndrom, positive Familienanamnese einer Aortenerkrankung, bekannte Aortenklappenerkrankung, Z.n. Eingriff/Intervention an der Aorta, bekanntes thorakales Aortenaneurysma)	1
Risikoschmerz (Thorax-, Rücken- oder Abdomenschmerz mit abruptem Beginn, zerreißendem Charakter und/oder stärkster Intensität)	1
Risikountersuchungsbefund (Perfusionsdefizit, Pulsdefizit, Blutdruckdifferenz, fokales neurologisches Defizit + Schmerz, neues diastolisches Herzgeräusch + Schmerz, arterielle Hypotonie/Schock)	1

Interpretation:
≥2 Punkte: weitere Abklärung (siehe unten) mittels EKG-getriggertem Aorten-CT
≤1 Punkt: D-Dimer-Bestimmung (siehe unten)

Monitoring	▪ kontinuierlich: Herzfrequenz, Atemfrequenz, invasiver Blutdruck (ideal: Arteria radialis beidseitig), SpO_2 ± ZVK, Harnkatheter ▪ einmalig: Temperatur

(Labor-)Diagnostik	▪ 12-Kanal-EKG ▪ arterielle Blutgasanalyse ▪ Routinelabor + Troponin T + D-Dimer ▪ Echokardiografie (Dissekat in Aorta ascendens? Perikarderguss? Aorteninsuffizienz?) ▪ EKG-getriggertes Aorten-CT ▪ bei bestätigtem Aortensyndrom: Type & Screen + 6 Erythrozytenkonzentrate bereitstellen
Wichtig/CAVE	▪ Bei <5% der Patienten fehlen die typischen Symptome eines akuten Aortensyndroms (z. B. lediglich transiente Schmerzepisode)! ▪ **Wichtige Komplikationen:** ► Aortenruptur (1% pro Stunde in den ersten 48 Stunden) ► Perikardtamponade ► Aortenklappeninsuffizienz (mit Linksherzinsuffizienz) ► Organischämie (z. B. akutes Koronarsyndrom durch Dissektion in die Koronargefäße, Schlaganfall durch Dissektion in die hirnversorgenden Gefäße, Nierenischämie durch Dissektion in die Nierenarterien, Darmischämie durch Dissektion in den Truncus coeliacus oder die Arteria mesenterica superior) ► Hämoptyse (V. a. aortopulmonale Fistel) ▪ zum Ausschluss eines akuten Aortensyndroms: D-Dimer <0,5 mg/l (<1,6 mg/l: Diagnose unwahrscheinlich)
Akutmaßnahmen	▪ **Analgesie** ▪ **Senkung systolischer Blutdruck <100–120 mmHg** (z. B. mittels Nitro-, Nitroprussid- oder Urapidil-Perfusor) ▪ **Senkung Herzfrequenz <60–80/min** (z. B. mittels Esmolol-Perfusor)
Kommentar	**Häufige Therapiestrategien:** ▪ Aortendissektion Stanford Typ A: notfallmäßige OP-Indikation (Cave: bei dringendem V. a. Darmischämie infolge der Aortendissektion: Resektion des nekrotischen Darmabschnittes vor herzchirurgischem Eingriff) ▪ Aortendissektion Stanford Typ B: konservatives Management mit Endovascular Aortic Repair (EVAR) im (zeitnahen) Intervall ▪ Aortenulkus/intramurales Hämatom: abhängig von Lage (OP vs. EVAR)
Behandlungspartner	▪ Herz-/Gefäßchirurgie ▪ Anästhesie ▪ Intensivmedizin

Literatur:

Bossone E, et al. Acute aortic syndromes: diagnosis and management, an update. Eur Heart J 2018; 39:739–749.

AORTENVERLETZUNG, TRAUMATISCH

Definition	▪ Verletzung der Aorta ▪ am häufigsten am Übergang Aortenbogen – Aorta descendens nach dem Abgang der Arteria subclavia sinistra (sogenannter „Loco typico"), aber auch in anderen Bereichen der Aorta möglich ▪ fast immer assoziiert mit Begleitverletzungen, selten isolierte Verletzung
Ursachen	▪ plötzliche Dezeleration des Körpers (z. B. Unfälle >30 km/h, Sturz aus großer Höhe) mit entsprechenden Scher-, Torsions- oder Kompressionskräften auf die Aorta
Anamnese	▪ Unfallzeitpunkt? ▪ Unfallmechanismus? ▪ Begleitverletzungen? ▪ Prähospitaler Verlauf und Maßnahmen? ▪ Drogen-/Alkoholintoxikation? ▪ Letzte Nahrungsaufnahme?
Klinik	▪ keine spezifische Klinik! ▪ häufig Zufallsdiagnose im Rahmen der CT-Diagnostik bei polytraumatisierten Patienten ▪ **häufige assoziierte Verletzungen:** ► Sternumfraktur ► Fraktur der ersten und/oder zweiten Rippe ► Klavikulafraktur ► Skapulafraktur ► Pneumo-/Hämatothorax ► instabiler Thorax/Flail Chest bei Serienrippenfraktur
Monitoring	▪ kontinuierlich: Herzfrequenz, Atemfrequenz, invasiver Blutdruck, SpO_2 ▪ einmalig: Temperatur
(Labor-)Diagnostik	▪ arterielle Blutgasanalyse ▪ Routinelabor ▪ Type & Screen + 6 Erythrozytenkonzentrate bereitstellen ▪ Thoraxröntgen möglicherweise hinweisend (z. B. Mediastinalverbreiterung, atypische Aortenkonfiguration, linksseitiger Hämatothorax) aber unspezifisch! ▪ bei diagnostischer Unsicherheit im Erst-CT: EKG-getriggertes Aorten-CT
Wichtig/CAVE	Unbehandelt sterben ca. 30% aller Patienten mit traumatischer Aortenverletzung innerhalb von 24 Stunden nach Krankenhausaufnahme!
Akutmaßnahmen	▪ **großlumige Zugänge** (oder: Large-Bore-ZVK) ▪ **Analgesie** ▪ **Senkung systolischer Blutdruck <100–120 mmHg** (z. B. mittels Nitro-/Nitroprussid-Perfusor) ▪ **Senkung Herzfrequenz <60–80/min** (z. B. mittels Esmolol-Perfusor)

Kausale Versorgung anhand der CT-basierten Schweregrad-Einteilung

Graduierung	Pathologie	typische Therapie
Grad 1	Intima Flap	konservative Versorgung
Grad 2	intramurales Hämatom	endovaskuläre Versorgung innerhalb von 48 Stunden
Grad 3	Pseudoaneurysma	
Grad 4	freie Ruptur bzw. Kontrastmittelaustritt	sofortige, offene OP

Kommentar	■ Grundsätzlich gilt: Die das Leben am meisten bedrohende Verletzung muss zuerst versorgt werden! ■ Bei Aortenverletzungen Grad 1–3: Versorgung eines blutenden Bauchs, Beckens oder einer raumfordernden intrakraniellen Blutung VOR Versorgung der Aorta!
Behandlungspartner	■ Herz-/Gefäßchirurgie ■ Anästhesie ■ Radiologie ■ Intensivmedizin

Literatur:

Mouawad N, et al. Blunt thoracic aortic injury – concepts and management. J Cardiothorac Surg 2020; 15:62.

AORTOENTERISCHE FISTEL

Definition	Kurzschlussverbindung (Fistel) zwischen Aorta abdominalis und einem Darmabschnitt (am häufigsten Duodenum, seltener: Jejunum, Ileum oder Kolon)
Ursachen	■ primäre Fistel (selten): Fistel zwischen nativer Aorta und Darm ■ sekundäre Fistel (häufiger): Fistel zwischen Aorta bei Z.n. Aortenprothese oder Aortenstent und Darm infolge einer Infektion (z. B. Staphylococcus aureus, Klebsiella spp., Candida spp.)
Anamnese	■ Symptombeginn und -verlauf? ■ Z.n. Aortenstent oder Z.n. Aortenprothese? (z. B. nach Bauchaorten-aneurysma-OP oder Aortenstent) ■ Anamnestische Hinweise auf Fieber oder Infektion?
Klinik	■ Ausmaß der Blutung variabel (intermittierende Meläna bis katastrophale Blutung mit massiver Hämatemesis) ■ Bauchschmerzen ■ Fieber ■ evtl. septische Embolien an den unteren Extremitäten
Monitoring	■ kontinuierlich: Herzfrequenz, Atemfrequenz, invasiver Blutdruck, SpO_2, Harnkatheter, ZVK + Large-Bore-ZVK (oder: zwei großlumige periphere Venenkatheter), Harnkatheter ■ einmalig: Temperatur
(Labor-)Diagnostik	■ venöse/arterielle Blutgasanalyse ■ Routineblut ■ Type & Screen + 6 Erythrozytenkonzentrate bereitstellen ■ CT-Angiografie Aorta
Wichtig/CAVE	■ Die Gastroduodenoskopie hat nur eine geringe Sensitivität (25–50%) zur Identifikation einer aortoenteralen Fistel! ■ Bei Patienten mit Z.n. Aortenprothese oder Aortenstent und oberer gastrointestinaler Blutung ist bis zum Beweis des Gegenteils von einer aortoenterischen Fistel auszugehen! ■ Kleinere Blutungen (sogenannte Sentinel-Blutung) gehen häufig einer katastrophalen Blutung voraus!

Akutmaßnahmen	▪ möglichst rasche **operative Versorgung bzw. transiente interventionelle Therapie** ▪ **empirische Antibiose** (z. B. Piperacillin/Tazobactam 4/0,5 g KI + Vancomycin 1 g KI + Fluconazol 800 mg KI) ▪ evtl. **Schocktherapie** (siehe Seite 60)
Behandlungspartner	▪ (Gefäß-)Chirurgie ▪ Anästhesie

Literatur:

Chung J. Management of Aortoenteric fistula. Adv Surg 2018; 52:155–177.

APPENDIZITIS

Definition	▪ Entzündung des Wurmfortsatzes (Appendix vermiformis) ▪ am häufigsten bei Kindern und Jugendlichen, aber auch immer wieder bei Erwachsenen (insbesondere Schwangeren) und älteren Patienten (sogenannte „Altersappendizitis")
Ursachen	vermutlich: lokale Entzündung infolge mechanischer Obstruktion des Appendixlumens (z. B. durch Kotsteine, Nahrungsbestandteile, selten: Parasiten, z. B. Würmer)
Anamnese und Klinik	(siehe Alvarado Score unten)

Alvarado Score

Parameter	**Punkte**
Schmerz wandert in den rechten Unterbauch	1
Appetitlosigkeit	1
Übelkeit ± Erbrechen	1
Druckschmerz im rechten Unterbauch	2
Abwehrspannung	1
Temperatur >37,3°C	1
Leukozytose (>10 G/l)	2
Linksverschiebung (>10% stabkernige Neutrophile) oder >75% neutrophile Granulozyten	1

Interpretation:
<5 Punkte: Appendizitis sehr unwahrscheinlich/ausgeschlossen (andere Diagnose suchen);
5–8 Punkte: Appendizitis wahrscheinlich;
9–10 Punkte: Appendizitis sehr wahrscheinlich

Monitoring	einmalig: Herzfrequenz, Atemfrequenz, nicht-invasiver Blutdruck, SpO_2, Temperatur

<table>
<tr><td>(Labor-)Diagnostik</td><td>
<ul>
<li>venöse/arterielle Blutgasanalyse</li>
<li>Routinelabor</li>
<li>Harnstreifen/-status (Cave: isolierte Leukozyturie auch reaktiv bei Appendizitis möglich) ± Harnkultur</li>
<li>bei Frauen im gebärfähigen Alter: ß-HCG im Serum oder Harn</li>
<li>bei Alvarado Score ≥5: Sonografie (bei inkonklusivem Befund: CT-Abdomen ± Kontrastmittel, bei Schwangeren: MRT)</li>
</ul>
</td></tr>
<tr><td>Wichtig/CAVE</td><td>
<table>
<tr><td colspan="3">Einteilung in unkomplizierte und komplizierte Appendizitis
(wann immer möglich basierend auf dem Befund der Bildgebung)</td></tr>
<tr><td></td><td>unkompliziert</td><td>kompliziert</td></tr>
<tr><td>Inflammation</td><td>+</td><td>+</td></tr>
<tr><td>Gangrän</td><td>-</td><td>+</td></tr>
<tr><td>Phlegmone</td><td>-</td><td>+</td></tr>
<tr><td>Abszess</td><td>-</td><td>+</td></tr>
<tr><td>Flüssigkeit</td><td>-</td><td>+</td></tr>
<tr><td>Perforation</td><td>-</td><td>+</td></tr>
</table>
</td></tr>
<tr><td>Akutmaßnahmen</td><td>
<ul>
<li>Analgesie (z. B. Metamizol 1–2,5 g KI)</li>
<li>bei Übelkeit ± Erbrechen: antiemetische Therapie (z. B. Metoclopramid 10 mg i.v.)</li>
<li>balancierte Kristalloide</li>
<li>Antibiose: Ampicillin/Sulbactam 3 g KI (bei Penicillin-Allergie: Cefuroxim 1.500 mg KI + Metronidazol 1.500 mg KI)</li>
<li>unkomplizierte Appendizitis: + chirurgische Appendektomie <24 Stunden nach Diagnosestellung (oder: konservativer Therapieversuch mit intravenöser Antibiose [nicht bei nachgewiesenem Appendikolith])</li>
<li>komplizierte Appendizitis: + unverzügliche chirurgische Appendektomie (bei Abszessbildung und Organdysfunktion bzw. kardiorespiratorischer Instabilität: evtl. perkutane Abszessdrainage)</li>
<li>bei Schwangeren: + unverzügliche chirurgische Appendektomie</li>
</ul>
</td></tr>
<tr><td>Behandlungspartner</td><td>
<ul>
<li>Chirurgie</li>
<li>Anästhesie</li>
</ul>
</td></tr>
</table>

Literatur:

Andric M, et al. Empfehlungen zur Therapie der akuten Appendizitis. Empfehlungen einer Expertengruppe vor dem Hintergrund der aktuellen Literatur. Chirurg 2020; 91:700–701 (AWMF-Register-Nr.: 088/011).

ARTERIENDISSEKTION, EXTRA-/INTRAKRANIELL

Definition	■ Dissektion der extra- oder intrakraniellen Anteile der Arteria carotis interna (typische Lokalisation: 2–3 cm distal der Bifurkation) oder der Arteria vertebralis (typische Lokalisation: im Bereich des 1./2. oder 5./6. Halswirbels) durch Einriss der Intima mit intramuraler Hämatombildung ■ Komplikationen: ischämischer Schlaganfall oder Subarachnoidalblutung (bei intrakranieller Ausdehnung der Dissektion) ■ Dissektion imponiert bildgebend als: ▸ segmentale Stenose ▸ Gefäßverschluss ▸ dissezierendes Aneurysma ▸ Intima Flap ■ Viele Patienten präsentieren sich erst mit neurologischen Ausfällen, sodass diese Erkrankungsbilder häufig die führende Erkrankung des Notfallpatienten mit extra-/intrakranieller Arteriendissektion darstellen.
Ursachen	■ Trauma ■ Manipulation der Halswirbelsäule (z. B. Physiotherapie, Osteopathie) ■ spontan ■ spezifische Risikofaktoren: Bindegewebserkrankung (z. B. Ehlers-Danlos-Syndrom, Marfan-Syndrom), polyzystische Nierenerkrankung
Anamnese	■ Symptombeginn und -verlauf? ■ Rezentes (vor 1–5 Tagen) Trauma? ■ Rezente Manipulation Halswirbelsäule? (z. B. Physiotherapie, Osteopathie) ■ Risikofaktoren? (z. B. arterielle Hypertonie, Migräne, Ehlers-Danlos- oder Marfan-Syndrom) ■ Pulsatiler Tinnitus?
Klinik	**Lokale Symptome (können fehlen):** ■ Carotisdissektion: Halsschmerzen ausstrahlend in den Kieferwinkel und das Gesicht, evtl. pulsatiler Tinnitus und/oder Horner-Syndrom ■ Vertebralisdissektion: Nackenschmerzen okzipital ausstrahlend ■ Zwei Drittel bis drei Viertel der Patienten entwickeln Stunden bis Tage nach Beginn der lokalen Symptome **neurologische Defizite:** ▸ Carotisdissektion: Z.n. Amaurosis fugax oder Flimmerskotome, Hemihypästhesie oder (brachio-)faziales Hemisyndrom kontralateral, Dysarthrie, Aphasie, Hirnnervenausfälle (z. B. Nervus glossopharyngeus und/oder hypoglossus) ▸ Vertebralisdissektion: Schwindel, Gesichtsfeldausfälle, Ataxie, Hemiparese, Übelkeit ± Erbrechen
Monitoring	■ ohne neurologische Ausfälle: einmalig (Herzfrequenz, Atemfrequenz, nicht-invasiver Blutdruck, SpO_2, Temperatur) ■ bei neurologischen Ausfällen – kontinuierlich: Herzfrequenz, Atemfrequenz, nicht-invasiver Blutdruck, SpO_2
(Labor-)Diagnostik	■ venöse/arterielle Blutgasanalyse ■ Routinelabor ■ CT- oder MR-Angiografie Hals/Kopf sowie der extra- und intrakraniellen Arterien
Wichtig/CAVE	Extra-/intrakranielle Arteriendissektionen sind für 10–25% der ischämischen Schlaganfälle bei Patienten <65 Jahren verantwortlich.

Akutmaßnahmen	■ **Analgesie** ■ **Blutdruckmanagement** vergleichbar mit jenem bei Patienten mit ischämischem Schlaganfall (Ziel systolischer Blutdruck: 120–220 mmHg) ■ bei Schlaganfall: siehe Seite 463 (Wichtig: Dissektion einer extra-/ intrakraniellen Arterie stellt keine Kontraindikation zur Thrombolyse dar!) ■ bei Subarachnoidalblutung: siehe Seite 480 ■ **Rücksprache mit Neurologen bezüglich** therapeutischer Antikoagulation (z. B. mit unfraktioniertem oder niedermolekularem Heparin) oder Plättchenaggregation (z. B. 250 mg Acetylsalicylsäure i.v., gefolgt von 1 x 100 mg/Tag p.o.) ■ **Rücksprache mit Neuroradiologen bezüglich** Stenting des betroffenen Gefäßes bei ausgewählten Gefäßpathologien
Behandlungspartner	■ Neurologie ■ Neuroradiologie

Literatur:

Debette S, et al. ESO guideline for the management of extracranial and intracranial artery dissection. Eur Stroke J 2021; 6: published ahead of print.

ARTHRITIS, BAKTERIELL

Definition	Gelenkentzündung infolge einer bakteriellen Infektion
Ursachen	■ Infektion mit Staphylococcus aureus >> Streptococcus spp. (inklusive Pneumokokken bei Z.n./b. Pneumonie) > gramnegative Bakterien > Gonokokken, Borrelien > seltene Bakterien (Brucella, Mykobakterien u. a.) ■ Infektionsweg im Regelfall hämatogen, seltener lokal oder regional fortgeleitet (z. B. nach Verletzung oder Punktion, Osteomyelitis) ■ betroffene Gelenke: Kniegelenk (50%) > Schultergelenk > Hüftgelenk > oberes Sprunggelenk > Finger-/Zehen-/Handgelenk
Anamnese	■ Symptombeginn und -verlauf? ■ Begleitsymptome? (z. B. Fieber, Schwellung, Rötung) ■ Z.n. Gelenkersatz? ■ Z.n. Gelenkpunktion oder -trauma? ■ Z.n. Zeckenstich ± anamnestischen Hinweisen auf Erythema chronicum migrans? ■ Intravenöser Drogenabusus? ■ Bekannte rheumatologische oder Gelenkerkrankung? ■ Bekannte Immunsuppression? (z. B. Diabetes mellitus, Alkoholabusus, HIV, Chemotherapie, Therapie mit Biologika, Therapie mit Kortison oder Immunsuppressiva) ■ Anamnestische Hinweise auf anderen Infektionsfokus? (z. B. Pneumonie, Endokarditis) ■ Anamnestische Hinweise auf Gonorrhö? (z. B. vaginaler oder urethraler Ausfluss, Pharyngitis)

Klinik

- Schmerzen (typisch: in Ruhe, bei Belastung und bei passiver Bewegung)
- Bewegungseinschränkung
- Rötung
- Überwärmung
- Fieber
- Schwellung (mit prall gespannter bzw. glänzender Haut)
- palpatorischer Hinweis auf Gelenkerguss (tanzende Patella)
- evtl. Hinweise auf regionalen (z. B. Wunde distal des Knies) oder systemischen Infektionsfokus

Monitoring

einmalig: Herzfrequenz, Atemfrequenz, nicht-invasiver Blutdruck, SpO_2, Temperatur

(Labor-)Diagnostik

- venöse/arterielle Blutgasanalyse
- Routinelabor + Procalcitonin
- 2 Blutkulturen (jeweils aerob und anaerob)
- Gelenkpunktion (unter sterilen Kautelen, orale Antikoagulation nur relative Kontraindikation)
- Gelenkpunktat zur laborchemischen (Mikroskopie + Zellzahl + Kristalle), mikrobiologischen (Gramfärbung + Kultur) + evtl. molekularbiologischen (eubakterielle PCR-Analyse Borrelien, Chlamydien, Viren) Analyse
- bei spezifischem Infektverdacht: Serologie (z. B. Borreliose, Brucella)
- bei V. a. Tuberkulose: siehe Seite 495
- Röntgen des betroffenen Gelenks in 2 Ebenen

Interpretation Analyseergebnisse Gelenkpunktat

	normal	nicht-inflammatorisch	Inflammatorisch (z.B Polyarthritis, Gicht)	bakteriell
Farbe	farblos	gelb	gelb	gelb/grün
Aspekt	klar	klar	leicht trüb	trüb bis eitrig
Viskosität	hoch	hoch	niedrig	variabel
Leukozyten (G/l)	<2	<2	2–100	>10*–100
Granulozyten (%)	<25	<25	>50	>75–80

* bei prothetischem Gelenk

Wichtig/CAVE

Die bakterielle („septische“) Polyarthritis (Beteiligung von ≥3 Gelenken) hat eine Mortalität von 80%!

Akutmaßnahmen

- **Kühlung**
- **Analgesie** (z. B. NSAR)
- **Ruhigstellung + Hochlagerung**
- nach Indikation durch Orthopäden: **operative Gelenkdrainage/-lavage ± Komponentenwechsel (bei Gelenkprothese)**
- **empirische Antibiose** (Beginn erst nach Punktion/OP, Ausnahme: Sepsis):
  - Ampicillin/Sulbactam 3 g KI
  - bei Z.n. Gelenkersatz: Vancomycin 1 g KI
  - bei V. a. Gonokokken-assoziierte Arthritis: Ceftriaxon 2 g KI

Kommentar

Eine akute bakterielle Arthritis ist eine Notfallindikation für den OP (Ausnahme: dringender V.a. Gonokokken-Arthritis)!

Behandlungspartner

Orthopädie/Unfallchirurgie

Literatur:

Bonnaire F, et al. S1-Leitlinie Bakterielle Gelenkinfektionen. AWMF-Register-Nr.: 012/010, 2014.

Long B, et al. Evaluation and Management of Septic Arthritis and its Mimics in the Emergency Department. West J Emerg Med 2019; 20:331–341.

ASPIRATION VON FLÜSSIGKEIT, TRACHEOBRONCHIAL (AMBULANT ERWORBEN)

Definition	■ Aspiration von Flüssigkeiten (z. B. Getränke/Flüssigkeiten, Mageninhalt/ Erbrochenes, Blut) in das Tracheobronchialsystem ■ Mikroaspiration (z. B. von Speichel) sehr häufig asymptomatisch, daher selten notfallmedizinisch relevant. Diese Patienten präsentieren sich häufiger mit einer ambulant erworbenen Pneumonie (siehe Seite 434).
Ursachen	■ Schluckstörung (z. B. hohes Alter, Frailty, chronische bzw. degenerative neurologische Erkrankung) ■ Ösophagusstenose oder gastroösophageale Refluxkrankheit ■ Erbrechen bei verminderter Vigilanz (z. B. Intoxikation) oder Schluckstörung ■ Zenker-Divertikel ■ Regurgitation von Sondennahrung
Anamnese	■ Symptombeginn und -verlauf? (oft Außenanamnese erforderlich) ■ Effektivität des Hustenstoßes? ■ Bekannte Schluckstörung oder Hinweise auf eine solche? (z. B. häufiges Husten nach dem Trinken oder beim Essen) ■ Drogen-/Alkoholintoxikation? ■ Bekannte Ösophaguserkrankung? (z. B. gastroösophageale Refluxkrankheit, ösophageale Stenose oder Divertikel) ■ Bettlägerigkeit oder Frailty? ■ Liegende PEG- oder Magensonde?
Klinik	■ Husten ■ Tachypnoe ■ Dyspnoe ■ Rasselgeräusche (feinblasig: Beteiligung der kleinen Atemwege und Alveolen; grobblasig: [potenziell absaugbares] Sekret in den großen Atemwegen) ■ Stigmata eines stattgehabten Erbrechens (z. B. Spuren von Erbrochenem perioral oder auf der Kleidung) ■ evtl. spastische Rasselgeräusche, erhöhte Atemarbeit und/oder Zyanose
Monitoring	■ einmalig: Herzfrequenz, Atemfrequenz, nicht-invasiver Blutdruck, SpO_2, Temperatur ■ bei respiratorischer Insuffizienz – kontinuierlich: Herzfrequenz, Atemfrequenz, invasiver Blutdruck, SpO_2
(Labor-)Diagnostik	■ venöse/arterielle Blutgasanalyse ■ Routinelabor ■ Thoraxröntgen (Infiltrat?) ■ wenn möglich: Trachealsekret zur mikrobiologischen Analyse (Keimwachstum?)
Wichtig/CAVE	**Komplikationen der tracheobronchialen (Makro-)Aspiration:** ■ Aspirationspneumonie (besonders bei nachgewiesener Verschattung im Thoraxröntgen unmittelbar nach Aspirationsereignis) ■ Lungenabszess (bei schlechtem Zahnstatus aufgrund häufiger oraler Besiedlung mit Anaerobiern) ■ chemische Pneumonitis und ARDS (sogenanntes Mendelson-Syndrom bei Aspiration von saurem Magensaft)

Akutmaßnahmen	■ bei direkter Beobachtung bzw. grobblasigen Rasselgeräuschen: **nasotracheales Absaugen** (Cave: Epistaxisgefahr bei antikoagulierten Patienten) ■ bei SpO_2 <94%: **Sauerstoff-Therapie** ■ bei Bronchospasmus: **Salbutamol/Ipratropium** 2,5 ml p.i. (evtl. wiederholen) ± Prednisolon 50 mg i.v. ■ bei respiratorischer Insuffizienz: siehe Seite 54 ■ falls endotracheale Intubation erforderlich: **fiberoptische Bronchoskopie + Sekretabsaugung** (im Anschluss: Recruitmentmanöver erwägen, da (Mikro-)Atelektasenbildung nach Bronchoskopie häufig) ■ bei Verschattung im Thoraxröntgen: **empirische Antibiose** (z. B. Ampicillin/Sulbactam 3 g KI; bei Penicillin-Allergie: Cefuroxim 1.500 mg KI + Metronidazol 1.500 mg KI)
Kommentar	Kein Kortison aufgrund von Makroaspiration (Ausnahme: schwerer Bronchospasmus)!
Behandlungspartner	■ Pneumologie ■ Intensivmedizin

Literatur:

Mandell LA, et al. Aspiration pneumonia. N Engl J Med 2019; 380:651–663.

ASTHMA-ANFALL UND STATUS ASTHMATICUS

unter Mitarbeit von OA Dr. Helmut J.F. Salzer, MPH, FECMM

Definition	akute Dyspnoe durch Verengung der distalen Atemwege infolge Bronchokonstriktion, Sekret ± Schleimhautschwellung
Ursachen	■ allergisches Asthma (häufig mit atopischen Erkrankungen assoziiert) ■ nicht-allergisches Asthma (Anfall z. B. ausgelöst durch [virale] Infektion, Medikamente [z. B. Acetylsalicylsäure, NSAR], körperliche Belastung, Kaltluft, inhalative Reizstoffe, hormonelle Faktoren [z. B. prämenstruell]) ■ Anaphylaxie
Anamnese	■ Symptombeginn und -verlauf? ■ Umstände vor oder mögliche Triggerfaktoren für Asthma-Anfall? ■ Rezenter Zusatzgebrauch von Dosieraerosolen? ■ Bekanntes Asthma bronchiale? ■ Compliance Medikamenteneinnahme? ■ Normalwert Peak-Flow-Messung? ■ Anamnestische Infekthinweise? (z. B. Fieber, Veränderung der Sputumqualität und -quantität) ■ Sportliche Aktivität? ■ Exposition Allergen?

Klinik	▪ anfallsartig einsetzende Dyspnoe ▪ Husten ▪ Dyspnoe trotz mehrfachem Gebrauch des Dosieraerosols ▪ relevanter Abfall der Peak-Flow-Messung ▪ polyphones Giemen/„Wheezing" oft auch ohne Stethoskop hörbar (klassisch exspiratorischer Stridor) ▪ sitzende Position mit Armen auf die Oberschenkel oder das Bett gestützt (sogenannte Tripod-Position) **Schwerer Asthmaanfall:** ▪ Sprechdyspnoe ▪ Atemfrequenz ≥25/min ▪ Tachykardie (Herzfrequenz ≥110/min) ▪ Peak-Flow-Messung <50% des Normalwertes **Status asthmaticus:** ▪ quantitative oder qualitative Bewusstseinsstörung ▪ erschöpfte Atmung ▪ Bradykardie oder Arrhythmie ▪ arterielle Hypotonie ▪ Pulsus paradoxus (als Ausdruck einer dynamischen Hyperinflation) ▪ fehlende Atemgeräusche (wenn einseitig: V. a. Pneumothorax) ▪ respiratorische Azidose (Cave: bereits ein normaler $PaCO_2$-Wert im Anfall kann ein möglicher Hinweis auf einen schweren Verlauf sein!) ▪ Hypoxämie (SpO_2 <94% bzw. PaO_2 <60 mmHg) oder Zyanose trotz Sauerstoff-Therapie ▪ Peak-Flow-Messung <33% des Normalwertes
Monitoring	▪ kontinuierlich: Herzfrequenz, Atemfrequenz, nicht-invasiver Blutdruck, SpO_2 ▪ einmalig: Temperatur ▪ bei Status asthmaticus: + invasiver Blutdruck
(Labor-)Diagnostik	▪ Peak-Flow-Messung ▪ arterielle Blutgasanalyse ▪ Routinelabor ▪ bei V. a. Pneumothorax oder Infektion: Thoraxröntgen ▪ bei V. a. Allergie: + Tryptase
Wichtig/CAVE	der Schweregrad eines akuten Asthma-Anfalles wird häufig unterschätzt!
Akutmaßnahmen	▪ **Auslöser des Asthma-Anfalles behandeln** ▪ **Oberkörperhochlagerung** ▪ bei SpO_2 <94%: **Sauerstoff-Therapie** ▪ **Salbutamol/Ipratropium** 2,5 ml p.i. wiederholt/kontinuierlich bis zur klinischen Besserung ▪ **Prednisolon** 50–100 mg i.v. (evtl. 4–6-stündlich wiederholen) **Bei Nicht-Ansprechen auf diese Therapie:** ▪ **Magnesium** 2 g KI ▪ **Terbutalin** 0,25 mg i.v./s.c. (oder: Adrenalin 0,5 mg i.m.) ▪ **nicht-invasive Beatmung** bei deutlich erhöhter Atemarbeit und prolongiertem Anfall (Achtung: PEEP 3–5 mbar) ▪ bei respiratorischer Dekompensation: **endotracheale Intubation + lungenprotektive Beatmung** (siehe Seite 20) + kontinuierliche Sedierung idealerweise inhalativ z. B. mit **Iso- oder Sevofluran ± Esketamin-Perfusor** ▪ Ultima Ratio: **veno-venöse ECMO-Therapie**

Kommentar	■ Cave bei der Gabe von sedierenden Medikamenten (z. B. Morphin i.v.) ■ Shivering, Tachykardie, Hypokaliämie sind häufige Nebenwirkungen der wiederholten Inhalationen von Betamimetika. ■ Keine Mukolytika! ■ Normale Flüssigkeitszufuhr! ■ Dekubitusrisiko mittels Norton-Skala erheben und entsprechende Prophylaxemaßnahmen einleiten (z. B. frühe Umlagerung in ein Krankenbett) ■ Entlassung möglich bei rascher (<30 Minuten) und prolongierter (>60 Minuten) Besserung/Stabilisierung! Wichtig: Prednisolon 1 x 25–50 mg/Tag p.o. für 5 Tage + zeitnahe, ambulante Vorstellung beim Pneumologen! Aufklärung über häufige morgendliche Symptomverschlechterung nach durchgemachtem Asthma-Anfall („Early morning dips").
Behandlungspartner	■ Pneumologie ■ Intensivmedizin

Literatur:

Bundesärztekammer (BÄK), Kassenärztliche Bundesvereinigung (KBV), Arbeitsgemeinschaft der Wissenschaftlichen Medizinischen Fachgesellschaften (AWMF). Nationale Versorgungsleitlinie Asthma – Langfassung, 4. Auflage. Version 1. 2020.

ASZITES

Definition	Akkumulation von seröser Flüssigkeit in der Peritonealhöhle
Ursachen	■ portale Hypertonie (z. B. Leberzirrhose, Pfortaderthrombose, Budd-Chiari-Syndrom, hepatolienale Schistosomiasis) ■ rechtsventrikuläre Dekompensation mit hepatischer Stauung ■ Malignom (z. B. Peritonealkarzinose, hepatozelluläres Karzinom, Lymphom) ■ schwere Hypoalbuminämie (z. B. nephrotisches Syndrom, Malnutrition) ■ infektiös (z. B. Tuberkulose, aszendierende Infektion z. B. mit Pneumokokken bei Frauen) ■ andere Ursachen (z. B. Pankreatitis, Chylus, Zystenruptur, ovarielles Hyperstimulationssyndrom)
Anamnese	■ Symptombeginn und -verlauf? ■ Rezidivierender Aszites? ■ Bekannte Leberzirrhose oder Lebererkrankung? ■ Chronischer Alkoholabusus? (siehe Seite 726) ■ Bekanntes Malignom? ■ Bekannte Herzinsuffizienz? ■ Chronische Peritonealdialyse? ■ Bekannte myeloproliferative Erkrankung? (z. B. Polycythaemia vera) ■ Orale Kontrazeptiva? ■ Schwangerschaft oder postpartal? ■ Z.n. Tropenaufenthalt? (z. B. mit Süßwasserkontakt, auch länger zurückliegend)

Klinik	■ progrediente Zunahme des Bauchumfanges ■ pralles Abdomen ■ ausladende Flanken ■ Knöchelödeme ■ palpatorische Flüssigkeitswelle ■ typisch, aber nicht regelhaft: Umbilikalhernie ■ bei ausgeprägtem Aszites: Bauchschmerzen + Dyspnoe ■ bei spontan bakterieller Peritonitis: Bauchschmerzen + Fieber ■ bei Hypalbuminämie oder Herzinsuffizienz: Anasarka ■ bei Leberzirrhose: siehe Seite 377 ■ bei Pankreatitis: siehe Seite 422
Monitoring	einmalig: Herzfrequenz, Atemfrequenz, nicht-invasiver Blutdruck, SpO_2, Temperatur
(Labor-)Diagnostik	■ venöse/arterielle Blutgasanalyse ■ Routinelabor + Albumin/Gesamtprotein + Amylase/Lipase ■ bei Frauen im gebärfähigen Alter: + ß-HCG im Serum oder Harn ■ bei V. a. Proteinurie: + Harnstreifen/-status ■ Sonografie Abdomen + Doppler-Sonografie der Lebergefäße ■ bei jedem erstmaligen Aszites oder bei therapeutischer Parazentese: Punktat ins Labor (Zellzahl, Laktatdehydrogenase, Albumin, Protein, Glukose, Laktat, Triglyzeride) ± Mikrobiologie (Keimwachstum?) ± Zytologie (maligne Zellen?) ■ bei V. a. hepatolienale Schistosomiasis: Stuhl + Harn auf Parasiten, Serologie auf Antikörper gegen Schistostoma-mansoni-Antigen ■ bei V. a. Herzinsuffizienz oder begleitende Pleuraergüsse: Thoraxröntgen
Wichtig/CAVE	■ Leukozytenzahlen im Aszites >500/µl (bei chronischer Peritonealdialyse >100/µl) sind diagnostisch für eine spontan bakterielle Peritonitis! ■ Rasches Erkennen von spontan bakterieller Peritonitis: Aszites über Harnstreifen tropfen lassen – bei Leukozyten +++: dringender Verdacht auf spontan bakterielle Peritonitis! ■ Dunkel verfärbter Aszites mit Sediment bzw. „Flankerl": dringender Verdacht auf intestinale Perforation! ■ Große Ovarialzysten können in der Sonografie als ausgedehnter Aszites imponieren! Zur Differenzierung: Organe und Darmschlingen schwimmen im Aszites, nicht aber in der Ovarialzyste!
Akutmaßnahmen	siehe Tabelle unten

Gradeinteilung und Akutmaßnahmen bei Aszites

	Klinik	Akutmaßnahme
Grad 1	nur in der Sonografie erkennbar	keine
Grad 2	moderate Distension des Abdomens	Furosemid 40 mg i.v. + Spironolacton 100–200 mg p.o.
Grad 3	ausgeprägte Distension des Abdomens	Parazentese*

* bei hochvolumiger Parazentese (>8 Liter) besteht ein deutlich erhöhtes Risiko einer Kreislaufinstabilität sowie einer akuten Nierenschädigung!

Akutmaßnahmen	**Albuminsubstitution:** ab Drainagemenge >5 Liter: 6–8 g Albumin pro Liter drainiertem Aszites (z. B. bei Drainage von 4 Liter Aszites = 0 g Albumin, bei Drainage von 6 Liter Aszites = 48 g Albumin, bei Drainage von 8 Liter Aszites = 64 g Albumin); bei Patienten mit akuter Nierenschädigung oder arterieller Hypotonie: Albuminsubstitution bereits bei Drainagemengen <5 Liter! **Achtung: 100 ml Albumin 25% = 25 g Albumin** Cave: hochvolumige Parazentese nur in Ausnahmefällen (z. B. bei Patienten zur wiederholten Parazentese und bislang geringen/keinen Kreislaufproblemen oder assoziierten Nierenschädigung) ■ bei spontan bakterieller Peritonitis: **Antibiose** (z. B. Cefotaxim 2 g KI) + **Albumin** 1,5 g/kg KI (bei Patienten mit Peritonealdialyse: siehe Seite 408) ■ Therapie einer dekompensierten Leberzirrhose: siehe Seite 377 ■ bei Hyponatriämie: siehe Seite 352
Kommentar	■ Eine „laborchemische" Koagulopathie erhöht das Blutungsrisiko der Aszitesdrainage/-punktion erst in Extrembereichen (z. B. INR >8, Thrombozytenzahl <20 G/l)! ■ Ein begleitender Pleuraerguss (zumeist rechtsseitig, evtl. beidseitig) ist bei Grad 3 Aszites häufig und bedarf typischerweise keiner zusätzlichen Pleurapunktion (Besserung bzw. transdiaphragmale Autodrainage des Pleuraergusses nach Parazentese) ■ Sturzrisiko mittels Morse-Skala (siehe Seite 734) erheben und entsprechende Maßnahmen einleiten ■ Dekubitusrisiko mittels Norton-Skala (siehe Seite 738) erheben und entsprechende Prophylaxemaßnahmen einleiten (z. B. frühe Umlagerung in ein Krankenbett)
Behandlungspartner	Innere Medizin/Hepatologie

Literatur:

Biggins SW, et al. Diagnosis, Evaluation, and Management of Ascites, Spontaneous Bacterial Peritonitis and Hepatorenal Syndrome: 2021 Practice Guidance by the American Association for the Study of Liver Diseases. Hepatology 2021; 74:1014–1048.

AUGENVERLETZUNG

Definition	Verletzung des Auges oder anatomisch benachbarter Strukturen
Ursachen	■ externe Gewalteinwirkung (stumpf, penetrierend) ■ Fremdkörper ■ chemisch (z. B. Säure, Lauge)
Anamnese	■ Unfallzeitpunkt? ■ Unfallmechanismus? ■ Visusminderung? ■ Begleitverletzungen? ■ Drogen-/Alkoholintoxikation? ■ Fremdverschulden? ■ Tetanusimpfstatus? ■ Letzte Nahrungsaufnahme? ■ Bekannte Augenerkrankung?

Klinik	■ Schmerzen ■ Übelkeit ± Erbrechen ■ **abhängig vom Unfallmechanismus:** ► Lidverletzung ► Lidödem/-schwellung ► Blepharospasmus (typisch bei chemischen Verletzungen) ► Chemosis ► sichtbarer Fremdkörper ► Fremdkörpergefühl ■ **klinische Hinweise auf eine perforierende Augenverletzung:** ► starker Schmerz ► Visusminderung ► Hyphaema (Blutansammlung in der vorderen Augenkammer) ► Pupillenanomalie ► Austritt von Augeninhalt ► typisch: weitere (Gesichts-)Verletzungen ■ **klinische Hinweise auf ein retrobulbäres Hämatom:** ► subakuter Symptombeginn ► typisch: knöcherne Begleitverletzungen ► starke Schmerzen ► Visusminderung/-verlust ► Exophthalmus ► Chemosis/subkonjunktivale Einblutung ► Ophthalmoplegie ► Pupillenanomalie
Monitoring	einmalig: Herzfrequenz, Atemfrequenz, nicht-invasiver Blutdruck, SpO_2, Temperatur
(Labor-)Diagnostik	Bei spezifischer Fragestellung (z. B. intraokulärer Fremdkörper, ossäre Begleitverletzung, retrobulbäres Hämatom): CT Orbita (Cave: kein MRT, da intraokuläre Fremdkörper sehr häufig metallisch sind)
Akutmaßnahmen	■ **Analgesie** (z. B. Diclofenac 1 mg/kg KI) ■ bei Übelkeit: **Antiemetika** (z. B. Ondansetron 4 mg i.v.) ■ **steril abdecken** (Wichtig: keinen direkten Druck auf den Bulbus ausüben) ■ bei V. a. perforierende Augenverletzung: ► **Ampicillin/Sulbactam** 3 g KI (Endophthalmitis-Prophylaxe) ► evtl. **Tetanusprophylaxe** (siehe Seite 744) ► **operative Versorgung** ■ bei chemischer Augenverletzung: ► ausgiebige **Spülung** (bis 10–15 Liter) mit sterilem Wasser oder NaCl 0,9% (z. B. mittels Augendusche) ■ bei V. a. retrobulbäres Hämatom: ► **laterale Kanthotomie** (so rasch als möglich!) ► **Acetazolamid** 500 mg i.v. ► **Mannitol** 15% 200 ml KI
Kommentar	■ Zur Analgosedierung bei Patienten mit Augenverletzungen Esketamin aufgrund seiner Tendenz, Nystagmus zu induzieren, vermeiden! ■ bei retrobulbärem Hämatom: Gefahr der Opticusischämie mit persistierendem Visusverlust bereits nach 60–90 Minuten!
Behandlungspartner	Ophthalmologie

Literatur:

Romaniuk VM. Ocular trauma and other catastrophes. Emerg Med Clin N Am 2013; 31:399–411.
Shah SM, et al. Ophthalmic emergencies for the clinician. Mayo Clin Proc 2020; 95:1050–1058.

BAUCHAORTENANEURYSMA, SYMPTOMATISCH/RUPTURIERT

Definition	■ freie oder gedeckte Ruptur einer im Durchmesser erweiterten (>3 cm) Aorta abdominalis ■ Das jährliche Rupturrisiko steigt ab einem Aneurysmadurchmesser von 5,5 cm exponentiell an (5 cm: 5%; 6–7 cm: 10–20%; 7–8 cm: 20–40%; >8 cm: 30–50%).
Ursachen	■ degenerativer Umbau der Aortenwand (z. B. Arteriosklerose) ■ Endoleak nach Stent-Implantation oder Anastomosenleck nach operativer Sanierung eines Bauchaortenaneurysmas ■ selten: inflammatorisches Aneurysma, Arteriitis, Z.n. Trauma, primäre Dissektion der Bauchaortenwand
Anamnese	■ Bekanntes Bauchaortenaneurysma? ■ Schmerzbeginn und -ausstrahlung? ■ Z.n. Synkope? ■ Bekannte Gefäßpathologie? (z. B. koronare Herzerkrankung, peripher arterielle Verschlusskrankheit, zerebrovaskuläre Verschlusskrankheit, Marfan-Syndrom, Ehlers-Danlos-Syndrom) ■ Kardiovaskuläre Risikofaktoren? (z. B. Raucher, arterielle Hypertonie, Diabetes mellitus, Adipositas, Hyperlipidämie, Familienanamnese)
Klinik	**typische Präsentation:** Mann >50 Jahre mit bekanntem Nikotinabusus, Bauch-/Rückenschmerzen und arterieller Hypotonie bzw. Z.n. Synkope ■ Schmerzen (Ausstrahlung in Bauch, Rücken, Flanke und/oder Leiste) ■ Z.n. Synkope ■ Tachykardie ■ klinische Zeichen des (hämorrhagischen) Schocks ■ arterielle Hypotonie ■ bei schlanken Patienten: pulsatile, supraumbilikale Masse tastbar ■ Umfangszunahme des Abdomens (Cave: Spätzeichen) ■ seltene bzw. atypische Präsentationen: Herzinsuffizienz und Extremitätenischämie bei aortocavaler Fistel, obere gastrointestinale Blutung bei (primärer) aortoenterischer Fistel
Monitoring	■ kontinuierlich: Herzfrequenz, Atemfrequenz, invasiver Blutdruck, SpO_2 ■ einmalig: Temperatur
(Labor-)Diagnostik	■ arterielle Blutgasanalyse ■ Type & Screen + 6 Erythrozytenkonzentrate bereitstellen (evtl. Trigger Massivtransfusionsprotokoll + Beginn Transfusion 0-negativer-Erythrozytenkonzentrate) ■ Routinelabor + Thromboelastografie/-metrie ■ Sonografie Abdomen (Aortenaneurysma? freie intraabdominelle Flüssigkeit?) ■ wenn hämodynamisch stabil genug und/oder diagnostisch unklar: CT Abdomen mit Angiografie
Wichtig/CAVE	■ So rasch als möglich in den OP oder die Angiografie! ■ Ziel: „Door to aortic occlusion time“ <60 Minuten!

Akutmaßnahmen	■ **So rasch als möglich: Blutungskontrolle!** **Offen chirurgisch** oder **interventionell radiologisch** (abhängig von anatomischen und logistischen Gegebenheiten bzw. Verfügbarkeit von Expertise) ■ **großlumige Zugänge** (oder: Large-Bore-ZVK) ■ vorsichtige **Analgesie** ■ **Tranexamsäure** 1 g KI ■ **Fibrinogen** 2–4 g i.v. ■ bei oraler Antikoagulation: **Reversierung** (siehe Seite 278) ■ bei systolischem Blutdruck >160 mmHg: **Nitroglycerin-Perfusor** vorsichtig titrieren mit systolischem Ziel-Blutdruck <100–120 mmHg ■ bei arterieller Hypotonie: **permissive Hypotonie** (systolischer Blutdruck 70–90 mmHg) durch titrierte Volumentherapie bzw. Noradrenalin-Perfusor ■ bei schwerem Schock + Verfügbarkeit: **(partielle) Zone I REBOA** (Zugang über Arteria femoralis communis oder Arteria axillaris sinistra unter Bildwandlerkontrolle)
Kommentar	■ Intubation wenn möglich erst am OP-Tisch und unmittelbar vor Hautschnitt! ■ Bei zu früher Intubation Gefahr des Kreislaufstillstandes!
Behandlungspartner	■ Gefäßchirurgie ■ Anästhesie

Literatur:
Chaikof EL, et al. The Society for Vascular Surgery practice guidelines on the care of patients with an abdominal aortic aneurysm. J Vasc Surg 2018; 67:2–77.

BAUCHTRAUMA, STUMPF

Definition	Verletzung der Bauchwand und/oder intraabdomineller Organe
Ursachen	**Häufige intraabdominelle Verletzungen:** ■ Leber-/Milzverletzungen ■ Mesenterialverletzungen/-blutungen ■ Nierenverletzungen ■ Darmruptur/-läsion ■ Pankreasverletzungen ■ Blasenruptur/-läsion (z. B. bei Beckenverletzungen) ■ Verletzungen der ableitenden Harnwege ■ Bauchwandverletzungen (z. B. Hautlazerationen, Muskelhämatom, Faszienverletzung)
Anamnese	■ Unfallzeitpunkt? ■ Unfallmechanismus? ■ Schmerzausstrahlung? ■ Begleitverletzungen? ■ Prähospitaler Verlauf und gesetzte Maßnahmen? ■ Drogen-/Alkoholintoxikation?

Klinik	■ Klinik gerade zu Beginn häufig unspezifisch (Achtung: Abdomen = klinische „Black Box“)! ■ Bauchwand: Prellmarken? Seatbelt Sign? (Cave: geringe Sensitivität) ■ Schmerzen mit/ohne Ausstrahlung (z. B. linke Schulter bei Milzverletzung, rechte Schulter bei Leberverletzung; Schmerzen bei Milzverletzung unmittelbar nach Trauma oft thorakal mit sekundärer Ausstrahlung in das Abdomen) ■ Abwehrspannung (V. a. peritoneales Blut oder Darmperforation) ■ Cave: Zunahme des Bauchumfanges erst bei mehreren Litern Blut in der Peritonealhöhle! ■ evtl. klinische Zeichen eines hämorrhagischen Schocks ■ Hämaturie (V. a. Verletzungen der ableitenden Harnwege oder Niere) ■ Bauchwand: Prellmarken, Schwellung, Seatbelt Sign (V. a. Darmverletzung, Lendenwirbel- und/oder Beckenfraktur)
Monitoring	■ bei hämodynamischer Stabilität – einmalig: Herzfrequenz, Atemfrequenz, nicht-invasiver Blutdruck, SpO_2, Temperatur ■ bei hämodynamischer Instabilität – kontinuierlich: Herzfrequenz, Atemfrequenz, invasiver Blutdruck, SpO_2 ± ZVK, Harnkatheter
(Labor-)Diagnostik	■ venöse/arterielle Blutgasanalyse ■ Routinelabor + Amylase/Lipase ± Thromboelastometrie/-grafie ■ Type & Screen + 2–6 Erythrozytenkonzentrate bereitstellen ■ eFAST-Sonografie ■ wenn hämodynamisch stabil genug oder eFAST-Sonografie inkonklusiv: Abdomen-CT mit kaudalen Thoraxschichten + Kontrastmittel (bei urethraler oder rektaler Blutung mit retrograder Füllung)
Wichtig/CAVE	■ Verdacht auf Leber-/Milzverletzungen bei Frakturen der unteren Rippen! ■ Besonderes Augenmerk im CT auf: ► Pankreasverletzung (zu Beginn schwer zu erkennen, aber im Verlauf schwierig zu versorgen, insbesondere wenn Pankreasgang verletzt) ► Duodenalverletzung (Duodenalruptur >24 Stunden nach Trauma nicht mehr chirurgisch zu übernähen)
Akutmaßnahmen	■ Zwei **großlumige Zugänge** (oder: Large-Bore-ZVK) ■ **Analgesie** ■ **Hypothermie-Prävention/Therapie** mittels konvektiver Methoden (z. B. Warmluftdecke) ■ bei V. a. Blutung: **Tranexamsäure** 1 g KI ■ bei hämorrhagischem Schock: **möglichst rascher Transport in den OP + Schocktherapie** (siehe Seite 62) ■ bei stabilen Patienten: **interdisziplinäre Entscheidung zur operativen vs. interventionell radiologischen Blutstillung vs. konservativem Management** ■ bei Hohlorganverletzungen inklusive Blasentrauma: **Antibiose** (z. B. Ampicillin/Sulbactam 3 g KI) ■ bei Nierenverletzungen: möglichst konservatives Vorgehen + Antibiose bei Nierentrauma Grad ≥3 (z. B. Ampicillin/Sulbactam 3 g KI)
Behandlungspartner	■ Unfallchirurgie/Chirurgie ■ Radiologie ■ Anästhesie ■ Intensivmedizin

Literatur:

Bouillon B, et al. S3-Leitlinie Polytrauma/Schwerverletzten-Behandlung. AWMF-Register-Nr.: 012/019, 2016.
Bouzat P, et al. Early management of severe abdominal trauma. Anaesth Int Care Pain Med 2020; 39:269–277.

BECKENTRAUMA

Definition	▪ Verletzung des Beckens ± mechanische und/oder hämodynamische Instabilität ▪ mechanische Instabilität (horizontal oder vertikal): Sprengung des hinteren und vorderen Beckenringes ▪ hämodynamische Instabilität: klinische Zeichen eines hämorrhagischen Schocks
Ursachen	▪ Frakturen ▪ Gefäßverletzungen: ▸ 5% der Beckenfrakturen sind mit einer relevanten Blutung und hämodynamischer Instabilität assoziiert (Blutungsquelle in 80% der Fälle venös, in ca. 20% der Fälle arteriell). ▸ „Open-Book-Frakturen" sowie vertikal instabile Beckenfrakturen sind mit einem besonders hohen Blutungsrisiko verbunden. ▸ Selbst isolierte Frakturen von Beckenknochen können mit relevanten Blutungen assoziiert sein. ▪ Verletzungen der ableitenden Harnwege (inklusive Blase und Urethra) ▪ Verletzungen des Darms (insbesondere des Enddarmes)
Anamnese	▪ Unfallzeitpunkt? ▪ Unfallmechanismus? ▪ Begleitverletzungen? ▪ Prähospitaler Verlauf und gesetzte Maßnahmen? ▪ Drogen-/Alkoholintoxikation?
Klinik	▪ Schmerzen ▪ Bewegungseinschränkung ▪ beidseitig nach außen rotierte Beine (V. a. „Open-Book-Fraktur") ▪ evtl. klinische Zeichen eines hämorrhagischen Schocks ▪ **mechanische Instabilität:** ▸ visuelle Zeichen einer Sprengung des Beckenringes (z. B. bei dünnen Patienten) ▸ palpable „Delle" im Bereich der Symphyse ▸ Instabilität bei vorsichtiger manueller horizontaler oder vertikaler Beckenkompression (Cave: zu starke Manipulation kann Blutung durch Aufreißen des Blutgerinnsels reaktivieren bzw. verstärken)
Monitoring	▪ bei hämodynamischer Stabilität – einmalig: Herzfrequenz, Atemfrequenz, nicht-invasiver Blutdruck, SpO_2, Temperatur ▪ bei hämodynamischer Instabilität – kontinuierlich: Herzfrequenz, Atemfrequenz, invasiver Blutdruck, SpO_2 ± ZVK, Harnkatheter (suprapubisch oder erst nach Bildgebung mit retrograder Kontrastmittelfüllung bei: Blutung aus Meatus urethrae, perinealem oder skrotalem Hämatom, Hämaturie)
(Labor-)Diagnostik	▪ venöse/arterielle Blutgasanalyse ▪ Routinelabor + Thromboelastografie/-metrie ▪ Type & Screen ± 2–6 Erythrozytenkonzentrate bereitstellen ▪ wann immer möglich: CT-Becken mit Angiografie (bei urethraler oder rektaler Blutung mit retrograder Füllung)
Wichtig/CAVE	Vertikale Instabilitäten des Beckens sind klinisch schwer zu erkennen!

Akutmaßnahmen	■ Zwei **großlumige Zugänge** (oder: Large-Bore-ZVK) ■ **Analgesie** ■ bei V. a. Blutung: **Tranexamsäure** 1 g KI ■ bei hämorrhagischem Schock: **möglichst rasche Blutstillung** (inklusive Beckengurt/Beckenzwinge, siehe Abbildung unten) + **Schocktherapie** (siehe Seite 62) ■ bei offenen Frakturen: **Antibiotika-Prophylaxe** (z. B. Ampicillin/Sulbactam 3 g KI) ± **Tetanus-Prophylaxe** (siehe Seite 744) ■ **Hypothermie-Prävention/Therapie** mittels konvektiver Methoden (z. B. Warmluftdecke) ■ diagnostisches und therapeutisches Management: siehe Abbildung unten
Behandlungspartner	■ Unfallchirurgie/Orthopädie ■ Radiologie ■ Anästhesie ■ Intensivmedizin

Literatur:

Bouillon B, et al. S3-Leitlinie Polytrauma/Schwerverletzten-Behandlung. AWMF-Register-Nr.: 012/019, 2016.

British Orthopaedic Association, Association of Surgeons of Great Britain and Ireland, the Association of Coloproctology of Great Britain and Ireland. The Management of Patients with Pelvic Fractures. 2018; www.boa.ac.uk

Coccolini F, et al. Pelvic trauma. WSES classification and guidelines. World J Emerg Surg 2017; 12:5.

Diagnostisches und therapeutisches Management des Beckentraumas

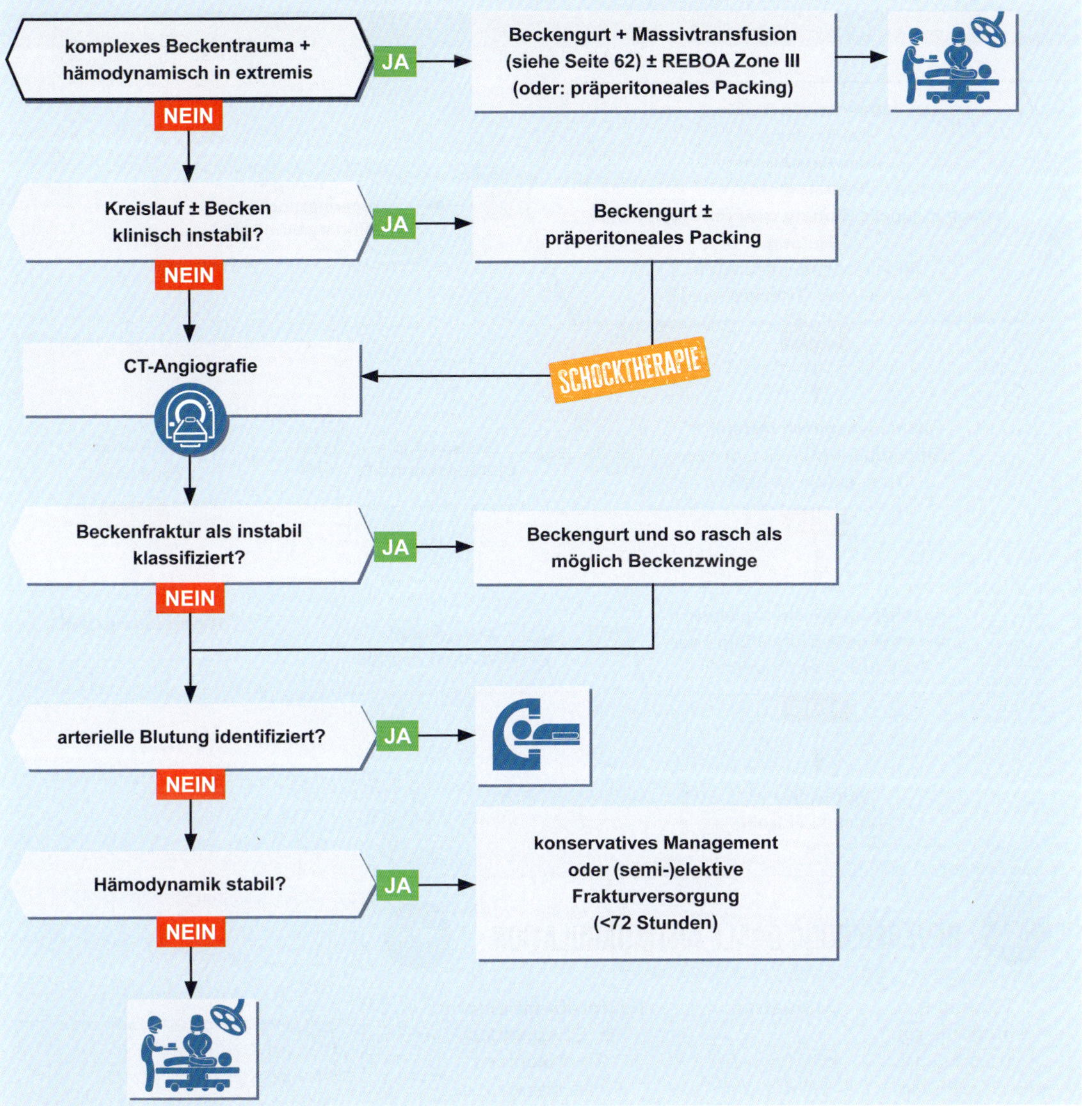

Literatur:
Tomaselli GF, et al. 2020 Expert Consensus decision pathway on management of bleeding in patients on oral anticoagulants. J Am Coll Cardiol 2020; 76:594–622.

BLUTUNG UNTER ORALER ANTIKOAGULATION (OAK)

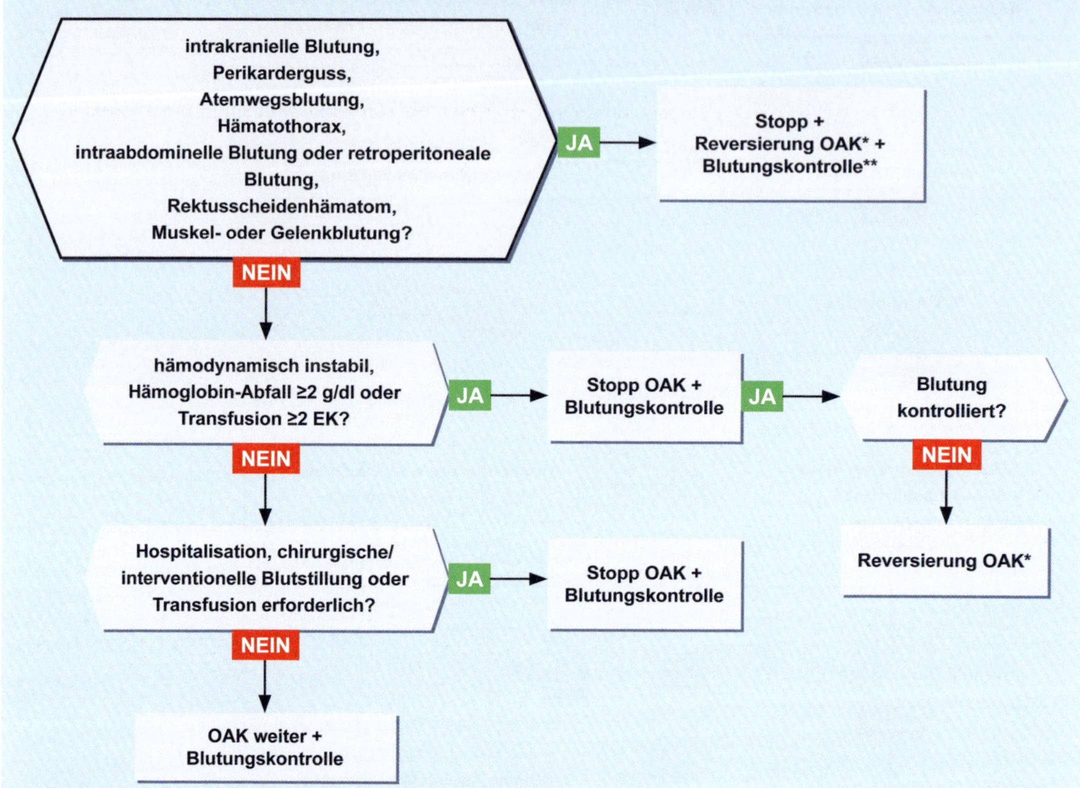

REVERSIERUNG ORALE ANTIKOAGULATION

Vitamin-K-Antagonisten:
Prothrominkomplex
INR 2–4, 25 IU/kg i.v.
INR 4–6, 35 IU/kg i.v.
INR >6, 50 IU/kg i.v.
INR? 25 IU/kg i.v.
+
Vitamin K 10 mg KI

Dabigatran:
Idarucizumab
2,5–5 g i.v.

Faktor-Xa-Inhibitoren (z. B. Apixaban, Rivaroxaban):
Prothrombinkomplex
abhängig vom Plasmaspiegel:
100–250 ng/ml: 25 IU/kg i.v.
>250 ng/ml: 50 IU/kg i.v.
ODER
Andexanet alfa 200/400 mg, gefolgt von 480/960 mg über 2 Stunden

* gilt nicht für plättchenhemmende Therapie; CAVE: keine Thrombozytenkonzentrate bei intrakranieller Blutung unter plättchenhemmender Therapie!

** CAVE: keine chirurgische Intervention bei retroperitonealer Blutung; evtl. interventioneller Verschluss bei Kontrastmittelaustritt

BRADYKARDIE, STABIL

Definition	▪ Herzfrequenz <50/min oder Sinuspause(n) >3 Sekunden ▪ Verlängerung bzw. Dissoziation zwischen P-Welle und QRS-Komplex: ▸ AV-Block I: PR-Zeit >200 ms ▸ AV-Block IIa (Typ Wenckebach): P-Wellen mit Frequenz <100/min und länger werdenden PR-Zeiten bis zum Ausfall eines QRS-Komplexes ▸ AV-Block IIb (Typ Mobitz): P-Wellen mit Frequenz <100/min und regelmäßigem Ausfall eines QRS-Komplexes (z. B. 2:1 oder 3:1) ▸ AV-Block III: komplette Dissoziation zwischen P-Wellen und QRS-Komplexen ▪ Bradykardie-Tachykardie-Syndrom: Wechsel zwischen Bradykardie und Tachykardie
Ursachen	▪ 3M-Regel: **M**yokardinfarkt – **M**edikamente – **M**etabolisch ▪ akutes Koronarsyndrom ▪ Hyperkaliämie ▪ medikamentös (z. B. Betablocker, Antiarrhythmika, Digitalis, Diltiazem/Verapamil, Antipsychotika, Serotonin-Reuptake-Hemmer) ▪ Sick-Sinus-Syndrom (inklusive Bradykardie-Tachykardie-Syndrom) ▪ strukturelle Kardiomyopathie ▪ Schrittmacherdysfunktion (siehe Seite 465) ▪ strukturelle Schädigung des AV-Knoten (Z.n. offenem oder interventionellem Klappeneingriff, Sarkoidose, morbide Adipositas, Amyloidose, Hämochromatose) ▪ endokrinologisch (z. B. symptomatische Hypothyreose, siehe Seite 358 + 642) ▪ Intoxikation (z. B. Betablocker, Kalziumantagonisten, Cholinergika, Pestizide, Pflanzen, Nervengase; siehe Teil 3.2) ▪ Hypothermie (siehe Seite 38 + 357) ▪ Infektion (z. B. Endokarditis, Myokarditis, Borreliose, Diphtherie) ▪ vagale Reaktion (muss rasch reversibel sein!)
Anamnese	▪ Symptombeginn und -verlauf? ▪ Z.n. Prä-/Synkope? (V. a. Adams-Stokes-Anfall) ▪ Begleitsymptome? (z. B. Thoraxschmerz, Fieber, Dyspnoe/Orthopnoe, Beinödeme, Leistungsminderung) ▪ Auslösende Trigger? ▪ Einnahme von Risikomedikamenten? (siehe oben) ▪ Z.n. Schrittmacherimplantation? ▪ Toxin- oder Drogeneinnahme? ▪ Vorerkrankungen? (z. B. Herz- und/oder Nierenerkrankung, Hypothyreose, Sarkoidose, Amyloidose, Hämochromatose) ▪ Z.n. Zeckenstich ± anamnestische Hinweise auf Erythema chronicum migrans?
Klinik	▪ typisch: langsamer + kräftiger Radialispuls (weite Blutdruckamplitude) ▪ (Belastungs-)Dyspnoe ▪ Schwindel ▪ Verwirrtheit ▪ evtl. klinische Schockzeichen ▪ bei subakuter Präsentation evtl. klinische Zeichen der akuten (biventrikulären) Herzinsuffizienz ▪ evtl. klinische Zeichen der auslösenden Grunderkrankung (z. B. Hypothermie, Infektion, Dehydratation)

Monitoring	▪ kontinuierlich: Herzfrequenz, Atemfrequenz, nicht-invasiver Blutdruck, SpO_2 ▪ einmalig: Temperatur
(Labor-)Diagnostik	▪ 12-Kanal-EKG ▪ venöse/arterielle Blutgasanalyse ▪ Routinelabor + Troponin T + Schilddrüsenhormone ▪ bei V. a. Herzinsuffizienz oder AV-Block II/III: Echokardiografie ▪ evtl. Borreliose-Serologie
Wichtig/CAVE	**BRASH-Syndrom** (siehe Seite 58): ▪ häufiger klinischer Symptomkomplex aus **B**radykardie, **R**enal Failure (Nierenschädigung), **A**V-Block, **S**chock und **H**yperkaliämie ▪ typische Auslöser: Patient mit AV-blockierender oder kaliumsteigernder Medikation + Dehydratation → renale Hypoperfusion → akute/akut-auf-chronische Nierenschädigung → Hyperkaliämie → Bradykardie → Verstärkung der renalen Hypoperfusion → Verstärkung der Nierenschädigung → Verstärkung der Hyperkaliämie → Schock
Akutmaßnahmen	▪ **Grundproblem behandeln** ▪ bei extremer Bradykardie (<40/min) oder AV-Block IIb: **Atropin** 0,5–1 mg i.v. (bei ausbleibendem Frequenzanstieg: Adrenalin 10 µg i.v.; bei Z.n. Herztransplantation: Theophyllin 100–200 mg fraktioniert i.v.), evtl. gefolgt von **Dobutamin-Perfusor** ▪ bei AV-Block III, fehlendem Herzfrequenzanstieg auf medikamentöse Therapie oder instabilem Bradykardie-Tachykardie-Syndrom: **transvenöser Pacemaker** ▪ bei Hyperkaliämie: siehe Seite 343 ▪ bei Vergiftung: siehe Teil 3.2 ▪ bei Hypothermie: siehe Seite 38 + 357 ▪ bei symptomatischer Hypothyreose: siehe Seite 358 + 642
Kommentar	▪ Sowohl die asymptomatische Sinusbradykardie als auch das asymptomatische bradykarde Vorhofflimmern sind häufig und bei Fehlen von anamnestischen bzw. klinischen Herzinsuffizienzzeichen nicht behandlungsbedürftig! Evtl. Anpassung der Dosierung von bradykardisierenden Medikamenten erforderlich ▪ Bei hämodynamischer Instabilität bzw. Risikofaktoren für Asystolie (z. B. AV-Block IIb oder III, ventrikuläre Pausen >3 Sekunden, Z.n. Synkope) kontinuierliche Überwachung erforderlich!
Behandlungspartner	▪ Kardiologie ▪ Nephrologie ▪ Intensivmedizin

Literatur:

Farkas JD, et al. Brash syndrom: bradycardia, renal failure, AV-block, shock, and hyperkalemia. J Emerg Med 2020; 59:216–223.

Kusumoto FM, et al. 2018 ACC/AHA/HRS Guideline on the Evaluation and Management of Patients with Bradycardia and Cardiac Conduction Delay. Circulation 2019; 140:e382-e482.

CAROTIS-SINUS-CAVERNOSUS-FISTEL

Definition	■ Kurzschlussverbindung (Fistel) zwischen Arteria carotis interna oder Seitenästen und dem Sinus cavernosus ■ **High-flow-Fistel:** Fistel zwischen Arteria carotis interna und dem Sinus cavernosus ■ **Low-flow-Fistel:** Fistel zwischen Seitenästen der Arteria carotis interna oder externa und dem Sinus cavernosus
Ursachen	■ idiopathisch ■ Z.n. Trauma ■ Z.n. transsphenoidaler oder Kiefer-Operation ■ Ruptur eines Aneurysmas der Arteria carotis interna ■ Komplikation nach zerebraler Angiografie oder Intervention
Anamnese	■ Symptombeginn und -verlauf? ■ Z.n. Trauma? ■ Z.n. transsphenoidaler oder Kiefer-Operation? ■ Z.n. zerebraler Angiografie oder Intervention?
Klinik	■ Augen-/Kopfschmerzen ■ ipsilateral gerötetes Auge mit ausgeprägter konjunktivaler Injektion ■ Tränen ■ ipsilateral pulsierender Exophthalmus ■ pulsatiler Tinnitus ■ Visusminderung ■ Hirnnervenausfälle III, IV und VI ± Doppelbilder
Monitoring	einmalig: Herzfrequenz, Atemfrequenz, nicht-invasiver Blutdruck, SpO_2, Temperatur
(Labor-)Diagnostik	■ venöse/arterielle Blutgasanalyse ■ Routinelabor ■ CT-Angiografie des Schädels und Halses
Wichtig/CAVE	Klinische Zeichen sind bei Patienten mit Low-Flow-Fisteln deutlich geringer ausgeprägt!
Akutmaßnahmen	■ **Analgesie** ■ **Kontakt (Neuro-)Radiologie** zur weiteren Therapieplanung (z. B. interventioneller Verschluss von High-Flow-Fisteln mittels Coiling, individuelles Management von Low-Flow-Fisteln)
Behandlungspartner	■ (Neuro-)Radiologie ■ Neurologie

Literatur:

Henderson AD, et al. Carotid-cavernosus fistula: current concepts in aetiology, investigation, and management. Eye 2018; 32:164–172.

CHOLANGITIS, AKUT

Definition	■ akute bakterielle Infektion der Gallengänge ■ Verdacht bzw. Diagnosesicherung bei 2 bzw. 3 der folgenden Kriterien: ► systemische Entzündungsreaktion (z. B. Fieber ± Schüttelfrost, erhöhte Entzündungsparameter) ► Ikterus oder laborchemische Cholestasezeichen ► bildgebende Hinweise auf Erweiterung der Gallenwege und/oder Nachweis der Ätiologie (z. B. Gallenstein, Striktur, Stent)
Ursachen	■ aszendierende Infektion über das Gallengangsystem begünstigt durch Gallensteine, Z.n. Vorinterventionen (z. B. Sphinkterotomie, biliodigestiver Anastomose), Strikturen (z. B. infolge einer primär sklerosierenden Cholangitis, eines Pankreaskarzinoms oder einer chronischen Pankreatitis) und/oder externer Kompression (z. B. Duodenaldivertikel, Mirizzi-Syndrom) ■ typische Erreger: Escherichia coli > Klebsiella spp. > Enterobacter spp. > Staphylococcus spp. > Streptococcus spp. > Enterococcus spp. > Pseudomonas spp. > Proteus vulgaris > Anaerobier
Anamnese	■ Symptombeginn und -verlauf? ■ Bekanntes Gallensteinleiden oder Z.n. Gallenkolik? ■ Stuhlfarbe? (z. B. acholisch/tonfarben bei Gallengangsverschluss) ■ Vorbekannte Leber- oder Pankreaserkrankung? ■ Z.n. ERCP oder Gallengangsstent? ■ Z.n. Operation am oberen Gastrointestinaltrakt?
Klinik	■ Fieber (häufig mit Schüttelfrost) ■ (rechtsseitige Ober-)Bauchschmerzen ■ Ikterus ■ typisch: reduzierter Allgemeinzustand ■ häufig: qSOFA ≥2 Punkte oder akute Organdysfunktion als Ausdruck einer Sepsis ± Schock
Monitoring	■ einmalig: Herzfrequenz, Atemfrequenz, nicht-invasiver Blutdruck, SpO_2, Temperatur ■ bei Sepsis kontinuierlich: Herzfrequenz, Atemfrequenz, invasiver Blutdruck, SpO_2 ± ZVK, Harnkatheter ■ bei hämodynamischer Instabilität: + invasiver Blutdruck
(Labor-)Diagnostik	■ 12-Kanal-EKG ■ venöse/arterielle Blutgasanalyse ■ Routinelabor + Amylase/Lipase ■ 2 Blutkulturen (jeweils aerob und anaerob) ■ Sonografie Oberbauch (typisch: Erweiterung Ductus choledochus >7 mm + intrahepatische Gallenwege sichtbar, evtl. Gangkonkrement) ■ im Intervall oder bei spezifischer Fragestellung: CT Abdomen + Kontrastmittel und/oder MRCP
Wichtig/CAVE	■ Die Bilirubin-Serumkonzentration ist sehr häufig, aber nicht obligat erhöht! ■ Bakteriämien mit hohem Fieber und Schüttelfrost sind häufig! Bis zu 70% der Blutkulturen, welche bei Patienten mit akuter Cholangitis abgenommen werden, zeigen ein Bakterienwachstum.
Akutmaßnahmen	■ Patient **nüchtern** belassen ■ **Analgesie** (z. B. Metamizol 1–2,5 g + Scopolamin 20 mg KI) ■ **empirische Antibiose:** Ampicillin/Sulbactam 3 g KI (bei Penicillin-Allergie: Ciprofloxacin 400 mg KI + Metronidazol 1.500 mg KI) ■ **ERCP:** sofort bei systemischen Zeichen oder Organdysfunktion; ansonsten frühelektiv (≤48 Stunden); 2. Wahl: perkutane transhepatische Cholangiografie und Drainage (z. B. wenn ERCP aufgrund von Vor-Operationen technisch nicht möglich)

Kommentar	**Penetration von unterschiedlichen Antibiotika in die Galle** (Darstellung anhand der Ratio zwischen Antibiotika-Konzentration in der Galle und dem Serum) **Gute Penetration (Ratio ≥1)**: Tigecyclin (>10) (Cave: Reserve-Antibiotikum!); Penicillin G (>5); Ciprofloxacin (>5); Piperacillin/Tazobactam (4,8); Ampicillin/Sulbactam (2,4); Cefepim (2); Levofloxacin (1,6); Imipenem (1) **Schlechte Penetration (Ratio <1)**: Ceftriaxon (0,75); Amikacin (0,54); Vancomycin (0,41); Meropenem (0,38); Gentamicin (0,3); Cefotaxim (0,23); Ceftazidim (0,18)
Behandlungspartner	Gastroenterologie

Penetration von unterschiedlichen Antibiotika in die Galle (Darstellung anhand der Ratio zwischen Antibiotika-Konzentration in der Galle und dem Serum)

Gute Penetration (Ratio ≥1)	Schlechte Penetration (Ratio <1)
Tigecyclin (>10) (Cave: Reserve-Antibiotikum!)	Ceftriaxon (0,75)
Penicillin G (>5)	Amikacin (0,54)
Ciprofloxacin (>5)	Vancomycin (0,41)
Piperacillin/Tazobactam (4,8)	Meropenem (0,38)
Ampicillin/Sulbactam (2,4)	Gentamicin (0,3)
Cefepim (2)	Cefotaxim (0,23)
Levofloxacin (1,6)	Ceftazidim (0,18)
Imipenem (1)	

Literatur:
Buxbaum JL, et al. ASGE guideline on the management of cholangitis. Gastrointest Endosc 2021; 94:207–221.

CHOLESTERINEMBOLIE-SYNDROM

Definition	systemische Erkrankung mit multiplen Verschlüssen kleiner Arterien bzw. Arteriolen durch Cholesterinkristalle aus ulzerierten oder rupturierten Plaques der Aorta
Ursachen	▪ **post-interventionell (70%):** ▸ nach (Koronar-)Angiografie (Risiko bei femoralem >> radialem Zugang) ▸ nach Interventionen oder Operationen an der Aorta ▸ nach herzchirurgischen Eingriffen ▪ **spontan (30%):** ▸ schwere Arteriosklerose der Aorta ▸ Bauchaortenaneurysma
Anamnese	▪ Symptombeginn und -verlauf? (typische Latenz zwischen Auslöser und Vorstellung: Tage bis wenige Wochen) ▪ Begleitsymptome? (z. B. Myalgien, subfebrile Temperaturen, Müdigkeit, Gewichtsabnahme, Meläna, Oligurie/Anurie) ▪ Kardiovaskuläre Risikofaktoren? ▪ Z.n. Intervention oder Operation an der Aorta in den letzten Wochen? (siehe oben)
Klinik	▪ unspezifische Allgemeinsymptome (z. B. Myalgien, subfebrile Temperaturen) ▪ Livedo racemosa (bei tastbaren peripheren Pulsen) ▪ Akrozyanose („Blue-Toe-Syndrom“) ▪ Oligurie/Anurie ▪ evtl. Meläna/Hämatochezie, unspezifische Bauchschmerzen (V. a. gastrointestinale Mitbeteiligung) ▪ selten: neurologische Defizite (z. B. Paraplegie, Visusminderung)

Monitoring	■ einmalig: Herzfrequenz, Atemfrequenz, nicht-invasiver Blutdruck, SpO_2, Temperatur ■ bei Oligurie/Anurie: + Harnkatheter ■ bei kardiorespiratorischer Instabilität oder Multiorgandysfunktion: + invasiver Blutdruck, ZVK ■ Sonografie Bauchaorta (deutliche Wandverkalkung sichtbar?)
(Labor-)Diagnostik	■ venöse/arterielle Blutgasanalyse ■ Routinelabor (Eosinophilie? CRP-Erhöhung? Kreatinin?) + Creatinkinase/ Myoglobin ■ Harnstreifen/-status + Harnsediment ■ Funduskopie (Hellenhorst Plaques?) ■ im Zweifel: Hautbiopsie (92% Sensitivität)
Akutmaßnahmen	■ **supportive Therapie** ■ evtl. **Aspirin** 250 mg i.v. (Ausnahme: bereits mit Aspirin vorbehandelt) ■ bei akuter Nierenschädigung: siehe Seite 411
Kommentar	■ Keine therapeutische Antikoagulation oder Thrombolyse (evtl. sogar Risikofaktor für Cholesterinembolie-Syndrom)! ■ Keine ausreichende Evidenz zur routinemäßigen Anwendung von Kortison! ■ Die Mortalität nach 3 Monaten beträgt bei akuter Nierenschädigung infolge eines Cholesterinembolie-Syndroms 16%.
Behandlungspartner	Innere Medizin/Nephrologie

Literatur:

Ozkok A. Cholesterol-embolization syndrome: current perspectives. Vasc Health Risk Management 2019; 15:209–220.

CHOLEZYSTITIS, AKUT

Definition	akute Entzündung der Gallenblase
Ursachen	■ Gallensteine → Obstruktion und Mikrotraumen der Gallenblasenwand → sekundäre bakterielle Infektion (Escherichia coli > Klebsiella spp. > Enterobacter spp. > Staphylococcus spp. > Streptococcus spp. > Enterococcus spp. > Pseudomonas spp. > Proteus vulgaris > Anaerobier) ■ Risikofaktoren Gallensteine: 6-F-Regel (**f**at, **f**emale, **f**orty, **f**ertile, **f**air, **f**amily) + spezifische Vorerkrankungen (z. B. chronisch entzündliche Darmerkrankungen, hämolytische Anämie, zystische Fibrose)
Anamnese	■ Symptombeginn und -verlauf? ■ Bekanntes Gallensteinleiden oder Z.n. Gallenkolik? ■ Stuhlfarbe? (z. B. acholisch/tonfarben bei Gallengangsverschluss) ■ Bekannte Lebererkrankung?

Klinik	■ Schmerzen im rechten Oberbauch und/oder Epigastrium ■ Übelkeit ± Erbrechen ■ positives Murphy-Zeichen (Inspirationsstopp bei Palpation und tiefem Atemzug; Cave: kann bei gangränöser Cholezystitis fehlen) ■ Abwehrspannung rechter Oberbauch und/oder Epigastrium ■ Fieber
Monitoring	■ einmalig: Herzfrequenz, Atemfrequenz, nicht-invasiver Blutdruck, SpO_2, Temperatur ■ bei Sepsis – kontinuierlich: Herzfrequenz, Atemfrequenz, nicht-invasiver Blutdruck, SpO_2 ± invasiver Blutdruck, ZVK, Harnkatheter
(Labor-)Diagnostik	■ 12-Kanal-EKG ■ venöse/arterielle Blutgasanalyse ■ Routinelabor + Amylase/Lipase ■ bei Fieber: 2 Blutkulturen (jeweils aerob und anaerob) ■ Oberbauchsonografie (typisch: Gallenblasenkonkremente, Wandverdickung >3 mm, Dreischichtung der Gallenblasenwand, Gallenblasenhydrops)
Wichtig/CAVE	siehe Tabelle unten
Akutmaßnahmen	■ Patient **nüchtern** belassen ■ **Analgesie** (z. B. Metamizol 1–2,5 g + Scopolamin 20 mg KI) ■ **empirische Antibiose:** Ampicillin/Sulbactam 3 g KI (bei Penicillin-Allergie: Ceftriaxon 2 g KI + Metronidazol 1.500 mg KI) ■ bei Verdacht auf Ruptur, Empyem oder systemische Zeichen bzw. Organdysfunktion: **unverzügliche chirurgische Sanierung** (evtl. bei ausgeprägter Instabilität überbrückend: perkutane Drainage) ■ bei stabilem Patienten: **frühelektive OP**
Behandlungspartner	■ Chirurgie ■ Anästhesie

Wichtig/CAVE:

Tokyo-Kriterien zur Diagnose der akuten Cholezystitis	
A: Lokalzeichen	■ positives Murphy-Zeichen ■ Schmerzen und/oder Abwehrspannung im rechten Oberbauch oder Epigastrium
B: Systemische Inflammationszeichen	■ Fieber ■ CRP-Erhöhung ■ Leukozytose
C: Radiologische Zeichen	■ Hinweise auf akute Cholezystitis

Interpretation:
ein oder mehr Kriterien aus A + B: V. a. akute Cholezystitis
ein oder mehr Kriterien aus A + B + C: akute Cholezystitis

Literatur:
Pisano M, et al. 2020 World Society of Emergency Surgery updated guidelines for the diagnosis and treatment of acute calculus cholecystitis. World J Emerg Surg 2020; 15:61.

COLITIS, AKUT

Definition	akute Entzündung des Kolons

Ursachen	■ ischämisch (95% nicht-okklusiv, typisch im Bereich der linken Kolonflexur) ■ medikamentös (z. B. NSAR, Chemotherapie, Immunmodulatoren) ■ neutropen (Neutrophilenzahl <500/µl, Dauer >1 Woche) oder im Rahmen spezifischer Immundefizienzsyndrome (typisch im Bereich des Coecums und des Colon ascendens) ■ Schub einer chronisch entzündlichen Darmerkrankung (siehe Seite 278) ■ infektiös (bakteriell, viral, parasitär) (siehe Seite 318) ■ toxisch (pseudomembranöse Enterocolitis bei Infektion mit Toxin-bildendem Clostridioides difficile) (siehe Seite 301)
Anamnese	■ Symptombeginn und -verlauf? ■ Einnahme von Risikomedikamenten? (siehe oben) ■ Chronischer Kokain- oder Amphetaminabusus? (V. a. ischämische Colitis) ■ Z.n. rezenter Bauchaortenaneurysma-OP/Versorgung? (V. a. ischämische Colitis) ■ Z.n. Chemotherapie oder bekannte Neutropenie? (V. a. neutropene Colitis) ■ Vorerkrankungen? (z. B. peripher arterielle Verschlusskrankheit, Herzinsuffizienz, Diabetes mellitus, Arteriosklerose, Vaskulopathie, chronische Niereninsuffizienz, Morbus Behçet, Immundefizienzsyndrom)
Klinik	■ (Unter-)Bauchschmerzen (teilweise kolik-/krampfartig; linksseitig: ischämisch, toxisch; rechtsseitig: neutropen) ■ geblähtes Abdomen ■ Durchfall (wässrig bis blutig) ■ Fieber ■ Tachykardie ■ evtl. Dehydratations- oder Schockzeichen
Monitoring	■ einmalig: Herzfrequenz, Atemfrequenz, nicht-invasiver Blutdruck, SpO_2, Temperatur ■ bei Sepsis oder hämodynamischer Instabilität – kontinuierlich: Herzfrequenz, Atemfrequenz, invasiver Blutdruck, SpO_2 ± ZVK, Harnkatheter
(Labor-)Diagnostik	■ venöse/arterielle Blutgasanalyse ■ Routinelabor ■ Stuhl auf Mikroskopie, Kultur, Clostridioides difficile mit Toxin (A+B), Calprotectin + Leukozyten ■ Abdomen CT + Kontrastmittel ■ Koloskopie ■ bei Fieber: 2 Blutkulturen (jeweils aerob und anaerob) ■ bei Blutung/Anämie: Type & Screen + 2–4 Erythrozytenkonzentrate bereitstellen
Akutmaßnahmen	■ **Analgesie** (wann immer möglich Opiate und NSAR meiden) ■ **Rehydrierung** mit balancierten Kristalloiden ± intravenöser **Elektrolytersatz** ■ bei ischämischer, neutropener oder Medikamenten-induzierter Colitis sowie bei V. a. Sepsis: **Antibiose** (Cefuroxim 1.500 mg KI + Metronidazol 1.500 mg KI oder Piperacillin/Tazobactam 4/0,5 g KI) ■ bei Schock, radiologischen Hinweisen auf transmurale Ischämie oder Perforation: **+ operative Sanierung** ■ bei Hämatochezie: siehe Seite 24
Behandlungspartner	■ Gastroenterologie ■ Chirurgie ± Anästhesie

Literatur:

Brandt L, et al. ACG Clinical Guideline: Epidemiology, Risk Factors, Patterns of Presentation, Diagnosis and Management of Colon Ischemia (CI). Am J Gastroenterol 2015; 110:18–44.
Hamdeh S, et al. Drug-induced colitis. Clin Gastroenterol Hepatol 2021; 19:1759–1779.
Rodrigues FG, et al. Neutropenic enterocolitis. World J Gastroenterol 2017; 23:42–47.

COLITIS, AKUT (SCHUB EINER CHRONISCH ENTZÜNDLICHEN DARMERKRANKUNG)

Definition	Schub einer chronisch entzündlichen Darmerkrankung (Morbus Crohn und/ oder Colitis ulcerosa)
Ursachen	■ Trigger häufig unklar bzw. nicht identifizierbar ■ potenziell: Medikamenten-Malcompliance
Anamnese	■ Symptombeginn und -verlauf? (typisch: subakut) ■ Bekannte chronisch entzündliche Darmerkrankung? ■ Dauermedikation? ■ Compliance Medikamenteneinnahme? ■ Z.n. Colitis-Schub? ■ Begleiterkrankungen? (z. B. Arthritis, Morbus Bechterew, Uveitis, Erythema nodosum, primär sklerosierende Cholangitis)
Klinik	■ Bauchschmerzen (teilweise kolik-/krampfartig) ■ geblähtes Abdomen ■ Durchfall (wässrig bis blutig) ■ Fieber ■ Tachykardie ■ bei diffuser Abwehrspannung + Loslassschmerz: V. a. Perforation und sekundäre Peritonitis ■ evtl. Dehydratationszeichen ■ evtl. Erythema nodosum (schmerzhafte, rötliche Knoten an [der Vorderseite] der Unterschenkel)
Monitoring	■ einmalig: Herzfrequenz, Atemfrequenz, nicht-invasiver Blutdruck, SpO_2, Temperatur ■ bei Sepsis oder hämodynamischer Instabilität – kontinuierlich: Herzfrequenz, Atemfrequenz, invasiver Blutdruck, SpO_2 ± ZVK, Harnkatheter
(Labor-)Diagnostik	■ venöse/arterielle Blutgasanalyse ■ Routinelabor + Präalbumin/Albumin + Blutsenkungsgeschwindigkeit ■ Stuhl auf Mikroskopie, Kultur, Clostridioides difficile Toxin (A+B), Calprotectin + Leukozyten ■ bei relevanter Erkrankungsschwere: Abdomen-CT + Kontrastmittel ■ bei Fieber: 2 Blutkulturen (jeweils aerob und anaerob) ■ bei Immunsuppression (z. B. Biologika): Cytomegalievirus-PCR im Blut ■ bei Blutung/Anämie: Type & Screen + 2–4 Erythrozytenkonzentrate bereitstellen
Wichtig/CAVE	siehe Tabelle

Schweregradeinteilung des Schubs einer chronisch entzündlichen Darmerkrankung nach Truelove/Witts

	mild	moderat	schwer
blutige Stühle/Tag	<4	4–6	>6
Herzfrequenz	<90/min	≤90/min	>90/min
Temperatur	<37,5°C	37,5–37,8°C	>37,8°C
Hämoglobin	>11,5 g/dl	≥10,5 g/dl	<10,5 g/dl
Blutsenkung	<20 mm/h	≤30 mm/h	>30 mm/h

Akutmaßnahmen	■ **Analgesie** (wann immer möglich Opiate und NSAR meiden) ■ **Rehydrierung** mit balancierten Kristalloiden ± intravenöser **Elektrolytersatz** ■ bei mildem bis moderatem Schub: **Budesonid** 1 x 9 mg/Tag p.o. (bei schwerem Schub: **Prednisolon** 1 x 1 mg/kg/Tag i.v. oder p.o.) ■ bei Hämatochezie: siehe Seite 24 ■ bei toxischem Megakolon oder V. a. Perforation: **Piperacillin/Tazobactam** 4/0,5 g KI **+ operative Sanierung**
Kommentar	**Komplikationen:** ■ Dehydratation ■ Hypokaliämie ■ mechanischer Dünndarm(sub)ileus ■ toxisches Megakolon (≥6,5 cm Durchmesser + akutes Abdomen + systemische Symptome) ■ Perforation mit sekundärer Peritonitis
Behandlungspartner	■ Gastroenterologie ■ Chirurgie ± Anästhesie

Literatur:

Adamina M, et al. ECCO Guidelines on Therapeutics in Crohn's Disease: Surgical Treatment. J Crohns Colitis 2020; 14:155–168.

Burg MD, et al. Management of inflammatory bowel disease flares in the emergency department. Emerg Med Pract 2017; 19:1–20.

Torres J, et al. ECCO Guidelines on Therapeutics in Crohn's Disease: Medical Treatment. J Crohns Colitis 2020; 14:4–22.

COPD-EXAZERBATION

unter Mitarbeit von OA Dr. Helmut J.F. Salzer, MPH, FECMM

Definition	■ Verschlechterung einer COPD-Symptomatik, welche über die normale Tagesschwankung hinausgeht, >24 Stunden anhält und eine Intensivierung der Behandlung erfordert ■ Typische Trias: verstärkte Dyspnoe, Zunahme Sputumquantität + Veränderung der Sputumqualität (z. B. purulent) ■ Sucht ein COPD-Patient die Notaufnahme auf oder muss hospitalisiert werden, gilt die Exazerbation als schwer.
Ursachen	■ Respiratorische Infektion (~50% bakteriell, ~50% viral) ■ Überblähung (z. B. Lungenemphysem – „Pink Puffer"-Phänotyp, aber auch andere Formen, z. B. idiopathisch bullöses Emphysem, Alpha1-Antitrypsin-Mangel) ■ Incompliance medikamentöse/inhalative Dauertherapie ■ Progression der COPD ■ Pulmonalarterienembolie

Anamnese	■ Symptombeginn und -verlauf? (akut vs. subakut) ■ Fieber oder anamnestische Infekthinweise? ■ Veränderung Sputumqualität und/oder -quantität? ■ Thoraxschmerz? ■ Schweregrad COPD? (z. B. Heimsauerstoff) ■ Letzte Exazerbation und Ausmaß der Therapie? (z. B. nicht-invasive oder invasive Beatmung, Intensivstation, Dauer der Hospitalisation) ■ Medikamenteneinnahme regelmäßig bzw. Änderung der Dauermedikation oder deren Dosis? ■ Impfstatus? (z. B. SARS-CoV-2, Influenza, Pneumokokken, Haemophilus) ■ Z.n. Pulmonalarterienembolie oder tiefer Beinvenenthrombose?
Klinik	■ Tachy-/Dyspnoe ■ vermehrter Husten ■ Zunahme der Sputumquantität und/oder Veränderung der Sputumqualität ■ obstruktives Atemmuster ■ exspiratorisches, polyphones Giemen/„Wheezing" ■ erhöhte Atemarbeit (z. B. Einsetzen der Atemhilfsmuskulatur, Tachykardie, Hypertonie, Schwitzen, vegetative Symptome) ■ geblähte Lungenspitzen ■ gestaute Jugularvenen **Akute Lebensgefahr bei:** ■ Somnolenz ■ erschöpfter Atmung ■ Bradykardie oder Arrhythmie ■ arterieller Hypotonie ■ Pulsus paradoxus (Ausdruck einer dynamischen Hyperinflation) ■ fehlenden Atemgeräuschen (wenn einseitig: V. a. Pneumothorax)
Monitoring	■ einmalig: Herzfrequenz, Atemfrequenz, nicht-invasiver Blutdruck, SpO_2, Temperatur ■ bei erhöhter Atemarbeit, Notwendigkeit einer (nicht-invasiven) Beatmung, relevanter Abweichung der Vitalparameter oder relevanter Erkrankungsschwere – kontinuierlich: Herzfrequenz, Atemfrequenz, nicht-invasiver Blutdruck, SpO_2 ± ZVK, Harnkatheter
(Labor-)Diagnostik	■ arterielle Blutgasanalyse ■ Routinelabor ± Procalcitonin ■ Thoraxröntgen ■ Sputum zur mikrobiologischen Analyse ■ bei Fieber: 2 Blutkulturen (jeweils aerob und anaerob) ■ Harn: Legionellen- und Pneumokokken-Antigen ■ nur bei begründetem V. a. Pulmonalarterienembolie (z. B. akuter Beginn, Thoraxschmerzen, unauffälliges Thoraxröntgen, kein Fieber, keine Veränderung von Sputumqualität und -quantität, klinische Hinweise auf tiefe Beinvenenthrombose): + D-Dimer ± CT Thorax mit Pulmonalisangiografie zum Ausschluss einer Pulmonalarterienembolie
Wichtig/CAVE	■ Jede andere Ursache einer Dyspnoe kann auch bei Patienten mit COPD auftreten! ■ **Differentialdiagnosen erwägen** (siehe Seite 82) – z. B.: ► Pneumonie ► Pulmonalarterienembolie ► Pneumothorax ► Pleuraerguss ► dekompensierte Linksherzinsuffizienz ► Rhythmusstörungen

Akutmaßnahmen	■ **Oberkörperhochlagerung** ■ Atemnot löst Angst aus, Patient nicht alleine lassen! ■ bei SpO_2 <88%: **Sauerstoff-Therapie** (Cave: in seltenen Fällen [<2%] wird eine Hyperkapnie durch einen Anstieg der SpO_2 >96% relevant verstärkt) ■ **Salbutamol/Ipratropium** 2,5 ml p.i. wiederholt bis klinische Besserung ■ **Prednisolon** 50 mg i.v. (frühestmöglicher Wechsel auf p.o.) ■ **bei schwerer Dyspnoe: Morphin** 2-mg-weise i.v. (Vorsicht: Hyperkapnie; aber: Dyspnoetherapie vergleichbar mit Schmerztherapie!) ■ **Ampicillin/Sulbactam** 3 g KI (bei Intensivpflichtigkeit: **+ Levofloxacin** 1.000 mg KI) ■ bei klinisch erhöhter Atemarbeit oder respiratorischer Azidose (pH <7,35): **nicht-invasive Beatmung** (Cave: eine chronische Hyperkapnie mit ausgeglichenem pH-Wert ist in Abwesenheit von klinischen Zeichen einer erhöhten Atemarbeit keine Indikation für eine akute nicht-invasive Beatmung!) ■ bei schlechter oder fehlender Toleranz der nicht-invasiven Beatmung: **Dexmedetomidin-Perfusor, Helm statt Maske** oder als Ultima Ratio: **High-Flow-Nasensauerstoff-Therapie** (Cave: nur minimale Unterstützung der erschöpften Atemmuskulatur und somit nur mäßige Reduktion des $PaCO_2$) **Bei Nicht-Ansprechen auf diese Therapie:** ■ **Magnesium** 2 g KI ■ Ultima Ratio/nicht von den Guidelines empfohlen: **Theophyllin** 100–200 mg i.v. (fraktioniert oder KI; Cave: Tachykardie, Tachyarrhythmie, Epilepsie/Krampfanfälle) **Bei ambulanter Fortführung der Therapie:** ■ **Ursache behandeln** (z. B. Antibiose bei Infektverdacht z. B. Amoxicillin/Clavulansäure 3 x 875/125 mg/Tag p.o. für 5 Tage; bei Penicillin-Allergie: Azithromycin 1 x 500 mg/Tag p.o. für 3 Tage) ■ **kurze (≤7 Tage) systemische Kortisontherapie** (z. B. Prednisolon: 1 x 50 mg/Tag p.o. für 5 bis maximal 7 Tage, dann Stopp; nur bei persistierender Symptomatik länger bzw. mit schrittweiser Reduktion der täglichen Prednisolon-Dosierung!) ■ **kurzwirksames $ß_2$-Mimetikum** bedarfsweise (z. B. Salbutamol 2 Hübe) ■ **inhalative Dauertherapie** weiter oder inhalatives Kombinationspräparat aus langwirksamem $ß_2$-Mimetikum (z. B. Formoterol) und langwirksamem Muskarin-Antagonisten (z. B. Tiotropium oder Glycopyrronium) ■ zeitnahe Vorstellung beim niedergelassenen Pneumologen ■ nach 3 Wochen pneumologische Rehabilitation empfehlen
Kommentar	■ Keine Mukolytika oder Antitussiva! ■ Dekubitusrisiko mittels Norton-Skala (siehe Seite 738) erheben und entsprechende Prophylaxemaßnahmen einleiten (z. B. frühe Umlagerung in ein Krankenbett)
Behandlungspartner	■ Pneumologie ■ Intensivmedizin

Literatur:

Global Initiative for Chronic Obstructive Lung Disease (GOLD). Pocket Guide to COPD diagnosis, management and prevention. A guide for health care professionals. 2020 Report; www.goldcopd.org

Wedzicha JA, et al. Management of COPD exacerbations: a European Respiratory Society/American Thoracic Society guideline. Eur Respir J 2017; 49:1600791.

COVID-19

unter Mitarbeit von OA Dr. Helmut J.F. Salzer, MPH, FECMM

Definition	Coronavirus Disease 2019
Ursache	■ Infektion mit dem SARS-Coronavirus 2 ■ Risikofaktoren: ► Alter ≥50 Jahre (Risiko steigt mit zunehmendem Alter deutlich an) ► arterielle Hypertonie ► Diabetes mellitus ► Adipositas ► vorbekannte Lungenerkrankung ► chronische Niereninsuffizienz ► Leberzirrhose ► Immunsuppression ► Schwangerschaft ► Trisomie 21
Anamnese	■ Symptombeginn und -verlauf? ■ Fieber? ■ Verlust/Abschwächung Geruchs- und/oder Geschmackssinn? ■ Kontakt mit einer an COVID-19 erkrankten Person? ■ Impfstatus? (Anzahl und Zeitpunkt der letzten Impfung) ■ Z.n. durchgemachter COVID-19-Infektion? ■ Risikofaktoren? (siehe oben)
Klinik	■ (hohes) Fieber ■ Husten (nicht-produktiv) ■ Halsschmerzen ■ Verlust des Geschmacks- und/oder Geruchssinns ■ Tachy- und Hyperpnoe ■ feinblasige bibasale Rasselgeräusche ■ „Happy hypoxaemic" (geringes Dyspnoegefühl trotz ausgeprägter Hypoxämie) ■ atypische Präsentationen: Übelkeit ± Erbrechen sowie Durchfall, starke Kopfschmerzen (häufig bei jungen Patienten), Schlaganfall oder Ketoazidose (bei Patienten mit latentem Diabetes mellitus oder Therapie mit SGLT-2-Inhibitoren) ■ häufig: klinische Zeichen der Dehydratation (siehe Seite 293)
Monitoring	■ einmalig: Herzfrequenz, Atemfrequenz, nicht-invasiver Blutdruck, SpO_2, Temperatur ■ bei erhöhter Atemarbeit, relevanter Abweichung der Vitalparameter oder relevanter Erkrankungsschwere – kontinuierlich: Herzfrequenz, Atemfrequenz, nicht-invasiver Blutdruck, SpO_2 ■ bei kritischer Erkrankung: + invasive Blutdruckmessung ± Harnkatheter ■ bei hämodynamischer Instabilität: + ZVK
(Labor-)Diagnostik	■ SARS-Coronavirus-2-PCR (Nasopharyngealabstrich) ■ venöse/arterielle Blutgasanalyse ■ Routinelabor + Procalcitonin + Interleukin-6 + D-Dimer ■ Thoraxröntgen
Wichtig/CAVE	■ Übertragung durch Tröpfchen und Aerosole (selten durch Schmierinfektion oder über Oberflächen): (Kohorten-)Isolation ■ Schutz des Personals: Tragen von FFP2-Maske, Handschuhen, Augenschutz, Haube + Schutzmantel ■ nach Verlegung/Entlassung des Patienten: Aufbereitung des Behandlungsplatzes entsprechend der institutionellen Hygienerichtlinien! ■ Meldepflicht (siehe Seite 731)!

Akutmaßnahmen Wichtige Anmerkung: Angesichts der sich rasch ändernden Evidenz ist es möglich, dass die hier angegebenen Akutmaßnahmen in naher Zukunft bereits nicht mehr der neuesten wissenschaftlichen Evidenz entsprechen!	▪ evtl. **Fiebersenkung** und/oder **Analgesie** ▪ bei Dehydratationszeichen: **Rehydrierung** mit balancierten Kristalloiden ▪ bei SpO_2 <94%: **Sauerstoff-Therapie** ▪ bei respiratorischer Insuffizienz: siehe Seite 54 **Ambulante Therapie** (wenn kein Sauerstoffbedarf, keine Organdysfunktion und soziales Umfeld vorhanden): ▪ symptomatische Therapie (inklusive **Analgetika ± Antipyretika**) ▪ auf **ausreichende orale Flüssigkeitszufuhr** achten ▪ bei hohem Risiko für einen schweren COVID-19-Verlauf (z. B. Immunsuppression, Alter ≥65 Jahre): **Protease-Inhibitor, Remdesivir oder anti-SARS-CoV-2-monoklonale Antikörper** ▪ kein Dexamethason ▪ Follow-up bzw. Anbindung an medizinische/ärztliche Nachsorge **Krankenhausaufnahme (nicht kritisch krank):** ▪ bei Sauerstoffbedarf: **Dexamethason** 6 mg i.v. oder p.o. + **Remdesivir** 200 mg KI + **therapeutische Antikoagulation** mit niedermolekularem Heparin (z. B. Enoxaparin 2 x 1 mg/kg/Tag s.c.) (Cave bei Schwangeren: prophylaktische Antikoagulation mit z. B. Enoxaparin 1 x 40 mg/Tag s.c.) ▪ bei rascher Verschlechterung und Zeichen der systemischen Inflammation: + **Tociluzimab** 8 mg/kg KI (maximal 800 mg) oder **Baricitinib** 4 mg/Tag p.o. ▪ bei Procalcitonin-Serumkonzentration >0,5 ng/ml: **empirische Antibiose** wie bei ambulant erworbener Pneumonie (siehe Seite 434) **Krankenhausaufnahme (kritisch krank – Bedarf an High-Flow-Nasensauerstoff-Therapie, nicht-invasiver oder invasiver Beatmung):** ▪ **Dexamethason** 6 mg i.v. + **Tociluzimab** 8 mg/kg KI (maximal 800 mg) oder **Baricitinib** 4 mg/Tag p.o. ▪ **prophylaktische Antikoagulation** mit niedermolekularem Heparin (z. B. Enoxaparin 1 x 40 mg/Tag s.c.) ▪ bei Präsentation innerhalb von 5 Tagen nach Symptombeginn und Sauerstoffbedarf: **Remdesivir** 200 mg KI ▪ bei Procalcitonin-Serumkonzentration >0,5 ng/ml: **empirische Antibiose** wie bei ambulant erworbener Pneumonie (siehe Seite 434)
Kommentar	▪ **Intensivaufnahme erwägen, wenn:** ► Sauerstoffbedarf >6 l/min ODER ► extrapulmonale Organdysfunktion (z. B. Schock, Schlaganfall) UND ► keine Kontraindikationen (Patientenwille, Alter, Komorbiditäten) ▪ **Komplikationen COVID-19:** ► Acute Respiratory Distress Syndrome (ARDS) ► bakterielle Pneumonie ► Sepsis und septischer Schock ► pulmonale Aspergillose ► akute Nierenschädigung ► Myokarditis ► Meningoenzephalitis ► akutes kardiovaskuläres Ereignis ► thromboembolische Komplikationen ► selten: Rhabdomyolyse
Behandlungspartner	▪ Pneumologie/Infektiologie ▪ Intensivmedizin

Literatur:

COVID-19 Treatment Guidelines Panel. Coronavirus Disease 2019 (COVID-19) Treatment Guidelines. The National Institutes of Health. Available at; www.covid19treatmentguidelines.nih.gov/.

DEHYDRATATION UND HYPERNATRIÄMIE

Definition	Reduktion des Gesamtkörperwassers
Ursachen	■ verminderte Flüssigkeitszufuhr (z. B. inadäquate Trinkmenge, fortgeschrittene Demenz, Schluckstörung, Frailty) UND/ODER ■ erhöhter Flüssigkeitsverlust (z. B. Erbrechen, Diarrhö, vermehrtes oder exzessives Schwitzen, heiße Umgebungstemperaturen, Fieber, Polyurie, Diuretika) ■ **hypotone Dehydratation:** Verlust von hypertoner (d. h. natriumreicher) Flüssigkeit (z. B. Thiaziddiuretika, Diarrhö, zerebraler/renaler Salzverlust) ■ **normotone Dehydratation:** Verlust von isotoner Flüssigkeit (z. B. Erbrechen, Diarrhö, exzessives Schwitzen) ■ **hypertone Dehydratation:** inadäquate Flüssigkeitszufuhr und/oder Verlust von hypotoner (d. h. natriumarmer) Flüssigkeit (z. B. vermehrtes Schwitzen, Fieber, Schleifendiuretika, Erbrechen, Diarrhö, Polyurie)
Anamnese	■ Symptombeginn und -verlauf? ■ Tägliche Trinkmenge? ■ Funktioneller Zustand? (z. B. Demenz, Frailty, Schluckstörung) ■ Gewichtsverlust? ■ Harnmenge? ■ Umstände? (z. B. Schwitzen, Hitzeexposition) ■ Diuretikatherapie? (z. B. Thiazide, Schleifendiuretika) ■ Gastrointestinaler Flüssigkeitsverlust? (z. B. Erbrechen, Diarrhö) ■ Renaler Flüssigkeitsverlust? (z. B. Polyurie)
Klinik	■ Durst (Achtung: kann gerade bei alten Patienten trotz Hyperosmolalität fehlen!) ■ „Schwindel" (sogenannte „Lightheadedness") ■ Orthostase bzw. Z.n. (Prä-)Synkope ■ trockene Haut ■ trockene Schleimhäute (spezifisch: kein Speichelsee in der gingivolabialen Falte!) ■ Längsfurchung der Zunge ■ reduzierter Hautturgor ■ stehende Hautfalte (Cave: gilt bei älteren Menschen nur, wenn Hautfalte auf der Stirn steht) ■ eingesunkene Augen ■ bei älteren Patienten bzw. schwerer Dehydratation: Dysarthrie, qualitative oder quantitative Vigilanzstörung ■ Tachykardie ■ evtl. klinische Zeichen eines hypovolämen Schocks
Monitoring	■ einmalig: Herzfrequenz, Atemfrequenz, nicht-invasiver Blutdruck, SpO_2, Temperatur ■ bei relevanter Erkrankungsschwere und/oder hämodynamischer Instabilität – kontinuierlich: Herzfrequenz, Atemfrequenz, invasiver Blutdruck, SpO_2, Harnkatheter ± ZVK
(Labor-)Diagnostik	■ venöse/arterielle Blutgasanalyse ■ Routinelabor ■ bei Fieber: 2 Blutkulturen (jeweils aerob und anaerob) + mikrobiologische Kulturen vom möglichen Infektionsherd + Infektfokussuche (z. B. Thoraxröntgen, Harnstatus/-streifen) ■ bei Polyurie: Harnstatus/-streifen (Glukosurie?), Harnosmolalität, Harnelektrolyte ■ bei V. a. Gastroenteritis: Stuhlkultur (siehe Seite 318)

Wichtig/CAVE	▪ Eine metabolische Alkalose ist bei Dehydratation häufig, insbesondere wenn diese durch wiederholtes Erbrechen verursacht wird/wurde. ▪ Bei der Kombination aus Dehydratation/Hypovolämie, Hyponatriämie, Hyperkaliämie und metabolischer Azidose differentialdiagnostisch an eine akute Nebennierenrindeninsuffizienz (Addison-Krise) denken (siehe Seite 396)!
Akutmaßnahmen	▪ **Ursache behandeln** (z. B. Hyperglykämie behandeln, Diuretika stoppen, Infektion behandeln, Desmopressin 2–4 µg i.v. bei Diabetes insipidus) ▪ **Rehydrierung** ▪ **balancierte Kristalloide** 1.000 ml bzw. nach systemischer Perfusion (weiter siehe Kommentar) ▪ bei metabolischer Alkalose oder hypotoner Dehydratation: z. B. **NaCl 0,9%** 1.000 ml bzw. nach systemischer Perfusion (weiter siehe Kommentar) ▪ wenn möglich bzw. so früh als möglich: **orale Flüssigkeitszufuhr** ▪ **Dekubitusrisiko** mittels Norton-Skala (siehe Seite 738) erheben und entsprechende Prophylaxemaßnahmen einleiten (z. B. frühe Umlagerung in ein Krankenbett)
Kommentar	**Nach Therapie der Hypovolämie, Berechnung der Flüssigkeitszufuhr in den nächsten 24 Stunden:** ❶ Ausgleich zusätzlicher Verluste PLUS ❷ täglicher Flüssigkeitsbedarf (ca. 25 ml/kg) PLUS ❸ Flüssigkeit, um Serumnatrium in 24 Stunden um ca. 12 mmol/l zu senken: siehe Formel* (Achtung: Risiko einer Überkorrektur bei Hypernatriämie-Therapie im Gegensatz zur Hyponatriämie-Therapie sehr gering) *** Flüssigkeitsbedarf = GKW x [(** $\textbf{Natrium}_{ist}$ **/** $\textbf{Natrium}_{soll}$ **) – 1]** GKW = Gesamtkörperwasser erwachsener Mann = Körpergewicht in kg x 0,6 erwachsene Frau = Körpergewicht in kg x 0,5 Mann >65 Jahre = Körpergewicht in kg x 0,5 Frau >65 Jahre = Körpergewicht in kg x 0,45 **Art der Flüssigkeit:** ad ❶ entsprechend der Art des Verlustes ad ❷ halbisotone Lösungen ad ❸ Glukose 2,5% oder 5% i.v. oder Wasser p.s./p.o. **Selten, aber besonders spannend:** Bei hyperosmolarer Hyperglykämie sinkt die Natrium-Serumkonzentration kompensatorisch ab (z. B. pro Blutzuckeranstieg um 100 mg/dl [Anstieg über 100 mg/dl] sinkt die Natrium-Serumkonzentration um ca. 1,5 mmol/l ab) **Beispiel:** Blutzucker: 1.200 mg/dl + Serumnatrium (gemessen) 148 mmol/l: errechnetes/eigentliches Serumnatrium (ohne Kompensation) = 164,5 mmol/l [= 148 + (11 x 1,5 = 16,5)]
Behandlungspartner	▪ Innere Medizin ▪ Intensivmedizin

Literatur:
Farkas J. Hypernatremia and dehydration in the ICU. In: The Internet Book of Critical Care; www.emcrit.org/ibcc/hypernatremia

DENGUE-FIEBER

unter Mitarbeit von OA Dr. Helmut J.F. Salzer, MPH, FECMM

Definition	■ Dengue-Fieber: Infektion mit einem Dengue-Virus ■ Hämorrhagisches Dengue-Fieber oder Dengue-Schocksyndrom: Dengue-Virus-Infektion mit Blutungskomplikationen und/oder Kapillarleck-Syndrom mit hypovolämem Schock
Ursachen	■ Infektion mit einem Dengue-Virus (Dengue-Viren 1, 2, 3 und 4; wiederholte Infektionen mit Dengue-Viren möglich) ■ Übertragung durch Moskitos der Gattung Aedes aegypti, albopictus oder polynesiensis ■ Vorkommen in tropischen und subtropischen Ländern, insbesondere am indischen Subkontinent, China und in Südostasien sowie Zentral- und Südamerika
Anamnese	■ Symptombeginn und -verlauf? ■ Blutungsanamnese? ■ Reiseanamnese? ■ Z.n. Moskitostich bzw. -exposition?
Klinik	**Dengue-Fieber:** ■ typische Inkubationszeit <3 Wochen (im Mittel: 7 Tage) ■ Kopfschmerzen (insbesondere frontal und/oder retrobulbär) ■ Übelkeit ± Erbrechen ■ Myalgien ■ Knochenschmerzen (Synonym: „Knochenbrecher-Fieber“) ■ makulopapulöses Exanthem (nach dem Abfiebern) **Hämorrhagisches Dengue-Fieber oder Dengue-Schocksyndrom:** ■ Beginn 3–7 Tage nach Symptombeginn ■ typischerweise nach dem Abfiebern ■ Bauchschmerzen ■ Übelkeit ± Erbrechen (teilweise blutig) ■ diffuse Blutungsneigung (z. B. positiver Rumpel-Leede-Test, Zahnfleischbluten, Epistaxis) ■ Vigilanzminderung ■ Dengue-Schocksyndrom: Hypovolämie durch Kapillarleck mit Tachykardie, reduzierter Blutdruckamplitude (schwerer Schock bei <20 mmHg) und verminderter peripherer Perfusion ■ Aszites und/oder Pleuraergüsse ■ andere Organdysfunktionen: ARDS, akute Leber- und/oder Nierenschädigung
Monitoring	■ bei Dengue-Fieber – einmalig: Herzfrequenz, Atemfrequenz, nicht-invasiver Blutdruck, SpO_2, Temperatur ■ bei hämorrhagischem Dengue-Fieber oder Dengue-Schocksyndrom – kontinuierlich: Herzfrequenz, Atemfrequenz, invasiver Blutdruck, SpO_2, Temperatur, ZVK (Vena subclavia vermeiden, da Punktionsstelle nicht komprimierbar), Harnkatheter
(Labor-)Diagnostik	■ venöse/arterielle Blutgasanalyse ■ Routinelabor ■ NS1-Antigen + Dengue-Virus-PCR im Blut ■ nach 4–7 Tagen: Dengue-Virus-Serologie (IgM + IgG) ■ bei Verdacht: evtl. + Chikungunya- und/oder Zika-Virus-PCR im Blut

Wichtig/CAVE	■ Meldepflicht (siehe Seite 731) ■ Malaria ist die gefährlichste Differentialdiagnose des Dengue-Fiebers: immer gleichzeitig an Malaria denken und diese ausschließen!
Akutmaßnahmen	■ **Analgesie** (z. B. Metamizol 1–2,5 g KI; Acetylsalicylsäure und NSAR aufgrund Thrombozytenaggregationshemmung meiden) ■ bei Dehydratation: **Rehydrierung** mit balancierten Kristalloiden ■ bei hämorrhagischem Dengue-Fieber: ▸ **Pantoprazol** 40 mg i.v. ▸ **Thrombozytenkonzentrate ± Plasma** nur bei klinischen Blutungshinweisen und/oder Thrombozyten <20G/l + Fieber ▸ **Gastroduodenoskopie** bei oberer gastrointestinaler Blutung zurückhaltend (häufigste Pathologie: hämorrhagische Gastritis), primär nur bei rezenter gastroduodenaler Ulkusanamnese ■ bei Dengue-Schocksyndrom: **Flüssigkeitstherapie** mit balancierten Kristalloiden: ▸ Beginn mit 5–10 ml/kg/h, nach 1 Stunde reduzieren/adaptieren entsprechend peripherer Perfusion (Ziel: Rekapillarisierungszeit <3 Sekunden), Blutdruckamplitude (Ziel: >20 mmHg) und Hämatokrit-Verlauf (Ziel: weitgehend stabiler Hämatokrit; bei Anstieg: Hinweis auf weitere Hämokonzentration, bei Abfall: V. a. Blutung) ▸ bei arterieller Hypotonie: **20 ml/kg über 15 Minuten + nach Stabilisierung** möglichst **restriktive Flüssigkeitstherapie**
Kommentar	Kein Kortison oder synthetische Kolloide (insbesondere keine Hydroxyethylstärke)!
Behandlungspartner	■ Infektiologie/Innere Medizin ■ Intensivmedizin

Literatur:

Dondorp AM, et al. Recommendations for the management of severe malaria and severe dengue in resource-limited settings. Intensive Care Med 2017; 43:1683–1685.

World Health Organization. Dengue guidelines for diagnosis, treatment, prevention and control. WHO Library Cataloguing-in-Publication Data, 2009.

ENDOKARDITIS, INFEKTIÖS

Definition	■ Infektion von endokardialen Strukturen, allen voran der Herzklappen (seltener des Wandendokards oder eines Septumdefektes) durch Bakterien oder Pilze ■ Diagnosestellung anhand der modifizierten Duke-Kriterien ■ In der Notaufnahme besteht zumeist erst der Verdacht auf eine Endokarditis (Wichtig: Daran denken!)

Ursachen	■ Bakterien gelangen über Eintrittspforte/Fokus (z. B. kariöse Zähne, Wunde, Abszess, Darm) in den Blutstrom, befallen die Herzklappen und führen zu Vegetationen und Zerstörung der Klappenstrukturen. ■ betroffene Klappen: Mitralklappe > Aortenklappe > Trikuspidalklappe > Pulmonalklappe ■ typische Organismen: Viridans-Streptokokken, Streptococcus spp., Staphylococcus aureus, Staphylococcus epidermidis oder lugdunensis (Klappenprothesen!), Enterococcus spp., Candida spp. ■ **Risikofaktoren:** ▸ Klappenvitien ▸ Schrittmacher/ICD implantiert ▸ intravenöser Drogenabusus ▸ angeborener Herzfehler ▸ Z.n. Endokarditis
Anamnese	■ Symptombeginn und -verlauf? ■ Fieber? ■ Nachtschweiß? ■ Gewichtsverlust? ■ Wunde oder andere mögliche Eintrittspforte? ■ Rezenter (Zahn-)Eingriff (<2 Wochen)? ■ Z.n./b. intravenöser Drogenabusus? ■ Bekanntes Kolonkarzinom? (V. a. Streptococcus-bovis-Endokarditis) ■ Z.n. Endokarditis? ■ Z.n. Klappen-OP oder bekannte Herzklappenerkrankung? ■ Implantierter Schrittmacher oder ICD?
Klinik	■ Fieber + Schüttelfrost ■ neues Herzgeräusch ■ unspezifische Beschwerden (z. B. Müdigkeit, Arthralgien, Myalgien) ■ periphere Embolien (in 20–50% der Fälle: Osler-Knoten, Splinterblutungen, Nagelfalzblutungen, Janeway-Läsionen, konjunktivale Embolien) ■ evtl. klinische Hinweise auf Eintrittspforte (z. B. Wunde, Abszess, Infektionsherd) ■ evtl. fokalneurologische Ausfälle ■ evtl. klinische Zeichen der Herzinsuffizienz (siehe Seite 330 + 333)
Monitoring	■ einmalig: Herzfrequenz, Atemfrequenz, nicht-invasiver Blutdruck, SpO_2, Temperatur ■ bei kardiopulmonaler Instabilität – kontinuierlich: Herzfrequenz, Atemfrequenz, invasiver Blutdruck, SpO_2, ZVK, Harnkatheter
(Labor-)Diagnostik	■ 12-Kanal-EKG ■ venöse/arterielle Blutgasanalyse ■ Routinelabor + Procalcitonin ■ 2 Blutkulturen (jeweils aerob und anaerob) sowie weitere 2 x 2 Blutkulturen in den folgenden 24 Stunden ■ bei geplanter Notfall-OP: Type & Screen + 6 Erythrozytenkonzentrate bereitstellen ■ Harnstreifen/-status (Protein? Erythrozyten/Hämoglobin?) ■ Harnsediment (dysmorphe Zylinder?) ■ **Echokardiografie** (siehe Algorithmus unten) ■ Thoraxröntgen ■ CT Schädel, Thorax und Abdomen + Kontrastmittel (Anmerkung: zur Identifikation von ischämischen/hämorrhagischen Schlaganfällen sowie metastatischen Infektionen/Abszessen) ■ bei V. a. Aortenklappenendokarditis oder Abszess-, Fistel- oder Pseudoaneurysmabildung: Herz-CT oder Thorax-CT mit Kontrastmittel

Echokardiografische Diagnostik

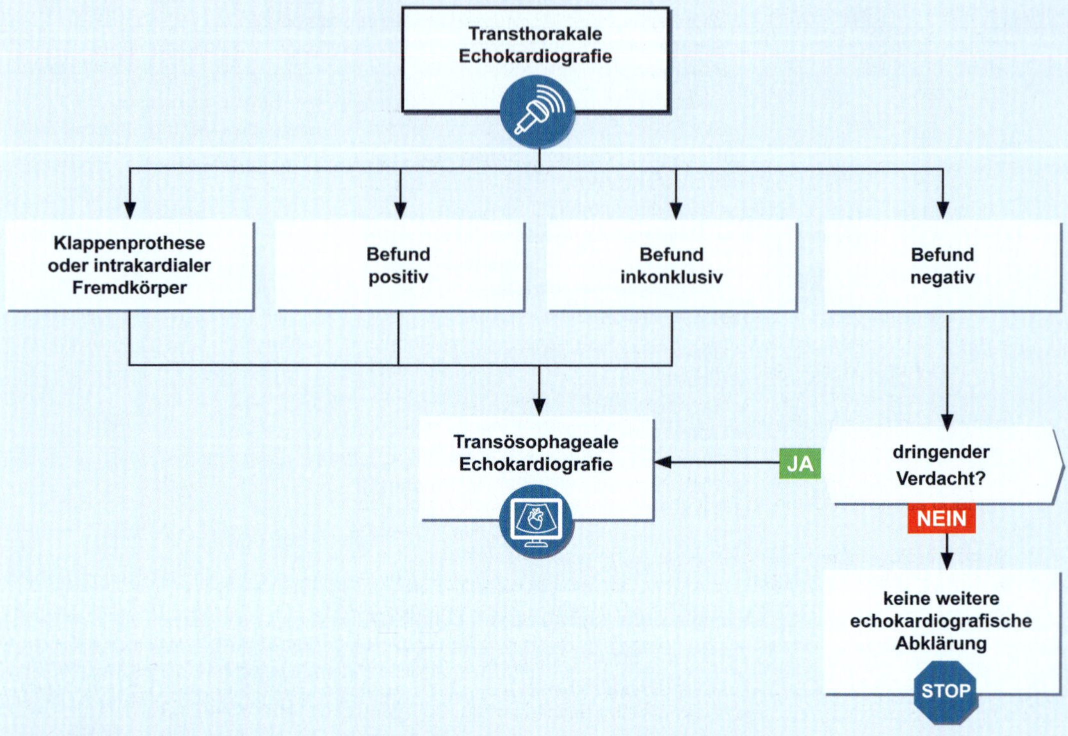

Wichtig/CAVE	**Komplikationen der infektiösen Endokarditis:** ■ akute Herzinsuffizienz bis kardiogener Schock ■ Destruktion kardialer Strukturen (z. B. Abszess, Fistel, Pseudoaneurysma) ■ systemische Embolien: ▸ am häufigsten: zerebral (im MRT zeigen sich Ischämien bei 70% aller Patienten mit infektiöser Endokarditis; nur ca. 15% sind klinisch symptomatisch, 4% sind hämorrhagisch) ▸ abdominal (Milz- oder Niereninfarkt, Milzabszess) ▸ Spondylodiszitis ▸ Arthritis ▸ Cave: Abszesse oder putride Gelenkergüsse sollten idealerweise vor dem Klappenersatz drainiert werden, um eine sekundäre Besiedlung/Infektion der implantierten oder rekonstruierten Klappe zu verhindern! ■ Glomerulonephritis ■ mykotisches Aneurysma (besonders zerebral mit Subarachnoidalblutung oder intrazerebraler Blutung als Komplikationen)
Akutmaßnahmen	■ **Antibiotikatherapie (empirisch):** ▸ **Wichtig: Antibiose nur bei relevanter Erkrankungsschwere beginnen,** bei allen anderen Patienten weitere **Blutkulturen + Erregerdiagnostik abwarten!** ▸ native Klappen oder Klappenprothese >12 Monate: **Ampicillin 3 g KI + Flucloxacillin 2 g KI + Gentamicin 3 mg/kg KI** ▸ bei Penicillin-Allergie oder Klappenprothese <12 Monate: **Vancomycin 15 mg/kg KI + Gentamicin 3 mg/kg KI**

Akutmaßnahmen	■ evtl. **Herzinsuffizienz-** (siehe Seite 330 + 333) oder **Schocktherapie** (siehe Seite 60) ■ **chirurgische Fokussanierung** (siehe Kommentar) ■ Empfehlung für Untersuchungen im Intervall: Fokussuche (Viridans-Streptokokken: Zahnstatus?; Staphylococcus aureus: Abszess?; Streptococcus bovis: Kolonkarzinom?)
Kommentar	**Akute OP-Indikation bei:** ■ dekompensierter Herzinsuffizienz oder kardiogenem Schock ■ hohem Embolierisiko (z. B. flottierende oder große [>15 mm] Vegetation) ■ höhergradiger Klappeninsuffizienz ■ Abszessbildung oder unkontrollierter Infektion ■ prolongiertem Verlauf trotz Antibiose **Kontraindikationen gegen akute OP:** ■ großes mykotisches Aneurysma ■ intrakranielle Blutung ■ Schlaganfall mit schwerwiegenden Symptomen inklusive Koma **Wichtig:** ein symptomatischer oder asymptomatischer ischämischer Schlaganfall (z. B. Hypodensitäten im CCT) ist keine Kontraindikation zur Durchführung einer akuten Operation! **Antikoagulation bei infektiöser Endokarditis:** ■ Eine therapeutische Antikoagulation sollte bei Patienten mit ischämischem Schlaganfall (z. B. für 2 Wochen) unterbrochen werden. Dies gilt auch für Patienten mit Z.n. mechanischem Klappenersatz! ■ Der Beginn einer Plättchenhemmung wird bei Patienten mit infektiöser Endokarditis nicht empfohlen. ■ Eine chronische Plättchenhemmung (z. B. mit Acetylsalicylsäure 100 mg/Tag) kann bei Patienten mit infektiöser Endokarditis bei niedrigem Blutungsrisiko fortgeführt werden.
Behandlungspartner	■ Kardiologie ■ Herzchirurgie ■ Anästhesie ■ Intensivmedizin

Literatur:

Habib G, et al. 2015 ESC Guidelines for the management of infective endocarditis. Eur Heart J 2015; 36:3075–3123.

ENDOPHTHALMITIS

Definition	Infektion des Glaskörpers
Ursachen	■ perforierende Augenverletzungen ■ Bulbus-eröffnende Operationen ■ Z.n. bakterieller Keratitis ■ hämatogen-metastatisch im Rahmen einer Fungämie, seltener Bakteriämie; Erreger: Bakterien (grampositiv > gramnegativ) >> Pilze (z. B. Candida spp.)

Anamnese	▪ Symptombeginn und -verlauf? (bakteriell: akut; mykotisch: subakut) ▪ Visusminderung? ▪ Fieber? ▪ Z.n. Augenverletzung oder -operation? ▪ Z.n. rezenter Infektion (z. B. Harnwegsinfektion, Endokarditis) ▪ Z.n./b. intravenösem Drogenabusus? ▪ Immunsuppression? (z. B. Diabetes mellitus, Chemotherapie, Neutropenie, Kortisontherapie, HIV, Einnahme von Immunsuppressiva)
Klinik	▪ Fieber ▪ dumpfe Augenschmerzen ▪ Visusminderung/-verlust ▪ Photophobie ▪ rotes Auge ▪ Hypopyon ▪ Lidödem ▪ periorbitale Schwellung und Rötung
Monitoring	einmalig: Herzfrequenz, Atemfrequenz, nicht-invasiver Blutdruck, SpO_2, Temperatur
(Labor-)Diagnostik	▪ venöse/arterielle Blutgasanalyse ▪ Routinelabor ▪ 2 Blutkulturen (jeweils aerob und anaerob) ▪ bei Verdacht auf Endokarditis: siehe Seite 296 ▪ bei Fremdkörperverdacht (Z.n. perforierender Augenverletzung): CT Orbita
Wichtig/CAVE	Bei hämatogen-metastatischer Genese können beide Augen betroffen sein!
Akutmaßnahmen	▪ **Analgesie** ▪ **Antibiose** (z. B. Ceftazidim 2 g KI) ▪ subkonjunktivale/intravitreale Antibiotika Instillation ± Vitrektomie durch Ophthalmologen
Kommentar	Ein möglichst frühzeitiger Beginn der Antibiose ist für die Visuserholung entscheidend: ophthalmologischer Notfall + Ophthalmologen möglichst früh beiziehen!
Behandlungspartner	Ophthalmologie

Literatur:

Sadiq MA, et al. Endogenous endophthalmitis: diagnosis, management, and prognosis. J Ophthalmic Inflamm Infect 2015; 5:32.

Simakurthy S, et al. Endophthalmitis. StatPearls, Treasure Island (FL): StatPearls Publishing, 2021.

ENTEROCOLITIS, PSEUDOMEMBRANÖS

Definition	Entzündung des Kolons mit Fibrinbelägen auf der Mukosa
Ursachen	Antibiotikatherapie → Selektion von Toxin-produzierenden Clostridioides difficile (selten Toxin-produzierende Klebsiella oxytoca) → Besiedelung des Kolons → Colitis durch Toxinwirkung mit Exsudation von Fibrin
Anamnese	■ Symptombeginn und -verlauf? ■ Begleitsymptome? (z. B. Fieber, blutige Diarrhö) ■ Z.n. Antibiotika-Therapie in den letzten 60 Tagen? ■ Z.n. rezentem Krankenhausaufenthalt? ■ Z.n. pseudomembranöser Enterocolitis? ■ Risikofaktoren für schweren Verlauf? (z. B. Alter >65 Jahre, Immunsuppression, Diabetes mellitus, gastrointestinale Grunderkrankung)
Klinik	■ linker Unterbauchschmerz (evtl. kolik-/krampfartig) ■ Symptombeginn typischerweise 5–10 Tage nach Beginn der auslösenden Antibiose ■ geblähtes Abdomen ■ schleimige oder wässrige, übelriechende Diarrhö (selten: blutig) ■ Fieber ■ Übelkeit ± Erbrechen ■ selten: paralytischer Ileus
Monitoring	■ einmalig: Herzfrequenz, Atemfrequenz, nicht-invasiver Blutdruck, SpO_2, Temperatur ■ bei Sepsis oder hämodynamischer Instabilität – kontinuierlich: Herzfrequenz, Atemfrequenz, invasiver Blutdruck, SpO_2 ± ZVK, Harnkatheter
(Labor-)Diagnostik	■ venöse/arterielle Blutgasanalyse ■ Routinelabor ■ Stuhl auf Kultur + Clostridioides difficile Toxin (A + B) ■ bei relevanter Erkrankungsschwere: Abdomen CT + Kontrastmittel
Wichtig/CAVE	(siehe Tabelle unten)
Akutmaßnahmen	■ **auslösende Antibiose absetzen** (wenn möglich) ■ **Analgesie** (z. B. Metamizol 1–2,5 g KI) ■ **Rehydrierung** mit balancierten Kristalloiden ± intravenöser **Elektrolytersatz** ■ **Antibiose:** ▸ Vancomycin 4 x 125 mg p.o. für 10 Tage (bei Rezidiv: Fidaxomicin 2 x 200 mg p.o. für 10 Tage) ▸ bei fulminantem Verlauf: Vancomycin 500 mg p.o. + Metronidazol 1 x 1.500 mg KI ■ bei toxischem Megakolon: + **operative Sanierung**

Schweregradeinteilung der pseudomembranösen Enterocolitis

	Kriterien
schwerer Verlauf	■ Leukozyten ≥15 G/l ODER ■ Serum-Kreatinin >1,5 mg/l
fulminanter Verlauf	schwerer Verlauf PLUS ≥1 von: ■ arterielle Hypotonie ■ Schock ■ Ileus ■ toxisches Megakolon (≥6,5 cm Durchmesser + akutes Abdomen + systemische Symptome)

Kommentar	■ Evaluation der Möglichkeit einer ambulanten Therapie bei mildem Verlauf ■ Hohe Infektiosität beachten (geringe Infektionsdosis, hohe Umweltstabilität, Übertragung durch direkten und indirekten Kontakt) und entsprechende Hygiene-/Isolationsmaßnahmen einleiten ■ Auf adäquate Händehygiene mit Wasser und Seife achten!
Behandlungspartner	■ Gastroenterologie ■ bei fulminantem Verlauf: Chirurgie, Anästhesie + Intensivmedizin

Literatur:

Colleen K, et al. ACG Clinical Guidelines: Prevention, Diagnosis, and Treatment of Clostridioides difficile Infections. Am J Gastroenterol 2021; 116:1124–1147.

ERFRIERUNG

Definition	■ Erfrierung der Haut ± des Subkutangewebes durch externe Kälteeinwirkung ■ am häufigsten betroffene Körperteile: Finger, Hand, Zehen, Fuß, Ohrläppchen, Nase, Wangen
Ursachen	■ prolongierte Kälteexposition oder (kurze) Exposition gegenüber extremer Kälte ■ typisch: Wintersportler, Abenteurer, Obdachlose
Anamnese	■ Symptombeginn und -verlauf? ■ Umstände? ■ Dauer und Art der Kälteexposition? ■ Drogen-/Alkoholintoxikation? ■ Vorerkrankungen (z. B. Raynaud-Phänomen, Diabetes mellitus, peripher arterielle Verschlusskrankheit) ■ Nikotinabusus? ■ Tetanusimpfstatus?
Klinik	■ Beurteilung des Schweregrades der Erfrierung erst nach Wiedererwärmung! ■ Bei allen Patienten nach Wiedererwärmung: klinische Beurteilung der arteriellen Perfusion mittels Pulspalpation und Rekapillarisierungszeit!

Gradeinteilung der Erfrierung

Grad I	Grad II	Grad III	Grad IV
blasse oder erythematöse Haut ± gelblich-weißliche Plaques, Schmerzen, Taubheitsgefühl, geringes Ödem	rötlich-bläuliche Haut, Taubheitsgefühl, Schmerzen, Blasenbildung mit klarer Flüssigkeit (Ausbildung <24 Stunden), Ödembildung, Haut auf Druck verformbar	livide Haut, hämorrhagische Blasenbildung, Ödem, Haut auf Druck nicht verformbar, Verlust von Sensibilität und Schmerzempfinden	Vereisung, Nekrose

Monitoring	einmalig: Herzfrequenz, Atemfrequenz, nicht-invasiver Blutdruck, SpO_2, Temperatur
(Labor-)Diagnostik	▪ venöse/arterielle Blutgasanalyse ▪ Routinelabor ▪ bei ausgedehnter Erfrierung: + Creatinkinase/Myoglobin ▪ bei ausgedehnter Erfrierung oder V. a. Gefäßverschluss: Doppler-Sonografie oder CT-Angiografie
Wichtig/CAVE	▪ häufig in Kombination mit milder Hypothermie (siehe Seite 357) ▪ ab Grad-II-Erfrierung: Hospitalisation erforderlich!
Akutmaßnahmen	▪ **Analgesie** (zumeist Opiate + NSAR) ▪ **Schmuck und Uhr entfernen** ▪ **adäquate Hydrierung/Rehydrierung** mit balancierten Kristalloiden ▪ **lokale Wiedererwärmung** im Wasserbad (37–39°C) mit Antiseptikum (Chlorhexidin, Povidon-Jod) für 30 Minuten (Achtung: Wasserbad wiederholt wechseln, um Temperatur bei 37–39°C zu halten; Wichtig: erfrorenen Körperteil nicht mit Wand des Behältnisses in Kontakt bringen!) ▪ **Wundversorgung:** Desinfektion und Reinigung, Blasen mit klarer Flüssigkeit aufstechen, hämorrhagische Blasen belassen (sofern nicht mit starken Schmerzen assoziiert); Aloe-vera-Salbe applizieren ▪ **Ruhigstellung + Hochlagerung der betroffenen Extremität** (Anmerkung: betroffene Finger und Zehen mit Tupfer separieren!) ▪ bei nachgewiesenem oder dringendem V. a. Gefäßverschluss und keinen Kontraindikationen gegen Thrombolyse (Ischämie-Zeit nach Wiedererwärmung >24–48 Stunden, allgemeine Kontraindikationen gegen Thrombolyse [siehe Seite 734]): **Alteplase:** 0,15 mg/kg KI gefolgt von 0,15 mg/kg/h über 6 Stunden (maximal 100 mg), nach Abschluss der Lyse: therapeutische Antikoagulation mit niedermolekularem Heparin (z. B. Enoxaparin 2 x 1 mg/kg/Tag s.c.) für 72 Stunden ▪ bei nachgewiesenem oder dringendem V. a. Gefäßverschluss und Kontraindikationen gegen Thrombolyse: **Iloprost-**Infusion (bis 2 ng/kg/min über 5 Stunden) an 5–8 aufeinanderfolgenden Tagen ▪ bei Zellulitis oder ausgedehnter Erfrierung (Grad ≥II): **prophylaktische Antibiose** (z. B. Ampicillin/Sulbactam 3 g KI) ▪ evtl. **Tetanusprophylaxe** (siehe Seite 744) ▪ **Rauchverbot**
Kommentar	▪ lokale Langzeitfolgen (z. B. Kälteempfindlichkeit, Taubheitsgefühl, Sensibilitätsstörung, eingeschränkte Funktionalität) häufig! ▪ keine Wiedererwärmung durch Reibungswärme!
Behandlungspartner	Unfallchirurgie/Orthopädie bzw. plastische Chirurgie

Literatur:

McIntosh SE, et al. Wilderness Medical Society Clinical Practice Guidelines for the Prevention and Treatment of Frostbite: 2019 Update. Wilderness Environ Med 2019; 30(4S):S19-S32.
Sheridan RL, et al. Diagnosis and treatment of frostbite. N Engl J Med 2022; 386:2213–2220.

ERTRINKUNGSUNFALL

Definition	respiratorische Beeinträchtigung infolge Untertauchens (der Atemwege) in einem flüssigen Medium ▪ **primäre Ursachen:** klassisches Ertrinken (insbesondere im kalten Wasser) ▪ **sekundäre Ursachen:** „Folge-Ertrinken" als Konsequenz einer primären Pathologie (z. B. Akuterkrankung [Schlaganfall, akutes Koronarsyndrom, Arrhythmie], Swimming-induced Pulmonary Edema [auch bei jungen Sportlern, z. B. Triathleten, möglich], „Schwimmbad-Blackout", vagaler Reflex durch Sprung ins kalte Wasser, Trauma [z. B. Wassersportunfall], Intoxikation [z. B. Drogen, Alkohol])
Ursachen	**Pathophysiologische Sequenz beim Untertauchen der Atemwege in einem flüssigen Medium (Dauer: Sekunden bis wenige Minuten):** ❶ Atemanhalten ❷ Hyperkapnie + Hypoxämie (PaO_2-Abfall in 5 Minuten von 100 mmHg auf 5–10 mmHg, $PaCO_2$-Anstieg um ca. 6 mmHg/min, pH-Abfall um ca. 0,05 Minuten) ❸ Spontanatmung mit (geringer) tracheobronchialer Aspiration von Flüssigkeit ❹ Laryngospasmus (persistiert in 15% bis zum Herzkreislaufstillstand) ❺ Verstärkung Hyperkapnie + Hypoxämie ❻ Bewusstlosigkeit ❼ Verlust der Schutzreflexe ❽ Lösen des Laryngospasmus (in 85% der Fälle) mit weiterer tracheobronchialer Aspiration von Flüssigkeit ❾ Verstärkung Hyperkapnie + Hypoxämie ❿ Bradykardie + Herzkreislaufstillstand
Anamnese	▪ Beobachtetes Ereignis? (Akuterkrankung oder Bewusstlosigkeit vor Submersion) ▪ Umstände? ▪ Dauer Submersion? ▪ Wassertemperatur? (bezüglich möglicher Neuroprotektion nur dann relevant, wenn wirklich kalt, z. B. <4°C) ▪ Submersion (Kopf unter Wasser) vs. Immersion (Kopf oberhalb Wasser)? ▪ Drogen-/Alkoholintoxikation? ▪ Bekannte Vorerkrankungen? (z. B. Epilepsie, kardiale Erkrankungen)
Klinik	▪ Husten ▪ Dyspnoe ▪ Tachypnoe ▪ Lungenödem ▪ Erbrechen (häufig bei großen Mengen an verschlucktem Wasser) ± sekundäre Aspiration ▪ Hypothermie
Monitoring	▪ kontinuierlich (in der ersten Phase): Herzfrequenz, Atemfrequenz, nicht-invasiver Blutdruck, SpO_2 ▪ einmalig/wiederholt: Temperatur ▪ bei kardiopulmonaler Instabilität: + invasiver Blutdruck ± ZVK, Harnkatheter
(Labor-)Diagnostik	▪ 12-Kanal-EKG (Bradykardie, J-Welle, Vorhofflimmern häufig <32°C) ▪ venöse/arterielle Blutgasanalyse ▪ Routinelabor ▪ bei Bewusstlosigkeit bzw. V. a. hypoxische Enzephalopathie: + Neuronen-spezifische Enolase ▪ Thoraxröntgen ▪ bei Trauma-Anamnese bzw. -verdacht: Röntgen und/oder CT ▪ evtl. Ethanol im Blut + Tox-Screening Harn

Wichtig/CAVE

- Hohes Aspirationsrisiko bei Bewusstseinsstörung nach Ertrinkungsunfall!
- Bei intubierten Patienten: Magensonde einlegen!
- Bei massivem Schaum/Lungenödem: nicht wiederholt absaugen, sondern endotracheale Intubation und Beginn lungenprotektive Beatmung mit hohem PEEP!
- HWS-Verletzungen nach Ertrinkungsunfall sind selten und nur bei spezifischen Risikofaktoren (z. B. neurologische Ausfälle, Sprung ins Wasser, Trauma) diagnostisch abzuklären!
- Bei sicheren Todeszeichen oder Submersionszeit >1 Stunde: Mortalität 100% = kein Beginn oder Abbruch der Reanimationsmaßnahmen!

Akutmaßnahmen

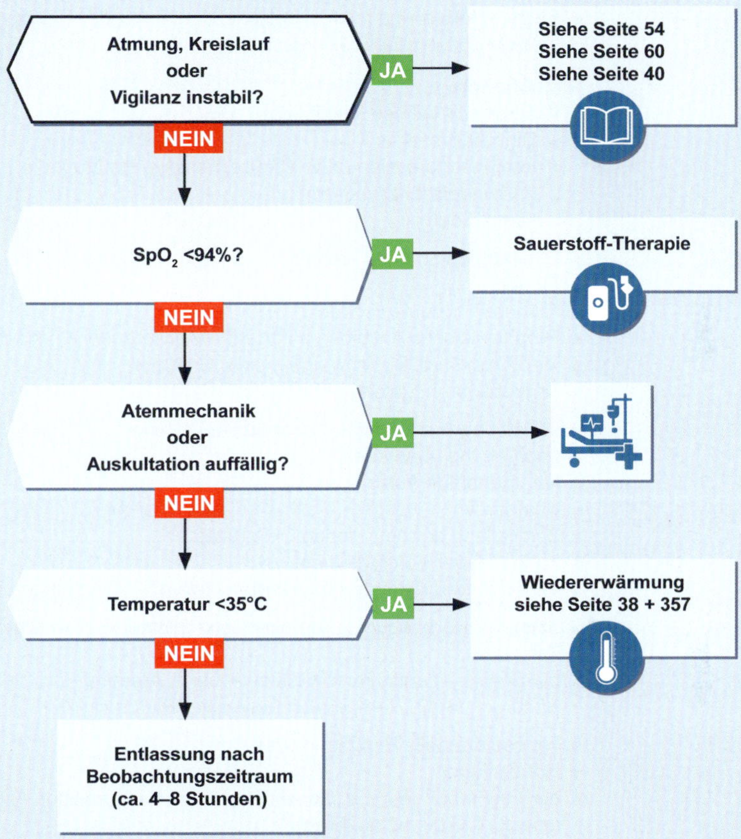

Kommentar

- Keine prophylaktischen Antibiotika (Ausnahme: bei Aspiration von bakteriell kontaminierter Flüssigkeit)!
- Hyponatriämie bei Süßwasserertrinken durch Verschlucken von Wasser mit intestinaler Resorption und nicht durch tracheobronchiale Aspiration bedingt!

Behandlungspartner

- Unfallchirurgie/Orthopädie
- Intensivmedizin

Literatur:

Szpilman D, et al. Drowning. N Engl J Med 2012; 366:2102–2110.

ERYSIPEL

unter Mitarbeit von Univ.-Prof. DDr. Wolfram Hötzenecker, MBA

Definition	■ bakterielle Infektion der Haut, welche die Dermis und kutane Lymphgefäße befällt ■ typische Lokalisationen: 80% Extremitäten, 20% Gesicht/Wange/Nase
Ursachen	■ Infektion mit Streptokokken (zumeist der Serogruppe A) >> Staphylococcus aureus > gramnegative Bakterien (z. B. bei Patienten mit chronischen Wunden) oder Erysipelothrix rhusiopathiae (Erysipeloid; z. B. bei Kontakt mit Schweinen, Fisch oder Geflügel; typischerweise Finger und Hände betroffen) ■ Eintrittspforten sind mikroskopische Hautrisse oder Wunden, Ulzerationen, Insektenstiche oder (Tier-)Bisse **Risikofaktoren:** ▸ chronisch venöse Insuffizienz ▸ Diabetes mellitus ▸ Immunsuppression (z. B. Chemotherapie, Neutropenie, Immundefizienzsyndrom) ▸ Lymphödem
Anamnese	■ Symptombeginn und -verlauf? ■ Fieber? ■ Frühere Erysipelepisoden? ■ Prophylaktische Antibiose aufgrund rezidivierender Erysipelepisoden? ■ Tierkontakt? (z. B. Schweine, Fisch, Geflügel) ■ Risikofaktoren? (siehe oben)
Klinik	■ scharf begrenzte, leicht erhabene Hautrötung ■ hochrot und überwärmt ■ flammenartige Ausläufer ■ Schmerzen ■ Schwellung der betroffenen Extremität ■ hohes Fieber ± Schüttelfrost ■ bei schweren Verläufen häufig quantitative Vigilanzminderung
Monitoring	■ einmalig: Herzfrequenz, Atemfrequenz, nicht-invasiver Blutdruck, SpO_2, Temperatur ■ bei Sepsis – kontinuierlich: Herzfrequenz, Atemfrequenz, nicht-invasiver Blutdruck, SpO_2, Temperatur ± invasiver Blutdruck, ZVK, Harnkatheter
(Labor-)Diagnostik	■ venöse/arterielle Blutgasanalyse ■ Routinelabor ■ nur bei Fieber und V. a. Sepsis oder Immunsuppression: 2 Blutkulturen (jeweils aerob und anaerob)
Wichtig/CAVE	■ Oft können Fieber und Allgemeinsymptome den kutanen Zeichen um bis zu 24 Stunden vorausgehen! ■ Bullae, Vesikel, Nekroseareale und allen voran übermäßiger Schmerz sind Hinweise auf eine nekrotisierende Weichteilinfektion (siehe Seite 504)!

Akutmaßnahmen	■ **Analgesie** ■ **Antibiose:** ► **milder Erkrankungsverlauf (ambulante Therapie):** Penicillin V 3 x 1,5 Mio IU/Tag p.o. (oder: Cefalexin 3 x 1.000 mg/Tag p.o. bzw. Clindamycin 3 x 300 mg/Tag p.o.) für 5 Tage ► **moderater oder schwerer Erkrankungsverlauf:** Penicillin G 5 Mio IU KI (oder: Cefazolin 2 g KI bzw. Clindamycin 900 mg KI) ■ **Lokaltherapie** mit z. B. kühlenden Salbenumschlägen (mit lokalem Kortison), evtl. Kreuzverbände ■ **Behandlung der Risikofaktoren** ■ evtl. **fiebersenkende Maßnahmen**
Kommentar	■ Cave: bei Patienten mit Langzeit-Antibiotika-Prophylaxe und/oder rezidivierenden Erysipelepisoden: empirische Antibiose eskalieren (z. B. Piperacillin/Tazobactam 4/0,5 g KI + Clindamycin 900 mg KI) ■ Bei schweren Allgemeinsymptomen, hohem Fieber und hohem Alter: stationäre Aufnahme (evtl. Intensivstation)
Behandlungspartner	Dermatologie

Literatur:

Stevens DL, et al. Practice Guidelines for the Diagnosis and Management of Skin and Soft Tissue Infections: 2014 Update by the Infectious Diseases Society of America. Clin Infect Dis 2014; 59:e10–e52.

EXPLOSIONSVERLETZUNG

Definition	Verletzungen durch eine Explosion
Ursachen	■ **primäre Verletzungen:** ► hauptsächlich durch Sprengstoffe mit hoher spezifischer Energie (z. B. TNT, Dynamit, C4) ► durch Druckwelle: Verletzungen von Lunge (Pneumothorax, Lungenkontusion), Ohr (Trommelfellruptur, Innenohrschädigung), Gehirn (Commotio cerebri), Abdomen (Kontusionen, Ischämie, sekundäre Perforation, z. B. des Kolons, Blutung), Extremitäten (Frakturen, Luxationen, Amputationen), Augen (Bulbusperforation) ► Kreislaufdysregulation („Blast Shock“ = Bradykardie + Abfall Schlagvolumen + Abfall peripherer Widerstand = kritische arterielle Hypotonie, Dauer ca. 1–2 Stunden) ■ **sekundäre Verletzungen** durch umherfliegendes Material (z. B. Schrapnells, [Glas-]Splitter, Nägel): penetrierende Verletzungen ■ **tertiäre Verletzungen** durch Aufprall: stumpfe Verletzungen (insbesondere Extremitäten- und Schädelhirntrauma) ■ **quartanäre Verletzungen** durch Hitze (zumeist „Flash Burns“), Inhalation heißer Luft, stumpfe Verletzungen (z. B. durch Gebäudeeinsturz, Verschüttung)

Ursachen	**Allgemeines:** ■ Die Anzahl der Verletzten nimmt mit zunehmendem Radius vom Ausgangspunkt der Explosion zu! Während im inneren Radius mehr primäre Verletzungen und Todesopfer anzutreffen sind, nehmen sekundäre und quartanäre Verletzungen im äußeren Radius der Explosionswelle zu. ■ Explosionen in Innenräumen und unter Wasser sind mit einer erhöhten Morbidität und Mortalität (mehr primäre Verletzungen, in Innenräumen auch mehr quartanäre Verletzungen) assoziiert.
Anamnese	■ Unfallzeitpunkt? ■ Unfallmechanismus? ■ Explosionsquelle? ■ Ort der Explosion? ■ Neurologische Defizite? ■ Prähospitaler Verlauf und gesetzte Maßnahmen? ■ Hinweise auf radioaktive, biologische oder chemische Kontamination? ■ Weitere Verletzte? (Bis zum Beweis des Gegenteils muss von einem terroristischen Ereignis bzw. Großschadensereignis ausgegangen werden!) ■ Tetanusimpfstatus?
Klinik	■ „Blast Lung": Husten, Dyspnoe, Thoraxschmerzen, Hypoxämie, Hämoptysen, respiratorische Insuffizienz, spastische Rasselgeräusche (Cave: sekundäre Verschlechterung bis 48 Stunden häufig) ■ systemische Luftembolie (durch pulmonales Barotrauma): Kreislaufversagen und/oder Endorganischämie (z. B. Schlaganfall, Tetra-/Paraparese, akutes Koronarsyndrom, Darmischämie) ■ Extremitäten: offene Wunden, Blutung, Ischämie, (Teil-)Amputation ■ penetrierende Verletzungen: innere Verletzungen meist deutlich ausgedehnter als Eintrittspforte vermuten lässt ■ Pneumothorax: Dyspnoe, Hypoxämie, respiratorische Insuffizienz, einseitig/beidseitig abgeschwächtes Atemgeräusch, Hautemphysem, obstruktiver Schock ■ akutes Abdomen: Übelkeit ± Erbrechen, Schmerzen, Abwehrspannung, Schock (Cave: verzögerter Symptombeginn bis 48 Stunden) ■ Ohrverletzung: Taubheit, Hypakusis, Tinnitus, Vertigo ■ Augenverletzungen häufig! **Häufigste Todesursachen:** ■ Schädelhirntrauma ■ systemische Luftembolie (z. B. durch pulmonales Barotrauma) ■ Kreislaufversagen ■ hämorrhagischer Schock (z. B. durch Amputationen) ■ ARDS und Sepsis (Spätphase)
Monitoring	■ stabil – einmalig: Herzfrequenz, Atemfrequenz, nicht-invasiver Blutdruck, SpO_2, Temperatur ■ instabil – kontinuierlich: Herzfrequenz, Atemfrequenz, nicht-invasiver Blutdruck, SpO_2, Temperatur ± invasiver Blutdruck, ZVK, Harnkatheter
(Labor-)Diagnostik	■ venöse/arterielle Blutgasanalyse ■ Routinelabor ■ bei ausgedehnten Verletzungen oder Verschüttungstrauma: + Creatinkinase/Myoglobin ■ bei hämorrhagischem Schock: Type & Screen + 4–6 Erythrozytenkonzentrate bereitstellen ■ Otoskopie ■ Thoraxröntgen (Schmetterlingszeichen?) ■ eFAST ± CT nach Klinik ■ evtl. Röntgen und Doppler-Sonografie/CT-Angiografie bei Extremitätentrauma

Wichtig/CAVE	**Bei (vermutetem) Terroranschlag oder Großschadensereignis:** ▪ Katastrophenplan aktivieren! ▪ Häufig erreichen Leichtverletzte und „Walking Wounded" (z. B. mit privaten Transporten) das Krankenhaus zuerst, während Schwerverletzte später durch den Rettungsdienst eingeliefert werden. ▪ 50% der Verletzten erreichen innerhalb der ersten Stunde nach Eintreffen des ersten Patienten das Krankenhaus, 75% bzw. 90% innerhalb von 2 bzw. 3 Stunden. ▪ evtl. ABC-Dekontamination vor Betreten des Krankenhauses (z. B. durch Feuerwehr) ▪ Bodycheck aller Verwundeten auf Waffen bzw. Sprengsätze bei Krankenhauseingang (z. B. durch Sicherheitsdienst, Polizei oder Militär) ▪ Schutz des Krankenhauses (z. B. durch Polizei oder Militär) ▪ Tourniquet-Lager im Krankenhaus, damit Rettungsdienste nach Einlieferung eines Patienten wieder mit Nachschub ausrücken können. ▪ Hoher Intensivbettenbedarf, insbesondere postoperativ! Daher gerade zu Beginn nur klar indizierte Aufnahmen auf Intensivstation bzw. rascher Plan zur Sicherung ausreichender Intensivbettenkapazitäten!
Akutmaßnahmen	▪ **Analgesie** ▪ **Wundversorgung** (Blutstillung, Spülung/Desinfektion, Debridement, kein primärer Wundverschluss, siehe Seite 714) ▪ **Antibiotika-Prophylaxe/-therapie** (z. B. Cefuroxim 1.500 mg KI oder Ampicillin/Sulbactam 3 g KI) ± **Tetanusprophylaxe** (siehe Seite 744) ▪ bei hämorrhagischem Schock, respiratorischer Insuffizienz und/oder Koma: siehe Seiten 62, 54 bzw. 40 ▪ bei V. a. „Blast Lung" bzw. Pneumothorax: liberale **Bülaudrainagen-Einlage** (beidseitig!) ▪ bei V. a. Luftembolie: **Schocktherapie, Versuch der rechtskardialen Luftaspiration (über ZVK aspirieren) + Sauerstoff-Therapie mit 100% FiO_2,** bei radiologischem Nachweis einer Luftembolie + verfügbaren Ressourcen: **Transfer zur hyperbaren Sauerstoff-Therapie** ▪ bei akutem Abdomen: **chirurgisches Konsil ± explorative Laparoskopie/ Laparotomie** ▪ bei Amputationsverletzung: siehe Seite 247 ▪ bei Pfählungsverletzung: **Fremdkörper bis zur operativen Exploration + Entfernung belassen** (siehe Seite 429) ▪ bei Verschüttungstrauma oder V. a. Crush-Verletzung: **Schocktherapie, chirurgische Versorgung ± Kompartmentspaltung, Azidose- + Hyperkaliämie-Kontrolle** ▪ bei Augenverletzungen (immer von Bulbusperforation ausgehen): siehe Seite 270 ▪ bei Frakturen: siehe Seite 313 ▪ bei Verbrennung: siehe Seite 500 ▪ bei Trommelfellruptur: siehe Seite 704 ▪ bei Kontamination von Wunden mit Blut anderer Patienten/Opfer: siehe Seite 665

Entlassungsmanagement
(bei fehlenden äußeren Verletzungen nach Explosion)

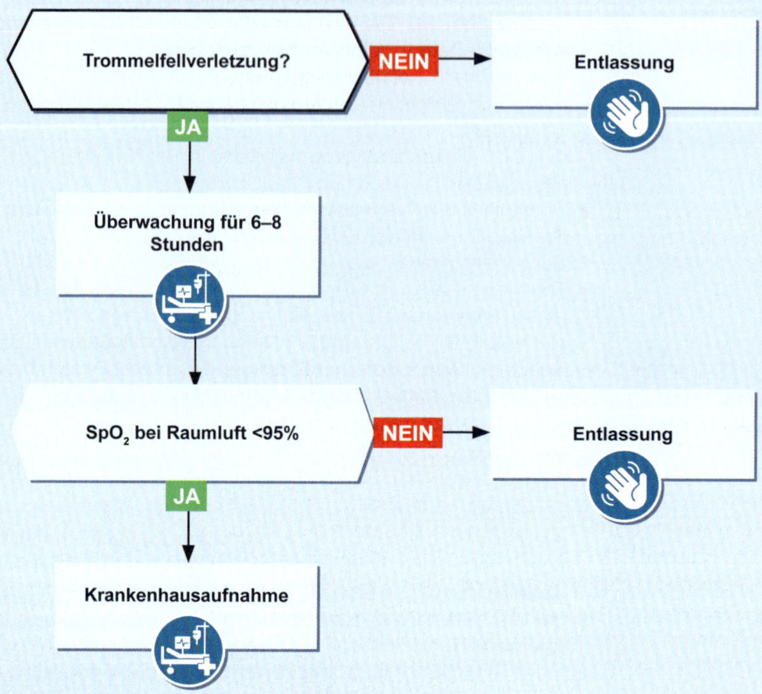

Behandlungspartner	■ Unfallchirurgie/Orthopädie ■ Anästhesie ■ Intensivmedizin

Literatur:

Division for Injury Response. Blast Injuries. Fact Sheets for Professionals. Centers for Disease Control and Prevention. National Center for Injury Prevention and Control.

EXTRAUTERINGRAVIDITÄT

unter Mitarbeit von Univ.-Prof. Dr. Peter Oppelt, MBA

Definition	Nidation eines befruchteten Eis außerhalb der Gebärmutterhöhle
Ursachen	■ Häufigkeit 1:100 (!) ■ Nidationsort: Tube >> Uteruswand ~ intraabdominal/ovarial ■ **Verläufe von Tubengraviditäten:** ▸ tubaler Abort in die Bauchhöhle ▸ spontane Involution der Schwangerschaft ▸ Tubenruptur (Blutung-/Lebensgefahr!)

Anamnese	■ Symptombeginn und -verlauf? ■ Vaginale Blutung oder Sekret? ■ Z.n. Synkope? (V. a. Ruptur mit Blutung) ■ Dauer Amenorrhö? (typisch: 8–14 Wochen) ■ Kontrazeption? ■ Sekundäre Schwangerschaftshinweise? ■ Frühere Schwangerschaften?
Klinik	■ Amenorrhö ■ missfarbenes vaginales Sekret ■ Unterbauchschmerz ■ lokaler Druckschmerz ■ Übelkeit ± Erbrechen **Bei Tubenruptur:** ■ akute Schmerzexazerbation (Cave: 10% schmerzfrei) ■ diffuse abdominelle Schmerzen, evtl. mit Abwehrspannung ■ Schulterschmerzen („Referred pain" infolge Zwerchfellirritation durch intraabdominelles Blut) ■ Orthostase ± Z.n. Synkope ■ Tachykardie ■ vaginale Blutung ■ evtl. klinische Zeichen des hämorrhagischen Schocks
Monitoring	■ einmalig: Herzfrequenz, Atemfrequenz, nicht-invasiver Blutdruck, SpO_2, Temperatur ■ bei V. a. Ruptur oder hämodynamischer Instabilität – kontinuierlich: Herzfrequenz, Atemfrequenz, nicht-invasiver Blutdruck, SpO_2, Temperatur ± invasiver Blutdruck, ZVK, Harnkatheter
(Labor-)Diagnostik	■ venöse/arterielle Blutgasanalyse ■ Routinelabor + ß-HCG im Serum oder im Harn ■ Sonografie Abdomen oder transvaginal (Raumforderung im Bereich der Adnexe ± freie intraabdominelle Flüssigkeit?) ■ evtl. CT-Abdomen ■ bei V. a. Ruptur: Type & Screen (Rhesus-Antikörperstatus wichtig) + 4–6 Erythrozytenkonzentrate bereitstellen
Wichtig/CAVE	■ Bei jeder Frau im gebärfähigen Alter mit Unterbauchschmerzen oder vaginaler Blutung an ektope Schwangerschaft denken! ■ Unspezifische gastrointestinale Beschwerden sind die häufigste Fehldiagnose einer Extrauteringravidität!
Akutmaßnahmen	■ **Analgesie** ■ **zwei großlumige Zugänge** ■ **balancierte Kristalloide** ■ bei Ruptur/freier intraabdomineller Flüssigkeit: **so rasch als möglich in den OP + Schocktherapie** (siehe Seite 62) ■ bei stabilen Patientinnen ohne Hinweis auf Ruptur: **Entscheidung** zur semielektiven **chirurgischen Versorgung** (z. B. Laparoskopie) **oder konservativem Management** (z. B. Methotrexat-Therapie) durch Gynäkologen
Kommentar	Die ektope Schwangerschaft ist die häufigste Ursache der mütterlichen Sterblichkeit im ersten Trimester!
Behandlungspartner	■ Gynäkologie ■ Anästhesie

Literatur:

American College of Obstetricians and Gynecologists. Tubal ectopic pregnancy. ACOG Practice Bulletin No. 191. Clinical Management Guidelines for Obstetrician-Gynecologists. Obstet Gynecol 2018; 131:e65–e77.
Jurkovic D, et al. Diagnosis and management of ectopic pregnancy. BMJ 2011; 342:d3397.

EXTREMITÄTENISCHÄMIE, AKUT

Definition	■ akute arterielle Durchblutungsstörung einer Extremität (untere >> obere Extremitäten) ■ Leriche-Syndrom: Verschluss der Bauchaorta mit akuter Durchblutungsstörung beider Beine
Ursachen	■ lokale Thrombose einer erkrankten Arterie (z. B. bekannte oder anamnestische Hinweise auf peripher arterielle Verschlusskrankheit, Poplitealaneurysma, Thrombangiitis obliterans) oder einer Gefäßprothese ■ thromboembolische Ereignisse (80–90% kardiale Quelle, häufige Lokalisationen der Embolie: Arteria femoralis communis > Arteria poplitea > Arteria brachialis > Aortenbifurkation; seltene Quelle: Aortenthrombus, paradoxe Embolie) ■ Arteriendissektion (z. B. infolge Aortendissektion, Komplikation nach Leistenpunktion)
Anamnese	■ Symptombeginn und -verlauf? ■ Anamnestische Hinweise auf peripher arterielle Verschlusskrankheit? (z. B. Muskelschmerzen beim Gehen/Claudicatio, verkürzte Gehstrecke) ■ Bekannte Gefäßerkrankungen? (z. B. peripher arterielle Verschlusskrankheit, Aortenerkrankung/-aneurysma) ■ Emboliequelle? (z. B. Vorhofflimmern, mechanischer Klappenersatz, Z.n. rezentem Myokardinfarkt, Fieber oder Hinweise auf Endokarditis) ■ Kardiovaskuläre Risikofaktoren? (z. B. Nikotinabusus, Diabetes mellitus, Z.n. Schlaganfall/Myokardinfarkt, positive Familienanamnese, arterielle Hypertonie, Stress, Adipositas, Hyperlipidämie, Hypercholesterinämie) ■ Thoraxschmerz? (V. a. akutes Aortensyndrom) ■ Malignom?
Klinik	**6 Ps (im Seitenvergleich):** ■ Pulslosigkeit (von proximal nach distal Pulse tasten) ■ Poikilothermie (Kälte) ■ Pallor (Blässe) ■ Pain (Schmerz) ■ Parästhesien ■ Paralyse (motorische Schwäche) **Cave:** Beim Verschluss eines nativen Gefäßes finden sich klinische Ischämiezeichen distal (z. B. 1 Etage/Gelenk tiefer) des eigentlichen Gefäßverschlusses!

Rutherford-Klassifikation zur Schweregradeinteilung der akuten Extremitätenischämie	
Grad 1	milde Claudicatio
Grad 2	mäßige Claudicatio
Grad 3	schwere Claudicatio
Grad 4	ischämischer Ruheschmerz
Grad 5	ischämische/s Ulkus/Nekrose der Zehen
Grad 6	ischämische/s Ulkus/Nekrose über die Zehen hinausgehend

Monitoring	■ einmalig: Herzfrequenz, Atemfrequenz, nicht-invasiver Blutdruck, SpO_2, Temperatur ■ bei kardiopulmonaler Instabilität oder Leriche-Syndrom – kontinuierlich: Herzfrequenz, Atemfrequenz, invasiver Blutdruck, SpO_2 ± invasiver Blutdruck, ZVK, Harnkatheter

(Labor-)Diagnostik	■ 12-Kanal-EKG (Vorhofflimmern?) ■ Routinelabor + Creatinkinase/Myoglobin ■ CT-Angiografie (oder: Doppler-Sonografie bzw. MR-Angiografie)
Wichtig/CAVE	Bei Ruheschmerzen und eingeschränkter Sensomotorik ist die Extremität akut bedroht (V. a. kompletten Verschluss) und eine raschestmögliche Revaskularisation anzustreben.
Akutmaßnahmen	■ **So rasch als möglich: interventionelle oder operative Revaskularisation** ■ **Analgesie** ■ **balancierte Kristalloide** ■ **Extremität tief lagern** ■ **Watteverband** (zum Schutz vor Auskühlung und Druckschädigung) ■ **unfraktioniertes Heparin** 60 IU/kg i.v.
Kommentar	Das Vorhandensein eines Malignoms beeinflusst das unmittelbare Revaskularisationsergebnis nicht!
Behandlungspartner	■ Gefäßchirurgie ■ Anästhesie

Literatur:

Björck M, et al. European Society for Vascular Surgery (ESVS) 2020 Clinical Practice Guidelines on the Management of Acute Limb Ischemia. Eur J Vasc Surg 2020; 59:173–218.

FRAKTUR (EXTREMITÄT)

Definition	■ Bruch eines Knochens (in diesem Kapitel: der unteren oder oberen Extremität) ■ offene Fraktur: Durchspießung der über der Fraktur gelegenen Weichteile und Haut durch den Knochen bzw. Knochenfragmente
Ursachen	■ direkte oder indirekte Gewalteinwirkung ■ Ermüdungsfraktur durch wiederholte bzw. prolongierte Belastung (betrifft fast ausschließlich die untere Extremität, z. B. Os metatarsale V) ■ pathologische Fraktur (z. B. Osteoporose, Knochentumor, Metastase)
Anamnese	■ Unfallzeitpunkt? ■ Unfallmechanismus? ■ Sensomotorische Ausfälle? (Umfang und Verlauf) ■ Begleitverletzungen? ■ Drogen-/Alkoholintoxikation? ■ Präklinischer Verlauf und gesetzte Maßnahmen? ■ Bekanntes Malignom (inklusive Knochentumor)? ■ Bekannte Osteoporose? ■ Letzte Nahrungsaufnahme? ■ Bei offener Fraktur: Tetanusimpfstatus?

Klinik

- Schmerzen
- Schwellung
- Achsenabweichung/Fehlstellung (sicheres Frakturzeichen)
- Krepitation (sicheres Frakturzeichen)
- abnorme Beweglichkeit (sicheres Frakturzeichen)
- tastbare Stufenbildung im Knochen
- Funktionseinschränkung
- bei Nervenverletzung: sensomotorisches Defizit
- bei Arterienverletzung: verminderte Perfusion distal der Fraktur
- bei Ermüdungsfraktur: Symptome meist deutlich milder und nahezu immer protrahiert mit akuter Schmerzexazerbation (z. B. belastungsabhängige Schmerzen)

Fraktureinteilung nach Tscherne und Oestern

Grad	Geschlossene Fraktur	Offene Fraktur
0	einfache Fraktur ohne Weichteilverletzung	–
I	einfache/mittelschwere Fraktur mit oberflächlicher Hautabschürfung oder Kontusion	Durchspießung der Haut, unbedeutende Kontamination
II	(mittel)schwere Fraktur mit tiefer, verschmutzter Hautabschürfung, Kontusion, drohendes Kompartment-Syndrom	Durchtrennung der Haut, umschriebene Haut- und Weichteilkontusion, mittelschwere Kontamination
III	schwere Fraktur, ausgedehnte Hautkontusion, Zerstörung der Muskulatur, subkutanes Decollement, Kompartment-Syndrom	ausgedehnte Weichteilzerstörung, häufig Gefäß- und Nervenverletzung, starke Wundkontamination, Knochenzertrümmerung
IV	–	totale oder subtotale Amputation (<Ein Viertel des Weichteilmantels intakt) mit Durchtrennung der wichtigsten Nerven und Blutgefäßen, vollständige Ischämie

Monitoring

- einmalig: Herzfrequenz, Atemfrequenz, nicht-invasiver Blutdruck, SpO_2, Temperatur
- bei hämodynamischer Instabilität – kontinuierlich: Herzfrequenz, Atemfrequenz, nicht-invasiver Blutdruck, SpO_2 ± invasiver Blutdruck, ZVK, Harnkatheter

(Labor-)Diagnostik	▪ Röntgen in 2 Ebenen (bei langen Röhrenknochen immer beide angrenzenden Gelenke mit abbilden) ▪ evtl. zur präoperativen Planung: Feinschicht-CT ▪ bei relevanter Verletzungsschwere: venöse/arterielle Blutgasanalyse, Routinelabor + evtl. Type & Screen ± Erythrozytenkonzentrate bereitstellen ▪ bei V. a. Kompartment-Syndrom (Unterschenkel >> Unterarm > Oberschenkel): Kompartmentdruckmessung mit invasivem Drucksystem (kritischer Kompartmentdruck: >30 mmHg oder diastolischer Blutdruck – Kompartmentdruck <30 mmHg – wichtig: Äquilibrierungszeit von 60 Sekunden abwarten, da initial durch reflektorische Muskelkontraktion infolge des Nadeleinstichs zu hohe Druckwerte gemessen werden) ▪ bei V. a. Extremitätenischämie: Doppler-Sonografie oder (CT-)Angiografie ▪ bei V. a. Ermüdungsfraktur oder pathologische Fraktur: MRT im Intervall (Achtung: Standardröntgen weist zu geringe Sensitivität auf!)
Wichtig/CAVE	**Komplikationen von Frakturen:** ▪ Blutung (z. B. Humerus bis 500 ml, Tibia bis 1 Liter, Femur bis 2 Liter) ▪ Nervenverletzung (siehe Seite 668) ▪ Arterienverletzung mit Extremitätenischämie ▪ Kompartment-Syndrom ▪ Infektion (z. B. Wundinfekt, Osteomyelitis)
Akutmaßnahmen	▪ **Analgesie** ▪ bei relevanter Achsenabweichung: **anatomische Reposition** (z. B. nach Hämatomblock oder unter Analgosedierung) mit nachfolgender Röntgenkontrolle ▪ **achsengerechte Ruhigstellung + Schienung** (= Schmerztherapie + Blutstillung) ▪ bei offener Fraktur: **grobe Reinigung, steriler Verband, Antibiotika-Prophylaxe** <1 Stunde nach Trauma (z. B. Ampicillin/Sulbactam 3 Kl) ± **Tetanusprophylaxe** (siehe Seite 744) ▪ **unfallchirurgische Evaluation** zur Festlegung des weiteren Procederes (konservative vs. operative Frakturversorgung) ▪ bei konservativer Frakturversorgung: **Ruhigstellung durch immobilisierenden Verband** (z. B. Tornisterverband bei Klavikulafraktur, Gilchristverband bei proximaler Humerusfraktur, [Spalt-]Gips bei Frakturen der langen Röhrenknochen bzw. Frakturen der Hand- oder Fußknochen, Splint oder Buddy-Taping bei Frakturen der Phalangen) ▪ bei Ruhigstellung einer unteren Extremität: **Thromboseprophylaxe** mit niedermolekularem Heparin (z. B. Enoxaparin 1 x 40 mg/Tag s.c.) ▪ bei hämorrhagischem Schock: siehe Seite 62
Kommentar	▪ Bei offener Fraktur und ausreichend sicherer Information durch den Rettungsdienst: sterilen Verband vor Erreichen des OPs belassen. ▪ Das Vorhandensein eines peripher tastbaren Pulses schließt ein Kompartment-Syndrom nicht aus!
Behandlungspartner	▪ Unfallchirurgie/Orthopädie ± Anästhesie

Literatur:

Bouillon B, et al. S3-Leitlinie Polytrauma/Schwerverletzten-Behandlung. AWMF-Register-Nr.: 012/019, 2016.

FREMDKÖRPERASPIRATION

Definition	Aspiration eines festen oder halbfesten Fremdkörpers in die oberen Atemwege
Ursachen	■ Schluckstörung (z. B. durch hohes Alter, Demenz, neurologische oder psychiatrische Erkrankung, Z.n./b. Akuterkrankung) ■ akzidentell ■ häufige Fremdkörper: Nahrung (z. B. Fleischstück, Nuss, Gräte) oder kleine Objekte
Anamnese	■ Symptombeginn und -verlauf? (oft Außenanamnese erforderlich) ■ Art des Fremdkörpers? ■ Umstände? (z. B. beim Essen, welches Essen) ■ Zahnprothese? ■ Drogen-/Alkoholintoxikation? ■ Bekannte Schluckstörung oder Hinweise auf eine solche? (z. B. häufiges Husten nach dem Trinken oder beim Essen) ■ Risikofaktoren für Schluckstörung? (z. B. hohes Alter, Demenz, neurologische Erkrankung, Frailty, Bettlägerigkeit) ■ Vorerkrankungen? (insbesondere neurologisch oder psychiatrisch)
Klinik	**Fremdkörperlage in der Nase oder im Nasopharynx:** ■ Fremdkörpergefühl ■ Schmerzen ■ selten: Epistaxis **Fremdkörperlage im Hypopharynx, Larynx oder in der Trachea:** ■ Heiserkeit bis Aphonie (Fremdkörper im Hypopharynx oder Larynx) ■ inspiratorischer Stridor (Fremdkörper im Hypopharynx oder Larynx) ■ in- und exspiratorischer Stridor (Fremdkörper in der Trachea) ■ Dyspnoe ■ erhöhte Atemarbeit ■ Schmerzen ■ bei kompletter Verlegung: dramatische Klinik mit rascher Asphyxie und Herzkreislaufstillstand **Zusätzlich bei Lage des Fremdkörpers im (Haupt-)Bronchus (häufiger rechts als links):** ■ Husten (evtl. Hämoptyse) ■ exspiratorischer, monophoner Stridor ■ ipsilateral reduzierte Atemgeräusche
Monitoring	■ kontinuierlich: Herzfrequenz, Atemfrequenz, nicht-invasiver Blutdruck, SpO_2 ■ einmalig: Temperatur
(Labor-)Diagnostik	■ bei röntgendichtem Fremdkörper: Thoraxröntgen (Atelektase bei kompletter Bronchusobstruktion vs. Hyperinflation bei inkompletter Bronchusobstruktion mit Ventilmechanismus) ■ bei nicht-röntgendichtem Fremdkörper: evtl. CT Thorax-Abdomen und/oder Bronchoskopie

Akutmaßnahmen	**Komplette Verlegung:** ▪ **wiederholte Schläge mit flacher Hand auf den Rücken** ▪ **Heimlich-Handgriff** ▪ bei pharyngealer oder laryngealer Lage des Fremdkörpers: direkte **Extraktion mit Magill-Zange** unter Laryngoskopie ▪ bei trachealer Lage des Fremdkörpers: **Vorschieben des Fremdkörpers mit Tubus in einen Hauptbronchus** **Inkomplette Verlegung/Fremdkörper in Bronchien:** ▪ Oberkörperhochlagerung ▪ Sauerstoff-Therapie ▪ endoskopische Bergung (evtl. mit starrem Bronchoskop)
Behandlungspartner	▪ HNO ▪ Pneumologie (bei trachealer oder bronchialer Fremdkörperlage) ▪ Anästhesie

Literatur:

Hewlett JC, et al. Foreign body aspiration in adult airways: a therapeutic approach. J Thorac Dis 2017; 9:3398–3409.

FRUCHTWASSEREMBOLIE

unter Mitarbeit von Univ.-Prof. Dr. Peter Oppelt, MBA

Definition	Eintritt von Fruchtwasser in die maternale Zirkulation
Ursachen	▪ Eintritt von Fruchtwasser in die maternale Zirkulation mit mechanischer Obstruktion der Lungenstrombahn durch feste Anteile sowie pulmonalarterielle Vasokonstriktion und Induktion einer Verbrauchskoagulopathie durch vasoaktive bzw. prokoagulatorische Substanzen des Fruchtwassers ▪ Symptombeginn: peripartal, selten präpartal (z. B. nach Trauma oder intrauterinen Eingriffen) ▪ **Risikofaktoren:** ▸ Alter >35 Jahren ▸ Placenta praevia ▸ Mehrlingsschwangerschaft ▸ Sectio caesarea
Anamnese	▪ Symptombeginn und -verlauf? ▪ Schwangerschaftswoche? ▪ Erkrankungen in der Schwangerschaft? (z. B. Gestationsdiabetes, Schwangerschaftshypertonie) ▪ Risikofaktoren? (siehe oben)

Klinik	■ unspezifische Prodromi (z. B. Angst, Unwohlsein, „Etwas stimmt nicht!") ■ akuter Symptombeginn während der Austrittsperiode, Sectio caesarea oder innerhalb der ersten 30 postpartalen Minuten ■ Dyspnoe ■ Hypoxämie ■ kardiogener Schock mit klinischen Symptomen der akuten Rechtsherzbelastung ■ diffuse Blutungsneigung ■ Vigilanzminderung ■ Krampfanfall
Monitoring	kontinuierlich: Herzfrequenz, Atemfrequenz, invasiver Blutdruck, SpO_2, Temperatur, ZVK, Harnkatheter
(Labor-)Diagnostik	■ 12-Kanal-EKG ■ arterielle Blutgasanalyse ■ Routineblut + Thromboelastometrie/-grafie ■ Type & Screen + 6 Erythrozytenkonzentrate bereitstellen ■ Echokardiografie (evtl. transösophageal)
Wichtig/CAVE	**Differentialdiagnosen:** ■ Pulmonalarterienembolie ■ peripartum Kardiomyopathie ■ akutes Aorten- oder Koronarsyndrom ■ Anaphylaxie ■ Eklampsie
Akutmaßnahmen	■ **Therapie der respiratorischen Insuffizienz** (siehe Seite 54) ■ **Therapie der postpartalen Blutung** (siehe Seite 30) ■ **Schocktherapie** (siehe Seite 60) ■ **Therapie der Verbrauchskoagulopathie:** ▸ Tranexamsäure 2 g KI ▸ Fibrinogen 4 g i.v. ▸ weitere Therapie nach Thromboelastometrie/-grafie ■ bei präpartaler Fruchtwasserembolie: **Notfall-Sectio-caesarea**
Kommentar	Sehr hohes Mortalitätsrisiko (>50%)!
Behandlungspartner	■ Gynäkologie ■ Intensivmedizin

Literatur:

Society for Maternal-Fetal Medicine (SMFM); Pacheco LD, et al. Amniotic fluid embolism: diagnosis and management. Am J Obstet Gynecol 2016; 215:B16-B24.

GASTROENTERITIS, DYSENTERISCH/ENTEROINVASIV

Definition	Entzündliche Erkrankung des Magen-Darm-Traktes durch Bakterien oder Parasiten
Ursachen	Infektion durch enteropathogene Keime, z. B. enterohämorrhagische oder enteroinvasive Escherichia coli, Campylobacter spp., Salmonella spp. (non-typhoid), Yersinia spp., Shigella spp., Giardia spp., Entamoeba histolytica

Anamnese	▪ Symptombeginn und -verlauf? ▪ Stuhlhäufigkeit und -qualität? ▪ Stuhl blutig oder schleimig? ▪ Konsum suspekter Nahrungsmittel? (z. B. inkomplett gekochte Speisen, unpasteurisierte Milchprodukte inklusive Weichkäse) ▪ Kontakt zu erkrankten Personen (z. B. Pflegeheim) oder potenziell infektiösem Stuhl? (z. B. Pflegeberuf, Laborarbeit) ▪ Reiseanamnese? ▪ Vorerkrankungen? (z. B. chronisch entzündliche Darmerkrankungen, Immunsuppression, Tumorerkrankung mit Chemotherapie oder Bestrahlung, HIV)
Klinik	▪ Fieber ▪ schleimige und/oder blutige Diarrhö (typisch: häufige, kleine Stuhlportionen) ▪ Bauchschmerzen (auch krampfartig) ▪ Schmerzen durch Palpation verstärkt ▪ Übelkeit ± Erbrechen (seltener als bei nicht-dysenterischer Gastroenteritis) ▪ Abwehrspannung und/oder Loslassschmerz nur bei Komplikationen (z. B. sekundäre Perforation) ▪ evtl. Dehydratationszeichen (siehe Seite 293)
Monitoring	einmalig: Herzfrequenz, Atemfrequenz, nicht-invasiver Blutdruck, SpO_2, Temperatur
(Labor-)Diagnostik	▪ venöse/arterielle Blutgasanalyse ▪ Routinelabor + visuelles Differentialblutbild (Fragmentozyten?) ▪ Stuhl an die Mikrobiologie (Stuhl-pathogene Keime bei Reiseanamnese?, V. a. hämolytisch-urämisches Syndrom oder Immunsuppression: spezielle Information Labor bezüglich Bestimmung von Entamoeba histolytica, Escherichia coli O157:H7, Kryptosporidien bzw. Mycobacterium-avium-Komplex) ▪ bei Fieber: 2 Blutkulturen (jeweils aerob und anaerob)
Akutmaßnahmen	▪ **Rehydrierung** mit balancierten Kristalloiden (sobald möglich Umstellung auf orale Rehydrierung) ± **Elektrolytersatz** ▪ bei Übelkeit ± Erbrechen: **antiemetische Therapie** ▪ bei Schmerzen/Krämpfen: **Metamizol** 1–2,5 g + **Scopolamin** 20 mg KI ▪ bei Fieber und/oder systemischen Infektionszeichen: **Azithromycin** 500 mg p.o. ▪ bei V. a. hämolytisch-urämisches Syndrom: siehe Seite 491
Kommentar	▪ Loperamid kontraindiziert! ▪ Meldepflicht (siehe Seite 731) beachten
Behandlungspartner	▪ Allgemeinmedizin ▪ Gastroenterologie

Literatur:

Shane AL, et al. 2017 Infectious Disease Society of America Clinical Practice Guidelines for the Diagnosis and Management of Infectious Diarrhea. Clin Infect Dis 2017; 65:e45-e80.

GERINNUNGSSTÖRUNG, ANGEBOREN ODER ERWORBEN, NOTFÄLLE BEI ERWACHSENEN MIT

Allgemeines	▪ Schweregrad des Gerinnungsfaktorenmangels: ▸ mild: Faktorenaktivität 5–40% ▸ moderat: Faktorenaktivität 1–5% ▸ schwer: Faktorenaktivität <1% ▪ Schmerz ist häufig das erste Symptom einer Spontanblutung. ▪ Indikation zum Therapiebeginn mit Gerinnungsfaktoren basierend auf klinischem Nachweis einer Blutung und nicht nach (verzögertem) Erhalt der Laborwerte! ▪ NSAR und Acetylsalicylsäure (in Dosen >100 mg) meiden
Anamnese	▪ Symptombeginn und -verlauf? ▪ Art und Schweregrad der Gerinnungsstörung? ▪ Normale Faktorenkonzentration? (z. B. bei Hämophilie-Patienten meistens bekannt) ▪ Typ der von-Willebrand-Erkrankung? ▪ Normale Plättchenzahl? (z. B. bei Patienten mit idiopathischer Thrombozytopenie) ▪ Notfallset dabei? ▪ Betreuende Klinik/Ambulanz? (inklusive Kontakt- oder Notfalltelefon)
Hämophilie A/B	▪ Fast nur Männer betroffen; Hämophilie bei Frauen extrem selten, aber möglich! ▪ **Klinik:** Epistaxis, subkutane Blutung, Muskel-/Gelenkblutung, gastrointestinale Blutungen, Hämaturie, Hypermenorrhö ▪ **Diagnostik:** Routineblut + Faktor-VIII- (Hämophilie A) oder -IX-(Hämophilie B) Aktivität ▪ **Therapie:** bei milder Blutungssymptomatik und Hämophilie A: Desmopressin 0,3 µg/kg KI; bei Hämophilie B oder relevanter Blutungssymptomatik: Faktor-VIII- bzw. -IX-Konzentrate (Faktor-VIII-Konzentrat: Anstieg Faktorenaktivität auf 50%: 25 IU/kg i.v.; Anstieg Faktorenaktivität auf 80–100%: 50 IU/kg i.v.; Faktor-IX-Konzentrat: Anstieg Faktorenaktivität auf 50%: 50 IU/kg i.v.; Anstieg Faktorenaktivität auf 8–100%: 100–140 IU/kg i.v.)

Erforderliche Faktorenaktivität in Abhängigkeit von der Art der Blutung

Art der Blutung	Erforderliche Faktorenaktivität
Hämarthros, Muskelblutung, Hämaturie, tiefe Schnittverletzung	50%
retroperitoneale Blutung, gastrointestinale Blutung	80–100%
intrakranielle Blutung	100%
Notfall-OP	80–100%

Hemmkörperhämophilie	**Definition:** Autoimmunerkrankung mit Ausbildung von Autoantikörpern gegen Gerinnungsfaktoren (typisch: Faktor VIII), angeboren oder erworben (z. B. bei Hämophilie A oder im Rahmen eines Malignoms, Autoimmunerkrankung, Hepatitis-B/C bzw. Schwangerschaft) **Klinik:** subkutane Blutungen, Muskelblutungen, gastrointestinale Blutung, Hämaturie, retroperitoneale Blutung **Diagnostik:** Routineblut + Plasmaaustauschversuch (bei Inhibitor: Bethesda-Einheiten?) **Therapie:** Desmopressin 0,3 µg/kg KI + Faktor-VIIa-Konzentrat 90 µg/kg i.v.

von-Willebrand-Erkrankung	**Allgemein:** ▪ angeborene (autosomal-dominant vererbte) Formen (Typ I: milder oder moderater Mangel des von-Willebrand-Faktors und Faktors VIII; Typ II: von-Willebrand-Faktor-Dysfunktion; Typ III: komplettes Fehlen des von-Willebrand-Faktors und Faktors VIII) ▪ erworbene Formen (durch mechanische Zerstörung infolge hoher Scherkräfte [z. B. Aortenklappenstenose, extrakorporale Kreislaufunterstützungssysteme], proteolytischen Abbau bei Urämie, Adsorption an Tumorzellen [z. B. bei lympho- oder myeloproliferativen Erkrankungen], Autoantikörperbildung [z. B. im Rahmen von Autoimmunerkrankungen] oder defekte Synthese [z. B. bei Hypothyreose]) **Klinik:** Epistaxis, Zahnfleischblutungen, gastrointestinale Blutungen, Hämaturie, Hypermenorrhö **Diagnostik:** Routineblut + von-Willebrand-Faktor Antigen + Ristocetin Cofaktor + Faktor-VIII-Aktivität **Therapie:** Desmopressin 0,3 µg/kg KI + Tranexamsäure 1 g KI (weiter mit 3 x 1 g/Tag i.v.); bei lebensbedrohlicher Blutung sowie bei von-Willebrand-Erkrankung Typ II oder III: kombiniertes von-Willebrand- + Faktor-VIII-Konzentrat 50 IU/kg i.v.
Idiopathische thrombozytopene Purpura	▪ **Klinik:** Blutungen ab Thrombozytenzahlen <30 G/l, schwer zumeist erst ab <10 G/l (z. B. Petechien, Zahnfleischbluten, Epistaxis, gastrointestinale Blutung, Hämaturie, intrazerebrale Blutung, Hypermenorrhö) ▪ **Diagnostik:** Routineblut ▪ **Therapie:** Dexamethason 40 mg i.v. + intravenöse Immunglobuline 1 g/kg (Einzeldosis!), bei lebensbedrohlicher Blutung Thrombozytenkonzentrat(e) (Cave: verkürzte Lebensdauer der Thrombozyten, nur wenige Stunden in der Zirkulation verbleibend)
Behandlungspartner	Hämatologie

Literatur

Arnold DM. Bleeding complications in immune thrombocytopenia. Am Soc Hematol Educ Program 2015; 1:237–242.
Lee A. Emergency management of patients with bleeding disorders: practical points for the emergency physician. Transfus Apher Sci 2019; 58:553–562.
National Hemophilia Foundation. Guidelines for emergency department management of individuals with hemophilia and other bleeding disorders. MASAC Document #257; www.hemophilia.org
Neunert C, et al. American Society of Hematology 2019 guidelines for immune thrombocytopenia. Blood Adv 2019; 3:3829–3866.

GESICHTSSCHÄDEL- UND SCHÄDELBASISFRAKTUR

Definition	▪ Fraktur von Knochen des Viszerokraniums (Gesichtsschädel) bzw. der Schädelbasis ▪ häufige Begleitverletzungen: Schädelhirntrauma, HWS-Verletzung, Lungenkontusionen
Ursachen	Trauma

3.1 Notfallmedizinische Erkrankungen

Anamnese	■ Unfallzeitpunkt? ■ Unfallmechanismus? ■ Sensomotorische Ausfälle? (Umfang und Verlauf) ■ Begleitverletzungen? ■ Drogen-/Alkoholintoxikation? ■ Prähospitaler Verlauf und gesetzte Maßnahmen? ■ Fremdverschulden? ■ Letzte Nahrungsaufnahme? ■ Patientensicherheit nach Entlassung?
Klinik	**Mandibulafraktur:** ■ Schmerzen im Unterkieferbereich (bei Kondylenfraktur bis präaurikulär reichend) ■ Hämatombildung, Deformierung, Krepitation, segmentale Mobilität ■ Weichteilverletzungen häufig ■ Abweichung zu einer Seite bei Mundöffnung (bei Kondylenfraktur) ■ Okklusionsstörung ■ Sensibilitätsstörung im Bereich des Kinns **Maxilla- und/oder Jochbeinfraktur:** ■ Schmerzen im Oberkiefer- oder Jochbogenbereich ■ Hämatombildung ■ Stufenbildung oder Deformierung Gesicht (typisch: Abflachung bei LeFort-II- und III-Fraktur) ■ Krepitation ■ segmentale Mobilität ■ Okklusionsstörung ■ evtl. Kieferklemme oder -sperre ■ Sensibilitätsstörung im Bereich der Oberlippe und/oder Wange **Nasenbeinfraktur:** ■ siehe Seite 667 **Orbitaboden-/Orbitawandfraktur (z. B. „Blow-out-Fraktur“):** ■ Schmerzen periorbital ■ Lidschwellung ■ Monokelhämatom ■ Enophthalmus ■ Ophthalmoplegie ■ Doppelbilder ■ evtl. Hypästhesie Wange und/oder Oberlippe (V. a. Läsion des Nervus infraorbitalis) **Felsenbeinfraktur:** ■ Schmerzen retroaurikulär ■ Hämatombildung retroaurikulär (Battle-Zeichen) ■ periphere Fazialisparese ■ Blutung aus Gehörgang ■ Hörminderung **V. a. offene Schädelbasisverletzung bei:** ■ Liquorrhö aus Ohr oder Nase (klinisch erkennbar an hellem Hof um Blut, wenn dieses auf einen Tupfer tropft)
Monitoring	■ einmalig: Herzfrequenz, Atemfrequenz, nicht-invasiver Blutdruck, SpO_2, Temperatur ■ bei respiratorischer oder hämodynamischer Instabilität – kontinuierlich: Herzfrequenz, Atemfrequenz, invasiver Blutdruck, SpO_2 ± ZVK, Harnkatheter

(Labor-)Diagnostik	■ venöse/arterielle Blutgasanalyse ■ Routinelabor ■ bei relevanter Blutung: + Thromboelastometrie/-grafie, Type & Screen + evtl. Erythrozytenkonzentrate bereitstellen ■ Feinschicht-CT des Gesichtsschädels bzw. CT der Schädelbasis ■ zum Ausschluss von häufigen Begleitverletzungen: + CCT mit oberer HWS ■ bei V. a. Liquorrhö: Einlage von ß-Trace-Schwämmchen
Wichtig/CAVE	**Prioritäten im Notfallmanagement von Patienten mit Gesichtsschädelverletzungen:** ❶ Atemwegssicherung ❷ Blutungskontrolle ❸ chirurgische Erstversorgung
Akutmaßnahmen	■ **Atemwegssicherung** ■ bei relevanter Blutung (selten): **Blutungskontrolle** (z. B. beidseitige nasale Ballonkatheter + molare Beißkeile + harte Schanzkrawatte) ■ bei hämorrhagischem Schock: siehe Seite 60 ■ **Analgesie** ■ bei offener Schädelbasisfraktur: **Antibiotika-Prophylaxe** (z. B. Ampicillin/Sulbactam 3 g KI) ■ evtl. **Wundversorgung** (siehe Seite 714) ■ weitere Evaluation durch Kieferchirurgen oder HNO-Facharzt bezüglich Indikation zur operativen Reposition und/oder Osteosynthese
Kommentar	Bei Frauen oder schutzbedürftigen Personen auf Gewaltschutzprogramm hinweisen und evtl. Hilfe über Sozialdienst anbieten
Behandlungspartner	■ Unfallchirurgie/Orthopädie ■ Kieferchirurgie oder HNO ■ Ophthalmologie

Literatur:

Bouillon B, et al. S3-Leitlinie Polytrauma/Schwerverletzten-Behandlung. AWMF-Register-Nr.: 012/019, 2016.
Patel BC, et al. Le Fort Fractures. StatPearls, Treasure Island (FL): StatPearls Publishing, 2021.

GLAUKOMANFALL

Definition	akute Erhöhung des Augeninnendrucks
Ursachen	■ Verlegung des Kammerwinkels (Engwinkelglaukom) ■ **Auslöser:** ▸ Mydriatika ▸ Stress ▸ Akuterkrankung ▸ Dunkelheit ■ **Risikofaktoren:** ▸ weibliches Geschlecht ▸ Alter (typisch: 50–70 Jahre) ▸ Hyperopie ▸ positive Familienanamnese

Anamnese	▪ Symptombeginn und -verlauf? ▪ Bekanntes Glaukom? ▪ Z.n. früherem Glaukomanfall? ▪ Bekannte Augenerkrankung? ▪ Bekannte Risikofaktoren? (siehe oben) ▪ Familienanamnese für Glaukomanfall?
Klinik	▪ periorbitaler Schmerz ▪ steinharter Bulbus ▪ rotes Auge ▪ ipsilaterale Visusminderung bzw. verschwommenes Sehen ▪ Sehen von Farbringen oder Nebelschicht ▪ mittelweit, entrundete Pupille mit verzögerter oder fehlender Lichtreaktion ▪ Übelkeit ± Erbrechen ▪ Kopfschmerzen
Monitoring	einmalig: Herzfrequenz, Atemfrequenz, nicht-invasiver Blutdruck, SpO_2, Temperatur
(Labor-)Diagnostik	wenn verfügbar: Messung des Augeninnendrucks
Wichtig/CAVE	Je länger der Glaukomanfall andauert, desto höher ist das Risiko einer Ischämie des Nervus opticus und einer dauerhaften Visusminderung bzw. Erblindung!
Akutmaßnahmen	▪ **Flachlagerung** ▪ **Timolol 0,25% Augentropfen** (1 gtt) ▪ **Pilocarpin 2% Augentropfen** (1 gtt 15-minütlich) ▪ **Prednisolon 1% Augentropfen** (1 gtt) ▪ **Azetazolamid** 500 mg i.v. ▪ **Mannitol** 15% 200 ml KI ▪ **Analgesie** (z. B. Metamizol 1–2,5 g KI) ▪ bei Übelkeit ± Erbrechen: **Antiemetika** (z. B. Ondansetron 4 mg i.v.)
Kommentar	Arterielle Hypertonie im Rahmen eines Glaukomanfalls häufig: keine oder nur zurückhaltende Therapie von systolischen Blutdruckwerten >200 mmHg, um okuläre Hypoperfusion zu vermeiden!
Behandlungspartner	Ophthalmologie

Literatur:

Murray D. Emergency management: angle-closure glaucoma. Community Eye Health 2018; 31:64.

GRAFT-VERSUS-HOST-ERKRANKUNG, AKUT

Definition	Systemische, entzündliche Erkrankung, welche innerhalb von 100 Tagen nach allogener Blutstammzell- oder Knochenmarktransplantation auftritt
Ursachen	▪ Immunreaktion der T-Zellen des Spenders gegen Gewebe des Empfängers (evtl. getriggert durch Infektion) ▪ typischerweise involvierte Organe: Haut, Darm und Leber
Anamnese	▪ Symptombeginn und -verlauf? ▪ Risikosymptome? (z. B. Fieber, blutiger Durchfall, Blasenbildung der Haut) ▪ Z.n. Stammzell- oder Knochenmarktransplantation? (inklusive Zeitpunkt) ▪ Anamnestische Hinweise auf Infektion?

Klinik

- makulopapulöses Exanthem (beginnend an Licht-exponierten Hautarealen, z. B. distal an den Extremitäten mit zentripetaler Ausbreitung)
- Erythrodermie
- Pruritus
- (wässrige) Diarrhö
- kolikartige Bauchschmerzen
- Fieber
- evtl. Ikterus
- evtl. Dehydratationszeichen

Monitoring

- einmalig: Herzfrequenz, Atemfrequenz, nicht-invasiver Blutdruck, SpO_2, Temperatur
- bei Grad II oder höher – kontinuierlich: Herzfrequenz, Atemfrequenz, nicht-invasiver Blutdruck, SpO_2

(Labor-)Diagnostik

- venöse/arterielle Blutgasanalyse
- Routineblut
- 2 Blutkulturen (jeweils aerob und anaerob)
- Harnstreifen/-status + Harnkultur
- Thoraxröntgen

Wichtig/CAVE

Schweregradeinteilung der akuten Graft-versus-Host-Erkrankung			
Grad I	Exanthem <25% der Körperoberfläche	Diarrhö 500–1.000 ml/Tag bzw. 3–6 Stühle/Tag oder Übelkeit	Bilirubin 2–3 mg/dl
Grad II	Exanthem 25–50% der Körperoberfläche	Diarrhö 1.000–1.500 ml/Tag oder >6 Stühle/Tag	Bilirubin 3–6 mg/dl
Grad III	generalisiertes Exanthem	Diarrhö >1.500 ml/Tag	Bilirubin 6–15 mg/dl
Grad IV	generalisiertes Exanthem mit Blasenbildung	akutes Abdomen ± paralytischer Ileus oder blutige Diarrhö	Bilirubin >15 mg/dl

Akutmaßnahmen

- **symptomatische Therapie**
- bei Dehydratation: **balancierte Kristalloide**
- bei Fieber oder im Zweifel: **empirische Antibiose** (z. B. Piperacillin/Tazobactam 3 x 4/0,5 g KI)
- bei Grad II: + **(Methyl-)Prednisolon** 1 mg/kg i.v.
- bei Grad III oder höher: + **(Methyl-)Prednisolon** 2 mg/kg i.v.

Kommentar

Hauptaufgabe des Notfallmediziners: Daran denken, es erkennen und korrekte stationäre Weiterbehandlung in die Wege leiten!

Behandlungspartner

- Hämatologie
- Intensivmedizin

Literatur:

Dignan FL, et al. BJH Guideline: Diagnosis and management of acute graft-versus-host disease. Br J Haematol 2012; 158:30–45.

HÄMOPTYSEN

unter Mitarbeit von OA Dr. Helmut J.F. Salzer, MPH, FECMM

Definition	■ Abhusten von Blut aus dem Tracheobronchialbaum oder der Lunge ■ Einteilung in leichte (blutiges Expektorat), mittelschwere (<30 ml Blut/24 h) und massive (>30 ml Blut/24 h) Hämoptoe; ab einer Blutungsmenge von >100 ml/24 h ist von einer massiven Hämoptoe und akuter Lebensgefahr auszugehen ■ Lebensbedrohung infolge massiver Hämoptoe entsteht durch Asphyxie und nicht durch Blutverlust/Hypovolämie!
Ursachen	■ respiratorische Infektion (z. B. Bronchitis, Pneumonie insbesondere durch Pneumokokken oder Viren, Tuberkulose, Aspergillose, Abszess) ■ Tumore (V. a. Bronchialkarzinom) ■ Bronchiektasen ■ Lungenkontusion (siehe Seite 489) ■ vaskuläre Ursachen (z. B. Pulmonalarterienembolie, Vaskulitis, arteriovenöse Malformation) ■ pulmonalarterielle Hypertonie ■ Blutungsdiathese/Koagulopathie ■ interstitielle Ursachen (z. B. Lungenfibrose, Sarkoidose, Hämosiderose, zystische Fibrose) ■ Medikamente (z. B. therapeutische Antikoagulation, NSAR) ■ seltene Ursachen (z. B. Fremdkörper, Endometriose, Z.n. bronchialer/ pulmonaler Intervention) ■ idiopathisch/kryptogen (bis zu 50%)
Anamnese	■ Symptombeginn und -verlauf? ■ Expektorierte Blutmenge? (zur Orientierung: Kaffeelöffel, Suppenlöffel, Nierentasse) ■ Blutfarbe? (z. B. hellrot, dunkelrot, bräunlich) ■ Differenzierung zu oberer gastrointestinaler Blutung oder Epistaxis möglich? ■ Vorerkrankungen? (z. B. COPD, chronische Niereninsuffizienz, rheumatologische Erkrankung, Koagulopathie) ■ Anamnestische Hinweise auf oder bekannte Koagulopathie? ■ Orale Antikoagulation? ■ Auslandsaufenthalt oder Tuberkulose-Risikofaktoren? (z. B. positiver HIV-Status, Obdachlosigkeit, Gefängnisinsasse, Geburt/Aufenthalt in einem Endemiegebiet, Immunsuppression, Alkohol- und/oder Drogenabusus, Silikose)
Klinik	■ Aushusten von hellem, meist schaumigem Blut ■ evtl. Dyspnoe ■ grobblasige Rasselgeräusche bei Blut/Sekret in Bronchien ■ feinblasige Rasselgeräusche bei bronchiolärer/alveolärer Pathologie ■ bei lebensbedrohlicher Blutung: respiratorische Insuffizienz und Zyanose
Monitoring	■ stabiler Patient – einmalig: Herzfrequenz, Atemfrequenz, nicht-invasiver Blutdruck, SpO_2, Temperatur ■ instabiler Patient/massive Hämoptyse – kontinuierlich: Herzfrequenz, Atemfrequenz, invasiver Blutdruck, SpO_2 ± ZVK, Harnkatheter

(Labor-)Diagnostik	▪ venöse/arterielle Blutgasanalyse ▪ Routinelabor ± spezifische Gerinnungsdiagnostik (z. B. Antikoagulantien-Serumkonzentration) ▪ bei stabilem Patient: Thoraxröntgen + Thorax-CT oder Bronchoskopie im Intervall ▪ bei lebensbedrohlicher Hämoptyse: siehe Seite 34 ▪ Sputum zur mikrobiologischen und molekularbiologischen (z. B. Pneumonieblock + Tuberkulose) Analyse ▪ Harnstreifen/-status (Erythrozyten? Zylinder? Protein?) ▪ bei V. a. diffus-alveoläre Blutung: + ANA, ANCA, Antibasalmembran-Antikörper ▪ bei Unklarheit: flexible Endoskopie oder Gastroskopie zum Ausschluss einer Pseudohämoptyse (z. B. Blutungsquelle aus dem Mund, Rachen, der Nase oder dem Gastrointestinaltrakt)
Wichtig/CAVE	▪ Ursache und daher weitere Diagnostik bzw. Therapie abhängig von der vermuteten Ursache sowie dem Ausmaß der Hämoptyse, Alter (z. B. unter vs. über 40 Jahre) und Risikofaktoren (z. B. begleitende Organmanifestation, Verschattung im Thoraxröntgen) ▪ 90% der Hämoptysen sind selbstlimitierend!
Akutmaßnahmen	siehe Seite 34
Behandlungspartner	▪ Pneumologie ▪ Intensivmedizin

Literatur:

Ittrich H, et al. The diagnosis and treatment of hemoptysis. Dtsch Ärztebl Int 2017; 114:371–381.

HEPATITIS, VIRAL AKUT

Definition	entzündliche Lebererkrankung durch virale Infektion
Ursachen	▪ Infektion mit Hepatitis-Viren: A, B ± D, C oder E ▪ Begleithepatitis im Rahmen einer systemischen Infektion: Epstein-Barr-Virus, Cytomegalievirus, Herpes-simplex-Virus und andere Viren ▪ Übertragungswege: fäkal-oral (A, E); Blut, sexuell, perinatal (B, C, D) bzw. unklar (C) ▪ Inkubationszeit: 2–12 Wochen
Anamnese	▪ Symptombeginn und -verlauf? ▪ Dunkler Harn? ▪ Fieber? ▪ Arthralgien? ▪ Myalgien? ▪ Diarrhö? ▪ Z.n./b. intravenösem Drogenabusus? ▪ Rezentes Tattoo oder Piercing? (rezent = in den letzten Monaten) ▪ Z.n. ungeschütztem Geschlechtsverkehr? ▪ Z.n. Nadelstichverletzung? ▪ Vorerkrankungen? (z. B. HIV, Lebererkrankung, Immunsuppression) ▪ Auslandsaufenthalt in den letzten Monaten?

Klinik	■ Müdigkeit ■ subfebrile Temperaturen ■ Appetitlosigkeit ■ Übelkeit ± Erbrechen ■ Diarrhö ■ Ikterus ■ rechtsseitige Oberbauchschmerzen ■ unspezifische Symptome (z. B. Myalgien, Arthralgien)
Monitoring	einmalig: Herzfrequenz, Atemfrequenz, nicht-invasiver Blutdruck, SpO_2, Temperatur
(Labor-)Diagnostik	■ venöse/arterielle Blutgasanalyse ■ Routinelabor ■ Hepatitis-Serologie (insbesondere: Anti-HAV-IgM; HBs-Antigen, Anti-HBc-IgM; Hepatitis-C RNA, Anti-HCV-IgM; Anti-HDV-IgM; Anti-HEV-IgM) ■ bei negativer Serologie und dringendem Verdacht: Blut zur molekularbiologischen Analyse (Hepatitis-A-E PCR) ■ Sonografie Leber
Wichtig/CAVE	Akutes Leberversagen bei ca. 1% der Patienten mit akuter Hepatitis-A oder B (Ausnahme: bis zu 20% durch Hepatitis-E-Infektion von Schwangeren im 3. Trimester)!
Akutmaßnahmen	■ **Rehydrierung** mit balancierten Kristalloiden ■ **Vermeiden von hepatotoxischen Medikamenten bzw. Substanzen** (z. B. Alkohol) ■ bei Übelkeit ± Erbrechen: **Antiemetika** (z. B. Ondansetron 4 mg i.v.) ■ bei Schmerzen: **Analgesie** (z. B. Metamizol 1–2,5 g KI) ■ bei akutem Leberversagen: siehe Seite 374
Behandlungspartner	Hepatologie/Gastroenterologie

Literatur:

Castaneda D, et al. From hepatitis A to E: A critical review of viral infections. World J Gastroenterol 2021; 27:1691–1715.
Manka P, et al. Liver failure due to acute viral hepatitis (A–E). Visc Med 2016; 32:80–85.

HERNIE

Definition	Vorfall des Peritoneum parietale ± intraabdominelle Organe (z. B. Dünndarm, Omentum majus) durch eine bestehende Lücke (z. B. Leistenkanal, Narbengewebe, Nabel, parastomal)
Ursachen	■ kongenital (z. B. offener Leistenkanal) ■ Gewebeschwäche (z. B. epigastrische Hernie, Umbilikalhernie bei Patienten mit Aszites) ■ schwaches Narbengewebe (z. B. Laparotomienarbe, parastomal) ■ **Einteilung nach Reponierbarkeit:** ▸ reponibel ▸ irreponibel ▸ inkarzeriert ■ **Einteilung nach Lokalisation der Bruchpforte:** ▸ lateral (indirekte Leistenhernie) ▸ medial (direkte Leistenhernie) ▸ femoral (femorale Leisten-/Schenkelhernie)

Anamnese	■ Symptombeginn und -verlauf? ■ Risikosymptome? (z. B. Schmerzen, Erbrechen, Bauchschmerzen, fehlender Stuhlgang) ■ Frühere Hernien? ■ Z.n. Hernien- oder Bauch-Operation? ■ Positive Familienanamnese? ■ Bekannte Leberzirrhose und/oder rezidivierender Aszites?
Klinik	■ Schwellung inguinal, umbilikal, epigastral oder im Bereich eines Stomas bzw. einer Narbe ■ Vorwölbung beim Husten oder bei Valsalva-Manöver ■ bei Inkarzeration: (kolikartige) Bauchschmerzen, prall-elastische Schwellung, Erbrechen, Bauchschmerzen, hochgestellte, metallische Darmgeräusche
Monitoring	einmalig: Herzfrequenz, Atemfrequenz, nicht-invasiver Blutdruck, SpO_2, Temperatur
(Labor-)Diagnostik	■ venöse/arterielle Blutgasanalyse ■ Routinelabor ■ bei diagnostischer Unklarheit: Sonografie ■ bei spezifischer Fragestellung: CT oder MRT
Wichtig/CAVE	■ **Differentialdiagnosen der Leistenhernie – mit Schwellung:** ▸ Tumor (z. B. Lymphom, Weichteiltumor) ▸ Abszess ▸ Lymphadenitis ▸ Schenkelhernie ▸ Hydrozele (Differentialdiagnose der Skrotalhernie) ■ **Differentialdiagnose der Leistenhernie – ohne Schwellung:** ▸ Koxarthrose ▸ Insertionstendopathie ▸ Nephrolithiasis
Akutmaßnahmen	■ **Inkarzerierte Hernie:** ▸ **Analgesie** (z. B. Metamizol 1–2,5 g KI) ▸ bei Inkarzerationssymptomen <6 Stunden: **Versuch der manuellen Reposition** (Cave – potenzielle Komplikationen: En-bloc-Reposition, Pseudoreposition, Reposition von nekrotischem Darm, Darmperforation) ▸ bei mechanischem Ileus mit rezidivierendem Erbrechen: **Magensonde** ▸ Indikation zur **Notfall-OP** ■ **Irreponible Hernie:** ▸ **Evaluation durch Chirurgen** ▸ **dringliche OP**
Kommentar	■ Spontane Rückbildungen von Bruchlücken kommen nicht vor! ■ Asymptomatische und nicht-progrediente Hernien können konservativ behandelt werden (z. B. Bruchhernie, Umbilikalhernie, Leistenhernie beim Mann). ■ Alle reponiblen Leistenhernien müssen im Intervall von einem Chirurgen bezüglich OP-Indikation beurteilt werden!
Behandlungspartner	■ Viszeralchirurgie ■ Anästhesie

Literatur:

European Hernia Society. Internationale Leitlinien zur Therapie von Leistenhernien, 2019.

HERZINSUFFIZIENZ, AKUT (LINKSVENTRIKULÄR)

Definition	▪ akute Verminderung der linksventrikulären Füllungs- oder Pumpfunktion ▪ klinische Präsentation entweder als Rückwärtsversagen, Vorwärtsversagen und/oder als Kombination der beiden
Ursachen	▪ akutes Koronarsyndrom (siehe Seite 240) ▪ akut-auf-chronisches Herzversagen durch Spontandekompensation, Akuterkrankung (z. B. Infektion, Niereninsuffizienz) oder Trigger (z. B. Medikamentenumstellung, Incompliance, Medikamente [z. B. NSAR]) bei vorbestehender/m: ▸ ischämischer Kardiomyopathie ▸ Klappenvitium (z. B. Aortenklappenstenose, Mitralinsuffizienz) ▸ dilatativer Kardiomyopathie (z. B. idiopathisch, alkoholisch-toxisch, Chemotherapie-induziert, Hämochromatose, peri-/postpartal) ▸ diastolischem Herzversagen („Heart failure with preserved ejection fraction"; hypertrophe Kardiomyopathie, restriktive Kardiomyopathie) ▸ kongenitaler Herzerkrankung (siehe Seite 367) ▪ akute Klappeninsuffizienz (z. B. Mitralinsuffizienz bei Papillarmuskel- oder Sehnenfadenausriss, Aorteninsuffizienz bei Endokarditis oder Aortendissektion) ▪ akuter Ventrikelseptumdefekt (z. B. wenige Tage nach Myokardinfarkt) ▪ Rhythmusstörung (siehe Seite 58 + 279 + 485) ▪ hypertensive Krise (siehe Seite 346) ▪ Myokarditis (siehe Seite 394) ▪ Sepsis (siehe Seite 64) ▪ Stress-assoziierte Kardiomyopathie (Tako-Tsubo-Kardiomyopathie) ▪ Intoxikation (z. B. Kalziumantagonisten, Betablocker, Bupropion) (siehe Seite 527 + 546) ▪ mechanisch (z. B. bei Vorhofmyxom)
Anamnese	▪ Symptombeginn und -verlauf? ▪ Thoraxschmerzen? (V. a. akutes Koronarsyndrom) ▪ Müdigkeit? ▪ Leistungsminderung? ▪ Dyspnoe? (v. a. unter Belastung, evtl. auch in Ruhe) ▪ Orthopnoe? („Können Sie flach schlafen?") ▪ Nykturie? ▪ Beinschwellungen? ▪ Palpitationen? ▪ Völlegefühl? ▪ Inappetenz? ▪ Bekannte kardiale Vorerkrankungen?

Klinik

- **Rückwärtsversagen („feucht“):**
  - (Belastungs-)Dyspnoe
  - Orthopnoe (± nächtliche Husten-/Dyspnoe-Attacken)
  - obstruktive Atmung und spastische Atemgeräusche (V. a. Rückwärtsversagen)
  - feinblasige Rasselgeräusche bis oraler Schaum (V. a. Rückwärtsversagen)
  - basal abgeschwächte Atemgeräusche (V. a. Pleuraerguss)
  - Bein-/Knöchelödeme
  - Jugularvenenstauung und/oder positiver abdominojugulärer Reflux ([Mit-] Beteiligung des Rechtsherz)
  - Systolikum, Diastolikum ± 3. Herzton
  - verbreiterter und nach lateral verlagerter Apeximpuls (V. a. dilatative Kardiomyopathie)

- **Vorwärtsversagen („kalt“):**
  - klinische Zeichen des kardiogenen Schocks (siehe Seite 60)

Einteilung Linksherzinsuffizienz

	Rückwärtsversagen: nein	**Rückwärtsversagen: ja**
Vorwärtsversagen: nein	WARM + TROCKEN	WARM + FEUCHT
Vorwärtsversagen: ja	KALT + TROCKEN	KALT + FEUCHT

Monitoring

- zu Beginn – kontinuierlich: Herzfrequenz, Atemfrequenz, nicht-invasiver Blutdruck, SpO_2
- einmalig: Temperatur
- bei Notwendigkeit der Flüssigkeitsbilanzierung: + Harnkatheter
- bei Vorwärtsversagen oder kardiogenem Schock: + invasiver Blutdruck, ZVK

(Labor-)Diagnostik

- 12-Kanal-EKG (inklusive V7-V9)
- venöse/arterielle Blutgasanalyse
- Routinelabor + NT-pro-BNP/BNP + Troponin T
- Echokardiografie
- Thoraxröntgen (pulmonalvenöse Stauung? alveoläres Ödem? Ergüsse?)

Wichtig/CAVE	▪ Timor mortis („Ich glaube, ich muss sterben!") ernst nehmen; viele Patienten haben recht mit ihrem Gefühl! ▪ Alters-abhängige Referenzwerte der NT-pro-BNP-Serumkonzentration beachten (z. B. <50 Jahre: <450 pg/ml, 50–75 Jahre: <900 pg/ml, Alter >75 Jahre: <1.800 pg/ml) ▪ Nach Stabilisierung: erweiterte kardiale Abklärung zur Ursachen-Identifikation (z. B. Koronarangiografie, erweiterte Labordiagnostik, Herz-MRT, Myokardbiopsie)
Akutmaßnahmen	▪ **Grundproblem behandeln** (z. B. Rhythmusstörung therapieren, koronare Revaskularisation, Akuterkrankung bzw. Trigger behandeln) ▪ **Oberkörperhochlagerung** ▪ bei SpO_2 <94%: **Sauerstoff-Therapie** ▪ **Rückwärtsversagen:** ▸ **Nachlast optimieren** (z. B. mittels Nitroglyzerin-/Nitroprussid-Perfusor) ▸ **Vorlastsenkung** (z. B. Furosemid 40 mg i.v. + Acetazolamid 500 mg ± Nitroglyzerin-Perfusor; Cave: orale Diuretika-Gaben in der Dekompensation aufgrund von variabler gastrointestinaler Resorption wenig sinnvoll!) ▸ **nicht-invasive Beatmung** (PEEP 8–10 mbar, Druckunterstützung nach Atemarbeit) ▪ **Vorwärtsversagen:** ▸ **Nachlast optimieren** (z. B. Blutdrucksenkung oder -steigerung mit kurzwirksamen Substanzen wie z. B. Nitroglyzerin- oder Natriumnitroprussid- bzw. Noradrenalin-Perfusor) ▸ **Vorlast optimieren** (z. B. vorsichtige Flüssigkeitsgabe, Furosemid selten hilfreich) ▪ wenn Ejektionsfraktion erniedrigt und durch Vor- oder Nachlast-Optimierung keine adäquate Besserung: + **Inotropika** (z. B. Dobutamin- und/oder Levosimendan-Perfusor) ▪ bei nicht rasch behandelbarem kardiogenem Schock (steigendes Laktat, eskalierende Katecholamindosen): **veno-arterielle ECMO-Therapie** ▪ bei akutem oder dekompensiertem Klappenvitium, akutem Ventrikelseptumdefekt oder Vorhofmyxom: **Kontakt Herzchirurgie** bezüglich Indikation Akut-OP ▪ bei bekanntem Alkoholabusus: **Thiamin** 500 mg i.v. **Nach Stabilisierung bzw. bei stabilem Patienten** – Beginn oder Ausbau der chronischen Herzinsuffizienz-Therapie („Start low and go slow"): ▪ **ACE-Hemmer oder AT2-Rezeptorblocker** (Cave: nicht bei fortgeschrittener Niereninsuffizienz und/oder Hyperkaliämie; z. B. Lisinopril beginnend mit 1 x 2,5–5 mg/Tag p.o.) ▪ **Betablocker** (z. B. Bisoprolol beginnend mit 1 x 2,5 mg/Tag p.o.) ▪ **Diuretika** (z. B. Furosemid 2–3 x 40 mg/Tag p.o.) ▪ **SGLT-2 Inhibitor** (z.B. Empagliflozin oder Dapagliflozin 1x10 mg/Tag p.o.) ▪ bei persistierender Herzinsuffizienz + LVEF <35%: + **Aldosteronantagonist** (z. B. Spironolacton 1 x 12,5–25 mg/Tag p.o.)
Kommentar	Notwendigkeit zur intensivmedizinischen Überwachung und Behandlung prüfen!
Behandlungspartner	▪ Kardiologie ▪ Intensivmedizin ▪ Herzchirurgie

Literatur:

McDonagh TA, et al. 2021 ESC Guidelines for the diagnosis and treatment of acute and chronic heart failure. Eur Heart J 2021; 42:3599–3726.

HERZINSUFFIZIENZ, AKUT (RECHTSVENTRIKULÄR)

Definition	akute Verminderung der rechtsventrikulären Pumpfunktion
Ursachen	■ **erhöhte Nachlast:** ▸ Linksherzversagen (siehe Seite 330) ▸ Pulmonalarterienembolie (siehe Seite 444) ▸ primäre pulmonalarterielle Hypertonie ▸ sekundäre pulmonalarterielle Hypertonie (z. B. Cor pulmonale, im Rahmen eines obstruktiven Schlafapnoe-Syndroms) ■ **verminderte Kontraktilität:** ▸ akutes Koronarsyndrom (siehe Seite 240) ▸ Myokarditis (siehe Seite 394) ▸ akut-auf-chronische Rechtsherzinsuffizienz (z. B. Cor pulmonale, höhergradiger Trikuspidalinsuffizienz, arrhythmogener rechtsventrikulärer Kardiomyopathie) ▸ kongenitale Herzerkrankung (siehe Seite 367) ■ **seltene Ursachen:** ▸ Rhythmusstörung (siehe Seite 58, 279 + 485) ▸ Dekompensation einer konstriktiven Perikarditis ▸ erhöhte Vorlast
Anamnese	■ Symptombeginn und -verlauf? ■ Thoraxschmerzen? (V.a. Pulmonalarterienembolie, akutes Koronarsyndrom) ■ Müdigkeit? ■ Leistungsminderung? ■ Dyspnoe? (v. a. unter Belastung, evtl. auch in Ruhe) ■ Beinschwellungen? ■ Palpitationen? ■ Völlegefühl? ■ Inappetenz? ■ Rechte Oberbauchschmerzen? (V. a. Stauungshepatopathie) ■ Bekannte kardiale, pulmonalarterielle oder pulmonale Vorerkrankung?
Klinik	■ (Belastungs-)Dyspnoe ■ keine Rasselgeräusche (Ausnahme: rechtsventrikuläre Mitbeteiligung im Rahmen eines Linksherzversagens) ■ evtl. ein-/beidseitige Abschwächung der Atemgeräusche (V. a. Pleuraerguss) ■ Beinödeme ■ Jugularvenenstauung ■ positiver abdominojugulärer Reflux ■ Pulsus paradoxus ■ evtl. Druckdolenz rechter Oberbauch (V. a. Stauungshepatopathie) ■ evtl. Aszites
Monitoring	■ zu Beginn – kontinuierlich: Herzfrequenz, Atemfrequenz, nicht-invasiver Blutdruck, SpO_2 ■ einmalig: Temperatur ■ bei Notwendigkeit der Flüssigkeitsbilanzierung: + Harnkatheter ■ bei Vorwärtsversagen/kardiogenem Schock: + invasiver Blutdruck, ZVK

(Labor-)Diagnostik	■ 12-Kanal-EKG (inklusive V3r-V5r) ■ venöse/arterielle Blutgasanalyse ■ Routinelabor + NT-pro-BNP/BNP + Troponin T ■ nur bei V. a. Pulmonalarterienembolie: + D-Dimer ■ Echokardiografie (Linksherzfunktion? Abschätzung des pulmonalarteriellen Systolendrucks wichtig zur Beurteilung des rechtsventrikulären Afterloads und somit das weitere therapeutische Management) ■ Thoraxröntgen (Hinweise auf chronisch pulmonalarterielle Hypertonie? Ergüsse?)
Akutmaßnahmen	■ **Grundproblem behandeln** (z. B. respiratorische Insuffizienz oder Rhythmusstörung therapieren, koronare Revaskularisation) ■ **Oberkörperhochlagerung** ■ **Normoxämie** (z. B. mittels Sauerstoff-Therapie) **und Normokapnie sicherstellen** ■ rechtsventrikulären Perfusionsdruck optimieren (MAP ≥65 mmHg): **Noradrenalin-Perfusor** ■ **Vorlastoptimierung:** ▸ bei Ödemen, Hypervolämie: **Furosemid** 40 mg i.v. (häufig) ▸ bei akutem Rechtsherzversagen und fehlenden Hypervolämie-Zeichen: **vorsichtige Flüssigkeitsgabe** (z. B. mit balancierten Kristalloiden) (selten) ■ **Nachlastsenkung** bei pulmonalarterieller Druckerhöhung (Cave: Nicht infolge einer Linksherzinsuffizienz!): ▸ **Iloprost** 10 µg p.i. (evtl. wiederholen, weiter 4-stündlich), wenn Iloprost nicht verfügbar: Nitroglyzerin 5 mg p.i. ▸ Cave: Erhöhung des intrathorakalen Druckes mittels mechanischer Beatmung: kann rechtsventrikuläres Afterload weiter steigern! ▸ Wenn notwendig: nicht-invasive oder invasive Beatmung mit möglichst geringen PEEP-Werten und transpulmonalen Drucken ■ wenn durch Vor- oder Nachlast-Optimierung keine adäquate Besserung: + **Inotropika** (z. B. Milrinon- oder Levosimendan-Perfusor) ■ bei nicht rasch behandelbarem kardiogenem Schock (steigendes Laktat, eskalierende Katecholamindosen): **veno-arterielle ECMO-Therapie** ■ bei großen Pleuraergüssen: **Punktion + Drainage**
Kommentar	Notwendigkeit zur intensivmedizinischen Überwachung und Behandlung prüfen!
Behandlungspartner	■ Kardiologie ■ Intensivmedizin

Literatur:

Association and the Working Group on Pulmonary Circulation and Right Ventricular Function of the European Society of Cardiology. Eur J Heart Fail 2016; 18:226–241.

McDonagh TA, et al. 2021 ESC Guidelines for the diagnosis and treatment of acute and chronic heart failure. Eur Heart J 2021; 42:3599–3726.

Harjola VP, et al. Contemporary management of acute right ventricular failure: A statement from the Heart Failure

HIV-INFEKTION, NOTFÄLLE BEI PATIENTEN MIT

unter Mitarbeit von Univ.-Prof. DDr. Wolfram Hötzenecker, MBA

Allgemeines	■ HIV-Infektion: Systemerkrankung infolge einer Infektion mit dem HI-Virus ■ AIDS: HIV + AIDS-definierende Erkrankung (z. B. Tuberkulose, Pneumocystis-Pneumonie, zerebrale Toxoplasmose, zerebrales Lymphom, Kaposi-Sarkom, Cytomegalievirus-Retinitis)
Anamnese	■ Symptombeginn und -verlauf? ■ Dauer HIV-Erkrankung? ■ Dauermedikation? (insbesondere antiretrovirale Medikation) ■ Compliance mit antiretroviraler Medikation? ■ Letzte CD4-Zellzahl und Viruslast? ■ Co-Infektion mit Hepatitis-B/C? ■ Alkohol- und/oder Drogenabusus? ■ Rezente Infektionen? ■ Auslandsreisen? ■ Kontakt mit erkrankten Personen?
Differentialdiagnosen	siehe Tabelle unten
Labor	zusätzlich zu individuell erforderlichen Laboranalysen: ■ HIV PCR (Viruslast?) ■ HIV- und Hepatitis-B/C-Serologie ■ Differentialblutbild mit CD4-Zellzahl

Differentialdiagnosen abhängig vom Leitsymptom

Symptom	Differentialdiagnosen
Diarrhö	Gastroenteritis (z. B. durch Salmonella spp., Shigella spp., Clostridium difficile, Kryptosporidien [chronische Diarrhö]), Cytomegalievirus Colitis, HIV-Enteropathie
Dysphagie	Ösophagitis
Dyspnoe/Husten	ambulant erworbene Pneumonie, Pneumocystis-Pneumonie, Tuberkulose, Linksherzinsuffizienz
Exanthem	Arzneimittelexanthem, Herpes zoster, Scabies, Kaposi-Sarkom
Kopfschmerzen/ Krampfanfall	Meningitis (u. a. durch Mycobacterium tuberculosis, Cryptococcus neoformans), Enzephalitis, Toxoplasmose, ZNS-Lymphom
Neurologische Defizite	Schlaganfall, Guillain-Barré-Syndrom, progressive multifokale Leukenzephalopathie, HIV-Enzephalopathie, HIV-Myelopathie, HIV-Neuropathie (peripher)
Lymphknoten-schwellung	Mycobakterien (tuberkulös und nicht-tuberkulös), IRIS, Syphilis, Lymphom, Lymphadenitis im Rahmen lokaler Infektionen
Nierenschädigung	prärenale Ursachen (siehe Seite 411), interstitielle Nephritis (z. B. medikamentös), HIV-Nephropathie
Visusminderung/ -verlust	Cytomegalievirus Retinitis, Zoster ophthalmicus, Herpes-simplex-Virus Retinitis

Infektionen	■ Risiko für zusätzliche opportunistische Infektionen steigt mit sinkender CD4-Zellzahl (siehe Tabelle unten) ■ bei CD4-Zellzahl >500/µl Infektionsspektrum vergleichbar mit HIV-negativen Patienten ■ Wenn CD4-Bestimmung nicht zeitnah möglich: Abschätzung der CD4-Zellzahl anhand der Lymphozytenzahlen (ungenau, aber pragmatisch): bei absoluter Lymphozytenzahl <1,2 G/l CD4-Zellzahl häufig <200/µl

Zusätzlich zu berücksichtigende Infektionserkrankungen und Pathogene in Abhängigkeit von der CD4-Zellzahl	
CD4-Zellzahl	**Infektionserkrankungen/Pathogene**
200–500/µl	+ rezidivierende Pneumonien, Follikulitis, Herpes simplex/zoster, orale Candidiasis, Tuberkulose, Molluscum contagiosum, Tinea
50–200/µl	+ Pneumocystis Pneumonie, Candida-Ösophagitis, Kryptosporidiose, zerebrale Toxoplasmose, Kryptokokkose, persistierender Herpes simplex/zoster
<50/µl	+ Cytomegalievirus-Infektion/Retinitis, Mycobacterium-avium-Komplex, Aspergillus, progressive multifokale Leukenzephalopathie

Pneumocystis-Pneumonie (durch Infektion mit Pneumocystis jirovecii):
Klinik: trockener Husten, Fieber, Belastungsdyspnoe, unauffälliger Auskultationsbefund (häufig subakuter Verlauf über Tage bzw. Wochen)
Diagnostik: arterielle Blutgasanalyse, Routinelabor, Thoraxröntgen (typisch: bilaterale, interstitielle Verdichtungen; Cave: in Frühphase oft noch unauffällig), Erregernachweis mittels bronchoalveolärer Lavage (oder: induziertes Sputum)
Therapie:

- Beginn bereits bei Verdacht (Pneumocystis jirovecii bis zu 10 Tage nach Therapiebeginn nachweisbar)
- Trimethoprim (15–20 mg/kg/Tag) + Sulfamethoxazol (75–100 mg/kg/Tag) verteilt auf 3 Einzeldosen i.v. (für 21 Tage)
- bei PaO_2 <70 mmHg bei Raumluft:
  - Sauerstoff-Therapie bzw. Therapie der Ateminsuffizienz (siehe Seite 54)
  - Prednisolon 2 x 40 mg/Tag p.o./i.v. für 5 Tage

Immunrekonstitutions-Syndrom (IRIS)	■ Paradoxe Reaktion nach rezenter (<8 Wochen) Einleitung einer antiretroviralen Therapie, deren Symptome nicht durch Nebenwirkungen der antiretroviralen Therapie, Therapieversagen oder non-Compliance erklärt werden können. ■ wichtigster Risikofaktor für ein IRIS: CD4-Zellzahl <50/µl vor Therapiebeginn

Subformen des IRIS				
Unspezifisches IRIS	**Unmasking IRIS**	**Paradoxes IRIS**	**Autoimmunes IRIS**	**Malignes IRIS**
Fieber Exanthem Follikulitis	Tuberkulose MAC CMV Herpes zoster	Tuberkulose Kryptokokkose Hepatitis-B/C	SLE Morbus Basedow rheumatoid. Arthritis Guillain-Barré-Syndrom Morbus Reiter Vaskulitis	Kaposi-Sarkom Non-Hodgkin-Lymphom

CMV: Cytomegalievirus; MAC: Mycobacterium-avium-Komplex; SLE: systemischer Lupus erythematodes

<table>
<tr><td>Häufige HIV-assoziierte Erkrankungen</td><td>
<table>
<tr><th colspan="2">HIV-assoziierte Erkrankungen in Abhängigkeit von der CD4-Zellzahl
(zusätzlich zu Erkrankungen bei HIV-negativen Patienten)</th></tr>
<tr><th>CD4-Zellzahl</th><th>HIV-assoziierte Erkrankungen</th></tr>
<tr><td>>500/µl</td><td>+ idiopathische Fazialisparese, thromboembolische Erkrankungen, Depression, idiopathische Thrombozytopenie, demyelinisierende (Poly-) Neuropathie, Sjögren-Syndrom, Guillain-Barré-Syndrom, Polymyositis, Morbus Reiter, Polymyositis</td></tr>
<tr><td>500–200/µl</td><td>+ seborrhoisches Ekzem, Gingivitis, Kaposi-Sarkom, Non-Hodgkin-Lymphom, Zervixkarzinom, zerebrales Lymphom</td></tr>
<tr><td><200/µl</td><td>+ Haarzellleukoplakie, HIV-Nephropathie, HIV-Demenz, HIV-Myelopathie, HIV-Anämie, thrombotische Mikroangiopathie, Kachexie, opportunistische Infektionen (siehe oben)</td></tr>
</table>
</td></tr>
<tr><td>Chronische Erkrankungen bei langjähriger HIV-Erkrankung</td><td>▪ deutlich erhöhtes kardiovaskuläres Risikoprofil
▪ koronare Herzerkrankung und akutes Koronarsyndrom häufig (auch bei jungen Patienten)
▪ Schlaganfall
▪ dilatative Kardiomyopathie
▪ pulmonalarterielle Hypertonie
▪ COPD
▪ Diabetes mellitus und Hyperlipidämie
▪ Osteoporose (Cave: Frakturen!)

Allgemein gilt: Therapie wie bei HIV-negativen Patienten</td></tr>
<tr><td>Nebenwirkungen der antiretroviralen Medikation</td><td>Häufige Nebenwirkungen sind:
▪ Hepatotoxizität
▪ Hyperlaktatämie (mitochondriale Toxizität; Klinik: unspezifische Symptome wie Müdigkeit, Übelkeit, Erbrechen; Differentialdiagnose: Hyperlaktatämie im Rahmen einer anderen Akuterkrankung [z. B. Sepsis] verstärkt; Therapie: Flüssigkeitstherapie, supportive Therapie, Hämodialyse/Hämodiafiltration)
▪ Blutbildveränderungen (z. B. makrozytäre Anämie)
▪ Arzneimittelinteraktionen (www.hiv-druginteractions.org)
▪ Nephrotoxizität (inklusive Nephrolithiasis)
▪ psychiatrische Nebenwirkungen
▪ andere Organsysteme ebenso betroffen: zentrales Nervensystem, Gastrointestinaltrakt
▪ Arzneimittelinteraktionen</td></tr>
<tr><td>Behandlungspartner</td><td>Infektiologie/Dermatologie</td></tr>
</table>

Literatur:

Deutsche AIDS-Gesellschaft e.V. unter Beteiligung der österreichischen AIDS-Gesellschaft: Deutsch-österreichische Leitlinien zur Therapie und Prophylaxe von opportunistischen Infektionen bei HIV-infizierten erwachsenen Patienten. AWMF-Register-Nr.: 055/006, 2014.

Emergencies in HIV-positive patients. In: Ramrakha P, et al. Oxford Handbook of Acute Medicine. Oxford, 2019; 505–543.

Venkant A, et al. Care of the HIV-positive patient in the emergency department in the era of highly active antiretroviral therapy. Ann Emerg Med 2008; 52:274–285.

HODENTORSION

unter Mitarbeit von OA Dr. Sebastian Graf und OA Dr. Kurt Pogner

<table>
<tr><td>Definition</td><td>Axiale Stieldrehung des Hodens um den Samenstrang mit Unterbrechung der Blutzirkulation und Gefahr der hämorrhagischen Infarzierung (synonym: Samenstrangtorsion)</td></tr>
<tr><td>Ursachen</td><td>▪ Hypermobilität des Hodens durch Kremasterfaserkontraktion
▪ auslösende Bewegungen oft minimal (z. B. im Schlaf) oder beim Sport (z. B. Radfahren)
▪ gewisse anatomische Faktoren erhöhen das Risiko einer Hodentorsion</td></tr>
<tr><td>Anamnese</td><td>▪ Symptombeginn und -verlauf?
▪ Umstände bei Schmerzbeginn?</td></tr>
<tr><td>Klinik</td><td>▪ zumeist Kinder oder Jugendliche (aber auch bei 40–50-jährigen Männern möglich)
▪ oft schlagartig einsetzender, einseitiger Hodenschmerz
▪ anfangs im Unterbauch und später im Skrotum
▪ Schmerzausstrahlung in Leiste möglich
▪ einseitig höherstehender und verhärteter Hoden
▪ unilaterale Skrotalschwellung
▪ fehlender Kremastreflex
▪ negatives Prehn-Zeichen (Schmerz nimmt beim Anheben des Hodens nicht ab)
▪ vegetative Begleitsymptomatik (z. B. Übelkeit ± Erbrechen)</td></tr>
<tr><td>(Labor-)Diagnostik</td><td><table>
<tr><th colspan="2">TWIST Score</th></tr>
<tr><th>Symptome</th><th>Punkte</th></tr>
<tr><td>Skrotalschwellung</td><td>2</td></tr>
<tr><td>verhärteter Hoden</td><td>2</td></tr>
<tr><td>fehlender Kremaster-Reflex</td><td>1</td></tr>
<tr><td>höherstehender Hoden</td><td>1</td></tr>
<tr><td>Übelkeit ± Erbrechen</td><td>1</td></tr>
</table>
Interpretation:
≤2 Punkte: Hodentorsion höchst unwahrscheinlich;
2–3 Punkte: Hodentorsion möglich (weitere Diagnostik mittels Doppler-Sonografie);
≥4 Punkte: Hodentorsion sehr wahrscheinlich (chirurgische Exploration)</td></tr>
<tr><td>Wichtig/CAVE</td><td>Differentialdiagnosen Unterbauchschmerz (z. B. distaler Harnleiterstein) beachten (evtl. Diagnostik erweitern)</td></tr>
<tr><td>Akutmaßnahmen</td><td>▪ Analgesie
▪ möglichst rasche operative Sanierung</td></tr>
<tr><td>Kommentar</td><td>Rasches Erkennen und rasche Therapie zur Wiederherstellung der testikulären Integrität essentiell (bei OP <6 Stunden: Restitutionsrate 80–100%, innerhalb von 6–12 Stunden: 76%, innerhalb von 12–24 Stunden: 20%, innerhalb von >24 Stunden: 0%)!</td></tr>
<tr><td>Behandlungspartner</td><td>Urologie</td></tr>
</table>

Literatur:

Laher A, et al. Testicular torsion in the Emergency Room: A Review of Detection and Management Strategies. Open Access Emerg Med 2020; 12:237–246.

HYPERGLYKÄMIE, HYPEROSMOLAR

Definition	■ Blutglukosewerte >500 mg/dl infolge eines relativen Insulinmangels ohne metabolische Azidose ■ Glukosestoffwechsel entgleist, Fettstoffwechsel noch weitgehend kontrolliert
Ursachen	■ Erstmanifestation eines Diabetes mellitus Typ 2 ODER ■ latenter oder bekannter Diabetes mellitus (zumeist Typ 2) und: ► Diätfehler ► Umstellung antidiabetische Medikation ► schlechte Medikamenten-Compliance ► Z.n. Alkohol-/Drogenabusus ► neue Medikamenteneinnahme (z. B. Kortison, Thiazide, Betablocker) ► Trauma oder Akuterkrankung (z. B. Harnwegsinfektion, gastrointestinale Infektion, Pneumonie, COVID-19, Pankreatitis, Hyperthyreose) ► psychischer Stress ► Schwangerschaft
Anamnese	■ Symptombeginn und -verlauf? ■ Bekannter Diabetes mellitus? ■ Art und Dosis der antidiabetischen Medikation? ■ Durst? Polydipsie? ■ Polyurie? ■ Gewichtsverlust während der letzten Tage? ■ Z.n. Synkope? (häufig orthostatisch infolge Dehydratation) ■ Compliance oder Änderung antidiabetische Medikation? ■ Z.n. Alkohol-/Drogenkonsum? ■ Z.n. rezentem Trauma? ■ Anamnestische Hinweise auf Akuterkrankung? (siehe oben) ■ Neue Medikamenteneinnahme? (z. B. Kortison, Betablocker, Thiazide) ■ Psychischer Stress? ■ Schwangerschaft?
Klinik	Symptome hauptsächlich durch Dehydratation und Hyperosmolalität bedingt! ■ Beginn meist schleichend über mehrere Tage ■ Müdigkeit + Schwäche ■ Polyurie + Polydipsie ■ Tachykardie ■ Dehydratationszeichen (häufig ausgeprägt; typische Größenordnung z. B. bei einem 60 kg schweren Patienten: 6–13 Liter) ■ Vigilanzminderung (Somnolenz oder Sopor, selten Koma)
Monitoring	■ kontinuierlich: Herzfrequenz, Atemfrequenz, nicht-invasiver Blutdruck, SpO_2, Harnkatheter ■ einmalig: Temperatur ■ bei ausgeprägter Hyperglykämie: + invasiver Blutdruck ■ bei hämodynamischer Instabilität oder schlechten peripheren Venenverhältnissen: + ZVK

(Labor-)Diagnostik	▪ arterielle Blutgasanalyse ▪ Routinelabor + HbA1c ▪ bei Frauen im gebärfähigen Alter: + ß-HCG im Serum oder Harn ▪ Harnstatus/-streifen (Ketone? Leukozyten? Nitrit? Protein? Erythrozyten?) ▪ Thoraxröntgen (Infiltrat?) ▪ bei Fieber: 2 Blutkulturen (jeweils aerob und anaerob) + Sputum, Harn und/ oder Wundabstrich zur mikrobiologischen Analyse ▪ bei Verdacht: Ethanol im Blut, Tox-Screening Harn ± Schilddrüsenhormone
Wichtig/CAVE	▪ Bei sehr hohen Blutzuckerwerten Pseudohyponatriämie oder falsch niedrige Natrium-Serumkonzentrationen häufig! ▪ Achtung: pro Blutzuckeranstieg um 100 mg/dl (Anstieg über 100 mg/dl) sinkt die Natrium-Serumkonzentration kompensatorisch um ca. 1,5 mmol/l ab (siehe Seite 294) ▪ Cave: bei schwerer Hyponatriämie keine Natriumzufuhr, da Natrium simultan zum Blutzuckerabfall ansteigen wird!
Akutmaßnahmen	▪ **Ursache behandeln** ▪ **Therapieziel:** Blutzucker <200 mg/dl ▪ 1. Priorität: **Rehydrierung** mit balancierten Kristalloiden (z. B. 1. Stunde 1 Liter, weiter mit 250–500 ml/h und Anpassung entsprechend Klinik) ▪ 2. Priorität: **intravenöse Kaliumsubstitution** (z. B. Kalium-Serumkonzentration <3,5 mmol/l: Kaliumchlorid 20–30 mmol/h, Kalium-Serumkonzentration 3,5–5 mmol/l: Kaliumchlorid 10–20 mmol/h) ▪ 3. Priorität: **Insulinzufuhr** (Beginn, wenn Blutzucker unter Rehydrierung nicht mehr weiter abfällt und Kalium-Serumkonzentration >3,5 mmol/l: Bolus 4–6 IU i.v., gefolgt von 2–6 IU/h [maximal 0,05 IU/kg/h] und Anpassung nach Blutzuckerspiegel) ▪ 4. Priorität: **Phosphatsubstitution** (z. B. 20 mmol 12-stündlich bei Serumphosphat <0,6 mmol/l) ▪ **Thromboseprophylaxe** (z. B. Enoxaparin 1 x 40 mg/Tag s.c.)
Kommentar	▪ Blutzuckerspiegel soll nicht schneller als >100 mg/dl pro Stunde abfallen (gerade bei jüngeren Patienten Gefahr eines Hirnödems; klinische Zeichen: Kopfschmerzen, Erbrechen, Vigilanzminderung, Krampfanfall, Mydriasis) ▪ Cave: Eine ausreichende Diurese ist kein Indikator einer Normovolämie bzw. ausreichenden Rehydrierung, sondern entspricht einer Glukose-induzierten Polyurie! ▪ Management aller Patienten mit hyperosmolarer Hyperglykämie in einem überwachten Behandlungsbereich (z. B. IMCU oder Intensivstation)! ▪ Dekubitusrisiko mittels Norton-Skala (siehe Seite 738) erheben und entsprechende Prophylaxemaßnahmen einleiten (z. B. frühe Umlagerung in ein Krankenbett)
Behandlungspartner	▪ Innere Medizin ▪ Intensivmedizin

Literatur:

Scott A, et al. The management of the hyperosmolar hyperglycaemic state (HHS) in adults with diabetes. On behalf of the Joint British Diabetes Societies. August 2012; www.diabetologists-abcd.org.uk

HYPERGLYKÄMIE MIT KETOAZIDOSE

Definition	■ metabolische Azidose mit erhöhter Anionen-Lücke durch Ketonkörper, typischerweise mit Blutglukosewerten >250 mg/dl durch einen absoluten Insulinmangel ■ Glukose- und Fettstoffwechsel entgleist
Ursachen	■ Erstmanifestation eines Diabetes mellitus Typ 1 ODER ■ latenter oder bekannter Diabetes mellitus (zumeist Typ 1) und: ▸ unterbrochene Insulinzufuhr oder schlechte Insulin-Compliance ▸ Z.n. Alkohol-/Drogenabusus ▸ Umstellung antidiabetische Medikation ▸ neue Medikamenteneinnahme (z. B. Kortison, Thiazide, Betablocker) ▸ Infektion (z. B. Harnwegsinfektion, gastrointestinale Infektion, Pneumonie, COVID-19) ▸ Trauma oder Akuterkrankung (z. B. Akutes Koronarsyndrom, Pankreatitis, Hyperthyreose) ▸ psychischer Stress ▸ Schwangerschaft
Anamnese	■ Symptombeginn und -verlauf? ■ Bekannter Diabetes mellitus? ■ Art und Dosis der antidiabetischen Medikation? ■ Compliance oder Änderung der antidiabetischen Medikation? ■ Z.n. Alkohol-/Drogenkonsum? ■ Z.n. rezentem Trauma? ■ Anamnestische Hinweise auf eine Akuterkrankung? (siehe oben) ■ Neue Medikamenteneinnahme? (siehe oben) ■ Psychischer Stress? ■ Schwangerschaft?
Klinik	Symptome durch Ketoazidose früher und ausgeprägter als bei hyperosmolarer Hyperglykämie! ■ Hyper- + Tachypnoe (Kußmaul-Atmung) ■ Übelkeit + Erbrechen ■ Bauchschmerzen, evtl. mit Abwehrspannung (Pseudoperitonitis!) ■ Kopfschmerzen ■ Polyurie + Polydipsie ■ Dehydratationszeichen ■ Tachykardie ■ Vigilanzminderung (Somnolenz, selten Koma)
Monitoring	■ kontinuierlich: Herzfrequenz, Atemfrequenz, nicht-invasiver Blutdruck, SpO_2, Harnkatheter ■ einmalig: Temperatur ■ bei schwerer Ketoazidose: + invasiver Blutdruck ■ bei hämodynamischer Instabilität, hohem Kaliumbedarf oder schlechten peripheren Venenverhältnissen: + ZVK
(Labor-)Diagnostik	■ arterielle Blutgasanalyse ■ Routinelabor + HbA1c + Ketone im Blut (obligat: >3 mmol/l) ■ bei Frauen im gebärfähigen Alter: ß-HCG im Serum oder Harn ■ Harnstatus/-streifen (Ketone? Leukozyten? Nitrit? Protein? Erythrozyten?) ■ Thoraxröntgen (Infiltrat?) ■ bei Fieber: 2 Blutkulturen (jeweils aerob und anaerob) + Sputum, Harn und/oder Wundabstrich zur mikrobiologischen Analyse ■ bei Verdacht: Ethanol im Blut, Tox-Screening Harn ± Schilddrüsenhormone

Wichtig/CAVE	■ Einteilung der Ketoazidose anhand des arteriellen pH-Wertes in leicht (<7,3), mittelschwer (≤7,2) und schwer (≤7,1) ■ Differentialdiagnose der Ketoazidose: Hungerketose oder alkoholische Ketoazidose ■ **Komplikationen der diabetischen Ketoazidose und deren Therapie:** ► Hypo-/Hyperkaliämie ► Hypoglykämie ► thromboembolische Komplikation ► akute Nierenschädigung ► Hirnödem (durch zu rasche Blutzuckersenkung) ■ bei Einnahme von SGLT-2 Inhibitoren oder bei Schwangerschaft (+ bekanntem Diabetes mellitus Typ 1) normoglykäme Ketoazidose möglich!
Akutmaßnahmen	■ **Ursache behandeln** ■ **Therapieziel:** metabolische Azidose ausgeglichen und Blutzucker <200 mg dl ■ 1. Priorität: **Rehydrierung** mit balancierten Kristalloiden (z. B. 1. Stunde 1 Liter, weiter mit 250–500 ml/h und Anpassung entsprechend Klinik) ■ 2. Priorität: **intravenöse Kaliumsubstitution** (z. B. Serumkalium <3,5 mmol/l: Kaliumchlorid 20–30 mmol/h, Serumkalium 3,5–5 mmol/l: Kaliumchlorid 10–20 mmol/h) ■ 3. Priorität: **Insulinzufuhr** (Beginn mit Rehydrierung und wenn Kalium-Serumkonzentration >3,5 mmol/l: Bolus 4–6 IU i.v., gefolgt von 6–10 IU/h [maximal 0,1 IU/kg/h] und Anpassung nach Blutzuckerspiegel; Cave: wenn Blutzucker <250 mg/dl fällt, 10% Glukoseinfusion beginnen und Insulinzufuhr [z. B. 3–5 IU/h; maximal 0,05 IU/kg/h] fortführen bis Basendefizit [= Ketoazidose] normalisiert) ■ 4. Priorität: **Phosphatsubstitution** (z. B. 20 mmol 12-stündlich bei Serumphosphat <0,6 mmol/l) ■ **Thromboseprophylaxe** (z. B. Enoxaparin 1 x 40 mg/Tag s.c.) ■ bei normoglykämer Ketoazidose: SGLT-2 Inhibitor stoppen, Beginn 10% Glukoseinfusion gemeinsam mit Insulinzufuhr
Kommentar	■ Blutzuckerspiegel soll nicht schneller als >100 mg/dl pro Stunde fallen (gerade bei jüngeren Patienten Gefahr eines Hirnödems; klinische Zeichen: Kopfschmerzen, Erbrechen, Vigilanzminderung, Krampfanfall, Mydriasis) ■ trotz regelhafter Vigilanzminderung Atemweg häufig kompetent und Intubation selten erforderlich! ■ Insulinzufuhr bei Blutzucker <200 mg/dl nicht stoppen, sondern fortführen bis Ketoazidose (= Basenabweichung) ausgeglichen! ■ kein Natriumbikarbonat (= Zahlenkosmetik)! ■ Cave: ausreichende Diurese ist kein Indikator einer Normovolämie bzw. ausreichenden Rehydrierung, sondern entspricht einer Glukose-induzierten Polyurie! ■ Management aller Patienten mit diabetischer Ketoazidose in einem überwachten Behandlungsbereich (z. B. IMCU oder Intensivstation)! ■ Dekubitusrisiko mittels Norton-Skala (siehe Seite 738) erheben und entsprechende Prophylaxemaßnahmen einleiten (z. B. frühe Umlagerung in ein Krankenbett)
Behandlungspartner	■ Innere Medizin ■ Intensivmedizin

Literatur:

Dhatariya K, et al. The management of diabetic ketoacidosis in adults. On behalf of the Joint British Diabetes Societies. 2021; www.abcd.care

Haak T, et al. S3-Leitlinie Therapie des Typ-1-Diabetes. Deutsche Diabetes Gesellschaft. AWMF-Register-Nr.: 057/013, 2018.

HYPERKALIÄMIE

Definition	Kalium-Serumkonzentration >5,5 mmol/l
Ursachen	▪ Nierenschädigung (akut vs. akut-auf-chronisch) ▪ Medikamente (z. B. ACE-Hemmer, AT2-Rezeptorblocker, kaliumsparende Diuretika) ▪ Kaliumzufuhr (z. B. in Kombination mit chronischer Niereninsuffizienz) ▪ metabolische Azidose (pro Absinken des pH um 0,1 Anstieg des Serumkaliums um ca. 0,6 mmol/l) ▪ Zellzerfall (z. B. Hämolyse, Rhabdomyolyse, Tumorlyse-Syndrom) ▪ akute Nebennierenrindeninsuffizienz (Morbus Addison)
Anamnese	▪ Symptombeginn und -verlauf? ▪ Medikamenteneinnahme? ▪ Vorerkrankungen? (z. B. Diabetes mellitus, chronische Niereninsuffizienz, Tumor) ▪ Kaliumreiche Nahrungsmittel? (z. B. Obst, Gemüse, Nüsse, Kartoffeln) ▪ Z.n. Synkope? (V. a. AV-Block III) ▪ Palpitationen? (V. a. Vorhofflimmern, Tachykardie/-arrhythmie) ▪ Müdigkeit, Bauchschmerzen und/oder Hautveränderungen? (V. a. Morbus Addison)
Klinik	▪ Tachyarrhythmien (z. B. Vorhofflimmern, Kammertachykardie, Kammerflimmern, Asystolie) ▪ Bradykardie ± Z.n. Synkope (V. a. AV-Block III) ▪ Muskelschwäche (insbesondere proximal, myopathischer Gang) ▪ Ganzkörperschmerzen
Monitoring	▪ kontinuierlich: Herzfrequenz, Atemfrequenz, nicht-invasiver Blutdruck, SpO_2 ▪ einmalig: Temperatur ▪ bei (V.a.) Nierenschädigung: + Harnkatheter ▪ bei hämodynamischer Instabilität: + invasiver Blutdruck, ZVK
(Labor-)Diagnostik	▪ 12-Kanal-EKG (bei zunehmender Hyperkaliämie: spitze T-Wellen → verbreiteter QRS-Komplex → Sinuswelle; Cave: Pseudo-STEMI-Bild möglich, siehe Seite 240) ▪ venöse/arterielle Blutgasanalyse ▪ Routinelabor
Wichtig/CAVE	▪ Pseudohyperkaliämien (z. B. infolge zu langem Venenstau oder Blutabnahme durch Venenverweilkanüle) sind in der Notaufnahme häufig; neuerliche Blutabnahme (evtl. mittels [arterieller] Einmalpunktion, wenn Hyperkaliämie nicht zum klinischen oder laborchemischen Bild passt)! ▪ bei chronischer Niereninsuffizienz häufig chronische Hyperkaliämie (aktuellen Wert mit Vorwerten vergleichen)!
Akutmaßnahmen	siehe nachfolgende Tabelle
Behandlungspartner	▪ Kardiologie ▪ Nephrologie ▪ Intensivmedizin

Therapie der Hyperkaliämie		
	Kalium 5–6 mmol/l und Patient stabil	**Kalium >5 mmol/l und Patient instabil oder Kalium >6 mmol/l**
kardiale Protektion	nicht erforderlich	bei EKG-Veränderungen*: Kalziumglukonat 10% 30 ml KI
Verschiebung Kalium nach intrazellulär Option 1	nicht erforderlich	bei Hypovolämie und metabolischer Azidose: Natriumbikarbonat 1,4% 1.000 ml
Verschiebung Kalium nach intrazellulär Option 2	nicht erforderlich	Insulin-Glukose-Infusion**: 2 g Glukose = 1 IU Insulin z. B. Glukose 33% 100 ml + 16 IU Insulin z. B. Glukose 20% 200 ml + 20 IU Insulin z. B. Glukose 10% 400 ml + 20 IU Insulin
Verschiebung Kalium nach intrazellulär Option 3	nicht erforderlich	Salbutamol 10–20 mg p.i. oder Salbutamol/Ipratropium 2,5 ml p.i.
Elimination Kalium aus dem Körper	▪ bei Hypervolämie/Ödemen: Furosemid 40 mg i.v. ▪ bei Normovolämie: Polystyrolsulfonat 30 g p.o.	▪ bei Hypervolämie/Ödemen: Furosemid 40 mg i.v. ▪ bei Normovolämie: Polystyrolsulfonat 30 g p.o. ▪ bei Oligo-/Anurie: Nierenersatztherapie

* Bradykardie (<50/min), AV-Rhythmus, breiter QRS-Komplex, Kammertachykardie, Sinuswelle
** laborchemische Kontrolle der Kalium-Serumkonzentration sowie des Blutzuckers erst nach Eintreten der Insulinwirkung (ca. 10–15 Minuten!)

Literatur:

Lott C, et al. European Resuscitation Council Guidelines 2021: Cardiac arrest in special circumstances. Resuscitation 2021; 161:152–219.

HYPERKALZÄMIE UND HYPERKALZÄME KRISE

Definition

Schweregradeinteilung der Hyperkalzämie		
	Gesamtkalzium ionisiertes Kalzium	**therapeutische Konsequenz**
leicht	2,6–2,99 mmol/l 1,4–1,6 mmol/l	meist asymptomatisch ohne Notwendigkeit einer spezifischen Akuttherapie
moderat	3–3,49 mmol/l 1,61–1,89 mmol/l	bei langsamem Kalziumanstieg häufig gut toleriert, spezifische Akuttherapie zumeist nicht erforderlich
schwer	≥3,5 mmol/l ≥1,9 mmol/l	Akuttherapie erforderlich, Gefahr von Rhythmusstörungen und Koma

Ursachen	▪ primärer Hyperparathyreoidismus (selten: sekundär + Z.n. rezenter Nierentransplantation, tertiär) ▪ Malignom: ▸ lokale Osteolysen durch Knochenmetastasen (z. B. multiples Myelom, Mammakarzinom) (häufig) ▸ Parathormon-related Peptide-produzierende Tumore (z. B. Bronchialkarzinom, Plattenepithelkarzinome im Kiefer- und Halsbereich, Urothelkarzinom) (häufig) ▸ 1,25(OH)2-Vitamin-D3-Überproduktion (z. B. Lymphom) ▸ ektope Parathormon-Produktion (z. B. metastasierendes Nebenschilddrüsenkarzinom) (selten) ▸ Stopp einer Denosumab-Therapie ▪ Dehydratation (meist nur leichte Hyperkalzämie) ▪ medikamentös (z. B. Thiazid-Diuretika, Lithium) ▪ andere Ursachen (z. B. Sarkoidose, Vitamin-D-Intoxikation, Hyperthyreose, Milch-Alkali-Syndrom, familiäre hypokalzurische Hyperkalzämie, HIV) 90% der klinisch relevanten Hyperkalzämie-Episoden sind durch einen primären Hyperparathyreoidismus oder ein Malignom verursacht!
Anamnese	▪ Symptombeginn und -verlauf? ▪ Polyurie? ▪ Durst? ▪ Flüssigkeitszufuhr? ▪ Knochen- oder Ganzkörperschmerzen? ▪ Magenschmerzen? ▪ Müdigkeit und/oder Leistungsminderung? ▪ Konstitutionssymptome? (Fieber, Nachtschweiß, Gewichtsverlust) ▪ Bekannte Vorerkrankungen? (z. B. Tumor, chronische Niereninsuffizienz, Schilddrüsenerkrankung) ▪ Bekannte Nierensteine? ▪ Positive Familienanamnese für Hyperkalzämie? ▪ Einnahme von Risikomedikamenten? (z. B. Vitamin D, Kalziumtabletten, Thiazide, Lithium) ▪ Übermäßiger Milchkonsum?
Klinik	▪ Übelkeit ± Erbrechen ▪ Obstipation ▪ Magen-/Bauchschmerzen ▪ Polyurie ± Polydipsie ▪ klinische Zeichen der Dehydratation ▪ Müdigkeit + Leistungsreduktion ▪ Ganzkörperschmerzen **Hyperkalzäme Krise bei Auftreten von ≥1 der folgenden Symptome:** ▪ qualitative (z. B. Psychose) oder quantitative Vigilanzveränderung ▪ Krampfanfall ▪ Rhythmusstörungen ▪ akute oder akut-auf-chronische Nierenschädigung
Monitoring	▪ milde Hyperkalzämie – einmalig: Herzfrequenz, Atemfrequenz, nicht-invasiver Blutdruck, SpO_2, Temperatur ▪ moderate/schwere Hyperkalzämie oder hyperkalzäme Krise – kontinuierlich: Herzfrequenz, Atemfrequenz, nicht-invasiver Blutdruck, SpO_2, Temperatur, Harnkatheter ± invasiver Blutdruck, ZVK

(Labor-)Diagnostik	■ 12-Kanal-EKG (verkürzte QTc-Zeit?) ■ venöse/arterielle Blutgasanalyse ■ Routinelabor + Amylase/Lipase + Protein + Albumin + Parathormon + Parathormon-related Peptide + 25(OH)-Vitamin-D3 + 1,25$(OH)_2$-Vitamin-D3 ■ Thoraxröntgen
Wichtig/CAVE	■ Hyperkalzämie + erhöhte Serum-Parathormonkonzentration = Hyperparathyreoidismus ■ Hyperkalzämie + erniedrigte Serum-Parathormonkonzentration = Malignom (oder andere Ursache)
Akutmaßnahmen	**Kalzium senken durch:** ■ **Rehydrierung mit NaCl 0,9%** (Bolus von 1–2 Liter gefolgt von 150–200 ml/h; Ziel: Harnmenge 100–150 ml/h) ■ Furosemid nur, um Hypervolämie zu vermeiden (kalziuretische Effekte marginal) ■ Calcitonin 200–400 IU s.c. ■ bei lebensbedrohlicher hyperkalzämer Krise: **Hämodiafiltration mit Kalzium-Zitrat-Antikoagulation** (zu Beginn: kein oder niedriger Kalziumausgleich) (oder: Hämodialyse, allerdings mit deutlich geringerer Effektivität) **Ursache behandeln:** ■ V. a. Malignom-assoziierte Hyperkalzämie: **Pamidronat** 60–90 mg Infusion über 2–3 Stunden (ca. 20 mg/h) ■ V. a. primären Hyperparathyreoidismus: **Cinacalcet** 60 mg p.o. ■ V. a. Sarkoidose oder Lymphom: **Prednisolon** 1 mg/kg/Tag i.v. oder p.o.
Kommentar	■ keine balancierten Kristalloide infundieren, da diese Kalzium enthalten: obligat NaCl 0,9% verwenden! ■ Die Malignom-assoziierte Hyperkalzämie hat eine sehr schlechte Prognose (medianes Überleben nach Diagnose: 4–7 Wochen).
Behandlungspartner	■ Innere Medizin ■ Onkologie ■ Intensivmedizin

Literatur:

Guise TA, et al. Cancer-associated hypercalcemia. N Engl J Med 2022; 386:1443–1451.
Walsh J, et al. Emergency management of acute hypercalcaemia in adult patients. Endocr Connect 2016; 5:G9–G11.

HYPERTENSIVER NOTFALL UND HYPERTENSIVE KRISE

Definition	■ hypertensiver Notfall („Hypertensive Urgency"): systolischer Blutdruck ≥180 mmHg und/oder diastolischer Blutdruck ≥110 mmHg ohne akute Endorgandysfunktion ■ hypertensive Krise: hypertensiver Notfall mit akuter Endorgandysfunktion

Ursachen	■ unbehandelte oder inadäquat eingestellte arterielle Hypertonie (akut-auf-chronische Hypertonie; primär vs. sekundär) ■ Prä-/Eklampsie ■ Intoxikation (z. B. Kokain, Amphetamine) ■ Entzugssyndrome (z. B. Alkohol) ■ erhöhter intrakranieller Druck (Cushing-Trias aus arterieller Hypertonie, Bradykardie und respiratorischer Arrhythmie/Insuffizienz) ■ Komplikation einer Akuterkrankung (z. B. Schmerzen, respiratorische Insuffizienz, akutes Aortensyndrom, intrakranielle Blutung, ischämischer Schlaganfall, Epilepsie, Hyperthyreose)
Anamnese	■ Symptombeginn und -verlauf? ■ Vorerkrankungen? (z. B. arterielle Hypertonie, Nierenerkrankung, rheumatologische oder vaskuläre Erkrankung) ■ Stigmata/Anamnese für sekundäre Hypertonie? (z. B. Cushing, Phäochromozytom) ■ Blutdruckwerte bekannt? Normalwerte? ■ Übermäßiger Salzkonsum? ■ Familienanamnese für arterielle Hypertonie? ■ Medikamenteneinnahme/-Compliance? ■ Neue Medikamente? (z. B. NSAR) ■ Schmerzen, Stress oder Angst? ■ Drogenabusus? (z. B. Kokain, Amphetamine, Esketamin) ■ Schwangerschaft? (V. a. Präeklampsie/Eklampsie)
Klinik	**Hypertensiver Notfall:** ■ „Lightheadedness“ (österreichisch: „Schwindel“) ■ Druck im Kopf ■ Tinnitus ■ Unruhe ■ Hitzegefühl ■ allgemeines Unwohlsein **Hypertensive Krise – zusätzlich zu Symptomen des hypertensiven Notfalls:** ■ Thoraxschmerzen (V. a. Akutes Koronarsyndrom, Aortendissektion) ■ Kopfschmerzen ± Verwirrtheit (V. a. hypertensive Enzephalopathie) ■ Kopfschmerzen, Flimmersehen/Visusminderung ± Krämpfe (V. a. Posteriores reversibles Enzephalopathie-Syndrom) ■ Sympathetic Crashing Acute Pulmonary Edema (SCAPE, siehe Seite 456) ■ Krampfanfälle während der Schwangerschaft (V. a. Eklampsie, siehe Seite 438) **Sekundäre arterielle Hypertonieformen und Stigmata:** ■ häufig (1–10%): ▸ obstruktives Schlafapnoe-Syndrom: Adipositas, erhöhter Halsumfang, vergrößerte Weichteile enoral und pharyngeal („Crowded Pharynx“), anamnestisches Schnarchen ± Atemaussetzer, wenig erholsamer Nachtschlaf, Tagesmüdigkeit, Kopfschmerzen ▸ Nierenfunktionsstörung: erniedrigte glomeruläre Filtrationsrate, Proteinurie, Hämaturie und/oder Erythrozytenzylinder im Harnstatus, Ödeme ▸ renovaskuläre Hypertonie (arteriosklerotische oder fibromuskuläre Nierenarterienstenose): Kreatininanstieg >50% innerhalb einer Woche nach Beginn eines ACE-Hemmers oder AT_2-Rezeptorblockers, evtl. paraumbilikales Strömungsgeräusch (selten) ▸ primärer Hyperaldosteronismus: Hypokaliämie

Klinik	■ selten (<1%): ▸ Cushing-Syndrom: Stammfettsucht, Vollmondgesicht, Stiernacken, Striae rubrae, Akne, dünne Haut, Muskelschwäche, Depression ▸ Phäochromozytom: anamnestische Trias aus Kopfschmerzen, Flush/Schwitzen und Palpitationen ▸ Schilddrüsenerkrankung: klinische Symptome einer Hypo- (siehe Seite 642) oder Hyperthyreose (siehe Seite 638) ▸ Koarktation der Aorta: Blutdruckdifferenz obere >> untere Extremitäten
Monitoring	■ kontinuierlich: Herzfrequenz, Atemfrequenz, nicht-invasiver Blutdruck, SpO_2 ■ einmalig: nicht-invasiver Blutdruck an beiden Armen, Temperatur
(Labor-)Diagnostik	■ 12-Kanal-EKG ■ Routinelabor ■ Harnstreifen/-status + Albumin/Kreatinin Ratio im Harn ■ bei Thoraxschmerzen oder V. a. Akutes Koronarsyndrom: + Troponin T ■ bei Frauen im gebärfähigen Alter: + ß-HCG im Serum oder Harn ■ Thoraxröntgen ■ Funduskopie (im Intervall)
Wichtig/CAVE	■ Schwindel (= „Ich oder die Umgebung dreht sich") ist kein typisches Symptom eines hypertensiven Notfalls: Schwindelursache identifizieren (siehe Seite 203)! ■ bei Stigmata einer sekundären arteriellen Hypertonie: weitere Abklärung einleiten bzw. empfehlen!
Akutmaßnahmen	**Hypertensiver Notfall:** ■ Ziel: **Reduktion Blutdruck um 10–25% in der 1. Stunde,** <160/90 mmHg in den ersten 8 Stunden, Normalisierung in 2–3 Tagen ■ **Urapidil titriert i.v., gefolgt von oralem Antihypertensivum** (z. B. Lisinopril 5–10 mg p.o. und Erhöhung/Ausbau der bisherigen antihypertensiven Dauermedikation erwägen) **Hypertensive Krise:** ■ Sympathetic Crashing Acute Pulmonary Edema (SCAPE, siehe Seite 456) ■ intrazerebrale Blutung (siehe Seite 365): ▸ Ziel: **Reduktion systolischer Blutdruck <140 mmHg** in den ersten Stunden ▸ **Urapidil titriert i.v., gefolgt von Urapidil-Perfusor** (keine Nitro-Präparate) ■ Subarachnoidalblutung (nicht-traumatisch, siehe Seite 480): ▸ Ziel: **Reduktion systolischer Blutdruck <180 mmHg** bis zur Aneurysma-Ausschaltung ▸ **Analgesie** ▸ **Urapidil titriert i.v., gefolgt von Urapidil-Perfusor,** wenn verfügbar Nimodipin i.v. (keine Nitro-Präparate) ▸ arterielle Hypertonie allerdings häufig refraktär: **präemptive endotracheale Intubation** + Sedierung, insbesondere wenn auch Vigilanz vermindert ■ Aortendissektion (siehe Seite 256): ▸ Ziel: **Reduktion systolischer Blutdruck <120 mmHg** und Herzfrequenz <60/min so rasch als möglich ▸ **Urapidil titriert i.v. oder Nitroprussid- ± Esmolol-Perfusor** ■ Akutes Koronarsyndrom: ▸ Ziel: **Reduktion systolischer Blutdruck <140 mmHg** so rasch als möglich ▸ **Urapidil titriert i.v. oder Nitroglyzerin-Perfusor** ■ alle anderen: ▸ Ziel: **Reduktion systolischer Blutdruck um ca. 25% in der ersten Stunde** und weiter nach Klinik ▸ **Urapidil titriert i.v.** ▸ bei Hypervolämie-Zeichen (z. B. Beinödeme): **Furosemid 40 mg i.v.** (Cave: Furosemid-Gabe ohne Hypervolämie-Zeichen führt häufig zu übermäßigem Blutdruckabfall)

Kommentar	beim akuten ischämischen Schlaganfall ist der arterielle Blutdruck meist reaktiv erhöht; systolischen Blutdruck nicht <220 mmHg senken (bei Lyse: systolischer Blutdruck <180 mmHg)!
Behandlungspartner	■ Kardiologie ■ Innere Medizin ■ Intensivmedizin

Empfehlungen zu antihypertensiven Therapiekombinationen

	Stufe 1	**Stufe 2**	**Stufe 3**
Standard	ACEH/AT_2A + KKB oder TD*	ACEH/AT_2A + KKB + TD	+ Spironolacton oder BB oder AB
koronare Herzerkrankung	ACEH/AT_2RB + KKB oder BB oder KKB + BB oder TD oder BB + TD	ACEH/AT_2RB + KKB + BB oder KKB + BB + TD oder ACEH/AT_2RB + BB + TD	+ Spironolacton oder AB oder SD
chronische Niereninsuffizienz	ACEH/AT_2RB + KKB oder TD	ACEH/AT_2RB + KKB + TD	+ Spironolacton oder BB oder AB oder SD
Herzinsuffizienz (mit reduzierter Ejektionsfraktion)	ACEH/AT_2RB + BB + TD oder SD	+ Spironolacton oder Eplerenon	
chronisches Vorhofflimmern	BB + ACEH/AT_2RB oder KKB	ACEH/AT_2RB + BB + KKB oder TD oder KKB + BB + TD	

AB: Alphablocker; ACEH: ACE-Hemmer; AT_2RB: AT_2-Rezeptorblocker; BB: Betablocker; KKB: Kalziumkanalblocker; SD: Schleifendiuretikum; TD: Thiaziddiuretikum

Tagesmaximaldosen gängiger oraler Antihypertensiva

ACE-Hemmer	Enalapril: 40 mg Lisinopril: 40–80 mg Perindopril: 10 mg Ramipril: 10 mg	**Betablocker**	Bisoprolol: 10 mg Carvedilol: 50–100 mg Metoprolol: 200 mg Nebivolol: 10 mg
AT_2-Rezeptorblocker	Candesartan: 32 mg Irbesartan: 300 mg Losartan: 100–150 mg Olmesartan: 40 mg Telmisartan: 80 mg Valsartan: 320 mg	**Kalziumkanalblocker**	Amlodipin: 10 mg Lercanidipin: 10 mg
		weitere Antihypertensiva	Doxazosin: 16 mg HCT: 25–50 mg Spironolacton: 50 mg Eplerenon: 50 mg

HCT: Hydrochlorothiazid

Literatur:

Williams B, et al. 2018 ESC/ESH Guidelines for the management of arterial hypertension. The Task Force for the management of arterial hypertension of the European Society of Cardiology and the European Society of Hypertension. J Hypertens 36:1953–2041.

HYPERVISKOSITÄTSSYNDROM

Definition	akute Organdysfunktion infolge einer kritisch erhöhten Blutviskosität
Ursachen	■ monoklonale Hyperglobulinämie (z. B. Morbus Waldenström, multiples Myelom, Kryoglobulinämie) ■ polyklonale Hyperglobulinämie (z. B. Sjögren-Syndrom, IgG4-Erkrankung, HIV-Infektion) ■ Hyperleukozytose-Syndrom (z. B. akute Leukämie) ■ Polyglobulie (z. B. Polycythaemia vera) ■ **Richtwerte für das Risiko eines Hyperviskositätssyndroms:** ▸ Hyperglobulinämie: Serumviskosität >4 cP (oder Protein-Plasmakonzentration >10 g/dl) ▸ Leukozytenzahlen >100 G/l ▸ Hämatokrit >60%
Anamnese	■ Symptombeginn und -verlauf? ■ Begleitsymptome? (Epistaxis, Zahnfleischbluten, Visusminderung, Hörminderung, Schwindel, Kopfschmerzen) ■ Z.n. Krampfanfall? ■ Bekannte hämatoonkologische oder rheumatologische Erkrankung?
Klinik	■ Epistaxis ■ Visusminderung ■ Schwindel ■ Kopfschmerzen ■ qualitative oder quantitative Vigilanzveränderung ■ weitere neurologische Ausfälle (z. B. Ataxie, Z.n. Krampfanfall, Hörminderung) ■ Dyspnoe ■ bei Männern mit Hyperleukozytosesyndrom: evtl. Priapismus
Monitoring	■ kontinuierlich: Herzfrequenz, Atemfrequenz, nicht-invasiver Blutdruck, SpO_2 ± invasiver Blutdruck, ZVK, Harnkatheter ■ einmalig: Temperatur
(Labor-)Diagnostik	■ 12-Kanal-EKG ■ venöse/arterielle Blutgasanalyse ■ Routineblut + visuelles Differentialblutbild + Protein + Serumelektrophorese ■ Type & Screen ■ Funduskopie (typisch: Venenstauung, Exsudate, Retinablutung, unscharfe Papille) ■ zur retrospektiven Diagnosesicherung: Blutviskosität ■ weitere Diagnostik bei V. a. Leukämie oder Myelom: siehe Seite 381
Wichtig/CAVE	■ Bestimmungen der Serumviskosität ist eine Spezialuntersuchung und dauert (für akute Therapieentscheidungen zu) lange! ■ keine Therapieverzögerung bei klarer Symptomatik! ■ alternativ kann die Funduskopie den Verdacht auf ein Hyperviskositätssyndrom erhärten ■ bei Hyperleukozytose Warburg-Effekt häufig: Laktazidose + Hypoglykämie
Akutmaßnahmen	■ **balancierte Kristalloide** (vorsichtig, einige Patienten sind hypervolämisch) ■ **therapeutischer Plasmaaustausch** (oder: **Erythrozytenapherese**; selten: **Leukapherese**) ■ **Therapie der Grunderkrankung** (z. B. Hydroxyurea)
Kommentar	keine Therapie bei Patienten ohne oder nur mit milden Symptomen!

Behandlungspartner	▪ Hämatologie ▪ Intensivmedizin

Literatur:
Gertz MA. Acute hyperviscosity: syndromes and management. Blood 2018; 132:1379–1385.
Korkmaz S. The management of hyperleukocytosis in 2017: Do we still need leukapheresis? Transfus Apher Sci 2018; 57:4–7.

HYPOKALZÄMIE

Definition	ionisierte Kalzium-Serumkonzentration <1,1 mmol/l (oder Gesamtkalzium- <2,2 mmol/l bzw. Albumin-korrigierte Gesamtkalzium-Serumkonzentration <1,9 mmol/l)
Ursachen	siehe Tabelle unten
Anamnese	▪ Symptombeginn und -verlauf? ▪ Lebensumstände bzw. Sonnenexposition? ▪ Tägliche Vitamin-D- und Kalziumzufuhr? (z. B. Konsum Milchprodukte, Nahrungsergänzungsmittel, Vitamin-D-Substitution) ▪ Medikamenteneinnahme? (z. B. Chemotherapie, Protonenpumpeninhibitor) ▪ Anamnestische Hinweise auf andere Akuterkrankungen? (z. B. Infektion, Bauchschmerzen) ▪ Z.n. rezenter (Neben-)Schilddrüsen-OP?
Klinik	**SPASMODIC:** ▪ **S**pasmen (z. B. Karpopedalspasmen, Trousseau-Zeichen) ▪ **P**eriorale Parästhesien ▪ **A**ngst, Irritation ▪ **S**eizures (Krampfanfälle) ▪ **M**uskeltonus erhöht (Spasmen, Kolik, Laryngospasmus) ▪ **O**rientierung reduziert (Verwirrtheit) ▪ **D**ermatitis (atopisch) ▪ **I**mpetigo herpetiformis ▪ **C**hvostek-Zeichen
Monitoring	▪ einmalig: Herzfrequenz, Atemfrequenz, nicht-invasiver Blutdruck, SpO_2, Temperatur ▪ bei klinischen Symptomen oder ionisierter Kalzium-Serumkonzentration <0,8 mmol/l – kontinuierlich: Herzfrequenz, Atemfrequenz, nicht-invasiver Blutdruck, SpO_2

Ursachen der Hypokalzämie abhängig von der Höhe der Serum-Phosphatkonzentration

Phosphat erhöht	Phosphat normal/erniedrigt
chronische Niereninsuffizienz	Vitamin-D-Mangel
Hypoparathyreoidismus	Alkalose
Pseudohypoparathyreoidismus	Osteomalazie
Rhabdomyolyse	Pankreatitis
Tumorlyse-Syndrom	lebensbedrohliche Erkrankung
Hypomagnesiämie	

(Labor-)Diagnostik	▪ 12-Kanal-EKG (verlängerte QTc-Zeit?) ▪ venöse/arterielle Blutgasanalyse ▪ Routinelabor + Protein + Albumin + Parathormon + 25(OH)-Vitamin-D3 + 1,25(OH)2-Vitamin-D3
Wichtig/CAVE	▪ Die Albuminkonzentration beeinflusst die Gesamtkalzium-Serumkonzentration wesentlich; biologisch wirksam ist nur die ionisierte Kalzium-Serumkonzentration! ▪ Pseudo-Hypokalzämie: normale ionisierte Kalzium-Serumkonzentration bei erniedrigter Gesamtkalzium-Serumkonzentration ▪ Bei der Hyperventilation kommt es zu einer transienten Hypokalzämie durch eine Alkalose-bedingte, vermehrte Bindung von freiem Kalzium an Albumin. Bei Reversierung der respiratorischen Alkalose normalisiert sich die freie Kalzium-Serumkonzentration und damit die Hypokalzämie-Symptome. Eine Kalziumsubstitution ist daher nicht erforderlich!
Akutmaßnahmen	▪ **Ursache behandeln** (z. B. Vitamin D oder Magnesium substituieren) ▪ **Kalziumsubstitution** oral (z. B. Kalziumkarbonat 2–3 x 1.000 mg/Tag p.o.) ▪ bei klinischen Symptomen oder ionisierter Kalzium-Serumkonzentration <1 mmol/l: **Kalziumglukonat 10% 20 ml KI**
Kommentar	Ionisierte Kalzium-Serumkonzentrationen <0,8–0,9 mmol/l sind klinisch relevant! ▪ <0,8 mmol/l: hämodynamische Instabilität ▪ <0,5 mmol/l: gerinnungshemmende Effekte (ionisiertes Kalzium = Gerinnungsfaktor IV)
Behandlungspartner	Innere Medizin

Literatur:

Turner J, et al. Emergency management of acute hypocalcaemia in adult patients. Endocr Connect 2016; 5:G7–G8.

HYPONATRIÄMIE

Definition	Natrium-Serumkonzentration <135 mmol/l (akut: <48 Stunden; chronisch: ≥48 Stunden) ▪ mild: 130–134 mmol/l ▪ moderat: 125–129 mmol/l ▪ profund: <125 mmol/l
Ursachen	**Hypervoläme, hypoosmolare Hyponatriämie:** ▪ chronische Herzinsuffizienz ▪ Leberzirrhose ▪ nephrotisches Syndrom ▪ schwere chronische Niereninsuffizienz (glomeruläre Filtrationsrate <10 ml/min) ▪ primäre/psychogene Polydipsie (z. B. Wasserintoxikation)

Ursachen	**Isovoläme, hypoosmolare Hyponatriämie:** ▪ diätischer Mangel an Osmolyten (Low Solute Intake [z. B. „Tea and Toast"-Diät, Bierpotomanie]) ▪ Syndrom der inadäquaten Antidiurese (z. B. durch Malignom, Lungen- oder neurologische Erkrankung, Medikamente, Stress) ▪ (Thiazid-)Diuretika-induzierte Hyponatriämie (bei ausreichender Flüssigkeitszufuhr) ▪ Medikamenten-induzierte Hyponatriämie (z. B. Antiepileptika, Serotonin-Reuptake-Hemmer, ACE-Hemmer, AT_2-Rezeptorblocker) ▪ Hypothyreose, symptomatisch oder dekompensiert **Hypovoläme, hypoosmolare Hyponatriämie:** ▪ (Thiazid-)Diuretika-induzierte Hyponatriämie (häufig + Hypokaliämie) ▪ gastrointestinale Verluste (z. B. Diarrhö) ▪ primäre Nebennierenrindeninsuffizienz (siehe Seite 396) **Pseudohyponatriämie:** ▪ Hypertriglyzeridämie ▪ Ausgeprägte Hyperglykämie (pro 100 mg/dl Blutzuckeranstieg [Anstieg über 100 mg/dl] Absinken Natrium um ca. 1,5 mmol/l [siehe Seite 294])
Anamnese	▪ Symptombeginn und -verlauf? ▪ Einnahme von Risikomedikamenten? (z. B. Thiazide, Schleifendiuretika, Antidepressiva, insbesondere selektive Serotonin-Reuptake-Hemmer, Antiepileptika, Opiate, Chemotherapie, ACE-Hemmer, AT_2-Rezeptorblocker) ▪ Trink- und Nahrungsgewohnheiten? ▪ Rezent erhöhte Wasserzufuhr? (z. B. Vorbereitung Koloskopie, Polydipsie) ▪ Begleitsymptome? (z. B. Fieber, Dyspnoe, Diarrhö, Ödeme, Stress) ▪ Vorerkrankungen? (z. B. Malignom, chronische Herz-, Leber- oder Niereninsuffizienz) ▪ anamnestische Hinweise auf Hypothyreose oder Nebennierenrindeninsuffizienz?
Klinik	▪ Natrium-Serumkonzentration und Klinik müssen nicht miteinander korrelieren! ▪ **milde Symptome:** Gedächtnis- und Konzentrationsstörungen, Gemütsänderungen, Gangunsicherheit, Sturz ▪ **moderat-schwere Symptome:** Übelkeit, Verwirrtheit, Kopfschmerzen ▪ **schwere Symptome (Hirnödem!):** Erbrechen, Krämpfe, Vigilanzminderung bis Koma, Hauptgefahr: Apnoe!
Monitoring	▪ einmalig: Herzfrequenz, Atemfrequenz, nicht-invasiver Blutdruck, SpO_2, Temperatur ▪ bei moderaten oder schweren Symptomen bzw. bei Natrium-Serumkonzentration <125 mmol/l – kontinuierlich: Herzfrequenz, Atemfrequenz, invasiver Blutdruck, SpO_2, Harnkatheter ± ZVK
(Labor-)Diagnostik siehe Ablaufdiagramm unten	▪ venöse/arterielle Blutgasanalyse ▪ Routinelabor + Serumosmolalität + Harnsäure + NT-pro-BNP/BNP ▪ Harnstatus/-streifen (Protein?) ▪ Harn: Osmolalität + Natrium + Kalium + Chlorid ▪ evtl. Schilddrüsenhormone + Cortisol ▪ evtl. Thoraxröntgen ▪ evtl. Echokardiografie

Wichtig/CAVE	■ Diagnostik möglichst vor Therapiebeginn bzw. Natriumzufuhr durchführen, da sonst Ergebnisse (insbesondere Serum + Harn) schwer interpretierbar! ■ häufig aufgrund von fehlenden Vorwerten keine sichere Unterteilung in akute bzw. chronische Hyponatriämie möglich: im Zweifelsfall als chronische Störung behandeln! ■ Kombination aus Bauchschmerzen, Hyponatriämie und nicht-messbaren biochemischen Parametern (z. B. Kreatinin, Leberwerte): dringender V. a. hypertriglyzeridäme Pankreatitis!
Akutmaßnahmen	■ bei schwerer klinischer Symptomatik (z. B. Krampfanfall, Koma): **Akuttherapie mit 3% NaCl** (z. B. 1 ml/kg als intravenöser Bolus, evtl. wiederholen), Ziel: Reversierung der schweren Symptome bzw. akutes Anheben der Natrium-Serumkonzentration um 2 bis maximal 5 mmol/l ■ **Ursache behandeln** ■ **Therapieziel: Natriumanstieg in den ersten 24 Stunden um ca. 10 mmol/l** (bei hohem Risiko für Demyelinisierung wie z. B. Leberzirrhose, Z.n. Lebertransplantation oder chronischem Alkoholabusus: Anstieg um 6 mmol/l pro 24 Stunden)

Ursachen-abhängige Therapie der Hyponatriämie

Ursache	Therapie
Primäre oder psychogene Polydipsie	■ Stopp der Wasserzufuhr ■ selbst ausgleichen lassen (Eigendiurese) ■ intravenöse Natriumzufuhr nur bei Koma oder wiederholten Krampfanfällen
Low Solute Intake (z. B. Bierpotomanie)	■ vorsichtige Steigerung der oralen Natriumzufuhr ■ selbst ausgleichen lassen (Eigendiurese) ■ intravenöse Natriumzufuhr nur bei schweren Symptomen oder fehlendem spontanen Natriumanstieg
Herzinsuffizienz	siehe Seite 330
Leberinsuffizienz	siehe Seite 377
Niereninsuffizienz	siehe Seite 408 + 411
Diarrhö, (Z.n.) Diuretikatherapie	■ Flüssigkeitsdefizit ausgleichen (initial NaCl 0,9%, im Verlauf evtl. mit balancierten Kristalloiden) ■ Cave: häufig nach Ausgleich der Hypovolämie spontane Diurese mit zu raschem (spontanen) Natriumanstieg (in dieser Situation: Desmopressin 2–4 µg i.v. ± Glukose 2,5–5% Infusion, um einen zu schnellen Anstieg zu verhindern)
Nebennieren-rindeninsuffizienz	siehe Seite 396
Salz-Verlustsyndrom, zerebral oder renal	■ Therapie der neurologischen oder renalen Grunderkrankung ■ Flüssigkeitsdefizit ausgleichen (z. B. balancierte Kristalloide) ■ NaCl 3–10% über ZVK zum Natriumausgleich
Syndrom der inadäquaten antidiuretischen Hormon-Sekretion	■ Therapie der Grunderkrankung ■ Flüssigkeitsrestriktion (<750 ml/Tag) ■ orale Harnstofftherapie ■ bei moderaten oder schweren Symptomen bzw. bei Natrium-Serumkonzentration <125 mmol/l: NaCl-3%-Perfusor
Medikamenten-induzierte Hyponatriämie	■ auslösendes Medikament stoppen ■ bei moderaten oder schweren Symptomen bzw. bei Natrium-Serumkonzentration <125 mmol/l: NaCl-3%-Perfusor
Hypothyreose	siehe Seite 358 + 642

Kommentar	▪ bei Patienten mit Hyponatriämie nicht reflexartig mit Infusionen (z. B. NaCl 0,9%) beginnen; diese können eine Hyponatriämie sogar verstärken! ▪ hohes Risiko für Demyelinisierung bei: Alkoholabusus, Mangelernährung, Lebererkrankungen (z. B. Z.n. Lebertransplantation), gleichzeitiger Hypokaliämie, Natrium-Serumkonzentration <125 mmol/l ▪ bei zu raschem Anstieg der Natrium-Serumkonzentration (unabhängig von Genese, typisch bei hypovolämer, hypoosmolarer Hyponatriämie): Desmopressin 2–4 µg i.v. + 2,5–5%-Glukose-Infusion, um Anstieg zu stoppen bzw. zu reversieren ▪ bei simultaner Hypokaliämie: Kaliumsubstitution steigert Natrium-Serumkonzentration in gleichem Ausmaß wie Natriumsubstitution, da durch die Behebung der Hypokaliämie Natrium in äquimolarer Menge aus der Zelle in den Extrazellulärraum geshiftet wird! ▪ Dekubitusrisiko mittels **Norton-Skala** (siehe Seite 738) erheben und entsprechende Prophylaxemaßnahmen einleiten (z. B. frühe Umlagerung in ein Krankenbett)
Behandlungspartner	▪ Innere Medizin ▪ Intensivmedizin (schwere Symptome)

Diagnostischer Algorithmus Hyponatriämie

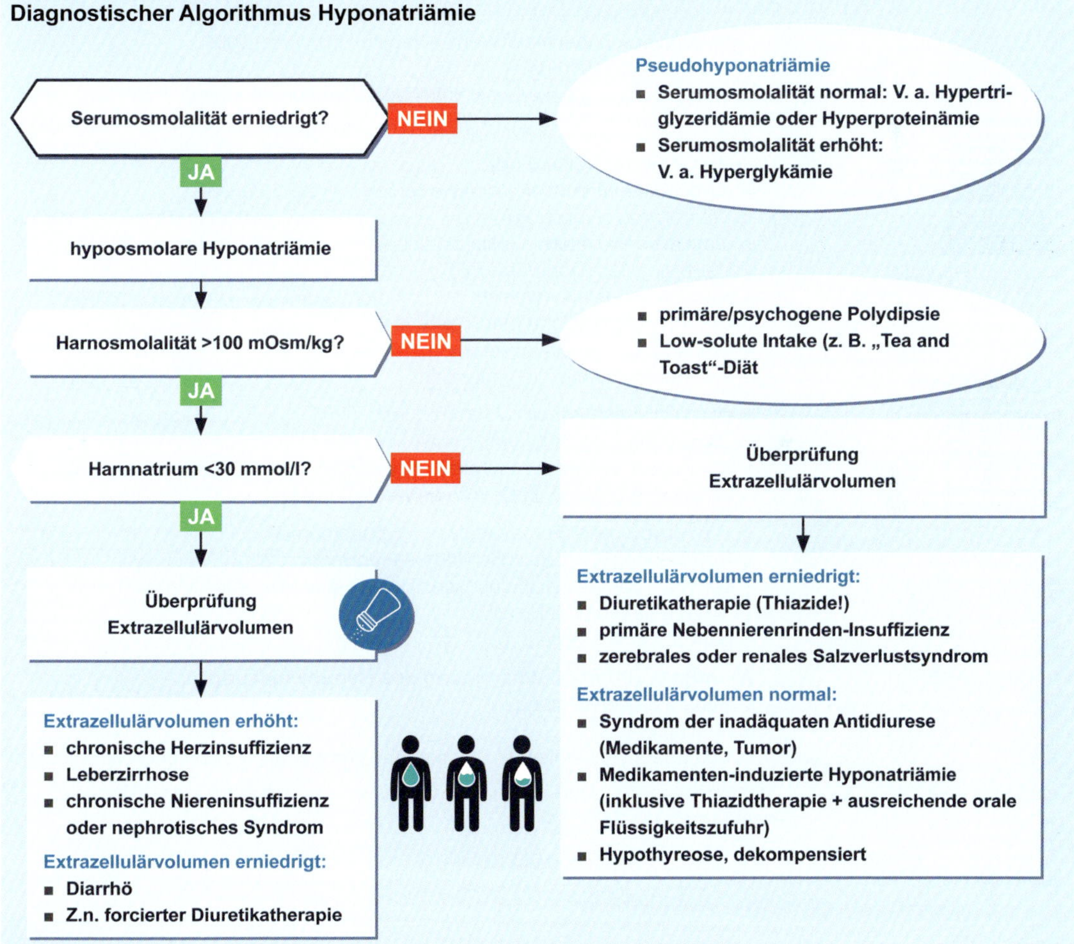

Literatur:

Spasovski G, et al. Clinical practice guideline on diagnosis and treatment of hyponatremia. Nephrol Dial Transplant 2014; 29(Suppl 2):ii1–ii39.

HYPOPHYSENAPOPLEX

Definition	akute Raumforderung im Bereich der Hypophyse mit lokalem Verdrängungseffekt und hypophysärer Funktionsstörung
Ursachen	▪ Nekrose eines oder Einblutung in ein Hypophysenadenom (selten: Zyste) oder eine/r hypertrophierte/n Hypophyse (z. B. Schwangerschaft [Sheehan-Syndrom]) ▪ Trigger: Blutdruckabfall/-anstieg, Operation, endokrinologischer Stimulationstest, orale Antikoagulation, Schädelhirntrauma
Anamnese	▪ Symptombeginn und -verlauf? ▪ Kopfschmerzen, Visusminderung oder eingeschränktes Gesichtsfeld in den letzten Wochen? ▪ Bekanntes Hypophysenadenom? ▪ Anamnestische Hinweise auf Triggerfaktoren? (siehe oben)
Klinik	**Häufig – subakuter/chronischer Verlauf mit:** ▪ Kopfschmerzen ▪ selektiver Ausfall endokrinologischer Achsen (z. B. Nebennierenrindeninsuffizienz, Diabetes insipidus; selten: Panhypopituitarismus) ▪ Visusminderung bzw. Gesichtsfeldausfälle (typisch: bitemporale homonyme Hemianopsie – siehe Seite 207) **Selten – akuter Verlauf mit:** ▪ retroorbitalen/frontalen Kopfschmerzen (vergleichbar mit Subarachnoidalblutung) ▪ Visusminderung bzw. Gesichtsfeldausfälle (typisch: bitemporale homonyme Hemianopsie – siehe Seite 207) ▪ Hirnnervenausfälle (typisch: Okulomotoriusparese) ▪ evtl. Photophobie und Meningismus ▪ evtl. quantitative Vigilanzstörung ▪ evtl. hämodynamische Instabilität
Monitoring	▪ einmalig: Herzfrequenz, Atemfrequenz, nicht-invasiver Blutdruck, SpO_2, Temperatur ▪ bei akutem Verlauf – kontinuierlich: Herzfrequenz, Atemfrequenz, nicht-invasiver Blutdruck, SpO_2 ± invasiver Blutdruck
(Labor-)Diagnostik	▪ venöse/arterielle Blutgasanalyse (Hyponatriämie?) ▪ Routineblut + Cortisol + Schilddrüsenhormone ▪ bei V. a. Diabetes insipidus: spezifisches Gewicht + Osmolalität Harn bei akutem Verlauf: CCT ± MRT ▪ bei subakutem Verlauf: MRT (im Intervall)
Wichtig/CAVE	**Wichtigste Differentialdiagnosen des Hyophysenapoplex:** ▪ Subarachnoidalblutung ▪ Meningitis ▪ sekundärer ischämischer Schlaganfall durch Kompression der Arteria carotis interna

Akutmaßnahmen	▪ **bei subakutem Verlauf:** im Regelfall keine Akutmaßnahmen erforderlich ▪ **bei akutem Verlauf:** ▸ **Analgesie** ▸ **Hydrokortison 100 mg i.v.** ▸ **Kontakt Neurochirurgie** bezüglich Indikation zur operativen Versorgung (<7 Tage) oder konservativem Management ▸ bei oraler Antikoagulation: **Reversierung** (siehe Seite 278) ▸ bei Koma: siehe Seite 40 ▸ bei Diabetes insipidus: **Desmopressin** 2–4 µg i.v. + **Ersatz der verlorenen Flüssigkeitsmenge** mit halbisotoner bzw. natriumreduzierter Lösung
Behandlungspartner	▪ Neurologie ▪ Neurochirurgie ▪ Endokrinologie ▪ Intensivmedizin

Literatur:
Briet C, et al. Pituitary apoplexy. Endocrine Reviews 2015; 36:622–645.

HYPOTHERMIE, AKZIDENTELL

Definition	**Hypothermie Grad I:** Körperkerntemperatur 35–32°C **Hypothermie Grad II:** Körperkerntemperatur 32–28°C **Hypothermie Grad III:** Körperkerntemperatur 28–24°C (siehe Seite 38) **Hypothermie Grad IV:** Körperkerntemperatur <24°C (siehe Seite 38) **Hypothermie Grad V:** Körperkerntemperatur <13,7°C (siehe Seite 38) **Anmerkung:** 13,7°C entspricht der bislang tiefsten gemessenen Körperkerntemperatur, welche ein Patient überlebt hat.
Ursachen	▪ Wärmeverlust in kalter Umgebung ± inadäquate Bekleidung ▪ begünstigende Faktoren: Intoxikation (z. B. Alkohol), neurologische Erkrankung, Hypothyreose, Kachexie
Anamnese	▪ Dauer und Art der Kälteexposition? ▪ Bekleidung? ▪ Traumaanamnese? ▪ Lawine: Verschüttungsdauer und -tiefe? Atemhöhle? (= Mund ohne Schnee) ▪ Ertrinken: Dauer der Submersion? Wassertemperatur <4°C? ▪ Z.n. Drogen- oder Alkoholabusus? ▪ Bekannte Vorerkrankungen? (z. B. neurologische Vorerkrankungen, Hypothyreose, Kachexie) ▪ Anamnestische Hinweise auf Akuterkrankung?
Klinik	▪ **Grad I:** wach, Kältezittern ▪ **Grad II:** Somnolenz, kein Kältezittern
Monitoring	▪ kontinuierlich: Herzfrequenz, Atemfrequenz, nicht-invasiver Blutdruck, SpO_2 ▪ wiederholt: Temperatur

(Labor-)Diagnostik	▪ 12-Kanal-EKG (Bradykardie, J-Welle, Vorhofflimmern häufig <32°C) ▪ venöse/arterielle Blutgasanalyse ▪ Routinelabor + Creatinkinase/Myoglobin ▪ bei Traumaanamnese bzw. -verdacht: Röntgen und/oder CT ▪ bei Verdacht: Ethanol im Blut + Tox-Screening Harn ▪ evtl. Schilddrüsenhormone
Wichtig/CAVE	▪ Eine Kältediurese führt häufig zu einer Hypovolämie und Hypokaliämie! ▪ Hypoglykämie antizipieren!
Akutmaßnahmen	▪ **Grad I: warme Getränke, Warmlufttherapie** ▪ **Grad II: + warme Infusionen, „Minimal Handling"**
Kommentar	„Minimal Handling" bei Patienten mit Körperkerntemperaturen <32°C, da die Gefahr von Kammerflimmern durch „Rückshift" von kaltem Blut aus der Peripherie in den Körperkern besteht!
Behandlungspartner	Intensivmedizin

Literatur:

Brown DJA, et al. Accidental hypothermia. N Engl J Med 2012; 367:1930–1938.

HYPOTHYREOSE, DEKOMPENSIERT

Definition	lebensbedrohliche Stoffwechselentgleisung infolge einer Hypothyreose
Ursachen	**Hypothyreose + Triggerfaktor:** ▪ Infektion ▪ Trauma ▪ OP ▪ Kälteexposition/Hypothermie ▪ Änderung/Stopp der Substitutionstherapie ▪ Medikamente (z. B. Sedativa, Opiate, Diuretika, Betablocker, Amiodaron, Antipsychotika, Lithium, Checkpoint-Inhibitoren)
Anamnese	▪ Symptombeginn und -verlauf? ▪ Bekannte Schilddrüsenerkrankung? ▪ Stopp oder Veränderung der Substitutionstherapie? ▪ Kälteexposition? ▪ Z.n. OP oder Trauma? ▪ Anamnestische Hinweise auf Infektion oder Akuterkrankung? ▪ Einnahme von Risikomedikamenten? (siehe oben)
Klinik	▪ typisch: ältere Frau ▪ quantitative Vigilanzminderung (z. B. Somnolenz, Sopor) ▪ Bradykardie ▪ arterielle Hypo- bzw. Hypertonie ▪ Bradypnoe ▪ Hypothermie ▪ paralytischer Ileus ▪ selten: Myxödem (früherer Begriff des Myxödem-Komas irreführend) ▪ klinische Stigmata einer Hypothyreose (siehe Seite 642)

Monitoring	kontinuierlich: Herzfrequenz, Atemfrequenz, invasiver Blutdruck, SpO_2, Temperatur, Harnkatheter ± ZVK
(Labor-)Diagnostik	▪ 12-Kanal-EKG (verlängerte QTc-Zeit?) ▪ venöse/arterielle Blutgasanalyse (Hypoglykämie?) ▪ Routineblut + Schilddrüsenhormone + Creatinkinase/Myoglobin + Cortisol ▪ Harnstatus/-streifen (Infekthinweis?) ▪ bei V. a. Infektion: 2 Blutkulturen (jeweils aerob und anaerob) + Kulturen vom vermuteten Infektionsfokus ▪ Echokardiografie (Perikarderguss?) ▪ Thoraxröntgen (Pleuraerguss?) ▪ bei Koma oder fokal neurologischem Defizit: CCT
Wichtig/CAVE	▪ Die Bestimmung der Schilddrüsenhormone bestätigt die Diagnose Hypothyreose. ▪ Die klinische Untersuchung und die laborchemische Analyse der Organfunktionen differenziert zwischen kompensierter und dekompensierter Hypothyreose! ▪ kein Zusammenhang zwischen Ausmaß der TSH-Erhöhung und der klinischen Symptomatik ▪ Typische Laborbefunde: Anämie, Hyponatriämie, erhöhte Creatinkinase und/oder Hypoglykämie
Akutmaßnahmen	▪ **Therapie der auslösenden Erkrankung** (z. B. Infekttherapie, Absetzen potenziell auslösender Medikamente) ▪ bei Hypoglykämie (Blutzucker <70 mg/dl): 50 ml **Glukose** 33% i.v. ▪ Komamanagement: siehe Seite 40 ▪ bei hämodynamischer Instabilität: siehe Seite 60 ▪ **Schilddrüsenhormonsubstitution:** ▸ Levothyroxin 250–500 µg i.v. ▸ bei hohem Erkrankungsschweregrad (z. B. Koma und/oder Schock) und Verfügbarkeit: Liothyronin 5–20 µg i.v. (Cave: kardiale/rhythmologische Nebenwirkungen) ▸ alternativ bei fehlendem intravenösem Präparat: Levothyroxin 500 µg p.o., gefolgt von 3 x 75 µg/Tag p.o. ▪ **Hydrokortison** 100 mg i.v. ▪ bei schwerer Hyponatriämie: **NaCl-3%-Perfusor** (Therapieziel: siehe Seite 352) ▪ bei Hypothermie: **Wärmetherapie** mittels konvektiver Methoden (z. B. Warmluftdecke) ▪ bei Hypoglykämie (Blutzucker <70 mg/dl): 50 ml **Glukose 33%** i.v.
Behandlungspartner	▪ Endokrinologie ▪ Intensivmedizin

Literatur:

Jonklaas J, et al. Guidelines for the Treatment of Hypothyroidism. Thyroid 2014; 24:1670–1751.

ILEUS, MECHANISCH

Definition	mechanische Obstruktion der Darmpassage (80% Dünndarm, 20% Dickdarm)

Ursachen	■ Bride/Verwachsung (häufigste Ursache) ■ inkarzerierte Hernie ■ Volvulus (z. B. Sigma, Coecum) ■ Tumor (z. B. kolorektales Karzinom, extramurale Kompression) ■ (inflammatorische) Striktur (z. B. bei chronisch entzündlichen Darmerkrankungen, Divertikulitis-assoziiert) ■ seltene Ursachen: Fremdkörper (z. B. Bezoar, Gallenstein, verschluckter Fremdkörper, Drogenpäckchen, Würmer), Intussuszeption
Anamnese	■ Symptombeginn und -verlauf? ■ Stuhlgewohnheiten? ■ Letzter Stuhlgang? ■ Übelkeit + Erbrechen? (Miserere) ■ Größenzunahme Abdomen? ■ Art Bauchschmerzen? ■ (Rezente) abdominelle Operation? ■ Bekannte Hernie(n) oder chronisch entzündliche Darmerkrankung? ■ Z.n. abdomineller Radiotherapie? ■ Risikomedikamente? (z. B. Opiate, Anticholinergika, Antidepressiva)
Klinik	■ **Bauchschmerzen:** ▸ bei Dünndarmileus kolik-/krampfartig, zentral ▸ bei Dickdarmileus protrahierte krampfartige Schmerzen, Unterbauch ■ **Übelkeit + Erbrechen:** ▸ bei Dünndarmileus obligat, gallig oder unverdauter Speisebrei ▸ bei Dickdarmileus Miserere (Spätzeichen) ■ gespanntes, pralles Abdomen ■ metallische, hochgestellte Darmgeräusche ■ **keine Wind- oder Stuhlpassage:** ▸ bei Dünndarmileus Spätzeichen ▸ bei Dickdarmileus früh und obligat ■ evtl. Dehydratations- oder Schockzeichen
Monitoring	■ kontinuierlich: Herzfrequenz, Atemfrequenz, nicht-invasiver Blutdruck, SpO_2, Harnkatheter ± invasiver Blutdruck, ZVK (bei hämodynamischer Instabilität) ■ einmalig: Temperatur
(Labor-)Diagnostik	■ venöse/arterielle Blutgasanalyse ■ Routinelabor + Amylase/Lipase ■ Bedside-Sonografie (Pendel-/Hyperperistaltik?) ■ CT-Abdomen ± Kontrastmittel (schlechte Alternative: Abdomenröntgen leer ± Kontrastmittelpassage)
Wichtig/CAVE	■ Bei hohem Dünndarmileus kann Patient durchaus noch über rezenten Wind- und/oder Stuhlabgang berichten! ■ Bei der klinischen Untersuchung müssen obligat typische Hernienlokalisationen (inguinal, femoral, umbilikal, Bauchwandnarben) überprüft werden!
Akutmaßnahmen	■ Patient **nüchtern** belassen ■ **Magensonde** ■ **Antiemetika** (z. B. Ondansetron 4 mg i.v.) ■ **Analgesie** (z. B. Metamizol 1–2,5 g KI) ■ **balancierte Kristalloide** ■ **operative Sanierung** ■ bei Sigmavolvulus: **Versuch der endoskopischen Detorsion** ■ in Palliativsituationen: **endoluminale Stenteinlage** ■ selten: **konservatives Management** (Entscheidung Chirurg!)
Kommentar	„Über einem Ileus darf die Sonne weder auf- noch untergehen!"

Behandlungspartner	■ (Viszeral-)Chirurgie ■ Anästhesie

Literatur:

Naveed M, et al. American Society for Gastrointestinal Endoscopy guideline on the role of endoscopy in the management of acute colonic pseudo-obstruction and colonic volvulus. Gastrointest Endosc 2020; 91:228–235.
Ten Broeck RPG, et al. Bologna guidelines for diagnosis and management of adhesive small bowel obstruction (ASBO): 2017 update of the evidence-based guidelines from the World Society of Emergency Surgery ASBO Working Group. World J Emerg Surg 2018; 13:24.

ILEUS, PARALYTISCH

Definition	■ funktioneller Stillstand der Dünndarmpassage ■ (seltene) Sonderform: funktioneller Stillstand der Dickdarmpassage (kolonische Pseudoobstruktion oder Ogilvie-Syndrom) mit Dilatation des Coecums bzw. Kolons ohne mechanische Obstruktion >9 cm (signifikantes Perforationsrisiko ab Dilatation >12 cm)
Ursachen	■ schwere bzw. kritische Erkrankung ■ medikamentös (z. B. Opiatdauertherapie, Anticholinergika, Antidepressiva, Neuroleptika, Kalziumantagonisten, Clonidin) ■ Elektrolytstörung (z. B. Hypokaliämie) ■ entzündliche Darmerkrankung (infektiös vs. chronisch-entzündlich) ■ intraabdominelle Pathologie ■ Mesenterialischämie (akut vs. chronisch) ■ Hypothyreose, dekompensiert ■ Urämie ■ Porphyrie, akut intermittierend
Anamnese	■ Symptombeginn und -verlauf? ■ Stuhlgewohnheiten? ■ Letzter Stuhlgang? ■ Übelkeit ± Erbrechen? ■ Abdominelle Voroperationen? ■ Einnahme Risikomedikation? (siehe oben) ■ Anamnestische Hinweise auf Akuterkrankung?
Klinik	■ diffuse Bauchschmerzen (ohne peritoneale Zeichen) ■ geblähtes Abdomen (tympanische Perkussion) ■ fehlende Darmgeräusche ■ Übelkeit ± Erbrechen (z. B. gallig) ■ keine Wind- oder Stuhlpassage ■ evtl. Dehydratationszeichen ■ evtl. klinische Zeichen einer ursächlichen Akuterkrankung
Monitoring	■ einmalig: Herzfrequenz, Atemfrequenz, nicht-invasiver Blutdruck, SpO_2, Temperatur ■ bei hämodynamischer Instabilität – kontinuierlich: Herzfrequenz, Atemfrequenz, invasiver Blutdruck, SpO_2, Harnkatheter ± ZVK

(Labor-)Diagnostik	▪ venöse/arterielle Blutgasanalyse ▪ Routinelabor + Amylase/Lipase ▪ rektale Untersuchung (Stuhlknolle tastbar?) ▪ Sonografie Abdomen (Darmperistaltik sichtbar?) ▪ Abdomenröntgen leer + Kontrastmittelpassage ▪ evtl. CT Abdomen + Kontrastmittel
Akutmaßnahmen	▪ **Ursache behandeln** ▪ **Antiemetika** (z. B. Metoclopramid 10 mg i.v., siehe unten) ▪ **balancierte Kristalloide** ▪ **Prokinetika** (z. B. Metoclopramid 3–6 x 10 mg i.v. ± Erythromycin 3 x 250 mg i.v.) ▪ bei wiederholtem Erbrechen: **Magensonde** ▪ bei kolonischer Pseudoobstruktion: **Neostigmin** 0,5 mg KI (höhere Dosen bis 2,5 mg nur in Kombination mit Atropin aufgrund des Risikos bedrohlicher Bradykardien; bei fehlendem Erfolg: Darmrohr oder endoskopische Dekompression; Ultima Ratio: operative Kolektomie)
Kommentar	Scopolamin ist beim paralytischen Ileus kontraindiziert!
Behandlungspartner	Gastroenterologie/Innere Medizin

Literatur:

Beach EC, et al. Ileus. StatPearls, Treasure Island (FL): StatPearls Publishing, 2021.

Naveed M, et al. American Society for Gastrointestinal Endoscopy guideline on the role of endoscopy in the management of acute colonic pseudo-obstruction and colonic volvulus. Gastrointest Endosc 2020; 91:228–235.

INTERSTITIELLE LUNGENERKRANKUNG, NOTFÄLLE BEI ERWACHSENEN MIT

unter Mitarbeit von OA Dr. Helmut J.F. Salzer, MPH, FECMM

Definition	▪ heterogene Gruppe an >200 verschiedenen, zumeist chronischen Lungenerkrankungen, welche zu einer interstitiellen Inflammation und Fibrosierung führen ▪ häufig(st)e interstitielle Lungenerkrankung: idiopathische Lungenfibrose
Ursachen	▪ **Primär:** ▸ idiopathische Lungenfibrose ▸ nicht-spezifische interstitielle Pneumonie ▸ desquamative interstitielle Pneumonie ▸ Bronchiolitis mit interstitieller Lungenerkrankung ▸ kryptogen organisierende Pneumonie ▸ lymphozytäre interstitielle Pneumonie ▸ akute interstitielle Pneumonie

Ursachen	■ **Sekundär:** ▸ im Rahmen von rheumatologischen bzw. Autoimmunerkrankungen (z. B. Sarkoidose, systemischer Lupus erythematodes, rheumatoide Arthritis, Sjögren-Syndrom, Granulomatose mit Polyangiitis, Sklerodermie, Dermatomyositis, chronisch entzündliche Darmerkrankung, Graft-versus-Host-Erkrankung, Antisynthetase-Syndrom) ▸ Z.n. ARDS (z. B. COVID-19-assoziiert) ▸ anorganische Noxen (Pneumokoniosen; z. B. Silikose, Asbestose, Aluminose, Berylliose) ▸ exogen allergische Alveolitis (durch Inhalation von organischen Noxen; z. B. Farmerlunge, Vogelhalterlunge) ▸ medikamentös (z. B. Bleomycin, Methotrexat, Amiodaron, Nitrofurantoin) ▸ Strahlenpneumonitis (Z.n. Strahlentherapie) ■ **Andere:** ▸ rezidivierende (Mikro-)Aspirationen ▸ eosinophile Lungenerkrankungen (z. B. akute/chronische eosinophile Pneumonie, Löffler-Syndrom) ▸ pulmonale Langerhans-Zell-Histiozytose ▸ Lymphangioleiomyomastose ▸ Amyloidose ▸ genetische Lungenerkrankungen (z. B. pulmonale alveoläre Proteinose, tuberöse Sklerose, Neurofibromatose, Hermansky-Pudlak-Syndrom)
Anamnese	■ Symptombeginn und -verlauf? ■ Anamnestische Hinweise auf Infektion? ■ Begleitsymptome? (z. B. Thoraxschmerz, Beinumfangdifferenz, Hämoptysen, Beinödeme, Gelenkschmerzen, Muskelschwäche) ■ Bekannte (interstitielle) Lungenerkrankung? ■ Diagnosestellung durch Biopsie? ■ Vorbefunde: Thoraxröntgen? CT-Befund? ■ Dauermedikation? (z. B. Kortison, Immunsuppressiva) ■ Letzter Schub bzw. respiratorische Infektion? ■ Listung für Lungentransplantation? ■ End-of-Life-Management angesprochen? ■ Betreuende Klinik/Ambulanz? (inklusive Kontakt- oder Notfalltelefon) ■ Bekannte Autoimmunerkrankung oder anamnestische Hinweise darauf? ■ Einnahme von Risikomedikamenten? (siehe oben) ■ Z.n. Chemo- oder Strahlentherapie? ■ Berufsanamnese und Noxenexposition (organisch bzw. anorganisch)? ■ Positive Familienanamnese für Lungenerkrankung? ■ Auslandsanamnese?
Klinik	■ (Belastungs-)Dyspnoe ■ (trockener) Husten ■ fein- bis mittelblasige Rasselgeräusche ■ evtl. zentrale Zyanose ■ bei chronischer Hypoxämie: Trommelschlägelfinger bzw. Uhrglasnägel
Monitoring	■ einmalig: Herzfrequenz, Atemfrequenz, nicht-invasiver Blutdruck, SpO_2, Temperatur ■ bei kardiorespiratorischer Instabilität – kontinuierlich: Herzfrequenz, Atemfrequenz, invasiver Blutdruck, SpO_2, Temperatur ± ZVK, Harnkatheter

Akute respiratorische Insuffizienz bei V. a. eine unbekannte interstitielle Lungenerkrankung	**Allgemeines:** In der Notaufnahme kann die Diagnose einer interstitiellen Lungenerkrankung vermutet, aber kaum jemals verifiziert werden. Daher muss der primäre Fokus auf den Ausschluss bzw. die evtl. Therapie von häufigen Ursachen einer akuten respiratorischen Insuffizienz (z. B. atypische bzw. virale Pneumonie, Linksherzinsuffizienz) gelegt werden. Parallel dazu soll die diagnostische Abklärung der vermuteten interstitiellen Lungenerkrankung eingeleitet werden. **Diagnostik:** 12-Kanal-EKG, arterielle Blutgasanalyse, Routineblut + NT-pro-BNP/BNP + Creatinkinase/Myoglobin + Blutsenkungsgeschwindigkeit ± D-Dimer ± Troponin T, molekularbiologische Diagnostik (PCR aus Nasopharyngealabstrich: SARS-CoV-2, Respiratory-Syncytial-Virus, Influenza A/B), mikrobiologische Diagnostik (z. B. Blutkulturen, Sputum), Harnstreifen/-status, Harnsediment, Legionellen-/Pneumokokken-Antigen im Harn, Rheumafaktor, antinukleäre Antikörper, Anti-Neutrophilen-Zytoplasma-Antikörper, Myeloperoxidase, Antibasalmembran-Antikörper, Anti-Jo1-Antikörper, Echokardiografie, Thoraxröntgen, CT Thorax (ideal: High Resolution CT Lunge in Bauchlage, bei V. a. Pulmonalarterienembolie: CT-Pulmonalisangiografie), im Intervall: bronchoalveoläre Lavage (durch Pneumologie!) **Akutmaßnahmen:** Sauerstoff-Therapie, symptomatische Therapie der respiratorischen Insuffizienz (inklusive endotracheale Intubation + lungenprotektive Beatmung, siehe Seite 20), Kortison nur nach Rücksprache mit Pneumologie
Akute respiratorische Insuffizienz bei bekannter interstitieller Lungenerkrankung	**Allgemeines:** Eine akute respiratorische Insuffizienz bei bekannter interstitieller Lungenerkrankung kann viele Ursachen haben. In der Notaufnahme gilt es primär, reversible bzw. behandelbare Ursachen (z. B. respiratorische Infektion, Pulmonalarterienembolie, Linksherzinsuffizienz, dekompensiertes Cor pulmonale, akutes Koronarsyndrom, extrapulmonale Akuterkrankung) auszuschließen! Die Diagnose eines akuten Schubs einer interstitiellen Lungenerkrankung (sogenannter „Flare") kann in der Notaufnahme nicht gestellt werden und ist eine Ausschlussdiagnose! **Diagnostik:** 12-Kanal-EKG, arterielle Blutgasanalyse, Routineblut + NT-pro-BNP/BNP + D-Dimer ± Troponin T, molekularbiologische Diagnostik (PCR aus Nasopharyngealabstrich: SARS-CoV-2, Respiratory Synzytial-Virus, Influenza A/B), mikrobiologische Diagnostik (z. B. Blutkulturen, Sputum), Legionellen-/Pneumokokken-Antigen im Harn, Galaktomannan (im Blut), Echokardiografie, Thoraxröntgen, CT Thorax (ideal: High Resolution CT Lunge in Bauchlage, bei V. a. Pulmonalarterienembolie: CT-Pulmonalis-Angiografie) **Akutmaßnahmen:** Therapie einer auslösenden Akuterkrankung, Sauerstoff-Therapie (ideal: High-Flow-Nasensauerstoff-Therapie), evtl. nicht-invasive Beatmung, empirische Antibiose (z. B. Piperacillin/Tazobactam 4/0,5 g KI), Morphin 2-mg-weise i.v., Kortison nur nach Rücksprache mit Pneumologie, bei Notwendigkeit der endotrachealen Intubation (siehe Kommentar): Fokus auf Erhalt der Spontanatmung (z. B. wach fiberoptische Intubation oder endotracheale Intubation nach transkrikoidaler Injektion von Lokalanästhetika + Remifentanil-Perfusor) **Kommentar:** Bei fortgeschrittener idiopathischer Lungenfibrose ist die endotracheale Intubation und invasive Beatmung mit einer (nahezu) 100%igen Sterblichkeit assoziiert und sollte vermieden werden. Die Alternativbehandlung stellt die nicht-invasive Beatmung sowie Palliativtherapie dar.
Behandlungspartner	▪ Pneumologie ▪ Intensivmedizin

Literatur:

Faverio P, et al. Management of acute respiratory failure in interstitial lung diseases: overview and clinical insights. BMC Pulmonary Medicine 2018; 18:70.

INTRAZEREBRALE BLUTUNG

Definition	■ Blutung in das Hirnparenchym (hämorrhagischer Schlaganfall) ■ Sonderform: isolierte intraventrikuläre Blutung
Ursachen	■ hypertensive Vaskulopathie/Ruptur von Mikroaneurysmen (typische Lokalisationen: Basalganglien >> Kleinhirn > Pons) ■ Gefäßanomalien (z. B. Aneurysma, arteriovenöse Malformation) ■ Einblutung in eine zerebrale Neoplasie (z. B. Metastase [z. B. eines Melanoms, Nierenkarzinoms, Chorionkarzinoms], zerebraler Primärtumor) ■ zerebrale Amyloidose ■ Intoxikation mit Kokain, (Meth-)Amphetamin oder anderen sympathomimetischen Substanzen (z. B. Esketamin) ■ Einblutung in ein Ischämieareal (z. B. ischämischer Schlaganfall + Thrombolyse) ■ Gerinnungsstörung (z. B. therapeutische Antikoagulation, angeborene oder erworbene Gerinnungsstörung) ■ andere (z. B. Stauungsblutung bei Sinusvenenthrombose, Vaskulitis)
Anamnese	■ Symptombeginn und -verlauf? ■ Genauer Zeitpunkt des Symptombeginns? ■ Kopfschmerzen? ■ Z.n. Krampfanfall? ■ Erbrechen? (V. a. erhöhten intrakraniellen Druck) ■ Bekannte/schlecht eingestellte arterielle Hypertonie? ■ Bekannter primärer Tumor des Gehirns? ■ Bekannte intrakranielle Gefäßmalformation? ■ Bekannte Tumorerkrankung mit erhöhtem Risiko von zerebralen Metastasen? (z. B. Mammakarzinom, Lungenkarzinom, Kolonkarzinom, Nierenzellkarzinom, Melanom) ■ Bekannte Koagulopathie oder orale Antikoagulation? ■ Z.n. bzw. regelmäßiger Alkohol- oder Drogenabusus?
Klinik	■ akutes neurologisches Defizit (wie bei ischämischem Schlaganfall); Cave: manchmal nur subtil (gerade bei isoliert intraventrikulärer Blutung)! ■ arterielle Hypertonie (typisch: systolischer Blutdruck >220 mmHg) ■ Z.n. Krampfanfall bzw. Stigmata eines solchen (bei bis zu 25% der Patienten akut oder in den ersten 24 Stunden; Krampfanfälle extrem selten bei Patienten mit ischämischem Schlaganfall) **Typisch bei großen Blutungen:** ■ akute Hemiparese mit Kopfschmerz ■ resistente arterielle Hypertonie ■ Erbrechen ■ rasch progredienter Bewusstseinsverlust bis Koma ■ Pupillenmotorikstörung Bei Patienten mit milden/moderaten Symptomen kann anamnestisch und klinisch nicht zwischen einem ischämischen oder hämorrhagischen Schlaganfall unterschieden werden!
Monitoring	■ kontinuierlich: Herzfrequenz, Atemfrequenz, invasiver Blutdruck, SpO_2, Harnkatheter, ZVK ■ einmalig: Temperatur

(Labor-)Diagnostik

- venöse/arterielle Blutgasanalyse
- Routinelabor ± spezielle Gerinnung (z. B. Antikoagulantien-Serumkonzentration)
- bei Verdacht: Ethanol im Blut + Tox-Screening Harn
- CCT ± CT-Angiografie
- bei Neoplasie-Verdacht (im Intervall): cMRT

Wichtig/CAVE

ICH Score

Parameter		Punkte
Glasgow Coma Scale	**13–15**	0
	5–12	1
	3–4	2
Volumen des intrazerebralen Hämatoms	**<30 ml**	0
	≥30 ml	1
intraventrikuläre Blutung	**nein**	0
	ja	1
infratentorielle Blutungslokalisation	**nein**	0
	ja	1
Alter	**<80 Jahre**	0
	≥80 Jahre	1

Interpretation:
0 Punkte: Mortalität 0%;
1 Punkt: Mortalität 13%;
2 Punkte: Mortalität 26%;
3 Punkte: Mortalität 72%;
4 Punkte: Mortalität 97%;
5–6 Punkte: Mortalität 100%

Akutmaßnahmen

- **Komamanagement:** siehe Seite 40
- **Blutdrucksenkung** (Ziel: systolischer Blutdruck <140 mmHg in den ersten Stunden [Cave: keine Nitropräparate])
- **Reversierung orale Antikoagulation** (siehe Seite 278) oder **Therapie Koagulopathie**
- **Kontakt Neurochirurgie:**
  - bei supratentorieller Blutung: individuelle OP-Entscheidung (z. B. bei Glasgow Coma Scale von 10–13 Punkten + Hämatomvolumen <30 ml)
  - bei infratentorieller Blutung: Hämatomevakuation bei Durchmesser >3 cm + externe Ventrikeldrainage
  - bei intraventrikulärem/subarachnoidalem Blut: externe Ventrikeldrainage (Behandlung/Prävention Hydrozephalus)
- bei Z.n. Krampfanfall: **antiepileptische Sekundärprophylaxe** (z. B. Levetiracetam 2 x 1.000 mg/Tag KI)

Kommentar

- Blut-Flüssigkeitsspiegel im intrazerebralen Hämatom sind ein spezifischer Hinweis auf das Vorliegen einer Koagulopathie oder einer oralen Antikoagulation.
- Keine Transfusion von Thrombozytenkonzentraten bei Patienten mit Plättchenaggregationshemmer ohne Thrombopenie!

Behandlungspartner

- Neurologie
- Neurochirurgie
- Intensivmedizin

Literatur:

Hemphill JC, et al. Guidelines for the Management of Spontaneous Intracerebral Hemorrhage. Stroke 2015; 46:2032–2060.

McGurgon IJ, et al. Acute intracerebral haemorrhage: diagnosis and management. Pract Neurol 2021; 21:128–136.

KONGENITALE HERZERKRANKUNG, NOTFÄLLE BEI ERWACHSENEN MIT

Anamnese	▪ Art der kongenitalen Herzerkrankung? ▪ Z.n. operativer Korrektur? (teilweise vs. komplett) ▪ ICD oder Schrittmacher implantiert? (wenn ja: Ausweis? Firma?) ▪ Letzte Dekompensation? ▪ Rezente Eingriffe (z. B. auch kleinere bzw. gerade zahnärztliche Eingriffe als mögliche Endokarditisursache) ▪ Bekannte Rhythmusstörungen? ▪ Vorbefunde: EKG, transthorakale Echokardiografie ▪ Dauermedikation? ▪ Betreuende Klinik/Ambulanz? (inklusive Kontakt- oder Notfalltelefon)
Rhythmusstörungen	**Allgemein:** häufigster Notfall, häufigste Ursache von Synkopen (Differentialdiagnosen: pulmonalarterielle Hypertonie, andere Synkopenursachen), Breitkomplextachykardien häufig **Diagnostik:** 12-Kanal-EKG, Auslesen ICD bzw. Schrittmacher (durch Kardiologie), venöse/arterielle Blutgasanalyse, Routinelabor (Elektrolyte?) **Therapie:** instabil: elektrische Kardioversion; Schmalkomplextachykardie: siehe Seite 485; Breitkomplextachykardie: Amiodaron 300 mg KI ± elektrische Kardioversion; AV-Block III: Adrenalin 10-µg-weise oder Dobutamin-Perfusor, evtl. transkutanes Pacing, transvenöses Pacing nur durch Kardiologie (z. B. unter Bildwandlerkontrolle, evtl. arterieller Zugangsweg)
Herzinsuffizienz	**Allgemein:** ähnliche Symptome wie bei Patienten ohne kongenitale Herzerkrankung **Diagnostik:** 12-Kanal-EKG, venöse/arterielle Blutgasanalyse, Routinelabor + NT-pro-BNP/BNP, Echokardiografie, Thoraxröntgen **Therapie:** Diuretika bei Ödemen/Hypervolämie, früh Experten hinzuziehen!
Brustschmerzen	**Differentialdiagnosen:** akutes Koronarsyndrom (z. B. durch Kompression einer Koronararterie auch bei jungen Patienten möglich), pulmonalarterielle Hypertonie, respiratorische Infektion, Pulmonalarterienembolie **Diagnostik:** 12-Kanal-EKG, venöse/arterielle Blutgasanalyse, Routinelabor ± Troponin T ± D-Dimer, Echokardiografie, Thoraxröntgen, evtl. CT Thorax mit Pulmonalisangiografie **Therapie:** siehe jeweils dort
Pulmonalarterielle Hypertonie-Krise	**Klinik:** (Belastungs-)Dyspnoe, Hämoptysen, klinische Zeichen des Rechtsherzversagens, Brustschmerz **Diagnostik:** 12-Kanal-EKG, venöse/arterielle Blutgasanalyse, Routinelabor ± D-Dimer ± Herzenzyme, Echokardiografie, liberal: CT Thorax mit Pulmonalisangiografie **Therapie:** Sauerstoff (z. B. High-Flow-Nasensauerstoff-Therapie), Iloprost 10 µg p.i. (oder: Nitroglyzerin 5 mg p.i.), früh Experten hinzuziehen! Bei arterieller Hypotonie: Noradrenalin 10-µg-weise ± Perfusor, bei Ödemen: Diuretika, bei respiratorischer Insuffizienz oder Hyperkapnie: High-Flow-Nasensauerstoff-Therapie, nicht-invasive Beatmung (Cave: niedrige Drücke)

Zyanose	**Allgemein:** typisch bei Patienten mit Rechts-Links-Shunt (z. B. unkorrigierte zyanotische Herzdefekte, aber auch akut bei Pulmonalarterienembolie, pulmonalarterieller Druckerhöhung oder respiratorischer Pathologie) **Diagnostik:** 12-Kanal-EKG, arterielle Blutgasanalyse, Routinelabor ± D-Dimer ± Herzenzyme, Echokardiografie, liberal: CT Pulmonalisangiografie **Therapie:** Sauerstoff (z. B. High-Flow-Nasensauerstoff-Therapie), Therapie je nach Verdachtsdiagnose **Wichtig:** (wenn vorhanden) Luft-/Mikrofilter in den venösen Schenkel schalten, um paradoxe Embolien zu vermeiden!
Infektionen	**Allgemein:** Endokarditisrisiko (inklusive Conduit-Infekte) deutlich erhöht (häufig auch rechtsventrikuläre Strukturen betroffen) **Diagnostik:** venöse/arterielle Blutgasanalyse, Routinelabor, 2 Blutkulturen (jeweils aerob und anaerob) + Kulturen vom möglichen Infektionsherd, Echokardiografie, Thoraxröntgen **Therapie:** je nach Infektionsfokus (siehe dort)
Wundkomplikationen	**Allgemein:** Wundinfektion <30 Tagen postoperativ, instabiles Sternum (V. a. Sternuminfektion), Cerclagen-Protrusion bzw. -assoziierter Schmerz **Diagnostik:** Routinelabor + Wundabstrich + 2 Blutkulturen (jeweils aerob und anaerob) **Therapie:** Kontakt (Kinder-)Herzchirurgie, bei Wundinfektion: empirische Antibiose mit Vancomycin 1 g KI
Behandlungspartner	▪ (Kinder-)Kardiologie ▪ (Kinder-)Herzchirurgie

Literatur:

Chessas M, et al. Emergency department management of patients with adult congenital heart disease: a consensus paper from the ESC Working Group on Adult Congenital Heart Disease, the European Society for Emergency Medicine (EUSEM), the European Association for Cardio-Thoracaic Surgery (EACTS), and the Association for Acute Cardiovascular Care (ACVC). Eur Heart J 2021; 42:2527–2535.

KRAMPFANFALL, ZUSTAND NACH

Definition	▪ vom Gehirn ausgehender Anfall, der oft (konvulsiv), aber nicht obligat (nicht-konvulsiv) mit Muskelzuckungen einhergeht ▪ Wichtig: nicht jeder Krampfanfall entspricht einer Epilepsie!
Ursachen	▪ bekannte Epilepsie (z. B. Malcompliance-Dauermedikation, Schlafentzug, Drogen- oder Alkoholabusus, Medikamentenumstellung, Infektion, physischer Stimulus) ▪ **akut symptomatischer Krampfanfall bei:** ▸ (ischämischem oder hämorrhagischem) Schlaganfall ▸ Sinusvenenthrombose ▸ akuter Infektion des zentralen Nervensystems (z. B. Meningitis, Enzephalitis, Hirnabszess) ▸ intrakraniellem Tumor (z. B. dysembrioplastische neuroepitheliale Tumore, Gangliogliome, Gliome) ▸ metabolischer Störung (z. B. Hypoglykämie, Hyponatriämie, Hypoxämie) ▪ Alkohol-/Benzodiazepin-Entzug ▪ zerebrale Narbe (z. B. Z.n. Schlaganfall, Schädelhirntrauma, Meningitis, Enzephalitis oder neurochirurgischer Operation) ▪ Eklampsie (siehe Seite 438)

(Außen-)Anamnese	■ Anfalldauer? (generalisierte Anfälle dauern ≥1 Minute) ■ Ablauf und Bild des Anfalls? (tonisch-klonisch, myoklonisch, atonisch/kataplektisch, Absence, generalisiert vs. fokal vs. sekundär generalisiert) (bei erstmaligem Anfall, fokalem Beginn und sekundärer Generalisierung: V. a. intrakraniellen Tumor) ■ Vorzeichen? (z. B. sensorische Aura, Aufschrei) ■ Postiktale Phase? (typisch: langsames Erwachen über mehrere Minuten) ■ Bekannte Epilepsie? ■ Antiepileptische Therapie? (z. B. rezente Änderung, Compliance) ■ Auslösende Faktoren? (z. B. Schlafmangel, Drogen-/Alkoholabusus, Medikamente, Stress, Flackerlicht) ■ Myoklonien, Absencen oder fokale bzw. subtile Anfälle bereits früher? ■ Risikofaktoren? (Alkoholabusus, Z.n. Schädelhirntrauma, Z.n. Schlaganfall, Z.n. Meningitis oder Enzephalitis, Z.n. neurochirurgischer Operation, Schwangerschaft, positive Famlienanamnese für Epilepsie) ■ Persönlichkeitsveränderung vor dem Anfall? (V. a. intrakraniellen Tumor)
Klinik	■ Verwirrtheit bis Somnolenz (postiktal) ■ indirekte Stigmata eines stattgehabten Krampfanfalls (z. B. lateraler Zungen- oder Wangenbiss, Z.n. Sezessus und/oder Defäkation, selten: subkonjunktivale Blutungen, periorbitale Petechien, sekundäre Verletzungen inklusive Schulterluxation) ■ neurologische Ausfälle (Differentialdiagnose: Toddsche Parese, bei unklarer Anamnese und persistierender Klinik an Schlaganfall denken!) ■ prolongierte Vigilanzminderung (V. a. nicht-konvulsiven Anfall; Differentialdiagnose: Wirkung der applizierten antiepileptischen Medikamente, z. B. Benzodiazepine)
Monitoring	einmalig: Herzfrequenz, Atemfrequenz, nicht-invasiver Blutdruck, SpO_2, Temperatur
(Labor-)Diagnostik	■ 12-Kanal-EKG (Hinweise auf kardiogene [konvulsive] Synkope statt Krampfanfall?) ■ venöse/arterielle Blutgasanalyse ■ Routinelabor ■ bei antiepileptischer Dauermedikation: + Spiegelbestimmung Antiepileptika ■ bei Verdacht oder chronischem Alkoholabusus: Ethanol im Blut ± Tox-Screening Harn ■ bei erstmaligem Krampfanfall oder unklarer Ursache: CCT (besser: cMRT mit Epilepsie-Protokoll) ■ bei Fieber: 2 Blutkulturen (jeweils aerob und anaerob) + Lumbalpunktion (siehe Seite 387) ■ bei V. a. persistierenden nicht-konvulsiven Anfall: Elektroenzephalografie ■ bei V. a. psychogenen Anfall: siehe Seite 604
Wichtig/CAVE	■ Kopfschmerzen sind kein typisches Symptom nach einem Krampfanfall! ■ Sehr hohe Laktat-Serumkonzentrationen (u. a. >20 mmol/l) mit rascher Laktatclearance sind nach einem stattgehabten Krampfanfall typisch. ■ Differentialdiagnosen eines Krampfanfalles: psychogener Anfall (siehe Seite 604), konvulsive Synkope, „Concussive Convulsions“ (z. B. nach leichtem Schädelhirntrauma), Hypoxie-induzierte Myokloni, transiente ischämische Attacke, Parasomnien
Akutmaßnahmen	■ **Ursache behandeln** (bei sekundär bedingten Anfällen) ■ Indikation zum **Beginn einer oder Änderung der antiepileptischen Medikation** durch Neurologen!

Kommentar	■ Nach abgelaufenem Anfall keine Benzodiazepine mehr verabreichen! ■ Stand- und Gangsicherheit des Patienten überprüfen! ■ Bei ambulanter Versorgung: auf Fahruntüchtigkeit (für mindestens 6 Monate) hinweisen!
Behandlungspartner	Neurologie

Literatur:

Smith PEM. Initial management of seizures in adults. N Engl J Med 2021; 385:251–263.

LAKTAZIDOSE, METFORMIN-INDUZIERT

Definition	Laktazidose infolge zu hoher Metformin-Serumkonzentrationen mit Hemmung der mitochondrialen Atmungskette sowie Steigerung des anaeroben Stoffwechsels
Ursachen	■ Metformin-Überdosierung (z. B. in suizidaler Absicht) ■ Akkumulation von Metformin bei Verschlechterung der Nieren- oder Leberfunktion (z. B. im Rahmen einer Dehydratation)
Anamnese	■ Symptombeginn und -dauer? ■ Metformineinnahme? (Überdosierung vs. regelmäßige Einnahme) ■ Flüssigkeitsverlust? (z. B. Diarrhö, Diuretika, Erbrechen) ■ Bekannte Nieren- oder Leberinsuffizienz? ■ Anamnestische Hinweise auf andere Akuterkrankung? (z. B. Infektion)
Klinik	■ Übelkeit ± Erbrechen ■ Bauchschmerzen ■ Tachypnoe ■ milde Hypothermie ■ klinische Hinweise auf Schock (z. B. hypovoläm, kardiogen) ■ qualitative bis quantitative Vigilanzminderung
Monitoring	■ kontinuierlich: Herzfrequenz, Atemfrequenz, invasiver Blutdruck, SpO_2, Harnkatheter ± ZVK ■ einmalig: Temperatur
(Labor-)Diagnostik	■ arterielle Blutgasanalyse ■ Routinelabor + Metformin-Serumkonzentration
Wichtig/CAVE	■ Bei Patienten mit Metformin in der Dauertherapie, akuter Nierenschädigung und Laktazidose immer differentialdiagnostisch an das Vorliegen einer Metformin-assoziierten Laktazidose denken! ■ Differentialdiagnostisch auch andere Ursachen der Laktazidose erwägen: „MILA-MALA-MULA-Differenzierung": ▸ MILA: Metformin-induzierte Laktazidose (dringender Verdacht auf Kausalität) ▸ MALA: Metformin-assoziierte Laktazidose (wahrscheinliche Kausalität: z. B. kritische Erkrankung, bei der eine Laktazidose durch Metformin verstärkt wird) ▸ MULA: Metformin-unrelated Laktazidose (unwahrscheinliche Kausalität)

Akutmaßnahmen	■ **Sauerstoff-Therapie** ■ **balancierte Kristalloide** ■ intravenöser **Elektrolytausgleich** ■ bei Intoxikation und Präsentation <1–2 Stunden nach Ingestion: **Aktivkohle** 25–50 g p.o./p.s. ■ bei Hypoglykämie (Blutzucker <70 g/dl): 50 ml **Glukose 33%** i.v. ± kontinuierliche Infusion Glukose 10–20% ■ bei pH <7,1: **Natriumbikarbonat 8,4%** 100–300 ml KI ■ bei pH <7,1 + Laktat >10–15 mmol/l oder Schock bzw. Nierenversagen: **Nierenersatztherapie** (ideal: intermittierende Hämodialyse; pragmatisch: kontinuierliche veno-venöse Hämodiafiltration mit hohen Dialysatflüssen) ■ bei Schock: siehe Seite 40 ■ bei respiratorischer Insuffizienz: siehe Seite 54 ■ bei Vigilanzminderung oder Koma: siehe Seite 40
Behandlungspartner	■ Innere Medizin/Nephrologie ■ Intensivmedizin

Literatur:

Moioli A, et al. Metformin associated lactic acidosis (MALA): clinical profiling and management. J Nephrol 2016; 29:783–789.

LARYNXTRAUMA

unter Mitarbeit von Prim. Dr. Paul Zwittag, MBA, MSc

Definition	Verletzung des Larynx
Ursachen	stumpfe, externe Gewalteinwirkung (häufig punktuelle Einwirkung, z. B. Schlag, Aufprall gegen stumpfen Gegenstand, z. B. Skistock)
Anamnese	■ Unfallzeitpunkt? ■ Unfallmechanismus? ■ Begleitverletzungen? ■ Veränderte Stimme? ■ Atemnot? ■ Dysphagie? ■ Z.n. Alkohol- oder Drogenabusus? ■ Tetanusimpfstatus?
Klinik	■ Schmerzen ■ Heiserkeit bis Aphonie ■ lokales Hämatom ■ Dysphagie ■ Dyspnoe ■ inspiratorischer Stridor ■ selten: Hämoptysen

Klinik	**Schäfer-Klassifikation des Larynxtraumas** **Grad 1** kleines laryngeales Hämatom, keine Larynxfraktur **Grad 2** moderates Hämatom oder Schwellung, nicht-dislozierte Fraktur **Grad 3** massives Hämatom oder Schwellung, Mukosaläsion, dislozierte Fraktur, Stimmbandimmobilität **Grad 4** wie Grad 3 + multiple Frakturen, Zerstörung von Teilen des Larynx **Grad 5** laryngotracheale Separation
Monitoring	▪ einmalig: Herzfrequenz, Atemfrequenz, nicht-invasiver Blutdruck, SpO_2, Temperatur ▪ bei respiratorischer Instabilität – kontinuierlich: Herzfrequenz, Atemfrequenz, nicht-invasiver Blutdruck, SpO_2
(Labor-)Diagnostik	▪ flexible Endoskopie und Inspektion des Larynx ▪ bei V. a. Fraktur: High Resolution CT des Larynx ▪ evtl. Ösophagoskopie bei V. a. begleitende Ösophagusverletzung
Wichtig/CAVE	Die wichtigste Komplikation des Larynxtraumas ist die partielle oder komplette Verlegung des Atemweges!
Akutmaßnahmen	▪ **Oberkörperhochlagerung** ▪ **Analgesie** ▪ bei Dyspnoe ± Stridor: siehe Seite 70 ▪ bei Grad 5 Verletzung: **Versuch der direkten endotrachealen Intubation** ▪ bei offener Verletzung: **prophylaktische Antibiose** (z. B. Ampicillin/Sulbactam 3 g KI) ± evtl. **Tetanusprophylaxe** (siehe Seite 744)
Behandlungspartner	HNO

Literatur:
Moonsamy P, et al. Management of laryngotracheal trauma. Ann Cardiothorac Surg 2018; 7:210–216.

LEBERABSZESS

Definition	mit Eiter gefüllte Raumforderung in der Leber
Ursachen	▪ bakteriell (80–85%) (z. B. Escherichia coli, Klebsiella spp., Streptococcus spp., Staphylococcus spp., Anaerobier, Mycobacterium tuberculosis) ▪ mykotisch (ca. 10%) (z. B. Candida spp.) ▪ parasitär (ca. 5–10%) (z. B. Entamoeba histolytica, Echinococcus spp.) **Infektionsweg:** ▪ aszendierend über die Gallenwege (Cholangitis) ▪ hämatogen (z. B. bei Endokarditis, Pyelonephritis, Appendizitis, Candidämie, Amöbenruhr) ▪ direkt (z. B. nach Punktion, Thermoablation, OP)

Anamnese	■ Symptombeginn und -verlauf? ■ Z.n./b. rezentem Infekt? ■ Z.n. hepatischer Punktion/Intervention? ■ bekannte Leber- oder Gallenwegserkrankung? ■ bekannte Immunsuppression? ■ Aktivitäten im Freien? ■ Kontakt (Wild-)Tiere? (z. B. Hund, Fuchs) ■ Auslandsanamnese? (bis zu 2 Jahren)
Klinik	■ Fieber ■ rechte Oberbauchschmerzen (evtl. ausstrahlend in die rechte Schulter) ■ Hepatomegalie ■ Sepsis/septischer Schock ■ bei Ruptur einer Echinococcus-Zyste: evtl. spontane Anaphylaxie
Monitoring	■ einmalig: Herzfrequenz, Atemfrequenz, nicht-invasiver Blutdruck, SpO_2, Temperatur ■ bei Sepsis – kontinuierlich: Herzfrequenz, Atemfrequenz, nicht-invasiver Blutdruck, SpO_2 ± invasiver Blutdruck, Harnkatheter, ZVK
(Labor-)Diagnostik	■ venöse/arterielle Blutgasanalyse ■ Routinelabor ■ bei Fieber: 2 Blutkulturen (jeweils aerob und anaerob) ■ Sonografie oder Abdomen-CT mit Kontrastmittel ■ bei Verdacht auf Amöbenabszess: Amöben-Serologie + PCR aus Punktat ■ bei Verdacht auf Echinokokkose: Echinococcus-Serologie
Wichtig/CAVE	Keine diagnostische Punktion bei V. a. Echinococcus-Zyste (Anaphylaxie-/Schockgefahr)!
Akutmaßnahmen	■ bei Schmerzen: **Analgesie** (z. B. Metamizol 1–2,5 g KI) ■ bei Sepsis: **Sepsis-Therapie** (siehe Seite 64) **+ frühe Antibiose** (z. B. Ampicillin/Sulbactam 3 g KI [bei V. a. Amöbenabszess: + 1.500 mg Metronidazol KI] oder Ceftriaxon 2 g KI + Metronidazol 1.500 mg KI) ■ bei biliärer Obstruktion: **zeitnahe ERCP** ■ bei stabiler Klinik: **Antibiose erst nach mikrobiologischer Probengewinnung** (z. B. mittels Punktion) ■ **Abszessdrainage** (z. B. durch Einmalpunktion oder Drainageeinlage bei Abszessdurchmesser >5 cm; chirurgisch bei gekammertem oder rupturiertem Abszess; Cave: nicht bei Amöbenabszess mit Abszessdurchmesser <10 cm)
Behandlungspartner	■ Innere Medizin/Gastroenterologie/Hepatologie ■ Chirurgie

Literatur:

Akhondi H, et al. Liver abscess. StatPearls, Treasure Island (FL): StatPearls Publishing, 2021.

LEBERSCHÄDIGUNG UND LEBERVERSAGEN, AKUT

Definition	■ **akute Leberschädigung:** laborchemische Hinweise auf eine akute Leberschädigung (z. B. Transaminasenerhöhung um das 3-fache) mit eingeschränkter Leberfunktion (z. B. Ikterus oder Verlängerung der internationalen normalisierten Ratio um das 1,5-fache) ■ **akutes Leberversagen:** akute Leberschädigung und hepatische Enzephalopathie bei Patienten ohne vorbekannte Lebererkrankung (Ausnahme: Patienten mit Autoimmunhepatitis, Morbus Wilson oder Budd-Chiari-Syndrom) ▸ **hyperakutes Leberversagen:** hepatische Enzephalopathie innerhalb von 10 Tagen nach Diagnose einer akuten Leberschädigung (Cave: häufig zu Beginn massive Transaminasenauslenkung ohne Bilirubinerhöhung) ▸ **akutes Leberversagen:** hepatische Enzephalopathie innerhalb von 10–30 Tagen nach Diagnose einer akuten Leberschädigung ▸ **subakutes Leberversagen:** hepatische Enzephalopathie innerhalb von 5–24 Wochen nach Diagnose einer akuten Leberschädigung ▸ Key Facts: hyperakutes und akutes Leberversagen meist klare Diagnose, subakutes Leberversagen oft als dekompensierte Leberzirrhose missinterpretiert!
Ursachen	(siehe Tabelle)

Ursachen des akuten Leberversagens

	hepatisches/primäres akutes Leberversagen	**sekundäres/extra-hepatisches akutes Leberversagen**
„High-urgency" Leber-transplantation	mögliche Therapieoption	keine Therapieoption
Akutes Leberversagen	■ Intoxikation (z. B. Paracetamol, Knollenblätterpilz, Pflanzen) ■ infektiös (z. B. Hepatitis A, B oder E, selten: Herpes-simplex-Virus, Cytomegalievirus, Epstein-Barr-Virus) ■ vaskulär (z. B. Budd-Chiari-Syndrom) ■ Medikamenten-assoziiert (idiosynkratische Reaktion) ■ Schwangerschafts-assoziiert (z. B. Schwangerschaftsfett-leber, HELLP-Syndrom) ■ Autoimmunhepatitis	■ Ischämie-assoziiert (z. B. Herzinsuffizienz, Schock, COPD) ■ neoplastisch (z. B. Lymphom) ■ Hämophagozytose-syndrom ■ metabolische Erkrankung ■ seltene Infektionen (z. B. Malaria, Leptospirose) ■ Hitzschlag-assoziiert
Akutes Leberversagen bei chronischer Lebererkrankung (Ausnahmen)	■ fulminanter Morbus Wilson ■ Autoimmunhepatitis ■ Budd-Chiari-Syndrom ■ Hepatitis-B-Reaktivierung	■ alkoholische Steatohepatitis ■ Z.n. Leberresektion

Anamnese	■ Symptombeginn und -verlauf? ■ Chronische bzw. rezent eingenommene Medikamente? (z. B. Antibiotika, Paracetamol, NSAR) ■ Bewusste oder akzidentelle Überdosierung von Risikomedikamenten? ■ Drogen-, Toxin- oder Pflanzenexposition? (z. B. Alkohol, Drogen, Pilze, pflanzliche Heilmittel) ■ Bekannte Lebererkrankung oder Z. b./n. Malignom? ■ Bekannte Autoimmunerkrankung? (V. a. Autoimmunhepatitis) ■ Rezente Virus- oder Infektionserkrankung? ■ Risikofaktoren für Hepatitis-Infektion? (intravenöser Drogenabusus, rezente Tätowierung oder Piercing, Z.n. Bluttransfusion) ■ Schwangerschaft? ■ Familienanamnese Morbus Wilson?
Klinik	■ Müdigkeit/Lethargie ■ Übelkeit + Erbrechen ■ Ikterus ■ Schmerzen im rechten Oberbauch ■ **hepatische Enzephalopathie (West-Haven-Klassifikation):** ▸ Grad I: Konzentrationsschwäche, verminderte Aufmerksamkeitsspanne ▸ Grad II: Flapping Tremor (Asterixis) oder Kloni (evtl. sogar generalisiert), Lethargie, Desorientiertheit ▸ Grad III: Delir, Somnolenz oder Sopor ▸ Grad IV: Koma ■ Tachykardie ± arterielle Hypotonie (bis zum vasodilatatorischen Schock) ■ Hepatomegalie + Aszites (selten, aber bei venöser Abflussbehinderung wie z. B. bei Budd-Chiari-Syndrom) ■ Morbus Wilson: + Tremor, Dysarthrie, Dyskinesie
Monitoring	kontinuierlich: Herzfrequenz, Atemfrequenz, invasiver Blutdruck, SpO_2, Temperatur, Harnkatheter, ZVK
(Labor-)Diagnostik	■ 12-Kanal-EKG ■ venöse/arterielle Blutgasanalyse (typisch: Blutzucker erniedrigt, Hyponatriämie, Hyperlaktatämie, metabolische Azidose) ■ Routinelabor + Amylase/Lipase + Ammoniak (gekühlt versenden) ■ Virus-Serologie ± PCR (Hepatitis-A-, B-, oder E-Virus, Herpes-simplex-Virus, Varizella-Zoster-Virus, Epstein-Barr-Virus, Cytomegalievirus) ■ bei Verdacht: Paracetamol-Serumspiegel, freie Kupfer- und Coeruloplasmin-Serumkonzentration, Kupferkonzentration im Harn, ß-HCG, ANA + ASMA ■ bei Infektionsverdacht: 2 Blutkulturen (jeweils aerob und anaerob), Harn, Sputum, Aszites ± Wundabstrich zur mikrobiologischen Analyse ■ Thoraxröntgen (Infiltrat?) ■ Harnstatus/-streifen (Leukozyten? Nitrit?) ■ Sonografie Leber + Doppler-Sonografie der Lebergefäße (arteriell, portalvenös und venös) ■ evtl. CCT bzw. CT/MRT Leber/Oberbauch (z. B. bei Neoplasie-Verdacht) ■ evtl. transjuguläre Leberbiopsie durch Radiologen/Hepatologen

Wichtig/CAVE	■ **häufige/typische Komplikationen des akuten Leberversagens** (manchmal erst der Grund für die Vorstellung in der Notaufnahme): ▸ Hypoglykämie ▸ Hirnödem ▸ hepatorenales Syndrom ▸ Sepsis ▸ (obere) gastrointestinale Blutung ■ **typisch bei akutem Budd-Chiari-Syndrom:** ▸ rechte Oberbauchschmerzen ▸ Hepatomegalie ▸ Aszites ▸ fehlender Blutfluss in den Lebervenen ■ **typisch bei fulminantem Morbus Wilson:** ▸ Coombs-negative hämolytische Anämie ▸ erniedrigte/normale alkalische Phosphatase ▸ Kayser-Fleischer-Kornealring ▸ erniedrigte Harnsäure-Serumkonzentration ▸ erniedrigte Coeruloplasmin- und Kupfer-Serumkonzentration ▸ erhöhte Kupferkonzentrationen im Harn
Akutmaßnahmen	■ **Ursache behandeln:** ▸ potenziell lebertoxische Medikamente stoppen ▸ Paracetamol-Intoxikation: siehe Seite 564 ▸ Knollenblätterpilz-Vergiftung: siehe Seite 565 ▸ Schwangerschafts-assoziierte Leberschädigung: Schwangerschaftsabbruch erwägen (interdisziplinäre Entscheidung zwischen Notfallmedizin, Hepatologie, Gynäkologie + Neonatologie) ▸ Morbus Wilson: D-Penicillamin + Vitamin E i.v. ▸ Budd-Chiari-Syndrom: therapeutische Antikoagulation (Indikation und Therapiebeginn durch Gastroenterologen/Hepatologen) ▸ Autoimmunhepatitis: Prednisolon 2 mg/kg i.v. ▸ alkoholische Steatohepatitis + Maddrey-Score ≥32 Punkte: Prednisolon 50 mg i.v. ▸ kardiorespiratorische Stabilisierung (evtl. Betablocker-Therapie stoppen; siehe Seite 60) ■ **Elektrolytsubstitution** (Natrium-Zielserumkonzentration: 140–150 mmol/l) ■ **hepatotoxische Medikamente** (z. B. NSAR, Paracetamol) + **Sedativa meiden** ■ **Vitamin K** 10 mg KI (Cave: keine Gerinnungs-/Laborkosmetik ohne klinischer Blutungsneigung) ■ **kontinuierliche Zufuhr Glukose 10–20%** (Ziel-Blutzucker: 80–180 mg/dl) ■ Therapie der hepatischen Enzephalopathie: ▸ **Oberkörperhochlagerung** ▸ **Lactulose** 2 Messlöffel p.o./p.s. ▸ **Rifaximin** 400 mg p.o./p.s. ▸ **Ornithinaspartat** 5 g KI ▸ bei Koma: siehe Seite 40 + **Hirndruckmonitoring** (z. B. mittels Epiduralsonde) ■ **N-Acetylcystein** (150 mg/kg als Infusion über 60 Minuten, dann 50 mg/kg als Infusion über 4 Stunden, gefolgt von 6,25 mg/kg/h bis klinische Verbesserung [der Enzephalopathie und Koagulopathie]) ■ **therapeutischer Plasmaaustausch** (bei hyperakutem und akutem Leberversagen) ■ **Evaluierung „High urgency"-Lebertransplantation** (Kriterien siehe unten), evtl. Überbrückung mittels Leberersatzverfahren (z. B. Molecular Adsorbent Recirculation System mosoder Single-Pass Albumindialyse)
	■ bei Infektverdacht: **liberale empirische Antibiose** (z. B. Ampicillin/Sulbactam 3 g KI)

Kommentar	Früher Transport in ein erfahrenes Zentrum!

Kriterien zur „High urgency"-Lebertransplantation		
Paracetamol-induziertes akutes Leberversagen (King's-College-Kriterien)	**Nicht-Paracetamol-induziertes akutes Leberversagen (King's-College-Kriterien)**	**Clichy-Kriterien**
▪ pH <7,3 >24 Stunden nach Ingestion und ▪ Laktat >3 mmol/l oder 3 der folgenden Kriterien: ▸ hepatische Enzephalopathie Grad III oder IV ▸ Kreatinin-Serumkonzentration >3,4 mg/dl ▸ INR >6,5	▪ INR >6,5 oder 3 der folgenden 5 Kriterien: ▸ Hepatitis unklar oder Medikamenten-induziert als Ursache ▸ Alter <10 oder >40 Jahre ▸ Zeit zwischen Ikterus- und Enzephalopathie-Beginn >7 Tage ▸ Bilirubin >17,6 mg/dl ▸ INR >3,5	▪ hepatische Enzephalopathie Grad III oder IV ▪ Faktor V (<30 Jahre: <20%; >30 Jahre: <30%)

Behandlungspartner	▪ Hepatologie ▪ Intensivmedizin

Literatur:

European Association for the Study of the Liver. EASL Clinical Practice Guidelines on the management of acute (fulminant) liver failure. J Hepatol 2017; 66:1047–1081.

LEBERZIRRHOSE, DEKOMPENSIERT UND AKUT-AUF-CHRONISCHES LEBERVERSAGEN

Definition	▪ akute/subakute Verschlechterung der Leberfunktion bei vorbestehender Leberzirrhose ▪ akut-auf-chronisches Leberversagen: bekannte Leberzirrhose + akute Organdysfunktion(en) + Auftreten von ausgeprägtem Aszites, hepatischer Enzephalopathie, gastrointestinaler Blutung, nicht-obstruktivem Ikterus und/oder bakteriellen Infektionen
Ursachen	▪ anhaltende oder verstärkte Toxinexposition (z. B. Alkohol) ▪ gastrointestinale Blutung (auch okkult) ▪ Infektion (z. B. respiratorischer Infekt, Harnwegsinfekt, spontan bakterielle Peritonitis [siehe Seite 268], Cholezystitis) ▪ Medikamente (z. B. Sedativa, Diuretika) ▪ Dehydration ▪ Elektrolytstörungen (z. B. Hypokaliämie, Hyponatriämie) ▪ Progression der Leberzirrhose ▪ Obstipation ▪ Pfortaderthrombose ▪ Thrombose eines transjugulären intrahepatischen portosystemischen Shunts

Anamnese	▪ Symptombeginn und -verlauf? ▪ Bekannte Leberzirrhose? ▪ Genese Leberzirrhose? ▪ Art, Dosis und Compliance Dauermedikation? ▪ Z.n. transjugulärem intrahepatischem portosystemischem Shunt? ▪ Neue/geänderte Medikamenteneinnahme? (z. B. Diuretika, NSAR, Sedativa) ▪ Drogen-/Toxinexposition? ▪ Fieber ± Infekthinweise? (Achtung: Fieber fehlt häufig) ▪ Zunahme Bauchumfang ± Beinödeme? ▪ Chronischer Alkoholabusus? (siehe Seite 726) ▪ Rezente Gewichtszunahme?
Klinik	▪ Ikterus (zuerst Skleren und Schleimhäute, dann Haut gelblich verfärbt) ▪ Flapping Tremor (Asterixis) oder Kloni (evtl. generalisiert) (V. a. hepatische Enzephalopathie) ▪ quantitative oder qualitative Bewusstseinsstörung (V. a. hepatische Enzephalopathie, Infektion) ▪ vergrößerter Bauchumfang mit Fluktuationswelle + Knöchelödemen ± Umbilikalhernie (Aszites) ▪ erhöhte Blutungsneigung (z. B. bei Punktionen) ▪ rektale Untersuchung (bei sonst keiner anderen Erklärung für Dekompensation, Meläna als Hinweis auf gastrointestinale Blutung) ▪ Oligurie + Aszites ohne Hinweis auf andere Ursache einer akuten Nierenschädigung (V. a. hepatorenales Syndrom)
Monitoring	▪ einmalig: Herzfrequenz, Atemfrequenz, nicht-invasiver Blutdruck, SpO_2, Temperatur ▪ bei extrahepatischer Organdysfunktion – kontinuierlich: Herzfrequenz, Atemfrequenz, nicht-invasiver Blutdruck, SpO_2, Harnkatheter ± invasiver Blutdruck, ZVK
(Labor-)Diagnostik	▪ 12-Kanal-EKG (verlängerte QTc-Zeit?, Anmerkung: schlechtes prognostisches Zeichen) ▪ venöse/arterielle Blutgasanalyse (Blutzucker? Laktat? Natrium? Kalium?) ▪ Routinelabor + Procalcitonin + Ammoniak (gekühlt versenden) ▪ Guajak-Test ▪ Harnstreifen/-status + Harnosmolalität + Natrium ▪ Sonografie Abdomen (Aszites? Cholezystitis?) + Doppler-Sonografie Lebergefäße (Perfusion? transjugulärer intrahepatischer portosystemischer Shunt offen?) ▪ bei Aszites: Aszitespunktion (siehe Seite 268) ▪ Thoraxröntgen (Infiltrat?)
Wichtig/CAVE	▪ Aszitespunktion Ultraschall-gezielt und unabhängig von Gerinnung! ▪ Bei nicht bekannter Leberzirrhose differentialdiagnostisch subakutes Leberversagen (siehe Seite 374) erwägen!

Akutmaßnahmen	■ **Therapie des Auslösers** ► gastrointestinale Blutung stoppen (siehe Seite 22 + 24) ► Infektion behandeln ► Flüssigkeitszufuhr bei Dehydratation (siehe Seite 293) ► Toxinzufuhr bzw. auslösende Medikamente stoppen (z. B. Sedativa, Diuretika, NSAR) ► bei Hepatitis-B-Infektion/Reaktivierung: evtl. antivirale Medikation durch Hepatologen ■ **hepatotoxische Medikamente** (z. B. NSAR, Paracetamol) + **Sedativa stoppen bzw. meiden** ■ **Vitamin K** 10 mg KI (Cave: keine Gerinnungs-/Laborkosmetik ohne klinischer Blutungsneigung!) ■ bei Aszites: siehe Seite 268 ■ bei Ödemen und Hyponatriämie: **Flüssigkeitsrestriktion** (~1.000 ml/Tag) + Furosemid 40 mg i.v. ■ bei Dehydratation: **Rehydrierung** mit balancierten Kristalloiden ± **Kaliumsubstitution** ■ bei arterieller Hypotonie und Schock: siehe Seite 60 ■ bei Hypoglykämie (Blutzucker <70 mg/dl): 50 ml **Glukose 33%** i.v. ± kontinuierliche Zufuhr Glukose 10–20% ■ bei V. a. spontan bakterieller Peritonitis: siehe Seite 268 ■ bei hepatischer Enzephalopathie: ► **Oberkörperhochlagerung** ► **Lactulose** 2 Messlöffel p.o./p.s. (oder: Einlauf mit 300 ml Lactulose + 700 ml Wasser) ► **Rifaximin** 400 mg p.o. ► **Ornithinaspartat** 5 g KI ► bei Koma: siehe Seite 40 (Achtung: bei akut-auf-chronischem Leberversagen deutlich geringeres Risiko eines Hirnödems verglichen mit akutem Leberversagen) ► bei sehr hohen Ammoniak-Serumkonzentrationen und Koma: **Dialysekatheter + Nierenersatztherapie** (z. B. kontinuierliche veno-venöse Hämodiafiltration) ■ bei akuter Nierenschädigung: **Diuretika stoppen + Albumin 20%** 100 ml KI (bei dringendem V. a. hepatorenales Syndrom: + **Terlipressin** 1 mg i.v. [oder: 2 mg/Tag kontinuierlich über Perfusor])
Kommentar	■ Sturzrisiko mittels Morse-Skala (siehe Seite 734) erheben und entsprechende Maßnahmen einleiten ■ Dekubitusrisiko mittels Norton-Skala (siehe Seite 738) erheben und entsprechende Prophylaxemaßnahmen einleiten (z. B. frühe Umlagerung in ein Krankenbett)
Behandlungspartner	■ Gastroenterologie/Hepatologie ■ Intensivmedizin

Literatur:

European Association for the Study of the Liver. EASL Clinical Practice Guidelines for the management of patients with decompensated cirrhosis. J Hepatol 2018; 69:406–460.

LEISTENPUNKTION, LOKALKOMPLIKATIONEN NACH

Definition	Komplikationen im Bereich der Leiste, welche nach Punktion der Arteria femoralis (z. B. nach [ambulanter] [Koronar-]Angiografie) auftreten. **Typische Komplikationen sind:** ■ Pseudoaneurysma ■ arteriovenöse Fistel ■ retroperitoneales Hämatom ■ tiefe Beinvenenthrombose (siehe Seite 706) ■ akute Beinischämie (siehe Seite 312)
Ursachen	**Risikofaktoren:** ■ tiefer oder hoher Body-Mass-Index ■ weibliches Geschlecht ■ arterielle Hypertonie ■ postinterventionelle Gabe von Heparin ■ Therapie mit Glykoprotein IIb-/IIIa-Inhibitoren ■ Z.n. Thrombolyse ■ orale Antikoagulation oder Blutungsdiathese
Anamnese	■ Symptombeginn und -verlauf? ■ Durchgeführte Intervention? (siehe Krankengeschichte oder Arztbrief) ■ Auslösendes Ereignis? (z. B. Heben von Lasten) ■ Orale oder systemische Antikoagulation? ■ Bekannte Blutungsdiathese oder anamnestische Hinweise darauf? (siehe Seite 725)
Klinik	■ **Pseudoaneurysma:** Schmerzen, Größen-progredientes Hämatom, Strömungsgeräusch ■ **Arteriovenöse Fistel:** häufig asymptomatisch; bei größerer Fistel: Schmerzen, Beinschwellung, Venenthrombose, bei sehr großer Fistel: Herzinsuffizienz ■ **Retroperitoneales Hämatom:** klinisch hypovolämer Patient, keine äußeren Blutungshinweise, evtl. Abdomen-, Flanken- und/oder Rückenschmerzen sowie Cullens-, Grey-Turner- und/oder Fox-Zeichen
Monitoring	■ einmalig: Herzfrequenz, Atemfrequenz, nicht-invasiver Blutdruck, SpO_2, Temperatur ■ bei hämodynamischer Instabilität – kontinuierlich: Herzfrequenz, Atemfrequenz, invasiver Blutdruck, SpO_2 ± ZVK, Harnkatheter
(Labor-)Diagnostik	■ venöse/arterielle Blutgasanalyse ■ Routinelabor + evtl. Antikoagulantien-Serumkonzentration ■ Doppler-Sonografie der Leiste ■ bei V. a. retroperitoneales Hämatom: CT-Abdomen ± Kontrast sowie Type & Screen + 2–4 Erythrozytenkonzentrate bereitstellen
Akutmaßnahmen	■ **Analgesie** ■ bei hämorrhagischem Schock: siehe Seite 60 ■ bei Pseudoaneurysma <3 cm oder kleiner arteriovenöser Fistel: **Ultraschall-gestützte Kompression** für mindestens 30 Minuten ■ bei Pseudoaneurysma >3 cm oder großer arteriovenöser Fistel: **gefäßchirurgische oder interventionelle Versorgung** ■ bei retroperitonealem Hämatom: **Reversierung Antikoagulation** (siehe Seite 278), im Regelfall **konservatives Procedere** (Ausnahme: Kontrastmittelaustritt im CT: endovaskuläre Blutstillung)
Behandlungspartner	■ Gefäßchirurgie ■ Interventionelle Radiologie

Literatur:

Ge BH, et al. Iatrogenic percutaneous vascular injuries: Clinical Presentation, Imaging and Management. Semin Intervent Radiol 2015; 32:108–122.

LEUKÄMIE, LYMPHOM ODER MYELOM, VERDACHT AUF

Definition	Verdacht auf das Vorliegen einer Leukämie, eines Lymphoms oder eines Myeloms
Ursachen	Der entsprechende Verdacht ergibt sich entweder basierend auf einem zumeist auswärtigen Blutbefund oder aufgrund der Anamnese bzw. klinischen Untersuchung eines Patienten in der Notaufnahme.
Anamnese	▪ Symptombeginn und -verlauf? ▪ Ungewollter Gewichtsverlust? ▪ Nachtschweiß? ▪ Fieber bzw. subfebrile Temperaturen? ▪ Leistungsminderung bzw. Müdigkeit? ▪ Rezidivierende Infektionen? ▪ Knochenschmerzen oder pathologische Fraktur? (V. a. Myelom, ALL) ▪ Epistaxis oder Zahnfleischbluten? (V. a. Thrombopenie, Verbrauchskoagulopathie) ▪ Pruritus? (V. a. Lymphom) ▪ Lymphknotenschwellung? (V. a. Lymphom, CLL) ▪ Schmerzhafte Lymphknoten nach Alkoholabusus? (V. a. Lymphom) ▪ Bekannte hämatoonkologische Erkrankung?
Klinik	▪ häufig unspezifische Symptome ▪ Konstitutionssymptome (Fieber, Gewichtsverlust, Nachtschweiß) ▪ Müdigkeit + Leistungsminderung ▪ Blässe von Haut, Fingernägeln, Skleren und/oder Zahnfleisch (V. a. Anämie) ▪ Fieber und Infektionssymptome (V. a. Leuko-/Neutropenie, Leukozyten-Dysfunktion) ▪ Knochenschmerzen (z. B. Lumbalgie ± Radikulopathie) bzw. pathologische Fraktur (z. B. Rippen) (V. a. Myelom, ALL) ▪ unspezifische Bauchschmerzen bei Hepato- und/oder Splenomegalie (V. a. CML, AML, CLL, Lymphom, Haarzellleukämie) ▪ derbe, nicht verschiebliche und nicht schmerzhafte (zervikale oder supraklavikuläre) Lymphknotenschwellung (V. a. Lymphom, CLL) ▪ Blutungskomplikationen (z. B. Epistaxis, Zahnfleischbluten, Petechien, Hämatome, intrazerebrale Blutung, Hämoptysen) (V. a. Thrombozytopenie, Verbrauchskoagulopathie bei akuter Promyelozytenleukämie) ▪ Vena-cava-superior-Syndrom (V. a. Lymphom, siehe Seite 498) ▪ Erythrodermie (V. a. T-Zell-Lymphom/Sezary-Syndrom) ▪ Gingivahyperplasie (V. a. AML) ▪ Parotisschwellung (V. a. ALL) ▪ Hyperkalzämie-Symptome (siehe Seite 344) (V. a. Myelom)
Monitoring	einmalig: Herzfrequenz, Atemfrequenz, nicht-invasiver Blutdruck, SpO_2, Temperatur

(Labor-)Diagnostik	■ venöse/arterielle Blutgasanalyse (Cave: bei hohem Blastenanteil: PaO_2 falsch niedrig) ■ Routinelabor + visuelles Differentialblutbild + Harnsäure + Elektrophorese ± Flow-Zytometrie ■ Virusserologien: Herpes-simplex-Virus, Varizella-Zoster-Virus, Epstein-Barr-Virus, Cytomegalievirus, Hepatitis B/C, HIV ■ Harn: Harnstatus/-streifen + Leichtketten ■ bei Blutungsanamnese bzw. V. a. akute Promyelozytenleukämie/AML: großer Gerinnungsstatus + Thrombelastometrie/-grafie ■ bei Fieber: 2 Blutkulturen (jeweils aerob und anaerob) + Kulturen vom potenziellen Infektionsfokus zur mikrobiologischen Analyse ■ bei Hämoglobin-Konzentration <10 g/dl: Type & Screen + 2 Erythrozytenkonzentrate bereitstellen ■ bei Hämoglobin-Konzentration <7 g/dl oder Thrombozyten <10 G/l (bei Fieber <20 G/l, bei aktiver Blutung <50 G/l): Erythrozyten- bzw. Thrombozytenkonzentrate bestellen (Wichtig: bestrahlt + Cytomegalievirus negativ bei negativem oder unbekanntem Cytomegalievirus-Status) ■ bei V. a. Myelom oder Knochenschmerzen: Röntgen in zwei Ebenen (z. B. LWS, Schädel) ■ bei neurologischen Ausfällen: CCT
Wichtig/CAVE	■ Bei einem unauffälligen Blutbild (aller drei Zellreihen!) ist eine Leukämie sehr unwahrscheinlich. ■ Akute Leukämien präsentieren sich im Blutbild typischerweise mit den Zeichen eines Knochenmarkversagens (Anämie + Thrombopenie gepaart mit einer normalen, erniedrigten oder erhöhten Leukozytenzahl). ■ **Differentialdiagnosen der Panzytopenie:** ► akute Leukämie ► Chemotherapie-induziert ► aplastische Anämie ► Myelofibrose ► myelodysplastisches Syndrom ► Vitamin-B12-Mangel ► Parvovirus-B19-Infektion ► Hypersplenismus ► Lupus erythematodes ■ Das Vorhandensein von Blasten im peripheren Blutbild bestätigt die Diagnose einer Leukämie.
Akutmaßnahmen	■ im Regelfall keine ■ bei Hämoglobin-Konzentration <7 g/dl oder transfusionspflichtiger Thrombopenie (siehe oben): **Transfusion** ■ bei Infektionsverdacht: liberale **empirische Antibiose** (abhängig vom vermuteten Infektionsfokus, siehe Seite 721) ■ bei Hyperkalzämie: siehe Seite 344 ■ bei Verbrauchskoagulopathie und Blutung: **Gerinnungsfaktoren** (z. B. Fibrinogen) **+ Plasma** nach Thromboelastometrie/-grafie bzw. Gerinnungsanalyse und Klinik ■ bei V. a. akute Promyelozytenleukämie + Verbrauchskoagulopathie: **All-Trans-Retinsäure (ATRA)** nach Rücksprache mit dem Hämatologen (z. B. 22,5 mg/m² KI) + **Prednisolon** 0,5 mg/kg i.v. oder p.o. ■ bei Hyperleukozytose-Syndrom: siehe Seite 350

Kommentar	**Potenzielle Komplikationen erkennen:** ▪ transfusionspflichtige Anämie oder Thrombopenie ▪ Infektion ▪ Hyperkalzämie bei Myelom (siehe Seite 344) ▪ Blutungskomplikationen bzw. Verbrauchskoagulopathie (z. B. bei Patienten mit V. a. akute Promyelozytenleukämie) (Anmerkung: Die meisten Todesfälle durch eine akute Promyelozytenleukämie erfolgen früh, davon zwei Drittel in der ersten Woche nach Diagnosestellung! Die akute Promyelozytenleukämie stellt damit einen hämatoonkologischen Notfall dar!) ▪ Hyperleukozytose-Syndrom (siehe Seite 350) ▪ Hypoglykämie + Laktazidose (V. a. Warburg-Effekt)
Behandlungspartner	Hämatologie

Literatur:

Furger P, et al. SURFmed. Guidelines Innere Medizin der Schweiz.

LVAD (LINKSVENTRIKULÄRES ASSIST DEVICE), NOTFÄLLE BEI PATIENTEN MIT

Allgemeines	▪ Blutfluss in den meisten Fällen kontinuierlich oder nur gering pulsatil ▪ Keine zentralen Pulse bei wachem Patienten tastbar! ▪ Herzkreislaufstillstand = Koma + Apnoe ▪ Pulsoxymetrie- und Blutdruckmessung mit herkömmlichen Methoden nicht möglich ▪ Blutdruckmessung entweder invasiv oder mit Blutdruckmanschette und Nachweis von wiedereinsetzendem Blutfluss mittels Doppler-Sonografie (= mittlerer arterieller Blutdruck) ▪ Patienten mit LVAD sind therapeutisch antikoaguliert (zumeist Vitamin-K-Antagonist ± Plättchenhemmung)
Vorgehen bei Kreislaufstillstand	▪ Überprüfung LVAD-Funktion (bei Funktion: präkordiales Surren auskultierbar) ▪ wenn funktionslos: Driveline diskonnektiert? Batterieausfall? Anschluss an Stromnetz möglich? ▪ wenn LVAD-Funktion nicht unmittelbar wiederherstellbar: ▸ kardiopulmonale Reanimation (entsprechend ACLS-Algorithmus, siehe Seite 42) wie bei anderen Patienten ▸ Kardioversion und Defibrillation bei laufendem LVAD möglich ▸ keine mechanischen Reanimationsgeräte verwenden (Dislokationsgefahr LVAD)!
Anamnese	▪ Symptombeginn und -verlauf? ▪ LVAD-System? (Implantationsdatum, Art und Hersteller) ▪ Aktuelle LVAD-Parameter? (Monitorkonsole) ▪ LVAD-Strategie? (Bridge to transplantation, recovery or destination) ▪ Antikoagulation? ▪ Alarmhistorie? ▪ Driveline-Manipulation/-Probleme? (z. B. Z.n. Trauma) ▪ Betreuende Klinik/Ambulanz? (inklusive Kontakt- oder Notfalltelefon)

Akutes Koronarsyndrom	**Allgemein:** ähnliche Pathogenese wie bei Patienten ohne LVAD, zusätzlich aber koronare Minderdurchblutung infolge Aortenwurzelthrombus möglich, Thoraxschmerz wie bei Patienten ohne LVAD, seltener jedoch kardiorespiratorische Verschlechterung (aufgrund LVAD-Funktion) **Diagnostik:** 12-Kanal-EKG, venöse/arterielle Blutgasanalyse, Routinelabor + Troponin T, transösophageale Echokardiografie (Aortenwurzelthrombus?) **Therapie:** wie bei Patienten ohne LVAD bzw. nach Rücksprache mit dem Kardiologen
Arterielle Hypotonie	**Allgemein:** Hypovolämie häufigste Ursache, weitere Differentialdiagnose: rechtsventrikuläre Herzinsuffizienz **Diagnostik:** 12-Kanal-EKG, venöse/arterielle Blutgasanalyse, Routinelabor + Troponin T, Echokardiografie, weitere Diagnostik je nach Verdacht **Therapie:** Ursache behandeln (siehe dort)
Bauchschmerzen	**Allgemein:** zusätzlich Driveline-Infektion als Differentialdiagnose erwägen **Diagnostik:** CT Abdomen häufig Artefakt-überlagert!
Blutungskomplikationen	**Allgemein:** sehr häufiger Notfall, häufigste Blutungsquellen: gastrointestinale Blutung (Ausbildung von arteriovenösen Malformationen im Magen und Duodenum infolge einer akquirierten von-Willebrand-Erkrankung) oder Epistaxis **Therapie:** wie beim Patienten ohne LVAD, Antikoagulation nur bei relevanter Blutung reversieren
Herzinsuffizienz	**Ursachen:** Umdrehungszahl inadäquat niedrig; erhöhtes Afterload (arterielle Hypertonie); Obstruktion des linksventrikulären Ausflusstraktes; Pumpenkopfthrombose; Aorteninsuffizienz; Rhythmusstörung; rechtsventrikuläre Dekompensation **Diagnostik:** 12-Kanal-EKG, venöse/arterielle Blutgasanalyse, Routinelabor + Troponin T, Echokardiografie, Thoraxröntgen **Therapie:** Ursache behandeln, bei Rechtsherzversagen: Furosemid 40 mg i.v. + Milrinon-Perfusor (inhalatives Iloprost nur bei V. a. bzw. bekannter primärer pulmonalarterieller Hypertonie)
Infektionen	**Allgemein:** zusätzliche Infektionsherde beachten: Driveline-Infektion und Kollektion/Abszess um Pumpenkopf **Diagnostik:** bei V. a. Driveline-Infektion: Abstrich, bei V. a. Kollektion/Abszess um Pumpenkopf: CT **Therapie:** bei V. a. Driveline-Infektion oder Kollektion/Abszess um Pumpenkopf: Vancomycin 1 g KI + Cefepim 2 g KI (+ operative Evakuierung bei Kollektion/Abszess)
Pumpenkopfthrombose	Hinweise sind Anstieg der „Pump Power" >50% mit (falsch) hohen Flussmessungen, Hämolyse (Laktatdehydrogenase >600 IU/l, Haptoglobin nicht nachweisbar, Anstieg freies Hämoglobin), Therapie: therapeutische Antikoagulation mit unfraktioniertem Heparin (z. B. 5.000 IU Bolus i.v., gefolgt von 1.500 IU/h; Ziel-aPTT: ca. 60 Sekunden)
Rhythmusstörungen	**Allgemein:** ventrikuläre Tachykardien häufig (bis zu 50%), zumeist klinisch subsymptomatisch **Diagnostik:** 12-Kanal-EKG, venöse/arterielle Blutgasanalyse, Routinelabor (Elektrolyte?), Echokardiografie (unterfüllter linker Ventrikel mit Septum-Shift?) **Therapie:** bei unterfülltem linkem Ventrikel mit Septum-Shift: Flüssigkeitsgabe, evtl. LVAD-Umdrehungszahl reduzieren; ansonsten: Behandlung wie bei nicht-LVAD-Patienten
Schlaganfall	**Allgemein:** sehr häufiger Notfall (Inzidenz: 10%/Jahr) **Diagnostik:** venöse/arterielle Blutgasanalyse, Routinelabor, CT (LVAD-Systeme nicht MR-tauglich!) **Therapie:** wie bei nicht-LVAD-Patienten (bei hämorrhagischem Schlaganfall Antikoagulation reversieren; bei ischämischem Schlaganfall: Lyse individuell möglich)

Z.n. Trauma	**Allgemein:** immer an die Gefahr der Driveline-Beschädigung denken! **Diagnostik:** + Thoraxröntgen mit Fokus auf Driveline und LVAD (Beschädigung erkennbar?) **Therapie:** wie bei Patienten ohne LVAD, therapeutische Antikoagulation beachten (evtl. Reversierung bei relevanter Blutung oder präoperativ)
Behandlungspartner	VAD-Zentrum (Notfall-Telefon)

Literatur:

Givertz MM, et al. HFSA/SAEM/ISHLT clinical expert consensus document on the emergency management of patients with ventricular assist devices. J Heart Lung Transplant 2019; 38:677–698.

MALARIA

unter Mitarbeit von OA Dr. Helmut J.F. Salzer, MPH, FECMM

Definition	Infektion durch Plasmodium falciparum (seltener: Plasmodium ovale, vivax, malariae oder knowlesi)
Ursachen	▪ Übertragung durch Stich der weiblichen Anophelesmücke (in Malaria-Endemiegebieten; extrem selten: nahe eines internationalen Flughafens) ▪ **Inkubationszeiten:** ▸ Plasmodium falciparum: 6–30 Tage, selten länger ▸ Plasmodium vivax, ovale und knowlesi: bis 2 Jahre ▸ Plasmodium malariae: bis 20 Jahre
Anamnese	▪ Symptombeginn und -verlauf? ▪ Blutungsanamnese? ▪ Harnfarbe? ▪ Reiseanamnese? ▪ Moskitostiche bzw. -exposition? ▪ Malariaprophylaxe (korrekt) eingenommen? ▪ Nicht-medikamentöse Schutzmaßnahmen durchgeführt?
Klinik	▪ (hohes) Fieber (Kardinalsymptom!) ▪ Schüttelfrost ▪ Kopfschmerzen ▪ Grippe-ähnliche Symptome (z. B. Myalgien) ▪ Übelkeit ± Erbrechen ▪ Z.n. Krampfanfall ▪ Splenomegalie ▪ klinische Hinweise auf Anämie ▪ selten: abdominelle Beschwerden, Diarrhö
Monitoring	▪ einmalig: Herzfrequenz, Atemfrequenz, nicht-invasiver Blutdruck, SpO_2, Temperatur ▪ bei schwerer Malaria – kontinuierlich: Herzfrequenz, Atemfrequenz, nicht-invasiver Blutdruck, SpO_2 ± Harnkatheter, invasiver Blutdruck, ZVK

(Labor-)Diagnostik	▪ 12-Kanal-EKG (QTc-Zeit? Arrhythmien?) ▪ venöse/arterielle Blutgasanalyse ▪ Routinelabor ▪ Rapid Diagnostic Test (Cave: testabhängig, evtl. nicht für alle Plasmodium-Typen sensitiv) ▪ dicker Tropfen und Blutausstrich zur mikroskopischen Detektion und Quantifizierung der Parasitämie (bei dringendem Verdacht: sicherer Ausschluss erst nach 3 negativen Mikroskopien im Abstand von jeweils 12 Stunden) ▪ Harnstatus/-streifen ▪ bei Vigilanzminderung: CCT ▪ bei Schock bzw. V. a. bakterielle Co-Infektion: Blutkulturen, Sputum + Harn zur mikrobiologischen Analyse ▪ bei V. a. Meningitis: Lumbalpunktion (siehe Seite 387) ▪ bei V. a. Malaria tertiana: Glukose-6-Phosphat-Dehydrogenase-Aktivität
Wichtig/CAVE	**WHO-Indikatoren der schweren Malaria:** ▪ Vigilanzminderung ▪ akute Nierenschädigung ▪ metabolische Azidose (pH <7,3) ▪ Hypoglykämie ▪ Lungenödem/ARDS ▪ ≥2 Krampfanfälle ▪ Hämoglobin-Konzentration <7 g/dl ▪ spontane Blutung oder Verbrauchskoagulopathie (Differentialdiagnose: virales hämorrhagisches Fieber) ▪ arterielle Hypotonie (systolischer Blutdruck <80 mmHg) ▪ Hämoglobinurie ▪ relevante Parasitämie (Malaria-naiver Patient: >2,5%; Malaria-exponierter Patient: >10%)
Akutmaßnahmen	▪ **Fiebersenkung** (z. B. Paracetamol 1 g KI) ▪ **bei unkomplizierter Malaria:** ▸ **Artemether + Lumefantrin** jeweils 4 Tabletten zu den Zeitpunkten 0, 8, 24, 36, 48 und 60 Stunden ▸ oder: **Atovaquon + Proguanil** jeweils 4 Tabletten zu den Zeitpunkten 0, 24 und 48 Stunden ▪ **bei schwerer Malaria:** ▸ **Artesunat** 2,4 mg/kg i.v. zu den Zeitpunkten 0, 12, 24, 48, 72, 96 und 120 Stunden gefolgt von oraler **Artemether + Lumefantrin-Therapie** wie bei unkomplizierter Malaria (siehe oben); Wichtig: Blutbildkontrollen nach 7 und 14 Tagen aufgrund der Gefahr einer verzögerten Hämolyse nach Artesunat-Therapie. ▸ bei Nicht-Verfügbarkeit von Artesunat: Chinin 20 mg/kg (maximal 1.200 mg) KI, weiter mit 3 x 10 mg/kg/Tag für 2–5 Tage (Cave: Verlängerung der QTc-Zeit, Hypoglykämien) ▸ bei Schock/arterieller Hypotonie: + **Ampicillin/Sulbactam** 3 g KI ▪ bei Malaria durch nicht-falciparum Plasmodien: **Chloroquin** 600 mg p.o., gefolgt von 300 mg p.o. zu den Zeitpunkten 6, 24 und 48 Stunden (abhängig von Plasmodien-Spezies auch deutlich länger)
Kommentar	▪ Eine Hyperlaktatämie bei Patienten mit (schwerer) Malaria ist typischerweise nicht Ausdruck einer systemischen Hypoperfusion und soll daher nicht reflektorisch mit Flüssigkeit „behandelt" werden (Gefahr des Lungenödems/ARDS)! ▪ Krankenhausaufnahme für alle Malaria-naiven Patienten mit nachgewiesener Plasmodium-falciparum-Infektion! ▪ Intensivaufnahme für alle Patienten mit schwerer Malaria!
	▪ Bei Schock: fast immer bakterielle Co-Infektion! ▪ Meldepflicht (siehe Seite 731)!

Behandlungspartner	■ Infektiologie ■ Intensivmedizin

Literatur:

Deutsche Gesellschaft für Tropenmedizin, Reisemedizin und Globale Gesundheit e.V. (DTG). S2k-Leitlinie: Diagnostik und Therapie der Malaria. AWMF-Register-Nr.: 042/001, 2021.
Mer M, et al. Severe malaria. Current concepts and practical overview: What every intensivist should know. Intensive Care Med 2020; 46:907–918.

MENINGITIS UND ENZEPHALITIS

Definition	Infektion der Meningen ± des Gehirns durch Bakterien, Viren, Pilze oder Parasiten
Ursachen/häufigste Erreger	■ **bakterielle Meningitis:** ▸ 16–50 Jahre: Meningokokken, Pneumokokken, Haemophilus influenzae ▸ >50 Jahre: + Listerien, gramnegative Bakterien ▸ Alkoholabusus, Schwangerschaft oder Immunsuppression: + Listerien, Mycobacterium tuberculosis ■ seltene Meningitis-Ursachen: Pilze (z. B. Crytopococcus neoformans – insbesondere bei HIV/AIDS – Aspergillus spp., Candida spp.), Borrelien, Rickettsien, Leptospiren, Treponema pallidum, Parasiten (z. B. (z.B. Naegleria fowleri, sogenannte Schwimmbadamöbose), paraneoplastisch/ leptomingeale Karzinomatose, autoimmunologisch ■ virale/aseptische Meningitis: Non-Polio-Enteroviren, Herpesviren, Influenza, Mumps, SARS-CoV-2, HIV (Primärinfektion) ■ virale Enzephalitis: Frühsommer-Meningoenzephalitis-Virus, Herpes simplex-Virus, Enteroviren, West-Nil-Virus, Varizella-Zoster-Virus, Hanta-Virus, Borna-Virus, Chikungunya-Virus (z. B. Italien), Cytomegalievirus, Humanes-Herpes-Virus 6, JC-Virus
Anamnese	■ Symptombeginn und -verlauf? ■ Fieber? ■ Kopfschmerzen? (Beginn, Art, Dauer, Aggravierung durch was?) ■ Photo-/Phonophobie? ■ Petechien oder Purpura? ■ Begleitsymptome? (z. B. Rhinosinusitis, Otitis/Mastoiditis, Pneumonie, Geschmacks-/Geruchsverlust) ■ Personen-/Haushaltsexposition? (u. a. für spätere Chemoprophylaxe) ■ Kontakt zu Meningitis-Patienten? ■ Z.n. Meningitis? ■ Z.n. Tuberkulose? ■ Z.n. Zeckenstich? ■ Chronischer Alkoholabusus? (siehe Seite 726) ■ Schwangerschaft? ■ Konsum von unpasteurisierten Milchprodukten? ■ Bekannte Immunsuppression? (z. B. HIV, Z.n. Splenektomie, Diabetes mellitus, Immunsuppressiva, Chemotherapie) ■ Impfstatus? (z. B. Meningokokken, Pneumokokken, Haemophilus, Frühsommer-Meningoenzephalitis) ■ Auslandsaufenthalt oder Tuberkulose-Risikofaktoren? (z. B. positiver HIV-Status, Obdachlosigkeit, Gefängnisinsasse, Geburt/Aufenthalt in einem Endemiegebiet, Immunsuppression, Alkohol- und/oder Drogenabusus, Silikose)

Klinik

- Fieber
- Kopfschmerzen (verstärkt durch horizontales Kopfschütteln = positiver Jolt-Test)
- Nackensteifigkeit
- quantitative oder qualitative Bewusstseinsstörung
- Petechien und/oder Purpura (V. a. Meningokokken-Infektion/Waterhouse-Friedrichsen-Syndrom = schwer krank)
- Hirnnervenausfälle (V. a. Tuberkulose)
- neurologische Defizite, kognitive Störungen, Aphasie, Persönlichkeitsveränderung (V.a. Enzephalitis)

Monitoring

- einmalig: Herzfrequenz, Atemfrequenz, nicht-invasiver Blutdruck, SpO_2, Temperatur
- bei Vigilanzminderung oder kardiorespiratorischer Instabilität – kontinuierlich: Herzfrequenz, Atemfrequenz, invasiver Blutdruck, SpO_2, Harnkatheter, ZVK

(Labor-)Diagnostik

- venöse/arterielle Blutgasanalyse
- Routinelabor
- 2 Blutkulturen (jeweils aerob und anaerob)
- Lumbalpunktion (Druck messen, Liquor in das Labor [siehe Tabelle unten], Mikrobiologie [Gramfärbung, Keimwachstum, Kryptokokken-Antigen], Molekularbiologie [PCR neurotrope Viren] und Kühlschrank [für spätere Spezialuntersuchungen: z. B. Autoantikörper, Zytologie])
- bei neurologischen Ausfällen (außer Hirnnervenausfälle), Immunsuppression, Z.n. Krampfanfall und/oder Glasgow Coma Scale <10 Punkten): CCT vor Lumbalpunktion
- bei dringendem V. a. Enzephalitis: cMRT

Wichtig/CAVE

Interpretation Liquorbefund

	bakterielles Muster	virales Muster	Muster bei V. a. tuberkulöse Meningitis	Muster bei V. a. Kryptokokken-Meningitis	Normalwerte
Aspekt	trüb, purulent	klar	klar bis trüb	klar	klar
Öffnungsdruck	normal oder erhöht	normal	normal oder erhöht	erhöht	<10 cm H_2O
Zellzahl (Zellen/µl)	>500–1.000*	<500	<500	<500	0–5
dominanter Zelltyp	Granulozyten	Lymphozyten	Lymphozyten	Lymphozyten	Lymphozyten
Glukose	vermindert	normal	vermindert	vermindert	~50% Serumwert
Protein (g/l)	>1	<1	>2	>1	<0,5

* bei Zellzahl >100.000/µl: V. a. Ruptur eines Abszesses in das Ventrikelsystem

Wichtig/CAVE

Differentialdiagnose des bakteriellen bzw. viralen Liquor-Musters	
bakterielles Muster	**virales Muster**
▪ bakterielle Meningitis ▪ frühe Phase jeder meningealen Infektion (z. B. auch viral oder tuberkulös) ▪ parameningealer Infektionsfokus (z. B. Hirnabszess)	▪ virale Meningitis ▪ virale (Meningo-)Enzephalitis ▪ Meningitis durch Listerien ▪ antibiotisch anbehandelte Meningitis ▪ Spirochäten-Infektion (z. B. Leptospirose, Borreliose, Syphilis) ▪ paraneoplastische oder inflammatorische Meningitis

Allgemeines:

- Bei ≥90% der Patienten mit bakterieller Meningitis zeigt sich im Liquor eine Zellzahl- und Proteinerhöhung mit verminderter Glukosekonzentration.
- Je höher die Zellzahl, insbesondere >1.000/µl, desto wahrscheinlicher ist eine bakterielle Meningitis.
- Ursache von erhöhter Erythrozytenzahl im Liquor (Korrektur: pro 1.000 Erythrozyten Anstieg Leukozyten/Zellzahl um 1/µl sowie Protein um 1 mg/dl): traumatische Punktion, subarachnoidale/intrakranielle Blutung, Herpes simplex/virale Enzephalitis, tuberkulöse Meningitis, Listerose, Leptospirose, Naegleria fowleri Meningitis
- Ein normaler Liquorbefund ist bei bakterieller Meningitis extrem selten, und kommt z. B. bei Patienten mit Immunsuppression bzw. Neutropenie vor.
- Laktat ist ein guter Marker zur Differenzierung einer bakteriellen (Laktat >3,5 mmol/l) von einer viralen/aseptischen Meningitis; weitere Ursachen einer erhöhten Laktatkonzentration im Liquor: Z.n. Krampfanfall, Subarachnoidalblutung, Trauma, Hypoglykämie, Hypoxie/Anoxie.

Akutmaßnahmen

- **Dexamethason:**
  - 4 x 10 mg/Tag i.v. für 4 Tage (idealerweise vor oder mit erster Antibiotikagabe)
  - Wirkung nachgewiesen bei Meningitis infolge Infektion mit Pneumokokken
  - pragmatischer Beginn bei V. a. bakterielle Meningitis und Fortführung über 4 Tage bei Nachweis von Pneumokokken (ansonsten Dexamethason absetzen)
  - Cave: bei dringendem V. a. Listerien-Meningitis kein Dexamethason, da Erhöhung der Morbidität und Mortalität durch Kortison bei Patienten mit Listerien-Meningitis
- **intravenöse Antibiose** so rasch als möglich (ideal: <1 Stunde; d. h. bei notwendigem CCT: Antibiose noch vor Lumbalpunktion; Achtung: dadurch verminderte Chance eines mikrobiologischen Keimnachweises um ca. 10–20%)!

Empirische Antibiose	
16–50 Jahre	Ceftriaxon 2 g KI
>50 Jahre oder Schwangerschaft	Ceftriaxon 2 g KI + Ampicillin 2 g KI
Alkoholabusus oder Immunsuppression	Ceftriaxon 2 g KI + Ampicillin 2 g KI + Vancomycin 1 g KI

- **Aciclovir** 10 mg/kg KI
- bei Koma und Hirnödem im CCT: **Kontakt Neurochirurgie bezüglich Hirndrucksondeneinlage ± dekompressive Kraniotomie**
- bei V. a. tuberkulöse Meningitis: siehe Seite 495
- bei Fieber: **medikamentöse und/oder physikalische Temperatursenkung**

Kommentar	■ Möglichst rascher Beginn der Antibiotika-Therapie, da das Risiko, an einer bakteriellen Meningitis zu versterben pro Stunde Verzögerung der Antibiotikatherapie um 12% ansteigt! ■ Definitive Differenzierung zwischen bakterieller Meningitis und viraler (Meningo-)Enzephalitis mit konsekutiver Anpassung der antimikrobiellen Therapie erst nach Erhalt der Mikrobiologie bzw. PCR-Ergebnisse möglich! ■ **Komplikationen der bakteriellen Meningitis:** ▸ ischämischer Schlaganfall (bis 25%) ▸ Hypakusis/Surditas (17–22%) ▸ Krampfanfälle (17%) ▸ Sepsis/septischer Schock (15%) ▸ Hydrozephalus (3–5%) ▸ intrazerebrale Blutung (3%) ▸ subdurales Empyem (3%) ▸ Hirnabszess (2%) ▸ Sinusvenenthrombose (1%) ■ Respiratorische Isolierung (z. B. Mundschutz für Patient bereits bei erstem Verdacht) während der ersten 24 Stunden nach Therapiebeginn bzw. bis zum Ausschluss einer Meningokokken-Infektion! ■ Bei Meningokokken-Infektion: Chemoprophylaxe für im gleichen Haushalt lebende Personen sowie für Mitarbeiter, die direkten Kontakt mit dem Patienten hatten (z. B. Ciprofloxacin 500 mg p.o.). ■ Aufbereitung des Behandlungsplatzes entsprechend der institutionellen Hygienerichtlinien
Behandlungspartner	■ Neurologie ■ Intensivmedizin

Literatur:

Van de Beek, D, et al. ESCMID guideline: diagnosis and treatment of acute bacterial meningitis. Clin Microbiol Infect 2016; 22:37–62.

MESENTERIALISCHÄMIE, AKUT

Definition	Verminderte oder unterbrochene (okklusive oder nicht-okklusive) Durchblutung eines Dünndarmabschnittes mit Ischämie bis hin zur/m Darmnekrose/-gangrän und Perforation
Ursachen	■ okklusiv durch Embolie (z. B. kardiale Emboliequelle [z. B. Vorhofflimmern, ventrikulärer Thrombus, Endokarditis, Klappenersatz oder -rekonstruktion, paradoxe Embolie bei tiefer Venenthrombose], Z.n. Katheterintervention oder Angiografie) oder Thrombose (z. B. bei arteriosklerotischer Mesenterialarterie, Aortendissektion, Arteriitis) ■ nicht-okklusiv (selten) durch Mesenterialarterienspasmus (z. B. systemische Hypoperfusion bei Schock oder Herzinsuffizienz, Hämodialyse, Kokainabusus oder Digitalistherapie) ■ Mesenterialvenenthrombose (z. B. Hyperkoagulabilität, paraneoplastisch, Z.n./b. intraabdomineller Infektion, Trauma, portale Hypertension, Z.n./b. Pankreatitis)
Anamnese	■ Symptombeginn und -verlauf? (akut bei Embolie vs. subakut bei Thrombose) ■ Bekanntes Vorhofflimmern? ■ Orale Antikoagulation? (regelmäßige Einnahme?) ■ Anamnestische Hinweise auf Angina abdominalis nach Nahrungsaufnahme? (V. a. Arteriosklerose der Mesenterialarterie ± Thrombose) ■ Gewichtsverlust? ■ Spezifische Vorerkrankungen? (z. B. Herzinsuffizienz, periphere arterielle Verschlusskrankheit, Pankreatitis, Leberzirrhose, Thrombophilie, hämatologische Erkrankung, Malignom) ■ Spezifische Medikamentenanamnese? (z. B. Digitalis) ■ Kokainabusus? ■ Z.n. Divertikulitis? (V. a. Mesenterialvenenthrombose) ■ Z.n. Trauma?
Klinik	■ **Drei typische klinische Phasen (bei Mesenterialarterienembolie):** ▸ **Phase 1:** akut einsetzende, heftige, kolikartige Bauchschmerzen, initial diffus, manchmal mit Diarrhö (Hämatochezie bei 25%) ± Erbrechen, Hyperperistaltik, klinisch wenig auffälliges Abdomen, Schmerzen unproportional zum Untersuchungsbefund, oft resistent auf Analgesie (sogar Opiate) ▸ **Phase 2:** „trügerischer Frieden": intermittierend abgeschwächte Symptomatik, meist ca. 6 Stunden nach initialem Schmerz ▸ **Phase 3:** peritoneale Reizung (Durchwanderungsperitonitis) ± Sepsis/ septischer Schock ■ Symptome bei Mesenterialvenenthrombose subakut beginnend, weniger ausgeprägt und häufiger mit gastrointestinaler Blutung assoziiert
Monitoring	■ kontinuierlich: Herzfrequenz, Atemfrequenz, Blutdruck, SpO_2 ■ bei Schock: + invasiver Blutdruck, ZVK, Harnkatheter ■ einmalig: Temperatur
(Labor-)Diagnostik	■ venöse/arterielle Blutgasanalyse (Laktatanstieg insensitiv + Spätzeichen!) ■ Routinelabor ■ Type & Screen + 4 Erythrozytenkonzentrate bereitstellen ■ CT Abdomen + CT-Angiografie
Wichtig/CAVE	■ Früherkennung wichtig (daran denken!) ■ Ausschluss/Bestätigung nur mit CT-Angiografie möglich (bei begründetem Verdacht: keine Angst vor Kontrastmittel!)

Akutmaßnahmen	■ Patient **nüchtern** belassen ■ **Analgesie** (z. B. Metamizol 1–2,5 g KI + Opiate) ■ **balancierte Kristalloide** und intravenöser **Elektrolytausgleich** ■ **Antibiose** (z. B. Piperacillin/Tazobactam 4/0,5 g KI oder Cefuroxim 1.500 mg KI + Metronidazol 1.500 mg KI) ■ bei rezidivierendem Erbrechen: **Magensonde** ■ bei Schock: siehe Seite 60 ■ bei V. a. okklusive Mesenterialischämie oder Perforation: **operative Sanierung** (z. B. Laparotomie, Embolektomie ± Resektion ischämischer Darmsegmente; evtl. zuvor explorative Laparoskopie) ■ bei nicht-okklusiver Mesenterialischämie oder inkomplettem Gefäßverschluss: **endovaskuläre Intervention** ■ bei Mesenterialvenen- oder Pfortaderthrombose: **therapeutische Antikoagulation** (z. B. unfraktioniertes Heparin 5.000 IU i.v., gefolgt von 1.000 IU/h [Ziel-aPTT: ca. 60 Sekunden] oder Enoxaparin 2 x 1 mg/kg/Tag s.c.)
Behandlungspartner	■ (Viszeral-)Chirurgie ■ Anästhesie ■ Radiologie ■ Innere Medizin/Gastroenterologie

Literatur:
Bala M, et al. Acute mesenteric ischemia: guidelines of the World Society of Emergency Surgery. World J Emerg Surg 2017; 12:38.

MILZINFARKT

Definition	Milzischämie infolge eines Verschlusses der Arteria lienalis oder deren Äste
Ursachen	■ kardiale Emboliequelle (z. B. Vorhofflimmern, ventrikulärer Thrombus, Endokarditis, Klappenersatz oder -rekonstruktion, paradoxe Embolie bei tiefer Venenthrombose) ■ Arteriosklerose der Aorta, Truncus coeliacus oder Arteria lienalis ■ myeloproliferative Erkrankung (z. B. Polycythaemia vera, CML, essenzielle Thrombozythämie, Myelofibrose) ■ Infektionen mit sekundärer Bakteriämie (z. B. Pyelonephritis, Cholangitis) ■ Malignome (z. B. Pankreaskarzinom, Blasenkarzinom, Melanom) ■ Thrombophilie (z. B. Faktor-V-Leiden-Mutation, Prothrombin-Mutation G20210A, Protein-C- oder S-Mangel, Antithrombin-Mangel, Antiphospholipid-Syndrom, paroxysmale nächtliche Hämoglobinurie)
Anamnese	■ Symptombeginn und -verlauf? ■ Anamnestische Hinweise auf Infektion? ■ Bekannte myeloproliferative oder kardiale Erkrankung? ■ Bekanntes Malignom?
Klinik	■ akuter Beginn ■ Flankenschmerz und/oder linker Oberbauchschmerz ■ selten: Fieber ■ klinische Zeichen der zugrundeliegenden Erkrankung

Monitoring	einmalig: Herzfrequenz, Atemfrequenz, nicht-invasiver Blutdruck, SpO_2, Temperatur
(Labor-)Diagnostik	▪ 12-Kanal-EKG (Vorhofflimmern?) ▪ venöse/arterielle Blutgasanalyse ▪ Routineblut ▪ 2 Blutkulturen (jeweils aerob und anaerob) ▪ Echokardiografie ▪ CT Abdomen + Kontrastmittel
Wichtig/CAVE	Zusätzliche Infarkte in einer oder beiden Nieren machen eine kardiale Emboliequelle wahrscheinlich.
Akutmaßnahmen	▪ **Analgesie** ▪ **Therapie der Grunderkrankung/Emboliequelle:** ▸ Vorhofflimmern: siehe Seite 503 ▸ Endokarditis: siehe Seite 296 ▸ Thrombophilie: therapeutische Antikoagulation (z. B. Enoxaparin 2 x 1 mg/kg/Tag s.c.)
Behandlungspartner	abhängig von vermuteter Ursache

Literatur:

Chapman J, et al. Splenic infarcts. StatPearls, Treasure Island (FL): StatPearls Publishing, 2021.

Wand O, et al. A practical approach to infarction of the spleen as a rare manifestation of multiple common diseases. Ann Med 2018; 50:494–500.

MILZRUPTUR, ATRAUMATISCH

Definition	gedeckte (subkapsuläre) oder freie Ruptur der Milz ohne vorherige Gewalteinwirkung
Ursachen	▪ Infektion (z. B. Epstein-Barr-Virus, Cytomegalievirus, Malaria, Dengue-Virus, Typhus, HIV, Endokarditis) ▪ hämatoonkologische Erkrankung (z. B. Leukämie, Lymphom, Angiosarkom) ▪ nach Koloskopie (wahrscheinlich indirektes Trauma) ▪ inflammatorisch (z. B. systemischer Lupus erythematodes, Vaskulitis, Amyloidose) ▪ vaskulär (z. B. Hämangiom, Milzarterienaneurysma) ▪ medikamentös (z. B. Antikoagulation, Granulozyten-Kolonie-stimulierender Faktor, Z.n. Thrombolyse) ▪ idiopathisch
Anamnese	▪ Symptombeginn und -verlauf? ▪ Begleitsymptome? (z. B. Pharyngitis, Fieber) ▪ Z.n. (Bagatell-)Trauma? ▪ Z.n. Koloskopie? ▪ Rezenter Infekt oder rezente Erkrankung? ▪ Auslandsreise? (V. a. Malaria, Dengue-Fieber, Typhus) ▪ Vorerkrankungen? (z. B. hämatoonkologisch, rheumatologisch) ▪ Risikomedikation? (z. B. orale Antikoagulation, Granulozyten-Kolonie-stimulierender Faktor, Z.n. Thrombolyse)

Klinik	■ häufig jüngere Patienten ■ Splenomegalie (55%) ■ linker Oberbauchschmerz ■ Ausstrahlung in Rücken ± linke Schulter ■ Tachykardie ± arterielle Hypotonie ■ klinische Zeichen eines hämorrhagischen Schocks (bei freier Ruptur)
Monitoring	■ kontinuierlich: Herzfrequenz, Atemfrequenz, nicht-invasiver Blutdruck, SpO_2 ■ bei hämodynamischer Instabilität: + invasiver Blutdruck, Harnkatheter ± ZVK ■ einmalig: Temperatur
(Labor-)Diagnostik	■ venöse/arterielle Blutgasanalyse ■ Routinelabor ■ Type & Screen + 4 Erythrozytenkonzentrate bereitstellen ■ Sonografie Abdomen (Cave: ohne freie intraabdominelle Flüssigkeit insensitiv zur Detektion einer Milzläsion) ■ bei inkonklusivem Sonografie-Befund: CT Abdomen ± Kontrastmittel
Wichtig/CAVE	Weitere Diagnostik (z.B. Virus-Serologie, Malaria-Schnelltest) zur Ursachenidentifikation kann erforderlich sein!
Akutmaßnahmen	**Abhängig vom Grad der Ruptur und Schockzustand:** ■ **Schocktherapie:** siehe Seite 60 ■ bei gedeckter Ruptur und hämodynamischer Stabilität: **konservatives Vorgehen** (= Bettruhe, Blutdruckkontrolle, Nahrungskarenz) ■ bei freier Ruptur bzw. hämodynamischer Instabilität: **operative Versorgung** (Splenektomie vs. Milz-erhaltende Operation) ■ evtl. interventionelle Angiografie
Behandlungspartner	■ (Viszeral-)Chirurgie ■ Anästhesie ■ Intensivmedizin

Literatur:

Renzulli P, et al. Systematic review of atraumatic splenic rupture. Brit J Surg 2009; 96:1114–1121.

MYOKARDITIS

Definition	entzündliche Erkrankung des Myokards
Ursachen	■ infektiös (Viren [Adenoviren, Enteroviren, Influenza, SARS-CoV-2, Humanes Herpes-Virus 6, Parvovirus B19] >> Bakterien [Staphylococcus spp., Streptococcus spp., Borrelia spp., Diphtherie, Mycoplasma] > Pilze > Parasiten) ■ immunologisch (z. B. allergisch, medikamentös, Alloantigene bei Z.n. Herztransplantation, rheumatologische Erkrankungen, Autoimmunerkrankungen, Impfung, z. B. SARS-CoV-2) ■ toxisch (z. B. Medikamente [z. B. Antipsychotika, Cyclophosphamid, Lithium, Chemotherapeutika, Penicillin, Sulfonamide, Phenytoin, Carbamazepin], Drogen [z. B. Kokain], Schwermetalle [z. B. Blei, Arsen], Phäochromozytom, Strahlung) ■ idiopathisch

Anamnese	▪ Symptombeginn und -verlauf? ▪ Begleitsymptome? (z. B. Fieber, Diarrhö, Grippesymptome, Thoraxschmerz, Beinödeme, Belastungsdyspnoe, Orthopnoe, Nykturie, Palpitationen) ▪ Vorhergehende Influenza, respiratorische oder gastrointestinale Infektion? ▪ Rezente Impfung? (z. B. SARS-CoV-2) ▪ Medikamentenanamnese? (z. B. Chemotherapie, Checkpoint-Inhibitoren, Antibiotika, Antiepileptika) ▪ Vorerkrankungen? (z. B. Allergien, rheumatologische Erkrankung) ▪ Frühere Myokarditis-Episode? ▪ Toxinexposition? (z. B. Drogenkonsum)
Klinik	▪ Fieber (fehlt häufig) ▪ milde Symptome: Müdigkeit, Palpitationen, (atypischer) Thoraxschmerz, Belastungsdyspnoe, Leistungsminderung ▪ schwere Symptome: supraventrikuläre Tachykardien, Bradyarrhythmien, Z.n. Synkope, akute Linksherzinsuffizienz ▪ fulminante Symptome: kardiogener Schock, ventrikuläre Tachykardien, plötzlicher Herztod
Monitoring	▪ einmalig: Herzfrequenz, Atemfrequenz, nicht-invasiver Blutdruck, SpO_2, Temperatur ▪ bei Rhythmusstörungen oder Herzinsuffizienz – kontinuierlich: Herzfrequenz, Atemfrequenz, nicht-invasiver Blutdruck, SpO_2, Harnkatheter ▪ bei Kreislaufinstabilität oder Schock: + invasiver Blutdruck, ZVK
(Labor-)Diagnostik	▪ 12-Kanal-EKG (Extrasystolen, Brady-/Tachyarrhythmien, unspezifische ST-Streckenveränderungen) ▪ Routinelabor + Troponin T + Creatinkinase mit MB-Fraktion ▪ Myokarditis-Viren (entsprechend „Laborblock" oder siehe oben) PCR + Serologie ▪ Thoraxröntgen ▪ Echokardiografie ▪ weiteres diagnostisches Work-up durch Kardiologie (z. B. Autoantikörper, Koronarangiografie, MRT, Myokardbiopsie)

Akutmaßnahmen	▪ **Ursache behandeln** (zumeist erst nach MRT oder Myokardbiopsie möglich):
	  ▸ bei immunologischer Genese: Kortison und/oder intravenöse Immunglobuline
	  ▸ bei Entero-/Adenoviren: Interferon-beta
	  ▸ bei Infektion mit dem Humanen Herpes-Virus 6: Ganciclovir 5 mg/kg KI
	  ▸ bei V. a. bakterielle Infektion: empirische Antibiose
	  ▸ bei Abstoßung nach Herztransplantation: siehe Seite 417
	▪ bei Herzinsuffizienz: siehe Seite 330
	▪ bei Rhythmusstörungen: siehe Seiten 58, 279 und 485
	▪ bei kardiogenem Schock: siehe Seite 60

Kommentar	Bei schwerem Verlauf (z. B. kardiogener Schock): intensivmedizinische Maßnahmen bis hin zur mechanischen Kreislaufunterstützung erforderlich!
Behandlungspartner	▪ Kardiologie ▪ Intensivmedizin

Literatur:

Tschöpe C, et al. Management of myocarditis-related cardiomyopathy in adults. Circ Res 2019; 124:1568–1583.

NEBENNIERENRINDENINSUFFIZIENZ, AKUT (ADDISON-KRISE)

Definition	Dysfunktion der Nebennierenrinde mit mangelnder Produktion an endogenen Steroidhormonen
Ursachen	▪ Verminderte adrenale Cortisol-Produktion infolge: ▸ zu rasches Absetzen einer Kortison-Dauertherapie (Therapie mit ≥7,5 mg Prednisolon-Äquivalent über >2 Wochen) ▸ Stopp einer Kortison-Substitutionstherapie bzw. fehlende Erhöhung deren Dosierung im Rahmen einer Akuterkrankung bzw. Stress bei chronischer Nebennierenrindeninsuffizienz ▸ Autoimmunadrenalitis (häufig assoziiert mit anderen Autoimmunerkrankungen [z. B. Diabetes mellitus Typ I] oder Therapie mit Checkpoint-Inhibitoren) ▸ Tuberkulose ▸ neoplastische Infiltration der Nebennieren (z. B. Metastasen bei Bronchialkarzinom, Mammakarzinom oder Melanom) ▸ Medikamente (z. B. Rifampicin, Chemotherapeutika, Phenytoin, Phenobarbital) ▸ Einblutung (Stress-bedingte Hyperperfusion der Nebennierenrinden + Risiko von venösen Stauungsblutungen, z. B. unter oraler Antikoagulation oder bei Sepsis) ▸ andere Ursachen (z. B. HIV, sekundäre Nebennierenrindeninsuffizienz durch Hypopituitarismus [z. B. Metastase, Hypophysenapoplex, Autoimmunhypopituitarismus], kongenitale Hyperplasie) ▪ Mit oder ohne Akuterkrankung (z. B. Trauma, perioperativ, Infektion, Dehydratation, Hyperthyreose)
Anamnese	▪ Symptombeginn und -verlauf? ▪ Bekannte Nebenniereninsuffizienz oder -erkrankung? ▪ Gewichtsverlust? ▪ Begleitsymptome? (z. B. Bauchschmerzen, Depression, Frauen: Oligomenorrhö) ▪ Z.n. Synkope/orthostatischen Beschwerden? ▪ Rezente Reduktion/Stopp einer Kortison-Dauertherapie? ▪ Bekannte Autoimmunerkrankung? (z. B. Hashimoto, Morbus Basedow, Diabetes mellitus Typ 1) ▪ Bekanntes Malignom? (z. B. Bronchus- oder Mammakarzinom, Melanom) ▪ Therapeutische Antikoagulation? ▪ Behandelte oder latente Tuberkulose bzw. Tuberkulose-Therapie?
Klinik	▪ Müdigkeit ▪ Schwäche ▪ Dehydratationszeichen ▪ Übelkeit ± Erbrechen ▪ Gewichtsverlust ▪ unspezifische abdominelle Beschwerden ▪ Depression ▪ Frauen: Oligomenorrhö **Bei Addison-Krise zusätzlich:** ▪ Tachykardie ▪ Orthostase ± Z.n. Synkope ▪ arterielle Hypotonie ▪ Vigilanzminderung bis Koma **Bei chronischer Nebennierenrindeninsuffizienz:** ▪ Hyperpigmentierung oral, Hautfalten ± Axillae

Monitoring	▪ einmalig: Herzfrequenz, Atemfrequenz, nicht-invasiver Blutdruck, SpO_2, Temperatur ▪ bei Addison-Krise – kontinuierlich: Herzfrequenz, Atemfrequenz, nicht-invasiver Blutdruck, SpO_2, Temperatur ± invasiver Blutdruck, ZVK, Harnkatheter
(Labor-)Diagnostik	▪ venöse/arterielle Blutgasanalyse ▪ Routinelabor ▪ Serum-Cortisol + ACTH + Renin + Aldosteron ▪ Corticotropin-Test (nach Bestimmung der Cortisol-Serumkonzentration Corticotropin 250 µg i.v., Wiederholung Bestimmung Cortisol-Serumkonzentration 30 und 60 Minuten später; absolut erniedrigte Cortisol-Serumkonzentrationen bzw. Spitzenwerte <500 nmol/l [<18 µg/dl] sprechen für eine absolute bzw. relative Nebennierenrindeninsuffizienz) ▪ bei Infektverdacht: 2 Blutkulturen (jeweils aerob und anaerob) sowie Sputum, Harn ± Wundabstrich zur mikrobiologischen Analyse
Wichtig/CAVE	**Typische Konstellation in der Blutgasanalyse:** ▪ metabolische Azidose ▪ Hyponatriämie ▪ Hyperkaliämie ▪ Hypoglykämie
Akutmaßnahmen	▪ **Therapie der auslösenden Akuterkrankung oder Stopp der ursächlichen Medikation** (wenn zutreffend) ▪ **balancierte Kristalloide** ▪ **Hydrokortison** 100 mg KI ▪ bei Hypoglykämie (Blutzucker <70 mg/dl): 50 ml **Glukose 33%** i.v. ▪ bei Infektionsverdacht: **empirische Antibiose** (abhängig vom vermuteten Infektionsfokus, siehe Seite 721)
Kommentar	Bei kritisch und schwerkranken Patienten ohne klare Diagnose differentialdiagnostisch immer an eine akute Nebennierenrindeninsuffizienz denken!
Behandlungspartner	▪ Endokrinologie/Innere Medizin ▪ Intensivmedizin

Literatur:

Bornstein SR, et al. Diagnosis and treatment of primary adrenal insufficiency: An Endocrine Society Clinical Practice Guideline. J Clin Endocrinol Metab 2016; 101:364–389.

NEKROLYSE, TOXISCH EPIDERMAL

unter Mitarbeit von Univ.-Prof. DDr. Wolfram Hötzenecker, MBA

Definition	Toxisch bedingte Ablösung der Haut und Schleimhaut Abhängig von der betroffenen Körperoberfläche werden unterschieden: ▪ <10%: Stevens-Johnson-Syndrom ▪ 10–30%: Overlap Stevens-Johnson-Syndrom/toxisch epidermale Nekrolyse ▪ >30%: toxisch epidermale Nekrolyse

Ursachen	■ Medikamente (z. B. Carbamazepin, Phenobarbital, Phenytoin, Amoxicillin, Penicillin, Lamotrigin, Ibuprofen, Paracetamol, Allopurinol) (häufig) ■ Infektion (z. B. Herpes simplex, Mycoplasma pneumoniae) (selten bei Stevens-Johnson-Syndrom) ■ schwere Graft-versus-Host-Erkrankung (selten, siehe Seite 324)
Anamnese	■ Symptombeginn und -verlauf? (typisch: 1–3 Wochen nach Beginn der auslösenden Medikation) ■ Symptomprogression? (typisch: rasche Progression) ■ Einnahme von Risikomedikamenten? (siehe oben) ■ Begleitsymptome? (z. B. Fieber, Schleimhautbefall Augen, oral, urogenital, rektal, Husten, Dyspnoe) ■ Z.n. Atemwegsinfekt oder Herpes-Infektion? ■ Z.n. Knochenmarktransplantation?
Klinik	■ Schmerzen ■ allgemeines Krankheitsgefühl (inklusive Symptome eines oberen Atemwegsinfektes) ■ Fieber ■ rote Makulae (Beginn im Kopf-, Hals- und Brustbereich) ■ (generalisiertes) Erythem ■ Blasenbildung ■ Erosionen ■ Epidermolyse ■ positives Nikolski-Zeichen (Haut lässt sich auf tangentialen Druck abschieben, Cave: hinterlässt schmerzhafte Wunde!) ■ Keratokonjunktivitis ■ Schleimhautblutungen oral/rektal/urogenital (90%) ■ Husten + Dyspnoe (V. a. Beteiligung der Bronchialschleimhaut)
Monitoring	■ einmalig: Herzfrequenz, Atemfrequenz, nicht-invasiver Blutdruck, SpO_2, Temperatur ■ bei Befall von >10% der Körperoberfläche – kontinuierlich: Herzfrequenz, Atemfrequenz, Blutdruck, SpO_2 ± invasiver Blutdruck, Harnkatheter, ZVK
(Labor-)Diagnostik	■ venöse/arterielle Blutgasanalyse ■ Routinelabor ■ Thoraxröntgen ■ bei V. a. Beteiligung der Atemwegs- oder Bronchialschleimhaut: Laryngoskopie ± Bronchoskopie ■ bei V. a. bakterielle Superinfektion: Hautabstrich zur mikrobiologischen Analyse ■ Hautbiopsie zur Diagnosesicherung
Wichtig/CAVE	■ Abschätzung der betroffenen Körperoberfläche mit Hilfe des Lund-Browden-Diagramms (siehe Seite 733) ■ **Wichtige Differentialdiagnosen:** ► makulopapulöses Arzneimittelexanthem (keine Blasen, keine Schleimhautbeteiligung) (siehe Seite 601) ► Staphylococcal Scalded Skin Syndrome (häufig bei Kindern, typisch: kein Schleimhautbefall) ► Erythema multiforme major (typisch: Target-Läsionen)

Akutmaßnahmen	▪ **Absetzen aller Risikomedikamente** ▪ intravenöse Zugänge durch nicht-betroffene Hautareale anlegen ▪ **Analgesie** ▪ **Wundversorgung** (z. B. mittels Verbrennungstuch/-verbandsmaterialien) ▪ **Hypothermieprävention** mittels konvektiver Methoden (z. B. Warmluftdecke) ▪ ab >10% Beteiligung der Körperoberfläche: **Flüssigkeitstherapie mit balancierten Kristalloiden** (2–4 ml/kg/% betroffene Körperoberfläche: davon 50% in ersten 8 Stunden, 50% in restlichen 16 Stunden; im Verlauf an systemische Perfusion adaptieren; Cave: bei Befall von >50% der Körperoberfläche: berechnete Flüssigkeitsmenge zu hoch, an Klinik adaptieren) ▪ **Atemwegssicherung mittels endotrachealer Intubation** bei oraler Beteiligung und ≥1 der folgenden Symptome erwägen: ▸ betroffene Körperoberfläche >70% ▸ Beeinträchtigung des Atemweges (z. B. Dysphagie oder durch neurologische Erkrankung) ▸ Beteiligung der Schleimhaut der großen Atemwege
Kommentar	▪ Kein Kortison oder Immunglobuline ohne explizite Freigabe durch Dermatologen! ▪ Keine prophylaktische Antibiose (nur bei klinischem Verdacht auf bakterielle Superinfektion)! ▪ Möglichst frühes (<24 Stunden) Beiziehen von HNO, Ophthalmologie, Urologie und/oder Gynäkologie! ▪ Lagerung so früh als möglich auf Spezialbett! ▪ Transfer in ein Verbrennungszentrum erwägen!
Behandlungspartner	▪ Dermatologie ▪ Intensivmedizin

Literatur:

McPherson T, et al. British Association of Dermatologists' guidelines for the management of Stevens-Johnson syndrome/toxic epidermal necrolysis in children and young people, 2018. Brit J Dermatol 2019; 181:37–54.
Seminario-Vidal L, et al. Society of Dermatology Hospitalists supportive care guidelines for the management of Stevens-Johnson syndrome/toxic epidermal necrolysis in adults. Am Acad Dermatol 2020; 82:1553–1567.

NEUROLEPTIKA-SYNDROM, MALIGNE

Definition	seltene, lebensgefährliche Nebenwirkung einer Therapie mit Dopamin-Antagonisten
Ursachen	▪ zentraler Dopaminmangel durch eine Therapie oder Intoxikation mit Neuroleptika (selten auch Metoclopramid) ▪ **Risikofaktoren:** ▸ Therapie mit hochpotenten Neuroleptika ▸ rasche Aufsättigung ▸ hohe Dosen ▸ intramuskuläre Depotpräparate ▸ Kombinationstherapien mit mehreren Neuroleptika und/oder Lithium ▸ Parkinsonerkrankung ▸ Lewy-Body-Demenz ▸ positive Familienanamnese

Anamnese	▪ Symptombeginn und -verlauf? (typisch: wenige Tage bzw. Wochen nach Beginn der Neuroleptikatherapie) ▪ Intoxikation? ▪ Risikofaktoren? (siehe oben) ▪ Anamnestische Hinweise auf Infektion oder Hyperthyreose? ▪ Indikation für die Behandlung mit Neuroleptika?
Klinik	▪ qualitative Vigilanzstörung (z. B. Agitation, Delir; im Verlauf quantitative Vigilanzstörung) ▪ Tremor ▪ Dys- oder Hyperkinesien ▪ Parkinson-ähnliche Muskelrigidität (untere > obere Extremitäten) ▪ Fieber ▪ autonome Dysfunktion (z. B. arterielle Hypertonie, stark schwankende Blutdruckwerte und Herzfrequenz, Rhythmusstörungen, profuses Schwitzen, Hypersalivation)
Monitoring	kontinuierlich: Herzfrequenz, Atemfrequenz, invasiver Blutdruck, SpO_2, Temperatur, ZVK, Harnkatheter
(Labor-)Diagnostik	▪ 12-Kanal-EKG ▪ arterielle Blutgasanalyse (typisch: metabolische Azidose) ▪ Routineblut + Creatinkinase/Myoglobin ▪ Tox-Screening Harn
Wichtig/CAVE	▪ Abortivformen bei Therapie mit atypischen Neuroleptika möglich! ▪ **Wichtige Differentialdiagnosen:** ▸ Serotonin-Syndrom (siehe Seite 467) ▸ maligne Katatonie (siehe Seite 443) ▸ Hitzschlag (siehe Seite 36) ▸ Meningitis/Enzephalitis (siehe Seite 387) ▸ thyreotoxische Krise (siehe Seite 493)
Akutmaßnahmen	▪ **Stopp Neuroleptika-Therapie** ▪ **Dopamin-Antagonisten vermeiden** (z. B. Metoclopramid) ▪ **balancierte Kristalloide** ▪ intravenöse **Elektrolytsubstitution** ▪ **symptomatische Therapie der autonomen Dysfunktion** (z. B. mit Esmolol, Metoprolol ± Clonidin) ▪ **Midazolam** mg-weise i.v. ▪ **Amantadin** 200 mg KI ▪ bei Temperaturen >40°C oder Nicht-Ansprechen auf Therapie: ▸ **endotracheale Intubation, Sedierung + Muskelrelaxierung** ▸ **physikalische Kühlung** (z. B. Eiswasserbad) ▸ **Dantrolen** 2,5 mg/kg KI (evtl. Wiederholung bis maximal 10 mg/kg)
Kommentar	▪ Erholung tritt langsam über mehrere Tage ein! ▪ **Gefährliche Komplikationen des malignen Neuroleptika-Syndroms:** ▸ Rhabdomyolyse ▸ akute Nierenschädigung ▸ Aspiration ▸ Pneumonie ▸ Tako-Tsubo-Kardiomyopathie ▸ Multiorgandysfunktions-Syndrom (vergleiche Hitzschlag)
Behandlungspartner	Intensivmedizin

Literatur:

Oruch R, et al. Neuroleptic malignant syndrome: an easily overlooked neurologic emergency. Neuropsychiatr Dis Treat 2017; 13:161–175.

NEUROMUSKULÄRE SCHWÄCHE, AKUT

Definition	akute Verminderung der Muskelkraft infolge Dysfunktion der peripheren Nerven, neuromuskulären Endplatte oder Muskulatur
Ursachen	■ **Erkrankung des ersten oder zweiten Motoneurons:** ► amyotrophe Lateralsklerose ► Neuromyelitis-optica-Spektrum-Erkrankung ► Tetanus ■ **Erkrankung der peripheren Nerven:** ► Guillain-Barré-Syndrom ► Intoxikation mit Schwermetallen (siehe Seite 576) ► akute Porphyrie (siehe Seite 437) ■ **Erkrankung der neuromuskulären Endplatte:** ► Myasthenia gravis ► Botulismus ► Lambert-Eaton-Syndrom ► Organophosphat-Intoxikation (siehe Seite 562) ► Zeckenstich (fast nur Nordamerika oder Australien) (siehe Seite 717) ► Schlangenbiss (neurotoxische Schlangen) (siehe Seite 570) ■ **muskuläre Erkrankung:** ► Myositis (Polymyositis, medikamentös, Einschlusskörper-Myositis, Dermatomyositis, Antisynthetase-Syndrom) ► Rhabdomyolyse (siehe Seite 450) ► hypokaliäme Lähmung ► Exazerbation einer chronischen Muskelerkrankung (z. B. Myopathie, Muskeldystrophie, Myotonie)
Anamnese	■ Symptombeginn und -verlauf? ■ Bekannte neuromuskuläre Erkrankung oder Porphyrie? ■ Compliance Dauermedikation? ■ Begleitsymptome? (z. B. Parästhesien, Schluckstörung, Cola-farbener Harn) ■ Langsamer Muskelschwund? ■ Rezente Diarrhö oder respiratorischer Infekt? ■ Einnahme von Risikomedikamenten (z. B. Penicillamin, Myasthenie-verstärkende Medikamente wie Benzodiazepine, Statine, Colchicin, Kortison) ■ Verzehr von suspekten Nahrungsmitteln? (V. a. Nahrungsmittel-Botulismus) ■ Intravenöser/parenteraler Drogenabusus? (V. a. Wundbotulismus) ■ Risikofaktoren für Rhabdomyolyse? (siehe Seite 450) ■ Frühere Episoden? ■ Positive Familienanamnese? ■ Z.n. Zeckenstich oder Tierbiss? (z. B. Schlangenbiss)

Klinik	■ **Amyotrophe Lateralsklerose:** progredienter Verlauf, Muskelatrophie Schultergürtel und interdigital, Zungen-/Muskelfaszikulationen, Muskelkrämpfe, selten: spastische Parese ■ **Botulismus:** Ptose, Sehstörung, Dysphagie, deszendierende Schwäche, parasympathische Dysfunktion (z. B. trockener Mund, träge reagierende bis areaktive Pupillen); Nahrungsmittelbotulismus: + Übelkeit ± Erbrechen, Diarrhö ■ **Guillain-Barré-Syndrom:** Rückenschmerzen und Parästhesien an den unteren Extremitäten, aszendierende Schwäche an den unteren Extremitäten beginnend, abgeschwächte/fehlende Reflexe, autonome Dysfunktion ■ **Miller-Fisher-Syndrom:** Doppelbilder (Ophthalmoplegie), Ataxie, Areflexie, deszendierende Schwäche ■ **Myasthenia gravis:** Ptose, Doppelbilder, Dysphagie, Kopfhalteschwäche, proximale Muskelschwäche, rasche Ermüdbarkeit (morgens besser, abends schlechter), normale Reflexe, keine Parästhesien ■ **Neuromyelitis-optica-Spektrum-Erkrankung:** bilaterale/r Visusminderung/-verlust, akuter/subakuter Beginn, (Augen-)Schmerzen, inkomplette/komplette Tetraparese, Übelkeit + Erbrechen, Singultus ■ **Polymyositis**: proximale Schwäche (untere > obere Extremitäten), Muskelschmerzen, Arthritis, Fieber, Morgensteifigkeit
Monitoring	■ einmalig: Herzfrequenz, Atemfrequenz, nicht-invasiver Blutdruck, SpO_2, Temperatur ■ bei respiratorischer Insuffizienz oder autonomer Dysfunktion – kontinuierlich: Herzfrequenz, Atemfrequenz, nicht-invasiver Blutdruck, SpO_2 ± invasiver Blutdruck, ZVK, Harnkatheter
(Labor-)Diagnostik	■ 12-Kanal-EKG ■ arterielle Blutgasanalyse (Hyperkapnie?) ■ Routinelabor + Creatinkinase/Myoglobin ■ forcierte Vitalkapazität ■ Thoraxröntgen (Infiltrat?) ■ Elektroneurografie + Nervenleitgeschwindigkeit ■ **V. a. Guillain-Barré-Syndrom:** + Lumbalpunktion (Liquor ins Labor und Kühlschrank für Spezialdiagnostik, bei V. a. Miller-Fisher-Syndrom: + GQ1B-Antikörper) ■ **V. a. Myasthenia gravis:** + Eis-Test, Myasthenie-Antikörper (z. B. Acetylcholinrezeptor-Antikörper) ■ **V. a. Botulismus:** + Wundabstrich (mikrobiologische Kultur) + Toxinnachweis im Blut, Harn, Stuhl und/oder Magensaft ■ **V. a. Neuromyelitis-optica-Spektrum-Erkrankung:** + Lumbalpunktion, Aquaporin-4- und Myelin-Oligodendrozyten-Glykoprotein-Antikörper im Serum, cMRT

Wichtig/CAVE	■ Patienten, die nach einem Atemzug nicht bis 20 zählen können, haben eine relevant reduzierte forcierte Vitalkapazität! ■ Patienten, die nicht in ganzen Sätzen sprechen können oder mit leiser/flüsternder Stimme sprechen, haben eine kritisch reduzierte forcierte Vitalkapazität! ■ Forcierte Vitalkapazität <30 ml/kg = Probleme beim Abhusten von Sekret! ■ Forcierte Vitalkapazität <15 ml/kg = Gefahr der respiratorischen Insuffizienz! ■ Patienten erscheinen häufig trotz kritisch reduzierter forcierter Vitalkapazität ruhig und nicht kritisch krank!
Akutmaßnahmen	■ **Atemdepressive** (z. B. Opiate, Benzodiazepine) oder **muskelrelaxierende Medikamente** (z. B. Tizanidin, Aminoglykoside) vermeiden ■ Bei Dyspnoe, forcierter Vitalkapazität <15 ml/kg oder Sprechdyspnoe: **liberale Indikation zur endotrachealen Intubation und lungenprotektiven Beatmung** (nicht-invasive Beatmung angesichts der häufig prolongierten Verläufe wenig sinnvoll; Ausnahme: Patienten mit amyotropher Lateralsklerose, wohl überlegte und mit Patienten und Angehörigen abgestimmte Entscheidung, ob Intubation und damit Langzeitbeatmung gewünscht oder nicht) ■ **V. a. Myasthenia gravis:** intravenöse Immunglobuline (0,4 g/kg/Tag für 3–5 Tage); bei myasthener Krise: therapeutischer Plasmaaustausch + Prednisolon 1 mg/kg/Tag i.v. ■ **V. a. Guillain-Barré-Syndrom/Miller-Fisher-Syndrom:** intravenöse Immunglobuline (0,4 g/kg/Tag für 3–5 Tage) oder therapeutischer Plasmaaustausch ■ **V. a. hypokaliäme Lähmung:** intravenöse Kaliumsubstitution ■ **V. a. Botulismus:** Penicillin G 6 x 5 Mio IU i.v. + Antitoxin i.v. ■ **V. a. Polymyositis:** Prednisolon 1 mg/kg i.v. oder p.o. ■ **V. a. Neuromyelitis-optica-Spektrum-Erkrankung:** Methylprednisolon 500 mg i.v.
Behandlungspartner	■ Neurologie ■ Intensivmedizin

Literatur:
Rezania K, et al. Neuromuscular disorders and acute respiratory failure: Diagnosis and management. Neurol Clin 2012; 30:161–185.

NEURONITIS VESTIBULARIS

unter Mitarbeit von Prim. Dr. Paul Zwittag, MBA, MSc

Definition	akute oder subakute Dysfunktion des peripheren vestibulären Systems
Ursachen	unklar (evtl. virale Entzündung vs. regionale Minderdurchblutung)
Anamnese	■ Symptombeginn und -verlauf? (akut: V. a. Schlaganfall) ■ Schwindelqualität? (typisch: Drehschwindel) ■ Dauer der Symptome? (typisch: konstant) ■ Symptomänderung auf Kopfbewegung? (typisch: Symptomverstärkung) ■ Z.n. Neuronitis vestibularis? (V. a. Rezidiv)

Klinik	■ Übelkeit + Erbrechen ■ (Dauer-)Drehschwindel ■ unidirektionaler, horizontaler Nystagmus (Frenzel-Brille, da Nystagmus durch Fixierung unterdrückbar) ■ Stand- und Gangunsicherheit (positiver Romberg-Test) ■ Fallneigung zur erkrankten Seite
Monitoring	einmalig: Herzfrequenz, Atemfrequenz, nicht-invasiver Blutdruck, SpO_2, Temperatur
(Labor-)Diagnostik	**Zum Ausschluss von Differentialdiagnosen:** ■ venöse Blutgasanalyse ■ Routinelabor
Wichtig/CAVE	■ Weitere Hirnnervendysfunktionen, Skew Deviation, bidirektionaler Nystagmus, Kopfschmerzen und (Rumpf-)Ataxie weisen auf eine zentrale Schwindel-Ursache hin! Diese Patienten wirken paradoxerweise weniger schwer erkrankt als Patienten mit Neuronitis vestibularis und müssen als Schlaganfall behandelt werden (siehe Seite 463)! ■ Hypakusis deutet auf Labyrinthitis hin!
Akutmaßnahmen	■ **antiemetische Therapie** (z. B. Dimenhydrinat 150 mg KI; maximale Tagesdosis: 400 mg) ■ **Rehydrierung** mit balancierten Kristalloiden ■ **Benzodiazepine** (z. B. Midazolam 2 mg i.v.) ■ **Prednisolon** 250 mg i.v. (Effektivität bei Beginn in den ersten 3 Tagen nach Symptombeginn am höchsten)
Kommentar	Die Mehrzahl der Patienten erholt sich innerhalb weniger Tage/Wochen komplett.
Behandlungspartner	HNO

Literatur:
Westhofen M, et al. S2k-Leitlinie. Vestibuläre Funktionsstörungen. AWMF-Register-Nr.: 017/078, 2021.

NEUTROPENES FIEBER/SEPSIS

unter Mitarbeit von OA Dr. Helmut J.F. Salzer, MPH, FECMM

Definition	■ Fieber oder klinische Hinweise auf Infektion/Sepsis bei Patienten mit einer Neutrophilenzahl <1.000/µl (schwere Neutropenie, <500/µl; profunde Neutropenie <100/µl) ■ Das Infektionsrisiko korreliert direkt mit dem Schweregrad und der Dauer der Neutropenie!
Ursachen	**Typische Ursachen der Neutropenie:** ■ hämatoonkologische Erkrankung (häufig) ■ Chemotherapie (häufig) ■ Medikamenten-induziert (z. B. Penicillin, Cephalosporine, Phenothiazine, Sulfonamide, Allopurinol, Colchicin) ■ Strahlentherapie ■ autoimmunologisch (z. B. im Rahmen von Autoimmunerkrankungen, Transfusions-bedingt)

Ursachen	■ Infekt-induziert (Neutropenie häufig laborchemischer Nebenbefund bei ansonsten typischer Klinik für entsprechende Infektionserkrankung, z. B. bei bakterieller Sepsis, akuter Virusinfektion, Tuberkulose, Malaria, Dengue, Toxoplasmose, Brucellose) ■ genetisch bedingt ■ seltene Ursachen (z. B. Schwermetallvergiftung, Vitaminmangel) **Infektionsherde bei Neutropenie:** Grundsätzlich ist jede Infektion möglich, typisch sind aber: ■ primäre Blutstrominfektionen (z. B. infolge mukosaler Translokation von Bakterien) ■ respiratorische Infektion ■ Katheter-assoziierte Infektion (z. B. Port-a-Cath, peripher eingeführter zentralvenöser Katheter)
Anamnese	■ Symptombeginn und -verlauf? ■ Bekannte Neutropenie? ■ Dauer der Neutropenie? (z. B. Vorbefunde, letzte Chemotherapie) ■ Begleitsymptome? (z. B. Fieber, Gelenkschmerzen, Husten, Dyspnoe, Kopfschmerzen, Diarrhö, Bauchschmerzen) ■ Antimikrobielle Prophylaxe? (z. B. Chinolon, Fluconazol, Trimethoprim/ Sulfamethoxazol, Aciclovir) ■ Bekannte hämatoonkologische Grunderkrankung? ■ Z.n. oder laufende Strahlen- oder Chemotherapie? ■ Autoimmunerkrankung? ■ Z.n. rezenter (<14 Tage) Bluttransfusion? ■ Genaue Medikamentenanamnese!
Klinik	■ unspezifisches Krankheitsgefühl ■ Fieber ± Schüttelfrost ■ Stomatitis ■ Halsschmerzen ■ Tachykardie ■ evtl. Durchfall (V. a. neutropene Colitis; Differentialdiagnosen: Cytomegalievirus-Colitis, Graft-versus-Host-Erkrankung) ■ evtl. Schockzeichen
Monitoring	■ einmalig: Herzfrequenz, Atemfrequenz, nicht-invasiver Blutdruck, SpO_2, Temperatur ■ bei Sepsis oder septischem Schock – kontinuierlich: Herzfrequenz, Atemfrequenz, nicht-invasiver Blutdruck, SpO_2, Temperatur ± invasiver Blutdruck, Harnkatheter, ZVK (Achtung: Anlage invasiver Katheter aufgrund des hohen Risikos von Katheter-assoziierten Infektionen möglichst zurückhaltend)
(Labor-)Diagnostik	■ venöse/arterielle Blutgasanalyse ■ Routinelabor + Procalcitonin ■ Mikrobiologie: 2 Blutkulturen (jeweils aerob und anaerob), ß-D-Glucan und Galaktomannan im Blut, Harn, evtl. Sputum, Abstrich und/oder Stuhl zur mikrobiologischen Analyse ■ bei V. a. Virusinfektion: Virus-PCR-Nachweis im Blut ■ Thoraxröntgen ■ bei entsprechendem Verdacht: radiologische Bildgebung (liberale CT-Diagnostik)

Wichtig/CAVE

Klinische und radiologische Zeichen können aufgrund fehlender neutrophiler Entzündungsreaktion deutlich abgeschwächt sein oder gänzlich fehlen (z. B. geringe Rötung und/oder Schwellung, keine Abszessbildung, flaues oder fehlendes Infiltrat im Thoraxröntgen, keine Leukozyten im Harnstreifentest)!

Definition neutropenes Fieber mit hohem und niedrigem Risiko	
Hohes Risiko	**Niedriges Risiko**
Dauer Neutropenie >7 Tage	Dauer Neutropenie ≤7 Tage
Neutrophilenzahl <100/µl	keine Vorerkrankungen
hämatoonkologische Grunderkrankung	klinische Stabilität
klinische Zeichen der Instabilität (inklusive Dehydratation)	
Vorerkrankungen (insbesondere chronische Herz-, Nieren- oder Leberinsuffizienz)	
hohes Alter	

Akutmaßnahmen

- **räumliche Isolation** (Schutzisolation)
- bei V. a. medikamentös-induzierte Neutropenie: **auslösendes Medikament absetzen**
- **Bei niedrigem Risiko:**
  - **ambulante Therapie mit oraler Antibiose** (z. B. Ciprofloxacin 2 x 750 mg/Tag p.o. + Amoxicillin/Clavulansäure 3 x 875/125 mg/Tag p.o.; bei Penicillin-Allergie: + Clindamycin 3 x 300 mg/Tag p.o.)
  - zeitnahe ambulante Kontrolle bei Behandlungspartner
- **Bei allen anderen Patienten: stationäre Aufnahme + intravenöse Antibiose:**
  - **Piperacillin/Tazobactam** 4/0,5 g KI oder
  - **Cefepim** 2 g KI oder
  - **Meropenem** 1 g KI
  - evtl. + **Vancomycin** 1 g KI bei V. a. Katheter-assoziierte Infektion, Hautinfektion, bekannter MRSA-Besiedlung oder septischem Schock
  - bei Diarrhö: + **Metronidazol** 1.500 mg KI
- bei Sepsis: siehe Seite 64

Kommentar

- Therapie nur in seltenen Fällen ambulant möglich
- Intensivmedizinische Maßnahmen bei gegebener biologischer Reserve und insbesondere bei kurativem Therapieansatz abhängig vom Patientenwunsch ohne Einschränkungen indiziert!
- Ein mikrobiologischer Keimnachweis gelingt bei „nur" 30–50% der Patienten mit neutropenem Fieber.
- Bei prolongiertem neutropenem Fieber Risiko einer invasiven Pilzinfektion beachten (z. B. invasive Aspergillose, Mukormykose)!

Behandlungspartner

- Hämatologie/Onkologie
- Intensivmedizin

Literatur:

Baluch A, et al. Neutropenic Fever. Infect Neutropenic Cancer Pat 2019; 11:105–117.

NIERENINFARKT

Definition	Nierenischämie infolge eines Verschlusses der Arteria renalis oder deren Äste
Ursachen	■ kardiale Emboliequelle (z. B. Vorhofflimmern, ventrikulärer Thrombus, Endokarditis, Klappenersatz oder -rekonstruktion, paradoxe Embolie bei tiefer Venenthrombose) ■ Arteriosklerose der Aorta, Truncus coeliacus oder Arteria lienalis ■ myeloproliferative Erkrankung (z. B. Polycythaemia vera, CML, essenzielle Thrombozythämie, Myelofibrose) ■ Infektionen mit sekundärer Bakteriämie (z. B. Pyelonephritis, Cholangitis) ■ Malignome (z. B. Nierenzellkarzinom, Pankreaskarzinom, Blasenkarzinom, Melanom) ■ Thrombophilie (z. B. Faktor-V-Leiden-Mutation, Prothrombin-Mutation G20210A, Protein-C- oder S-Mangel, Antithrombin-Mangel, Antiphospholipid-Syndrom, paroxysmale nächtliche Hämoglobinurie)
Anamnese	■ Symptombeginn und -verlauf? ■ Anamnestische Hinweise auf Infektion? ■ Bekannte kardiale Erkrankung? ■ Bekannte Thrombophilie oder Z.n. thromboembolischen Ereignissen? ■ Bekanntes Malignom oder myeloproliferative Erkrankung?
Klinik	■ akuter Beginn ■ Flankenschmerz ± Ausstrahlung in den Rücken ■ arterielle Hypertonie ■ Übelkeit ± Erbrechen ■ selten: Fieber ■ klinische Zeichen der zugrundeliegenden Erkrankung
Monitoring	einmalig: Herzfrequenz, Atemfrequenz, nicht-invasiver Blutdruck, SpO_2, Temperatur
(Labor-)Diagnostik	■ 12-Kanal-EKG (Vorhofflimmern?) ■ venöse/arterielle Blutgasanalyse ■ Routineblut ■ 2 Blutkulturen (jeweils aerob und anaerob) ■ Harnstreifen/-status (Hämaturie? Proteinurie?) ■ Echokardiografie ■ CT Abdomen + Kontrastmittel
Wichtig/CAVE	■ Zusätzliche Infarkte in der anderen Niere oder der Milz machen eine kardiale Emboliequelle wahrscheinlich. ■ Der Niereninfarkt ist eine wichtige Differentialdiagnose der Nierenkolik!
Akutmaßnahmen	■ **Analgesie** ■ **Therapie der Grunderkrankung/Emboliequelle:** ▸ Vorhofflimmern (siehe Seite 503) ▸ Endokarditis (siehe Seite 296) ▸ Thrombophilie: therapeutische Antikoagulation (z. B. Enoxaparin 2 x 1 mg/kg/Tag s.c.)
Kommentar	Ungefähr ein Drittel der Patienten mit Niereninfarkt(en) entwickelt eine akute Nierenschädigung.
Behandlungspartner	abhängig von vermuteter Ursache

Literatur:

Saeed K. Renal infarction. Int J Nephrol Renovasc Dis 2012; 5:119–123.

NIERENINSUFFIZIENZ, DIALYSE-PFLICHTIG, NOTFÄLLE BEI PATIENTEN MIT

Allgemeines	■ Keine Blutdruckmessung oder Blutabnahme am Shunt-Arm! ■ Dosisanpassung von Medikamenten (insbesondere Antibiotika und niedermolekulares Heparin notfallmedizinisch relevant) an glomeruläre Filtrationsrate beachten! ■ Bei Patienten mit chronischer Peritonealdialyse subdiaphragmale Luftsichel bis 5 mm möglich (>5 mm: V. a. Hohlorganperforation). ■ Bei Blutungskomplikationen an urämische Thrombozytopathie/akquirierte von-Willebrand-Erkrankung denken (Therapieversuch mit Desmopressin 0,3 µg/kg KI)! ■ Bei Rücken- oder Gelenksschmerzen an pathologische Frakturen denken! ■ Bei Rhythmusstörungen an Hyperkaliämie denken! ■ Bei Bauchschmerzen an Pankreatitis denken! ■ Bei Hämaturie + Flankenschmerzen an Nierenzystenruptur denken!
Anamnese	■ Symptombeginn und -verlauf? ■ Art und Intensität des chronischen Dialyse-Verfahrens? ■ Restharn und Trinkmenge? ■ Verpasste Dialysesitzungen? ■ Zusätzliche Flüssigkeit oral und/oder Diätfehler? (z. B. Salz, Trinkmenge) ■ Trockengewicht bzw. rezente Gewichtsveränderungen? ■ Fieber? ■ Schmerzen? ■ Bei Peritonealdialyse: Aspekt des Dialysats? Bauchschmerzen?
CAPD-assoziierte Peritonitis	**Klinik:** trübe Peritonealdialyseflüssigkeit beim Ablassen, diffuse abdominelle Schmerzen, Übelkeit ± Erbrechen, Diarrhö oder Obstipation, Fieber (in nur 50% der Fälle) **Diagnostik:** venöse/arterielle Blutgasanalyse, Routinelabor, Zellzahl/Differentialblutbild aus Dialysat nach 2 Stunden intraperitonealer Verweildauer (Leukozyten >100/µl diagnostisch), Dialysat zur mikrobiologischen Analyse, Blutkulturen (allerdings selten positiv) **Therapie:** Vancomycin 2 g + Ceftazidim 1 g in 1 Dialysatbeutel und intraperitonealer Verbleib für 6 Stunden; bei Sepsis zusätzlich intravenöse Gabe (Dosis angepasst an glomeruläre Filtrationsrate)
Dermatologische Probleme	**urämischer Pruritus:** topisches Kortison (z. B. Hydrokortison) und Desloratadin 5 mg p.o. + Dialyse **Calciphylaxie:** schmerzhafte, rötliche Plaques bis ausgestanzte Ulzerationen an Oberschenkeln, vorderer Bauchwand oder gluteal: Schmerztherapie, Antibiotika bei V. a. zusätzliche Zellulitis, stationäre Aufnahme (z. B. zur Therapie mit Natriumthiosulfat)
Hypervolämie/ hypervolämes Lungenödem	**Allgemein:** häufigste Ursache von Dyspnoe, zusätzliche Risikofaktoren: verpasste Dialysesitzung, chronische Herzinsuffizienz, Diätfehler (z. B. Salz, Trinkmenge), Akutes Koronarsyndrom **Diagnostik:** 12-Kanal-EKG, venöse/arterielle Blutgasanalyse, Routinelabor, Echokardiografie + Pleurasonografie, Thoraxröntgen **Therapie:** möglichst rascher Flüssigkeitsentzug durch zeitnahe Dialyse, überbrückend bis dahin: symptomatische Therapie mit Sauerstoff oder nicht-invasiver Beatmung, Morphin mg-weise (Cave: Akkumulationsgefahr), Furosemid 40–80 mg i.v. (bei Restharn), Urapidil titriert i.v. oder Nitroglyzerin-Perfusor (bei arterieller Hypertonie), Pleurapunktion (bei großen Pleuraergüssen)

Katheter-assoziierter Infekt	**Klinik:** Rötung, putride Sekretion an Einstich-/Tunnelierungsstelle eines Dialysekatheters, Fieber, evtl. septische Embolien **Diagnostik:** venöse/arterielle Blutgasanalyse, Routinelabor, gepaarte Blutkulturen aus Katheter und peripher gestochen, Thoraxröntgen (septische Embolisationen?), bei Endokarditisverdacht: transösophageale Echokardiografie (siehe Seite 296) **Therapie:** Vancomycin 1 g KI, Katheter so rasch als möglich entfernen
Metabolische Störungen	**Allgemein:** metabolische Azidose, Hyperkaliämie (Achtung: ab >7 mmol/l Muskelschwäche und respiratorische Insuffizienz möglich), Hyperphosphatämie, Hypokalzämie und Hyponatriämie häufig **Therapie:** Dialyse, bei Hyperkaliämie: siehe Seite 343; bei metabolischer Azidose (pH <7,3): Natriumbikarbonat 8,4% 100 ml KI bis Dialyse (Cave: nicht bei gleichzeitiger Hypervolämie!)
Neurologische Ausfälle	**Chronisch subdurales Hämatom:** häufig (siehe Seite 482) **Dysäquilibrierungssyndrom:** Kopfschmerzen (Hirnödem), ätiologisch: großer Osmoshift (häufig bei Erstdialysen oder nach verpassten Dialysesitzungen); bei milden Symptomen: Analgesie; bei Vigilanzminderung: Mannitol 15% 200 ml KI, evtl. Komamanagement (siehe Seite 40) **Schlaganfall:** häufig, 50% hämorrhagisch (siehe Seite 365 und 463)
Shuntkomplikationen	**High-output-Herzinsuffizienz:** Herzinsuffizienzzeichen bei hypertrophiertem Shunt **Shuntblutung:** Druckverband, evtl. Schocktherapie: Gefäßchirurgie **Shuntthrombose:** kein „Schwirren" des Shunts, fehlender Blutfluss bzw. Inkompressibilität in der Doppler-Sonografie: Gefäßchirurgie
Synkope	**Allgemein:** besonders zu beachten: rhythmogene Synkope, Orthostase (bei zu viel Entzug über Dialyse, zumeist unmittelbar nach Dialysesitzung), urämische autonome Neuropathie; liberale stationäre Aufnahme
Thoraxschmerzen	**Allgemein:** zusätzlich zu anderen Ursachen: Akutes Koronarsyndrom, urämische Perikarditis oder Pleuritis häufig **Diagnostik:** 12-Kanal-EKG, venöse/arterielle Blutgasanalyse, Routinelabor + Creatinkinase mit MB-Fraktion, Troponin T (Cave: Troponin-Erhöhung durch verminderte Clearance, wenn möglich Vergleich mit Vorwerten) ± D-Dimer, Echokardiografie (regionale Wandbewegungsstörungen ± Perikarderguss?), Thoraxröntgen (Pleuraergüsse, pulmonalvenöse Stauung) **Therapie:** Akutes Koronarsyndrom: siehe Seite 240, urämische Perikarditis oder Pleuritis: Dialyse, Perikardtamponade: Punktion + Drainageeinlage
Urämie	**Allgemein:** typisch: verpasste oder verkürzte Dialysesitzung **Klinik:** Müdigkeit, Pruritus, Kopfschmerzen, Vigilanzstörung, Hörminderung, evtl. auch Zeichen der Hypervolämie (siehe oben) **Diagnostik:** venöse/arterielle Blutgasanalyse, Routinelabor, Echokardiografie (Perikarderguss?) **Therapie:** möglichst rasche Dialyse
Behandlungspartner	Nephrologie

Literatur:

Li PKT, et al. ISPD Peritonitis recommendations: 2016 update on prevention and treatment. Perit Dial Int 2016; 36:481–508.

Venkat A, et al. Care of the end-stage renal disease patient on dialysis in the ED. Am J Emerg Med 2006; 24:847–858.

NIERENKOLIK

unter Mitarbeit von OA Dr. Sebastian Graf und OA Dr. Kurt Pogner

Definition	krampfartiger Flanken- oder Bauchschmerz, der durch eine Obstruktion der ableitenden Harnwege bedingt ist
Ursachen	▪ sehr häufig: Nephrolithiasis ▪ sehr selten: Obstruktion durch Blutkoagel, (Tumor-)Gewebe oder Parasiten
Anamnese	▪ Symptombeginn und -verlauf? ▪ Schmerzcharakter? (typisch: wellenförmig) ▪ Begleitsymptome? (z. B. Fieber, Blut im Harn, veränderter Harngeruch, häufiges Harnlassen, Schmerzen beim Harnlassen) ▪ Bekannte oder Z.n. Nierensteine(n)? (Rezidivwahrscheinlichkeit nach erstem Nierenstein: ca. 50%) ▪ Vorerkrankungen (z. B. Gicht)? ▪ Positive Familienanamnese?
Klinik	▪ krampfartige, in Wellen kommende sehr starke Schmerzen ▪ Ausstrahlung abhängig von Lokalisation der Obstruktion: ▸ Nierenbecken: Flanke + Rücken ▸ mittlerer Ureter: Unterbauch (Differentialdiagnosen: Appendizitis, Divertikulitis) ▸ prävesikal: Leiste, Genitalien, Schmerzen bei Miktion, Pollakisurie ▪ vegetative Begleitsymptome (z. B. Übelkeit, Erbrechen, Schwitzen) ▪ Symptomlinderung durch leichte Bewegungen bzw. Bewegungsdrang (wichtige differentialdiagnostische Abgrenzung zur Lumbalgie)
Monitoring	einmalig: Herzfrequenz, Atemfrequenz, nicht-invasiver Blutdruck, SpO_2, Temperatur
(Labor-)Diagnostik	▪ Routinelabor + Harnsäure ▪ Harnstatus/-streifen (Hämaturie = 95% Sensitivität) + Harnsediment + Harnkultur ▪ Sonografie (Steinlokalisation? Hydronephrose?) ▪ bei negativer Sonografie und dringendem Verdacht: CT Abdomen Low-Dose-nativ (wenn negativ: + Kontrastmittel zum Ausschluss eines Niereninfarkts)
Wichtig/CAVE	▪ Solange die Nierensteine im Hohlsystem der Niere sind, ist der Patient beschwerdefrei. Erst wenn ein Stein im Nierenbecken oder Ureter klemmt, beginnt die Kolik. ▪ Steine bis 7 mm sind abhängig von ihrer Lokalisation spontan abgangsfähig!
Akutmaßnahmen	▪ **balancierte Kristalloide** ▪ **Analgesie** (z. B. Metamizol 1–2,5 g i.v. KI ± Scopolamin 20 mg KI) ▪ Zweitlinienanalgesie: + Diclofenac 1 mg/kg KI ▪ Drittlinienanalgesie: + Opiat (z. B. Piritramid 7,5 mg KI) ▪ bei V. a. Harnwegsinfektion: **empirische Antibiose** (siehe Seite 633) ▪ Entscheidung zur **retrograden Harnleiterschienung** (z. B. Double-J oder perkutane Nephrostomie bei Unmöglichkeit einer retrograden Harnleiterschienung, z. B. bei kompletter Obstruktion durch großen Stein) oder **konservativem Management** (z. B. Steingröße ≤7 mm) (z. B. ausreichende tägliche Flüssigkeitszufuhr [ca. 2–3 Liter] + Tamsulosin retard 1 x 0,4 mg/Tag p.o. + Analgesie + Bewegung) durch Urologen ▪ definitive Steintherapie (z. B. Steinbergung und/oder Lithotripsie) erst nach Infektbehandlung bzw. -ausschluss!

Kommentar	**Typische Indikationen zur Harnleiterschienung:** ▪ Fieber oder Sepsiszeichen ▪ Hinweise auf akute Nierenschädigung ▪ Obstruktion einer funktionellen oder anatomischen Einzelniere ▪ nicht oder kaum beherrschbare Schmerzen ▪ im Zweifel
Behandlungspartner	Urologie

Literatur:

Seitz C, et al. S2k-Leitlinie zur Diagnostik, Therapie und Metaphylaxe der Urolithiasis. AWMF-Register-Nr.: 043/025, 2018.

Türk C, et al. EAU Guidelines on Urolithiasis. European Association of Urology, 2021.

NIERENSCHÄDIGUNG, AKUT UND AKUT-AUF-CHRONISCH

unter Mitarbeit von OA Dr. Sebastian Graf und OA Dr. Kurt Pogner

Definition

Stadieneinteilung der akuten Nierenschädigung

Stadium	Kreatinin-Serumkonzentration	Harnausscheidung
1	1,5–1,9-fache Erhöhung des Ausgangswertes ODER Anstieg der Kreatinin-Serumkonzentration ≥0,3 mg/dL	<0,5 ml/kg/h für 6–12 Stunden
2	2–2,9-fache Erhöhung des Ausgangswertes	<0,5 ml/kg/h für ≥12 Stunden
3	3-fache Erhöhung des Ausgangswertes ODER Anstieg der Kreatinin-Serumkonzentration ≥4 mg/dl ODER Beginn einer Nierenersatztherapie	<0,3 ml/kg/h für ≥24 Stunden ODER Anurie ≥12 Stunden

Ursachen	■ prärenal (verminderte renale Perfusion oder verminderter venöser Abstrom der Niere): Dehydratation, systemische Hypoperfusion/Schock, kardiale Dekompensation (verminderte arterielle Perfusion vs. verminderter venöser Abstrom durch erhöhte kardiale Füllungsdrücke), hepatorenales Syndrom, Nierenarterienstenose, Nierenvenenthrombose ■ renal (renale Pathologie): Infektion/Sepsis, akute Tubulusnekrose, medikamentös-toxisch, Verschlechterung einer chronischen Niereninsuffizienz (z. B. diabetische Nephropathie), Glomerulonephritis, Rhabdomyolyse, interstitielle Nephritis, Tumorlyse-Syndrom, thrombotische Mikroangiopathie, Cholesterinembolie-Syndrom, Niereninfarkt, Abstoßungsreaktion bei Z.n. Nierentransplantation ■ postrenal (Harnabflussbehinderung): Nephrolithiasis, Tumor, Prostatahyperplasie, retroperitoneale Fibrose (IgG4-Erkrankung)
Anamnese	■ Symptombeginn und -verlauf? ■ Frequenz und Menge der Harnausscheidung? ■ Veränderung der Harnqualität? (z. B. dunkle Farbe, schäumend) ■ Begleitsymptome? (z. B. Fieber, Hautausschlag, Beinödeme, Flankenschmerzen) ■ Gewichtszunahme? ■ Urämiesymptome? (z. B. Müdigkeit, Appetitlosigkeit, Übelkeit, Erbrechen, Dyspnoe, Thoraxschmerzen, Kopfschmerzen, Verwirrtheit, Muskelkrämpfe, Pruritus, Hörminderung) ■ (Neue) Medikamente? (z. B. ACE-Hemmer, AT_2-Rezeptorblocker, Diuretika, rezente NSAR-Einnahme, Antibiotika) ■ Bekannte Nierenerkrankung?
Klinik	■ Symptome der Grunderkrankung ■ Oligurie/Anurie ■ Dyspnoe ■ bilaterale Beinödeme ■ Gesichts- bzw. Lidödeme + arterielle Hypertonie (V. a. Glomerulonephritis) ■ Anasarka bzw. generalisierte Ödeme (V. a. nephrotisches Syndrom) ■ Klopfschmerz in den Flanken (akute Schwellung vs. Hydronephrose) ■ neue Medikamente + Arzneimittelexanthem (V. a. allergische interstitielle Nephritis) ■ Urämie-Symptome (siehe oben)
Monitoring	■ einmalig: Herzfrequenz, Atemfrequenz, Blutdruck, SpO_2, Temperatur ■ kontinuierlich: Harnausscheidung (Harnflasche vs. Harnkatheter) ■ bei kardiorespiratorischer Instabilität – kontinuierlich: Herzfrequenz, Atemfrequenz, invasiver Blutdruck, SpO_2, Harnkatheter ± ZVK
(Labor-)Diagnostik	■ 12-Kanal-EKG (Hyperkaliämiezeichen?) ■ venöse/arterielle Blutgasanalyse (pH? Kalium? Basendefizit?) ■ Routinelabor + Albumin ■ Harnstreifen/-status + Harnsediment + Albumin/Kreatinin-Ratio ■ Sonografie (Hydronephrose? Perikarderguss?) ■ Thoraxröntgen

Akutmaßnahmen	■ **nephrotoxische Medikamente absetzen bzw. meiden** ■ **Ursache behandeln** ■ bei Hypovolämie/Dehydratation: **balancierte Kristalloide** (synthetische Kolloide sowie NaCl 0,9% meiden) ■ bei Dehydratation + metabolischer Azidose: Rehydratation mit **Natriumbikarbonat 1,4%** ■ bei Schock: siehe Seite 60 ■ bei Hyperkaliämie: siehe Seite 343 ■ bei Hypervolämie: **Furosemid** 40–80 mg i.v. ■ bei postrenaler Obstruktion: siehe Seite 410 + 411 ■ bei ausgeprägter metabolischer Azidose (pH <7,2): **Natriumbikarbonat 8,4%** 100 ml KI ■ bei lebensbedrohlichen Symptomen (z. B. Diuretika-resistente Volumenüberladung [z. B. Lungenödem], schwere Hyperkaliämie, schwere Urämiezeichen [z. B. Perikarditis, Enzephalopathie, wiederholtes Erbrechen, relevante Blutungsneigung] oder ausgeprägter metabolischer Azidose [pH <7,2 bzw. Basendefizit <-10 mmol/l]): **Dialysekatheter** (Anlageort präferentiell: Vena jugularis interna dextra > Vena femoralis > Vena jugularis interna sinistra >> Vena subclavia) + **Nierenersatztherapie** (z. B. Akutdialyse) ■ bei V. a. allergische interstitielle Nephritis: potenziell auslösendes Medikament stoppen
Kommentar	■ Medikamentendosis an glomeruläre Filtrationsrate anpassen (insbesondere Antibiotika und niedermolekulares Heparin) ■ Achtung: Furosemid kann Hypervolämie, Hyperkaliämie und Azidose behandeln, ist aber nicht nephroprotektiv! Im Gegenteil: Furosemid-Gaben bei Hypovolämie gefährden die Nierenfunktion weiter!
Behandlungspartner	■ Nephrologie ■ Urologie (postrenale Obstruktion) ■ Intensivmedizin

Literatur:

KDIGO. KDIGO Clinical Practice Guideline for Acute Kidney Injury. Kidney Int Suppl 2012; 2:1.

NIERENVENENTHROMBOSE

unter Mitarbeit von OA Dr. Sebastian Graf und OA Dr. Kurt Pogner

Definition	Thrombose der Vena renalis
Ursachen	■ nephrotisches Syndrom ■ myeloproliferative Erkrankung (z. B. Polycythaemia vera, CML, essenzielle Thrombozythämie, Myelofibrose) ■ Thrombophilie (z. B. Faktor-V-Leiden-Mutation, Prothrombin-Mutation G20210A, Protein-C- oder S-Mangel, Antithrombin-Mangel, Antiphospholipid-Syndrom, paroxysmale nächtliche Hämoglobinurie) ■ Nierenkarzinom (Thrombus häufig bis in die Vena cava inferior reichend) ■ seltene Ursachen: Infektionen, Komplikation nach Nierentransplantation, Z.n. Trauma oder OP, externe Kompression (z. B. Lymphknoten, Tumor, Aortenaneurysma)

Anamnese	■ Symptombeginn und -verlauf? ■ Anamnestische Hinweise auf Infektion? ■ Bekannte myeloproliferative oder kardiale Erkrankung? ■ Bekanntes Malignom? ■ Bekannte Thrombophilie oder Z.n. Thrombose(n)? ■ Z.n. Trauma oder OP?
Klinik	■ subakuter Beginn ■ Flankenschmerz ■ Übelkeit ± Erbrechen ■ selten: Fieber ■ bei linksseitiger Nierenvenenthrombose: ▸ Männer: evtl. Hodenschwellung und/oder Varikozele ▸ Frauen: evtl. Pelvic Congestion Syndrome
Monitoring	einmalig: Herzfrequenz, Atemfrequenz, nicht-invasiver Blutdruck, SpO_2, Temperatur
(Labor-)Diagnostik	■ venöse/arterielle Blutgasanalyse ■ Routineblut ■ Harnstreifen/-status (Hämaturie? Proteinurie?) ■ Abdomen-CT + Kontrastmittel (inklusive venöse Phase)
Wichtig/CAVE	Bei langsamer Ausbildung der Thrombose bleibt diese klinisch zumeist asymptomatisch. Eine Verschlechterung der Nierenfunktion vergesellschaftet mit Hämaturie und Proteinurie sind in diesen Fällen die einzigen Hinweise.
Akutmaßnahmen	■ bei subakutem Verlauf: im Regelfall keine Akutmaßnahmen erforderlich ■ **bei akutem Verlauf:** ▸ **Analgesie** ▸ **therapeutische Antikoagulation** (z. B. Enoxaparin 2 x 1 mg/kg/Tag s.c., bei glomerulärer Filtrationsrate <30 ml/min: unfraktioniertes Heparin 5.000 IU i.v., gefolgt von Heparin-Perfusor 1.000 IU/h [Ziel-aPTT: ca. 60 Sekunden])
Behandlungspartner	■ Nephrologie ■ Urologie (bei Nierenkarzinom)

Literatur:
Asghar M, et al. Renal vein thrombosis. Eur J Vasc Endovasc Surg 2007; 34:217–223.
Mazhar HR, et al. Renal vein thrombosis. StatPearls, Treasure Island (FL): StatPearls Publishing, 2021.

ORGANERHALTENDE THERAPIE BEI V. A. (EINTRETENDEM) HIRNTOD

Definition	■ Intensivmedizinische Therapie von Patienten mit infauster Hirnschädigung und eingetretenem bzw. zu erwartendem Hirntod ■ Ziel: Maximierung der Anzahl transplantierbarer Organe
Ursachen	**Nicht mit dem Überleben vereinbare Hirn-Schädigung – am häufigsten:** ■ massive nicht-traumatische intrakranielle Blutung ■ schweres Schädelhirntrauma

Anamnese	**Außenanamnese:** ■ Bekannte (metastasierende) Tumorerkrankung? ■ Eintragung in das österreichische Widerspruchsregister oder Ablehnung einer Organspende zu Lebzeiten? ■ Bekannte Hepatitis- oder HIV-Infektion? ■ Basisanamnese! (siehe Seite 77)
Klinik	**Hirntod-Syndrom** ■ **Ausschluss von:** ▸ Hypothermie <32°C ▸ Schock ▸ endokrines Koma ▸ Intoxikation ▸ Muskelrelaxierung ▸ Z.n. hochdosierter Gabe von zentralwirksamen Medikamenten ■ **Neurologie (evtl. nach Antagonisierung mit Anexate und Naloxon):** ▸ Koma (Glasgow Coma Scale, 3 Punkte) ▸ keine Pupillenreaktion auf Lichtreiz bei mittel- bis maximalweiten Pupillen ▸ Fehlen des okulozephalen/vestibulookulären Reflexes ▸ Fehlen des Ziliospinalreflexes ▸ Fehlen des Masseterreflexes ▸ Fehlen des Kornealreflexes ▸ Fehlen des Pharyngealreflexes ▸ Fehlen des Hustenreflexes ▸ schlaffe Tetraplegie ▸ kein Grimassieren auf faziale Druckprovokation oder Schmerzreiz ▸ kein Anstieg der Herzfrequenz >15/min auf Atropin 2 mg i.v. ■ **Kreislauf:** ▸ typisch vor transforamineller Einklemmung: Bradykardie und arterielle Hypertonie ▸ typisch während transforamineller Einklemmung: Tachykardie und arterielle Hypertonie ▸ typisch nach transforamineller Einklemmung: Normokardie und arterielle Hypotonie (vasodilatorische Hypotonie, selten: zusätzlich myokardiale Dysfunktion) ■ **Niere/Endokrinologie – Diabetes insipidus:** ▸ Polyurie (Diurese >4 ml/kg/h) ▸ wasserklarer Harn ▸ spezifisches Gewicht Harn <1.005 g/l bzw. Harn-Osmolalität <100 mosmol/kg ▸ typisch als Folge des Wasserverlustes: Anstieg der Natrium-Serumkonzentration ▸ bereits häufig vor Eintreten des Hirntodes ■ **Temperatur:** ▸ Poikilothermie (häufig) ▸ Fieber (selten)
Monitoring	kontinuierlich: Herzfrequenz, Atemfrequenz, invasiver Blutdruck, SpO_2, ZVK, Harnkatheter

(Labor-)Diagnostik	▪ 12-Kanal-EKG ▪ arterielle Blutgasanalyse ▪ Routineblut + Amylase/Lipase + Troponin T + NT-pro-BNP/BNP ▪ Harnstreifen/-status ▪ Tox-Screening Harn ▪ Thoraxröntgen ▪ Echokardiografie (orientierend) ▪ evtl. CCT + Angiografie (Perfusionsstopp?) ▪ bei Fieber: 2 Blutkulturen (jeweils aerob und anaerob), Proben von vermutetem Infektionsherd (z. B. Sputum, Harn, Wundabstrich) ▪ bei V. a. Diabetes insipidus: spezifisches Gewicht + Osmolalität Harn
Wichtig/CAVE	**Kriterien für Organspende:** ▪ Alter des Organspenders: 0–90 Jahre ▪ absolute Kontraindikationen gegen Organspende: metastasierende Tumorerkrankung ▪ Organspende möglich auch bei: ▸ Z.n. Reanimation oder Asphyxie ▸ nicht-natürlicher Todesursache ▸ Z.n. durchgemachter Tumorerkrankung ▸ behandelter Pneumonie oder anderer Infektion ▸ Infektionszeichen (z. B. Erhöhung der CRP-Serumkonzentration, Leukozytose, Fieber) ▸ Organinsuffizienzen (akut oder chronisch) ▸ Hepatitis-Infektion ▸ HIV-Infektion ▸ Katecholamintherapie
Akutmaßnahmen	▪ **Stopp der sedierenden Medikation** ▪ **Hydrokortison-Perfusor** (200 mg/Tag) ▪ bei arterieller Hypotonie: siehe Seite 60 ▪ bei Diabetes insipidus: **Desmopressin** 2–4 µg i.v. + **Ersatz der verlorenen Flüssigkeitsmenge** mit halbisotoner bzw. natriumreduzierter Lösung ▪ bei Temperatur <36°C: **Wärmezufuhr** mittels konvektiver Methoden (z. B. Warmluftdecke) ▪ bei Hyperglykämie (Blutzucker >180 mg/dl): **Insulin-Perfusor**
Kommentar	**Therapieziele:** ▪ mittlerer arterieller Blutdruck: 65–75 mmHg ▪ Herzfrequenz: 70–120/min ▪ Diurese >0,5 ml/kg/h ▪ Natrium-Serumkonzentration: 135–145 mmol/l ▪ Hämoglobin-Konzentration: ≥7 g/dl ▪ SaO_2: ≥95% bzw. PaO_2: 80–150 mmHg ▪ $PaCO_2$: 35–45 mmHg ▪ zentralvenöse Sauerstoffsättigung: >65% ▪ Temperatur: 36–37°C ▪ Blutzucker: 80–180 mg/dl
Behandlungspartner	▪ Intensivmedizin ▪ Neurologie

Literatur:

Gesundheit Österreich GmbH – ÖGIB Transplant. ÖBIG-Leitfäden; www.transplant.goeg.at/leitfaeden

ORGANTRANSPLANTATION, SOLIDE, NOTFÄLLE BEI PATIENTEN NACH

Allgemeines	**Herztransplantation:** ■ bicavale oder biatriale Operationstechnik ■ bei biatrialer Operationstechnik: im EKG zwei unterschiedliche Ps sichtbar ■ transplantiertes Herz ist denerviert mit folgenden Konsequenzen: ► Ruhefrequenz 90–110/min ► kein Ischämie-Schmerz ► Atropin ohne positiv chronotrope Eigenschaften ► keine Wirkung einer Carotis-Sinus-Massage oder anderer vagaler Manöver ► AV-blockierende Wirkung von Adenosin deutlich stärker ausgeprägt und länger andauernd: mit 3 mg statt 6 mg beginnen ■ wichtigste Langzeitpathologie: koronare Herzerkrankung („Small vessel disease") **Nierentransplantation:** ■ Transplantat im Regelfall extraperitoneal in der linken oder rechten Fossa iliaca ■ Patienten-eigene Nieren verbleiben in situ ■ Harnwegsinfektionen häufigste Sepsisursache **Lebertransplantation:** ■ orthotope Transplantationstechnik nach Entfernung der Eigenleber ■ Spenderleber regelhaft cholezystektomiert **Lungentransplantation:** ■ transplantierte Lungen denerviert: fehlender Hustenreflex, abgeschwächte/ fehlende mukoziliäre Clearance, deutlich erhöhte Infektneigung ■ Dysphagie und gastroösophageale Refluxkrankheit überdurchschnittlich häufig **Pankreastransplantation:** ■ Indikation: Diabetes mellitus Typ 1 ■ fast immer gemeinsam mit Niere transplantiert ■ Implantation in Fossa iliaca (typischerweise rechts, Niere links)
Anamnese	■ Symptombeginn und -verlauf? ■ Transplantationsorgan und -datum? ■ Dauermedikation inklusive Immunsuppression und Infektionsprophylaxe? ■ Kontakt zu erkrankten Personen? ■ Cytomegalievirus-Status? ■ Bereits durchgemachte Abstoßungsreaktion(en)? ■ Bereits durchgemachte Infektionserkrankungen nach Transplantation? ■ Betreuende Klinik/Ambulanz? (inklusive Kontakt- oder Notfalltelefon)
Abstoßungsreaktion	Das Risiko einer Abstoßungsreaktion ist in den ersten Monaten nach der Transplantation am höchsten.

Klinik und Diagnostik Organ-spezifischer Abstoßungsreaktionen

Organ	Klinik	Diagnostik
Niere	■ Fieber ■ Oligurie/Anurie ■ Transplantatschmerzen (Fossa iliaca) ■ arterielle Hypertonie ■ häufig sub-/ asymptomatisch	■ Routinelabor (Kreatininanstieg) ■ Sonografie (vergrößertes Transplantat) ■ Doppler-Sonografie (erhöhter Resistive und Pulsatility Index) ■ Biopsie

<table>
<tr><td rowspan="4">Abstoßungsreaktion</td><td>Leber</td><td>■ Fieber
■ Oberbauchschmerzen
■ Ikterus
■ Aszites</td><td>■ Routinelabor (Erhöhung der Transaminasen und/oder Cholestaseparameter)
■ Sonografie (Hepatosplenomegalie)
■ Doppler-Sonografie
■ Biopsie</td></tr>
<tr><td>Herz</td><td>■ Herzinsuffizienzzeichen
■ Rhythmusstörungen
■ keine Thoraxschmerzen</td><td>■ 12-Kanal-EKG + V7–V9 + V3r–V5r (ST-Streckenveränderungen)
■ Herzenzyme (Troponin T + NT-pro-BNP bzw. BNP) erhöht
■ Echokardiografie (systolische/diastolische Dysfunktion)
■ Thoraxröntgen (pulmonalvenöse Stauung)
■ Biopsie</td></tr>
<tr><td>Lunge</td><td>■ Dyspnoe
■ Husten
■ Hypoxämie
■ variable Auskultation</td><td>■ Blutbild (Eosinophilie)
■ Thorax-CT
■ Biopsie</td></tr>
<tr><td>Pankreas</td><td>■ häufig asymptomatisch
■ enger Zusammenhang mit der Funktion einer gleichzeitig transplantierten Niere</td><td>■ Pankreasenzyme (Amylase + Lipase erhöht)
■ Biopsie</td></tr>
<tr><td rowspan="5">Infektionen</td><td colspan="3">Klinik:
■ Fieber nur bei 60% der Patienten!
■ Die inflammatorische Reaktion auf eine Infektion ist durch Immunsuppression häufig unterdrückt: milder ausgeprägte Symptome als beim immunkompetenten Patienten!
■ Erhöhte Rate an multiresistenten Keimen: empirische Antibiose breit wählen und Risikokeime abdecken!</td></tr>
<tr><td colspan="3">Infektionszeitpunkt nach Transplantation + wahrscheinliche Pathogene</td></tr>
<tr><td><1 Monat</td><td colspan="2">■ Spender-übertragene Infektionen: Bakterien, Tuberkulose, Hepatitis-B/C-Virus, Epstein-Barr-Virus, Cytomegalievirus, Pilze, Parasiten (z. B. Toxoplasmose, Chagas, Strongyloides)
■ Nosokomiale Infektionen inklusive Wundinfektionen</td></tr>
<tr><td>1–6 Monate</td><td colspan="2">■ Opportunistische Infektionen: Pneumocystis jirovecii, Nocardia spp., Aspergillus spp., Hepatitis-B/C-Virus, BK- oder JC-Polyomaviren, Tuberkulose, Kryptokokken
■ Reaktivierung von Viruserkrankungen: Cytomegalievirus, Herpes-zoster-Virus, Herpes-simplex-Virus, Epstein-Barr-Virus</td></tr>
<tr><td>>6 Monate</td><td colspan="2">■ Ambulant erworbene Infektionen</td></tr>
</table>

Nebenwirkungen von Immunsuppressiva	Die Abnahme von Serumkonzentrationen von Immunsuppressiva macht nur Sinn, wenn ein Talspiegel (d.h. vor nächster Einnahme bzw. 24 Stunden nach letzter Einnahme) bestimmt wird. Abnahmen zu einem arbiträr gewählten Zeitpunkt haben wenig Aussagekraft und sollen vermieden werden!
Behandlungspartner	■ Innere Medizin/Kardiologie ■ Transplantationszentrum

Häufige Nebenwirkungen von Immunsuppressiva (bei allen: erhöhte Infektanfälligkeit)	
Cyclosporin	■ Nephrotoxizität ■ Elektrolytstörungen (z. B. Hyperkaliämie) ■ hämolytisch-urämisches Syndrom ■ arterielle Hypertonie ■ Hyperlipidämie ■ Hirsutismus ■ Gingivahyperplasie ■ Inhibierung Cytochrom P450
Tacrolimus	Ähnlich wie Cyclosporin PLUS: ■ Neurotoxizität (Kopfschmerzen, Tremor, Parästhesien, Krampfanfälle, posteriores reversibles Enzephalopathiesyndrom) ■ Haarausfall
Azathioprin	■ Knochenmarksuppression ■ Hepatotoxizität ■ Pankreatitis
Mycophenolat	■ Knochenmarksuppression ■ gastrointestinale Beschwerden
Kortison	■ Gewichtszunahme ■ arterielle Hypertonie ■ Katarakt ■ Akne ■ Osteoporose ■ Hyperglykämie ■ vaskuläre Blutungsneigung ■ Depression
Sirolimus	■ Thrombozytopenie ■ Hyperlipidämie ■ Ulzerationen der Mundschleimhaut ■ Diarrhö ■ interstitielle Pneumonitis

Literatur:

Freeman L, et al. Evaluation and management of solid organ transplant patients in the emergency. Emerg Med Reports 2004; Jan 11.

Zhong D, et al. Approach to transplant infectious diseases in the emergency department. Emerg Med Clin North Am 2018; 36:811–822.

ÖSOPHAGITIS

Definition	umschriebene oder diffuse Entzündung des Ösophagus, welche zumeist auf die Schleimhaut begrenzt ist
Ursachen	▪ infektiös (Candida spp., Herpes-simplex-Virus, Cytomegalievirus, Varizella-zoster-Virus, Epstein-Barr-Virus, HIV) Risikofaktoren: Immunsuppression (z. B. HIV, Diabetes mellitus, Alkoholabusus) oder Ösophagusmotilitätsstörung (z. B. Achalasie, Sklerodermie) ▪ chemisch (gastroösophageale Refluxkrankheit, Ingestion Lauge/Säure [siehe Seite 552], Medikamente, „Pill Esophagitis") ▪ physikalisch (z. B. Radiatio) ▪ eosinophile Ösophagitis (Diagnose basierend auf Biopsie-Ergebnissen)
Anamnese	▪ Symptombeginn und -verlauf? ▪ Bekannte gastroösophageale Refluxkrankheit oder Ösophaguserkrankung/-motilitätsstörung? ▪ Vorerkrankungen? (Immunsuppression, Diabetes mellitus, HIV, Sklerodermie) ▪ Dauermedikation? ▪ Z.n. Bestrahlung?
Klinik	▪ retrosternales Brennen bzw. Schmerzen (können selten in den Rücken und/oder die Arme ausstrahlen) ▪ Odynophagie ▪ Übelkeit ▪ Erbrechen (kann gering blutig bis zu einer veritablen oberen gastrointestinalen Blutung sein) ▪ Regurgitation von Säure oder Mageninhalt (V. a. gastroösophageale Refluxkrankheit) ▪ Mundsoor (häufig assoziiert mit Candida-Ösophagitis)
Monitoring	einmalig: Herzfrequenz, Atemfrequenz, nicht-invasiver Blutdruck, SpO_2, Temperatur
(Labor-)Diagnostik	▪ venöse/arterielle Blutgasanalyse ▪ Routinelabor ▪ bei V. a. Candida-Ösophagitis ohne Erklärung: + HIV-Serologie ▪ bei ausgeprägter Klinik oder Hämatemesis: Ösophagoskopie (evtl. im Intervall)
Akutmaßnahmen	▪ bei V. a. gastroösophagealer Refluxkrankheit: **Pantoprazol** 2 x 40 mg/Tag p.o. für 2–4 Wochen + nicht-medikamentöse Allgemeinmaßnahmen ▪ bei V. a. Candida-Ösophagitis: **Fluconazol** 2 x 200 mg KI + **Nystatin** 4–6 x 1 ml/Tag oral ▪ bei oberer gastrointestinaler Blutung: siehe Seite 22
Behandlungspartner	Gastroenterologie

Literatur:

Koop H, et al. S2k-Leitlinie. Gastroösophageale Refluxkrankheit unter Federführung der Deutschen Gesellschaft für Gastroenterologie, Verdauungs- und Stoffwechselkrankheiten (DGVS). AWMF-Register-Nr.: 021/013, 2014.

ÖSOPHAGUSRUPTUR

Definition	Ruptur des Ösophagus (zervikal 25%, thorakal 55%, abdominal 20%)
Ursachen	■ am häufigsten: iatrogen (z. B. durch Gastroskopie, Endoskopie, transösophageale Echokardiografie, Intervention) ■ spontan im Rahmen massiven Erbrechens (nach opulentem Mahl, häufig zusammen mit Alkohol; typische Lokalisation: linksseitig im unteren Ösophagusdrittel; sogenanntes Boerhaave-Syndrom) ■ seltene Ursachen (z. B. Fremdkörper, Ösophagitis, Trauma, Tumor)
Anamnese	■ Symptombeginn und -verlauf? ■ Umstände (nach Mahlzeit ± Alkoholabusus)? ■ Z.n. rezenter Manipulation? (z. B. Endoskopie, transösophageale Echokardiografie) ■ Bekannte Ösophaguserkrankung? ■ Fremdkörperingestion? ■ Anamnese passend zu Ösophagitis? (siehe Seite 420)
Klinik	■ Schmerzen (abhängig von Lokalisation zervikal, thorakal, Oberbauch) ■ Odynophagie ■ Erbrechen (häufig nur wenig oder kein Blut) ■ evtl. subkutanes/kollares Hautemphysem ■ Dyspnoe ■ abgeschwächtes Atemgeräusch links (V. a. Boerhaave-Syndrom) ■ Fieber + Tachykardie (V. a. Mediastinitis)
Monitoring	■ bei kleinem Einriss – einmalig: Herzfrequenz, Atemfrequenz, nicht-invasiver Blutdruck, SpO_2, Temperatur ■ bei größerem Einriss oder Sepsis – kontinuierlich: Herzfrequenz, Atemfrequenz, nicht-invasiver Blutdruck, SpO_2 ± invasiver Blutdruck, ZVK, Harnkatheter
(Labor-)Diagnostik	■ venöse/arterielle Blutgasanalyse ■ Routinelabor ■ Type & Screen + 2 Erythrozytenkonzentrate bereitstellen ■ CT Thorax + Abdomen + Kontrastmittel ■ bei inkonklusivem CT-Befund und weiterhin dringendem Verdacht: Ösophagoskopie
Wichtig/CAVE	Die Mediastinitis mit Sepsis/septischem Schock ist eine lebensgefährliche Komplikation der thorakalen Ösophagusruptur!
Akutmaßnahmen	■ **Nahrungskarenz** ■ **zwei großlumige Venenzugänge** ■ bei Schock: siehe Seite 60 ■ **Antibiose** (z. B. Piperacillin/Tazobactam 4/0,5 g KI) ■ bei kleinen Rissen oder gedeckter Perforation ohne Extravasat: **endoskopische** (z. B. Vakuumschwammtherapie) **oder konservative Therapie** ■ bei Boerhaave-Syndrom: fast immer **operative Versorgung** (wenn möglich <24 Stunden)
Kommentar	Invasivität des Vorgehens abhängig vom Alter und Ausmaß der Ruptur sowie Zustand des Patienten!
Behandlungspartner	■ (Viszeral-)Chirurgie ± Anästhesie ■ Gastroenterologie ■ Intensivmedizin

Literatur:

Chirica M, et al. Esophageal emergencies: WSES guidelines. World J Emerg Surg 2019; 14:26.

PANKREATITIS, AKUT ODER AKUT-AUF-CHRONISCH

Definition	▪ akute oder akut-auf-chronische Entzündung der Bauchspeicheldrüse ▪ Diagnose, wenn ≥2 der folgenden drei Kriterien erfüllt: ▸ passende abdominelle Schmerzsymptomatik ▸ Erhöhung der Amylase- und/oder Lipase-Serumkonzentration um das 3-fache der Norm ▸ radiologische Hinweise auf eine Pankreatitis ▪ 80% der akuten Pankreatitiden verlaufen mild, 20% schwer bzw. nekrotisierend
Ursachen	▪ Gallensteine (35%, bevorzugt Frauen) ▪ Alkoholabusus (35%, bevorzugt Männer) ▪ nach ERCP ▪ seltene Ursachen: ▸ Trauma ▸ medikamentös (z. B. Diuretika, Sulfonamide, Valproat, Azathioprin) ▸ autoimmunologisch/IgG4-assoziiert ▸ viral (z. B. Mumps-Virus, Coxsackie-Virus, Cytomegalievirus) ▸ Hypertriglyzeridämie ▸ Hyperkalzämie ▸ anatomisch (z. B. Pancreas divisum) ▸ toxisch (z. B. durch Schlangen-, Spinnen- oder Skorpiongift) ▸ genetisch ▪ idiopathisch (evtl. Rauchen?)
Anamnese	▪ Symptombeginn und -verlauf? ▪ Chronische Pankreatitis bekannt? (z. B. akuter Schub einer chronischen Pankreatitis) ▪ Bekanntes Gallensteinleiden? ▪ Chronischer Alkoholabusus? (siehe Seite 726) ▪ Rezente ERCP? ▪ Vorerkrankungen? (z. B. Autoimmunerkrankungen, Hepatitis) ▪ Risikomedikamente? (z. B. Kortison, Azathioprin, Thiazide) ▪ Infekthinweise? (V. a. Begleitinfektion) ▪ Positive Familienanamnese?
Klinik	▪ Übelkeit + Erbrechen ▪ (manchmal akut einsetzende) Oberbauch- oder epigastrale Schmerzen ▪ Bauchschmerzen gürtelförmig bzw. in den Rücken ausstrahlend ▪ Bauchschmerzen im Sitzen gebessert ▪ geblähtes Abdomen ▪ diffuse Druckdolenz (ohne Abwehrspannung) **Hinweise auf schwere bzw. nekrotisierende Pankreatitis:** ▪ Schock ▪ Bewusstseinsstörung ▪ akute Organdysfunktion ▪ CRP-Serumkonzentration >12 mg/dl ▪ hoher Erkrankungsschweregrad (z. B. hoher SOFA-Score, siehe Seite 743) ▪ ionisierte Hypokalzämie ▪ Cullen-, Fox- und/oder Grey-Turner-Zeichen
Monitoring	▪ einmalig: Herzfrequenz, Atemfrequenz, nicht-invasiver Blutdruck, SpO_2, Temperatur ▪ bei Organdysfunktion – kontinuierlich: Herzfrequenz, Atemfrequenz, nicht-invasiver Blutdruck, SpO_2 ± invasiver Blutdruck, Harnkatheter, ZVK

<table>
<tr><td>(Labor-)Diagnostik</td><td>
<ul>
<li>venöse/arterielle Blutgasanalyse</li>
<li>Routinelabor + Amylase/Lipase</li>
<li>Oberbauchsonografie oder CT Abdomen (Gallensteine? Diagnosebestätigung? Nekrosehinweise?)</li>
</ul>
</td></tr>
<tr><td>Wichtig/CAVE</td><td>
<ul>
<li>bei Erhöhung der GPT- oder GOT-Serumkonzentrationen (um mehr als das Dreifache): V. a. Pankreatitis durch Cholestase (Gallensteine), besonders bei Frauen!</li>
<li>Kombination aus Bauchschmerzen, Hyponatriämie und nicht messbaren biochemischen Parametern (z. B. Kreatinin, Leberwerte): dringender V. a. hypertriglyzeridäme Pankreatitis!</li>
</ul>
<table>
<tr><th colspan="2">Schweregradabschätzung mittels BISAP-Score</th></tr>
<tr><th></th><th>Punkte</th></tr>
<tr><td>BUN-Serumkonzentration >25 mg/dl (Harnstoff >53,5 mg/dl)</td><td>1</td></tr>
<tr><td>qualitative oder quantitative Vigilanzveränderung</td><td>1</td></tr>
<tr><td>≥2 SIRS-Kriterien</td><td>1</td></tr>
<tr><td>Alter >65 Jahre</td><td>1</td></tr>
<tr><td>Pleuraerguss vorhanden</td><td>1</td></tr>
</table>
Interpretation:
0 Punkte: Mortalität <1%;
≤2 Punkte: Mortalität <1,9%;
3–5 Punkte: Mortalität bis 22%
</td></tr>
<tr><td>Akutmaßnahmen</td><td>
<ul>
<li>Analgesie: z. B. Metamizol 1–2,5 g KI, aber auch Opiate (egal welches!), bei starken Schmerzen: Epiduralkatheter</li>
<li>Antiemetika ± Magensonde</li>
<li>balancierte Kristalloide zur Wiederherstellung einer adäquaten Gewebeperfusion (Ziel-orientiert; nicht blind!) (synthetische Kolloide meiden!)</li>
<li>bei Schock: siehe Seite 60</li>
<li>bei biliärer Pankreatitis + V. a. Cholangitis: frühe ERCP + empirische Antibiose (siehe Seite 282)</li>
<li>bei Hypertriglyzeridämie: therapeutischer Plasmaaustausch</li>
</ul>
</td></tr>
<tr><td>Kommentar</td><td>
<ul>
<li>Kein Zusammenhang zwischen der Höhe des Amylase- bzw. Lipaseanstieges und dem Schweregrad der Pankreatitis! Zusammenhang mit der CRP-Serumkonzentration sehr wohl gegeben!</li>
<li>Liberale Aufnahme auf die Intensivstation (z. B. bei BISAP-Score ≥3 Punkte), da frühe Verschlechterungen häufig sind!</li>
<li>Keine prophylaktische Antibiose!</li>
</ul>
</td></tr>
<tr><td>Behandlungspartner</td><td>
<ul>
<li>Gastroenterologie („A ten minutes discussion with a surgeon on pancreatitis should include at least nine minutes of silence.“)</li>
</ul>
</td></tr>
</table>

Literatur:

Crockett SD, et al. American Gastroenterological Institute Guideline on Initial Management of Acute Pancreatitis. Gastroenterology 2018; 154:1096–1101.

PARKINSON-KRANKHEIT, NOTFÄLLE BEI PATIENTEN MIT

Allgemeines	■ Die Parkinson-Krankheit ist eine langsam fortschreitende, komplexe neurodegenerative Erkrankung. ■ Typische Symptomatik: Bradykinese, Tremor, Rigidität und/oder Gangstörung ■ Die korrekte Dosis und der Zeitpunkt der Einnahme der Parkinson-Medikation sind entscheidend. Bereits geringe Abweichungen (z. B. Verzögerung oder Auslassen einer Medikamenten-Einnahme) können dramatische Auswirkungen auf die Bewegungsfähigkeit haben!
Anamnese	■ Symptombeginn und -verlauf? ■ Rezente Veränderung der Parkinson-Medikation? (Umfang und/oder Dosis) ■ Medikamenten-Compliance? (Zeitpunkt und Intervall) ■ Anamnestische Hinweise auf Akuterkrankung, welche mit gastrointestinaler Medikamentenaufnahme interferiert? (z. B. Erbrechen, Diarrhö) ■ Anamnestische Hinweise auf Trauma, Infektion oder andere Akuterkrankung?
Dyskinetische Krise/ Dyskinesie-Hyperpyrexie-Syndrom	**Ursache:** Akuterkrankung, dopaminerge Medikamenteneinnahme/-therapie **Klinik:** generalisierte Dys-/Hyperkinesien, hyperkinetischer Sturm, Fieber, autonome Dysfunktion, Vigilanzminderung **Diagnostik:** venöse/arterielle Blutgasanalyse, Routineblut + Creatinkinase/ Myoglobin **Therapie:** Stopp der dopaminergen Medikation, Sedierung, Rehydrierung, physikalische Kühlung, evtl. Intubation, Sedierung + Muskelrelaxierung
Häufige akut- oder notfallmedizinische Erkrankungen	■ orthostatische Synkope ■ Aspirationspneumonie (siehe Seite 265 und 434) ■ Trauma nach Sturz (z. B. Schenkelhalsfraktur, siehe Seite 462) ■ Obstipation (siehe Seite 672) ■ Serotonin-Syndrom (siehe Seite 467) ■ Psychose (siehe Seite 443; bevorzugte Antipsychotika: Pimavanserin, Quetiapin, Clozapin)
Hypokinetische Krise/ Parkinson-Hyperpyrexie-Syndrom	**Ursache:** Akuterkrankung, ausgelassene Dosen der Parkinson-Medikation, Umstellung oder Dosisreduktion der Parkinson-Medikation, progrediente Erkrankung **Klinik:** Tremor, Bewegungsunfähigkeit (Off-Phasen, „Freeze"), Rigidität, Verwirrtheit, Fieber, autonome Dysfunktion **Diagnostik:** venöse/arterielle Blutgasanalyse, Routineblut + Creatinkinase/ Myoglobin **Therapie:** Rehydrierung, physikalische Kühlung, Amantadin 200 mg KI
Komplikationen bei Tiefenhirnstimulation	■ **lokale Infektion:** Kontakt Chirurgie und/oder Implantationszentrum ■ **Batterieerschöpfung, Sondenbruch oder -knick (Röntgen), Gerätedefekt:** plötzliche Zunahme der Parkinson-Symptome, Kontakt Neurologie und/oder Implantationszentrum
Komplikationen einer kontinuierlichen intestinalen Levodopa-Carbidopa-Therapie	■ **intraluminale Bezoar-Formation um Jejunostomiekatheter: mechanischer (Sub-)Ileus:** CT Abdomen, Stopp der Therapie + Kontakt Chirurgie ■ **akute Polyneuropathie:** Klinik ähnlich wie bei Guillain-Barré-Syndrom, Stopp der Therapie, Folsäure 5 mg i.v. + Vitamin B12 100 µg i.m.
Behandlungspartner	Neurologie

Literatur:

Simonet C, et al. Emergencies and critical issues in Parkinson's disease. Pract Neurol 2020; 20:15–25.

PERIKARDERGUSS, NICHT-TRAUMATISCH

Definition	Flüssigkeitsansammlung im Perikardbeutel ohne vorhergehendes Trauma
Ursachen	■ infektiös (siehe Seite 426) ■ (para-)neoplastisch (z. B. Bronchialkarzinom, Mammakarzinom, Lymphom) ■ Aortendissektion ■ Ventrikelruptur (Z.n. Myokardinfarkt, Z.n. intrakardialer Intervention) ■ Anasarka (z.B. Hypoproteinämie) ■ Dressler-Syndrom (Z.n. rezentem Myokardinfarkt oder Herzchirurgie) ■ idiopathische Perikarditis ■ seltene Ursachen (z. B. Urämie, Hypothyreose, systemischer Lupus erythematodes, rheumatoide Arthritis, Sjögren-Syndrom, Sklerodermie)
Anamnese	■ Symptombeginn und -verlauf? ■ Thoraxschmerz und -qualität? ■ Anamnestische Hinweise auf Bronchialkarzinom? (z. B. Nikotinabusus, chronischer Husten, Gewichtsverlust, Hämoptyse) ■ Anamnestische Hinweise auf Tuberkulose? (z. B. Auslandsanamnese, Geburtsland, Kontakt mit Tuberkulose-Erkrankten, Immunsuppression) ■ Rezenter Myokardinfarkt, Herz-OP oder Schrittmacher-Implantation? ■ Vorerkrankungen? (z. B. Mamma-/Bronchialkarzinom, Niereninsuffizienz, rheumatologische Erkrankung)
Klinik	■ (Belastungs-)Dyspnoe ■ Thoraxschmerz ■ erhöhter jugularvenöser Druck ■ positiver abdominojugulärer Reflux ■ abgeschwächte Herzgeräusche ■ evtl. Beinödeme ■ evtl. Nausea, Dysphagie, Schluckauf, Heiserkeit durch lokale Kompression/ Irritation des Nervus vagus bzw. phrenicus ■ **bei Perikardtamponade:** ▸ Tachykardie ▸ klinische Zeichen des obstruktiven Schocks (siehe Seite 60) ▸ Pulsus paradoxus (>15 mmHg)
Monitoring	■ einmalig: Herzfrequenz, Atemfrequenz, nicht-invasiver Blutdruck, SpO_2, Temperatur ■ bei hämodynamischer Instabilität – kontinuierlich: Herzfrequenz, Atemfrequenz, invasiver Blutdruck, SpO_2 ± ZVK, Harnkatheter
(Labor-)Diagnostik	■ 12-Kanal-EKG (elektrischer Alternans? Niedervoltage?) ■ venöse/arterielle Blutgasanalyse ■ Routinelabor + Troponin T ■ Echokardiografie (<10 mm = gering, 10–20 mm = moderat, >20 mm = groß) ■ Thoraxröntgen ■ bei V. a. lokalisierten Perikarderguss, Perikardverdickung oder Raumforderungen: CT (oder MRT im Intervall)
Wichtig/CAVE	■ Die Perikardtamponade ist eine klinische Diagnose (siehe oben)! ■ Die Echokardiografie kann einen Perikarderguss, nicht aber eine Perikardtamponade diagnostizieren; sie kann nur Hinweise (z. B. diastolische Vorhof- oder Ventrikeleindellung/-kollaps, Dilatation der Vena cava inferior ohne respiratorische Variation) liefern!
Akutmaßnahmen	■ **Ursache behandeln** ■ siehe nachfolgenden Algorithmus

3.1 Notfallmedizinische Erkrankungen

Behandlungspartner	▪ Kardiologie ▪ evtl. Herzchirurgie ± Anästhesie ▪ Intensivmedizin

Management Perikarderguss

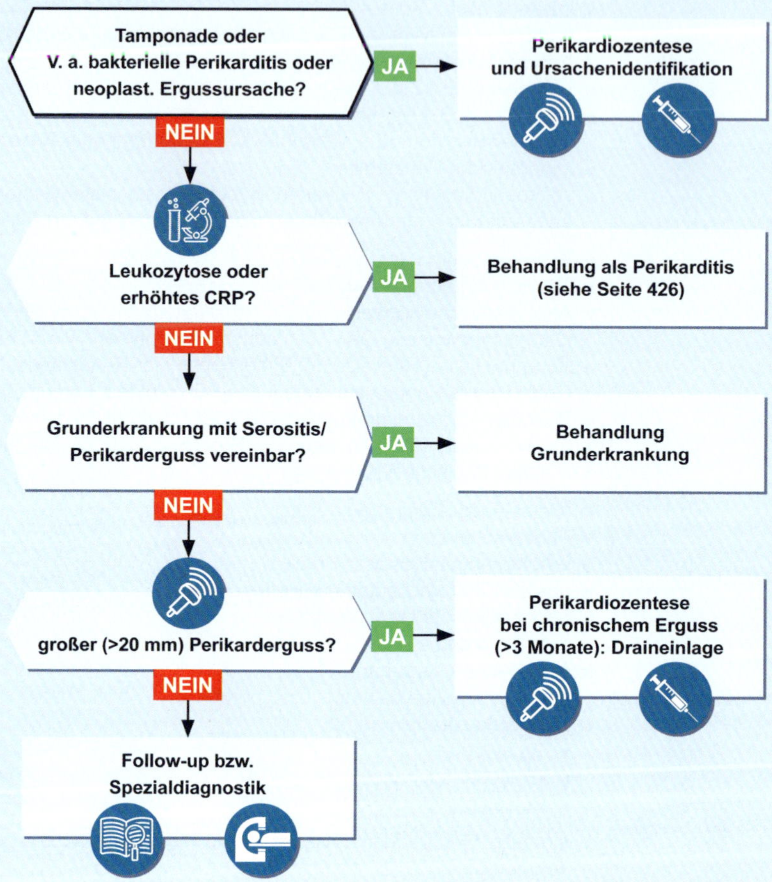

Literatur:

Adler Y, et al. 2015 ESC Guidelines for the diagnosis and management of pericardial diseases. Eur Heart J 2015; 36:2921–2964.

PERIKARDITIS

Definition	entzündliche Erkrankung des Perikards mit oder ohne Ansammlung von Flüssigkeit im Perikardbeutel (Perikarderguss, siehe Seite 425)

Ursachen	■ infektiös: Viren >> Tuberkulose > Bakterien >> Pilze >> Parasiten ■ **nicht-infektiös:** ► idiopathisch ► neoplastisch (z. B. Bronchialkarzinom, Mammakarzinom, Lymphom) ► autoimmunologisch (z. B. systemischer Lupus erythematodes, rheumatoide Arthritis, Sjögren-Syndrom, Sklerodermie) ► metabolisch (z. B. Urämie, Hypothyreose) ► reaktiv (z. B. Dressler-Syndrom nach rezentem Myokardinfarkt oder Herz-OP) ► Strahlen-assoziiert (z. B. nach Radiotherapie) ► seltene Ursachen: medikamentös (z. B. Penicillin, Antiepileptika), Amyloidose
Anamnese	■ Symptombeginn und -verlauf? ■ Thoraxschmerz und -qualität? ■ Palpitationen? ■ Virale Begleitsymptomatik? ■ Medikamentenanamnese? ■ Anamnestische Hinweise auf Tuberkulose? (z. B. Auslandsanamnese, Geburtsland, Kontakt mit Tuberkulose-Erkrankten, Immunsuppression) ■ Anamnestische Hinweise auf Bronchialkarzinom? (z. B. Nikotinabusus, chronischer Husten, Gewichtsverlust, Hämoptyse) ■ Rezenter Myokardinfarkt oder Herzchirurgie? ■ Z.n. Trauma? ■ Vorerkrankungen? (z. B. Nierenerkrankung, Malignom, rheumatologische oder autoimmunologische Erkrankung, Immunsuppression)
Klinik	■ Thoraxschmerzen (typisch: schneidend bis dumpf, pleuritisch, Besserung im Sitzen oder beim Vorlehnen) ■ perikardiales Reibegeräusch ■ Tachykardie ■ Fieber (meist subfebrile Temperaturen)
Monitoring	■ einmalig: Herzfrequenz, Atemfrequenz, nicht-invasiver Blutdruck, SpO_2, Temperatur ■ bei Rhythmusstörungen – kontinuierlich: Herzfrequenz, Atemfrequenz, nicht-invasiver Blutdruck, SpO_2
(Labor-)Diagnostik	■ 12-Kanal-EKG (typisch in der Frühphase: konkave ST-Hebung aus der S-Welle in anatomisch nicht zusammenhängenden Ableitungen, PR-Streckensenkung) ■ Routinelabor + Procalcitonin + Troponin T (Begleitmyokarditis?) ■ Echokardiografie (Perikarderguss?) ■ Thoraxröntgen ■ bei diagnostischen Unklarheiten bzw. laborchemischen Hinweisen auf Perimyokarditis: Koronarangiografie und/oder Herz-MRT
Wichtig/CAVE	**Diagnosekriterien – mindestens zwei der folgenden vier Kriterien:** ■ perikarditischer Thoraxschmerz ■ Perikardreiben (bei ca. 50% der Patienten) ■ Perikarditis-typische EKG-Veränderungen (bei 90% der Patienten) ■ Perikarderguss (echokardiographischer Nachweis) unterstützend: erhöhte Entzündungsparameter (z. B. CRP, Leukozyten) und/oder Hinweise auf Inflammation des Perikards im CT oder MRT

Akutmaßnahmen	▪ **Ursache behandeln** ▪ **NSAR** (z. B. Dexibuprofen 3 x 400 mg/Tag p.o.; Dosisreduktion bei Begleitmyokarditis) **oder Acetylsalicylsäur**e (3 x 750–1.000 mg/Tag p.o., z. B. bei Patienten mit bekannter koronarer Herzerkrankung) für 1–2 Wochen ▪ bei idiopathischer oder viraler Perikarditis: **Colchicin** (1 x 0,5 mg/Tag p.o. [<70 kg] oder 2 x 0,5 mg/Tag p.o. [>70 kg]) für 1–2 Wochen (Cave: Nierenfunktion beachten!) ▪ bei Perikarderguss: siehe Seite 425 ▪ bei V. a. bakterielle Perikarditis: **Antibiose** (z. B. Vancomycin 1 g KI + Ceftriaxon 2 g KI) ± lokale Spülung mit Streptokinase oder Actilyse (oder: chirurgische Drainage) ▪ bei V. a. tuberkulöse Perikarditis: siehe Seite 495 ▪ **Kortison** (z. B. Prednisolon 1 mg/kg i.v./p.o.) nur als Zweittherapie, zur Therapie einer assoziierten Grunderkrankung oder bei Kontraindikationen gegen NSAR und Colchicin (z. B. Dressler-Syndrom)!
Kommentar	**Ambulante Therapie mit kardiologischer Anbindung möglich, wenn keiner der folgenden Risikofaktoren vorhanden ist:** ▪ Fieber >38°C ▪ subakuter Beginn ▪ Perikarderguss >20 mm ▪ Perikardtamponade ▪ fehlendes Ansprechen auf Therapie ▪ laborchemische Hinweise auf Perimyokarditis ▪ Immunsuppression ▪ Z.n. Trauma ▪ orale Antikoagulation
Behandlungspartner	Kardiologie

Literatur:

Adler Y, et al. 2015 ESC Guidelines for the diagnosis and management of pericardial diseases. Eur Heart J 2015; 36:2921–2964.

Chiabrando JG, et al. Management of acute and recurrent pericarditis. J Am Coll Cardiol 2020; 75: 76–92.

PERITONITIS, SEKUNDÄR

Definition	sekundäre bakterielle Entzündung des Peritoneums
Ursachen	▪ Perforation eines abdominellen Hohlorgans (spontan: Darm von Magen bis Rektum >> Gallenblase > Harnblase; iatrogen) ▪ Durchwanderung der Intestinalwand bei Ischämie (z. B. Mesenterialischämie, Strangulationsileus) oder Entzündungen ▪ äußerst selten: kontaminierter Fremdkörper
Anamnese	▪ Symptombeginn und -verlauf? ▪ Letzter Stuhlgang? ▪ Vorerkrankungen? (z. B. Divertikulose, chronisch entzündliche Darmerkrankungen, gastroduodenale Ulkuserkrankung) ▪ Z.n. früheren Operationen? (Z.n. Appendektomie) ▪ Z.n. Radiatio?

Klinik	■ typisch: kranker Patient! ■ Fieber ■ Bauchschmerzen (diffus und dumpf) ■ Schmerzverstärkung durch Husten (positiver Hustentest!) ■ diffuse Abwehrspannung ■ Loslassschmerz ■ fehlende Darmgeräusche (Darmparalyse) ■ evtl. klinische Hinweise auf Schock
Monitoring	■ kontinuierlich: Herzfrequenz, Atemfrequenz, nicht-invasiver Blutdruck, SpO_2, Temperatur, Harnkatheter ■ bei hämodynamischer Instabilität oder Organdysfunktion: + invasiver Blutdruck, ZVK, Harnkatheter
(Labor-)Diagnostik	■ venöse/arterielle Blutgasanalyse ■ Routinelabor ■ Type & Screen + 4 Erythrozytenkonzentrate bereitstellen ■ CT Abdomen ± Kontrastmittel
Wichtig/CAVE	abgeschwächte Klinik bei immunsupprimierten Patienten (insbesondere bei Neutropenie)!
Akutmaßnahmen	■ **Analgesie** ■ **Flüssigkeitszufuhr** (balancierte Kristalloide) ■ bei Schock: siehe Seite 60 ■ **Antibiose** (z. B. Cefuroxim 1.500 mg KI + Metronidazol 1.500 mg KI oder Piperacillin/Tazobactam 4/0,5 g KI) ■ **chirurgische Fokussanierung** (fast immer Laparotomie)
Behandlungspartner	■ (Viszeral-)Chirurgie ■ Anästhesie

Literatur:
Ross JT, et al. Secondary peritonitis: principles of diagnosis and intervention. BMJ 2018; 361:K1407.

3.1 Notfallmedizinische Erkrankungen

PFÄHLUNGSVERLETZUNG

Definition	Verletzung infolge Eindringens großer Gegenstände (z. B. Holz, Eisenstangen) in den Körper
Anamnese	■ Unfallzeitpunkt? ■ Unfallmechanismus? ■ Sensomotorische Ausfälle? ■ Begleitverletzungen? ■ Prähospitaler Verlauf und gesetzte Maßnahmen? ■ Drogen-/Alkoholintoxikation? ■ Tetanusimpfstatus?
Klinik	■ zumeist offensichtliche Verletzung ■ entsprechende Klinik zusätzlicher Verletzungen (z. B. Pneumothorax, Darmverletzung, Frakturen)
Monitoring	kontinuierlich: Herzfrequenz, Atemfrequenz, nicht-invasiver Blutdruck, SpO_2, Temperatur ± invasiver Blutdruck, Harnkatheter, ZVK

(Labor-)Diagnostik	▪ venöse/arterielle Blutgasanalyse ▪ Routinelabor ▪ bei Blutung oder hohem Blutungsrisiko: Type & Screen + 4 Erythrozytenkonzentrate bereitstellen ▪ evtl. Sonografie zum Ausschluss von lebensbedrohlichen intrathorakalen oder intraabdominellen Verletzungen ▪ evtl. CT ± Kontrastmittel ▪ evtl. Rekto- oder Koloskopie bei perinealer oder rektaler Pfählungsverletzung
Akutmaßnahmen	▪ bei aktiver Blutung: **Blutstillung** (siehe Seite 62) ▪ **Fremdkörper in situ belassen** ▪ **Analgesie** ▪ **Antibiotika-Prophylaxe** (z. B. Ampicillin/Sulbactam 3 g KI) ▪ bei Schock: siehe Seite 64 ▪ evtl. **Tetanusprophylaxe** (siehe Seite 744) ▪ nach chirurgischer Evaluation: **Entfernung des Fremdkörpers** zumeist im OP
Behandlungspartner	▪ Unfallchirurgie/Orthopädie ▪ (Thorax-)Chirurgie ▪ Anästhesie

Literatur:

Malla G, et al. Thoraco-abdominal impalement injury: a case report. BMC Emerg Med 2014; 14:7.

PLEURAERGUSS

unter Mitarbeit von OA Dr. Helmut J.F. Salzer, MPH, FECMM

Definition	Ansammlung von Flüssigkeit in einer oder beiden Pleurahöhlen
Ursachen	▪ Trauma (Hämatothorax, siehe Seite 489) ▪ erhöhter venöser Druck (Transsudat: z. B. Rechts-/Herzinsuffizienz, Flüssigkeitsüberladung) ▪ Hypoproteinämie (Transsudat: z. B. Leberzirrhose + Aszites, nephrotisches Syndrom, Proteinverlust-Enteropathie, Proteinmangelsyndrom) ▪ infektiös (Exsudat: z. B. parapneumonisch, Pleuritis, Empyem, Tuberkulose) ▪ (para-)neoplastisch (Exsudat/blutig: z. B. Bronchialkarzinom, Mesotheliom, Lymphangitis carcinomatosa) ▪ autoimmunologisch/rheumatologisch (Exsudat: z. B. rheumatoide Arthritis, systemischer Lupus erythematodes, Dressler-Syndrom) ▪ Z.n. Intervention (z. B. Hämatothorax nach Pleurapunktion bzw. ZVK-Anlage) ▪ andere Ursachen (z. B. Pankreatitis, Pulmonalarterienembolie, Chylothorax [z. B. bei Lymphom, Z.n. Trauma, Malignom, Lymphstau, idiopathisch], Aorten- oder Ösophagusruptur, biliopleurale Fistel, Meigs-Syndrom, Hypothyreose, Ovarian-Hyperstimulation-Syndrom, Yellow-Nail-Syndrom)

Anamnese	■ Symptombeginn und -verlauf? ■ (Pleuritische) Schmerzen? ■ Infektanamnese? (z. B. Fieber, Husten, Auswurf) ■ Hämoptysen? (V. a. Bronchialkarzinom, Pneumonie, Tuberkulose) ■ Konstitutionelle Symptome? (Fieber, Gewichtsverlust, Nachtschweiß) ■ (Blutiges) Erbrechen? ■ Bekannte Herz-, Leber-, oder Niereninsuffizienz? ■ Raucheranamnese? ■ Bekanntes Bronchialkarzinom, Pleuramesotheliom oder anderes Malignom? ■ Bekannte Tuberkulose oder Tuberkulose-Risikofaktoren? (z. B. HIV, Herkunft aus/Aufenthalt in einem Endemiegebiet, Kontakt mit Tuberkulose-Erkrankten, Obdachlosigkeit, Gefängnisaufenthalt, Alkohol- und/oder Drogenabusus, Silikose) ■ (Berufliche) Asbestexposition? ■ Bekannte chronische Pankreatitis? ■ Medikamenten-Compliance? ■ Schwangerschaft oder Z.n. In-vitro-Fertilisation?
Klinik	■ (Belastungs-)Dyspnoe (bis hin zur respiratorischen Insuffizienz) ■ Auskultationsbefund (ipsilateral): ▸ über Pleuraerguss: abgeschwächtes Atemgeräusch ▸ am Oberrand des Pleuraergusses: Bronchophonie, Ägophonie, evtl. Entfaltungsknistern (z. B. bei Linksherzinsuffizienz) ■ dumpfe („stony dull") Perkussion über Pleuraerguss ■ evtl. Husten, pleuritischer Thoraxschmerz (z. B. bei inflammatorischer Genese oder Pulmonalarterienembolie) ■ bei ausgeprägtem Befund: thorakales Druckgefühl ± Trachealdeviation auf die Gegenseite ■ bei Überwässerung, Herzinsuffizienz, nephrotischem Syndrom: periphere Ödeme ± Jugularvenenstauung ■ bei Leberzirrhose: + Aszites und Knöchelödeme
Monitoring	■ einmalig: Herzfrequenz, Atemfrequenz, nicht-invasiver Blutdruck, SpO_2, Temperatur ■ bei respiratorischer oder hämodynamischer Instabilität – kontinuierlich: Herzfrequenz, Atemfrequenz, invasiver Blutdruck, SpO_2, Harnkatheter ± ZVK
(Labor-)Diagnostik	■ venöse/arterielle Blutgasanalyse ■ Routinelabor + NT-pro-BNP/BNP + Albumin/Gesamtprotein ■ Thoraxsonografie ■ Thoraxröntgen (evtl. vor, unbedingt nach Pleurapunktion) ■ Analyse der Pleuraflüssigkeit (diagnostische Punktion; nicht erforderlich bei Pleuraergüssen mit klar identifizierbarer Ursache): ▸ Mikrobiologie (Gramfärbung + Keimwachstum) ▸ Zellzahl ▸ Chemie: pH, Glukose, Laktat, Laktatdehydrogenase, Protein; nur bei spezifischem Verdacht: + Amylase, Bilirubin und/oder Triglyzeride ▸ bei V. a. Tuberkulose: + Ziehl-Neelsen-Färbung, Tuberkulose-PCR, Tuberkulose-Kultur, Adenosin-Deaminase ▸ bei V. a. Malignom: + Zytologie ▸ Wichtig: Punktion immer Ultraschall-gezielt, keine Kontamination des Punktats mit Lokalanästhetikum (= frische Spritze zur Ergusspunktion bzw. -aspiration)! ■ bei diagnostischer Unklarheit oder V. a. spezifische Erkrankung (z. B. Malignom, Pleuraempyem, Ösophagusperforation): CT Thorax ± Kontrastmittel

Wichtig/CAVE

Lights-Kriterien zur Differenzierung Transsudat und Exsudat		
	Transsudat	**Exsudat**
Protein im Erguss	<30 g/l	>30 g/l
Protein Erguss/Serum Ratio	<0,5	>0,5
Laktatdehydrogenase Erguss/ Serum Ratio	<0,6	>0,6

- pH <7,2 (Empyem vs. autoimmunologischer/rheumatologischer Pleuraerguss vs. Tuberkulose)
- Glukose <50 mg/dl (Malignom vs. Tuberkulose)
- Glukose <30 mg/dl (Empyem vs. autoimmunologischer/rheumatologischer Pleuraerguss)
- lymphozytäres Zellbild (>50% Lymphozyten) im Erguss: hauptsächlich bei Malignom oder Tuberkulose; seltener: Lymphom, rheumatoide Arthritis, Herzinsuffizienz, Chylothorax, Sarkoidose, Urämie
- hämorrhagischer Pleuraerguss: typisch bei Malignom, Z.n. (Bagatell-) Trauma (unter oraler Antikoagulation oder bei Blutungsdiathese) oder Pulmonalarterienembolie
- Pleuraergüsse bei Tuberkulose sind fast nie blutig, weisen aber häufig eine hohe Proteinkonzentration (>50 g/l) auf.
- erhöhte Amylasekonzentration im Pleuraerguss: Pankreatitis (akut oder chronisch), Ösophagusperforation, Malignom
- erhöhte Triglyzeridkonzentration im Pleuraerguss (>110 mg/dl): Chylothorax
- erhöhte Bilirubinkonzentration im Pleuraerguss: biliopleurale Fistel

Akutmaßnahmen

- **Ursache behandeln**
- bei SpO_2 <94%: **Sauerstoff-Therapie**
- bei respiratorischer Insuffizienz: siehe Seite 54
- bei Dyspnoe und relevanter Ergussmenge (>500 ml): **therapeutische Ergussdrainage:**
  - **immer US-gezielte Punktion** (Blutungsrisiko bei Punktion unter oraler Antikoagulation gegenüber Schweregrad der respiratorischen Insuffizienz abwägen)
  - bei sehr großen Ergüssen: **Einlage eines dünnen Drains** (z. B. Mehrlumen-ZVK oder Pigtail-Drain)
  - bei V. a. Empyem (z. B. parapneumonischer Erguss + pH <7,2: **Einlage eines dicken Drains** (z. B. Ch 28 oder 32)
  - **nicht >1,5 Liter auf einmal ablassen,** da sonst Gefahr des Re-Expansionsödems (Therapie: nicht-invasive Beatmung, evtl. auch prophylaktisch)
  - nach Ergussdrainage Husten häufig, evtl. auch arterielle Hypotonie (Therapie: Humanalbumin 20% 100 ml)
  - nach Drainage von großen, insbesondere chronischen Ergüssen häufig keine vollständige Ausdehnung der Lunge mit residuellem Fluidopneumothorax (sogenannte „Trapped Lung")

Kommentar

Ein begleitender Pleuraerguss (zumeist rechtsseitig, evtl. beidseitig) ist bei Patienten mit ausgedehntem Aszites häufig und bedarf typischerweise primär einer therapeutischen Aszitespunktion (Parazentese) und keiner zusätzlichen Pleurapunktion (Besserung bzw. transdiaphragmale Autodrainage des Pleuraergusses abwarten)

Behandlungspartner

- Pneumologie
- Thoraxchirurgie (bei V. a. Pleuraempyem) ± Anästhesie

Literatur:

British Thoracic Society. Pleural Disease Guideline Group. BTS Pleural Disease Guideline 2010. Thorax 2010; 65:Suppl 55.

PNEUMOMEDIASTINUM, SPONTAN

unter Mitarbeit von OA Dr. Helmut J.F. Salzer, MPH, FECMM

Definition	Luftansammlung im mediastinalen Interstitium ohne vorausgehendes Trauma, chirurgischen/interventionellen Eingriff oder mechanische Beatmung
Ursachen	■ transiente Erhöhung des intrathorakalen Drucks → Alveolarruptur → Pneumomediastinum ■ **Risikofaktoren:** ▸ junge Männer ▸ Bindegewebserkrankung (z. B. Dermatomyositis)
Anamnese	■ Symptombeginn und -verlauf? ■ Typischer Auslöser? (z. B. Erbrechen, Hustenanfall, Asthma, Valsalva-Manöver, Heben schwerer Lasten, Z.n. Geburt) ■ Anamnestische Hinweise auf respiratorischen Infekt? ■ Bekannte Lungenerkrankung? ■ Chronischer inhalativer Drogenabusus? (z. B. Crack, Marihuana)
Klinik	■ Hautemphysem (kollar, zervikal, thorakal) ■ selten: Thoraxschmerz, Dyspnoe
Monitoring	einmalig: Herzfrequenz, Atemfrequenz, nicht-invasiver Blutdruck, SpO_2, Temperatur
(Labor-)Diagnostik	■ 12-Kanal-EKG ■ venöse/arterielle Blutgasanalyse ■ Routineblut ■ Thoraxröntgen (anterior-posterior sowie seitlich) ■ Thorax-CT ■ bei fehlenden Auslösern oder Z.n. Endoskopie: Ösophagoskopie
Akutmaßnahmen	■ **Analgesie** ■ **körperliche Schonung**
Kommentar	bei milder Ausprägung ambulante Versorgung möglich
Behandlungspartner	Pneumologie

Literatur:

Singh D, et al. Spontaneous Mediastinal Emphysema. Cureus 2018; 10:e2369.

Notfallmedizinische Erkrankungen 3.1

PNEUMONIE, AMBULANT ERWORBEN

unter Mitarbeit von OA Dr. Helmut J.F. Salzer, MPH, FECMM

Anamnese und Klinik	Akutmaßnahmen	
	CRB65 0 Punkte + kein Sauerstoffbedarf = ambulante Therapie erwägen	**CRB65 ≥1 Punkte = stationäre Aufnahme**
Bakterielle Pneumonie: ▪ akuter Beginn ▪ Atemnot (Sepsis/septischer Schock) ▪ evtl. obere Atemwegssymptome ▪ erhöhte Leukozyten und CRP ▪ Infiltrat im Thoraxröntgen[1] ▪ Procalcitonin >0,25 µg/l **Legionellen-Pneumonie:** Hochgradiger Verdacht bei ≥4 der folgenden Kriterien: ▪ Fieber >39,4°C ▪ keine Sputumproduktion ▪ Natrium <133 mmol/l ▪ Laktatdehydrogenase >225 IU/l ▪ CRP >18,7 mg/dl ▪ Thrombozyten <171 G/l	**Bakterielle/Legionellen-Pneumonie:** ▪ Amoxicillin/Clavulansäure 3 x 875/125 mg/Tag p.o. für 5 Tage ▪ bei V. a. Legionellen-Pneumonie: Clarithromycin 2 x 500 mg/Tag p.o. für 7–10 Tage	**Bakterielle/Legionellen-Pneumonie:** ▪ Ampicillin/Sulbactam 3 g KI ▪ bei V. a. Legionellen-Pneumonie: Azithromycin 500 mg KI **V. a. Pseudomonas-Pneumonie[2]:** ▪ Piperacillin/Tazobactam 4/0,5 g KI ODER ▪ Levofloxacin 1.000 mg KI **CRB65: 3 oder 4 = schwere CAP:** ▪ Ampicillin/Sulbactam 3 g KI PLUS ▪ Azithromycin 1 x 500 mg KI ± ▪ Prednisolon 1 x 40 mg i.v. für 3–5 Tage
		Therapie respiratorische Insuffizienz: (siehe Seite 54) **Therapie Sepsis:** (siehe Seite 64)
Atypische Pneumonie: ▪ keine bakteriellen Symptome ▪ andere im Haushalt betroffen ▪ Husten >5 Tage ohne akute Verschlechterung ▪ keine vermehrte Sputumproduktion ▪ normale Leukozyten oder CRP ▪ Procalcitonin ≤0,25 µg/l	**Atypische Pneumonie:** ▪ Azithromycin 1 x 500 mg/Tag p.o. für 3–5 Tage	**Atypische Pneumonie:** ▪ Azithromycin 500 mg KI
Nicht-bakterielle/virale Pneumonie: ▪ keine bakteriellen Symptome ▪ Kontakt zu anderen Erkrankten ▪ obere Atemwegssymptome ▪ fleckige pulmonale Infiltrate ▪ normale Leukozyten oder CRP ▪ Procalcitonin ≤0,25 µg/l	**Nicht-bakterielle/virale Pneumonie:** ▪ symptomatische Therapie	**Nicht-bakterielle/virale Pneumonie:** ▪ symptomatische Therapie
Influenza-Pneumonie: ▪ keine bakteriellen Symptome ▪ Influenza-Saison ▪ akuter Beginn von Grippe-ähnlichen Symptomen (z. B. hohes Fieber, Schüttelfrost, Myalgien) ▪ positiver Influenza-PCR-Test	**Influenza-Pneumonie:** (siehe Seite 645)	

SARS-CoV-2-Pneumonie (COVID-19):	**COVID-19:**
▪ Fieber ▪ Husten + Halsschmerzen ▪ Geschmacks-/Geruchsverlust ▪ COVID-19-Kontakt ▪ geringe Dyspnoe (Cave: Hypoxämie!) ▪ positiver SARS-CoV-2-Ag/PCR-Test	(siehe Seite 291)

(Labor-)Diagnostik

CRB65-Score:

- **C**onfusion (Verwirrtheit)
- **R**espiratory Rate ≥30/min
- **B**lutdruck systolisch <90 mmHg
- Alter ≥**65** Jahre

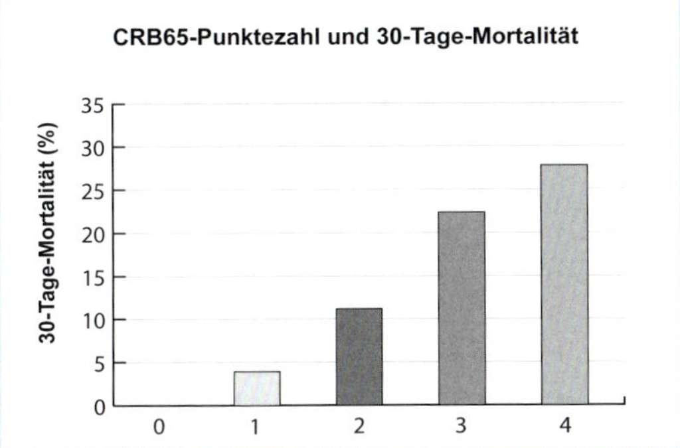

Diagnostik (bei CRB65 ≥1–2 Punkte):

- venöse/arterielle Blutgasanalyse
- Routinelabor ± Procalcitonin (bei V. a. Herzinsuffizienz: + NTpro-BNP)
- Sputumkultur, Blutkultur, Legionellen- und Pneumokokken-Antigen im Harn
- bei V. a. atypische Pneumonie: Chlamydien-/Mykoplasmen-Serologie
- bei V. a. virale Pneumonie: Rachenabstrich für PCR auf SARS-CoV-2 + Influenza, evtl. + weitere Viren[3]
- Thoraxröntgen[4]
- bei immunsupprimierten Patienten: Zusatzdiagnostik[3]
- bei V. a. Tuberkulose: siehe Seite 495

[1] sofern ambulante Versorgung inklusive hausärztlicher Kontrolle gesichert!
[2] Pseudomonas-Verdacht bei Patienten mit COPD, Bronchiektasien, Steroiddauertherapie, Bettlägerigkeit, zystischer Fibrose, PEG-Sonde oder Vorbesiedlung
[3] Zusatzdiagnostik bei immunsupprimierten Patienten: Rachenabstrich für PCR auf Epstein-Barr-Virus, Cytomegalievirus, Herpes-simplex-Virus, Varizella-zoster-Virus, Humanes Herpes-Virus 6, Influenza A/B, Respiratory-Syncytial-Virus, Metapneumovirus, Adenovirus, Parainfluenza PCR sowie evtl. Pneumocystis jirovecii Nachweis in der bronchoalveolären Lavageflüssigkeit oder tiefem Bronchialsekret (u. a. bei Patienten mit V. a. oder nachgewiesener HIV-Infektion)
[4] Sensitivität des Thoraxröntgen zum Nachweis eines pneumonischen Infiltrats limitiert! Daher bei passender Klinik, bei immunsupprimierten Patienten, bei rezidivierender Pneumonie und/oder bei dringendem V. a. auf Bronchialkarzinom: CT Thorax!

Behandlungspartner

- Allgemeinmedizin
- Pneumologie, Intensivmedizin

Literatur:

Ewig S, et al. Leitlinie Behandlung von erwachsenen Patienten mit ambulant erworbener Pneumonie – Update 2021. AWMF-Register Nr. 020/020, 2021.
Thalhammer F, et al. Consensus Statement Legionellen-Pneumonie. Medical Dialogue, September 2018.
Bauer TT, et al. CRB-65 predicts death from community-acquired pneumonia. J Intern Med 2006; 260:93–101.

(SPONTAN-)PNEUMOTHORAX

unter Mitarbeit von OA Dr. Helmut J.F. Salzer, MPH, FECMM

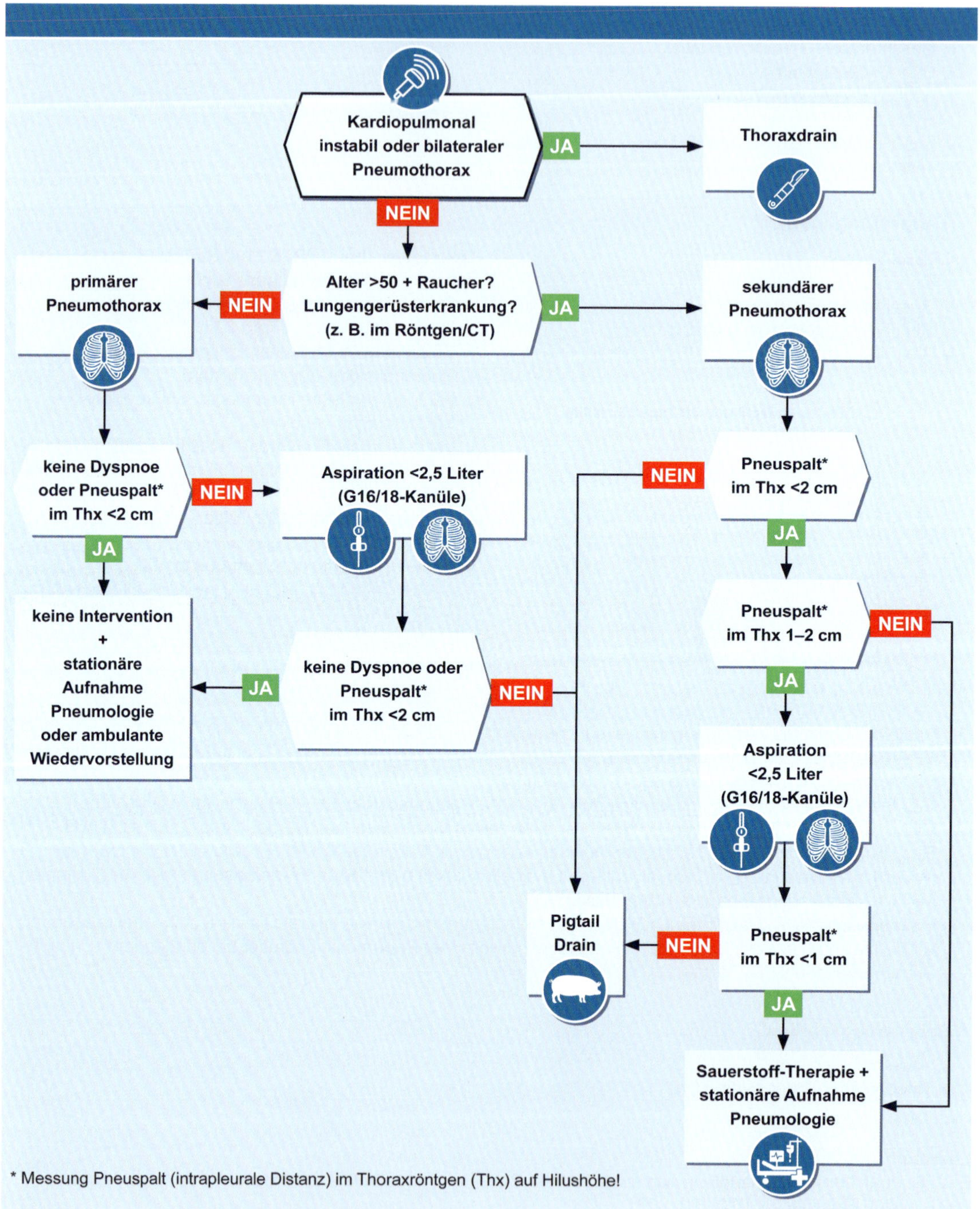

Literatur:

MacDuff A, et al. Management of spontaneous pneumothorax: British Thoracic Society Pleural Disease Guideline 2010. Thorax 2010; 66 (Suppl 2):ii18-ii31.

PORPHYRIE, AKUT INTERMITTIERend

Definition	autosomal-dominant vererbte, metabolische Erkrankung, welche durch einen Mangel des Enzyms Porphobilinogen-Deaminase bedingt ist
Ursachen	**Auslösende Faktoren/Trigger:** ▪ Alkohol ▪ Östrogene ▪ porphyrinogene Medikamente (siehe www.porphyria-europe.com oder www.drugs-porphyria.org) ▪ Mangelernährung ▪ Stress (z. B. Trauma, Infektion, Akuterkrankung)
Anamnese	▪ Symptombeginn und -verlauf? ▪ Bekannte (akut intermittierende) Porphyrie? ▪ Auslösende Faktoren bzw. anamnestische Hinweise auf Akuterkrankung? (siehe oben) ▪ Z.n. Trauma? ▪ Positive Familienanamnese?
Klinik	▪ Bauchschmerzen (80–95%) ▪ verminderte Darmgeräusche/paralytischer Ileus (selten: Diarrhö) ▪ Ganzkörperschmerzen ▪ Erbrechen ± Übelkeit ▪ Tachykardie + arterielle Hypertonie ▪ Halluzinationen ▪ Myalgien ▪ rötliche Verfärbung des Harns (nach Lichtexposition) ▪ Paresen/Muskelschwäche (bis zur Ateminsuffizienz) ▪ Z.n. Krampfanfall
Monitoring	▪ einmalig: Herzfrequenz, Atemfrequenz, nicht-invasiver Blutdruck, SpO_2, Temperatur ▪ bei Organdysfunktion – kontinuierlich: Herzfrequenz, Atemfrequenz, invasiver Blutdruck, SpO_2 ± ZVK, Harnkatheter
(Labor-)Diagnostik	▪ venöse/arterielle Blutgasanalyse (Hyponatriämie?) ▪ Routinelabor ▪ Harn auf Porphobilinogen und Delta-Aminolävulinsäure (Eine erhöhte Porphobilinogen-Konzentration im Harn bestätigt die Diagnose!)
Wichtig/CAVE	▪ **Notfallmedizinisch relevante, kontraindizierte Medikamente:** ► Barbiturate ► Etomidat ► Esketamin ► Sulfonamide ▪ **Notfallmedizinisch relevante, autorisierte Medikamente:** ► Morphin ► Fentanyl ► Midazolam ► Rocuronium

Akutmaßnahmen	▪ **Ursache behandeln bzw. Trigger stoppen** ▪ **Analgesie** (z. B. mit Opiaten) ▪ **Antiemetika** (z. B. Ondansetron 4 mg i.v.) ▪ bis zum Beginn der Häm-Arginat-Therapie: **kontinuierliche Glukosezufuhr** (z. B. Glukose 10% 150 ml/h; oder: Glukose 20% 75 ml/h; ZVK erforderlich) ▪ **Häm-Arginat** 3–4 mg/kg/Tag (aufgelöst in NaCl 0,9% oder Humanalbumin 20% + Lichtschutz) als Infusion über 1 Stunde an 4 aufeinanderfolgenden Tagen ▪ bei Agitation: **Sedierung** (z. B. Midazolam 2-mg-weise i.v.) ▪ bei Tachykardie + arterieller Hypertonie: **Metoprolol** 5 mg KI oder Clonidin 150 µg KI ▪ bei Krampfanfall: **Benzodiazepine** (z. B. Lorazepam 4 mg i.v.), evtl. Hyponatriämie ausgleichen (z. B. mit NaCl 3% 1 ml/kg)
Behandlungspartner	▪ Innere Medizin ▪ Intensivmedizin

Literatur:

Bissell DM, et al. Porphyria. N Engl J Med 2017; 377:862–872.

PRÄEKLAMPSIE, EKLAMPSIE UND HELLP-SYNDROM

unter Mitarbeit von Univ.-Prof. Dr. Peter Oppelt, MBA

Definition	▪ Präeklampsie: hypertensive Erkrankung, die nach der 20. Schwangerschaftswoche auftritt und mit schwerwiegenden Organdysfunktionen einhergehen kann ▪ Eklampsie: Präeklampsie + Krampfanfall ▪ HELLP-Syndrom: Hämolyse, Leberwerterhöhung und Thrombopenie
Anamnese	▪ Schwangerschaftswoche? ▪ Symptombeginn und -verlauf? ▪ Begleitsymptome? (z. B. rechte [Ober-]Bauchschmerzen, Sehstörung, Kopfschmerzen, schäumender Harn, Beinödeme) ▪ Blutdruck in der bisherigen Schwangerschaft? ▪ Erkrankungen in der Schwangerschaft? (z. B. Gestationsdiabetes, Schwangerschaftshypertonie) ▪ Verlauf frühere Schwangerschaften? (z. B. arterielle Hypertonie, Diabetes mellitus, Sectio caesarea) ▪ Mehrlingsschwangerschaft? In-vitro-Fertilisation? (beides Risikofaktoren) ▪ Vorerkrankungen? (z. B. arterielle Hypertonie, Niereninsuffizienz, Epilepsie, Diabetes mellitus, systemischer Lupus erythematodes)

Klinik	■ **Diagnostische Kriterien der Präeklampsie:** ▸ arterielle Hypertonie (2 unabhängige Blutdruckmessungen [4 Stunden Abstand] >140 mmHg [systolisch] bzw. >90 mmHg [diastolisch] oder einmal >160/>110 mmHg) UND ▸ Proteinurie (>300 mg/Tag oder Protein/Kreatinin-Ratio ≥0,3 oder Protein 2+ im Harnstreifen) ODER ▸ Thrombozyten <100 G/l, Kreatinin >1,1 mg/dl, Transaminasenerhöhung (um das Zweifache), Lungenödem, therapieresistente Kopfschmerzen oder Sehstörung ■ **Eklampsie:** ▸ Präeklampsie + tonisch-klonischer Krampfanfall ▸ Auftreten: 50% präpartal, 30% intrapartal, 20% postpartal (zumeist <72 Stunden, sehr selten verzögert bis 4 Wochen postpartal) ▸ typisch: prolongierte (bis Stunden) postiktale Vigilanzminderung, ohne adäquate Therapie wiederholte Anfälle (bis zum Status eclampticus) häufig ■ **Sonderformen:** ▸ posteriores reversibles Enzephalopathie-Syndrom: arterielle Hypertonie + Visusminderung + Krampfanfall + (okzipitale) Kopfschmerzen (sehr häufiger Overlap mit Eklampsie) ▸ reversibles zerebrales Vasokonstriktionssyndrom: akute einsetzende, transiente (wenige Stunden andauernde) Kopfschmerzen ± transiente neurologische Defizite (im CCT: evtl. subarachnoidales Blut mit atypischer Verteilung im Bereich der Hemisphären)
Monitoring	kontinuierlich: Herzfrequenz, Atemfrequenz, nicht-invasiver Blutdruck, SpO_2, Temperatur
(Labor-)Diagnostik	■ venöse/arterielle Blutgasanalyse ■ Routinelabor ■ Harnstatus/-streifen + Harnsediment ■ Ultraschall + Kardiotokografie durch Hebamme oder Gynäkologen ■ bei Vigilanzminderung: CCT ■ bei respiratorischer Insuffizienz: siehe Seite 54 ■ bei V. a. posteriores reversibles Enzephalopathie-Syndrom: cMRT (zur Diagnosesicherung auch im Intervall möglich, akut zumeist ohne therapeutische Konsequenz)
Wichtig/CAVE	**Schwere Präeklampsie/Eklampsie bei ≥1 von:** ■ arterieller Blutdruck >160/>110 mmHg ■ Kreatinin-Serumkonzentration >1,1 mg/dl ■ erhöhte Transaminasen (x 2) ■ Oberbauchschmerzen ■ Thrombozytopenie <100 G/l ■ Lungenödem ■ neue, therapieresistente Kopfschmerzen ■ Visusminderung (z. B. Flimmerskotome)

Akutmaßnahmen	■ **intravenöse antihypertensive Therapie** (z. B. Urapidil oder Labetalol titriert i.v. [Ziel-Blutdruck: <160/<110 mmHg, so rasch als möglich]) ■ bei schwerer Präeklampsie oder Eklampsie: ► **Magnesium** 4–6 g KI (langsam) gefolgt von kontinuierlicher Infusion (Beginn mit 2 g/h) ► Ziel-Magnesium-Serumkonzentration: 1,5–2 mmol/l ► klinische Zeichen der Magnesium-Toxizität: Verminderung bzw. Ausfall tiefer Sehnenreflexe (typisch: Patellarsehnenreflex), arterielle Hypotonie, Bradypnoe ► Therapie einer Magnesium-Überdosierung: Kalziumglukonat 10% 20 ml i.v. ► wenn Krampfanfall nach Bolusgabe von Magnesium nicht sistiert: Benzodiazepin (z. B. Lorazepam 4 mg i.v.) ► bei lebensbedrohlicher Situation, schwerer Präeklampsie oder Eklampsie: Notfall-Sectio-caesarea unabhängig von Schwangerschaftswoche! ► sofern keine schwere Präeklampsie vorliegt: Entbindung in der 37. Schwangerschaftswoche
Kommentar	**Potenzielle Komplikationen der Präeklampsie:** ■ Verbrauchskoagulopathie (DIC) ■ Hirnödem ■ Schlaganfall (ischämisch/hämorrhagisch) ■ intrauteriner Fruchttod ■ ARDS ■ akute Nierenschädigung ■ Sepsis ■ Leberruptur (im Rahmen eines HELLP-Syndroms)
Behandlungspartner	■ Gynäkologie/Geburtshilfe ■ Intensivmedizin

Literatur:

Gestational Hypertension and Preeclampsia. ACOG Practice Bulletin No 222. American College of Obstetricians and Gynecologists. Obstet Gynecol 2020; 135:e237-e260.

Magee LA, et al. Preeclampsia. N Engl J Med 2022; 386:1817–1832.

PRÄPARTALE NOTFÄLLE

unter Mitarbeit von Univ.-Prof. Dr. Peter Oppelt, MBA

Anamnese	■ Symptombeginn und -verlauf? ■ Begleitsymptome? (z. B. Bauchschmerzen, Sehstörung, Kopfschmerzen, Beinödeme) ■ Schwangerschaftswoche bzw. geplanter Geburtstermin? ■ Mehrlingsschwangerschaft? ■ Verlauf der bisherigen Schwangerschaft? ■ Frühere Schwangerschaften und/oder peri-/postpartale Komplikationen? (Z.n. Sectio caesarea) ■ Z.n. Trauma? ■ Bekannte Blutungsdiathese oder anamnestische Hinweise darauf? (siehe Seite 725) ■ Bekannte Uterusanomalie? ■ Vorerkrankungen? (z. B. arterielle Hypertonie, Herzinsuffizienz, Niereninsuffizienz, Epilepsie, Diabetes mellitus, systemischer Lupus erythematodes)

Abort	siehe Seite 589
Placenta praevia	▪ **Klinik:** kontinuierliche vaginale Blutung (hellrot), geringe oder episodische Schmerzen, unauffälliges Abdomen, normale/r Wehentätigkeit bzw. Uterustonus ▪ **Diagnostik:** venöse/arterielle Blutgasanalyse, Routineblut, Thromboelastometrie/-grafie, Type & Screen + 4 Erythrozytenkonzentrate bereitstellen, Sonografie des Abdomen, keine vaginale Tastuntersuchung ▪ **Therapie:** großlumige Zugänge anlegen, balancierte Kristalloide, bei instabiler Patientin: Schocktherapie inklusive Gerinnungstherapie (Tranexamsäure 2 g KI, Fibrinogen 4 g i.v.) + Notfall-Sectio-caesarea; konservatives Vorgehen bei stabiler Patientin
Plazentalösung, vorzeitig (Abruptio placentae)	**Klinik:** vaginale Blutung (dunkelrot) (kann fehlen), abdomineller Dauerschmerz, gespanntes Abdomen, druckempfindlicher Uterus, Uterustonus erhöht (häufig um 25. Schwangerschaftswoche) **Diagnostik:** venöse/arterielle Blutgasanalyse, Routineblut, Thromboelastometrie/-grafie (Verbrauchskoagulopathie?), Type & Screen + 4 Erythrozytenkonzentrate bereitstellen, Sonografie des Abdomen, keine vaginale Tastuntersuchung **Therapie:** großlumige Zugänge anlegen, balancierte Kristalloide, evtl. Schocktherapie inklusive Gerinnungstherapie (Tranexamsäure 2 g KI, Fibrinogen 4 g i.v.) + Notfall-Sectio-caesarea; konservatives Vorgehen möglich bei stabiler Patientin
Präeklampsie/Eklampsie/ HELLP-Syndrom	siehe Seite 438
Uterusruptur	**Ursachen:** Überdehnungsruptur, Narbenruptur, Trauma, Spontanruptur **Klinik:** Wehen-unabhängiger Bauchschmerz, gespanntes Abdomen, Sistieren der Wehenaktivität, vaginale Blutung **Diagnostik:** venöse/arterielle Blutgasanalyse, Routineblut, Thromboelastometrie/-grafie, Type & Screen + 4 Erythrozytenkonzentrate bereitstellen, Harnstreifen/-status (Hämaturie?), Sonografie des Abdomen **Therapie:** großlumige Zugänge anlegen, balancierte Kristalloide, evtl. Schocktherapie + Gerinnungstherapie (Tranexamsäure 2 g KI, Fibrinogen 4 g i.v.) + Notfall-OP
Vorzeitiger Blasensprung oder Frühgeburtsbestrebungen	**Klinik:** Blasensprung oder Wehentätigkeit zwischen der 22.+0 und 37.+0 Schwangerschaftswoche **Diagnostik:** venöse/arterielle Blutgasanalyse, Routineblut, keine vaginale Untersuchung bei vorzeitigem Blasensprung **Therapie:** möglichst rascher Transport in den Kreissaal; bei regelmäßiger (≥4/20 Minuten) Wehentätigkeit vor der 34. Schwangerschaftswoche: Tokolyse (z. B. Nifedipin 20 mg p.o.; Kontraindikationen: intrauteriner Fruchttod, schwere Präeklampsie/Eklampsie, intrauterine Infektion, hämodynamische Instabilität)
Behandlungspartner	Gynäkologie/Geburtshilfe

Literatur:
Anderson-Bagga FM, et al. Placenta previa. StatPearls, Treasure Islands (FL): StatPearls Publishing, 2021.
Deutsche Gesellschaft für Gynäkologie und Geburtshilfe (DGGG), Österreichische Gesellschaft für Gynäkologie und Geburtshilfe (OEGGG), Schweizerische Gesellschaft für Gynäkologie und Geburtshilfe (SGGG). S2k-Leitlinie. Prävention und Therapie der Frühgeburt. AWMF-Register-Nr.: 015/025, 2020.
Schmidt P, et al. Placental Abruption. StatPearls, Treasure Islands (FL): StatPearls Publishing, 2021.
Togioka BM, et al. Uterine Rupture. StatPearls, Treasure Islands (FL): StatPearls Publishing, 2021.

PROSTATITIS, AKUT

unter Mitarbeit von OA Dr. Sebastian Graf und OA Dr. Kurt Pogner

Definition	bakterielle Infektion der Prostata
Ursachen	■ aszendierende Infektion mit Bakterien ■ typische Erreger: Escherichia coli, andere gramnegative Stäbchen, Mycobacterium tuberculosis
Anamnese	■ Symptombeginn und -verlauf? ■ Rezidivierende Harnwegsinfektionen? ■ Bekannte Prostataerkrankung? ■ Z.n. urologischer oder Prostata-OP? ■ Bekannte Immunsuppression? (z. B. Diabetes mellitus, Alkoholabusus Kortisontherapie, Immunsuppressiva, Chemotherapie, HIV)
Klinik	**Häufig ausgeprägtes Krankheitsbild mit:** ■ brennenden, dumpfen, tief perinealen Schmerzen (Aggravierung durch Defäkation und Palpation) ■ teigig-weicher, vergrößerter und tastdolenter Prostata ■ Fieber + Schüttelfrost ■ Dysurie ■ Pollakisurie ■ evtl. Harnverhalt (Inzidenz: ca. 10%)
Monitoring	einmalig: Herzfrequenz, Atemfrequenz, nicht-invasiver Blutdruck, SpO_2, Temperatur
(Labor-)Diagnostik	■ venöse/arterielle Blutgasanalyse ■ Routinelabor + Prostata-spezifisches Antigen ■ Harnstreifen/-status + Harnkultur ■ bei Fieber: 2 Blutkulturen (jeweils aerob und anaerob) ■ bei V. a. Abszess: Sonographie der Prostata
Wichtig/CAVE	**Komplikationen der Prostatitis:** ■ Prostata-Abszess ■ Urosepsis
Akutmaßnahmen	■ **Analgesie** ■ **Antibiose:** ▸ Ampicillin/Sulbactam 3 g KI + Gentamicin 3 mg/kg KI ▸ bei ambulanter Therapie: Ciprofloxacin 2 x 500 mg/Tag p.o. für 10–14 Tage ▸ bei antibiotischer Vorbehandlung oder Immunsuppression: Ceftriaxon 2 g KI (oder: Piperacillin/Tazobactam 4/0,5 g KI) ■ bei Abszess: **Inzision/Drainage**
Behandlungspartner	Urologie

Literatur:

Bonkat G, et al. EAU Guidelines on Urological Infections. European Association of Urology 2021.

PSYCHOSE, AKUT

Definition	akute (<2 Wochen) psychische Störung mit veränderter Realitätswahrnehmung
Ursachen	■ **organische Ursachen:** ► Infektion ► Z.n. Trauma ► (Autoimmun-)Enzephalitis ► Medikamente (z. B. Kortison) ► Intoxikation ► intrakranieller Tumor (insbesondere im Frontallappen) ► Epilepsie ► Stoffwechselerkrankung ► degenerative Hirnerkrankung ► metabolische Störungen ► Schwangerschaft und peripartal ■ **nicht-organische Ursachen:** psychiatrische Erkrankungen (z. B. Schizophrenie)
Anamnese	■ Symptombeginn und -verlauf? ■ Auslöser/Umstände? ■ Drogeneinnahme/Substanzabusus? ■ Bekannte psychiatrische Erkrankung? ■ Schwangerschaft oder Z.n. Geburt? ■ Vorerkrankungen? (z. B. Epilepsie, Schilddrüsenerkrankung, neurologische Erkrankung, Autoimmunerkrankung, Nieren-/Leberinsuffizienz, Hyperthyreose) ■ Dauermedikation? (z. B. Opiate, Psychopharmaka, Kortison, Anticholinergika)
Klinik	■ Agitation ■ Angst ■ Aggressivität (bis hin zum Raptus = „völliges Durchdrehen") ■ Halluzination (Wahnvorstellungen bzw. Realitätsverlust) ■ Katatonie (Störung der Willkürmotorik resultierend in stark verkrampften, unnatürlichen Körperhaltungen oder Regungslosigkeit) ■ auf Symptome bzw. Stigmata somatischer Erkrankungen achten (insbesondere neurologische Defizite, endokrinopathischer Habitus, rheumatologische Erkrankung)
Monitoring	einmalig: Herzfrequenz, Atemfrequenz, nicht-invasiver Blutdruck, SpO_2, Temperatur
(Labor-)Diagnostik	■ venöse/arterielle Blutgasanalyse ■ Routinelabor ± Schilddrüsenparameter ■ evtl. spezielle Abklärung bei klinischem Verdacht: CCT, cMRT, Elektroenzephalographie, Lumbalpunktion (Differentialdiagnose: Autoimmunenzephalitis), antinukleäre Antikörper, Cortisol, Syphilis- + HIV-Serologie
Wichtig/CAVE	**Lebensbedrohliche Komplikationen:** ■ katatoner Stupor: bizarre Bewegungsstarre, Rigor, Mutismus, Stupor (Komplikationen: Dehydratation, akutes Umschlagen in Bewegungssturm, Fremd- und Selbstgefährdung, tracheobronchiale Aspiration, Thrombose, Sepsis) ■ maligne/letale Katatonie (Differentialdiagnose: malignes Neuroleptika-Syndrom): katatoner Stupor + Hyperthermie und autonome Dysfunktion (Komplikationen: Rhabdomyolyse, Hyperthermie, Rhythmusstörungen, arterielle Hypo-/Hypertonie)

Akutmaßnahmen	▪ **beruhigendes Gespräch** („Agree to disagree“: kein Versuch, Patient zu überzeugen, dass Wahnvorstellungen irreal sind!) ▪ **organische Ursache behandeln** (sofern vorhanden) ▪ bei Halluzination: **Haloperidol** 5 mg (maximal 15 mg) KI (unter EKG-Kontrolle und nach Ausgleich von Elektrolytstörungen, z. B. Hypokaliämie) oder i.m. ▪ bei Angst oder Agitation: **Midazolam** 2 mg i.v. (dann weiter mg-weise) ▪ bei nicht-beherrschbarer Agitation oder Raptus: **Propofol** 40–80 mg i.v. (Beatmungsbereitschaft!) ▪ bei Katatonie: **Lorazepam** 2 mg KI (dann weiter mg-weise) + **Kontakt Psychiatrie** (Indikation: Elektrokrampftherapie?) ▪ bei maligner Katatonie: **endotracheale Intubation, Sedierung + Relaxierung + Elektrokrampftherapie**
Kommentar	▪ Genaue Dokumentation! ▪ Bei aggressivem Verhalten bzw. Gefahr von Selbst- und Fremdgefährdung: frühzeitig und liberal Wachdienst bzw. Polizei und Amtsarzt alarmieren!
Behandlungspartner	Psychiatrie

Literatur:

Schönfeldt-Lecuona C, et al. Malignant catatonia: Severity, treatment and outcome – a systematic case series analysis. World J Biol Psychiatry 2022; 23:78–86.

PULMONALARTERIENEMBOLIE

unter Mitarbeit von OA Dr. Helmut J.F. Salzer, MPH, FECMM

Definition	embolischer Verschluss einer oder mehrerer Lungenarterien
Ursachen	▪ Thrombus (am häufigsten aus tiefen Bein- oder Beckenvenen) ▪ selten: Fruchtwasserembolie, Fettembolie, Luftembolie, Fremdkörper (z. B. Knochenzement), Tumorgewebe
Anamnese	▪ Symptombeginn und -verlauf? ▪ Begleitsymptome? (z. B. Thoraxschmerzen, Hämoptoe, Husten, Fieber, Wadenschmerz, Umfangzunahme des Beins) ▪ Z.n. Synkope? ▪ Z.n. Pulmonalarterienembolie oder tiefer Beinvenenthrombose? ▪ Flug- oder Autoreise in den letzten 48–72 Stunden? ▪ Medikamente? (z. B. Kortisontherapie, orale Antikoagulation, Chemotherapie, Erythropoetin, Hormontherapie inklusive Kontrazeptiva) ▪ Vorerkrankungen? (z. B. Malignom, Adipositas, Diabetes mellitus, Thrombophilie) ▪ Schwangerschaft? ▪ Z.n. Schlaganfall oder Lähmung? ▪ Immobilisation (z. B. Z.n. Fraktur einer unteren Extremität) oder Operation (Z.n. Hüft- oder Kniegelenksersatz) in den letzten 3 Monaten? ▪ Schwere Erkrankung (z. B. COVID-19, Tuberkulose) oder Hospitalisation in den letzten Wochen?

<table>
<tr><td>Klinik</td><td>

- Dyspnoe (50%)
- Thorax-/Rückenschmerzen:
  - pleuritische Thoraxschmerzen (39%) (V. a. periphere Embolie)
  - retrosternale Schmerzen (15%) (ident wie bei Akutem Koronarsyndrom infolge erhöhter rechtsventrikulärer Wandspannung und Typ-2-Ischämie) (V. a. zentrale Embolie)
- Husten (23%)
- retrosternaler Thoraxschmerz (V. a. zentrale Embolie)
- Fieber (10%)
- Hämoptyse (8%)
- Z.n. Synkope (6%)
- einseitige Beinschmerzen (6%) oder klinischer Hinweis auf tiefe Beinvenenthrombose (24%)
- evtl. klinische Zeichen des obstruktiven Schocks (siehe Seite 60)

<table>
<tr><th>Simplifizierter Wells-Score, Pulmonalarterienembolie</th><th>Punkte</th></tr>
<tr><td>vorherige Pulmonalarterienembolie oder Beinvenenthrombose</td><td>1</td></tr>
<tr><td>Herzfrequenz ≥100/min</td><td>1</td></tr>
<tr><td>OP oder Immobilisierung (mindestens 3 Tage) in den letzten 4 Wochen</td><td>1</td></tr>
<tr><td>Hämoptysen</td><td>1</td></tr>
<tr><td>aktive Tumorerkrankung</td><td>1</td></tr>
<tr><td>klinische Hinweise auf Beinvenenthrombose</td><td>1</td></tr>
<tr><td>andere Diagnose unwahrscheinlicher als Pulmonalarterienembolie</td><td>1</td></tr>
</table>

Interpretation:
0–1 Punkt: Pulmonalarterienembolie unwahrscheinlich;
≥2 Punkte: Pulmonalarterienembolie wahrscheinlich

</td></tr>
<tr><td>Monitoring</td><td>

- einmalig: Herzfrequenz, Atemfrequenz, nicht-invasiver Blutdruck, SpO_2, Temperatur
- bei hämodynamischer oder respiratorischer Instabilität – kontinuierlich: Herzfrequenz, Atemfrequenz, invasiver Blutdruck, SpO_2, Harnkatheter, ZVK

</td></tr>
<tr><td>(Labor-)Diagnostik</td><td>

- 12-Kanal-EKG (Sinustachykardie? Rechtstyp? Rechtsschenkelblock? rechtsposteriorer Hemiblock? SIQIII-Typ? ST-Veränderungen?)
- arterielle Blutgasanalyse
- Routinelabor + Troponin T

</td></tr>
</table>

(Labor-)Diagnostik

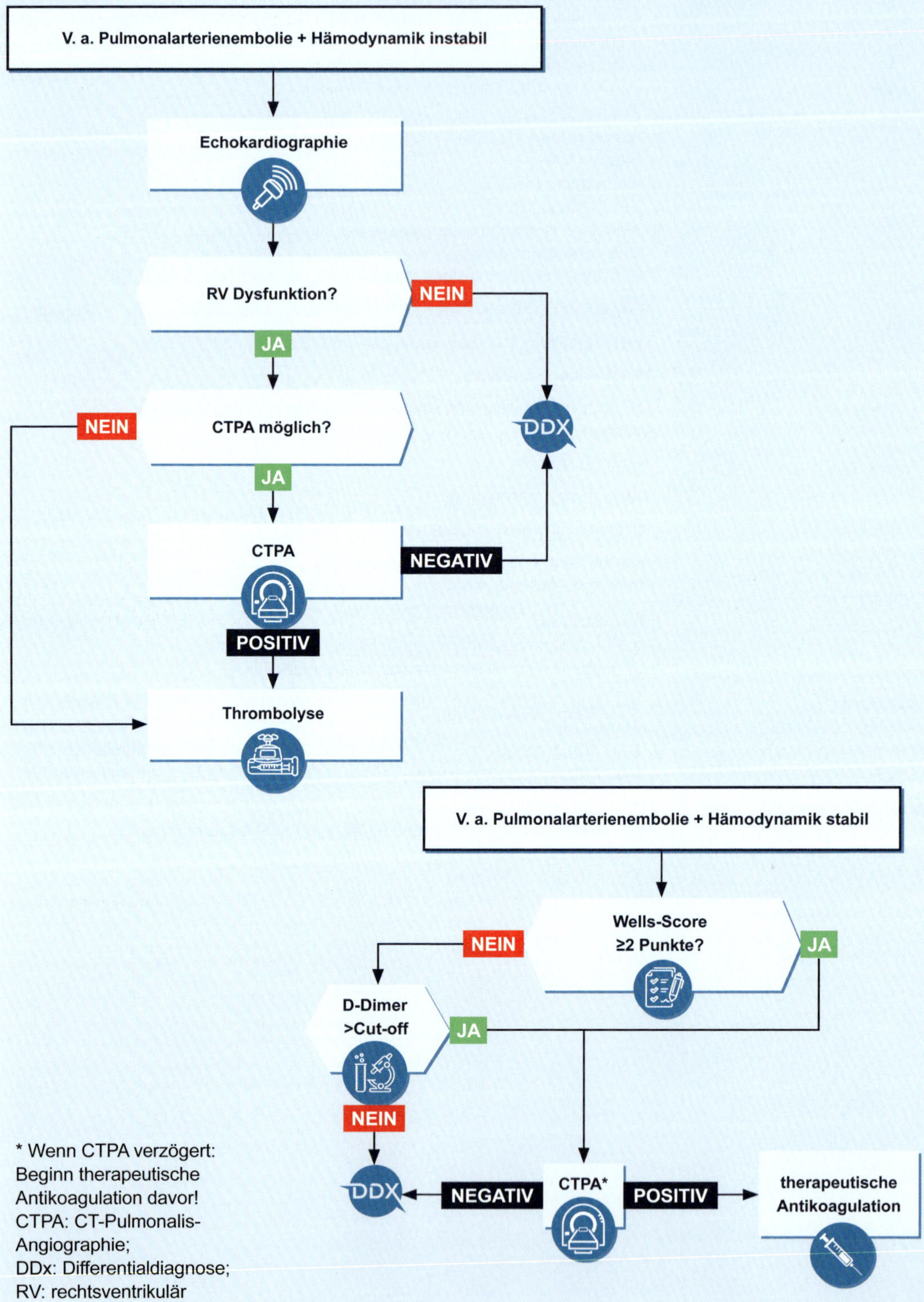

* Wenn CTPA verzögert: Beginn therapeutische Antikoagulation davor!
CTPA: CT-Pulmonalis-Angiographie;
DDx: Differentialdiagnose;
RV: rechtsventrikulär

(Labor-)Diagnostik

- D-Dimer bei niedrigem Risiko (Wells-Score 0–1 Punkt) nur zum Ausschluss einer Pulmonalarterienembolie verwendbar!
- >50 Jahre – Alters-adjustierten Cut-off beachten: Alter in Jahren/100 = Cut-off in mg/l
- nach Diagnose Pulmonalarterienembolie im Intervall: Doppler-Sonographie der Beinvenen (tiefe Beinvenenthrombose?)

Wichtig/CAVE

Abschätzung des Sterberisikos von Patienten mit Pulmonalarterienembolie zum therapeutischen Management			
	hämo-dynamisch instabil	**rechts-ventrikuläre Dysfunktion**	**Troponin-T-Erhöhung**
high-risk	+	(+)	(+)
intermediär high-risk	-	+	+
intermediär low-risk	-	+	+
low-risk	-	-	-

bei Patienten mit niedrigem Sterberisiko: vereinfachten Pulmonary Embolism Severity Index (PESI)-Score zur Abschätzung der 30-Tage-Sterblichkeit berechnen:

Vereinfachter Pulmonary Embolism Severity Index (PESI)-Score	
Alter >80 Jahre	1 Punkt
Malignom in der Anamnese	1 Punkt
chronische kardiovaskuläre oder respiratorische Erkrankung	1 Punkt
Herzfrequenz ≥110/min	1 Punkt
systolischer Blutdruck <100 mmHg	1 Punkt
Sauerstoffsättigung <90%	1 Punkt

Akutmaßnahmen (siehe Infografik)

- **Sauerstoff-Therapie**
- bei respiratorischer Insuffizienz: siehe Seite 54
- bei Schock: siehe Seite 60

Akuttherapie Pulmonalarterienembolie (1)	
Kreislaufstillstand	Tenecteplase 100 IU/kg (maximal 10.000 IU)
high-risk	▪ bei Verdacht 5.000 IU unfraktioniertes Heparin i.v. ▪ Thrombolyse (Alteplase 100 mg über 2 Stunden) + im Anschluss: unfraktioniertes Heparin oder niedermolekulares Heparin (z. B. Enoxaparin 2 x 1 mg/kg/Tag s.c.) ▪ bei Kontraindikation gegen Thrombolyse (siehe Seite 734): Herzchirurgie oder interventionelle Radiologie ▪ Schocktherapie: Nor-/Adrenalin-Perfusor + Iloprost 10 µg p.i. (oder: Nitroglyzerin 5 mg p.i.) ▪ bei refraktärem Schock: veno-arterielle ECMO-Therapie erwägen

<table>
<tr>
<td>Akutmaßnahmen (siehe Infografik)</td>
<td>
<table>
<tr><th colspan="2">Akuttherapie Pulmonalarterienembolie (2)</th></tr>
<tr><td>intermediär high-risk</td><td>individuelle Entscheidung (nicht von Guidelines empfohlen):
■ reduzierte Lyse mit Alteplase 0,3 mg/kg (maximal 25 mg) i.v. (über 15 Minuten) oder bei Blutungsrisiko 1 mg/h über 24 Stunden</td></tr>
<tr><td>intermediär low- oder low-risk</td><td>■ unmittelbarer Beginn Antikoagulation (z. B. Enoxaparin 2 x 1 mg/kg/Tag s.c.; bei erhöhtem Blutungsrisiko: unfraktioniertes Heparin kontinuierlich ± Bolusgabe)
■ alternativ bei low-risk: unmittelbarer Beginn mit direkten oralen Antikoagulantien in erhöhter Dosierung (z. B. Apixaban 2 x 10 mg/Tag p.o. oder Rivaroxaban 2 x 15 mg/Tag p.o.)
■ bei sekundärer hämodynamischer Verschlechterung: Thrombolyse (Alteplase 100 mg über 2 Stunden); bei Kontraindikationen gegen Thrombolyse (siehe Seite 734): Herzchirurgie oder interventionelle Radiologie</td></tr>
</table>
■ Thrombus-in-transit: keine spezielle Therapiemaßnahme; Ausnahme: bei Thrombus-in-transit über ein persistierendes Foramen ovale: herzchirurgische Thrombektomie
■ Indikation Vena-cava-Filter:
▸ akute Pulmonalarterienembolie und absolute Kontraindikation gegen Antikoagulation
▸ akute Pulmonalarterienembolie unter oraler Antikoagulation
■ bei subsegmentalen Embolien: weitere Abklärung (z. B. mittels V/Q-Szintigraphie) und Evaluation der Indikation zur oralen Antikoagulation durch Behandlungspartner
</td>
</tr>
<tr>
<td>Kommentar</td>
<td>■ Intubation instabiler Patienten mit Pulmonalarterienembolie nur im äußersten Notfall, da eine Überdruckbeatmung das Rechtsherzversagen exazerbieren und zu einem Kreislaufstillstand führen kann!
■ Timor mortis („Ich glaube, ich muss sterben!") ernst nehmen; viele Patienten haben recht mit ihrem Gefühl!
■ Bei einem vereinfachten PESI-Score von 0 Punkten kann bei entsprechender sozialer Versorgung des Patienten eine ambulante Therapie mit zeitnaher Kontrolle beim niedergelassenen Facharzt erwogen werden.</td>
</tr>
<tr>
<td>Behandlungspartner</td>
<td>■ Pneumologie oder Kardiologie
■ Intensivmedizin</td>
</tr>
</table>

Literatur:

Kahn SR, et al. Pulmonary embolism. N Engl J Med 2022; 387:45–57.

Konstantinides SV, et al. 2019 ESC Guidelines for the diagnosis and management of acute pulmonary embolism developed in collaboration with the European Respiratory Society (ERS): The Task Force for the diagnosis and management of acute pulmonary embolism of the European Society of Cardiology (ESC). Eur Heart J 2019; 41:543–603.

PYELONEPHRITIS

unter Mitarbeit von OA Dr. Sebastian Graf und OA Dr. Kurt Pogner

Definition	Infektion des Nierenbeckens ± der Niere
Ursachen	**Infektion mit:** ■ Bakterien (z. B. Escherichia coli > andere gramnegative Bakterien > Anaerobier > Staphylococcus aureus > andere Bakterien) ■ Pilzen (z. B. Candida spp.) ■ Infektionsweg: aszendierend >> hämatogen
Anamnese	■ Symptombeginn und -verlauf? ■ Veränderungen der Harnfarbe (z. B. trüb) und Harngeruch? ■ Schmerzen oder Missempfinden beim Harnlassen? ■ Gesteigerte Harnfrequenz mit geringen Harnportionen? ■ Frühere Harnwegsinfektionen oder Pyelonephritis? ■ Vorerkrankungen? (z. B. Prostatahyperplasie, anatomische Anomalien der Harnwege, Diabetes mellitus, Immunsuppression, neurologische Erkrankung) ■ Kurvenanamnese: mikrobiologische Vorbefunde ± Antibiogramm?
Klinik	■ Fieber ■ Schüttelfrost ■ Flankenschmerzen ■ Dysurie ■ Pollakisurie ■ Veränderung von Harnfarbe und -geruch ■ Übelkeit ± Erbrechen Cave: in bis zu 20% können Symptome einer unteren Harnwegsinfektion (z. B. Dysurie, Pollakisurie und Veränderungen des Harns) fehlen!
Monitoring	■ einmalig: Herzfrequenz, Atemfrequenz, nicht-invasiver Blutdruck, SpO_2, Temperatur ± Harnkatheter ■ bei Sepsis – kontinuierlich: Herzfrequenz, Atemfrequenz, nicht-invasiver Blutdruck, SpO_2, Temperatur ± invasiver Blutdruck, Harnkatheter, ZVK
(Labor-)Diagnostik	■ venöse/arterielle Blutgasanalyse ■ Routinelabor ■ Harnstreifen (typisch: Leukozyten positiv, Nitrit positiv, Protein positiv, Erythrozyten positiv) ■ Harnkultur + 2 Blutkulturen (jeweils aerob und anaerob) ■ Sonographie (Stauung Nierenbecken?) ■ **CT ± Kontrastmittel bei folgenden Indikationen:** ► Sepsis oder septischer Schock ► V. a. oder bekannte Urolithiasis ► Anstieg der Kreatinin-Serumkonzentration >50% (als indirekter Hinweis auf eine akute Obstruktion)
Wichtig/CAVE	**Komplikationen der Pyelonephritis:** ■ perinephritischer oder kortikomedullärer Abszess (siehe Seite 238) ■ emphysematöse Pyelonephritis ■ Sepsis oder septischer Schock ■ akute Nierenschädigung (siehe Seite 411)

Akutmaßnahmen	■ **Analgesie** (z. B. Metamizol 1–2,5 g ± Scopolamin 20 mg KI) ■ **Flüssigkeitstherapie** mit balancierten Kristalloiden ■ bei Sepsis: siehe Seite 64 ■ bei Schock: siehe Seite 60 ■ **Antibiose:** ▸ Piperacillin/Tazobactam 4/0,5 g KI (bei Penicillin-Allergie: Cefepim 2 g KI) ▸ bei ambulanter Therapie: Amoxicillin/Clavulansäure 3 x 875/125 mg/Tag p.o. für 7–14 Tage ▸ wenn Antibiogramm von früherer Harnwegsinfektion vorhanden: Antibiose nach Antibiogram ■ bei Hydronephrose oder Obstruktion: **retrograde Harnleiterschienung (z. B. Double-J) und/oder perkutane Nephrostomie** ■ **gezielte perkutane Drainage von größeren Abszessen** ■ Ultima Ratio: Nephrektomie bei refraktärer Sepsis infolge emphysematöser Pyelonephritis
Kommentar	■ im Regelfall stationäre Aufnahme ■ **ambulante Versorgung in folgenden Fällen möglich:** ▸ geringe Erkrankungsschwere ▸ geringe Übelkeit ohne Erbrechen ▸ keine relevanten Vorerkrankungen ▸ häusliche Versorgung und ärztliche Kontrolle gewährleistet
Behandlungspartner	Urologie

Literatur:
Bonkat G, et al. EAU Guidelines on Urological Infections. European Association of Urology, 2021.
Johnson JR, et al. Acute pyelonephritis in adults. N Engl J Med 2018; 378:48–59.

RHABDOMYOLYSE

Definition	Zerfall von quergestreifter Muskulatur mit Freisetzung von Muskelbestandteilen (z. B. Laktatdehydrogenase, Creatinkinase, Myoglobin, Kalium)
Ursachen	■ Trauma (z. B. ausgedehnte Extremitätenverletzungen, höhergradige Frakturen, siehe Seite 313) ■ physikalisch (z. B. sportliche Überlastung, Hitzschlag, Hyperthermie [inklusive Serotonin- und Malignes Neuroleptika-Syndrom], Liegetrauma, Status epilepticus) ■ toxisch (z. B. Medikamente [Statine, Neuroleptika, Serotonin-Reuptake-Hemmer, Proteaseinhibitoren], Kohlenmonoxid, Alkohol, Kokain, Amphetamine, Heroin, Methadon, Ecstasy, Konsum von ausgewählten Meeresfrüchten oder Fischen) ■ ischämisch (z. B. akute Extremitätenischämie) ■ inflammatorisch/infektiös (z. B. viral [Influenza A+B, HIV, Coxsackie-Virus, Epstein-Barr-Virus, Cytomegalie-Virus], bakteriell [z. B. Legionellen, Clostridien], autoimmunologisch) ■ Risikofaktoren bzw. seltene Ursachen: Elektrolytstörungen (z. B. Hypokaliämie), angeborene Myopathie oder Stoffwechselstörung (z. B. Enzymdefekte)

Anamnese	passend zu auslösender Akut- oder Grunderkrankung **Bei fehlender auslösender Ursache:** ▪ Symptombeginn und -verlauf? ▪ Trauma? ▪ Sportliche Überlastung bzw. Anstrengung? ▪ Einnahme von Risikomedikamenten? (siehe oben) ▪ Alkohol- und/oder Drogenabusus? ▪ Z.n. Liegetrauma? (z. B. Wohnungsöffnung, Z.n. Drogenintoxikation) ▪ Fieber und/oder Infektsymptome? ▪ Z.n. epileptischem Anfall? ▪ Anamnestische Hinweise auf Infektion oder Akuterkrankung? ▪ Angeborene Muskelerkrankung oder Stoffwechselstörung? ▪ Positive Familienanamnese?
Klinik	▪ passend zu auslösender Grunderkrankung ▪ Muskelschwellung ▪ Myalgien ▪ Muskelschwäche ▪ rötlich/dunkel verfärbter (Cola-farbener) Harn ▪ bei Kompartment-Syndrom: starke Schmerzen (verstärkt durch passive Bewegung), gespannte Muskellogen, Sensibilitätsminderung, motorische Schwäche (typisch bei Kompartment-Syndrom des Unterschenkels: Großzehenheberschwäche)
Monitoring	▪ einmalig: Herzfrequenz, Atemfrequenz, nicht-invasiver Blutdruck, SpO_2, Temperatur ▪ bei McMahon Score ≥ 6 Punkte – kontinuierlich: Herzfrequenz, Atemfrequenz, nicht-invasiver Blutdruck, SpO_2, Temperatur, Harnkatheter ± invasiver Blutdruck, ZVK
(Labor-)Diagnostik	▪ venöse/arterielle Blutgasanalyse ▪ Routinelabor + Creatinkinase/Myoglobin + Harnsäure ± Ethanol ▪ Harnstatus/-streifen (typisch: Hämoglobin positiv, Erythrozyten negativ) ▪ bei Verdacht: Tox-Screening im Harn ▪ bei V. a. Kompartment-Syndrom: Kompartmentdruckmessung mit invasivem Drucksystem (kritischer Kompartmentdruck: >30 mmHg oder diastolischer Blutdruck – Kompartmentdruck <30 mmHg – Wichtig: Äquilibrierungszeit von 60 Sekunden abwarten, da initial durch reflektorische Muskelkontraktion infolge des Nadeleinstichs zu hohe Druckwerte gemessen werden)
Wichtig/CAVE	▪ Bei Rhabdomyolyse überdurchschnittlich rascher und hoher Anstieg der Kreatinin-Serumkonzentration verglichen mit anderen Ursachen der akuten Nierenschädigung (aufgrund Metabolisierung u. a. der Creatinkinase zu Kreatinin)! ▪ Wichtigste Komplikation der Rhabdomyolyse ist das Crush-Syndrom mit akuter Nierenschädigung ± inflammatorischem Schockzustand (typisch: Hypovolämie + Hyperkaliämie + Hypokalzämie)

Wichtig/CAVE

McMahon-Score zur Abschätzung des Risikos einer akuten Nierenschädigung durch eine Rhabdomyolyse		Punkte
Alter	≤50 Jahre	0
	51–70 Jahre	1
	71–80 Jahre	2
	>80 Jahre	3
Weibliches Geschlecht		1
Erste Kreatinin-Serumkonzentration	<1,4 mg/dl	0
	1,4–2,2 mg/dl	1,5
	>2,2 mg/dl	3
Erste Gesamtkalzium-Serumkonzentration	<1,88 mmol/l	2
Erste Phosphat-Serumkonzentration	<1 mmol/l	0
	1–1,4 mmol/l	1,5
	>1,4 mmol/l	3
Erste Bikarbonat-Serumkonzentration	<19 mmol/l	2
Erste Creatinkinase-Serumkonzentration	>40.000 U/l	2
Rhabdomyolyse nicht durch Krampfanfall, Synkope, körperliche Belastung, Statine oder Myositis bedingt		3

Interpretation:
≥6 Punkte: erhöhtes Risiko einer akuten Nierenschädigung

Akutmaßnahmen

- **Ursache behandeln** (z. B. Kompartment-Spaltung) **bzw. Absetzen des potenziell auslösenden Medikaments**
- **Nephro- und myotoxische Medikamente absetzen bzw. meiden**
- **Analgesie**
- bei Schock: siehe Seite 60
- bei EKG-relevanter Hyperkaliämie oder schwerer Hypokalzämie (ionisierte Kalzium-Serumkonzentration <0,8 mmol/l): **intravenöse Kalziumsubstitution** mit Kalziumglukonat 10% 30 ml Kl (siehe Seite 343)
- bei erhöhtem Risiko einer akuten Nierenschädigung (z. B. McMahon-Score ≥6 Punkte):
  - **balancierte Kristalloide** mit dem **Ziel** einer **Diurese** von **100–300 ml/h** (Cave: Hypervolämiegefahr bei zu geringer Diuresemenge und fortgesetzter Volumenzufuhr)
  - **Harnalkalisierung** (Ziel Harn-pH: >6,5) mit oralem Bikarbonat (z. B. 4 x 1.000 mg/Tag p.o.) oder intravenösem Natriumbikarbonat 1,4% (z. B. jeweils mit balancierten Kristalloiden im Verhältnis 1:1)
  - bei Anurie oder lebensbedrohlicher Hyperkaliämie: **Dialysekatheter** (Anlageort präferentiell: Vena jugularis interna dextra > Vena femoralis > Vena jugularis interna sinistra >> Vena subclavia) **+ Nierenersatztherapie** (z. B. kontinuierliche veno-venöse Hämodiafiltration)

Kommentar

Eine effektive Harnalkalisierung kann durch Bolusgaben von hochprozentigem Natriumbikarbonat (z. B. 8,4%) kaum bewerkstelligt werden, da die Bikarbonat-Serumkonzentration sehr schnell ansteigt und es durch einen renalen „Spillover“ zu einer raschen Normalisierung der Bikarbonat-Serumkonzentration kommt.

Behandlungspartner	**Abhängig von Ursache der Rhabdomyolyse:** ▪ Unfallchirurgie/Orthopädie ▪ Innere Medizin/Nephrologie ▪ Intensivmedizin

Literatur:

Long B, et al. An evidence-based narrative review of the emergency department evaluation and management of rhabdomyolysis. Am J Emerg Med 2019; 37:518–523.
McMahon GM, et al. A risk prediction score for kidney failure or mortality in rhabdomyolysis. JAMA Intern Med 2013; 173:1821–1828.

RHEUMATOLOGISCHE NOTFÄLLE

Anamnese	▪ Symptombeginn und -verlauf? ▪ Bekannte rheumatologische Erkrankung? ▪ Begleitsymptome? (z. B. Gelenkschmerzen, Myalgien, Fieber, Thoraxschmerzen, rotes Auge, Husten, Hämoptysen, Hautausschlag, [Belastungs-]Dyspnoe, Veränderung Harnaspekt/-frequenz, Kopfschmerzen, Sehstörung, muskuläre Schwäche) ▪ Anamnestische Hinweise auf Infektion oder andere Akuterkrankung? ▪ Z.n. Trauma? ▪ Dauermedikation und Medikamenten-Compliance?
Granulomatose mit Polyangiitis	**Subglottische Stenose** **Klinik:** Heiserkeit, Husten, Dyspnoe, inspiratorischer Stridor, Atemwegsverlegung (z. B. durch Sekret/Schleim) **Diagnostik:** Laryngoskopie **Therapie:** siehe Seite 70
Katastrophales Antiphospholipid-Syndrom	**Klinik:** Livedo racemosa, Dyspnoe, multiple thromboembolische Komplikationen (z. B. tiefe Beinvenenthrombose, Pulmonalarterienembolie, Schlaganfall), Hämoptysen, Schock (akute Herzinsuffizienz), akute Nierenschädigung, qualitative Vigilanzveränderung/Delir, ARDS **Ursachen:** häufig: primäres Antiphospholipid-Syndrom (in 50% Antiphospholipid-Syndrom bekannt, in 50% Erstmanifestation; in vielen Fällen auslösende Ursache [z. B. Infektion, OP, Trauma, hämatoonkologische Erkrankung, Schwangerschaft]), selten: sekundär im Rahmen einer Autoimmunerkrankung (z. B. systemischer Lupus erythematodes) **Differentialdiagnosen:** Thrombotische Mikroangiopathie (siehe Seite 491), Heparin-induzierte Thrombozytopenie, Verbrauchskoagulopathie, Sepsis (siehe Seite 64), Endokarditis (siehe Seite 296), Vaskulitis, Cholesterinembolie-Syndrom (siehe Seite 283) **Diagnostik:** Routinelabor + visuelles Differentialblutbild (Fragmentozyten?), Harnstreifen/-status (Proteinurie?), Lupus-Antikoagulans, Antiphospholipid-Antikörper, bei Thromboseverdacht: Doppler-Sonographie der Beinvenen, CT Thorax + Pulmonalisangiographie **Therapie:** unfraktioniertes Heparin 5.000 IU i.v. (weiter mit 1.500 IU/h), (Methyl-)Prednisolon 1 g i.v. + therapeutischer Plasmaaustausch

Morbus Bechterew (Spondylitis ankylosans)	**Allgemein:** potenziell schwierigen Atemweg durch eingeschränkte HWS-Beweglichkeit beachten! **Wirbelkörperfraktur** **Klinik:** lokalisierter Schmerz, Schmerzexazerbation durch Bewegung, neurologische Ausfälle häufig **Diagnostik:** Röntgenaufnahme a.p. und seitlich oder: CT **Therapie:** Analgesie, Immobilisation bei Verdacht, orthopädisches Konsil
Morbus Still des Erwachsenen	**Allgemein:** systemische Inflammation, die typischerweise bei jungen Erwachsenen auftritt und mit dem lebensbedrohlichen Makrophagenaktivierungssyndrom assoziiert sein kann **Klinik:** Fieber, Gelenkschmerzen (typisch: Knie-, Ellenbogen-, Sprung- und Handgelenke), Exanthem (lachsfarben, flüchtig), Halsschmerzen/Pharyngitis, Lymphadenopathie, Splenomegalie, bei Makrophagenaktivierungssyndrom: Multiorgandysfunktionssyndrom **Labor:** Routinelabor + Ferritin + Blutsenkungsgeschwindigkeit, Blutkulturen, Harnstatus/-sediment, antinukleäre Antikörper, Anti-Neutrophile zytoplasmatische Antikörper, Myeloperoxidase, Anti-Basalmembran-Antikörper, Thoraxröntgen **Therapie:** NSAR, Prednisolon 1 mg/kg i.v. oder p.o. (bei Makrophagen Aktivierungs-Syndrom: 1 g i.v.), weitere Therapie durch Rheumatologen (z. B. Interleukin-1- oder Interleukin-6-Antagonisten)
Polymyalgia-rheumatica-Schub	**Klinik:** proximale bilaterale Muskelschmerzen und -schwäche im Schulter- (95%) und/oder Beckengürtel, Morgensteifigkeit **Diagnostik:** Routineblut + Blutsenkungsgeschwindigkeit **Therapie:** Prednisolon 25 mg p.o.
Pulmorenales Syndrom	**Klinik:** Hämoptysen (nur bei 2/3 der Patienten trotz alveolärer Blutung vorhanden!), Dyspnoe, Hypoxämie, (Mikro-)Hämaturie/Proteinurie, arterielle Hypertonie **Ursachen:** Anti-Neutrophile zytoplasmatische Antikörper-assoziierte Vaskulitiden > Goodpasture-Syndrom >> Lupusschub, Immunglobulin A-Vaskulitis, isolierte pulmonale Kapillaritis (nicht-autoimmunologische Differentialdiagnosen beachten: respiratorische Infektion, Linksherzinsuffizienz, Koagulopathie, medikamentös, toxisch [z. B. Vaping, Crack-Inhalation]) **Diagnostik:** Routinelabor + Harnstatus/-sediment, Tox-Screening Harn, antinukleäre Antikörper, antineutrophile zytoplasmatische Antikörper, Myeloperoxidase, Antibasalmembran-Antikörper, Blutsenkungsgeschwindigkeit, Thoraxröntgen, CT Thorax, evtl. Bronchoskopie mit bronchoalveolärer Lavage **Therapie:** (Methyl-)Prednisolon 1 g i.v. + therapeutischer Plasmaaustausch

Rheumatoide Arthritis	**Allgemein:**
	▪ erhöhtes Risiko für kardiovaskuläre Komplikationen (z. B. Akutes Koronarsyndrom, Schlaganfall) durch chronische Inflammation
	▪ erhöhtes Infektionsrisiko durch Kortison- und/oder TNF-α-Inhibitoren-Therapie
	▪ Nebenwirkungen von erkrankungsmodifizierenden Medikamenten
	▪ Cave bei Intubation:
	  ▸ eingeschränkte Beweglichkeit der HWS: potenziell schwieriger Atemweg!
	  ▸ atlanto-axiale Instabilität: manuelle Inline-Stabilisierung!

Rheumatoide Arthritis	**Rheumaschub („Flare“)** **Klinik:** Schmerzexazerbation, Überwärmung und Schwellung mehrerer Gelenke (insbesondere der Metacarpophalangealgelenke, bei länger bestehender Erkrankung auch große Gelenke betroffen), Symptomexazerbation (z. B. Morgensteifigkeit), Müdigkeit, Depression **Diagnostik:** klinische Diagnose (wichtige Differentialdiagnose: septische Arthritis – siehe unten) **Therapie:** NSAR + Prednisolon 1 x 25 mg/Tag p.o. für 2 Tage, dann vorsichtige Reduktion, Zuweisung zum Rheumatologen (Erweiterung der Medikation?) **Septische Arthritis** **Klinik:** schwierig von Rheumaschub zu unterscheiden, typisch: Fieber, Rötung und Schwellung eines Gelenks, nur ein Gelenk betroffen (Cave: bei 25% der Patienten: septische Polyarthritis) **Diagnostik:** venöse/arterielle Blutgasanalyse, Routinelabor + Procalcitonin, Gelenkpunktat (Zellzahl und -art, Kristalle; >50.000 Leukozyten/µl diagnostisch) und zur mikrobiologischen Analyse (Gramfärbung + Keimwachstum) **Therapie:** siehe Seite 263 **Atlanto-axiale Subluxation** **Allgemein:** zumeist bei Patienten mit lange bestehender, rheumatoider Arthritis, evtl. nach Trauma **Klinik:** Nackenschmerzen, Fingerparästhesien **Diagnostik:** HWS-Röntgen seitlich, CT oder MRT HWS **Therapie:** Immobilisierung HWS bereits bei Verdacht, Analgesie, neuro-/unfallchirurgisches Konsil **Arthritis des Cricoarytenoidgelenks** **Klinik:** Heiserkeit, Fremdkörpergefühl, inspiratorischer Stridor **Diagnostik:** Laryngoskopie, evtl. CT mit Feinschichtung des Larynx **Therapie:** Prednisolon 1 mg/kg i.v. oder p.o., bei inspiratorischem Stridor und Dyspnoe: siehe Seite 70
Riesenzellarteriitis	**Visusminderung/-verlust** **Klinik:** Visusminderung/-verlust, temporale Kopfschmerzen, Kiefergelenksschmerzen (insbesondere beim Kauen), verhärtete oder verdickte Temporalarterie **Diagnostik:** Routinelabor + Blutsenkungsgeschwindigkeit, nach Rücksprache evtl. Doppler-Sonographie, MRT-Angiographie **Therapie:** Methylprednisolon 1 g i.v. **Vertebrobasiläre Insuffizienz** **Klinik:** Schwindel, Gangstörung, Hirnnervenausfälle, Übelkeit ± Erbrechen, „Drop Attacks“ **Diagnostik:** Routinelabor + Blutsenkungsgeschwindigkeit, Doppler-Sonographie, CT/MRT-Angiographie **Therapie:** Methylprednisolon 1 g i.v. **Akutes Aortensyndrom** (siehe Seite 256)
Sjögren-Syndrom	**Hypokaliäme Lähmung** **Klinik:** Muskelschwäche, respiratorische Insuffizienz **Diagnostik:** venöse/arterielle Blutgasanalyse (Hypokaliämie + metabolische Azidose bei distaler renal-tubulärer Azidose), Routinelabor, Harnstreifen/-status **Therapie:** intravenöse Kaliumsubstitution, evtl. Natriumbikarbonat nach Normalisierung der Kalium-Serumkonzentration

Systemische Sklerose	**Scleroderma Renal Crisis** **Allgemein:** typisch innerhalb der ersten 4 Jahre nach Diagnosestellung **Klinik:** Kopfschmerzen, schwer beherrschbare arterielle Hypertonie, Oligurie/Anurie **Labor:** Routinelabor + visuelles Differentialblutbild (typisch: Fragmentozyten als Ausdruck der malignen Hyperthermie), Anstieg der Kreatinin-Serumkonzentration, mikroangiopathische Anämie, Thrombozytopenie, Harnstatus/-sediment (typisch: unauffällig) **Therapie:** Management der hypertensiven Krise (siehe Seite 346); Wichtig: orale Blutdruckkontrolle mit ACE-Hemmern oder AT2-Rezeptorblocker (trotz Nierenschädigung/-versagen), evtl. Nierenersatztherapie
Systemischer Lupus erythematodes	**Lupus-Schub** **Klinik:** Fieber, Arthralgien, Myalgien, Serositis mit Perikard- und Pleuraergüssen, Schmetterlingserythem, Läsionen Mundschleimhaut, Cheilitis, Alopezie **Diagnostik:** Routinelabor + antinukleäre Antikörper (quantitativ) + Komplement C3 und C4, Echokardiographie **Therapie:** Prednisolon 1 mg/kg i.v. (bei schwerem Schub: 1 g i.v. + therapeutischer Plasmaaustausch), bei relevantem Perikard- bzw. Pleuraerguss: Perikard- oder Pleurapunktion **Lupusnephritis** **Klinik:** Fieber, arterielle Hypertonie, Gelenksschmerzen, Veränderung Harnaspekt (Hämaturie, schaumiger Harn) **Diagnostik:** Routinelabor + antinukleäre Antikörper (quantitativ), Komplement C3 und C4, Harnstatus/-sediment, im Intervall: Nierenbiopsie **Therapie:** Prednisolon 1 mg/kg i.v. oder p.o., weitere Therapie durch Rheumatologen/Nephrologen nach Biopsie **Transverse Myelitis** **Klinik:** spastische Paraparese, sensorisches Niveau, (neuropathische) Schmerzen, Blasenentleerungsstörung **Diagnostik:** Routinelabor + antinukleäre Antikörper (quantitativ), Komplement C3 und C4, MRT, bei negativem MRT: Lumbalpunktion **Therapie:** Methylprednisolon 0,5–1 g i.v., weitere Immunsuppression (z. B. Cyclophosphamid) durch Rheumatologen **Alveoläre Blutung** (siehe pulmorenales Syndrom)

Literatur:
Gutiérrez-González LA. Rheumatologic emergencies. Clin Rheumatol 2015; 34:2011–2019.
Mahmood SB, et al. Polymyalgia rheumatica: an updated review. Cleve Clin J Med 2020; 87:549–556.
Simon S, et al. Diagnosis and management of giant cell arteritis. Clin Exp Ophthalmol 2021; 49:169–185.
Slobodin G, et al. The emergency room in systemic rheumatic diseases. Emerg Med 2006; 23:667–671.

SCAPE (SYMPATHETIC CRASHING ACUTE PULMONARY EDEMA)

Definition	Lungenödem, welches akut im Rahmen einer hypertensiven Krise auftritt und mit einer massiven Sympathikus-Stimulation vergesellschaftet ist

Ursachen	■ unbehandelte oder schlecht eingestellte arterielle Hypertonie ■ häufig in Kombination mit diastolischer Linksherzinsuffizienz (sogenanntes „Heart failure with preserved ejection fraction") ■ selten: Intoxikation mit Kokain oder (Meth-)Amphetaminen (siehe Seiten 518 und 551)
Anamnese	■ Symptombeginn und -verlauf? (typisch: Beginn innerhalb von Minuten bis wenigen Stunden) ■ Vorerkrankungen? (z. B. arterielle Hypertonie, linksventrikuläre Hypertrophie, Niereninsuffizienz) ■ Medikamenteneinnahme/-Compliance? ■ Drogenabusus? (z. B. Kokain, [Meth-]Amphetamine, Esketamin) ■ Stigmata/Anamnese für sekundäre Hypertonie? (z. B. Cushing-Syndrom, Flush/Kopfschmerzen bei Phäochromozytom) ■ Familienanamnese arterielle Hypertonie? ■ Blutdruckwerte bekannt? Normalwerte?
Klinik	■ akuter Beginn ■ arterielle Hypertonie (systolischer Blutdruck >>180 mmHg) ■ Tachykardie ■ Hypoxämie ■ massiv erhöhte Atemarbeit ■ obstruktives Atemmuster ■ profuses Schwitzen bis Kaltschweißigkeit ■ bilaterale inspiratorische Rasselgeräusche oder schaumiges Sputum ■ selten: klinische Zeichen der Hypervolämie (z. B. Beinödeme)
Monitoring	■ kontinuierlich: Herzfrequenz, Atemfrequenz, invasiver Blutdruck, SpO_2, Harnkatheter ± ZVK ■ einmalig: nicht-invasiver Blutdruck an beiden Armen, Temperatur
(Labor-)Diagnostik	■ 12-Kanal-EKG ■ arterielle Blutgasanalyse ■ Routinelabor ■ bei Thoraxschmerzen oder V. a. Akutes Koronarsyndrom: + Troponin T ■ Echokardiographie ■ Thoraxröntgen
Wichtig/CAVE	Bei systolischem Blutdruck <200 mmHg differentialdiagnostisch an akute Lungenschädigung anderer Ätiologie mit sekundärer arterieller Hypertonie denken!
Akutmaßnahmen	■ Ziel: **Reduktion systolischer Blutdruck <140 mmHg** so rasch als möglich ■ **nicht-invasive Beatmung** (siehe Seite 54) ■ **Morphin** 2-mg-weise i.v. (nach Dyspnoe) ■ **Nitroglyzerin** 500–1.000 µg i.v. (über 2 Minuten) ■ **Nitroglyzerin-Perfusor**
Kommentar	■ Normalisierung des Blutdruckes häufig ebenso rasch wie Beginn der hypertensiven Krise! Daher langwirksame Antihypertensiva meiden! ■ Furosemid ohne klinische Hinweise auf Hypervolämie meiden, da dies häufig zu einem übermäßigen sekundären Blutdruckabfall führt
Behandlungspartner	■ Intensivmedizin ■ Kardiologie

Literatur:

Paone S, et al. Recognition of Sympathetic Crashing Acute Pulmonary Edema (SCAPE) and use of high-dose nitroglycerin infusion. Am J Emerg Med 2018; 36:1526.e5–1526.e7.

Williams B, et al. 2018 ESC/ESH Guidelines for the management of arterial hypertension. The Task Force for the management of arterial hypertension of the European Society of Cardiology and the European Society of Hypertension. J Hypertens 36:1953–2041.

SCHÄDELHIRNTRAUMA, PENETRIEREND

Definition	Verletzung des Schädels und Gehirns durch das Eindringen eines Fremdkörpers
Ursachen	■ „High velocity"-Objekte (z. B. Kugeln von Feuerwaffen, Schrapnells): ausgedehnte direkte (z. B. durch eindringenden Fremdkörper entstehender permanenter Wundkanal) sowie indirekte (z. B. durch Druckwelle entstehende temporäre Wundhöhle) Gewebeschädigung ■ „Low velocity"-Objekte (z. B. Messer, Nagel): direkte Gewebeschädigung durch den eindringenden Fremdkörper
Anamnese	■ Unfallmechanismus? ■ Unfallzeitpunkt? ■ Dauer der Bewusstlosigkeit? ■ Orale Antikoagulation? (Anmerkung: Acetylsalicylsäure 100 mg/Tag gilt nicht als orale Antikoagulation) ■ Alkohol- oder Drogeneinnahme? ■ Begleitverletzungen? ■ Prähospitaler Verlauf und gesetzte Maßnahmen? ■ Funktioneller Zustand vor Trauma?
Klinik	■ Eintritts- und evtl. Austrittswunde, typisch: ▸ Blutung aus Skalp- und/oder Gesichtsschädelverletzung ▸ Liquoraustritt ■ Vigilanzminderung und neurologische Defizite abhängig von betroffenen Hirnregionen, typisch (insbesondere bei bitemporaler Penetrations-/Perforationsverletzung): ▸ Koma ▸ Störung der Pupillenmotorik (Anisokorie bzw. bilaterale Mydriasis) ▸ häufig: neurogenes Lungenödem, myokardiales Stunning inklusive EKG-Veränderungen (Rhythmusstörungen und/oder ST-Streckenveränderungen)
Monitoring	kontinuierlich: Herzfrequenz, Atemfrequenz, invasiver Blutdruck, SpO_2, Temperatur, Harnkatheter, ZVK
(Labor-)Diagnostik	■ arterielle Blutgasanalyse ■ Routinelabor ■ bei V. a. Intoxikation: + Ethanol im Blut ± Tox-Screening im Harn ■ bei Antikoagulation mit direkten oralen Antikoagulantien: + Antikoagulantien-Serumkonzentration ■ natives CCT, Knochenfenster + HWS, CT-Angiographie intra- und extrakranielle Gefäße
Wichtig/CAVE	■ Sehr hohe Mortalität: bereits prähospital bis zu 90%! ■ 50% der Patienten, welche die Notaufnahme lebend erreichen, versterben in den ersten 24 Stunden. ■ **Ungünstige klinische Prädiktoren:** ▸ Glasgow Coma Scale <6 Punkte ▸ weite und areaktive Pupillen ▸ hämodynamische Instabilität
Akutmaßnahmen	■ **Blutstillung** (siehe Seite 62) ■ **Komamanagement** (siehe Seite 40) ■ bei hämodynamischer Instabilität: **Schocktherapie** (siehe Seite 62) ■ bei respiratorischer Instabilität: siehe Seite 54 ■ bei penetrierendem Fremdkörper in situ (z. B. Nagel oder Messer): **Fremdkörper belassen** ■ bei oraler Antikoagulation: **Reversierung** (siehe Seite 278)

Akutmaßnahmen	**Nach Sicherung bzw. Stabilisierung der Vitalfunktionen sowie CCT:**
	▪ **interdisziplinäre Therapiezielentscheidung** (kurativ vs. palliativ vs. organerhaltende Therapie)
	▪ bei organerhaltender Therapie: siehe Seite 414
	▪ bei palliativer Therapie: siehe Seite 68
	
	Bei kurativer Therapie:
	▪ neurochirurgische Versorgung:
	  ▸ OP-Indikation individuell (z. B. Glasgow Coma Scale ≥6 Punkte, Anisokorie oder raumfordernde intrakranielle Blutung)
	  ▸ wenn OP, dann möglichst früh – typischerweise mit Duraplastik ± externe Ventrikeldrainage (z. B. bei intraventrikulärem Blut oder offener Frontobasisfraktur)
	  ▸ liberale Hirndrucksondeneinlage
	  ▸ konservatives intrakranielles Debridement unter Belassen von OP-Gebiets-fernen Fremdkörpern (z. B. Knochensplitter, Kugel oder Kugelfragmente)
	▪ bei begleitenden Gesichtsschädelverletzungen: **chirurgische Versorgung durch Kieferchirurgie** (bei Blutung: sofort; bei ossären Verletzungen oder Durafistel: im Intervall)
	▪ **prophylaktische Antibiose** (z. B. Ceftriaxon 2 g KI + Metronidazol 1.500 mg KI) für 7 Tage
	▪ evtl. **Tetanusprophylaxe** (siehe Seite 744)
	▪ **antiepileptische Primärprophylaxe** (z. B. Levetiracetam 2 x 1.000 mg/Tag KI)
	▪ **optimale supportive Therapie:**
	  ▸ SpO$_2$ 94–98% (Cave: PEEP idealerweise ≤10 mbar)
	  ▸ adäquate systemische Perfusion + systolischer Blutdruck ≥100 mmHg (Alter 50–69 Jahre) oder ≥110 mmHg (Alter <40 oder >69 Jahre)
	  ▸ PaCO$_2$ 35–40 mmHg (bei hämodynamischer Stabilität: PetCO$_2$ 30–40 mmHg)
	  ▸ Hämoglobin-Konzentration >7 g/dl
	  ▸ Prothrombinzeit >50%
	  ▸ partielle Thromboplastinzeit <50 Sekunden
	  ▸ Fibrinogen-Plasmakonzentration >150 mg/dl
	  ▸ Thrombozyten >80 G/l
	  ▸ Temperatur 36–37,5°C
	  ▸ Blutzucker 80–180 mg/dl
	  ▸ Natrium-Serumkonzentration 135–145 mmol/l

Kommentar	▪ **Komplikationen eines penetrierenden Schädelhirntraumas:**
	  ▸ traumatisches (Pseudo-)Aneurysma
	  ▸ arteriovenöse Fistel
	  ▸ Arteriendissektion
	  ▸ Hirnabszess
	  ▸ Subduralempyem
	  ▸ Ventrikulitis
	  ▸ Hydrozephalus
	  ▸ Sinusvenenthrombose
	  ▸ posttraumatische Epilepsie (>50%)
	▪ Auf Eigenschutz und Patientensicherheit achten!
	▪ Bei geringstem Zweifel: Polizei und Sicherheitsdienst beiziehen!

Behandlungspartner	▪ Intensivmedizin ▪ Neurochirurgie

Literatur:

Kazim SF, et al. Management of penetrating brain injury. J Emerg Trauma Shock 2011; 4:395–402.
Van Wyck DW, et al. Penetrating Traumatic Brain Injury: A Review of Current Evaluation and Management Concepts. J Neurol Neurophysiol 2015; 6:6.

SCHÄDELHIRNTRAUMA, (MITTEL-)SCHWER

Definition	■ Mittelschweres Schädelhirntrauma: Verletzung des Schädels resultierend in einer Glasgow Coma Scale <13–9 Punkte, entweder 30 Minuten nach Trauma oder bei Ankunft im Krankenhaus ■ Schweres Schädelhirntrauma: Verletzung des Schädels resultierend in einer Glasgow Coma Scale <9 Punkte, entweder 30 Minuten nach Trauma oder bei Ankunft im Krankenhaus ■ oder Verletzung des Schädels resultierend in einer intrakraniellen Blutung unabhängig vom Glasgow Coma Scale Punktewert
Ursachen	**Stumpfe Gewalteinwirkung resultierend in:** ■ diffuses Hirnödem ■ diffuse axonale Schäden ■ Subarachnoidalblutung (hemisphärisch, lokal) ■ einzelne/multiple Kontusionen/Kontusionsblutungen ■ Subduralhämatom ■ Epiduralhämatom ■ intrazerebrale Blutung ■ intraventrikuläre Blutung
Anamnese	■ Unfallmechanismus? ■ Unfallzeitpunkt? ■ Dauer der Bewusstlosigkeit? ■ Orale Antikoagulation? (Anmerkung: Acetylsalicylsäure 100 mg/Tag gilt nicht als orale Antikoagulation) ■ Alkohol- oder Drogeneinnahme? ■ Begleitverletzungen? ■ Prähospitaler Verlauf und gesetzte Maßnahmen? ■ Funktioneller Zustand vor Trauma?
Klinik	■ Vigilanzminderung (Glasgow Coma Scale <13 Punkte) ■ evtl. Agitation und Unruhe ■ Z.n. Krampfanfall ■ pathologisches Atemmuster (z. B. Maschinenatmung bei Mittelhirnläsion, unregelmäßige Atmung bei Hirnstammläsion) ■ Strecksynergismen (V. a. kaudale Mittelhirnläsion) ■ träge Pupillenreaktion oder Hippus (V. a. beginnende transtentorielle Herniation) ■ Anisokorie (V. a. transtentorielle Herniation) ■ beidseitige Mydriasis (V. a. Mittelhirnläsion, transforaminelle Einklemmung, beidseitige Optikusläsion)
Monitoring	kontinuierlich: Herzfrequenz, Atemfrequenz, invasiver Blutdruck, SpO_2, Temperatur, Harnkatheter, ZVK
(Labor-)Diagnostik	■ arterielle Blutgasanalyse ■ Routinelabor + S100-Protein ■ bei V. a. Intoxikation: + Ethanol im Blut ± Tox-Screening im Harn ■ bei Antikoagulation mit direkten oralen Antikoagulantien: + Antikoagulantien-Serumkonzentration ■ natives CCT, Knochenfenster + HWS, CT-Angiographie intra- und extrakranielle Gefäße ■ Wiederholung natives CCT nach 6–8 Stunden

Wichtig/CAVE	■ bis zur Clearance der Halswirbelsäule durch Radiologie: harte Schanzkrawatte belassen! ■ Bei hämodynamischer Instabilität: zuerst Blutungsursache ausschließen! Ausschlussdiagnose: zentrale Regulationsstörung vs. neurogenes myokardiales Stunning!
Akutmaßnahmen	■ **Oberkörperhochlagerung 30°** ■ **Komamanagement:** siehe Seite 40 ■ bei Intubation: **tiefe** (Richmond Agitation Sedation Scale -5, siehe Seite 739) **Analgosedierung** (z. B. Propofol-2%- + Sufentanil- oder Remifentanil-Perfusor) ■ bei raumfordernder Blutung: **raschestmögliche (neuro-)chirurgische Evakuierung** ■ bei Indikation: **Hirndrucksondeneinlage** (siehe Kommentar) ■ **optimale supportive Therapie:** ▸ SpO_2 94–98% (Cave: PEEP idealerweise ≤10 mbar) ▸ adäquate systemische Perfusion + systolischer Blutdruck ≥100 mmHg (Alter 50–69 Jahre) oder ≥110 mmHg (Alter <40 oder >69 Jahre) ▸ $PaCO_2$ 35–40 mmHg (bei hämodynamischer Stabilität: $PetCO_2$ 30–40 mmHg) ▸ Hämoglobin-Konzentration >7 g/dl ▸ Prothrombinzeit >50% ▸ partielle Thromboplastinzeit <50 Sekunden ▸ Fibrinogen-Plasmakonzentration >150 mg/dl ▸ Thrombozyten >80 G/l ▸ Temperatur 36–37,5°C ▸ Blutzucker 80–180 mg/dl ▸ Natrium-Serumkonzentration 135–145 mmol/l ■ bei offener Schädelbasisfraktur oder Kieferhöhlenverletzung: **Antibiose** (z. B. Ampicillin/Sulbactam 3 g KI) ■ bei mittelschwerem Schädelhirntrauma + Agitation: **vorsichtige Sedierung,** Cave: Atemdepression bzw. Hyperkapnie (häufig Intubation zur Durchführung der CT-Diagnostik erforderlich) ■ bei oraler Antikoagulation: **Reversierung** (siehe Seite 278) ■ bei intrakranieller Blutung und Glasgow Coma Scale >8 Punkte: Tranexamsäure 1 g KI ■ bei Z.n. Krampfanfall: **antiepileptische Sekundärprophylaxe** (z. B. Levetiracetam 2 x 1.000 mg/Tag KI)
Kommentar	**Indikation zur Hirndruckmessung:** ■ Glasgow Coma Scale <9 Punkte + pathologischer CCT-Befund ODER ■ Glasgow Coma Scale <9 Punkte ohne pathologischen CCT-Befund + ≥2 der folgenden Kriterien: ▸ Alter >40 Jahre ▸ systolischer Blutdruck <90 mmHg ▸ einseitige oder beidseitige Beuge- oder Strecksynergismen
Behandlungspartner	■ Neurochirurgie ■ Unfallchirurgie/Orthopädie ■ Neurologie ■ Intensivmedizin

Literatur:

Carney N, et al. Guidelines for the Management of Severe Traumatic Brain Injury, Fourth Edition. Neurosurgery 2017; 80:6–15.

CRASH-3 trial collaborators. Effects of tranexamic acid on death, disability, vascular occlusive events and other morbidities in patients with acute traumatic brain injury (CRASH-3): A randomised, placebo-controlled trial. Lancet 2019; 394:1713-7123.

SCHENKELHALSFRAKTUR

Definition	Fraktur des Oberschenkelhalses (80% medial, 10% intermediär, 10% lateral)
Ursachen	■ **Niedrigrasanztrauma:** ▸ häufige Unfallmechanismen: Sturz aus Stand- oder Sitzhöhe auf Trochanter major bzw. forcierte Außenrotation des Beines ▸ Begleitverletzungen selten ▸ medizinische Ursachen als Sturzauslöser häufig ▸ Risikofaktoren: hohes Alter, Frailty, Osteoporose, Rauchen, Alkoholabusus, Mangelernährung, Immobilisation ■ **Hochrasanztrauma:** ▸ Begleitverletzungen häufig
Anamnese	■ Unfallmechanismus? ■ Unfallzeitpunkt? ■ Begleitverletzungen? ■ Anamnestische Hinweise auf Akuterkrankung als Sturzauslöser? ■ Körperlicher Zustand vor Verletzung? ■ Z.n. früherer (Schenkelhals-)Fraktur? ■ Bekannte Osteoporose oder andere Risikofaktoren? (siehe oben) ■ Letzte Nahrungsaufnahme?
Klinik	■ Schmerzen in der Hüfte/Leiste (ausstrahlend in die Knieregion) ■ Beinverkürzung und Außenrotation ■ Bewegungseinschränkung ■ Druckschmerz über Trochanter major ■ Kompressionsschmerz über Ferse ■ evtl. Prellmarke ± Hämatom
Monitoring	einmalig: Herzfrequenz, Atemfrequenz, nicht-invasiver Blutdruck, SpO_2, Temperatur
(Labor-)Diagnostik	■ 12-Kanal-EKG ■ venöse/arterielle Blutgasanalyse ■ Routineblut ■ Type & Screen + 2 Erythrozytenkonzentrate bereitstellen ■ Beckenübersichtsröntgen und Röntgen proximaler Oberschenkel axial ■ bei speziellen Fragestellungen: CT
Akutmaßnahmen	■ **Analgesie** ■ **Ruhigstellung** des Beines mit leicht gebeugtem Hüftgelenk (z. B. in Schaumstoffschiene) ■ evtl. **sturzauslösende Akuterkrankung behandeln** ■ **frühe, operative Versorgung** anstreben ■ wenn OP nicht innerhalb der ersten 12 Stunden möglich: **Thromboseprophylaxe** (z. B. Enoxaparin 20–40 mg s.c.)
Kommentar	■ möglichst frühzeitige Operation (<24 Stunden) zur Prävention von medizinischen Komplikationen (z. B. Pneumonie, tiefe Beinvenenthrombose, Delir) ■ Dekubitusrisiko mittels Norton-Skala (siehe Seite 738) erheben und entsprechende Prophylaxemaßnahmen einleiten (z. B. frühe Umlagerung in ein Krankenbett)
Behandlungspartner	■ Unfallchirurgie/Orthopädie ■ Anästhesie

Literatur:

Bonnaire F, et al. S2e-Leitlinie Schenkelhalsfraktur des Erwachsenen. AWMF-Register-Nr.: 012/001, 2015.

SCHLAGANFALL UND TRANSIENTE ISCHÄMISCHE ATTACKE

(unter Mitarbeit von OÄ Dr.in Caterina Kulyk)

(innerhalb von 24 Stunden nach Symptombeginn)

Anamnese und klinische Untersuchung

- **Onset der Symptome:**
  - **Beobachtet? Wann?**
  - **Wenn nicht bekannt – „Last seen well“ wann?**
- **Blutverdünnende Therapie? Wann zuletzt eingenommen?**
- **Lyse-Kontraindikationen?**
- **MRT-Kontraindikationen?**
- **Evtl. Außenanamnese ergänzen (Telefonnummer?)**
- **Neurostatus bzw. NIHSS-Scale (siehe Seite 736)**

Diagnostik

- **Standardmonitoring (Herz-/Atemfrequenz, nicht-invasiver Blutdruck, SpO_2, Temperatur)**
- **venöse Blutgasanalyse (Blutzucker!)**
- **Routineblut ± Antikoagulantien-Serumkonzentration**

Organisation

- **Sofortiger Kontakt mit Stroke-Team**
- **Vorinformation Stroke-Bildgebung**

Symptomatische Therapie

- **bei SpO_2 <94%: Sauerstoff-Therapie**
- **Blutdruck systolisch/diastolisch: 120–185/<110 mmHg (bei arterieller Hypotonie: Kristalloide oder Noradrenalin 10-µg-weise; bei arterieller Hypertonie: Urapidil 5–10-mg-weise i.v.)**
- **Temperatur <38°C**
- **Blutzucker: 60–180 mg/dl**

Stroke-Bildgebung

Onset <4,5 Stunden, eindeutige Symptome, klare Anamnese: **CCT** + Angiographie + Perfusion

Onset >4,5 Stunden oder unklar, unklare Anamnese, unklare Symptome: **cMRT** + Diffusion/Perfusion ± Angiographie

intrakranielle Blutung?

JA →

- **intrazerebrale Blutung (siehe Seite 365)**
- **Subarachnoidalblutung (siehe Seite 480)**
- **Subduralhämatom, chronisch (siehe Seite 482)**
- **Sinusvenenthrombose (siehe Seite 474)**

NEIN ↓

Indikation zur Thrombolyse?

JA →

Intravenöse Thrombolyse

Dosierung Alteplase: 0,9 mg/kg (maximal 90 mg), davon 10% als intravenöser Bolus, 90% als kontinuierliche Infusion über 60 min

NEIN ↓

Indikation zur Thrombektomie?

JA → **Thrombektomie** → Stroke-Unit-Therapie

NEIN ↓

Stroke-Unit-Therapie

TIME IS BRAIN!

Pro Minute zerebraler Ischämie bei proximalem Gefäßverschluss sterben 1,9 Millionen Neurone, 14 Milliarden Synapsen und 12 km Myelinfasern ab!

LYSE-KONTRAINDIKATIONEN

- Schädelhirntrauma/Schlaganfall in den letzten 3 Monaten?
- Z.n. Hirnblutung? (Ursache?)
- Bekannte maligne Tumorerkrankung?
- OP, Trauma, gastrointestinale Blutung oder Pankreatitis in den letzten 3 Monaten?
- Bekannte Ösophagusvarizen, Gerinnungsstörung oder orale Antikoagulation? (siehe unten)
- V. a. bakterielle Endokarditis, Perikarditis, Meningitis oder Aortendissektion?

MRT-KONTRAINDIKATIONEN

- (Herz-)Schrittmacher?
- Metallimplantate?
- Klaustrophobie?

LYSE-KOMPLIKATION: AKUTE BLUTUNG

- Stopp Alteplase-Infusion
- Routineblut + Gerinnung
- Tranexamsäure 2 g KI
- Fibrinogen 2 g i.v. (Ziel: >150 mg/dl)

LYSE-KOMPLIKATION: ALLERGIE/ ANGIOÖDEM

- Stopp Alteplase-Infusion
- Adrenalin 0,5 mg i.m.
- antiallergische Infusion NaCl 0,9% 250 ml + Prednisolon 250 mg + Diphenhydramin 60 mg
- Angioödem:
  + Adrenalin vernebeln (3–5 mg pur)
  + Icatibant 30 mg s.c. (siehe Seite 252)

INDIKATIONEN MECHANISCHE THROMBEKTOMIE

- „Handicap-ing“ Schlaganfall
- proximaler Gefäßverschluss (Arteria carotis interna, Arteria cerebri media M1 oder dominante M2, Arteria basilaris, Arteria vertebralis dominante V4)
- „rettbarer“ inkompletter Infarkt (z. B. Perfusion/ DWI oder CT Perfusions-Mismatch) PLUS
- Onset <24 Stunden

THROMBOLYSE UNTER ORALER ANTIKOAGULATION (CUT-OFF-WERTE)

- Phenprocoumon: INR <1,7
- Dabigatran: aPTT <35 Sekunden oder Dabigatran-Konzentration <0,03 µg/ml
- Rivaroxaban, Apixaban oder Edoxaban: Anti-Faktor-Xa-Aktivität <30 ng/ml
- Cave: bei Werten außerhalb dieser Bereiche Indikation zur Lyse individuell bzw. als Off-Label-Use!

INDIKATIONEN INTRAVENÖSE THROMBOLYSE

- „Handicap-ing“ Schlaganfall
- Onset <4,5 Stunden: CCT ohne Hinweis auf kompletten Infarkt bzw. FLAIR negativ (cMRT)
- Onset 4,5–9 Stunden: Perfusions- und/oder DWI positive, aber noch FLAIR
- negative ischämische Läsion (cMRT), kleine Hypodensität mit CT Perfusions-Mismatch

Literatur:

Powers WJ, et al. Guidelines for the Early Management of Patients with Acute Ischemic Stroke: 2019 Update to the 2018 Guidelines for the early Management of Acute Ischemic Stroke. Stroke 2019; 50:e344-e418.

SCHRITTMACHER-/ICD-DYSFUNKTION

Definition	Dysfunktion eines Schrittmachers oder eines implantierten Defibrillators (ICD) mit folgenden Konsequenzen: ▪ fehlende Schrittmacherstimulation trotz Bradykardie ▪ Schrittmacher-induzierte Tachykardie ▪ fehlende (trotz Tachykardie) oder inadäquate (ohne Tachykardie) ICD-Schockabgabe
Ursachen	▪ Störung durch elektromagnetische Wellen mit Veränderung der Geräteeinstellung ▪ Elektrolytstörung (z. B. Hyperkaliämie) mit Veränderung der myokardialen Reizschwelle ▪ Batterieversagen (extrem selten!) ▪ Sondenbruch-/Dislokation oder Isolationsdefekt **Wichtig:** ▪ Schrittmacher-/ICD-Dysfunktionen sind sehr selten! ▪ Viel häufiger sind Exazerbationen der rhythmologischen Grunderkrankung (z. B. ICD schockt korrekterweise aufgrund von rezidivierenden ventrikulären Tachykardien/„Electrical Storm“)
Anamnese	▪ Symptombeginn und -verlauf? ▪ Z.n. Synkope? ▪ Letzte Kontrolle des Schrittmachers/ICDs? ▪ Z.n. Trauma des oder Manipulation am Aggregat? ▪ Grund für Implantation? ▪ Zeitpunkt der Implantation bzw. letzter Aggregatwechsel? ▪ Eingestellter Frequenzbereich bekannt? ▪ ICD-/Schrittmacherpass? (welche Firma?) ▪ Z.n. MRT oder Exposition elektromagnetische Wellen?
Klinik	▪ inadäquate Brady- oder Tachykardie ▪ Schmerzen bei ICD-Schockabgabe ▪ Z.n. Synkope ▪ klinische Zeichen der systemischen Hypoperfusion (z. B. Schwindel, Zentralisation, Dyspnoe, Vigilanzminderung bis Stupor) ▪ klinische Zeichen der (akuten) kardialen Dekompensation ▪ arterielle Hypotonie
Monitoring	▪ kontinuierlich: Herzfrequenz, Atemfrequenz, nicht-invasiver Blutdruck, SpO_2 ± invasiver Blutdruck ▪ einmalig: Temperatur
(Labor-)Diagnostik	▪ 12-Kanal-EKG (Cave: Schrittmacherspikes gerade bei bipolarer Stimulation im EKG schlecht erkennbar) ▪ venöse/arterielle Blutgasanalyse ▪ Routinelabor + Troponin T ▪ Thoraxröntgen (Sondenlage? Sondenbruch? Vergleich mit früherem Thoraxröntgen!) ▪ Echokardiographie (Sondenlage?) ▪ Geräteabfrage durch Kardiologie

Akutmaßnahmen	▪ bei Kreislaufinstabilität: siehe Seite 58 ▪ bei V. a. Schrittmacher-induzierte Tachykardie: **Magnet auf Aggregat auflegen:** muss Tachykardie bei korrekter Verdachtsdiagnose beenden ▪ bei inadäquater ICD-Schockabgabe: **Magnet auf Aggregat auflegen** (Inhibierung der antitachykarden Funktion) ▪ bei stabiler Bradykardie: siehe Seite 279 ▪ bei stabiler Tachykardie: siehe Seite 485
Kommentar	▪ bei Reanimation und eingebautem ICD: keine Gefahr der Helfer durch interne ICD-Entladung ▪ externe Defibrillationen möglich (idealerweise Abstand Elektroden zu Schrittmacher- oder ICD-Aggregat >10 cm, z. B. anterior-posteriore Elektrodenposition)
Behandlungspartner	Kardiologie

Literatur:

Martindale J, et al. Managing pacemaker-related complications and malfunctions in the emergency department. Emerg Med Pract 2014; 16:1–21.

SEHNENRUPTUR

Definition	▪ Ruptur einer Sehne ▪ typischerweise betroffene Sehnen: lange Bizepssehne, Achillessehne, Rotatorenmanschette (inklusive Muskeln), Patellarsehne
Ursachen	▪ Trauma (z. B. Sportverletzung) ▪ nicht-traumatisch, degenerativ (z. B. bei geringer Belastung): ▸ Kortisontherapie ▸ Anabolikamissbrauch ▸ Z.n. Ciprofloxacin-Behandlung ▸ rezidivierende Sehnenscheidenentzündungen ▸ rheumatoide Arthritis ▸ Diabetes mellitus ▸ hohes Alter ▸ Dekonditionierung ▸ Z.n. Rotatorenmanschettenverletzung (Risikofaktor für Ruptur der langen Bizepssehne)
Anamnese	▪ Symptombeginn und -verlauf? ▪ Z.n. Trauma? ▪ Beschwerdedauer? ▪ Medikamententherapie? (z. B. Kortison, Ciprofloxacin) ▪ Anabolikamissbrauch? (z. B. bei jungen, muskulösen Männern) ▪ Rezidivierende Sehnenscheidenentzündungen? ▪ Vorerkrankungen? (z. B. rheumatoide Arthritis, Diabetes mellitus)

Klinik	**Traumatische Ruptur:** ■ einschießender Schmerz im Sehnenverlauf ■ manchmal: hörbares Rupturgeräusch ■ Funktionsverlust ■ tastbare Dehiszenz im Sehnenverlauf ■ Hämatom **Nicht-traumatische Ruptur:** ■ häufig: geringe Schmerzen ■ häufig: schleichende Funktionseinschränkung ■ Schmerz auf direkte Kompression ■ bei Ruptur der (langen) Bizepssehne: Popeye-Zeichen (nach distal verlagerter Muskelbauch beim Anspannen des Musculus biceps brachii) ■ bei Ruptur der Achillessehne: Unmöglichkeit des einbeinigen Zehenstandes, positiver Thompson-Test ■ bei Rotatorenmanschettenruptur: Kraftminderung und Schmerzen bei Abduktion des Armes, Rückgang der Schmerzen bei Elevation des Arms über die Horizontale
Monitoring	einmalig: Herzfrequenz, Atemfrequenz, nicht-invasiver Blutdruck, SpO_2, Temperatur
(Labor-)Diagnostik	■ Röntgen zum Ausschluss einer knöchernen Avulsion bzw. Nachweis von degenerativen Veränderungen ■ bei diagnostischer Unklarheit: Sonographie ■ bei unklarem Sonographiebefund und weiterhin bestehendem Verdacht: MRT im Intervall
Akutmaßnahmen	■ **Analgesie** (z. B. NSAR) ■ **Kühlung** ■ bei traumatischer Ruptur: **Ruhigstellung** (z. B. bei Achillessehnenruptur: Spaltgips oder Kunststoffschiene mit 20° Plantarflexion) ■ bei Ruhigstellung des Beines: **Thromboseprophylaxe** mit niedermolekularem Heparin (z. B. Enoxaparin 1 x 40 mg/Tag s.c.) ■ **Entscheidung konservatives oder operatives Vorgehen** durch Unfallchirurgie/Orthopädie
Behandlungspartner	Unfallchirurgie/Orthopädie

Literatur:
Buddecek D. Acute Achilles Tendon Ruptures. Clin Podiatr Med Surg 2021; 38:201–226.
Dietrich A, et al. Sehnenverletzungen erkennen und richtig behandeln. Trauma Berufskrankh 2015; 17 (Suppl 1): 32–39.

SEROTONIN-SYNDROM

Definition	akute, lebensbedrohliche Erkrankung durch einen medikamentös induzierten Serotoninüberschuss
Ursachen	■ Intoxikation oder Therapie mit serotonergen Medikamenten ■ Interaktion zweier oder mehrerer serotonerger Medikamente ■ Verschlechterung der Nierenfunktion mit Akkumulation serotonerger Medikamente

Ursachen

Serotonerge Medikamente:

- erhöhte Tryptophan-Zufuhr (z. B. orale Tryptophanaufnahme)
- Inhibierung des 5-HT-Metabolismus (z. B. Linezolid, Methylenblau)
- vermehrte 5-HT-Freisetzung (z. B. Kokain, Ecstasy, Amphetamine, Dextromorphan)
- $5\text{-}HT_1$-Rezeptor-Agonisten (z. B. Sumatriptan, Ergotamin, Fentanyl, Pethidin, LSD, Mirtazapin, Trazodon, Lithium)
- $5\text{-}HT_{2A}$-Rezeptor-Antagonisten (z. B. Quetiapin, Risperidon, Olanzapin, Clozapin, Aripiprazol)
- 5-HT-Wiederaufnahmehemmer (z. B. Serotonin-Reuptake-Hemmer, Kokain, Ecstasy, trizyklische Antidepressiva, Methadon, Tramadol, Ondansetron)

Anamnese

- Symptombeginn und -verlauf? (typisch: innerhalb von 12–14 Stunden nach Beginn oder Dosiserhöhung der auslösenden Medikation)
- Detaillierte Medikamentenanamnese!
- Rezente (Dosis-)Änderung der Medikamente?
- Nahrungsmittelergänzung?

Klinik

Schweregradeinteilung des Serotonin-Syndroms

	neuromuskuläre Symptome	autonome Dysfunktion	Vigilanz
mild	Hyperreflexie, induzierbarer Klonus (untere > obere Extremitäten)	Tachykardie, Hypertonie, Diarrhö, Erbrechen	Angst
moderat	anhaltender Klonus, Opsoklonus, Tremor	Hyperthermie, diffuses Schwitzen, Flush	Agitation
schwer	Rigidität	Hyperthermie (>38,5°C)	Verwirrtheit, Vigilanzminderung

Hunter-Serotonin-Toxicity-Kriterien

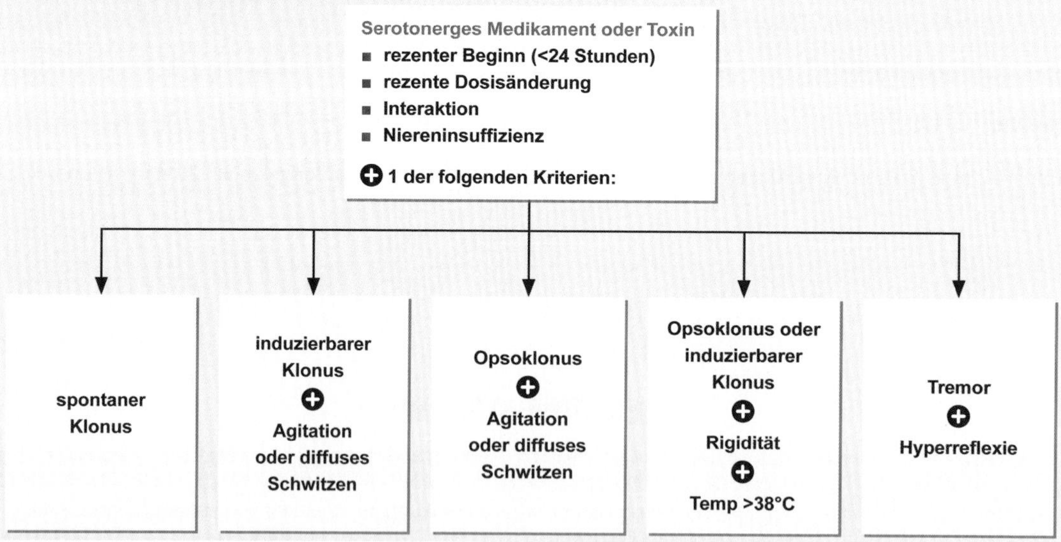

Monitoring

- einmalig: Herzfrequenz, Atemfrequenz, nicht-invasiver Blutdruck, SpO_2, Temperatur
- bei moderatem oder schwerem Verlauf – kontinuierlich: Herzfrequenz, Atemfrequenz, invasiver Blutdruck, SpO_2, Harnkatheter ± ZVK

(Labor-)Diagnostik	▪ 12-Kanal-EKG ▪ venöse/arterielle Blutgasanalyse ▪ Routinelabor + Creatinkinase/Myoglobin ▪ Tox-Screening im Harn
Wichtig/CAVE	**Wichtige Differentialdiagnosen:** ▪ malignes Neuroleptika-Syndrom (siehe Seite 399) ▪ maligne Katatonie (siehe Seite 443) ▪ Hitzschlag (siehe Seite 36) ▪ Meningitis/Enzephalitis (siehe Seite 387) ▪ thyreotoxische Krise (siehe Seite 493)
Akutmaßnahmen	▪ **Stopp der auslösenden Medikamente** ▪ **serotonerge Medikamente** (z. B. Fentanyl) **meiden** ▪ bei Agitation: **Midazolam** mg-weise i.v. ▪ bei moderaten/schweren Symptomen: **Cyproheptadin** 12 mg p.o., gefolgt von 4 x 8 mg/Tag p.o. ▪ bei refraktären Symptomen: **endotracheale Intubation, Sedierung + Muskelrelaxierung ± physikalische Kühlung** (z. B. Eiswasserbad)
Kommentar	▪ Die meisten Serotonin-Syndrome verlaufen mild! ▪ Die wichtigsten Maßnahmen sind: korrekte Diagnose + Absetzen der auslösenden Medikation!
Behandlungspartner	▪ Intensivmedizin ▪ Neurologie

Literatur:
Scotton WJ, et al. Serotonin Syndrome: Pathophysiology, Clinical Features, Management, and Potential Future Directions. Int J Tryptophan Res 2019; 12:1–14.

SICHELZELLERKRANKUNG, NOTFÄLLE BEI ERWACHSENEN MIT

Allgemeines	▪ autosomal-rezessiv vererbte, hämolytische Anämieform ▪ typisch bei Personen aus Subsahara-Afrika bzw. deren Nachfahren ▪ Diagnose im Erwachsenenalter fast immer vorbekannt ▪ Homozygote Patienten weisen bereits als Kind Symptome auf und erleiden rezidivierende Erkrankungsepisoden. ▪ Heterozygote Patienten weisen nur unter gewissen Umständen (z. B. Hypoxie, Dehydratation) Erkrankungssymptome auf. ▪ Heterozygote Patienten mit einem Beta-Thalassämie-Gen können ähnliche, wenn auch zumeist abgeschwächte Symptome wie homozygote Patienten aufweisen. ▪ Homozygote Patienten weisen ein deutlich erhöhtes Infektionsrisiko auf (u. a. aufgrund einer funktionellen Asplenie).
Anamnese	▪ Symptombeginn und -verlauf? ▪ Begleitsymptome? (z. B. Fieber, Dyspnoe, Husten, Bauchschmerzen, andere Infektionssymptome) ▪ Normale Hämoglobin-Konzentration? ▪ Letzte Schmerzkrise, Transfusion und/oder Infektion? ▪ Dauertherapie? (z. B. Hydroxyurea, Opiate) ▪ Betreuende Klinik/Ambulanz? (inklusive Kontakt- oder Notfalltelefon)

Akute vasookklusive Krise	**Allgemein:** häufigster Notfall, ausgelöst durch Sichelzellbildung, Hämolyse und Ausbildung multipler mikrovaskulärer Verschlüsse, häufig spontan, aber immer wieder durch Infektionen, Kälte, andere Akuterkrankungen (z. B. Dehydratation) oder Hypoxämie ausgelöst; selten: lebensbedrohliche hämolytische Krise **Klinik:** massive Schmerzen insbesondere in den Knochen und Gelenken der Extremitäten, seltener im Thorax und Abdomen, häufig normale Vitalparameter, bei hämolytischer Krise: zusätzlich Organdysfunktion(en) **Diagnostik:** venöse/arterielle Blutgasanalyse, Routineblut + visuelles Differentialblutbild, Type & Screen, Thoraxröntgen (bei Infiltrat: Acute Chest Syndrome), bei Fieber: 2 Blutkulturen (jeweils aerob und anaerob) + Abstrich/Flüssigkeit von vermutetem Infektionsfokus zur mikrobiologischen Analyse **Therapie:** Analgesie mit Opiaten (z. B. Morphin; Achtung: häufig hohe Dosen erforderlich, da viele Patienten mit Opiat-Dauertherapie, evtl. zusätzlich Esketamin, im Verlauf: Patient-controlled-Analgesia-Pumpe) ± Paracetamol und/oder Metamizol (Cave: NSAR effektiv, aber nur bei normaler Nierenfunktion), balancierte Kristalloide nur bei Dehydratation (Ziel: Euvolämie), Transfusion bei kritischem Hämoglobin-Abfall (Ziel-Hämoglobin-Konzentration: ~9 g/dl)
Acute Chest Syndrome	**Allgemein:** gefährlichster Notfall, Mortalität 10%, in 50% geht dem Acute Chest Syndrome eine vasookklusive Krise um 1–3 Tage voraus, das Acute Chest Syndrom entspricht einer vasookklusiven Krise der Lungenstrombahn, wodurch eine Hypoxämie und damit die Sichelzellbildung verstärkt werden, in maximaler Form: ARDS ± andere Organdysfunktionen, Genese unklar (häufig: Infekt-assoziiert, typische respiratorische Erreger: Pneumokokken, Haemophilus influenzae, Chlamydophila pneumoniae, Mycoplasma spp.) **Klinik:** (massive) Thoraxschmerzen (pleuritisch, Knochen), Dyspnoe, Hypoxämie (SpO_2 ≤92%), Fieber, Husten, evtl. Hämoptyse **Diagnostik:** venöse/arterielle Blutgasanalyse, Routineblut + visuelles Differentialblutbild + Procalcitonin, Type & Screen + 6 Erythrozytenkonzentrate bereitstellen (Information an die Blutbank: möglicherweise Austauschtransfusion erforderlich), Thoraxröntgen (Infiltrat? Pleuraerguss?) **Therapie:** Sauerstoff-Therapie, Management respiratorische Insuffizienz (siehe Seite 54, liberaler Einsatz der nicht-invasiven Beatmung), Analgesie (siehe oben), Antibiose (z. B. Piperacillin/Tazobactam 4/0,5 g KI + Azithromycin 500 mg KI), Austauschtransfusion (bei massiver Hämolyse oder hämodynamischer Instabilität: Transfusion von Erythrozytenkonzentrat[en], Transfusionstrigger: <9 g/dl; Komplikation: Hyperhämolyse-Syndrom [Hämoglobin-Konzentration nach Transfusion tiefer als vor Transfusion], Therapie: evtl. Kortison ± intravenöse Immunglobuline)
Schlaganfall, ischämisch	**bei makrovaskulärem Verschluss:** siehe Seite 463 **ohne makrovaskulärem Verschluss:** Austauschtransfusion, Indikation zur Thrombolyse individuell (Cave: erhöhtes Blutungsrisiko)
Oberbauchschmerzen, rechts	**Allgemein:** breite Differentialdiagnose (Cholezystitis, Choledocholithiasis, intrahepatische Cholestase, hepatische vasookklusive Krise) **Diagnostik:** venöse/arterielle Blutgasanalyse, Routineblut + visuelles Differentialblutbild, Type & Screen + 2–6 Erythrozytenkonzentrate bereitstellen, Oberbauchsonographie, CT Abdomen (bei inkonklusivem Sonographiebefund) **Therapie:** Cholezystitis und Choledocholithiasis: siehe Seite 282 und 284; hepatische vasookklusive Krise: Austauschtransfusion (oder: Transfusion von Erythrozytenkonzentrat[en])

Aplastische Krise	▪ **Allgemein:** durch Infektion mit Parvovirus B19, dennoch wichtig: Blutungsquelle ausschließen ▪ **Klinik:** progrediente Müdigkeit und Leistungsminderung, (Belastungs-) Dyspnoe, virale Erkrankungssymptome, Z.n. Synkope, evtl. Schockzeichen ▪ **Diagnostik:** venöse/arterielle Blutgasanalyse, Routineblut + visuelles Differentialblutbild, Type & Screen + 2–6 Erythrozytenkonzentrate bereitstellen, Parvovirus-B19-PCR im Blut ▪ **Therapie:** Sauerstoff-Therapie, Transfusion von Erythrozytenkonzentraten (Ziel-Hämoglobin-Konzentration: ~9 g/dl), bei Schock: siehe Seite 60
Infektion	▪ **Allgemein:** häufig, zusätzlich zum typischen Keimspektrum bei Patienten mit Sichelzellerkrankung beachten: Salmonella non-typhi, Yersinia enterocolitica, Mycoplasma spp., Chlamydophila pneumoniae ▪ **Therapie:** siehe entsprechende Kapitel
Herzinsuffizienz, rechtsventrikulär	▪ **Allgemein:** pulmonalarterielle Hypertonie häufige Spätkomplikation bei älteren (>30–40 Jahre) Patienten mit Sichelzellerkrankung ▪ **Therapie:** siehe Seite 333
Priapismus	▪ **Allgemein:** ischämische Form ▪ **Therapie:** siehe Seite 685, wenn refraktär: Austauschtransfusion
Behandlungspartner	▪ Hämatologie ▪ Intensivmedizin

Literatur:

Simon E, et al. Emergency medicine management of sickle cell disease complications: An evidence-based update. J Emerg Med 2016; 51:370–381.

(SIGMA-)DIVERTIKULITIS

Definition	▪ Dickdarmerkrankung, bei der sich in Ausstülpungen der Schleimhaut (Divertikel) eine Entzündung bildet ▪ bei Personen mit europäischer Abstammung zu 95% im Sigma lokalisiert, seltener auch in anderen Kolonanteilen möglich ▪ bei Personen mit asiatischer Abstammung häufiger im Colon ascendens bzw. transversum
Ursachen	▪ Entzündung (z. B. durch Kotsteinbildung) ± Gewebeischämie im Divertikel ▪ Risikofaktoren für die Ausbildung von Divertikeln: männliches Geschlecht, hohes Alter, Faser-arme Diät, chronische Obstipation, Adipositas, Medikamente (z. B. NSAR, Kortison) ▪ Inzidenz von Divertikeln steigt mit Alter an: 45 Jahre, ca. 10%; 85 Jahre, ca. 80%
Anamnese	▪ Symptombeginn und -verlauf? ▪ Bekannte Divertikulose oder Darmerkrankung? ▪ Durchfall? (z. B. blutig, schleimig, wässrig) ▪ Fieber?

Klinik

- linker Unterbauchschmerz (teils krampfartig)
- lokalisierte Abwehrspannung
- evtl. Resistenz (V. a. Abszess)
- Verstopfung oder Diarrhö
- Übelkeit ± Erbrechen
- Fieber
- evtl. Loslassschmerz + generalisierte Abwehrspannung (V. a. Perforation)

Monitoring

- einmalig: Herzfrequenz, Atemfrequenz, nicht-invasiver Blutdruck, SpO_2, Temperatur
- bei Sepsis – kontinuierlich: Herzfrequenz, Atemfrequenz, nicht-invasiver Blutdruck, SpO_2 ± invasiver Blutdruck, Harnkatheter, ZVK

(Labor-)Diagnostik

- venöse/arterielle Blutgasanalyse
- Routinelabor
- bei Fieber: 2 Blutkulturen (jeweils aerob und anaerob)
- CT Abdomen + Kontrastmittel + rektale Füllung (oder: Sonographie)

Wichtig/CAVE

CT-basierte Einteilung der Sigmadivertikulitis	
Unkompliziert	
0	Divertikel, Wandverdickung des Sigmas, „Stranding" des perikolischen Fettgewebes
Kompliziert	
1a	perikolische Luftbläschen oder Flüssigkeitssaum ohne Abszess
1b	Abszess ≤4 cm
2a	Abszess >4 cm
2b	Luftbläschen in >5 cm Entfernung vom entzündeten Darmsegment
3	diffuse freie Flüssigkeit
4	diffuse freie Flüssigkeit und Luft

Wichtig: Die Höhe der CRP-Serumkonzentration korreliert mit dem Schweregrad der Divertikulitis. Cut-off zur Unterscheidung zwischen milder und schwerer Verlaufsform: 17 mg/dl.

Akutmaßnahmen

- **Flüssigdiät** bis zur Linderung der Schmerzen
- **Analgesie**
- bei Dehydratation: **Rehydrierung** mit balancierten Kristalloiden
- bei Sepsis: siehe Seite 64

Therapie der Sigmadivertikulitis	
unkompliziert, kein CRP-Anstieg	keine Antibiose, ambulante Behandlung möglich
unkompliziert, milder Verlauf	orale Antibiose (z. B. Rifaximin 2 x 200 mg/Tag p.o.) für 5–7 Tage, ambulante Behandlung möglich, wenn kein Fieber und keine Immunsuppression
kompliziert oder schwerer Verlauf	Cefuroxim 1.500 mg KI + Metronidazol 1.500 mg KI
Abszess ≤4 cm	konservatives Management (Antibiose – siehe oben)
Abszess >4 cm	+ perkutane Drainage oder OP
freie Luft/ Flüssigkeit	+ OP (z. B. Laparotomie + Hartmann-OP vs. primäre Resektion und Anastomose)

Kommentar	**Elektive OP-Indikationen:** ■ komplizierte Divertikulitiden (z. B. gedeckte Perforation, Fistel, Obstruktion) mit insuffizientem Ansprechen auf konservative Therapie ■ rezidivierende Divertikulitis ■ hoher Leidensdruck
Behandlungspartner	■ Gastroenterologie ■ (Viszeral-)Chirurgie ± Anästhesie

Literatur:
Sartelli M, et al. 2020 update of the WSES guidelines for the management of acute colonic diverticulitis in the emergency setting. World J Emerg Surg 2020; 15:32.

SINUS-CAVERNOSUS-THROMBOSE

Definition	Thrombusbildung im Sinus cavernosus
Ursachen	■ **infektiös (bakteriell [zwei Drittel Staphylococcus aureus] > Pilze):** ► Hautinfektion im Gesicht (insbesondere im Bereich der Oberlippe) ► Rhinosinusitis ► Otitis media ► selten: Pharyngitis, Mastoiditis, Zahninfektion ■ **nicht-infektiös:** ► Z.n. Trauma ► Z.n. HNO-, Kiefer- oder transsphenoidaler OP ► vorbekannte Thrombophilie ► Schwangerschaft
Anamnese	■ Symptombeginn und -verlauf? ■ Z.n./b. Infektion im Gesichts-/Kopfbereich? ■ Z.n. Trauma? ■ Z.n. HNO-, Kiefer- oder transsphenoidaler OP? ■ Bekannte Thrombophilie? ■ Schwangerschaft? ■ Bekannte Immunsuppression? (z. B. Diabetes mellitus, Chemotherapie, Neutropenie, Kortisontherapie, HIV, Einnahme von Immunsuppressiva)
Klinik	■ Fieber ■ Kopfschmerzen ■ rote/s Auge/n ■ Exophthalmus ■ periorbitale Schwellung (auch beidseitig möglich) ■ Visusminderung ■ Doppelbilder ■ Hirnnervenausfälle (z. B. Nervus abducens)
Monitoring	einmalig: Herzfrequenz, Atemfrequenz, nicht-invasiver Blutdruck, SpO_2, Temperatur
(Labor-)Diagnostik	■ venöse/arterielle Blutgasanalyse ■ Routinelabor ■ bei Fieber: 2 Blutkulturen (jeweils aerob und anaerob) ■ CCT + Kontrastmittel (inklusive venöser Phase) (wenn möglich: cMRT + Kontrastmittel) ■ Lumbalpunktion (zum Ausschluss einer Begleitmeningitis)

Wichtig/CAVE	**Komplikationen:** ■ Meningitis ■ Hirnabszess ■ Sinusvenenthrombose ■ Sepsis
Akutmaßnahmen	■ **Analgesie** ■ **therapeutische Antikoagulation** (z. B. Enoxaparin 2 x 1 mg/kg/Tag s.c.) ■ bei infektiöser Genese: ▸ **empirische Antibiose** mit Staphylokokken-Wirksamkeit (z. B. Ceftriaxon 2 g KI + Vancomycin 1 g KI + Metronidazol 1.500 mg KI) ▸ evtl. chirurgische Sanierung des auslösenden Infektionsherdes
Behandlungspartner	Neurologie

Literatur:
Plewa MC, et al. Cavernous Sinus Thrombosis. StatPearls, Treasure Islands (FL): StatPearls Publishing, 2021.

SINUSVENENTHROMBOSE, ZEREBRAL

Definition	Thrombose eines (oder mehrerer) venösen Blutleiters im Gehirn mit konsekutiver venöser Abflussbehinderung
Ursachen	■ hereditäre Thrombophilie (30%) ■ idiopathisch (20–35%) ■ orale Kontrazeptiva (10%) oder postmenopausale Hormontherapie ■ lokal infektiös bei Infektionen im Gesichts-/Kieferbereich, aber auch intrakraniell ■ Schwangerschaft und Wochenbett ■ Dehydratation ■ Malignom bzw. hämatoonkologische Grunderkrankung ■ Autoimmunerkrankungen ■ postoperativ ■ Z.n. Schädelhirntrauma mit Sinusverletzung
Anamnese	■ Symptombeginn und -verlauf? ■ Einnahme von oralen Kontrazeptiva oder Hormonpräparaten? ■ Schwangerschaft? ■ Infektionen im Gesichtsbereich? ■ Z.n. rezenter neurochirurgischer OP? ■ Z.n. rezenter (4–28 Tage) SARS-CoV-2-Impfung? ■ Bekannte Thrombophilie bzw. frühere Thrombosen? ■ Bekanntes Malignom, hämatoonkologische oder autoimmunologische Erkrankung?
Klinik	■ Kopfschmerzen (akut bis subakut) (90%) ■ generalisierte Krampfanfälle (40–50%) ■ fokale neurologische Defizite (inklusive multipler Hirnnervenausfälle) ■ Sehstörungen (Papillenödem, zentrale Gesichtsfeldausfälle) ■ Übelkeit ± Erbrechen ■ Vigilanzminderung bis Koma

Monitoring	▪ einmalig: Herzfrequenz, Atemfrequenz, nicht-invasiver Blutdruck, SpO_2, Temperatur ▪ bei Vigilanzminderung – kontinuierlich: Herzfrequenz, Atemfrequenz, nicht-invasiver Blutdruck, SpO_2 ± invasiver Blutdruck, Harnkatheter, ZVK
(Labor-)Diagnostik	▪ venöse/arterielle Blutgasanalyse ▪ Routinelabor ▪ bei Fieber: 2 Blutkulturen (jeweils aerob und anaerob) ▪ bei V. a. Vakzin-induzierte immunthrombotische Thrombozytopenie: + Heparin-induzierte Antikörper ▪ CCT mit Kontrastmittel (inklusive venöser Phase) (wenn möglich: cMRT mit Kontrastmittel)
Wichtig/CAVE	Die Bestimmung der D-Dimer-Konzentration im Blut hat keinen belegten diagnostischen Stellenwert in der Abklärung einer Sinusvenenthrombose.
Akutmaßnahmen	▪ **Oberkörperhochlagerung** ▪ **Analgesie** (z. B. Paracetamol, Metamizol) ▪ **therapeutische Antikoagulation** (unabhängig von intrazerebraler Blutung): z. B. Enoxaparin 2 x 1 mg/kg/Tag s.c. (oder: unfraktioniertes Heparin z. B. bei glomerulärer Filtrationsrate <30 ml/min, Ziel-aPTT: ca. 60 Sekunden) ▪ bei Z.n. Krampfanfall: **antiepileptische Sekundärprophylaxe** (z. B. Levetiracetam 2 x 1.000 mg/Tag KI) ▪ bei V. a. septische Sinusvenenthrombose: **Antibiose** (z. B. Ampicillin/ Sulbactam 3 g KI) + **HNO-/Kieferchirurgie Konsil** ▪ bei Koma: siehe Seite 40 ▪ bei großer intrazerebraler Stauungsblutung und/oder Anisokorie: **Mannitol 15% 200 ml ± dekompressive Kraniotomie**
Kommentar	▪ Ca. 50% der Patienten mit Sinusvenenthrombose weisen im CCT ein Hirnödem auf. Bei fehlender Klinik keine prophylaktische Osmotherapie! ▪ Kein Kortison!
Behandlungspartner	▪ Neurologie ▪ Neurochirurgie ▪ Intensivmedizin

Literatur:
Kurth T, et al. Zerebrale Venen- und Sinusthrombose. Leitlinien für Diagnostik und Therapie in der Neurologie. AWMF-Register-Nr.: 030/098, 2018.

SPONDYLODISZITIS UND EPIDURALABSZESS

Definition	▪ Spondylodiszitis: Infektion der Bandscheibe und der angrenzenden Deckplatten/Wirbelkörper (entsprechend einer Osteomyelitis der Wirbelsäule): ▸ unspezifische Spondylodiszitis (pyogen) ▸ spezifische Spondylodiszitis (z. B. durch Tuberkulose, Brucellen, Pilze) ▪ Epiduralabszess: Abszessbildung im Epiduralraum

Ursachen	■ Bakterien (85% monobakteriell: Staphylococcus aureus > Streptococcus spp. > Escherichia coli, Mycobacterium tuberculosis [Pott-Erkrankung], Brucella melitensis) ■ Pilze (z. B. Candida spp.) **Infektionswege:** hämatogen, direkte Inokulation (z. B. Infiltration, postoperativ, nach Epiduralkatheteranlage), per continuitatem **Betroffene Wirbelsäulensegmente:** LWS (59%) >> BWS (30%) > HWS (11%)
Anamnese	■ Symptombeginn und -dauer? ■ Schmerzlokalisation? ■ Nächtliche Schmerzen? ■ Sensomotorische Ausfälle? (z. B. Sphinkterdysfunktion) ■ Rezente oder aktuelle Infektion? (z. B. Endokarditis, Harnwegsinfektion) ■ Bekanntes metastasierendes Malignom? ■ Bekannte Wirbelsäulenerkrankung? ■ Z.n. Wirbelsäulen-OP, Infiltration oder Epiduralkatheteranlage? ■ Bekannte Tuberkulose oder Risikofaktoren für Tuberkulose? (z. B. HIV, Herkunft aus/Aufenthalt in einem Endemiegebiet, Kontakt mit Tuberkulose-Erkrankten, Obdachlosigkeit, Gefängnisaufenthalt, Alkohol- und/oder Drogenabusus, Silikose) ■ Gewichtsverlust, Nachtschweiß und/oder Fieber? ■ Weitere Risikofaktoren? (z. B. Diabetes mellitus, intravenöser Drogenabusus, Alkoholabusus, Immunsuppression) ■ Tierkontakt (z. B. Schafe, Ziegen) und/oder Konsum unpasteurisierter Milchprodukte? (V. a. Brucellose)
Klinik	■ Schmerzen (typisch: auch im Liegen und nachts, Patient kann nicht/kaum sitzen) ■ Klopfdolenz ■ Bewegungseinschränkung ■ paravertebraler Hartspann ■ Fieber ± Schüttelfrost ■ radikuläre Symptome, sensomotorische Ausfälle, Sphinkterdysfunktion (Konus-Kauda-Syndrom) ■ bei HWS-Befall: evtl. Dysphagie ■ Hinweise auf weitere Infektionsherde (z. B. Harnwegsinfektion, Endokarditis)
Monitoring	einmalig: Herzfrequenz, Atemfrequenz, nicht-invasiver Blutdruck, SpO_2, Temperatur
(Labor-)Diagnostik	■ venöse/arterielle Blutgasanalyse ■ Routinelabor ■ Harnstatus/-streifen ■ 3 Blutkulturen (jeweils aerob und anaerob) im Abstand von 24 Stunden (vergleiche Endokarditis-Diagnostik) (Anmerkung: auch bei afebrilen oder antibiotisch anbehandelten Patienten) ■ Röntgen des betroffenen Wirbelsäulensegments in 2 Ebenen ■ MRT + Kontrastmittel des betroffenen Wirbelsäulenabschnittes (oder: Kontrastmittel-CT) ■ bei Tuberkulose-Verdacht: Blut auf Tuberkulose-PCR sowie Kultur, Thoraxröntgen, evtl. auch Kultivierung Sputum, Harn und/oder Lymphknotenbiopsie ■ bei Brucellose-Verdacht: Brucella-Serologie ■ bei Immunsupprimierten: + ß-D-Glucan und Galactomannan im Blut

Akutmaßnahmen	■ **Analgesie** ■ **abwartende Antibiose** (zuerst Blutkultur-Screening – siehe Diagnostik, Ausnahme: Sepsis) ■ bei Sepsis-Hinweisen: **Ampicillin/Sulbactam 3 g KI + Clindamycin 900 mg KI** + siehe Seite 64 ■ bei sensomotorischen Ausfällen, Epiduralabszess und/oder Instabilität der Wirbelsäule: **Ruhigstellung/Flachlagerung + chirurgische Dekompression ± Stabilisierung** ■ bei V. a. Tuberkulose: siehe Seite 495
Kommentar	■ Die Mortalität der Spondylodiszitis ohne adäquate Therapie beträgt 15–20%. ■ Neurostatus genau dokumentieren!
Behandlungspartner	■ Orthopädie/Unfallchirurgie ■ Neurochirurgie

Literatur:

Herren C, et al. Diagnostik und Therapie der Spondylodiszitis – S2k-Leitlinie. AWMF-Register-Nr.: 151/001, 2020.

STRANGULATIONSVERLETZUNG

Definition	Verletzung des Halses durch Strangulation mit/ohne Hypoperfusionbedingte/r Schädigung des Gehirns
Ursachen	■ Erhängen (V. a. Suizidversuch) ■ Strangulation (z. B. durch Schnur, Gürtel) (V. a. Fremdeinwirkung) ■ andere (Fremd-)Gewalteinwirkung (z. B. Würgen)
Anamnese	■ Unfallzeitpunkt? ■ Strangulationsmechanismus? ■ Umstände? ■ Fallhöhe? (V. a. Halswirbelsäulenfrakturen ± Rückenmarksläsionen bei Fallhöhe über Körpergröße) ■ Vorerkrankungen? (z. B. Depression, psychiatrische Vorerkrankung, [Z.n.] Suizidversuch) ■ Drogen-/Alkoholintoxikation? ■ Dauermedikation? (z. B. Antidepressiva)
Klinik	■ Schmerzen ■ Schwellung ■ zirkuläre Hautläsion bzw. Würgemale ■ Stauungsblutungen (konjunktival, Gesicht, Kopf, obere Halspartie) ■ Bewusstseinsstörung (V. a. hypoxische Enzephalopathie) ■ Husten, Heiserkeit, Dysphagie, inspiratorischer Stridor (V. a. Larynx-/Trachealverletzung) ■ Weichteilemphysem bei Trachealverletzung ■ sensorische/motorische Ausfälle obere/untere Extremitäten (V. a. Rückenmarkläsion)
Monitoring	■ einmalig: Herzfrequenz, Atemfrequenz, Blutdruck, SpO_2, Temperatur ■ bei Vigilanzminderung, Stridor, Dysphagie oder V. a. Rückenmarksläsion – kontinuierlich: Herzfrequenz, Atemfrequenz, invasiver Blutdruck, SpO_2, Harnkatheter ± ZVK

(Labor-)Diagnostik	▪ 12-Kanal-EKG ▪ venöse/arterielle Blutgasanalyse ▪ Routinelabor ▪ bei Verdacht: Ethanol im Blut ± Tox-Screening im Harn ▪ bei Koma: + Neuronen-spezifische Enolase ▪ CCT + CT HWS + Angiographie der Halsgefäße ▪ Laryngoskopie (durch HNO) ▪ bei Weichteilemphysem: Bronchoskopie
Wichtig/CAVE	Wache (Glasgow Coma Scale 15 Punkte) Patienten nach Strangulation/ Erhängen ohne starke Schmerzen, Dyspnoe oder Dysphagie weisen ein extrem niedriges Risiko von relevanten Verletzungen auf und können (nach Ausschluss eines Suizidrisikos) ambulant behandelt werden!
Akutmaßnahmen	▪ **harte Schanzkrawatte** bis Freigabe durch Radiologen ▪ **Analgesie** ▪ bei inspiratorischem Stridor: siehe Seite 70 ▪ bei Halsgefäßverletzung: **Antikoagulation vs. Revaskularisation** (Rücksprache mit Interventioneller Radiologie, Gefäßchirurgie)
Behandlungspartner	▪ Unfallchirurgie/Orthopädie ▪ HNO

Literatur:

Dunn R, et al. Strangulation injuries. StatPearls, Treasure Island (FL): StatPearls Publishing, 2022.
Matusz EC, et al. Evaluation of nonfatal strangulation in alert adults. Ann Emerg Med 2020; 75:329–338.

STROMUNFALL

Definition	▪ Niederspannung: <600 Volt (direkter Kontakt) ▪ Hochspannung: ≥600 Volt (häufig kontaktlos über Spannungsbogen) ▪ Blitzschlag: >1.000.000 Volt (Expositionsdauer: Millisekunden) ▪ Taser: 50.000 Volt (Expositionsdauer: Millisekunden)
Anamnese	▪ Zeitpunkt und anatomische Lokalisation der Verletzung? ▪ Ein- und Austrittsmarke? ▪ Postulierter Stromfluss? ▪ Dauer der Stromexposition? ▪ Bewusstlosigkeit oder Z.n. Synkope? ▪ Palpitationen? ▪ Thoraxschmerz? ▪ Neurologische Defizite? (inklusive Parästhesien) ▪ Begleitverletzungen? (z. B. durch Sturz) ▪ Vorbekannte kardiale Erkrankung?

Niederspannung

Klinik: Kreislaufstillstand oder Synkope unmittelbar durch Kammerflimmern oder Kammertachykardie, oberflächliche Verbrennungen (bei längerer Expositionszeit), selten Rhabdomyolyse und sekundäre Verletzungen, keine Spätarrhythmien, häufig sekundäre Parästhesien und Konzentrationsschwächen
Diagnostik: Vitalparameter, 12-Kanal-EKG (bei Schwangeren: gynäkologischer Ultraschall ± Kardiotokographie)
Therapie: evtl. Analgesie
Wichtig: Aufklärung über mögliche sekundäre Parästhesien bzw. Konzentrationsschwächen

Überwachungs- und Entlassungsmanagement

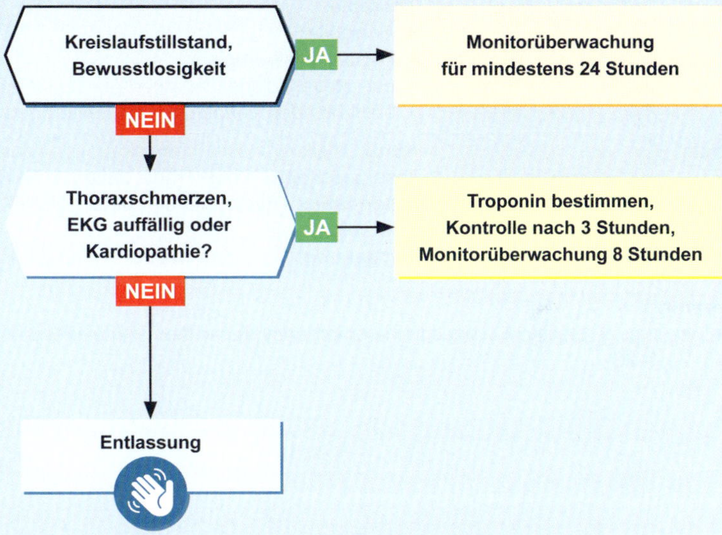

Hochspannung

Klinik: tiefe Verbrennungen mit ausgedehnten Gewebeverletzungen (Cave: Ein- und Austrittsverletzung klein, aber häufig ausgedehnte tiefe Gewebeschäden), bei Spannungsbogen (z. B. Oberleitungen Zug/Bahn) großflächige Verbrennungen, Kreislaufstillstand unmittelbar durch Kammerflimmern oder Asystolie, Risiko Koronararterienthrombosen oder Verletzungen des myokardialen Reizleitungssystems (z. B. AV-Block, Schenkelblock), selten transverse Myelopathie, hohes Risiko einer Rhabdomyolyse (siehe Seite 450), selten periphere Gefäßverschlüsse, Spätarrhythmien möglich, Begleit- und Sekundärverletzungen (z. B. Darmperforation, Katarakt, Netzhautablösung, Trommelfellruptur, Sturzverletzungen)
Wichtig: genaue klinische Untersuchung!
Diagnostik: Vitalparameter, 12-Kanal-EKG, venöse/arterielle Blutgasanalyse, Routinelabor + Creatinkinase/Myoglobin, radiologische Bildgebung bei V. a. Sekundärverletzung (z. B. CCT + CT HWS), Otoskopie, ophthalmologische Untersuchung, evtl. Kompartmentdruckmessung und/oder Doppler-Sonographie
Therapie:

- Analgesie
- Flüssigkeitstherapie
- chirurgisches Debridement
- bei Rhabdomyolyse: siehe Seite 450
- bei fehlenden Verletzungen: Monitorüberwachung für mindestens 8 Stunden

Blitzschlag	**Klinik:** Kreislaufstillstand unmittelbar durch Apnoe und/oder Asystolie, selten tiefe Verbrennungen, Lichtenbergsche (Farn-artige) Blitzfigur auf der Haut, neurologische Defizite (unmittelbar oder verzögert): ischämischer Schlaganfall, Rückenmarksverletzung (Differentialdiagnose: Keraunoparalyse: reversible Paralyse, Marmorierung, Kälte und Pulslosigkeit der unteren, seltener der oberen Extremitäten), Trommelfellruptur häufig, indirekte Augenverletzungen (z. B. Katarakt, Netzhautablösung), Sekundärverletzungen häufig (z. B. durch Sturz) **Diagnostik:** Vitalparameter, 12-Kanal-EKG, venöse/arterielle Blutgasanalyse, Routinelabor, radiologische Bildgebung bei V. a. Sekundärverletzung oder neurologisches Defizit (z. B. CCT/cMRT ± CT [Hals-]Wirbelsäule), Otoskopie, ophthalmologische Untersuchung, evtl. Doppler-Sonographie **Therapie:** ▪ Analgesie ▪ Flüssigkeitstherapie ▪ evtl. Revaskularisationstherapie bei Gefäßverschluss ▪ bei fehlenden Verletzungen: Monitorüberwachung für mindestens 8 Stunden
Taser	**Klinik:** Risiko von Rhythmusstörungen minimal, zumeist Verletzungen durch Tasergeschoß ± infolge Sturz, selten agitiertes Delir **Diagnostik:** Vitalparameter, 12-Kanal-EKG **Therapie:** keine **Entlassung:** Vorgehen wie bei Niederspannungsunfall

Literatur:

Gentges J, et al. Electrical injuries in the emergency department: An evidence-based review. Emerg Med Pract 2018; 20:1–20.

SUBARACHNOIDALBLUTUNG, NICHT-TRAUMATISCH

Definition	akute Blutansammlung im Subarachnoidalraum

Ursachen	▪ aneurysmatische Subarachnoidalblutung (85%)
	▪ nicht-aneurysmatische Subarachnoidalblutung (15%):
	  ▸ nicht-perimesenzephal (z. B. arteriovenöse Malformation, Vaskulitis)
	  ▸ perimesenzephal (in 95% keine Blutungsquelle identifizierbar, milder Verlauf, wahrscheinlich venöse Blutungsursache)

Anamnese	▪ Symptombeginn und -verlauf? ▪ Kopfschmerzen in den letzten Tagen/Wochen? (Sentinel-Kopfschmerzen) ▪ Z.n. Synkope? ▪ Positive Familienanamnese zerebrale/s Aneurysma/-blutung? ▪ Akute Alkoholintoxikation? (Risikofaktor für Aneurysmaruptur) ▪ Risikofaktoren? (z. B. arterielle Hypertonie, Ehlers-Danlos-Syndrom, Marfan-Syndrom, polyzystische Nierenerkrankung, Nikotin- und/oder Alkoholabusus) ▪ Drogeneinnahme? (sympathomimetische Drogen, Kokain)

Klinik

- hyperakute (Vernichtungs-/Donnerschlag-)Kopfschmerzen („So schlimm wie noch nie!“) bzw. bei Patienten mit chronischem Kopfschmerz: neue Kopfschmerzqualität bzw. -intensität
- akut einsetzende quantitative Bewusstseinsstörung
- vegetative Begleitsymptome (z. B. Übelkeit ± Erbrechen)
- Z.n. Synkope mit anschließender qualitativer oder quantitativer Vigilanzveränderung
- Nackensteifigkeit
- Photo-/Phonophobie
- fokalneurologische Ausfälle (z. B. Hemisyndrom)
- Krampfanfälle
- quantitative/qualitative Bewusstseinsstörung (Agitation bis Koma)
- arterielle Hypertonie
- Herzrhythmusstörungen
- Stress-assoziierte Organdysfunktionen (z. B. neurogenes Lungenödem, Stress-induziertes Herzversagen) bei bis zu 30% der Patienten mit schwerer Subarachnoidalblutung

Schweregradeinteilung der Subarachnoidalblutung

Grad	Hunt & Hess Scale	WFNS Scale	PAASH Scale
I	asymptomatisch oder geringe Nacken- bzw. Kopfschmerzen	GCS 15 Punkte ohne fokales Defizit	GCS 15 Punkte
II	mäßige bis schwere Kopfschmerzen, Nackensteife, keine neurologischen Ausfälle (außer: Hirnnervenausfälle)	GCS 13–14 Punkte ohne fokales Defizit	GCS 11–14 Punkte
III	Somnolenz, Verwirrtheit oder fokale Defizite	GCS 13–45 Punkte mit fokalem Defizit	GCS 8–10 Punkte
IV	Sopor oder Hemiparese	GCS 7–12 Punkte	GCS 4–7 Punkte
V	Koma	GCS 3–6 Punkte	GCS 3 Punkte

GCS: Glasgow Coma Scale; PAASH: Prognosis on Admission of Aneurysmal Subarachnoid Haemorrhage; WFNS: World Federation of Neurological Surgeons

Monitoring

- kontinuierlich: Herzfrequenz, Atemfrequenz, invasiver Blutdruck, SpO_2, Harnkatheter ± ZVK
- einmalig: Temperatur

(Labor-)Diagnostik

- 12-Kanal-EKG (Rhythmusstörungen? ST-Streckenveränderungen?)
- venöse/arterielle Blutgasanalyse
- Routinelabor
- bei Verdacht: Ethanol im Blut ± Tox-Screening im Harn
- CCT + Angiographie
- bei negativem CCT und weiterhin bestehendem V. a. Subarachnoidalblutung: Lumbalpunktion (insbesondere bei >12–24 Stunden bestehenden Kopfschmerzen und negativem CCT – ca. 2–3% der Fälle)
- bei typisch lokalisierter Subarachnoidalblutung im CCT, aber keinem Aneurysmanachweis: digitale Subtraktionsangiographie (Achtung: Aneurysmen <3 mm im CCT meist nicht sichtbar)

Wichtig/CAVE	▪ Selten: symptomatisches, weil expandierendes Aneurysma: Kopfschmerzen + Hirnnervenausfall/-ausfälle (z. B. Nervus oculomotorius) ▪ Bei ST-Hebungen im EKG und dringendem V. a. Subarachnoidalblutung oder intrazerebrale Blutung: CCT vor Koronarangiographie (typisch: bei Z.n. Kreislaufstillstand) ▪ Die wichtigste vermeidbare Komplikation der aneurysmatischen Subarachnoidalblutung ist die Re-Ruptur: Senkung hoher arterieller Blutdrücke + frühe Aneurysmaausschaltung!
Akutmaßnahmen	▪ bei SpO_2 <94%: **Sauerstoff-Therapie** ▪ **Analgesie** ▪ **isotone Kristalloide** (Ziel: Normovolämie, z. B. ca. 3 l/Tag) ▪ **Senkung des systolischen Blutdrucks <180 mmHg** bis zur Aneurysma-Ausschaltung (z. B. mit Urapidil titriert i.v., wenn verfügbar mit Nimodipin i.v., Nitro-Präparate vermeiden; allerdings häufig refraktär: präemptive endotracheale Intubation + Sedierung bei verminderter Vigilanz) ▪ bei Koma: siehe Seite 40 + 172 ▪ **Kontakt Neurochirurgie/Neurozentrum:** ▸ Transfer in Neurozentrum möglich? ▸ Indikation Einlage **externe Ventrikeldrainage** (zur Behandlung bzw. Vermeidung eines Hydrozephalus; oder bei offenem dritten und vierten Ventrikel: lumbale Liquordrainage) ▸ **Aneurysma-Ausschaltun**g so früh als möglich (<72 Stunden): endovaskuläres Coiling vs. operatives Clipping ▪ bei Z.n. Krampfanfall: **antiepileptische Sekundärprophylaxe** (z. B. Levetiracetam 2 x 1.000 mg/Tag KI)
Kommentar	▪ Kein Kortison! ▪ Aktuell fehlende Evidenz zur routinemäßigen Anwendung von Tranexamsäure oder Magnesium
Behandlungspartner	▪ Neurochirurgie ▪ Neurologie ▪ Intensivmedizin

Literatur:

Maher M, et al. Treatment of Spontaneous Subarachnoid Hemorrhage. Guidelines and Gaps. Stroke 2020; 51:1326–1332.

Steiner T, et al. European Stroke Organisation Guidelines for the management of intracranial aneurysms and subarachnoid haemorrhage. Cerebrovasc Dis 2013; 35:93–112.

SUBDURALHÄMATOM, CHRONISCH

Definition	chronische (zumeist 2–4 Wochen alte) Blutansammlung im Subduralraum
Ursachen	▪ **Risikofaktoren:** ▸ orale Antikoagulation ▸ Hirnatrophie ▸ rezidivierende Stürze ▸ Hygrom ▸ intrakranielle Hypotonie ▸ Alkoholabusus ▪ **pathophysiologische Sequenz:** Bagatelltrauma → Subduralvenenruptur → Hämatombildung → langsame Ausdehnung im Subduralraum → klinische Symptome

Anamnese	■ Symptombeginn und -verlauf? ■ Rezentes (Bagatell-)Trauma? (in 50–70% der Fälle erinnerlich) ■ Hinweis auf Gangstörung/Z.n. Sturz? ■ Therapeutische Antikoagulation? ■ Bekannte Blutungsdiathese oder anamnestische Hinweise darauf? (siehe Seite 725) ■ Chronischer Alkoholabusus? (siehe Seite 726) ■ Z.n. rezenter Lumbalpunktion, Rhinorrhö oder sonstiger Hinweis auf Liquorverlust? ■ Bekannte neurodegenerative Erkrankung? (z. B. Demenz)
Klinik	Unspezifische Symptome häufig – daran denken! ■ qualitative (z. B. Verwirrtheit) oder quantitative (z. B. Somnolenz) Vigilanzminderung ■ Kopfschmerzen ■ Schwindel ■ Gangstörung (Z.n. Sturz) ■ neurologische Defizite (z. B. Hemisymptomatik, zentrale Fazialisparese, Aphasie) ■ Übelkeit ± Erbrechen ■ Sprachstörung bis Aphasie ■ Parkinson-ähnliche Symptome ■ Z.n. Krampfanfall
Monitoring	■ einmalig: Herzfrequenz, Atemfrequenz, nicht-invasiver Blutdruck, SpO_2, Temperatur ■ bei Vigilanzminderung – kontinuierlich: Herzfrequenz, Atemfrequenz, invasiver Blutdruck, SpO_2
(Labor-)Diagnostik	■ venöse/arterielle Blutgasanalyse ■ Routinelabor ± Antikoagulantien-Serumkonzentration ■ CCT
Wichtig/CAVE	Das chronische Subduralhämatom ist eine wichtige Differentialdiagnose zur Demenz-Exazerbation! Letztere ist zumeist durch Infektionen oder Medikamentenwechsel bedingt und eine gefährliche akutmedizinische Diagnose!
Akutmaßnahmen	■ **Oberkörperhochlagerung** ■ bei Koma: siehe Seite 40 ■ bei Antikoagulation: **Reversierung** (siehe Seite 278) ■ **Kontakt Neurochirurgie:** ▸ bei Hämatomdicke >10 mm oder >7 mm + Mittellinienverlagerung: **chirurgische Hämatomevakuation** (z. B. mittels Bohrlochtrepanation) ▸ in ausgewählten Fällen (z. B. fehlende Operabilität oder Ablehnung einer OP): **konservatives Management** mit Dexamethason ± Tranexamsäure ± Statinen ± ACE-Hemmer
Kommentar	■ Achtung: hohes Alter beeinflusst das funktionelle postoperative Ergebnis nicht negativ! ■ Dekubitusrisiko mittels Norton-Skala (siehe Seite 738) erheben und entsprechende Prophylaxemaßnahmen einleiten (z. B. frühe Umlagerung in ein Krankenbett)
Behandlungspartner	■ Neurochirurgie ± Anästhesie ■ Neurologie

Literatur:

Nouri A, et al. Chronic Subdural Hematoma (cSDH): A review of the current state of the art. Brain Spine 2021; 1:100300.

SUIZIDALITÄT UND Z.N. SUIZIDVERSUCH

Definition	Zustand, in dem Gedanken, Fantasien und/oder Handlungen darauf abzielen, den eigenen Tod herbeizuführen
Ursachen	▪ organische Ursachen (z. B. Infektion, Trauma, Autoimmunerkrankung, Medikamente/Drogen, intrakranieller Tumor, Epilepsie, Stoffwechselerkrankung, degenerative Hirnerkrankung, metabolische Störungen) ▪ nicht-organische Ursachen (z. B. psychiatrische Erkrankungen, allen voran schwere Depression)
Anamnese	▪ Umstände? ▪ Auslöser? ▪ Familiäre, soziale und persönliche Situation? ▪ Persönlichkeitsveränderung in der letzten Zeit? ▪ Suizidversuch in der Vorgeschichte? (Cave: 30–40% der Patienten mit wiederholten Suizidversuchen) ▪ Psychiatrische Vorerkrankung? (z. B. Depression, bipolare Störung, Schizophrenie, schizoaffektive Störung) ▪ Alkohol- oder Drogenabusus? ▪ Vorerkrankungen? (z. B. Malignom, chronisches Schmerzsyndrom) ▪ Dauermedikation? (z. B. Antidepressiva, Antikonvulsiva, Kortison) ▪ Zugang zu Medikamenten oder Waffen? (wichtig für Entlassungsmanagement!)
Klinik	▪ psychischer Zustand nach Suizidversuch unterschiedlich (aggressiv bis depressiv bis kataton) ▪ auf Symptome bzw. Stigmata somatischer Erkrankungen achten (insbesondere neurologische Defizite, endokrinopathischer Phänotyp, rheumatologische Erkrankungen)
Monitoring	einmalig: Herzfrequenz, Atemfrequenz, nicht-invasiver Blutdruck, SpO_2, Temperatur
(Labor-)Diagnostik	▪ venöse/arterielle Blutgasanalyse ▪ bei begründetem Verdacht: Routinelabor ± Schilddrüsenhormone ± Schwangerschaftstest ± Ethanol im Blut ± Drogenscreening im Harn
Wichtig/CAVE	▪ 80% aller Patienten haben ihren Suizidversuch angekündigt! ▪ Bis zu 10% aller Notaufnahmepatienten haben rezente Suizidgedanken oder -vorstellungen, sprechen diese aber nicht an: aktives Nachfragen (z. B. Screening bei allen Patienten mit bekannten psychiatrischen Erkrankungen)! ▪ Suizidalität ist keine Krankheit, sondern das Symptom einer zugrundeliegenden somatischen oder psychiatrischen Erkrankung: Ursache identifizieren!
Akutmaßnahmen	▪ **respektvoller Umgang** ▪ **beruhigendes Gespräch** ▪ bei Agitation, Angst oder Katatonie: **Midazolam** 2-mg-weise i.v. ▪ bei Halluzinationen: **Haloperidol** 5 mg (maximal 15 mg) KI (unter EKG-Monitoring und nach Ausgleich von Elektrolytstörungen, z. B. Hypokaliämie) oder i.m. ▪ sofern zutreffend: **somatische Ursache behandeln**
Behandlungspartner	Psychiatrie (obligates Konsil!)

Literatur:

Betz ME, et al. Managing Suicidal Patients in the Emergency Department. Ann Emerg Med 2016; 67:276–282.

TACHYKARDIE, STABIL

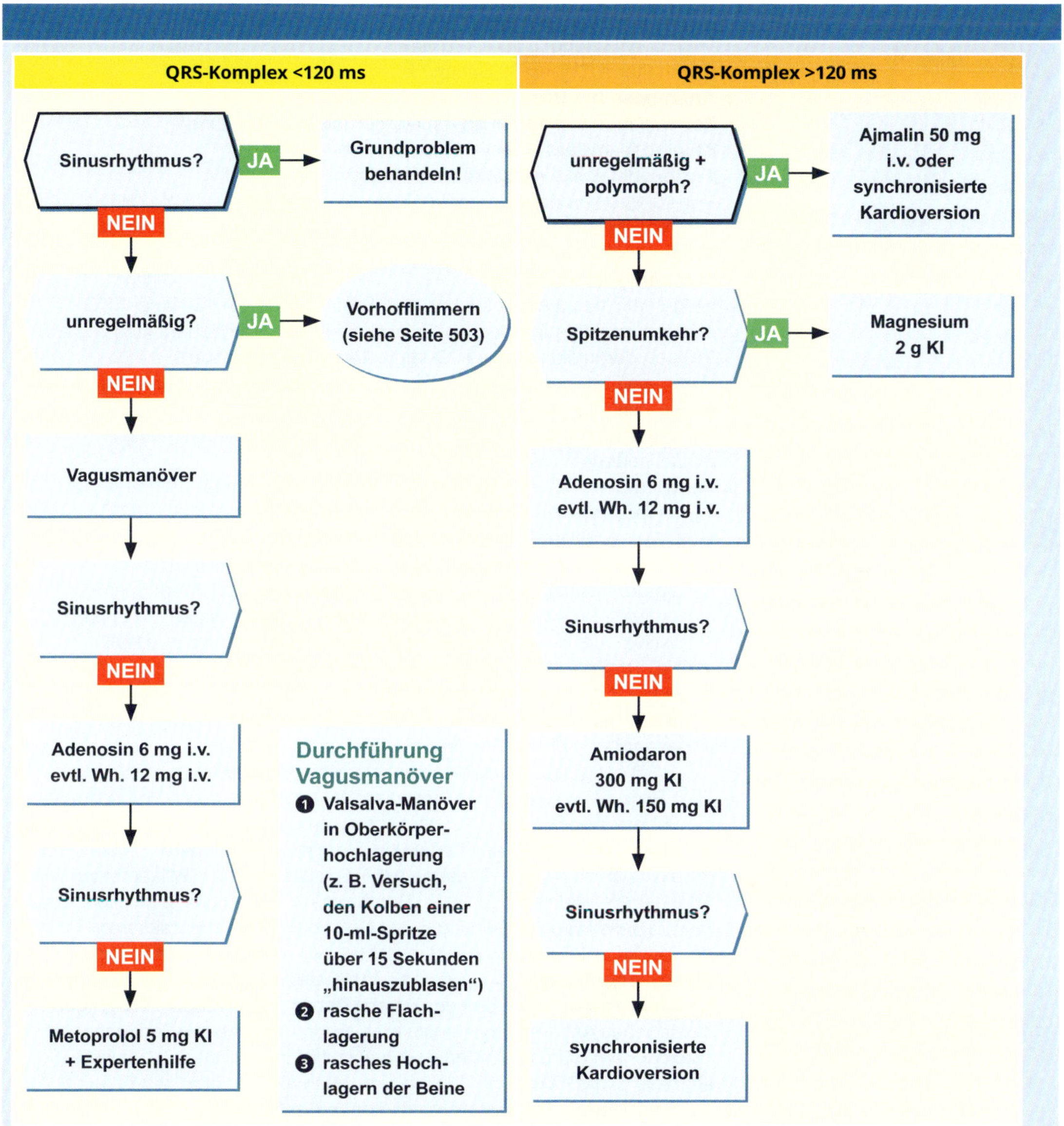

Literatur:

Appelboam A, et al. Potential modification to the standard Valsalva manoeuver for emergency treatment of supraventricular tachycardias (REVERT): a randomized controlled trial. Lancet 2015; 386:1747–1753.

Soar J, et al. European Resuscitation Council Guidelines for Resuscitation 2015. Resuscitation 2015; 95:100–147.

Soar J, et al. European Resuscitation Council Guidelines for Resuscitation 2020. Resuscitation 2021; 161:115–151.

Merksätze Tachykardie	■ **Definitionen:** ▸ Tachykardie >100/min ▸ Salve: bis zu 5 Schläge ▸ nicht-anhaltend: Dauer <30 Sekunden ▸ anhaltend: Dauer>30 Sekunden ■ **Anamnese bei Breitkomplextachykardie entscheidend!** Bei Vorliegen von einem oder mehr der folgenden Kriterien Kammertachykardie sehr wahrscheinlich (>95%): ▸ Z.b. oder Z.n. Akutem Koronarsyndrom ▸ bekannte koronare Herzerkrankung ▸ Alter >35 Jahre ▸ strukturelle Herzerkrankung bekannt ▸ Hämodynamik instabil ■ Wenn der Patient einen tastbaren Puls hat: immer ein 12-Kanal-EKG ableiten (wichtige Information für kardiologische Nachbehandlung wie z. B. Prüfung der Indikation zur ICD-Implantation oder Ablation)! ■ Wenn ein Patient mit Breitkomplextachykardie stabil ist, ist er stabil: Es ist genug Zeit zum Nachdenken und evtl. Rat einholen. ■ bei V. a. Kammertachykardie immer akute myokardiale Ischämie ausschließen! ■ **Ventrikuläre Tachykardie** bei Vorliegen von einem oder mehreren der folgenden EKG-Hinweise: ▸ AV-Dissoziation (P-Wellen laufen durch die Kammerkomplexe durch) ▸ Fusionsschläge (anders konfigurierte QRS-Komplexe) ▸ Capture Beats (Zwischenschläge mit schlankem Kammerkomplex) ▸ Nordwest-Lagetyp (QRS-Komplex negativ in Ableitungen I, II und III) ▸ positive oder negative Konkordanz der QRS-Komplexe in V1-V6 ▸ QRS-Breite >140 ms (Rechtsschenkelblock-Konfiguration) oder >160 ms (Linksschenkelblock-Konfiguration) Beginn R-Zacke bis S-Nadir >100 ms (Brustwand) ▸ Hasenohr in V1 und Q oder QS in V6 QRS-Konfiguration unterscheidet sich vom Vor-EKG ■ **Fast Broad Irregular (FBI-)Tachykardie:** verursacht durch Vorhofflimmern mit Schenkelblock oder Präexzitationssyndrom (z. B. Wolff-Parkinson-White-Syndrom) mit antidromer Überleitung, Herzfrequenzen meist >200/min. Bei Präexzitationssyndrom: Therapie mit AV-blockierenden Medikamenten wie Adenosin, Kalziumantagonisten, Betablockern, Natriumkanalblockern oder Digitalis kontraindiziert! Therapie mit Ajmalin (z. B. 50 mg fraktioniert i.v. oder KI), Ibutilid (0,87 mg) KI oder (am sichersten) elektrische Kardioversion ■ **Elektrischer Sturm** (>3 Episoden anhaltender Kammertachykardien oder Kammerflimmern in 24 Stunden): siehe Abbildung + Lidocain 1 mg/kg als zusätzliches Antiarrhythmikum zu Amiodaron, Analgesie + Sedierung, bei kardiogenem Schock bzw. hämodynamischer Instabilität: früh an veno-arterielle ECMO-Therapie denken, evtl. auch als „Bridging" zur Ablation ■ **bei Breitkomplextachykardie mit Spitzenumkehr** (z. B. Torsade des pointes bei Long-QT-Syndrom (medikamentös [z. B. Methadon, Neuroleptika, Makrolide, Amiodaron, Proteaseinhibitoren] vs. Elektrolytstörung [Hypokaliämie, Hypokalzämie, Hypomagnesiämie] vs. genetisch): Magnesium 2 g KI, bei Bradykardie: Dobutamin-Perfusor zur Frequenzsteigerung (und QT-Zeit-Verkürzung) ■ **An Vorhofflattern denken bei:** regelmäßiger Schmalkomplextachykardie und fehlender isoelektrischer Grundlinie oder fixierten Herzfrequenzen um 150/min (2:1-Überleitung) oder um 100/min (3:1-Überleitung).

Literatur:

Grieco D, et al. Treatment of arrhythmic storm. Eur Heart J 2019; 21(Suppl B):B23-B24.

TAUCHUNFALL

Definition	Potenziell lebensbedrohliches oder gesundheitsschädigendes Ereignis, welches durch einen zu raschen Abfall des Umgebungsdruckes beim Tauchen oder aus sonstiger hyperbarer Atmosphäre mit und ohne Tauchgerät in der Dekompressionsphase ausgelöst wird. **Folgende Kriterien müssen zur Diagnose eines Tauchunfalls erfüllt sein:** ■ es wurde aus einem Tauchgerät unter Wasser geatmet (unabhängig von Dauer, Art des Gases oder der Atemgas-Mischung) ODER ■ es wurde aus einer Luftansammlung unter Wasser geatmet (z. B. Wrack oder Höhle) ODER ■ es wurden Apnoe-Tauchgänge durchgeführt (in der Regel mehrere tiefe Tauchgänge) UND ■ es liegen Symptome (unabhängig vom Schweregrad) vor
Ursachen	■ **Dekompressionskrankheit:** ▸ häufig ▸ Auftreten abhängig von Tauchtiefe und -dauer ▸ Bildung von Gasblasen im Blut und in den Geweben nach längerem Aufenthalt im atmosphärischen Überdruck und entsprechender Aufsättigung mit Inertgas ▸ Risikofaktoren: Tauchtiefe >21 Meter (Anmerkung: Dekompressionserkrankung bei Tauchtiefen <6 Meter nicht beschrieben), rasches Auftauchen ohne oder mit zu kurzen Dekompressionsstopps, Tauchgänge in kalten Gewässern, körperliche Anstrengung während des Tauchganges, frühere Episoden einer Dekompressionserkrankung ■ **arterielle Gasembolie:** ▸ selten ▸ Auftreten unabhängig von Tauchtiefe und -dauer ▸ Gasblasen in der arteriellen Strombahn infolge eines Barotraumas der Lunge oder Übertritt von venös entstandenen Gasblasen ■ Risikofaktoren: Panik, Luftanhalten während des Auftauchens
Anamnese	■ Tauchgang oder andere Exposition? (siehe oben) ■ Symptombeginn und -verlauf? ■ Tauchtiefe? ■ Dauer des Tauchgangs? ■ Dekompressions-Stopp(s)? ■ Art des Atemgases? ■ Tauchcomputerauswertung?
Klinik Dekompressions-krankheit	Symptome treten typischerweise mit gewisser Verzögerung nach dem Auftauchen auf: 73% innerhalb von 1 Stunde, 99% innerhalb von 6 Stunden, späteres Auftreten fast nur durch extremen Umgebungsdruckwechsel (z. B. Flugreise nach Tauchgang). **Milde Symptome:** ■ auffällige Müdigkeit (20–40%) ■ Hautjucken („Taucherflöhe") ■ mit (fast) vollständiger Rückbildung innerhalb von 30 Minuten

Klinik Dekompressions-krankheit	**Schwere Symptome:** ▪ Muskel- und Gelenkschmerzen („Bends") (50–65%) ▪ Parästhesien (40–50%) ▪ motorische Schwäche (typisch: Para- oder Tetraplegie) (20–25%) ▪ Schwindel/Ataxie (10–20%) ▪ Hautausschlag (5–10%) ▪ Vigilanzminderung bis Koma (5–10%), Dyspnoe („Chokes") (1–5%) ▪ subkutane Schwellung (1–5%) ▪ Schock (1%) ▪ fokale neurologische Defizite ▪ Seh-, Hör- oder Sprachstörung ▪ Übelkeit ▪ milde Symptome, die >30 Minuten andauern
Symptome arterielle Gasembolie	Symptome treten in 92% der Fälle während oder innerhalb von 5 Minuten nach dem Auftauchen auf. ▪ Dyspnoe ± Thoraxschmerzen und/oder Hämoptysen (50%) ▪ Koma (39%) ▪ Desorientiertheit (37%) ▪ Schwindel/Präsynkope (30%) ▪ Hemiplegie (27%) ▪ Sehstörung (21%) ▪ Kopfschmerzen (20%) ▪ Sprachstörung (11%) ▪ Krampfanfälle (11%)
Monitoring	▪ kontinuierlich: Herzfrequenz, Atemfrequenz, nicht-invasiver Blutdruck, SpO_2 ± invasiver Blutdruck, Harnkatheter, ZVK ▪ einmalig: Temperatur
(Labor-)Diagnostik	▪ venöse/arterielle Blutgasanalyse ▪ Routinelabor ▪ Thoraxsonographie (Pneumothorax?) ▪ bei Unklarheit oder dringendem V. a. Barotrauma: Thoraxröntgen ± Thorax-CT und CCT nativ (Cave: Diagnostik nur zum Ausschluss von vitalen Pathologien!)
Wichtig/CAVE	**Wichtige Differentialdiagnosen zum Tauchunfall:** ▪ Ertrinkungsunfall ▪ Immersionslungenödem ▪ Kardiovaskuläres Ereignis (z. B. Schlaganfall, Akutes Koronarsyndrom) ▪ Krampfanfall ohne Zusammenhang mit Dekompressionserkrankung oder arterieller Gasembolie ▪ Kinetose (z. B. „High-Pressure Neurological Syndrome" bei Tieftauchen mit Helium-Gasgemischen)
Akutmaßnahmen	▪ bei persistierenden Symptomen bei Krankenhausaufnahme: **möglichst rascher Transfer zur Druckkammer** (keine Präferenz bezüglich des sekundären Transportmittels; prinzipiell gilt: schnellster und schonendster Transport) ▪ **Flach-/Ruhiglagerung** (Achtung: Vibrationen können die Menge intravaskulärer Gase erhöhen) ▪ **Sauerstoff-Therapie** (FiO_2 100%, z. B. als High-Flow-Nasensauerstoff-Therapie; wenn kein V. a. pulmonales Barotrauma: nicht-invasive Beatmung) ▪ **Analgesie** ▪ **balancierte Kristalloide** 500–1.000 ml bzw. nach Klinik ▪ bei kardiopulmonaler Reanimation: **ACLS + beidseitige Thorakostomie** zum sicheren Ausschluss eines Pneumothorax ▪ bei Koma: siehe Seite 40
	▪ bei respiratorischer Insuffizienz: siehe Seite 54 ▪ bei Pneumothorax: **ein- oder beidseitige Thoraxdrain-Einlage**

Kommentar	▪ Die hyperbare Behandlung ist die einzige kausale Therapie der Dekompressionskrankheit: keine Verzögerung des Transportes durch nicht unmittelbar erforderliche Diagnostik! ▪ Eine hyperbare Behandlung ist in den meisten Fällen auch bei verzögertem Behandlungsbeginn noch indiziert! ▪ Erwägen, ob auch Tauchpartner von einem Tauchmediziner untersucht werden soll! **Wichtige Telefonnummern:** ▪ DAN (Divers Alert Network) Hotline (24 Stunden verfügbare tauchärztliche Telefonberatung): +39 0642115685 oder 00800 326 668 783 ▪ Druckkammer Universitätsklinik Graz/Österreich: +43 316 385 12827 (7–15 Uhr) oder +43 316 385 82803 (außerhalb Regeldienstzeit) oder über Rettungsleitstelle ▪ Druckkammer Unfallkrankenhaus Murnau/Deutschland: +49 8841 48 2709 oder über Rettungsleitstelle
Behandlungspartner	▪ nächstgelegene Druckkammer

Literatur:

Jüttner B, et al. Diagnostik und Behandlung von Tauchunfällen. Neue „Leitlinie Tauchunfall 2014–2017." Anaesthesist 2015; 64:463–468.

Mitchell SJ, et al. Decompression sickness and arterial gas embolism. N Engl J Med 2022; 386:1254–1264.

THORAXTRAUMA, STUMPF

Definition	stumpfe Verletzung des knöchernen Thorax und/oder dessen Organe (Lunge, Gefäße, Herz)
Verletzungen	see table below
Anamnese	▪ Unfallmechanismus? ▪ Unfallzeitpunkt? ▪ Begleitverletzungen? ▪ Prähospitaler Verlauf und gesetzte Maßnahmen? ▪ Drogen-/Alkoholintoxikation? ▪ Begleitsymptome? (z. B. Schmerzen, Dyspnoe, Husten, Hämoptysen, Palpitationen)

Verletzungen:

Häufig	Selten
Rippenfrakturen	Sternumfraktur
Pneumothorax	Aortenverletzung
Hämatothorax	Herzverletzung (z. B. Contusio cordis, Perikarderguss)
Lungenkontusion/-lazeration	Ösophagus-/Trachealverletzung
Wirbelsäulentrauma (siehe Seite 506)	Zwerchfellruptur

Klinik

- atemabhängige Thoraxschmerzen (V. a. Rippenkontusion/-fraktur)
- Kompressionsschmerz (V. a. Rippenkontusion/-fraktur)
- Tachy-/Dyspnoe (Schmerz vs. Lungenkontusion/-lazeration)
- Gurt-/Prellmarken (V. a. Pneumothorax)
- bei seriellen Rippenstückfrakturen: instabiler Thorax („Flail Chest")
- Hypoxämie/Zyanose (V. a. Lungenkontusion/-lazeration)
- Husten (V. a. Lungenkontusion)
- abgeschwächtes Atemgeräusch (V. a. [Spannungs-]Pneumo-/Hämatothorax, Zwerchfellhernie + Viszerothorax)
- Hautemphysem (V. a. Pneumothorax, Pneumomediastinum, massiv bei Verletzungen der Trachea oder großen Bronchien)
- obere Einflussstauung (V. a. obstruktiven Schock)
- bläuliche Verfärbung obere Thoraxapertur/Hals und Gesicht sowie faziale und konjunktivale Einblutungen (V. a. Kompressionstrauma, traumatische Asphyxie)
- saugende Thoraxwunde (offener Pneumothorax)

Wahrscheinlichkeit eines Hämato-/Pneumothorax in Abhängigkeit vom klinischen Untersuchungsbefund

Thorax-schmerz	Dyspnoe	einseitig abgeschwächtes Atemgeräusch	Wahrscheinlichkeit Hämato-/Pneumothorax
+	+	+	≥99%
-	+	+	98%
+	-	+	89%
-	-	+	61%
-	+	-	12%
+	-	-	2%
-	-	-	<1%

Monitoring

- einmalig: Herzfrequenz, Atemfrequenz, nicht-invasiver Blutdruck, SpO_2, Temperatur
- bei respiratorischer oder hämodynamischer Instabilität – kontinuierlich: Herzfrequenz, Atemfrequenz, invasiver Blutdruck, SpO_2, Harnkatheter ± ZVK

(Labor-)Diagnostik

- venöse/arterielle Blutgasanalyse
- Routinelabor
- bei V. a. Myokardkontusion: 12-Kanal-EKG ± Troponin T
- bei V. a. Blutung: Type & Screen + 4 Erythrozytenkonzentrate bereitstellen
- Thoraxsonographie (Pleuraerguss? Pneumothorax? Perikarderguss?)
- bei leichteren Verletzungen: Thoraxröntgen (Cave: erkennt nur ca. 70–75% der Thoraxverletzungen insbesondere Lungenkontusionen)
- bei allen schweren Verletzungen: CT Thorax ± Kontrastmittel
- bei Pneumomediastinum: Bronchoskopie und Ösophagoskopie

Wichtig/CAVE

- Pneumomediastinum ± Pneumothorax: V. a. tracheobronchiale oder ösophageale Verletzung
- bei Rippenfrakturen 9–12: V. a. Leber- oder Milzverletzungen
- bei Sternum-, Skapula- oder Frakturen der 1. bzw. 2. Rippe: Hochenergietrauma mit V. a. hohe Verletzungsschwere inklusive traumatische Aortenverletzung (siehe Seite 258)

Akutmaßnahmen	▪ bei SpO_2 <94%: **Sauerstoff-Therapie** ▪ **Analgesie** (im Verlauf: an Patient-controlled-Analgesia-Pumpe denken oder Epiduralanalgesie) ▪ bei respiratorischer Insuffizienz: siehe Seite 54 ▪ bei hämorrhagischem Schock: siehe Seite 62 ▪ bei Spannungspneumothorax: **Notfallentlastung** durch Punktion mit dickem Venflon (z. B. G14) im 2. Interkostalraum medioklavikulär + **Thoraxdrain** ▪ bei klinisch relevantem Pneumo-/Hämatothorax: **Thoraxdrain** (Minithorakotomie + Einlage Thoraxdrain [24–32 Ch] ohne Trokar) ▪ bei initialer Drainage von >1.500 ml oder stündlicher Drainagemenge >250 ml/h >4 Stunden: **Kontakt Thoraxchirurgie** ▪ bei offenem Pneumothorax: **luftdichter Verband + Thoraxdrain** ▪ bei Aortenverletzung: siehe Seite 258 ▪ bei Zwerchfellhernie: **Einlage Magensonde**
Kommentar	▪ Lungenprotektive Beatmung bei schwerem Thoraxtrauma = adäquater PEEP + Driving Pressure (deltaP) <15 mbar bzw. Tidalvolumina 6–8 ml/kg ideales Körpergewicht! ▪ Keine prophylaktische Antibiose bei stumpfem Thoraxtrauma!
Behandlungspartner	▪ Unfallchirurgie/Orthopädie ▪ Intensivmedizin

Literatur:

Bouillon B, et al. S3-Leitlinie Polytrauma/Schwerverletzten-Behandlung. AWMF-Register-Nr.: 012/019, 2016.

THROMBOTISCHE MIKROANGIOPATHIE

Definition	▪ Pathophysiologisch heterogene Erkrankungsgruppe, welche durch das Auftreten von Verschlüssen der Mikrozirkulation durch Thrombozytenaggregate bedingt ist und in folgende Pathologien resultiert: ▸ Thrombozytopenie ▸ mikroangiopathische hämolytische Anämie ▸ Organdysfunktionen (insbesondere zentrales Nervensystem, Niere, Herz) ▪ Die Diagnose erfolgt laborchemisch anhand der Kombination aus Thrombozytopenie + Anämie + Nachweis von Fragmentozyten im visuellen Differentialblutbild
Ursachen	**Primäre thrombotische Mikroangiopathien:** ▪ thrombotisch-thrombozytopene Purpura (TTP; genetischer [häufiger bei Kindern] oder akquirierter [autoimmunologisch, z. B. im Rahmen anderer Autoimmunerkrankungen, Malignomen, Schwangerschaft, Z.n. Knochenmarktransplantation; häufiger bei Erwachsenen] ADAMTS13-Mangel) ▪ hämolytisch urämisches Syndrom (STEC-HUS; Diarrhö-assoziiert, z. B. Escherichia coli O157, häufig bei Kindern) ▪ atypisches hämolytisch urämisches Syndrom (aHUS; Komplement-Störung, häufig bei Erwachsenen)

Ursachen	**Sekundäre thrombotische Mikroangiopathien:** ■ Sepsis mit Verbrauchskoagulopathie ■ maligne Hypertonie (z. B. Scleroderma Renal Crisis, siehe Seite 453) ■ Medikamenten-induziert (z. B. Chinin, Quetiapin, Clopidogrel, Calcineurininhibitoren, Chemotherapeutika) ■ Schwangerschafts-assoziiert (z. B. HELLP-Syndrom)
Anamnese	■ Symptombeginn und -verlauf? ■ Fieber? ■ Hautläsionen? (z. B. Petechien, Purpura) ■ Z.n. (blutiger) Diarrhö (in den letzten 1–3 Wochen) oder gastrointestinalem Infekt? ■ Letzte Diurese und Harnfarbe? ■ Anamnestische Hinweise auf Infektion? ■ Vorerkrankungen? (z. B. Malignom, Autoimmunerkrankung, Z.n. Knochenmarktransplantation, HIV) ■ Einnahme von Risikomedikamenten? (siehe oben) ■ Schwangerschaft? ■ Bekannte TTP oder Blutsverwandte mit ähnlichem Erkrankungsbild? ■ Rezenter Auslandsaufenthalt?
Klinik	■ Fieber (bei 50%) ■ Petechien (häufig) ± Purpura (selten) ■ neues neurologisches Defizit (z. B. Z.n. Krampfanfall) ■ qualitative oder quantitative Vigilanzveränderung ■ Oligurie/Anurie ■ Thoraxschmerz ■ Blutungsneigung **Achtung:** ■ Genaue Differenzierung zwischen TTP vs. HUS vs. aHUS erst im Intervall anhand der Laborbefunde möglich ■ Klinischer Verdacht anhand des klinischen Phänotyps: ► Zentrales Nervensystem mehr im Vordergrund als Niere: V. a. TTP ► Niere mehr im Vordergrund als zentrales Nervensystem: V. a. STEC-HUS (Z.n. dysenterischer Gastroenteritis) bzw. aHUS
Monitoring	■ kontinuierlich: Herzfrequenz, Atemfrequenz, Blutdruck, SpO_2 ± invasiver Blutdruck, Harnkatheter, ZVK ■ einmalig: Temperatur
(Labor-)Diagnostik	■ 12-Kanal-EKG (rechts posteriorer Hemiblock? SIQIII-Typ? ST-Streckenveränderungen?) ■ venöse/arterielle Blutgasanalyse ■ Routinelabor + visuelles Differentialblutbild (spezielle Fragestellung: Fragmentozyten?) + Troponin T + Hämolyseblock (Haptoglobin, freies Hämoglobin) + HIV + ADAMTS13-Serumkonzentration (TTP-Diagnose bei <10% Serumkonzentration) + ADAMTS13-Autoantikörper + Vitamin B12 + Folsäure ± ß-HCG (bei Frauen im gebärfähigen Alter) ■ Type & Screen + Coombs-Test + 2–4 Erythrozytenkonzentrate bereitstellen ■ Harnstatus/-streifen (Protein? Hämoglobin?) + Harnsediment ■ bei persistierender Diarrhö: Stuhlkultur auf Stuhl-pathogene Keime (inklusive Shigatoxin) ■ Echokardiographie ■ CCT

Wichtig/CAVE	■ Die Mortalität der unbehandelten TTP beträgt 90%! ■ Ein schwerer Vitamin B12- und/oder Folsäuremangel kann das Bild einer TTP vortäuschen (Pseudo-thrombotische Mikroangiopathie). Laborchemische Hinweise auf eine Pseudo-thrombotische Mikroangiopathie können sein: Makrozytose, Retikulozytopenie, hypersegmentierte Granulozyten, sehr hohe Laktatdehydrogenase-Serumkonzentrationen (z. B. >3.000 IU/l); im Zweifelsfall: wie TTP behandeln!
Akutmaßnahmen	**Allgemein:** ■ **symptomatische Therapie** ■ bei Hämoglobin-Konzentration <6–7 g/dl: **Erythrozytenkonzentrat-Transfusion** ■ nur bei lebensbedrohlicher Blutung: **Thrombozytenkonzentrat-Transfusion** (sonst kontraindiziert) ■ **Folsäure** 5 mg p.o. oder i.v. **V. a. TTP oder aHUS (hämatologischer Notfall = Therapie so früh als möglich!):** ■ **therapeutischer Plasmaaustausch** (1,5-faches Plasmavolumen mit Plasma) (bei hereditärer TTP: Transfusion von 3–5 Plasmen) ■ **Methylprednisolon** (abhängig von Erkrankungsschwere: 1 mg/kg bis 1 g i.v.) ■ bei dringendem V. a. oder Diagnose TTP nach erstem Plasmaaustausch: + **Caplacizumab** 11 mg s.c. **V. a. STEC-HUS:** ■ **symptomatische Therapie** ■ **keine Antibiose** ■ bei Unsicherheit Behandlung wie V. a. TTP (siehe oben)
Behandlungspartner	■ Hämatologie ■ Intensivmedizin

Literatur:

Arnold DM, et al. Thrombotic microangiopathy: a general approach to diagnosis and management. CMAJ 2017; 189:E153-E159.

Scully M, et al. Caplacizumab Treatment for Acquired Thrombotic Thrombocytopenic Purpura. N Engl J Med 2019; 380:335–346.

THYREOTOXISCHE KRISE

Definition	Schilddrüsenüberfunktion in Verbindung mit Tachykardie, Hyperthermie, Dehydratation, Diarrhö und/oder Bewusstseinsstörung
Ursachen	■ Morbus Basedow ■ Schilddrüsenautonomie (z. B. autonomes Adenom) ■ bekannte Hyperthyreose mit zusätzlichem Stimulus: ► Infektion ► Medikamentenexposition (z. B. Kontrastmittel, Amiodaron, Lithium, Interferon alpha) ► Stress (z. B. Trauma, perioperativ) ► Schwangerschaft ■ Thyreoiditis ■ Überdosierung/Intoxikation mit L-Thyroxin ■ seltene Ursachen (z. B. TSH-produzierender Hypophysentumor)

Anamnese	▪ Symptombeginn und -verlauf? ▪ Bekannte Schilddrüsenerkrankung? ▪ Einnahme von Risikomedikamenten? (siehe oben) ▪ Rezente Kontrastmittelexposition? ▪ Rezente Infektion, Trauma oder Operation? ▪ Anamnestische Hinweise auf (unbehandelte) Hyperthyreose? (z. B. Wärmeintoleranz, Palpitationen, Gewichtsverlust, Diarrhö, Tremor) ▪ Einnahme von L-Thyroxin oder Hinweise auf Essstörung? (z. B. als Hinweis auf einen chronischen Abusus)
Klinik	▪ Agitation, Verwirrtheit bis Koma ▪ Tachykardie ▪ Tachyarrhythmie (typisch: Vorhofflimmern) ▪ arterielle Hypertonie ▪ Schwitzen (z. B. schwitzige Hände) ▪ Fieber ▪ Tremor ▪ Diarrhö ▪ Bauchschmerzen ▪ evtl. Stigmata einer Schilddrüsenerkrankung (z. B. Struma, Exophthalmus)
Monitoring	kontinuierlich: Herzfrequenz, Atemfrequenz, invasiver Blutdruck, SpO_2, Temperatur ± Harnkatheter, ZVK
(Labor-)Diagnostik	▪ 12-Kanal-EKG ▪ venöse/arterielle Blutgasanalyse ▪ Routinelabor + Schilddrüsenhormone (TSH, T3, T4) + Thyreoperoxidase-Antikörper + TSH-Rezeptor-Autoantikörper ▪ 2 Blutkulturen (jeweils aerob und anaerob) + mikrobiologische Kulturen von potenziellen Infektionsherden (z. B. Sputum, Harn, Abstrich) ▪ Harnstreifen/-status ▪ Thoraxröntgen
Wichtig/CAVE	Die Höhe der Schilddrüsenwerte im Serum korreliert nicht mit dem Schweregrad der Erkrankung!
Akutmaßnahmen	▪ **Trigger behandeln** (z. B. Infektion behandeln oder Amiodaron absetzen) ▪ **balancierte Kristalloide** ▪ **Betablocker** (Metoprolol 5 mg KI, gefolgt von Esmolol-Perfusor zur Herzfrequenzkontrolle [Ziel: <90/min]) ▪ **Thiamazol** 40 mg i.v., gefolgt von Perfusor (120–160 mg/Tag) (oder: Thiamazol 4 x 15–25 mg/Tag p.o.) ▪ **Lugolsche Lösung** 3 x 20 gtt/Tag p.o. (frühestens 4 Stunden nach Beginn der Thiamazol-Therapie; nicht wenn Jod-Exposition Krise ausgelöst hat) ▪ **Hydrokortison** 100 mg i.v., gefolgt von 4 x 50 mg/Tag i.v. ▪ Ultima Ratio: **therapeutischer Plasmaaustausch** ▪ **Fiebersenkung** physikalisch + medikamentös (z. B. Paracetamol 1 g KI) ▪ bei Agitation: **Sedierung** (z. B. Midazolam mg-weise i.v.)
Behandlungspartner	▪ Endokrinologie/Nuklearmedizin ▪ Intensivmedizin

Literatur:

Ross DS, et al. 2016 American Thyroid Association Guidelines for Diagnosis and Management of Hyperthyroidism and Other Causes of Thyrotoxicosis. Thyroid 2016; 26:1343–1421.

TUBERKULOSE

unter Mitarbeit von OA Dr. Helmut J.F. Salzer, MPH, FECMM

Definition/Ursache	Multisystemerkrankung durch Primärinfektion (selten) bzw. Reaktivierung einer latenten Infektion (häufig) mit Mycobacterium tuberculosis
Anamnese	▪ Symptombeginn und -verlauf? ▪ Bekannte Tuberkulose oder Z.n. Tuberkulose? ▪ Spezifische Risikofaktoren? (z. B. HIV, Herkunft aus/Aufenthalt in einem Endemiegebiet, Kontakt mit Tuberkulose-Erkrankten, Obdachlosigkeit, Gefängnisaufenthalt, Alkohol- und/oder Drogenabusus, Silikose) ▪ Konstitutionssymptome? (Nachtschweiß, Gewichtsverlust, Fieber) ▪ Begleitsymptome? (z. B. Husten, Dyspnoe, Hämoptyse, Bauchschmerzen, Rückenschmerzen, Flankenschmerzen, Dysurie, Kopfschmerzen, Gelenkschmerzen/-schwellung, Lymphknotenschwellung) ▪ Immunsuppression? (z. B. Diabetes mellitus, Organtransplantation, Chemotherapie, Kortisontherapie, Immunsuppressiva-Therapie, Biologika) ▪ Nikotinabusus? ▪ Chronischer Alkoholabusus? (siehe Seite 726)
Klinik	**Allgemeine Symptome:** ▪ Fieber ▪ Müdigkeit, Abgeschlagenheit ▪ schmerzlose Lymphknotenschwellung (besonders zervikal) ▪ Gewichtsverlust ▪ Nachtschweiß **Pulmonale Tuberkulose (85%):** ▪ Husten ▪ Hämoptysen ▪ Thoraxschmerzen ▪ Heiserkeit (V. a. tuberkulöse Laryngitis) ▪ evtl. Pneumothorax **Tuberkulöse Meningitis:** ▪ Kopfschmerzen (progredient über 1–2 Wochen) ▪ qualitative oder quantitative Vigilanzminderung ▪ Hirnnervenausfälle ▪ Übelkeit ± Erbrechen **Spinale/skelettale Tuberkulose:** ▪ Rückenschmerzen (in ca. 50% + sensomotorische Ausfälle) ▪ Monoarthritis **Abdominelle Tuberkulose:** ▪ Bauchschmerzen ▪ Aszites ▪ Malabsorption/Diarrhö ▪ unspezifischer abdomineller Untersuchungsbefund trotz tuberkulöser Peritonitis ▪ Perforation ▪ mechanischer Ileus

Klinik	**Urogenitale Tuberkulose:** ▪ Flankenschmerzen ▪ Dysurie ▪ Pollakisurie ▪ Männer: Orchitis, Epididymitis, Prostatitis ▪ Frauen: Unterbauchschmerzen wie bei „Pelvic Inflammatory Disease" **Miliartuberkulose (disseminierte Tuberkulose):** ▪ schlechter Allgemeinzustand bzw. (kritisch) kranker Patient ▪ erythematöses, papulöses Exanthem (Tuberculosis cutis miliaris) ▪ häufig: klinische Hinweise auf Schock (sogenannte Landouzy-Sepsis) ▪ Multiorganbeteiligung/-dysfunktion Auch an tuberkulöse Perikarditis und Pleuritis denken!
Monitoring	▪ einmalig: Herzfrequenz, Atemfrequenz, nicht-invasiver Blutdruck, SpO_2, Temperatur ▪ bei Organdysfunktion oder Sepsis – kontinuierlich: Herzfrequenz, Atemfrequenz, nicht-invasiver Blutdruck, SpO_2 ± invasiver Blutdruck, Harnkatheter, ZVK
(Labor-)Diagnostik	▪ 12-Kanal-EKG (Niedervoltage als Hinweis auf einen Perikarderguss?) ▪ venöse/arterielle Blutgasanalyse ▪ Routinelabor ▪ dreimal Sputum zur Tuberkulose-Diagnostik (Ziehl-Neelsen-Färbung und Mikroskopie, Nukleinsäureamplifikation/PCR [nur aus einem Sputum erforderlich], Tuberkulose-Kultur) ▪ evtl. auch Harn, Aszites, Liquor und/oder Punktat zur Tuberkulose-Diagnostik (siehe oben; bei Pleuraflüssigkeit: + Adenosin Deaminase) ▪ bei V. a. Miliartuberkulose: 2 Blutkulturen (jeweils aerob und anaerob) u. a. für Nukleinsäureamplifikation/PCR ▪ bei V. a. tuberkulöse Meningitis: Lumbalpunktion (siehe Seite 387) ▪ Echokardiographie + Thoraxsonographie (Pleura-/Perikarderguss?) ▪ Thoraxröntgen (typisch: Kavitationen, apikales Infiltrat) ▪ bei spezieller Fragestellung: CCT, CT Thorax + Abdomen
Wichtig/CAVE	▪ Screening-Tests wie der Mendel-Mantoux-Tuberkulintest oder der Interferon-Gamma-Release-Assay-Test sind für die Diagnose einer aktiven Tuberkulose-Infektion ungeeignet! ▪ Auf molekulare (PCR) und phänotypische (Kultur) Resistenztestung achten (z. B. erweiterte oder Multiresistenz auf herkömmliche Tuberkulostatika)! ▪ Meldepflicht (siehe Seite 731)!
Akutmaßnahmen	▪ **Analgesie** ▪ bei Dehydratation: **Rehydrierung** mit balancierten Kristalloiden ▪ **Beginn tuberkulostatische Therapie erst nach Diagnosesicherung** ▪ bei kritischem Zustand, Sepsis oder Schock: **empirische Antibiose** mit Levofloxacin 1.000 mg KI + Meropenem 2 g KI + Amikacin 20 mg/kg KI + Prednisolon 1 mg/kg i.v. (Anmerkung: Levofloxacin, Meropenem und Amikacin besitzen eine gute tuberkulostatische Wirkung)
Kommentar	**Die wichtigsten Aufgaben des Notfallmediziners sind:** ▪ Erkennen einer möglichen Tuberkulose-Infektion ▪ frühestmögliche Isolation des Patienten (Aerosol-Übertragung: Patient: chirurgischer Mundnasenschutz oder FFP2-Maske; Personal: FFP2-Maske, Augenschutz, Schürze und Handschuhe → Pflege im Isolationsraum) ▪ Aufbereitung des Behandlungsplatzes entsprechend der institutionellen Hygienerichtlinien!

Behandlungspartner	■ Infektiologie/Pneumologie ■ Intensivmedizin

Literatur:

Mer M, et al. Limiting consumption in tuberculosis: current concepts in anti-tuberculous treatment in the critically ill patient. Intensive Care Med 2018; 44:2229–2231.
Otu A, et al. The critically ill patient with tuberculosis in intensive care: Clinical presentations, management and infection control. J Crit Care 2018; 45:184–196.

TUMOR, INTRAKRANIELL, KOMPLIKATIONEN BEI PATIENTEN MIT

Definition	Komplikationen bei Patienten mit bekanntem oder noch nicht diagnostiziertem intrakraniellem Tumor: ■ (perifokales) Hirnödem ■ Hydrozephalus (durch intraventrikulären Tumor oder Tumor der hinteren Schädelgrube) ■ Einblutung in den Tumor bzw. intrazerebrale Blutung (siehe Seite 365) ■ Krampfanfall (siehe Seite 368) ■ Schlaganfall (siehe Seite 463) ■ tiefe Venenthrombose (siehe Seite 706)
Ursachen	■ Primärtumore (z. B. Meningeom, Glioblastom, Oligodendrogliom, Astrozytom, Ependymom) ■ Sekundärtumore (z. B. Metastase bei Bronchialkarzinom, Mammakarzinom, Nierenkarzinom, Melanom, Lymphom)
Anamnese	■ Symptombeginn und -verlauf? ■ Kopfschmerzen? ■ Erbrechen ohne Übelkeit? ■ Bekannter intrakranieller Tumor? ■ Bekanntes Malignom? (siehe oben)
Klinik	**(Perifokales) Hirnödem und/oder Hydrozephalus:** ■ morgendliches, schwallartiges Erbrechen ohne Übelkeit ■ Kopfschmerzen (besonders im Liegen und am Morgen, beim Husten oder Pressen bzw. bei Anstrengung) ■ neurokognitive Störungen ■ Gangstörung (V.a. Hydrozephalus) ■ Persönlichkeitsveränderung ■ Vigilanzminderung bis Koma ■ Pupillenmotorikstörung
Monitoring	■ einmalig: Herzfrequenz, Atemfrequenz, nicht-invasiver Blutdruck, SpO_2, Temperatur ■ bei Vigilanzminderung – kontinuierlich: Herzfrequenz, Atemfrequenz, nicht-invasiver Blutdruck, SpO_2 ± invasiver Blutdruck, ZVK, Harnkatheter
(Labor-)Diagnostik	■ venöse/arterielle Blutgasanalyse ■ Routinelabor ■ CCT ± Kontrastmittel (oder bei Verfügbarkeit: cMRT)

Wichtig/CAVE	■ Tumore der hinteren Schädelgrube können aufgrund des verminderten Volumens in der Fossa cranii posterior und der Nähe zum Hirnstamm rascher zu lebensbedrohlichen Komplikationen führen als supratentorielle Tumore! ■ Kopfschmerzen als alleiniges Symptom eines intrakraniellen Tumors sind extrem selten (<1% der intrakraniellen Tumore)
Akutmaßnahmen	■ bei Kopfschmerzen: **Analgesie** (z. B. Paracetamol 1 g KI) ■ bei Übelkeit: **Antiemetika** (z. B. Ondansetron 4 mg i.v.) ■ bei (perifokalem) Hirnödem + klinischen Symptomen: **Dexamethason 10–20 mg i.v.** (Cave: nicht bei V. a. zerebrales Lymphom), weiter mit 4 x 6 mg/Tag i.v. ■ bei Koma: siehe Seite 40 ■ bei infratentoriellem Tumor + Hydrozephalus: **Kontakt Neurochirurgie** zur Evaluation der Indikation zur Anlage einer externen Ventrikeldrainage ■ bei Z.n. Krampfanfall: **antiepileptische Sekundärprophylaxe** (z. B. Levetiracetam 2 x 1.000 mg/Tag i.v. oder p.o.) ■ bei tiefer Venenthrombose: **Kontakt Neurologie/Neurochirurgie** bezüglich intrakraniellem Blutungsrisiko unter therapeutischer Antikoagulation (z. B. Enoxaparin 2 x 1 mg/kg/Tag s.c.)
Behandlungspartner	■ Neurologie ■ Neurochirurgie

Literatur:

Roth P, et al. Neurological and vascular complications of primary and secondary brain tumours: EANO-ESMO Clinical Practice Guidelines for prophylaxis, diagnosis, treatment, and follow-up. Ann Oncol 2020; 32:171–182.

VENA-CAVA-SUPERIOR-SYNDROM

Definition	klinische Manifestation einer partiellen oder kompletten Obstruktion oder Kompression der oberen Hohlvene
Ursachen	■ maligne Ursachen: z. B. Lymphom, Bronchialkarzinom, Adenokarzinom oder Keimzelltumor der Lunge ■ nicht-maligne Ursachen: z. B. Thrombose der Vena cava superior (z. B. bei Port-a-Cath, Dialysekatheter, Schrittmacher), große retrosternale Struma
Anamnese	■ Symptombeginn und -verlauf? ■ Begleitsymptome? (z. B. Dyspnoe, Schwellung des Gesichts, Halses oder der Arme, Visusminderung, Z.n. Synkope) ■ Kopfschmerzen? ■ Bekannte onkologische oder hämatoonkologische Erkrankung? ■ Intravaskulärer Fremdkörper in der Vena cava superior? (siehe oben) ■ Z.n. Thrombose oder bekannte Thrombophilie? ■ Konstitutionssymptome? (Fieber, Nachtschweiß, Gewichtsverlust) ■ Lymphknotenschwellung?

Klinik

Kishi-Score	
Klinisches Zeichen	**Punkte**
Neurologische Zeichen	
Vigilanzminderung oder Koma	4
Visusminderung, Kopfschmerzen, Schwindel, Gedächtnisstörung	3
psychische Störung	2
allgemeine Schwäche	1
Thorakale oder pharyngeale/laryngeale Zeichen	
Orthopnoe oder Larynxödem	3
inspiratorischer Stridor, Dysphagie oder Dyspnoe	2
Husten oder pleuritischer Schmerz	1
Faziale Zeichen	
Lippenödem, blockierte Nasenatmung, Epistaxis	2
Gesichtsödem	1
Gefäßdilatation	
am Nacken, im Gesicht oder den Armen	1

Interpretation:
bei ≥4 Punkten möglichst rasche Einlage eines endovaskulären Stents erwägen (sollte keine Akuttherapie der Raumforderung – wie z. B. des Lymphoms – verfügbar sein)

Monitoring

- einmalig: Herzfrequenz, Atemfrequenz, nicht-invasiver Blutdruck, SpO_2, Temperatur
- bei hämodynamischer oder respiratorischer Instabilität – kontinuierlich: Herzfrequenz, Atemfrequenz, nicht-invasiver Blutdruck, SpO_2 ± invasiver Blutdruck, Harnkatheter, ZVK

(Labor-)Diagnostik

- 12-Kanal-EKG (Niedervoltage als Hinweis auf Perikarderguss?)
- venöse/arterielle Blutgasanalyse
- Routinelabor
- CT Thorax, Hals und Schädel + Kontrastmittel
- Echokardiographie + Thoraxsonographie

Wichtig/CAVE

Die wichtigsten Akutkomplikationen des Vena-cava-superior-Syndroms sind:

- Hirnödem (klinische Zeichen: Verwirrtheit, Vigilanzminderung)
- Larynxödem (klinisches Zeichen: inspiratorischer Stridor ± Dyspnoe)
- hämodynamische Instabilität (klinische Zeichen: Z.n. Synkope, arterielle Hypotonie, Tachykardie, Oligurie/Anurie)

Akutmaßnahmen

- **Oberkörperhochlagerung**
- bei Schmerzen: **Analgesie**
- bei inspiratorischem Stridor: siehe Seite 70
- bei Vigilanzminderung oder Koma: siehe Seite 40 + **Mannitol** 15% 200 ml KI
- bei Kreislaufstabilität: **balancierte Kristalloide ± Noradrenalin-Perfusor**
- bei akuter Lebensbedrohung (und/oder Kishi-Score ≥4 Punkte: **endovaskuläres Stenting der Vena cava superior oder möglichst rasch ansprechende kausale Therapie der Raumforderung**
- bei Thrombose als kausale Ursache: **Beginn therapeutische Antikoagulation** (z. B. Enoxaparin 2 x 1 mg/kg/Tag s.c. oder unfraktioniertes Heparin 5.000 IU i.v., gefolgt von 1.500 IU/h, Ziel-aPTT: ca. 60 Sekunden)

Kommentar	Kein Kortison ohne Rücksprache mit dem Onkologen!
Behandlungspartner	▪ Onkologie ▪ Radiologie ▪ Intensivmedizin

Literatur:
Straka C, et al. Review of evolving etiologies, implications and treatment strategies for the superior vena cava syndrome. SpringerPlus 2016; 5:229.

VERBRENNUNG/VERBRÜHUNG

Definition	Schädigung der Haut durch Hitze, Strom (siehe Seite 478), Reibung, heiße Flüssigkeiten (Verbrühung), Chemikalien (Verätzung) oder Strahlung
Gradeinteilung	

Gradeinteilung der Verbrennung

oberflächlich	Partial-thickness		Full-thickness
Grad I	**Grad IIa**	**Grad IIb**	**Grad III**
Erythem, Schmerzen („Sonnenbrand“)	Erythem, Schmerzen, Blasenbildung, gute Rekapillarisierung vorhanden, stark nässende Wunde	fetzenförmige Hautablösung, rot-getupfter, weißlich-gelber Wundgrund, kaum Schmerzen, leicht nässende oder trockene Wunde, Rekapillarisierung gering vorhanden	fetzenförmige Hautablösung, weißlich-brauner Wundgrund, keine Schmerzen, verhärtet, ledrig, nicht nässend, evtl. Subkutis sichtbar

Gradeinteilung der Verbrühung

Grad I	Grad II	
	IIa	**IIb**
Erythem, Schmerzen, Haut trocken	Erythem, Blasenbildung, Hyperämisierung, Wundgrund feucht	gelblich-weißlicher Wundgrund, geringe Blasenbildung, Wundgrund trocken

Gradeinteilung des Inhalationstraumas

Grad I	Grad II	Grad III
gerötete Bronchialschleimhaut, Schleimhautödem	Blasenbildung auf Bronchialschleimhaut, Erosionen, Kontaktblutungen	Ulzerationen der Bronchialschleimhaut, Nekrosen

Anamnese	■ Unfallzeitpunkt? ■ Unfallmechanismus? ■ Begleitverletzungen? ■ Prähospitaler Verlauf und gesetzte Maßnahmen? ■ Tetanusimpfstatus? ■ Drogen-/Alkoholintoxikation? ■ Fremdverschulden?
Klinik	■ Bestimmung der Ausdehnung der Verbrennung mithilfe des Lund-Browder-Diagramms (siehe Seite 733) ■ Bestimmung des Verbrennungsgrades (siehe oben) ■ **Inhalationstrauma:** ▸ Husten (evtl. rußiges Sputum), Schwellung der Lippen/Zunge, Heiserkeit, in- oder exspiratorischer Stridor, Dyspnoe, Hypoxämie ▸ indirekte Hinweise können sein: verbrannte Gesichtshaare oder Bart, Ruß um und im Mund ▸ evtl. Symptome einer Rauchgasinhalation: siehe Seite 567
Monitoring	■ einmalig: Herzfrequenz, Atemfrequenz, nicht-invasiver Blutdruck, SpO_2, Temperatur ■ bei Verbrennungen >10% der Körperoberfläche – kontinuierlich: Herzfrequenz, Atemfrequenz, nicht-invasiver Blutdruck, SpO_2 ± invasiver Blutdruck, Harnkatheter, ZVK (bei großflächigen Verbrennungen Anlage auch durch verbrannte Haut möglich)
(Labor-)Diagnostik	■ arterielle Blutgasanalyse (CO-Hb? schwere Laktazidose ohne CO-Hb als Hinweis auf Inhibierung der Atmungskette, z. B. durch Zyanide) ■ Routinelabor + Creatinkinase/Myoglobin ■ bei Inhalationstrauma: Thoraxröntgen (± Bronchoskopie bei endotrachealer Intubation) ■ bei hämodynamischer Instabilität: Echokardiographie ■ bei V. a. Begleitverletzungen: Röntgen bzw. CT
Wichtig/CAVE	■ Verbrennungspatienten sind meistens hämodynamisch stabil! Bei Kreislaufinstabilität oder abfallender Hämoglobin-Konzentration nach Blutungsquelle oder anderer Ursache der Kreislaufinstabilität suchen! ■ Verbrennungspatienten sind meistens wach und orientiert! Bei qualitativer oder quantitativer Vigilanzveränderung nach Intoxikation (z. B. Kohlenmonoxid, Zyanidvergiftung, Ethanol, Drogenabusus) oder Schädelhirntrauma suchen!
Akutmaßnahmen	■ **Sauerstoff-Therapie** (insbesondere bei V. a. Kohlenmonoxid- und/oder Zyanid-Vergiftung: siehe Seite 549 + 587) ■ **Analgesie** ■ **Kleidung + Schmuck entfernen** ■ **Hypothermie-Prävention/Therapie** mittels konvektiver Methoden (z. B. Warmluftdecke) ■ **Verbrennungswunde sauber/steril abdecken** (z. B. mit Verbrennungstuch/-verbandsmaterialien oder durchsichtiger Frischhaltefolie („Cling Film"); bei Verätzungen: ausgiebige Spülung mit sterilem NaCl 0,9%)

Akutmaßnahmen	■ bei Verbrennungen >10–20%: **Flüssigkeitstherapie mit balancierten Kristalloiden:** 2–4 ml/kg/% verbrannte Körperoberfläche: Orientierungshilfe für den Beginn, in den nächsten Stunden an Klinik anpassen wie z. B. Laktatclearance, aber CAVE: erste Stunden fast immer Oligurie; bei großflächigen Verbrennungen: Formel überschätzt Flüssigkeitsbedarf häufig, hohes Risiko von massiven Ödemen; evtl. Plasma transfundieren und permissive Hypovolämie = Laktatziel <4–5 mmol/l, zu hohe Infusionsvolumina vermeiden = Gefahr von Kompartment-Syndromen und Extremitätenamputation(en); synthetische Kolloide und NaCl 0,9% vermeiden ■ bei arterieller Hypotonie/Schock trotz adäquater Volumentherapie: **Noradrenalin- und/oder Dobutamin-Perfusor** ■ bei zirkulären Verbrennungen: ▸ Oberkörper und/oder Extremitäten hochlagern ▸ bei Einschränkung der Atem- und/oder Kreislauffunktion (Hals, Oberkörper, Abdomen betroffen): **Escharotomie** ▸ bei eingeschränkter Extremitätenperfusion: **Escharotomie ± Fasziotomie** ■ bei ausgedehnten Verbrennungen, inspiratorischem Stridor, ausgedehnter Gesichtsverbrennung (sekundäre Schwellung!), Ateminsuffizienz (z. B. Bronchospastik, Lungenödem) und/oder Bewusstseinstrübung/Koma: **endotracheale Intubation + lungenprotektive Beatmung** ■ **primäre Wundversorgung (z. B. im OP):** Reinigung der Verbrennungswunde, Blasen eröffnen/Blasendach abtragen, offensichtliche Nekrosen/Hautfetzen entfernen, steril verbinden ■ bei Verätzung durch Flusssäure: ausgiebige Spülung, Verband mit Kalzium-getränkten Kompressen + subkutane, intraarterielle sowie (zentral-) venöse Kalzium- und Magnesiumsubstitution (Ziel: ionisierte Kalzium-Serumkonzentration >0,9 mmol/l) (Achtung: Arrhythmiegefahr durch Hypokalzämie bereits bei Verätzungen mit hochprozentiger Flusssäure >2,5% der Körperoberfläche) ■ evtl. **Tetanusprophylaxe** (siehe Seite 744) ■ bei Augenbeteiligung: **augenärztliches Konsil** **Vermeiden:** ■ Kühlungsmaßnahmen bei Verbrennungen >5% der Körperoberfläche (Ausnahme: Spülung bei Verätzungen) ■ prophylaktische Antibiotika ■ Kortison bei Inhalationstrauma
Kommentar	**Kriterien zum Transfer in ein Verbrennungszentrum:** ■ Verbrennungen Grad II >15% der Körperoberfläche ■ Verbrennungen Grad III >10% der Körperoberfläche ■ Verbrennungen mit Inhalationstrauma ■ Verbrennungen an kritischer Lokalisation bezüglich plastisch-chirurgischer Versorgung (z. B. Gesicht, Hals, Hände, Füße, Axilla, Genitale, große Gelenke)
Behandlungspartner	■ Unfallchirurgie/Orthopädie ■ Plastische Chirurgie ■ Anästhesie ■ Intensivmedizin

Literatur:

Koyro KI, et al. Burn Guidelines – An International Comparison. Eur Burn J 2021; 2:125–139.
Moiemen N, et al. Guidelines for Burn Care. Minimum Level of Burn Care Provision in Europe. Version 4, 2017; www.euroburn.org

VORHOFFLIMMERN/-FLATTERN, STABIL

Herzfrequenzkontrolle

Behandlungsziel: Herzfrequenz <110/min (bei LVEF <40% oder CRT: <100/min + im Verlauf <80/min)

Schritt ❶: Elektrolytstörungen ausgleichen und (auslösende) Akuterkrankung bzw. Trigger (z. B. pulmonale Erkrankung, myokardiale Ischämie, Herzinsuffizienz, Anämie, Alkohol, Hyperthyreose, Infektion) behandeln!

Schritt ❷:

	Patienten mit Asthma/schwerer COPD
Metoprolol 5 mg KI ⊕ Digitoxin 0,5 mg i.v.	**Verapamil 5 mg i.v. oder Diltiazem 25 mg i.v. ⊕ Digitoxin 0,5 mg i.v.**

▼

Schritt ❸ (wenn Ziel-Herzfrequenz nicht erreicht):

Metoprolol 5 mg KI ⊕ Digitoxin 0,25 mg i.v.	**Verapamil 5 mg i.v. oder Diltiazem 25 mg i.v. ⊕ Digitoxin 0,25 mg i.v.**

▼

Schritt ❹ (wenn Ziel-Herzfrequenz nicht erreicht):

Expertenhilfe + Amiodaron 150–300 mg KI

Antikoagulation

CHA_2DS_2-VASc-Score	Punkte
Herzinsuffizienz	1
arterielle Hypertonie	1
Alter ≥75 Jahre	2
Diabetes mellitus	1
Z.n. Schlaganfall (inklusive TIA) oder Thromboembolie	2
Gefäßerkrankung (z. B. paVK, KHK, Aortenerkrankung)	1
Alter 65–74 Jahre	1
weibliches Geschlecht	1

0 oder 1 Punkt (Frau): niedriges Risiko, keine OAK; 1 Punkt (Mann): moderates Risiko, OAK erwägen; ≥2 Punkte: hohes Risiko, OAK empfohlen

HAS-BLED-Score	Punkte
arterielle Hypertonie	1
Niereninsuffizienz	1
abnorme Leberfunktion	1
Z.n. Schlaganfall	1
Blutungsneigung	1
labiler INR	1
Alter >65 Jahre	1
blutungsfördernde Medikamente	1
Alkoholabhängigkeit	1

≥3 Punkte: erhöhtes Blutungsrisiko! Trotzdem Indikation zur OAK, ABER Versuch, Risikofaktoren zu modifizieren sowie regelmäßige Kontrollen!

Orale Antikoagulation (OAK): Mechanischer Klappenersatz oder moderate/schwere Mitralstenose: Vitamin-K-Antagonist; alle anderen Patienten: direkte orale Antikoagulantien (z. B. Rivaroxaban 1 x 20 mg, Dabigatran 2 x 110 mg, Apixaban 2 x 5 mg, Edoxaban 1 x 60 mg)

Follow-up

- EKG-Kontrollen Herzrhythmus und -frequenz
- Echokardiographie

Rhythmuskontrolle (z. B. Kardiovesion, Elektrophysiologie-Labor) nach 3–4 Wochen bei Vorliegen prädiktiver Faktoren; früher bei dekompensierten oder schwer symptomatischen Patienten (z. B. nach TEE-Kontrolle)

Faktoren PRO Rhythmuskontrolle:

- jüngeres Alter
- erste Vorhofflimmerepisode
- Tachykardie-mediierte Kardiomyopathie
- Hinweise für „Limited Atrial Remodeling"
- keine oder wenig Vorerkrankungen
- Herzfrequenzkontrolle schwierig zu erzielen
- Vorhofflimmern durch temporäres Ereignis (z. B. akute Erkrankung) ausgelöst
- Patientenwunsch

Literatur:

Hindricks G, et al. 2020 ESC Guidelines for the diagnosis and management of atrial fibrillation developed in collaboration with the European Association for Cardio-Thoracic Surgery (EACTS): The Task Force for the diagnosis and management of atrial fibrillation of the European Society of Cardiology (ESC) Developed with the special contribution of the European Heart Rhythm Association (EHRA) of the ESC. Eur Heart J 2021; 42:373–498.

WEICHTEILINFEKTION, NEKROTISIEREND

Definition	lebensbedrohliche, nekrotisierende Infektion der Haut und/oder des Unterhautgewebes (inklusive der Faszien)
Ursachen	■ große (z. B. traumatische/chirurgische Wunden) bzw. kleine (z. B. Intertrigo, Fissuren, Tattoos) Verletzung der Haut oder Schleimhaut als Eintrittspforte für Bakterien, Muskelkontusionen mit sekundärer Infektion ■ **Typ-I-Infektionen (häufig):** polymikrobiell durch aerobe/anaerobe Flora (z. B. diabetisches Gangrän, kraniofaziale bzw. zervikale Weichteilinfektion, Fournier-Gangrän) ■ **Typ-II-Infektionen (selten):** Streptokokken Serogruppe A, selten: Clostridium perfringens oder septicum, Aeromonas hydrophila, Vibrio vulnificus, (Methicillin-resistenter) Staphylococcus aureus, Escherichia coli
Anamnese	■ Symptombeginn und -verlauf? ■ Z.n. Wunde oder kleiner Hautläsion? (z. B. Intertrigo, Insektenstich, Fissur) (V. a. Streptokokken der Serogruppe A) ■ Nicht-penetrierende Verletzung? (z. B. Kontusion, Hämatom, Verstauchung) (V. a. Streptokokken der Serogruppe A) ■ Z.n. (großer) Weichteilverletzung? (V. a. Clostridium perfringens oder septicum) ■ Z.n. Darm- oder Gallen-Operation? (V. a. Clostridium perfringens oder septicum) ■ Bekannter gastrointestinaler Tumor? (V. a. Clostridium septicum) ■ Vorerkrankungen? (z. B. Diabetes mellitus, peripher arterielle Verschlusskrankheit, Leberzirrhose, Neutropenie, Immunsuppression) ■ Medikamentenanamnese? (z. B. Kortison, Biologika, Immunsuppressiva, Chemotherapeutika) ■ Z.n. Verletzung im Frischwasser? (V. a. Aeromonas hydrophila) ■ Z.n. Verletzung im Salzwasser? (V. a. Vibrio vulnificus) ■ Z.n. Essen von rohen Austern oder Meeresfrüchten? (V. a. Vibrio vulnificus)
Klinik	■ hohes Fieber ± Schüttelfrost ■ Tachykardie ■ überproportionale Schmerzen ■ Erythem ■ Schwellung ■ livide Verfärbung bzw. Marmorierung ■ Bullae ■ nekrotische Hautareale ■ Ablösung der Haut ■ Crepitus ■ kritisch kranker Patient
Monitoring	■ kontinuierlich: Herzfrequenz, Atemfrequenz, invasiver Blutdruck, SpO_2 ± Harnkatheter, ZVK ■ einmalig: Temperatur
(Labor-)Diagnostik	■ arterielle Blutgasanalyse ■ Routinelabor + Creatinkinase/Myoglobin ■ 2 Blutkulturen (jeweils aerob und anaerob) + Wundabstrich zur mikrobiologischen Analyse ■ evtl. Probeinzision + Abstrich (mit Gramfärbung! Information an Mikrobiologie; keine Neutrophilen im Mikroskop = Clostridium perfringens)

Wichtig/CAVE	■ Nekrotisierende Weichteilinfektionen werden klinisch diagnostiziert! ■ Keine Zeit mit unspezifischer Sonographie, CT- oder MRT-Diagnostik verschwenden! ■ Hohe Mortalität bei Verzögerung des chirurgischen Debridements! ■ Die nekrotisierende Weichteilinfektion ist ein zeitsensitiver chirurgischer Notfall!
Akutmaßnahmen	■ **Analgesie** ■ **Schocktherapie** (siehe Seite 60) ■ **Sepsis-Therapie** (siehe Seite 64) ■ **empirische Antibiose** (Piperacillin/Tazobactam 4/0,5 g KI + Clindamycin 1.200 mg KI oder bei MRSA-Verdacht Linezolid 600 mg KI) ■ **chirurgisches Debridement** idealerweise <6 Stunden (maximal <12 Stunden) ■ bei Typ-II-Infektionen: evtl. **Immunglobulin-Therapie** (idealerweise mit IgM-Fraktion) 0,4 g/kg/Tag KI für 3 Tage ■ bei Verfügbarkeit: **hyperbare Sauerstoff-Therapie** nach chirurgischem Debridement
Behandlungspartner	■ plastische Chirurgie ± Anästhesie ■ Intensivmedizin

Literatur:
Sartelli M, et al. 2018 WSES/SIS-E consensus conference: recommendations for the management of skin and soft-tissue infections. World J Emerg Surg 2018; 13:58.
Stevens DL, et al. Practice Guidelines for the Diagnosis and Management of Skin and Soft Tissue Infections: 2014 Update by the Infectious Disease Society of America. Clin Infect Dis 2014; 59:e10-e52.

WERNICKE-ENZEPHALOPATHIE

Definition	Enzephalopathie als Folge eines Thiaminmangels
Ursachen	**Thiaminmangel durch:** ■ chronischen Alkoholabusus (ca. 50%) ■ andere Ursachen (ca. 50%): ► Mangelernährung ► Malignom ► Hyperemesis (z. B. Hyperemesis gravidarum, Cannabis-Hyperemesis-Syndrom) ► Malabsorption (z. B. chronisch entzündliche Darmerkrankung, Z.n. bariatrischer Chirurgie) ► chronische Hämodialyse/Peritonealdialyse ± Trigger als Auslöser (z. B. Infektion, Operation, Trauma, Hyperthyreose)
Anamnese	■ Symptombeginn und -verlauf? ■ Chronischer Alkoholabusus? (siehe Seite 726) ■ Ernährungsgewohnheiten? ■ Z.n. bariatrischer Chirurgie? ■ Bekanntes Malignom oder Essstörung?

Klinik	**Diagnose bei ≥2 der folgenden Symptome:** ■ anamnestische oder klinische Hinweise auf Mangelernährung ■ okuläre Symptome (z. B. Nystagmus, Doppelbilder, Anisokorie) ■ zerebelläre Dysfunktion (z. B. Ataxie [der unteren >> oberen Extremitäten], Gangstörung [ataktischer Gang], Parästhesien) ■ Vigilanzveränderung oder verminderte Gedächtnisleistung
	■ Die klinischen Symptome unterscheiden sich zwischen Patienten mit und ohne chronischen Alkoholabusus! ■ Patienten ohne chronischen Alkoholabusus weisen häufiger anamnestische oder klinische Hinweise auf eine Mangelernährung sowie Übelkeit ± Erbrechen auf.
Monitoring	einmalig: Herzfrequenz, Atemfrequenz, nicht-invasiver Blutdruck, SpO_2, Temperatur
(Labor-)Diagnostik	■ venöse/arterielle Blutgasanalyse ■ Routinelabor + Gesamtthiamin-Konzentration im Blut ■ zur Diagnosesicherung: cMRT (paraventrikuläre Signalalteration?)
Wichtig/CAVE	**Differentialdiagnosen:** ■ Alkoholentzug (siehe Seite 592) ■ hepatische Enzephalopathie (siehe Seite 377) ■ Normaldruckhydrozephalus ■ Schlaganfall in der hinteren Zirkulation (siehe Seite 463) ■ Sepsis (siehe Seite 64)
Akutmaßnahmen	■ **Thiamin** 500 mg KI, gefolgt von 3 x 200 mg/Tag KI (Wichtig: immer vor Kohlenhydratgabe!) ■ bei Hypomagnesiämie: **Magnesium 2 g KI**
Kommentar	■ Die Wernicke-Enzephalopathie ist eine der am häufigsten unterdiagnostizierten und reversiblen neurologischen Akuterkrankungen: aktives Screening bei Patienten mit chronischem Alkoholabusus! ■ Abhängig von der Dauer der Wernicke-Enzephalopathie sind die Symptome reversibel.
Behandlungspartner	Neurologie

Literatur:

Galvin R, et al. EFNS guidelines for diagnosis, therapy and prevention of Wernicke encephalopathy. Eur J Neurol 2010; 17:1408–1418.

WIRBELSÄULENTRAUMA

Definition	■ Verletzungen der Wirbelsäule mit oder ohne Verletzung des Rückenmarks ■ bei ca. 15% aller Wirbelsäulenfrakturen Rückenmark mitbetroffen (Inzidenz am höchsten bei HWS-Verletzungen [40%], am niedrigsten bei LWS-Verletzungen [10%])
Ursachen	■ häufigste Verletzungsbereiche bei jüngeren Patienten: HWS sowie thorakolumbaler Übergang ■ häufig bei älteren Patienten/Osteoporose: Dens-axis-Frakturen (z. B. Z.n. Sturz), Deckplatteneinbrüche LWS (spontan, Z.n. Bagatelltrauma)

Anamnese	■ Unfallzcitpunkt? ■ Unfallmechanismus? ■ Sensomotorische Ausfälle? (Umfang + Verlauf) ■ Begleitverletzungen? ■ Prähospitaler Verlauf und gesetzte Maßnahmen? ■ Vorbekannte Wirbelsäulenerkrankung? ■ Osteoporose? ■ Drogen-/Alkoholintoxikation? ■ Letzte Nahrungsaufnahme?
Klinik	■ Schmerzen ■ Bewegungseinschränkung ■ lokale Druckdolenz ■ muskulärer Hartspann **Mit Neurologie (siehe Kommentar):** ■ HWS: sensomotorische Ausfälle an den oberen Extremitäten, am Rumpf + den unteren Extremitäten (maximales Ausmaß: Tetraplegie), Schaukelatmung, arterielle Hypotonie + Bradykardie (spinaler Schock), Männer: Priapismus ■ BWS: sensomotorische Ausfälle Rumpf + an den unteren Extremitäten, bei Verletzungen kranial von Th6: Bradykardie ■ LWS: sensomotorische Ausfälle an den unteren Extremitäten **Sonderformen der inkompletten traumatischen Querschnittsläsion:** ■ zentrales Halsmark-Syndrom (Schneider-Parese): Parese der oberen (insbesondere Hände) > unteren Extremitäten, typisch bei älteren Patienten mit degenerativen Veränderungen der HWS und Z.n. Hyperextensionstrauma ■ Brown-Séquard-Syndrom (z. B. bei penetrierenden Rückenmarksverletzungen): Hemiparese/-plegie mit kontralateralem sensorischem Defizit ■ anteriores Mark-Syndrom: Paraparese/-plegie, Ausfall von Schmerz- und Temperaturempfindung, erhaltene Propriozeption, Vibration und Berührungsempfindung ■ posteriores Mark-Syndrom: Ausfall von Propriozeption, Vibration und Berührungsempfindung, erhaltene Motorfunktion sowie Schmerz- und Temperaturempfindung ■ Konus-Kauda-Syndrom: distal betonte Paraparese, Reithosenanästhesie, Blasenlähmung, Sphinkterschwäche
Monitoring	■ einmalig: Herzfrequenz, Atemfrequenz, nicht-invasiver Blutdruck, SpO_2, Temperatur ■ bei neurologischen Ausfällen – kontinuierlich: Herzfrequenz, Atemfrequenz, nicht-invasiver Blutdruck, SpO_2, Harnkatheter ± invasiver Blutdruck, ZVK
(Labor-)Diagnostik	■ venöse/arterielle Blutgasanalyse ■ Routinelabor ■ bei Verdacht: Ethanol im Blut ± Tox-Screening Harn ■ präoperativ: Type & Screen + 4 Erythrozytenkonzentrate bereitstellen ■ CT + Knochenfenster des betroffenen Wirbelsäulenabschnittes ■ evtl. MRT des betroffenen Wirbelsäulenabschnittes (discoligamentäre Zerreißung?) ■ bei V. a. isolierte HWS-Verletzung und positiver „Canadian C-Spine Rule“ (siehe unten): Röntgen a.p. und seitlich + Dens-axis-Zielaufnahme

Wichtig/CAVE

- Bis zum radiologischen Ausschluss ist bei Patienten mit folgenden Zuständen von einer Wirbelsäulenverletzung auszugehen:
  - Polytrauma bzw. ablenkende Verletzung
  - Vigilanzminderung nach Trauma (inklusive Alkohol- oder Substanzabusus)
  - Rückenschmerzen
  - sensomotorischen Ausfälle
  - relevanter Unfallmechanismus (z. B. Sturz aus großer Höhe, Frontalkollision, Fahrzeugüberschlag, Ejektion aus dem Fahrzeug, Fußgänger vs. PKW/LKW)
- Ein Drittel bis ein Viertel aller polytraumatisierten Patienten weisen Verletzungen der Wirbelsäule auf!
- An eine Dens-axis-Fraktur bei geriatrischen Patienten nach Sturz auf das Gesicht denken (auf kleine Prellmarken im Gesicht achten): häufig initial asymptomatisch und erst im Verlauf neurologische Ausfälle!

Canadian C-Spine Rule	
	Kommentar
Hochrisikofaktoren: ■ Alter >65 Jahre ■ Parästhesien an den Extremitäten ■ gefährlicher Unfallmechanismus (z. B. Hochrasanztrauma, Sturz >0,9 m oder 5 Stiegen, Fahrradunfall, axiales Trauma)	Ist einer dieser Faktoren vorhanden, ist eine Bildgebung der HWS indiziert!
Niedrigrisikofaktoren: ■ sitzende Position in der Notaufnahme ■ gehfähig zwischen Unfall und Untersuchung ■ verzögerter Beginn der Nackenschmerzen ■ kein Schmerz über Dornfortsätzen ■ einfacher Auffahrunfall	Ist keiner dieser Faktoren vorhanden, ist eine Bildgebung der HWS indiziert! Ist einer dieser Faktoren vorhanden UND ist eine Kopfdrehung nach links und rechts um 45° möglich, kann eine HWS-Verletzung klinisch ausgeschlossen werden!

Akutmaßnahmen

- **harte Schanzkrawatte**
- **Immobilisierung auf harter Unterlage + Rotationsbewegungen nur als Log Roll!**
- **Analgesie**
- **genauer neurologischer Status** (inklusive digital-rektale Untersuchung: Sphinkterkontraktion möglich?) und **genaue Dokumentation** (inklusive Kraftgrad, Kennmuskeln, Dermatom)
- bei respiratorischer Insuffizienz: **frühzeitige Intubation** (auf manuelle In-line-Stabilisierung der HWS achten) **+ lungenprotektive Beatmung**
- bei spinalem Schock: **Noradrenalin- ± Dobutamin-Perfusor** (sehr selten: transvenöser Schrittmacher erforderlich)
- bei neurologischen Ausfällen oder Instabilität: **operative Dekompression/ Stabilisierung,** insbesondere bei inkompletter Querschnittsymptomatik (so rasch als möglich)

Kommentar	<table><tr><th colspan="2">Kraftgrade</th><th colspan="2">Kennmuskeln/-bewegungen</th></tr><tr><td>**M0**</td><td>keine Muskelkontraktion</td><td>**C5**</td><td>Schulterabduktion</td></tr><tr><td>**M1**</td><td>sichtbare Muskelkontraktion ohne Bewegung</td><td>**C6**</td><td>Bizepsflexion</td></tr><tr><td>**M2**</td><td>Bewegung unter Aufhebung der Schwerkraft</td><td>**C7**</td><td>Ellbogenextension (Trizeps)</td></tr><tr><td>**M3**</td><td>Bewegung gegen die Schwerkraft</td><td>**C8**</td><td>Mittelfingerflexion</td></tr><tr><td>**M4**</td><td>reduzierte Kraft</td><td>**T1**</td><td>Abduktion kleiner Finger</td></tr><tr><td>**M5**</td><td>normale Kraft</td><td>**L2**</td><td>Beugung im Hüftgelenk</td></tr><tr><td></td><td></td><td>**L3**</td><td>Kniestreckung (Quadrizeps)</td></tr><tr><td></td><td></td><td>**L4**</td><td>Dorsalextension Fuß</td></tr><tr><td></td><td></td><td>**L5**</td><td>Großzehenextension</td></tr><tr><td></td><td></td><td>**S1**</td><td>Plantarflexion</td></tr></table> <table><tr><th colspan="3">American Spinal Injury Association (ASIA)-Klassifikation der Querschnittsläsion</th></tr><tr><td>**A**</td><td>komplett</td><td>keine sensorische oder motorische Funktion in den sakralen Segmenten S4+5</td></tr><tr><td>**B**</td><td>sensorisch inkomplett</td><td>sensorische, aber keine motorische Funktion in den sakralen Segmenten S4+5</td></tr><tr><td>**C**</td><td>motorisch inkomplett</td><td>motorisch inkomplett (<50% der Kennmuskeln unterhalb der Läsionshöhe mit Kraftgrad ≥M3)</td></tr><tr><td>**D**</td><td>motorisch inkomplett</td><td>motorisch inkomplett (>50% der Kennmuskeln unterhalb der Läsionshöhe mit Kraftgrad ≥M3)</td></tr></table>
Behandlungspartner	▪ Unfallchirurgie/Orthopädie ± Anästhesie ▪ Intensivmedizin

Literatur:

Bouillon B, et al. S3-Leitlinie Polytrauma/Schwerverletzten-Behandlung. AWMF-Register-Nr.: 012/019, 2016.

ZYSTISCHE FIBROSE, NOTFÄLLE BEI ERWACHSENEN MIT

unter Mitarbeit von OA Dr. Helmut J.F. Salzer, MPH, FECMM

Anamnese	▪ Symptombeginn und -verlauf? ▪ Letzte pulmonale Exazerbation bzw. letzter pulmonaler Infekt? ▪ Mikrobiologische Vorbefunde verfügbar/einsehbar? ▪ Besiedlung mit multiresistenten Erregern oder nicht-tuberkulösen Mykobakterien bekannt? ▪ Dauermedikation? (z. B. inhalative Aminoglykoside) ▪ Betreuende Klinik/Ambulanz? (inklusive Kontakt- oder Notfalltelefon)

Akute pulmonale Exazerbation	▪ **Allgemein:** häufigster Notfall, ab Jugendalter fast alle Patienten mit Pseudomonas aeruginosa und anderen Selektionskeimen (z. B. Burkholderia cepacia, Stenotrophomonas maltophilia) besiedelt ▪ **Klinik:** produktiver Husten, verändertes Sputum, Dyspnoe, obstruktives Atemmuster, bei exspiratorischem Giemen (Asthma-Komponente vs. allergische bronchopulmonale Aspergillose), selten Spontanpneumothorax, selten Hämoptyse ▪ **Diagnostik:** venöse/arterielle Blutgasanalyse, Routinelabor, Sputum zur mikrobiologischen Analyse, bei Fieber: 2 Blutkulturen (jeweils aerob und anaerob), Thoraxröntgen ▪ **Therapie:** Sauerstoff-Therapie, Behandlung der respiratorischen Insuffizienz (z. B. High-Flow-Nasensauerstoff-Therapie, nicht-invasive Beatmung, siehe Seite 54), Salbutamol/Ipratropium 2,5 ml p.i. + NaCl 10% 5 ml p.i. (regelmäßig wiederholen), Pseudomonas-wirksame Antibiose (z. B. Cefepim 2 g KI + Tobramycin 1 x 10 mg/kg KI bzw. nach mikrobiologischen Vorbefunden), kein Kortison (Ausnahme: bei asthmatoider Symptomatik, z. B. Prednisolon 50 mg i.v.)
Distales intestinales Obstruktions-Syndrom	▪ **Allgemein:** partielle oder komplette Obstruktion des distalen Ileus ± Coecums mit verhärtetem, eingedicktem Stuhl ▪ **Klinik:** krampfartige Bauchschmerzen (periumbilikal oder rechter Unterbauch), geblähtes Abdomen, evtl. verhärtete Resistenz im Unterbauch tastbar, Übelkeit, Erbrechen (evtl. Miserere), Obstipation oder selten: Diarrhö (wichtigste Differentialdiagnosen: Appendizitis, Intussuszeption) ▪ **Diagnostik:** venöse/arterielle Blutgasanalyse, Routinelabor, Abdomenröntgen (bei atypischem Befund oder Unklarheit niederschwellig: CT Abdomen) ▪ **Therapie:** Flüssigkeits- und Elektrolytersatz, Polyethylenglykol oral (Schema wie bei Koloskopie-Vorbereitung), bei Erbrechen: Magensonde, evtl. hoher Gastrografin-Einlauf (Cave: Perforationsgefahr)
Behandlungspartner	▪ Pneumologie (oder behandelndes Zentrum) ▪ Gastroenterologie (bei distalem intestinalem Obstruktions-Syndrom) ▪ Intensivmedizin

Literatur:

Flume PA, et al. Cystic Fibrosis Pulmonary Guidelines. Am J Respir Crit Care Med 2009; 180:802–808.

Teil 3.2

TOXIKOLOGISCHE ERKRANKUNGEN UND TOXINE

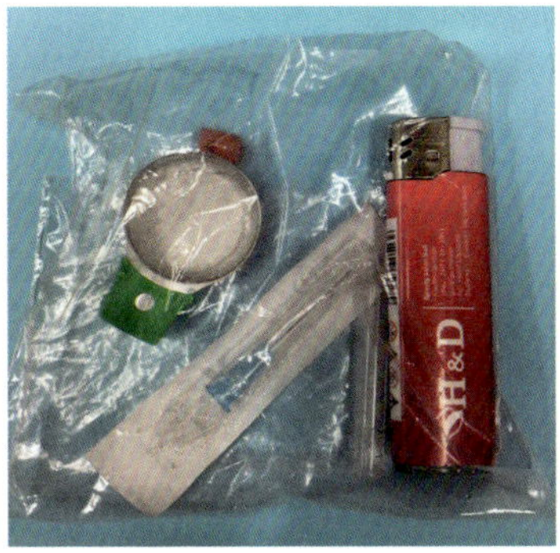

ANAMNESE BEI INTOXIKIERTEN PATIENTEN

Allgemeines	Die Anamnese von intoxikierten Patienten ist häufig unglaubwürdig! Außenanamnese daher umso wichtiger! Z. B.: ■ Leere Medikamentenschachteln oder -blister? ■ Welche Medikamente im Haushalt vorhanden bzw. zugänglich? ■ Leere Flaschen oder Drogenparaphernalien? ■ Drogen- oder Toxineinnahme (z. B. Pilze, Nahrungsmittel) auch durch andere Personen? ■ Position und Situation beim Auffinden der intoxikierten Person? ■ Liegedauer und Liegeort? Risiko für Rhabdomyolyse? ■ Abschiedsbrief? ■ Bekannte (psychiatrische) Vorerkrankungen? ■ Z.n. Suizidversuch?
Wichtige Fragen	■ Wer? ■ Wann? ■ Was? ■ Wie? ■ Wie viel? ■ Wo? ■ Warum?
Mehrere Patienten betroffen	■ Lebensmittelvergiftung? ■ Verunreinigtes/neues Suchtgift? ■ Gruppensuizid? ■ Terroranschlag?

URINSCHNELLTESTS (TOX-SCREENING HARN)

Methodik	Antigen-Antikörperreaktion
Cut-off-Wert	■ Herstellerabhängige Grenze, oberhalb derer das Testergebnis positiv ist; bei einer Konzentration der Substanz im Urin unterhalb des Cut-off-Wertes fällt der Test negativ aus (obwohl die Substanz vorhanden sein kann). ■ **Pragmatische Schlussfolgerung:** Wenn das Toxin in klinisch relevanter Konzentration vorhanden ist, dann ist auch der Urinschnelltest positiv.
Falsch positive Resultate	**Mögliche Kreuzreaktionen (häufiges Problem!):** ■ Amphetamine: Bupropion, Amantadin, Ephedrin, Fluoxetin, Labetalol, Metformin, Methylphenidat, Phenylephrin, Ranitidin, Trazodon, Phäochromozytom ■ Barbiturate: Ibuprofen, Naproxen ■ Benzodiazepine: Sertralin, Efavirenz ■ Buprenorphin: Chloroquin, Dihydrocodein, Tramadol ■ Cannabinoide: Ibuprofen, Naproxen, Efavirenz ■ Cannabinol: Dronabinol, Efavirenz, Ibuprofen, Naproxen, Pantoprazol ■ LSD: Ambroxol, Sertralin, Fentanyl ■ Methadon: Quetiapin, Verapamil ■ Opiate: Quetiapin, Dimenhydrinat, Fluorchinolone, Chinin, Phenothiazine, Rifampicin ■ Trizyklische Antidepressiva: Carbamazepin, Dimenhydrinat, Quetiapin
Mittels Urinschnelltests nicht-nachweisbare Substanzen (variabel zwischen einzelnen Produkten)	■ Z-Hypnotika wie Zolpidem oder Zopiclon ■ Gamma-Hydroxybuttersäure (sogenannte „K.o.-Tropfen“) ■ Lorazepam ■ Bromazepam ■ Clonazepam
Positives Testergebnis	■ Substanzen sind im Harn Minuten nach Einnahme und über Stunden bis Tage nachweisbar. Ein positives Testergebnis im Urinschnelltest bestätigt das Vorhandensein der Substanz in einer Konzentration im Urin oberhalb des Cut-off-Wertes, sagt aber nicht aus, wann die Substanz oder das Medikament eingenommen wurde. So kann z. B. eine Opiateinnahme wenige Tage zurückliegen, mit dem aktuellen Zustand des Patienten allerdings nichts zu tun haben.
Gesamtbeurteilung	■ Urinschnelltests sind häufig falsch positiv, manchmal falsch negativ! ■ Daher ist es wichtig, die Ergebnisse von Urinschnelltests unbedingt im klinischen Kontext zu beurteilen!

ACE-HEMMER UND AT_2-REZEPTORBLOCKER

Wirkmechanismus	■ **ACE-Hemmer:** Hemmung des Angiotensin-Converting-Enzyms und verminderter Abbau von Enkephalinen ■ **AT_2-Rezeptorblocker:** Blockade von Angiotensin-II-Rezeptoren
Pharmakokinetische Eigenschaften	■ rasche Resorption ■ Wirkeintritt in 1–2 Stunden ■ eingeschränkte Bioverfügbarkeit (viele ACE-Hemmer sind Prodrugs, Ausnahme: Captopril und Lisinopril) ■ hohe Proteinbindung ■ „unüberwindbare"/irreversible Rezeptorbindung durch einige AT_2-Rezeptorblocker (z. B. Candesartan) ■ unveränderte renale Elimination
Interaktion	Toxizitätsverstärkung durch gleichzeitige Einnahme von Betablockern und/oder Kalziumantagonisten
Vergiftungssymptome	■ arterielle Hypotonie (Vasodilation) bis vasodilatorischer Schock ■ Hyperkaliämie (insbesondere bei Co-Ingestion von Kalium-sparenden Diuretika) ■ Hyponatriämie ■ akute bzw. akut-auf-chronische Nierenschädigung
Monitoring	■ kontinuierlich: Herzfrequenz, Atemfrequenz, nicht-invasiver Blutdruck, SpO_2 ■ einmalig: Temperatur ■ bei hämodynamischer Instabilität: + invasiver Blutdruck, Harnkatheter, ZVK
(Labor-)Diagnostik	■ venöse/arterielle Blutgasanalyse ■ Routinelabor
Giftelimination	bei Präsentation <1–2 Stunden nach Ingestion: Aktivkohle 50 g p.o.
Antidot	nicht verfügbar
Akutmaßnahmen	■ **balancierte Kristalloide** (zurückhaltend, da die führende Pathophysiologie die Vasodilation ist!) ■ bei Hyperkaliämie: siehe Seite 343 ■ bei arterieller Hypotonie: **Noradrenalin- ± Arginin-Vasopressin-Perfusor**
Überwachungsdauer	■ bis zur Normalisierung der Hämodynamik, des Elektrolythaushaltes sowie der Nierenfunktion ■ bei Symptomfreiheit: mindestens 6 Stunden

Literatur:
Lu. a.C, et al. Rapid onset of haemodynamic effects after angiotensin converting enzyme-inhibitor overdose: implications for initial patient triage. Emerg Med J 2006; 23:854–857.

ALKOHOL (ETHANOL)

Wirkmechanismus	■ $GABA_A$-Rezeptor-Agonismus: Membranhyperpolarisierung im zentralen Nervensystem ■ in niedrigen Dosen: Wiederaufnahmehemmung von Dopamin und Serotonin ■ Toxizität stark von Regelmäßigkeit und Ausmaß des Alkoholkonsums abhängig
Toxikokinetische Eigenschaften	■ rasche Resorption über den proximalen Dünndarm, teilweise bereits über die Mund-, Ösophagus- und Magenschleimhaut ■ hepatische Metabolisierung (ca. 0,1–0,2 Promille/h)
Interaktion	Toxizitätsverstärkung durch gleichzeitige Einnahme anderer sedierender und/ oder atemdepressiver Substanzen (z. B. Sedativa, Opiate)
Vergiftungssymptome	**Leichte Vergiftungssymptome:** ■ Euphorie ■ Logorrhö ■ Erythrodermie ■ Gang- und Standunsicherheit **Mittelschwere Vergiftungssymptome:** ■ Übelkeit ± Erbrechen ■ lallende Sprache ■ Visusminderung ■ Vigilanzminderung ■ Amnesie **Schwere Vergiftungssymptome:** ■ Koma (wichtig bei der Beurteilung des Bewusstseins von alkoholisierten Patienten: adäquater Schmerzreiz, denn Alkohol wirkt in hohen Konzentrationen analgetisch) ■ Atemwegsverlegung ■ Bradypnoe bis zentrale Apnoe ■ Mydriasis ■ Kreislauf(regulations)versagen
Monitoring	■ kontinuierlich: Herzfrequenz, Atemfrequenz, nicht-invasiver Blutdruck, SpO_2 ■ einmalig: Temperatur ■ engmaschige Kontrolle insbesondere in der ersten Stunde (da kurz zuvor konsumierter Alkohol noch verzögert resorbiert werden und sich dadurch die kardiorespiratorische Situation kritisch verschlechtern kann)
(Labor-)Diagnostik	■ venöse/arterielle Blutgasanalyse ■ Routinelabor + Ethanol im Blut (Cave: wenn Ethanol negativ oder niedrig: andere Ursache bzw. Intoxikation suchen) ■ bei V. a. Mischintoxikation: + Tox-Screening Harn ■ bei V. a. Trauma oder äußeren Verletzungshinweisen: CCT bzw. gezielte radiologische Diagnostik
Wichtig/CAVE	**Komplikationen der akuten Ethanolintoxikation:** ■ Hypoglykämie (insbesondere bei gleichzeitiger Einnahme von oder Dauertherapie mit Antidiabetika) ■ Elektrolytstörungen (z. B. Hyponatriämie, Hypokaliämie) ■ Krampfanfall ■ Hypothermie, akzidentell ■ tracheobronchiale Aspiration
Giftelimination	nicht möglich
Antidot	nicht vorhanden

Akutmaßnahmen	▪ in stabiler Seitenlage **ausschlafen lassen** ▪ nur bei Atemwegsobstruktion und/oder Koma (selten): **endotracheale Intubation + lungenprotektive Beatmung** ▪ bei Hypoglykämie (Blutzucker <70 mg/dl): 50 ml **Glukose 33%** i.v. ▪ bei chronischem Alkoholabusus: **Thiamin** 500 mg KI
Kommentar	auf Sturzgefahr (beim Erwachen) achten (z. B. Niederflurbett)
Überwachungsdauer	bis zum Abklingen der systemischen Symptome, Re-Orientierung sowie Gang- und Standsicherheit

Literatur:

Morgan MY. Acute alcohol toxicity and withdrawal in the emergency room and medical admission unit. Clin Med (Lond) 2015; 15:486–489.

ALKOHOLE, TOXISCH (ISOPROPANOL)

Wirkmechanismus	▪ direkte, Ethanol-ähnliche Wirkungen auf das zentrale Nervensystem (allerdings mit höherer Toxizität als Ethanol) ▪ Isopropanol wird im Gegensatz zu Methanol oder Ethylenglykol nicht zu einer toxischen Säure abgebaut. ▪ Vorkommen: Händedesinfektionsmittel (60–70%), Haushaltsreiniger
Toxikokinetische Eigenschaften	▪ rasche gastrointestinale Absorption (80% in 30 Minuten) ▪ maximale Plasmakonzentrationen 30–60 Minuten nach Ingestion ▪ hepatischer Abbau über Alkoholdehydrogenase zu Azeton ▪ Elimination von Azeton über Niere und Lunge ▪ Halbwertszeit von 3–7 Stunden
Interaktion	bei simultaner Ingestion von Ethanol: Verlängerung der Halbwertszeit von Isopropanol
Vergiftungssymptome	▪ Rauschsymptomatik ▪ Übelkeit ± Erbrechen ▪ abdominelle Schmerzen ▪ hämorrhagische Gastritis ▪ Miosis ▪ Vigilanzminderung bis Koma ▪ arterielle Hypotonie ▪ Atemdepression
Monitoring	▪ kontinuierlich: Herzfrequenz, Atemfrequenz, nicht-invasiver Blutdruck, SpO_2 ▪ einmalig: Temperatur ▪ bei Vigilanzminderung/Koma: Bladder-Scan ± Einmalkatheterisierung oder Harnkatheter ▪ bei hämodynamischer Instabilität: + invasiver Blutdruck, ZVK
(Labor-)Diagnostik	▪ venöse/arterielle Blutgasanalyse ▪ Routinelabor + Osmolalität + Ethanol (Anmerkung: Promille x 27 = osmolarer Beitrag von Ethanol zur osmotischen Lücke) ▪ Harnstreifen/-status (Ketonkörper?)
Wichtig/CAVE	▪ keine oder nur geringe Azidose mit Laktaterhöhung ▪ Isopropanol kann mit der Kreatinin-Bestimmung (Jaffe-Methode) interferieren und zu einer falsch hohen Serum-Kreatininkonzentration führen.

Giftelimination	in Extremfällen: **Hämodialyse**
Antidot	nicht vorhanden
Akutmaßnahmen	▪ **balancierte Kristalloide** ▪ **Pantoprazol** 40 mg i.v. (weiter für 5–7 Tage) ▪ **Atemweg offenhalten** (z. B. beidseitig Wendl-Tuben + Seitenlagerung) ▪ bei Atemwegsverlegung und/oder Koma: **endotracheale Intubation + lungenprotektive Beatmung** ▪ bei arterieller Hypotonie: **balancierte Kristalloide ± Noradrenalin-Perfusor**
Überwachungsdauer	▪ bis Gang- und Standsicherheit ▪ bei Symptomfreiheit: mindestens 4 Stunden

Literatur:

Gallagher N, et al. The diagnosis and management of toxic alcohol poisoning in the emergency department: A review article. Adv J Emerg Med 2019; 3:e28.

ALKOHOLE, TOXISCH (METHANOL UND ETHYLENGLYKOL)

Wirkmechanismus	▪ Organtoxizität (insbesondere zentrales Nervensystem inklusive Nervus opticus sowie Niere) durch toxische Abbauprodukte (Abbau Methanol zu Ameisensäure; Abbau Ethylenglykol zu Oxalsäure + Hippursäure + Glykolsäure) ▪ bereits in geringen Mengen toxisch (z. B. reines Methanol ab >0,5 ml/kg; reines Ethylenglykol ab >0,2 ml/kg) ▪ Intoxikation fast immer durch orale Aufnahme (bei Methanol selten inhalativ) ▪ **Vorkommen:** ▸ Methanol: Lösungsmittel, Enteiser, Schuhputzmittel, Windschutzscheibenwaschlösung, selbst/illegal gebrannte Spirituosen ▸ Ethylenglykol: typischerweise in Frostschutzmittel (Scheibenfrostschutz 25%, Kühlerfrostschutz 90–99%)
Toxikokinetische Eigenschaften	▪ **Methanol:** rasche gastrointestinale Resorption, keine Proteinbindung, niedriges Verteilungsvolumen, maximale Plasmakonzentrationen 1–2 Stunden nach Ingestion, Halbwertszeit 30–85 Stunden (mit Fomepizol: 45–90 Stunden) ▪ **Ethylenglykol:** rasche gastrointestinale Resorption, keine Proteinbindung, niedriges Verteilungsvolumen, maximale Plasmakonzentrationen 3–4 Stunden nach Ingestion, Halbwertszeit 3–8 Stunden (mit Fomepizol: 20 Stunden)
Interaktion	bei simultaner Ingestion von Ethanol: Verlängerung der Halbwertzeit von Methanol und Ethylenglykol

Vergiftungssymptome	■ **Methanol:** ► erste 12–24 Stunden: Rauschsymptomatik bzw. asymptomatische Latenzphase ► nach 12–24 Stunden: Übelkeit ± Erbrechen, abdominelle Beschwerden, Visusminderung, Hyperventilation, Vigilanzminderung bis Koma ■ **Ethylenglykol:** ► erste 12 Stunden: Rauschsymptomatik, Übelkeit ± Erbrechen, Bauchschmerzen ► 12–36 Stunden: Tachy-/Dyspnoe, Lungenödem, Tachykardie, arterielle Hypotonie, Schock ► ab 36 Stunden: akute Nierenschädigung (Oligurie/Anurie)
Monitoring	■ kontinuierlich: Herzfrequenz, Atemfrequenz, nicht-invasiver Blutdruck, SpO_2 ■ einmalig: Temperatur ■ bei metabolischer Azidose: + invasive Blutdruckmessung ■ bei Ethylenglykol: + Harnkatheter
(Labor-)Diagnostik	■ venöse/arterielle Blutgasanalyse ■ Routinelabor + Osmolalität + Ethanol im Blut (Anmerkung: Promille x 27 = osmolarer Beitrag von Ethanol zur osmotischen Lücke) ■ Zusatzröhrchen zur Bestimmung von toxischen Alkoholkonzentrationen in einem Speziallabor (z. B. aus forensischen Gründen) ■ Harnsediment (typisch bei Ethylenglykol: Oxalatkristalle)
Wichtig/CAVE	■ Unmittelbar nach Ingestion von (toxischen) Alkoholen ist die osmotische Lücke erhöht. Mit zunehmender Metabolisierung der Alkohole in ihre (toxischen) sauren Metabolite steigt die Anionen-Lücke und der pH-Wert sinkt. 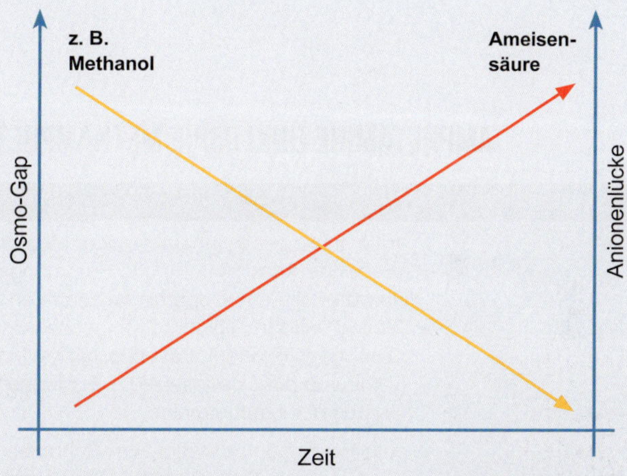 **Cave:** Viele Blutgasanalysegeräte messen (im Gegensatz zum Zentrallabor) Glykolat fälschlicherweise als Laktat. Eine Diskrepanz zwischen einer hohen, mittels Blutgasanalysegerät gemessenen Laktatkonzentration und einer niedrigen, im Zentrallabor gemessenen Laktatkonzentration ist als dringender Hinweis auf eine Ethylenglykolvergiftung zu deuten. ■ Der Schweregrad der metabolischen Azidose (z. B. gemessen am Basendefizit) korreliert mit der Vergiftungsschwere. ■ Bei ca. einem Drittel der Methanol-intoxikierten Patienten persistiert die Visusminderung dauerhaft.

Giftelimination	**Hämodialyse** bei ≥1 der folgenden Parameter: ▪ Ingestion großer Mengen (>0,5 ml/kg) ▪ metabolische Azidose (Methanol: pH ≤7,15; Ethylenglykol: <7,3) ▪ Anionen-Lücke >24 mmol/l ▪ Endorganschädigung (z. B. akute Nierenschädigung, Visusminderung, Koma, Krampfanfälle)
Antidot	**Fomepizol** (2. Wahl: Ethanol i.v. oder p.o./s.; Ziel: ca. 1–1,5 Promille): ▪ möglichst frühe Gabe ▪ Dosis: 15 mg/kg i.v. gefolgt von drei weiteren Gaben (10 mg/kg i.v.) mit 12 Stunden Abstand (Cave: bei Dialyse Zusatzgabe erforderlich) ▪ nach Gabe von Fomepizol keine Bestimmungen der osmotischen Lücke mehr, da Fomepizol ebenso osmolar wirksam ist
Akutmaßnahmen	▪ **supportive Therapie** ▪ Methanol: **Folsäure** 30 mg i.v. (weiter in 6-stündlichen Intervallen) ▪ Ethylenglykol: **Thiamin + Pyridoxin** (je 100 mg/Tag i.v.)
Überwachungsdauer	▪ bis Normalisierung Vigilanz und Metabolik ▪ bei klinischer und laborchemischer Symptomfreiheit: mindestens 6 Stunden

Literatur:
Gallagher N, et al. The diagnosis and management of toxic alcohol poisoning in the emergency department: A review article. Adv J Emerg Med 2019; 3:e28.
Roberts DM, et al. Recommendations for the role of extracorporeal treatments in the management of acute methanol poisoning: a systematic review and consensus statement. Crit Care Med 2015; 43:461–472.

AMPHETAMINE (INKLUSIVE METHAMPHETAMIN)

Wirkmechanismus	▪ orale, intranasale, inhalative oder intravenöse Zufuhr ▪ vermehrte Ausschüttung und Hemmung der Wiederaufnahme von Noradrenalin und Dopamin im zentralen Nervensystem ▪ „Speed" wird in Tablettenform geschluckt; Methamphetamin als „Crystal Meth" gesnifft oder intravenös injiziert bzw. als „Ice" geraucht. ▪ Cathinone oder Badesalze (z. B. Mephedron) gehören zur erweiterten Gruppe der Amphetamine.
Toxikokinetische Eigenschaften	▪ gute Penetration der Blut-Hirn-Schranke (insbesondere Methamphetamin) ▪ Wirkdauer ca. 6–12 Stunden (Methamphetamin bis 24 Stunden)
Interaktion	Toxizitätsverstärkung bei gleichzeitiger Einnahme anderer sympathomimetisch wirksamer Substanzen (z. B. Koffein, Kokain, Esketamin) oder Halluzinogenen (z. B. Ecstasy).

Vergiftungssymptome	■ Agitation (Cave: Gefahr für Patient und Personal) ■ Psychose ■ choreiforme Bewegungen ■ Schwitzen (Cave: fehlendes Durstgefühl) ■ Hyperthermie ■ Tachykardie + arterielle Hypertonie (korreliert mit dem Schweregrad der Intoxikation) ■ Rhythmusstörungen ■ Krampfanfälle ■ Mydriasis ■ Hinweise für chronischen Missbrauch: Hautveränderungen (Injektionsabszesse, Kratzspuren), „Meth mouth" (desaströser Zahnstatus), verwahrloster Habitus
Monitoring	■ kontinuierlich: Herzfrequenz, Atemfrequenz, nicht-invasiver Blutdruck, SpO_2 ■ wiederholt/engmaschig: Temperatur
(Labor-)Diagnostik	■ 12-Kanal-EKG ■ venöse/arterielle Blutgasanalyse ■ Routinelabor + Creatinkinase/Myoglobin ■ bei V. a. Mischintoxikation: Tox-Screening Harn ± Ethanol im Blut
Wichtig/CAVE	■ auf Selbstschutz achten! ■ Wichtige Komplikation: Hitzschlag ± Rhabdomyolyse ■ Eine physikalische Fixierung bei Agitation kann mit einem perakuten kardiovaskulären Kollaps assoziiert sein!
Giftelimination	nicht möglich (theoretisch: Aktivkohle bei Präsentation <1–2 Stunden nach oraler Aufnahme)
Antidot	nicht vorhanden
Akutmaßnahmen	■ **Reizabschirmung** ■ **balancierte Kristalloide** ■ bei Agitation oder Psychose: **Midazolam** 2-mg-weise i.v. ■ bei Hyponatriämie: Ausgleich mit **NaCl 0,9% oder 3%** ■ bei arterieller Hypertonie und Tachykardie: Midazolam 2-mg-weise i.v.; evtl. **Clonidin** 150 µg KI ■ bei Hyperthermie: **aggressive externe Kühlung** (evtl. Eiswasserbad)
Überwachungsdauer	bis zum Abklingen der systemischen Symptome, Re-Orientierung sowie Stand- und Gangsicherheit

Literatur:
Isoardi K, et al. Methamphetamine presentations to an emergency department: Management and complications. Emerg Med Australas 2019; 31:593–599.
Matsumoto RR, et al. Methamphetamine-induced toxicity: an updated review on issues related to hyperthermia. Pharmacol Ther 2014; 144:28–40.
Murphy CM, et al. "Bath salts" and "plant food" products: the experience of one regional US poison center. J Med Toxicol 2013; 9:42–48.

ANTIHISTAMINIKA (H_1-REZEPTORBLOCKER)

Wirkmechanismus	▪ Histamin$_1$-Rezeptor-Antagonismus ▪ anticholinerge Wirkung ▪ Natriumkanalblockade (Diphenhydramin)
Pharmakokinetische Eigenschaften	▪ rasche gastrointestinale Resorption ▪ maximale Plasmakonzentrationen 2 Stunden nach Ingestion ▪ hohe Proteinbindung (bis 98%) ▪ kleines Verteilungsvolumen ▪ hepatische Degradierung, renale Elimination (Ausnahme: Cetirizin, welches unverändert renal ausgeschieden wird)
Interaktion	Toxizitätsverstärkung durch gleichzeitige Einnahme anderer sedierender oder anticholinerg wirksamer Substanzen
Vergiftungssymptome	▪ (zentrales) anticholinerges Syndrom (Tachykardie, Temperaturerhöhung, Mydriasis, Doppelbilder, Harnretention, Ileus, trockene Schleimhäute, Verwirrtheit bis Agitation) ▪ Halluzinationen ▪ Mydriasis ▪ Vigilanzminderung bis Koma (geringes Risiko bei Loratadin und Cetirizin) ▪ Krampfanfälle ▪ Übelkeit ± Erbrechen ▪ Tachykardie ▪ QT-Verlängerungen ▪ Rhythmusstörungen (Blockbilder, Breitkomplextachykardie) ▪ Rhabdomyolyse (Doxylamin)
Monitoring	▪ kontinuierlich: Herzfrequenz, Atemfrequenz, nicht-invasiver Blutdruck, SpO_2 ▪ einmalig: Temperatur ▪ bei Vigilanzminderung/Koma: Bladder-Scan ± Einmalkatheterisierung oder Harnkatheter ▪ bei hämodynamischer Instabilität: + invasiver Blutdruck ± ZVK
(Labor-)Diagnostik	▪ 12-Kanal-EKG ▪ venöse/arterielle Blutgasanalyse ▪ Routinelabor + Creatinkinase/Myoglobin
Giftelimination	bei Präsentation <1–2 Stunden nach Ingestion und erhaltenen Schutzreflexen: **Aktivkohle** 50 g p.o.
Antidot	nicht vorhanden
Akutmaßnahmen	▪ bei (zentralem) anticholinergem Syndrom: **Physostigmin** 2 mg KI, evtl. weiter am Perfusor (0,5–2 mg/h) ▪ bei Krampfanfällen: **Lorazepam** 4 mg i.v. ▪ bei Breitkomplextachykardien: **Natriumbikarbonat 8,4%** 100–300 ml KI
Überwachungsdauer	▪ bis zum Abklingen der Vergiftungssymptome ▪ bei Symptomfreiheit: mindestens 4 Stunden

Literatur:

Borowy CS. Antihistamine toxicity. StatPearls, Treasure Island (FL): StatPearls Publishing, 2021.

(AUGEN-)REIZSTOFFE (PFEFFERSPRAY, TRÄNENGAS)

Wirkmechanismus	toxische Schleimhautirritation, z. B. Capsaicin (Pfefferspray), Chlorobenzylidenemalononitril (Tränengas)
Toxikokinetische Eigenschaften	■ Chemikalien mit niedrigem Dampfdruck, welche über Sprays aerosolisiert und als „Riot Control Agents" verwendet werden ■ direkte Irritation von Schleimhäuten (insbesondere Augen und Atemwege) ■ Wirkeintritt innerhalb von Sekunden ■ Symptomdauer typischerweise 10–30 Minuten (milde Symptome teilweise bis 12–24 Stunden)
Interaktion	**Verstärkung der toxischen Wirkung durch:** ■ prolongierte Exposition ■ hohe Dosierung ■ Exposition in geschlossenen Räumlichkeiten
Vergiftungssymptome	■ **Augen:** ► vermehrter Tränenfluss ► Augenbrennen ► Photophobie ► Blepharospasmus ► transiente Visusminderung ► selten: Kornealäsion ■ **Atemwege:** ► Hypersalivation ► Rhinorrhö ► Husten ► Dyspnoe ► (Thorax-)Schmerzen ► bei Prädisposition (z. B. Asthma bronchiale): Bronchospasmus ► selten: Laryngospasmus, chemische Pneumonitis ■ **Haut:** ► Erythem ► Pruritus ► selten: chemische Verbrennung mit Blasenbildung ► verzögert: Kontaktdermatitis (siehe Seite 651) ■ **Allgemein:** ► Angst ► Agitation ► Tachykardie ► arterielle Hypertonie ► Übelkeit ± Erbrechen ► Kopfschmerzen
Monitoring	meist nicht erforderlich
(Labor-)Diagnostik	■ im Regelfall keine ■ bei V. a. Pneumonitis: Thoraxröntgen
Dekontamination	■ **Kleidung entfernen** ■ **Augen** ausgiebig mit sterilem Wasser oder NaCl 0,9% (z. B. mittels Augendusche) **spülen** ■ **Gesicht/Haut** mit Wasser und Seife **waschen**
Giftelimination	nicht möglich
Antidot	nicht vorhanden

Akutmaßnahmen	▪ bei SpO_2 <94%: **Sauerstoff-Therapie** ▪ bei Bronchospasmus: **Salbutamol/Ipratropium** 2,5 ml p.i. bis klinische Besserung ± Prednisolon 50 mg i.v. ▪ bei respiratorischer Insuffizienz: siehe Seite 54 ▪ bei Laryngospasmus mit inspiratorischem Stridor: **Notfall!** (siehe Seite 70) ▪ bei Blasenbildung: **Wundversorgung,** evtl. **Tetanusprophylaxe** (siehe Seite 744) ▪ bei Übelkeit/Erbrechen: **Antiemetika** (z. B. Ondansetron 4 mg i.v.) ± **balancierte Kristalloide**
Kommentar	Augenkonsil bei persistierenden ophthalmologischen Symptomen inklusive Visusminderung
Überwachungsdauer	bis zum Abklingen der Symptome

Literatur:

Schep LJ, et al. Riot control agents: the tear gases CN, CS and OC – a medical review. J R Army Med Corps 2015; 161:94–99.
Tidwell RD, et al. Tear Gas and Pepper Spray Toxicity. StatPearls, Treasure Island (FL): StatPearls Publishing, 2022.

BACLOFEN

Wirkmechanismus	▪ Stimulation des $GABA_B$-Rezeptors: ▸ Erhöhung des Kaliumeinstroms in die und Reduktion des Kalziumausstroms aus der Zelle ▸ Hyperpolarisierung der neuronalen Membran ▸ Reduktion des Aktionspotenzials (insbesondere im Rückenmark, in hohen Dosen auch zerebral) ▪ Intoxikation typischerweise durch orale Überdosierung (in suizidaler Absicht) oder durch Akkumulation bei Verschlechterung der Nierenfunktion bzw. chronischer Niereninsuffizienz
Pharmakokinetische Eigenschaften	▪ rasche Resorption ▪ Bioverfügbarkeit 75–80% ▪ maximale Plasmakonzentrationen 45–150 Minuten nach Ingestion ▪ Halbwertszeit 2–6 Stunden ▪ Metabolisierung hepatisch (15%) bzw. unveränderte renale Elimination (65–80%)
Interaktion	Toxizitätsverstärkung durch gleichzeitige Einnahme anderer zentral dämpfender Substanzen (z. B. Ethanol, Barbiturate, Benzodiazepine, Opiate)
Vergiftungssymptome	▪ Verwirrtheit ▪ Hypo- bis Areflexie ▪ Somnolenz bis Koma ▪ Tachykardie ▪ arterielle Hypotonie ▪ autonome Dysfunktion (Bradykardie + arterielle Hypertonie) ▪ Krampfanfälle ▪ Hypoventilation bis Apnoe ▪ Ausfall der Hirnstammreflexe (in sehr hohen Dosen) ▪ selten: QTc-Verlängerung ± Rhythmusstörungen

(Labor-)Diagnostik	■ 12-Kanal-EKG ■ venöse/arterielle Blutgasanalyse ■ Routinelabor
Monitoring	■ kontinuierlich: Herzfrequenz, Atemfrequenz, nicht-invasiver Blutdruck, SpO_2 ■ einmalig: Temperatur ■ bei Koma und/oder hämodynamischer Instabilität: + invasiver Blutdruck, Harnkatheter ± ZVK
Giftelimination	■ bei Präsentation <1–2 Stunden nach Ingestion und erhaltenen Schutzreflexen: **Aktivkohle** 50 g p.o. ■ bei Niereninsuffizienz und schweren Intoxikationssymptomen (z. B. Koma und Notwendigkeit einer mechanischen Beatmung): **Hämodialyse**
Antidot	nicht vorhanden
Akutmaßnahmen	■ **Atemweg offenhalten** (z. B. beidseitig Wendl-Tuben + Seitenlagerung) ■ bei arterieller Hypotonie: **balancierte Kristalloide ± Noradrenalin-Perfusor** ■ bei Atemwegsverlegung und/oder Koma: **endotracheale Intubation + lungenprotektive Beatmung** ■ bei Krampfanfällen: **Lorazepam** 4 mg i.v.
Überwachungsdauer	■ bis zum Abklingen der systemischen Symptome, Re-Orientierung sowie Stand- und Gangsicherheit ■ bei Symptomfreiheit: mindestens 4 Stunden

Literatur:

Austin Health. Clinical Guideline – Baclofen. Clinical Toxicology Guidelines; www.austin.org.au/ Ghannoum M, et al. Recommendations from the EXTRIP workgroup on extracorporeal treatment for baclofen poisoning. Kidney International 2021; 100:720–736.

Romito JW, et al. Baclofen therapeutics, toxicity, and withdrawal: A narrative review. SAGE Open Med 2021; 9:1–13.

BARBITURATE (PHENOBARBITAL)

Wirkmechanismus	Stimulation des $GABA_A$-Rezeptors: ■ erhöhter Chlorideinstrom in die Nervenzelle ■ Hyperpolarisierung der neuronalen Zellmembran ■ depressive Wirkung auf das zentrale Nervensystem
Pharmakokinetische Eigenschaften	■ rasche Resorption ■ Wirkbeginn innerhalb von 20–60 Minuten ■ niedriges Verteilungsvolumen (0,25–1,2 l/kg) ■ moderate Proteinbindung (20–60%) ■ geringe hepatische Metabolisierung (20–25%) bzw. unveränderte renale Elimination ■ Halbwertszeit 80–120 Stunden (bei hoher Dosis deutliche Verlängerung)
Interaktion	Toxizitätsverstärkung durch gleichzeitige Einnahme anderer zentral dämpfender Substanzen (z. B. Ethanol, Benzodiazepine, Opiate)

Vergiftungssymptome	▪ Somnolenz bis Koma ▪ Atemdepression ▪ Apnoe ▪ Ausfall der Hirnstammreflexe ▪ Tachykardie ▪ arterielle Hypotonie (Differentialdiagnose: negative Inotropie vs. Vasodilation) ▪ Hypothermie ▪ Dekubitus bzw. Barbituratblasen ▪ Rhabdomyolyse
Monitoring	▪ kontinuierlich: Herzfrequenz, Atemfrequenz, nicht-invasiver Blutdruck, SpO_2 ▪ einmalig: Temperatur ▪ bei Koma und/oder hämodynamischer Instabilität: + invasiver Blutdruck, Harnkatheter ± ZVK
(Labor-)Diagnostik	▪ 12-Kanal-EKG ▪ venöse/arterielle Blutgasanalyse ▪ Routinelabor + Phenobarbital-Serumkonzentration (wiederholt, z. B. 2–4-stündlich) ▪ bei arterieller Hypotonie: Echokardiographie (myokardiale Pumpfunktion?)
Wichtig/CAVE	Koma häufig prolongiert!
Giftelimination	▪ **Aktivkohle** (50 g p.o./p.s.) möglichst früh (<1–2 Stunden) und **repetitiv** (jeweils 25 g p.o./p.s. + 2 Messlöffel Magnesiumsulfat), Gabe aufgrund von beeinträchtigten Schutzreflexen meist über Magensonde erforderlich! ▪ **Hämodialyse** bei ≥1 der folgenden Parameter: ▸ (prolongiertes) Koma ▸ Atemdepression mit Bedarf der mechanischen Beatmung ▸ Kreislaufinstabilität mit Katecholaminbedarf ▸ steigende Phenobarbital-Serumkonzentrationen trotz repetitiver Aktivkohlegaben
Antidot	nicht vorhanden
Akutmaßnahmen	▪ **Atemweg offenhalten** (z. B. beidseitig Wendl-Tuben + Seitenlagerung) ▪ bei Atemwegsverlegung und/oder Koma: **endotracheale Intubation + lungenprotektive Beatmung** ▪ bei arterieller Hypotonie: **balancierte Kristalloide ± Noradrenalin-Perfusor**
Überwachungsdauer	▪ bis zum Abklingen der systemischen Symptome, Re-Orientierung sowie Stand- und Gangsicherheit ▪ bei Symptomfreiheit: mindestens 6 Stunden

Literatur:

Austin Health. Clinical Guideline – Phenobarbital. Clinical Toxicology Guidelines; www.austin.org.au/

Mactier R, et al. Extracorporeal treatment for barbiturate poisoning: Recommendations from the EXTRIP workgroup. Am J Kidney Dis 2014; 64:347–358.

Suddock JT, et al. Barbiturate toxicity. StatPearls, Treasure Island (FL): StatPearls Publishing, 2021.

BENZIN UND ANDERE KOHLENWASSERSTOFFE (INHALATION ODER INGESTION)

Wirkmechanismus	■ Schleimhaut-reizend und -schädigend ■ Lipiddegeneration (u. a. in Lunge, Nieren, Leber und Pankreas): toxische Hepatitis und akute Nierenschädigung (± Glomerulonephritis) **Intoxikationsarten:** ■ Inhalation von Benzindämpfen (akzidentell oder Missbrauch als „Sniffing") ■ akzidentelle Ingestion (und Aspiration) von Benzin
Toxikokinetische Eigenschaften	■ Benzin stellt eine Mischung aus unterschiedlichen Chemikalien dar: keine einheitliche toxikologische Eigenschaft ■ grundsätzlich gilt: volatil (Inhalation), lipophil (gute Resorption), geringe Oberflächenspannung und hohe Flüchtigkeit (Aspiration/Inhalation beim Trinken häufig), Elimination primär über die Lunge
Vergiftungssymptome	■ **Inhalation von Benzindämpfen:** ► Husten ► Konjunktivitis ► Schwindel ► Kopfschmerzen ► Ataxie ► qualitative gefolgt von quantitativer Vigilanzstörung ► Krampfanfälle ► Koma ► Lungenödem (toxisch) bei hoher inspiratorischer Konzentration ► Arrhythmien (u. a.ventrikuläre Tachykardien oder Kammerflimmern) ► Kreislaufversagen ■ **Ingestion von Benzin:** ► Übelkeit ± Erbrechen ► häufig Aspiration während Schluckakt oder von Benzin-haltigem Erbrochenem ► Dyspnoe ► Bronchospasmus ► chemische Pneumonitis ► Arrhythmien (u. a.ventrikuläre Tachykardien oder Kammerflimmern) ► akute Leber- und Nierenschädigung (proximaler Tubulusschaden ± Glomerulonephritis)
Monitoring	■ kontinuierlich: Herzfrequenz, Atemfrequenz, nicht-invasiver Blutdruck, SpO_2 ■ einmalig: Temperatur ■ bei Vigilanzminderung, respiratorischer und/oder hämodynamischer Instabilität: + invasiver Blutdruck, Harnkatheter ± ZVK
(Labor-)Diagnostik	■ 12-Kanal-EKG ■ venöse/arterielle Blutgasanalyse ■ Routinelabor + Amylase/Lipase ■ Harnstatus (Hämaturie? Proteinurie?) mit Harnsediment (Zylinder?) ■ Thoraxröntgen
Giftelimination	nicht möglich
Antidot	nicht vorhanden
Akutmaßnahmen	■ bei SpO_2 <94%: **Sauerstoff-Therapie** ■ bei Bronchospasmus: **Salbutamol/Ipratropium** 2,5 ml p.i. ■ bei Ateminsuffizienz: siehe Seite 54 (lungenprotektive Beatmung mit ausreichend hohem PEEP) ■ bei Arrhythmien: **Metoprolol** oder **Esmolol** i.v.

Überwachungsdauer	▪ bis zum Abklingen der Intoxikationssymptome bzw. respiratorischen Stabilisierung ▪ bei Symptomfreiheit und unauffälligem Thoraxröntgenbild: mindestens 6 Stunden

Literatur:

Tormoehlen LM, et al. Hydrocarbon toxicity: A review. Clin Toxicol (Phila) 2014; 52:479–489.

BENZODIAZEPINE UND Z-DRUGS (Z. B. ZOLPIDEM, ZOPICLON)

Wirkmechanismus	▪ Bindung an den $GABA_A$-Rezeptor mit Verstärkung der Bindung zwischen GABA und Rezeptor: erhöhter Chlorid-Einstrom in die Zelle mit konsekutiver Hyperpolarisierung der neuronalen Zellmembran ▪ bei chronischem Benzodiazepinkonsum: häufig geringe Toxizität trotz hoher eingenommener Dosen
Pharmakokinetische Eigenschaften	▪ gute gastrointestinale Resorption ▪ maximale Plasmakonzentrationen 1–3 Stunden nach Ingestion ▪ hohe Plasmaproteinbindung ▪ hepatische Metabolisierung und renale Elimination konjugierter Verbindungen ▪ Substanz-abhängige variable Halbwertszeiten
Interaktion	Toxizitätsverstärkung durch gleichzeitige Einnahme anderer zentral dämpfender Substanzen (z. B. Alkohol, Opiate, Barbiturate, Neuroleptika)
Vergiftungssymptome	**Typische Symptomtrias:** ▪ quantitative Vigilanzminderung (Somnolenz bis Koma) ▪ erhaltene Vitalfunktionen (Cave: Atemwegsverlegung oder Apnoe bei sehr hohen Dosen, i.v.-Abusus oder Mischintoxikationen möglich) ▪ keine fokalneurologischen Ausfälle ▪ Sprachstörung ▪ Ataxie ▪ Hypo-/Areflexie (betrifft in hohen Dosen auch Schutzreflexe) ▪ tracheobronchiale Aspiration ▪ arterielle Hypotonie ▪ Liegetrauma mit Rhabdomyolyse ± Kompartmentsyndrom ▪ Atemdepression (insbesondere bei Alprazolam) ▪ Hypothermie ▪ typisch bei Flunitrazepam-Einnahme: abwischbare Blaufärbung an den Händen oder im Gesicht
Monitoring	▪ kontinuierlich: Herzfrequenz, Atemfrequenz, nicht-invasiver Blutdruck, SpO_2 ▪ einmalig: Temperatur ▪ bei Vigilanzminderung/Koma: Bladder-Scan ± Einmalkatheterisierung oder Harnkatheter
(Labor-)Diagnostik	▪ venöse/arterielle Blutgasanalyse ▪ Routinelabor + Creatinkinase/Myoglobin ▪ bei Unklarheit oder V. a. Mischintoxikation: Tox-Screening Harn ± Ethanol im Blut
Wichtig/CAVE	Die klinische Wirkung von Benzodiazepinen und Z-Drugs ist bei älteren Menschen deutlich verstärkt!

Giftelimination	bei Präsentation <1–2 Stunden nach Ingestion und erhaltenen Schutzreflexen: **Aktivkohle** 50 g p.o.
Antidot	**Flumazenil:** ■ nur in ausgewählten Fällen ■ bei Patienten mit Benzodiazepinabhängigkeit: Gefahr von Krampfanfällen, Entzug, Tachyarrhythmien
Akutmaßnahmen	■ in stabiler Seitenlage **ausschlafen lassen** ■ **Atemweg offenhalten** (z. B. beidseitig Wendl-Tuben + Seitenlagerung) ■ bei SpO_2 <94%: **Sauerstoff-Therapie** ■ nur bei Atemwegsobstruktion und/oder Koma (selten): **endotracheale Intubation + lungenprotektive Beatmung**
Überwachungsdauer	■ bis zum Abklingen der systemischen Symptome, Re-Orientierung sowie Stand- und Gangsicherheit ■ bei Symptomfreiheit: mindestens 4 Stunden

Literatur:

An H, et al. Flumazenil in benzodiazepine overdose. CMAJ 2016; 188:E537.
Kang M, et al. Benzodiazepine toxicity. StatPearls, Treasure Island (FL): StatPearls Publishing, 2021.

BETABLOCKER

Wirkmechanismus	■ Beta-Rezeptor-Antagonismus ($Beta_1$-Selektivität geht in hohen Dosen verloren) mit negativ chronotroper und inotroper Wirkung ■ Natriumkanalblockade (z. B. Propranolol, Labetalol) ■ Kaliumkanalblockade (z. B. Sotalol)
Pharmakokinetische Eigenschaften	■ rasche Resorption ■ Substanz-abhängige, variable Bioverfügbarkeit ■ Wirkungseintritt in 20–30 Minuten (bei Retardpräparaten 6 Stunden) ■ maximale Plasmakonzentrationen 1–4 Stunden nach Ingestion ■ Lipophilie-abhängige Penetration ins zentrale Nervensystem ■ hepatische Metabolisierung und Elimination (Ausnahme: unveränderte renale Elimination von Atenolol und Nadolol) ■ Halbwertszeit 3–10 Stunden (deutlich verzögert [z. B. >72 Stunden] bei Ingestion von sehr hohen Dosen)
Interaktion	Toxizitätsverstärkung durch gleichzeitige Einnahme von Kalziumkanalblockern, trizyklischen Antidepressiva und/oder Neuroleptika
Vergiftungssymptome	■ Bradykardie ■ AV-Block ■ arterielle Hypotonie ■ kardiogener Schock ■ Somnolenz bis Koma (z. B. bei lipophilen Betablockern wie Propanolol oder Carvedilol) ■ QT-Verlängerung ± Torsaden (z. B. bei Sotalol) ■ QRS-Verbreiterung (z. B. bei Propranolol oder Labetalol) ■ Hypoglykämie (z. B. bei Patienten mit Diabetes mellitus) ■ Hyperkaliämie ■ selten: Bronchospasmus (z. B. bei Patienten mit Asthma bronchiale)

Monitoring	■ kontinuierlich: Herzfrequenz, Atemfrequenz, nicht-invasiver Blutdruck, SpO_2 ■ einmalig: Temperatur ■ bei hämodynamischer Instabilität: + invasiver Blutdruck, ZVK, Harnkatheter ± erweitertes hämodynamisches Monitoring
(Labor-)Diagnostik	■ 12-Kanal-EKG ■ venöse/arterielle Blutgasanalyse ■ Routinelabor ■ Echokardiographie (Pumpfunktion?)
Giftelimination	■ bei Präsentation <1–2 Stunden nach Ingestion (bis 4 Stunden bei Ingestion von retardierten Präparaten): **Aktivkohle** 50 g p.o. ■ bei Atenolol oder Sotalol + schweren Vergiftungssymptomen + Niereninsuffizienz: **Hämodialyse**
Antidot	nicht vorhanden (Anmerkung: Glucagon wenig effektiv und mit unvorteilhaftem Nebenwirkungsprofil)
Akutmaßnahmen	■ zurückhaltende Flüssigkeitstherapie mit **balancierten Kristalloiden** ■ bei hämodynamisch relevanter Bradykardie bzw. Herzfrequenz <30/min: **Atropin** 1 mg i.v. (bis maximal 3 mg) oder **Adrenalin** 10–100 µg i.v. überbrückend bis **Dobutamin-Perfusor** ■ Cave: transvenöser Pacemaker selten effektiv ■ bei kardiogenem Schock: **hochdosierte Insulin-Glukose-Kalium-Therapie** (siehe Protokoll) oder **veno-arterielle ECMO-Therapie** ■ bei Krampfanfällen: **Lorazepam** 4 mg i.v. ■ bei Koma: **endotracheale Intubation + lungenprotektive Beatmung**
Überwachungsdauer	■ bis hämodynamisch stabil ohne pharmakologische oder mechanische Kreislaufunterstützung ■ bei Symptomfreiheit, unauffälligem EKG und physiologischer Herzfrequenz: mindestens 6 Stunden (bei Ingestion von Retardpräparaten mindestens 12 Stunden)

Literatur:

Bouchard J, et al. Extracorporeal treatment for poisoning to beta-adrenergic antagonists: systematic review and recommendations from the EXTRIP workgroup. Crit Care 2021; 25:201.

Krenz JR, et al. An overview of hyperinsulinemic-euglycemic therapy in calcium channel blocker and ß-blocker overdose. Pharmacotherapy 2018; 38:1130–1142.

Rotella JA, et al. Treatment for beta-blocker poisoning: a systematic review. Clin Toxicol (Phila) 2020; 58:943–983.

Protokoll zur hochdosierten Insulin-Glukose-Kalium-Therapie bei lebensbedrohlicher Intoxikation mit Betablockern und/oder Kalziumantagonisten	
Therapiestart	■ 50 ml Glukose 50% als intravenöser Bolus (außer: wenn Blutzucker >400 mg/dl) ■ Insulin 1 IU/kg als intravenöser Bolus
Kontinuierliche Therapie	■ Insulin-Perfusor 0,5 IU/kg/h (Dosis nach klinischem Effekt erhöhen; maximal 5 IU/kg/h) ■ Glukose 50% kontinuierlich mit 50 ml/h (über ZVK) titriert nach Blutzuckerziel
Überwachung	■ Blutzucker 5-minütlich während der ersten Stunde, dann nach Klinik Intervalle ausdehnen ■ arterielle Blutgasanalyse stündlich während der ersten 4 Stunden, dann nach Klinik Intervalle ausdehnen
Therapieziele	■ hämodynamische Stabilisierung ■ Blutzucker: 150–300 mg/dl ■ Kalium-Serumkonzentration: >2,5 mmol/l (nicht aggressiv substituieren, sonst Gefahr der Rebound-Hyperkaliämie nach Stopp der Insulintherapie)

Therapieende	■ Insulinzufuhr reduzieren/stoppen nach Reduktion/Stopp der Katecholamin-/Vasopressortherapie ■ Glukosezufuhr auch nach Stopp von Insulin noch erforderlich
Mögliche Nebenwirkungen	Hypoglykämie, Hypokaliämie, Hypomagnesiämie, Hypophosphatämie, Rebound-Hyperkaliämie

Literatur:
Nickson CP, et al. Early use of high-dose insulin euglycaemic therapy for verapamil toxicity. MJA 2009; 191:350–352.

BODY PACKER, STUFFER UND PUSHER

Definition	■ **Body Packer:** verschluckt (zahlreiche) Drogenpakete (zumeist gut verpackt) zu Schmuggelzwecken ■ **Body Stuffer:** verschluckt (wenige) Drogenpakete (zumeist schlecht verpackt), um diese dringlich vor der Polizei zu verstecken ■ **Body Pusher:** führt Drogenpakete zu Schmuggelzwecken vaginal oder rektal ein ■ häufigste Drogen: Kokain und/oder Heroin
Vergiftungssymptome	■ Aufplatzen/Leckage der Drogenpakete ■ bei Body Stuffern deutlich häufiger als bei Body Packern oder Body Pushern ■ gastrointestinale Resorption der Drogen, teilweise in (hoch-)toxischen Mengen
Monitoring	■ **kontinuierlich:** Herzfrequenz, Atemfrequenz, nicht-invasiver Blutdruck, SpO_2 ■ **einmalig:** Temperatur
(Labor-)Diagnostik	■ venöse/arterielle Blutgasanalyse ■ Routinelabor ■ Abdomen-CT nativ (Cave: Abdomen-Leeraufnahmen nicht sensitiv genug) ■ Tox-Screening Harn
Wichtig/CAVE	■ **Risikofaktoren für Komplikationen:** ► Bauchschmerzen ► improvisierte Verpackungen ► Body Stuffing ► große Anzahl (>50) verschluckter Pakete ► große Pakete ► Z.n. Abdominalchirurgie ► Passage >48 Stunden ► positives Tox-Screening Harn ■ nach rektaler Passage des ersten Drogenpakets: mit Nadel anbohren und mit Wasser aufschwemmen, dann mit diesem Wasser „Tox-Screening Harn" durchführen, um Substanz zu identifizieren

Giftelimination	▪ **Laxanzien** (z. B. Laktulose) bzw. orthogonale Darmspülung mit Polyethylenglykol (1–2 l/h oral oder über Magensonde bis Drogenpakete oder klare Flüssigkeit rektal) ▪ **manuelle Extraktion** von vaginal oder rektal eingeführten Drogenpakten ▪ **chirurgische Bergung** gastrointestinaler Pakete bei: ▸ schweren Vergiftungssymptomen bzw. konservativ nicht beherrschbarer Intoxikation ▸ Hinweisen auf mechanischen Ileus oder gastrointestinale Perforation
Akutmaßnahmen	**supportive Therapie** (siehe einzelne Vergiftungen)
Überwachungsdauer	▪ bis zum Abklingen der Vergiftungssymptome ▪ bei fehlenden Risikofaktoren und Symptomfreiheit: mindestens 6 Stunden (dann Entlassung in überwachten Polizeigewahrsam)

Literatur:

Booker RJ, et al. Packers, pushers and stuffers – managing patients with concealed drugs in UK emergency departments: a clinical and medicolegal review. Emerg Med J 2009; 26:316–320.

BUPROPION

Wirkmechanismus	▪ Inhibierung der Wiederaufnahme von Noradrenalin, Dopamin und in geringem Ausmaß von Serotonin im zentralen Nervensystem ▪ in toxischen Dosen: Inhibierung von kardialen Kaliumkanälen und myokardialen Gap Junctions ▪ strukturell mit den Kathinonen und Amphetaminen verwandt ▪ Intoxikation durch Einnahme in suizidaler Absicht oder Missbrauch aufgrund seiner Amphetamin-ähnlichen Wirkung
Pharmakokinetische Eigenschaften	▪ gute gastrointestinale Resorption ▪ maximale Plasmakonzentrationen 2 Stunden nach Ingestion (retardierte Form: 5 Stunden) ▪ hohes Verteilungsvolumen ▪ Halbwertszeit 21 Stunden ▪ hepatische Metabolisierung zu drei aktiven Metaboliten (Halbwertszeiten: 20–37 Stunden) ▪ therapeutische Dosis bis 450 mg/Tag ▪ Intoxikationssymptome typischerweise ab >10 mg/kg ▪ deutlich erhöhtes Risiko für Krampfanfälle ab 3 g ▪ deutlich erhöhtes Risiko für Kardiotoxizität ab 9 g
Interaktion	Toxizitätsverstärkung durch gleichzeitige Einnahme von Serotonin-Reuptake-Hemmern, trizyklischen Antidepressiva, Neuroleptika sowie kardiodepressiven bzw. sedierenden Medikamenten/Toxinen

Vergiftungssymptome	■ Agitation ± Halluzinationen ■ Tachykardie ■ Übelkeit + Erbrechen (evtl. Prodromi von Krampfanfällen) ■ Krampfanfall bis Status epilepticus (bei retardierten Präparaten verzögert bis 24 Stunden nach Einnahme möglich) ■ Vigilanzminderung bis Koma mit Ausfall der Hirnstammreflexe ■ QRS- und QT-Verlängerung ■ Rhythmusstörungen (Bradykardie bis ventrikuläre Tachykardie) ■ arterielle Hypotonie ■ kardiogener Schock
Monitoring	■ kontinuierlich: Herzfrequenz, Atemfrequenz, nicht-invasiver Blutdruck, SpO_2 ■ einmalig: Temperatur ■ bei Koma: + invasiver Blutdruck, Harnkatheter ■ bei hämodynamischer Instabilität: + ZVK
(Labor-)Diagnostik	■ 12-Kanal-EKG ■ venöse/arterielle Blutgasanalyse ■ Routineblut
Giftelimination	bei Präsentation <1–2 Stunden nach Ingestion (bei Retardpräparaten auch später) und erhaltenen Schutzreflexen: **Aktivkohle** 50 g p.o.
Antidot	nicht vorhanden
Akutmaßnahmen	■ bei Agitation und Unruhe: **Midazolam** 2-mg-weise i.v. ■ bei Krampfanfällen: **Lorazepam** 4 mg i.v. ■ bei Koma oder Status epilepticus: **endotracheale Intubation + lungenprotektive Beatmung** ■ bei kardiogenem Schock: **balancierte Kristalloide, Noradrenalin- ± Dobutamin-Perfusor;** Ultima Ratio: **Lipid Rescue** (20% intravenöse Fettlösung: 1,5 ml/kg i.v. [Bolus!], gefolgt von 0,25 ml/kg/min KI [über 15–30 min]; Maximaldosis 10 ml/kg) oder **veno-arterielle ECMO-Therapie**
Überwachungsdauer	■ bis zum Abklingen der systemischen Symptome, Re-Orientierung sowie Stand- und Gangsicherheit ■ bei Symptomfreiheit: mindestens 6 Stunden (bei Ingestion von Retardpräparaten bis 24 Stunden)

Literatur:

Stall N, et al. Bupropion abuse and overdose. CMAJ 2014; 186:1015.

CANNABIS UND SYNTHETISCHE CANNABINOIDE (Z. B. „K2", „SPICE")

Wirkmechanismus	■ Cannabinoid-Rezeptor-Agonismus ■ Aufnahme typischerweise oral oder inhalativ ■ toxische Wirkungen von synthetischen Cannabinoiden deutlich stärker ausgeprägt

<table>
<tr><td>Toxikokinetische Eigenschaften</td><td>
<table>
<tr><th></th><th>inhalative Aufnahme</th><th>orale Aufnahme</th></tr>
<tr><td>Wirkungseintritt</td><td>30 Minuten</td><td>2–4 Stunden</td></tr>
<tr><td>Wirkungsdauer</td><td>2–6 Stunden</td><td>8–12 Stunden</td></tr>
</table>
▪ hohe Fettlöslichkeit
▪ hohes Verteilungsvolumen
▪ hepatische Metabolisierung sowie renale und gastrointestinale Elimination</td></tr>
<tr><td>Interaktion</td><td>Toxizitätsverstärkung durch gleichzeitige Einnahme von Halluzinogenen</td></tr>
<tr><td>Vergiftungssymptome</td><td>▪ Rauschzustand
▪ Angst, Paranoia bis Psychose
▪ Nystagmus
▪ qualitative oder quantitative Vigilanzveränderung
▪ Tachykardie
▪ (orthostatische) arterielle Hypotension
▪ konjunktivale Injektion
▪ Übelkeit

Bei synthetischen Cannabinoiden (zusätzlich):
▪ Agitation bis Aggressivität
▪ Kopfschmerzen (Differentialdiagnosen: Subarachnoidalblutung, intrazerebrale Blutung)
▪ Myokardischämie
▪ Krampfanfälle
▪ Somnolenz bis Koma
▪ Elektrolytstörungen (z. B. Hypokaliämie)
▪ Rhabdomyolyse</td></tr>
<tr><td>Monitoring</td><td>▪ kontinuierlich: Herzfrequenz, Atemfrequenz, nicht-invasiver Blutdruck, SpO_2
▪ einmalig: Temperatur</td></tr>
<tr><td>(Labor-)Diagnostik</td><td>▪ 12-Kanal-EKG
▪ venöse/arterielle Blutgasanalyse
▪ Routinelabor
▪ bei V. a. Intoxikation mit synthetischen Cannabinoiden: + Creatinkinase/ Myoglobin
▪ bei Unklarheit oder V. a. Mischintoxikation: Tox-Screening Harn ± Ethanol im Blut</td></tr>
<tr><td>Giftelimination</td><td>nicht möglich (theoretisch: Aktivkohle bei Präsentation <1–2 Stunden nach Ingestion)</td></tr>
<tr><td>Antidot</td><td>nicht verfügbar</td></tr>
<tr><td>Akutmaßnahmen</td><td>▪ bei Übelkeit: Antiemetika (z. B. Metoclopramid 10 mg i.v.)
▪ bei Angst und/oder Agitation: Midazolam 2-mg-weise i.v.
▪ bei Psychose: Haloperidol 2,5–5 mg i.v. (unter EKG-Kontrolle) oder i.m.
▪ bei (orthostatischer) arterieller Hypotension: balancierte Kristalloide ± Noradrenalin-Perfusor
▪ bei Krampfanfällen: Lorazepam 4 mg i.v.
▪ bei Atemwegsobstruktion und/oder Koma: endotracheale Intubation + lungenprotektive Beatmung</td></tr>
<tr><td>Überwachungsdauer</td><td>bis zum Abklingen der Vergiftungssymptome</td></tr>
</table>

Literatur:

Schep LJ, et al. The clinical toxicology of cannabis. N Z Med J 2020; 133:96–103.

CARBAMAZEPIN

Wirkmechanismus	multiple Wirkmechanismen, u. a.: ▪ Hemmung der Glutamatfreisetzung ▪ Blockade spannungsabhängiger Natriumkanäle ▪ anticholinerge Wirkung durch Hemmung von muskarinergen und nikotinergen Acetylcholinrezeptoren ▪ Antagonismus zentraler NMDA- und Adenosin-Rezeptoren
Pharmakokinetische Eigenschaften	▪ maximale Plasmakonzentrationen 4–6 Stunden nach Ingestion (Cave: bei Einnahme großer Mengen, Tendenz zur Ausbildung von Tablettenbezoaren mit verzögerter Resorption über mehrere Tage) ▪ relevanter enterohepatischer Kreislauf ▪ kleines Verteilungsvolumen ▪ Proteinbindung 70–80% ▪ hepatische Metabolisierung ▪ Halbwertszeit 24–65 Stunden (bei Dauertherapie:12–17 Stunden aufgrund Induktion des Cytochrom P450 3A4-Systems)
Interaktion	Toxizitätsverstärkung durch gleichzeitige Einnahme anderer Natrium- oder Kalziumkanal-blockierenden Substanzen (z. B. Antiarrhythmika)
Vergiftungssymptome	▪ Übelkeit ± Erbrechen ▪ (zentrales) anticholinerges Syndrom (Tachykardie, Temperaturerhöhung, Mydriasis, Doppelbilder, Harnretention, Ileus, trockene Schleimhäute, Verwirrtheit bis Agitation) ▪ Ataxie ▪ Dyskinesien ▪ Krampfanfälle ▪ Somnolenz bis Koma ▪ arterielle Hypotonie ▪ Rhythmusstörungen (Tachy- bis Bradykardie)
Monitoring	▪ kontinuierlich: Herzfrequenz, Atemfrequenz, nicht-invasiver Blutdruck, SpO_2 ▪ einmalig: Temperatur ▪ bei hämodynamischer Instabilität oder Koma: + invasiver Blutdruck, ZVK, Harnkatheter
(Labor-)Diagnostik	▪ 12-Kanal-EKG ▪ venöse/arterielle Blutgasanalyse ▪ Routinelabor ▪ Carbamazepin-Serumkonzentration (wiederholt, z. B. 2–4-stündlich)
Giftelimination	▪ **Aktivkohle** (50 g p.o./p.s.) möglichst früh (<1–2 Stunden) und **repetitiv** (jeweils 25 g p.o./p.s. + 2 Messlöffel Magnesiumsulfat), Gabe aufgrund von beeinträchtigten Schutzreflexen meist über Magensonde ▪ **Hämodialyse** bei ≥1 der folgenden Parameter: ► wiederholte Krampfanfälle ► lebensbedrohliche Rhythmusstörung ► Intubationspflichtigkeit ► steigende oder persistierend hohe Carbamazepin-Serumkonzentrationen trotz wiederholter Aktivkohlegaben
Antidot	nicht vorhanden

Akutmaßnahmen	■ bei arterieller Hypotonie: **balancierte Kristalloide, Noradrenalin- ± Dobutamin-Perfusor** ■ bei Breitkomplextachykardien: **Natriumbikarbonat 8,4%** 100–300 ml KI, **Lidocain** 1 mg/kg i.v.; Ultima Ratio: **Lipid Rescue** (20% intravenöse Fettlösung: 1,5 ml/kg i.v. [Bolus!], gefolgt von 0,25 ml/kg/min KI [über 15–30 min]; Maximaldosis 10 ml/kg) oder **veno-arterielle ECMO-Therapie** ■ bei (zentralem) anticholinergem Syndrom: **Physostigmin** 2 mg KI, evtl. weiter am Perfusor (0,5–2 mg/h) (Cave: nicht bei Bradykardie oder Breitkomplextachykardie) ■ bei Krampfanfällen: **Lorazepam** 4 mg i.v. ■ bei Vigilanzminderung bzw. eingeschränkten Schutzreflexen: **endotracheale Intubation + lungenprotektive Beatmung**
Überwachungsdauer	■ bis zum Abklingen der Intoxikationssymptome bzw. bis zur Normalisierung der Carbamazepin-Serumkonzentration (<12 mg/l) ■ bei Symptomfreiheit: mindestens 6 (eingenommene Menge <50 mg/kg) bzw. 12 Stunden (eingenommene Menge >50 mg/kg)

Literatur:
Austin Health. Clinical Guideline – Carbamazepine. Clinical Toxicology Guidelines; www.austin.org.au/
Ghannoum M, et al. Extracorporeal treatment for carbamazepine poisoning: systematic review and recommendations from the EXTRIP workgroup. Clin Toxicol (Phila) 2014; 52:993–1004.

CHLOROQUIN UND HYDROXYCHLOROQUIN

Wirkmechanismus	multiple Wirkmechanismen, toxikologisch davon am relevantesten: ■ myokardiale Natrium- und Kaliumkanalblockade ■ $Alpha_1$-Rezeptor-Antagonismus ■ Inhibierung von K_{ATP}-Kanälen an den Betazellen
Pharmakokinetische Eigenschaften	■ rasche gastrointestinale Resorption ■ hohe Bioverfügbarkeit (70–80%) ■ langsame Umverteilung ■ geringe bis moderate Proteinbindung ■ hohes Verteilungsvolumen ■ hepatischer Abbau und renale Elimination ■ sehr lange Halbwertszeit (~40 Tage)
Vergiftungssymptome	■ Übelkeit ± Erbrechen ■ Visusminderung und Doppelbilder ■ Krampfanfälle ■ Vigilanzminderung bis Koma ■ Bradypnoe bis Apnoe ■ Breitkomplextachykardien ■ Bradykardien inklusive AV-Block ■ QRS-Verbreiterung ■ QT-Verlängerung ■ ST-Strecken-Veränderungen ■ arterielle Hypotonie ■ Hypoglykämie ■ Hypokaliämie (korreliert mit dem Schweregrad der Vergiftung)

Monitoring	▪ kontinuierlich: Herzfrequenz, Atemfrequenz, nicht-invasiver Blutdruck, SpO_2 ▪ einmalig: Temperatur ▪ bei hämodynamischer Instabilität oder Koma: + invasiver Blutdruck, ZVK, Harnkatheter
(Labor-)Diagnostik	▪ 12-Kanal-EKG ▪ venöse/arterielle Blutgasanalyse ▪ Routinelabor
Wichtig/CAVE	Toxizität kann teilweise akut eintreten (z. B. als maligne Arrhythmie mit Herzkreislaufstillstand)
Giftelimination	bei Präsentation <1–2 Stunden nach Ingestion: **Aktivkohle** 50 g p.o.
Antidot	nicht vorhanden
Akutmaßnahmen	▪ bei Übelkeit ± Erbrechen: **Antiemetika** (z. B. Metoclopramid, kein Ondansetron) ▪ bei Krampfanfällen: **Lorazepam** 4 mg i.v. ▪ bei Hypokaliämie: **intravenöse Kaliumsubstitution** (Ziel: >3,5 mmol/l, Cave: Rebound-Hyperkaliämie) ▪ bei Hypoglykämie (Blutzucker <70 mg/dl): 50 ml **Glukose 33%** i.v., evtl. gefolgt von kontinuierlicher Infusion hochprozentiger Glukoselösung ▪ bei Breitkomplextachykardie: **Natriumbikarbonat 8,4%** 100–300 ml i.v. (keine Antiarrhythmika der Klasse I oder III) ▪ bei QT-Verlängerung ± Torsaden: **Magnesium** 4 g KI ▪ bei refraktären Rhythmusstörungen oder Schock: **Lipid Rescue** (20% intravenöse Fettlösung: 1,5 ml/kg i.v. [Bolus!], gefolgt von 0,25 ml/kg/min KI [über 15–30 Minuten]; Maximaldosis 10 ml/kg) oder **veno-arterielle ECMO-Therapie** ▪ bei arterieller Hypotonie: **balancierte Kristalloide, Noradrenalin- ± Arginin Vasopressin-Perfusor**
Überwachungsdauer	▪ bis zum Abklingen der Vergiftungssymptome ▪ bei Symptomfreiheit und unauffälligem EKG: mindestens 6 Stunden

Literatur:

Della Porta A, et al. Acute chloroquine and hydroxychloroquine toxicity: A review for emergency clinicians. Am J Emerg Med 2020; 38:2209–2217.

COLCHICIN

Wirkmechanismus	■ Mitosegift (Metaphaseninhibitor): Hemmung der Zellproliferation ■ häufig Medikationsfehler, Einnahme in suizidaler Absicht oder Verwechslung von Bärlauch mit Herbstzeitloser
Pharmakokinetische Eigenschaften	■ rasche gastrointestinale Resorption ■ maximale Plasmakonzentrationen 0,5–3 Stunden nach Ingestion ■ geringe orale Bioverfügbarkeit (25–50%) ■ rasche Verteilung in allen Körpergeweben ■ geringe Proteinbindung (10–50%) ■ hohes Verteilungsvolumen ■ hepatische Metabolisierung und unveränderte renale Ausscheidung ■ Halbwertszeit 4–16 Stunden (bei Überdosierung bis 36 Stunden)
Interaktionen	Verstärkung der Toxizität durch gleichzeitige Einnahme von G-Protein-Inhibitoren wie Clarithromycin oder Cyclosporin
Vergiftungssymptome	■ **Gastrointestinale Phase (bis 24 Stunden nach Ingestion):** ▸ Übelkeit ± Erbrechen ▸ Bauchschmerzen ▸ (blutige) Diarrhö ▸ Elektrolytstörungen ▸ Hypovolämie ▸ metabolische (Lakt-)Azidose ■ **Organversagen (1–7 Tage nach Ingestion):** ▸ Rhythmusstörungen ▸ Multiorganversagen ▸ Knochenmarksuppression ▸ Epidermolyse ▸ Tod durch Rhythmusstörungen und/oder Kreislaufversagen
Monitoring	■ kontinuierlich: Herzfrequenz, Atemfrequenz, nicht-invasiver Blutdruck, SpO_2 ■ einmalig: Temperatur ■ bei Organdysfunktion: + invasiver Blutdruck, Harnkatheter ± ZVK
(Labor-)Diagnostik	■ 12-Kanal-EKG ■ arterielle Blutgasanalyse ■ Routinelabor
Giftelimination	**Aktivkohle** (50 g p.o./p.s.) möglichst früh (<1–2 Stunden) und **repetitiv** (jeweils 25 g p.o./p.s. + 2 Messlöffel Magnesiumsulfat)
Antidot	nicht vorhanden
Akutmaßnahmen	■ **antiemetische + analgetische Therapie** ■ bei hämodynamischer Instabilität/Schock: **balancierte Kristalloide, Noradrenalin- ± Dobutamin-Perfusor;** Ultima Ratio: **veno-arterielle ECMO-Therapie** ■ bei Atemwegsverlegung und/oder Koma: **endotracheale Intubation + lungenprotektive Beatmung** ■ bei respiratorischer Insuffizienz: siehe Seite 54
Überwachungsdauer	■ bis Erholung der Organdysfunktionen ■ bei Symptomfreiheit: mindestens 24 Stunden

Literatur:

Finkelstein Y, et al. Colchicine poisoning: the dark side of an ancient drug. Clin Toxicol 2010; 48:407–414.

DIGITALIS

Wirkmechanismus	▪ Hemmung der Na/K-ATPase in den Kardiomyozyten mit indirekter Hemmung des Na/Ca-Antiports und Erhöhung der intrazellulären Kalziumkonzentration ▪ Steigerung der parasympathischen Aktivität ▪ Intoxikation durch Akkumulation bei Verschlechterung der Nierenfunktion bzw. chronischer Niereninsuffizienz, Einnahme in suizidaler Absicht oder Konsum von Maiglöckchen bzw. Fingerhut
Pharmakokinetische Eigenschaften	▪ gute gastrointestinale Resorption ▪ hohe Bioverfügbarkeit (ca. 40–95%) ▪ hohe Proteinbindung (ca. 95%) ▪ maximale Plasmakonzentrationen 2–6 Stunden nach Ingestion ▪ hohes Verteilungsvolumen (6–10 l/kg) ▪ Eliminationshalbwertszeit: 12–36 Stunden (Digoxin) bis mehrere Tage (Digitoxin), deutlich verlängert bei älteren Patienten ▪ Elimination: Digoxin renal, Digitoxin hepatisch
Interaktionen	Toxizitätsverstärkung durch gleichzeitige Einnahme von Thyreostatika, Theophyllin, Betablockern, Kalziumkanalblockern und/oder bei Elektrolytstörungen (z. B. Hypokaliämie und -magnesiämie)
Vergiftungssymptome	▪ Rhythmusstörungen (häufig: ventrikuläre Extrasystolie, Bradykardie, AV-Dissoziation; selten: Vorhofflimmern/-flattern) ▪ Übelkeit ± Erbrechen ± Diarrhö (häufig bei akuten Vergiftungen, selten bei chronischer Überdosierung) ▪ Visusminderung (verschwommenes Sehen, Farbensehen) ▪ Bewusstseinsstörung (quantitativ oder qualitativ) ▪ Kopf- und/oder Gesichtsschmerzen ▪ Krämpfe (selten) ▪ nicht-okklusive Mesenterialischämie (selten)
Monitoring	▪ kontinuierlich: Herzfrequenz, Atemfrequenz, nicht-invasiver Blutdruck, SpO_2 ▪ einmalig: Temperatur ▪ bei hämodynamischer Instabilität: + invasiver Blutdruck, Harnkatheter ± ZVK
(Labor-)Diagnostik	▪ 12-Kanal-EKG ▪ venöse/arterielle Blutgasanalyse ▪ Routinelabor ▪ Digitoxin-/Digoxin-Serumkonzentrationen (therapeutischer Bereich: Digoxin: 0,8–2 ng/ml, Digitoxin: 10–30 ng/ml; Cave: Abnahmezeitpunkt idealerweise 6 Stunden nach Einnahme)
Wichtig/CAVE	▪ Die Höhe der Digitoxin-/Digoxin-Serumkonzentration korreliert nicht verlässlich mit den Vergiftungssymptomen! ▪ Hypokaliämie und -magnesiämie sind bei chronischer Überdosierung häufig. ▪ Bei der akuten Digitalis-Intoxikation ist die Höhe der Kalium-Serumkonzentration Ausdruck der Toxizität (je höher die Kalium-Serumkonzentration, desto höher die Toxizität)! ▪ Azidose und Kammertachykardien sind Zeichen einer relevanten Toxizität mit ungünstiger Prognose!
Giftelimination	**Aktivkohle** (50 g p.o.) möglichst früh (<1–2 Stunden) und **repetitiv** (jeweils 25 g p.o. + 2 Messlöffel Magnesiumsulfat)

<table>
<tr><td>Antidot</td><td>Fab-Antikörper (Affinität zu Digoxin deutlich größer als zu Digitoxin)<ul><li>Indikation:<ul><li>kardiopulmonale Reanimation
ODER</li><li>hämodynamisch relevante Rhythmusstörung</li></ul></li><li>Anwendung und Dosierung:<ul><li>bei kardiopulmonaler Reanimation: 20 Ampullen (800 mg) i.v.</li><li>bei lebensbedrohlicher Rhythmusstörung: 2 Ampullen (80 mg) i.v., evtl. nach 45–60 Minuten wiederholen, Cave: Rebound nach ca. 6 Stunden möglich (evtl. neuerliche Dosis erforderlich)</li><li>bei chronischer Überdosierung: 1 Ampulle (40 mg) als Bolus i.v., evtl. nach 45–60 Minuten wiederholen, Cave: Rebound nach ca. 6 Stunden möglich (evtl. neuerliche Dosis erforderlich)</li><li>Wirkungseintritt nach ca. 30 Minuten, maximale Wirkung nach 1–3 Stunden</li></ul></li><li>Cave:<ul><li>Digitalis-Bestimmung durch Digitalis-Antikörper-Komplexe gestört (führen zu falsch hohen Werten)</li><li>potenzielle Nebenwirkungen: Hypokaliämie, Anaphylaxie, Serumkrankheit</li></ul></li></ul></td></tr>
<tr><td>Akutmaßnahmen</td><td><ul><li>bei Hypokaliämie: intravenöse Kaliumsubstitution</li><li>bei Hyperkaliämie: siehe Seite 343 (Cave: kein Kalzium)</li><li>bei Bradykardien und/oder AV-Block: Atropin 1 mg i.v. (bis maximal 3 mg) oder Adrenalin 10–100 µg i.v. überbrückend bis Dobutamin-Perfusor ± transvenöser Schrittmacher</li><li>bei Tachykardien/Tachyarrhythmien: Magnesium 2–4 g KI, gefolgt von 1 g/h nach Therapieerfolg bzw. Magensium-Serumkonzentration < 3 mmol/l;
evtl. Lidocain 1 mg/kg i.v., elektrische Kardioversion;
Ultima Ratio: veno-arterielle ECMO-Therapie</li><li>Cave: Amiodaron reduziert die Digitalis-Clearance!</li></ul></td></tr>
<tr><td>Überwachungsdauer</td><td><ul><li>bis zum Abklingen der Vergiftungssymptome</li><li>bei klinischer und elektrokardiographischer Symptomfreiheit: mindestens 12 Stunden</li></ul></td></tr>
</table>

Literatur:

Kanji S, et al. Cardiac glycoside toxicity: more than 200 years and counting. Crit Care Clin 2012; 28:527–535.

ECSTASY (MDMA)

<table>
<tr><td>Wirkmechanismus</td><td><ul><li>orale oder intranasale Zufuhr</li><li>vermehrte Ausschüttung und Hemmung der Wiederaufnahme von Serotonin, Noradrenalin und Dopamin</li><li>Hemmung der Monoaminooxidase mit vermindertem Abbau von Serotonin</li><li>Freisetzung des antidiuretischen Hormons</li></ul></td></tr>
<tr><td>Toxikokinetische Eigenschaften</td><td><ul><li>Wirkeintritt 20–60 Minuten nach oraler Aufnahme</li><li>Wirkmaximum 2 Stunden nach oraler Aufnahme</li><li>hepatische Elimination</li><li>Halbwertszeit 8 Stunden (Wirkdauer: 1–2 Tage)</li></ul></td></tr>
</table>

Interaktion	■ Toxizitätsverstärkung durch gleichzeitige Einnahme anderer sympathomimetisch (z. B. [Meth-]Amphetamine, Kokain) und/oder halluzinogen wirksamen Substanzen (z. B. LSD, Fliegenpilz, Psilocybin) ■ Alkohol erhöht das Risiko einer schwerwiegenden Toxizität, insbesondere das Auftreten einer Hyperthermie
Vergiftungssymptome	■ Agitation ± Halluzinationen ■ erhöhter Muskeltonus (z. B. Bruxismus, Restless-Legs-Syndrom, Myoklonus) ■ Ataxie ■ Nystagmus ■ Tachykardie/Tachyarrhythmien ■ arterielle Hypertonie ■ Myokardischämie ■ Hyperthermie ■ Rhabdomyolyse ■ Hyponatriämie (insbesondere in Kombination mit Zufuhr von freiem Wasser) ■ Krampfanfälle
Monitoring	■ kontinuierlich: Herzfrequenz, Atemfrequenz, nicht-invasiver Blutdruck, SpO_2 ■ wiederholt/engmaschig: Temperatur
(Labor-)Diagnostik	■ 12-Kanal-EKG ■ venöse/arterielle Blutgasanalyse ■ Routinelabor + Creatinkinase/Myoglobin ■ bei V. a. Myokardischämie: + Troponin T ■ bei Unklarheit oder V. a. Mischintoxikation: Tox-Screening Harn ± Ethanol im Blut
Giftelimination	nicht möglich (theoretisch: Aktivkohle bei Präsentation <1–2 Stunden nach Ingestion)
Antidot	nicht vorhanden
Akutmaßnahmen	■ **balancierte Kristalloide** ■ bei Agitation oder Krampfanfall: **Midazolam** 2–5-mg-weise i.v. ■ bei Hyponatriämie: **NaCl** 3% 1 ml/kg KI (rascher Ausgleich möglich) ■ bei arterieller Hypertonie + Tachykardie: 1. Wahl: **Midazolam** 2-mg-weise i.v., 2. Wahl: **Urapidil** 5–10-mg-weise i.v. oder **Clonidin** 150 µg KI ■ bei Hyperthermie: **aggressive externe Kühlung** (evtl. Eiswasserbad); bei >41°C trotz Kühlung: **Dantrolen** 2,5 mg/kg KI (bis max. 10 mg/kg) ■ bei Koma: **endotracheale Intubation + lungenprotektive Beatmung**
Überwachungsdauer	bis zum Abklingen der systemischen Symptome, Re-Orientierung sowie Stand- und Gangsicherheit

Literatur:

Hall AP, et al. Acute toxic effects of „Ecstasy“ (MDMA) and related compounds: overview of pathophysiology and clinical management. Brit J Anaesth 2006; 96:678–685.

van Amsterdam J, et al. Hard boiled: Alcohol use as a risk factor for MDMA-induced hyperthermia: a systematic review. Neurotox Research 2021; 39:2120–2133.

EISEN

Wirkmechanismus	▪ ätzende Wirkung im oberen Gastrointestinaltrakt ▪ direkte Zytotoxizität durch Hemmung der oxidativen Phosphorylierung und Bildung freier Radikale (insbesondere Herz, zentrales Nervensystem, Leber) ▪ Aufnahme oral; bei Erwachsenen fast immer in suizidaler Absicht **Serumkonzentrationen freies Eisen und Toxizität:** ▪ <350 µg/dl: geringe Toxizität ▪ 350–500 µg/dl: moderate Toxizität ▪ >500 µg/dl: schwere Toxizität
Pharmakokinetische Eigenschaften	▪ maximale Serumkonzentration nach 2–4 Stunden (deutlich später bei retardierten Präparaten) ▪ geringe Bioverfügbarkeit (10%) ▪ zuerst Bindung an Transferrin bis dieses gesättigt ist, dann erst Anstieg des freien, toxischen Eisens im Blut
Vergiftungssymptome	**<6 Stunden (gastrointestinale Phase):** ▪ Übelkeit ± Erbrechen ▪ Bauchschmerzen ▪ Diarrhö ▪ obere gastrointestinale Blutung ▪ Perforation **6–24 Stunden (Latenzphase):** ▪ keine/milde Symptome **12–48 Stunden:** ▪ erneute gastrointestinale Symptome ▪ Schock (Vasodilation, Kapillarleck) ▪ metabolische (Lakt-)Azidose **24–96 Stunden:** ▪ akutes Leberversagen ▪ Vigilanzstörung bis Koma ± Krampfanfälle ▪ Multiorgandysfunktionssyndrom
Monitoring	▪ kontinuierlich: Herzfrequenz, Atemfrequenz, nicht-invasiver Blutdruck, SpO_2 ▪ einmalig: Temperatur ▪ bei hämodynamischer Instabilität und/oder Organdysfunktionen: + invasiver Blutdruck, Harnkatheter ± ZVK
(Labor-)Diagnostik	▪ venöse/arterielle Blutgasanalyse ▪ Routinelabor ▪ Eisenstatus (inklusive Transferrin) ▪ freies Eisen (wiederholt, z. B. 4-stündlich) ▪ CT Abdomen (noch relevante Mengen an Eisentabletten gastrointestinal?)
Wichtig/CAVE	Korrelation zwischen Serumkonzentration des freien Eisens und Toxizität nicht immer gegeben (z. B. wenn Peak der Serumkonzentration nach Resorption laborchemisch nicht erfasst wird)

Giftelimination	■ Aktivkohle ineffektiv ■ evtl. **gastroskopische Tablettenbergung** bei relevanten Mengen an radiologisch nachgewiesenen Eisentabletten im Magen (z. B. Tablettenbezoar) ■ evtl. **orthograde Darmspülung** mit Polyethylenglykol bei relevanter Menge an radiologisch nachgewiesenen Eisentabletten im Darm (1–2 l/h über Magensonde bis klare Flüssigkeit rektal)
Antidot	**Deferoxamin:** ■ inaktivierende Chelatbildung mit Eisen + Ausscheidung dieser Komplexe renal (Anmerkung: rötliche Verfärbung des Harns) ■ Indikation: maximaler Eisenspiegel >350 µg/dl, metabolische Azidose, Zeichen der systemischen Toxizität und/oder gesicherte Einnahme >75 mg/kg elementares Eisen ■ Gabe als kontinuierliche Infusion (15–30 mg/kg/h titriert nach Effekt) über 24 Stunden bzw. bis Symptomfreiheit bzw. Eisenspiegel <250 µg/dl ■ Nebenwirkungen: ► arterielle Hypotension ► Hypersensitivität ► ARDS ► toxische Retinopathie
Akutmaßnahmen	■ **Pantoprazol** 40 mg i.v. ■ bei Übelkeit ± Erbrechen: **Antiemetika** ■ bei hämodynamischer Instabilität: **balancierte Kristalloide, Noradrenalin- ± Dobutamin-Perfusor** ■ bei schwerer metabolischer Azidose (pH ≤7,1): **Natriumbikarbonat 8,4%** 100-ml-weise bis pH >7,1; **Hämodialyse** oder kontinuierliche veno-venöse **Hämodiafiltration**
Überwachungsdauer	■ bis hämodynamische Stabilisierung und Erholung der Organfunktionen ■ bei Symptomfreiheit >6 Stunden nach Ingestion, freie Eisenspiegel <350 µg/dl und/oder Einnahme <20 mg/kg elementares Eisen: mindestens 12 Stunden

Literatur:
Gumber MR, et al. Successful treatment of severe iron intoxication with gastrointestinal decontamination, deferoxamine and hemodialysis. Ren Fail 2013; 35:724–731.
Yuen HW, et al. Iron Toxicity. StatPearls, Treasure Island (FL): StatPearls Publishing, 2021.

GABAPENTIN UND PREGABALIN

Wirkmechanismus	Inhibierung von spannungsabhängigen Kalziumkanälen
Pharmakokinetische Eigenschaften	■ moderate Bioverfügbarkeit (sinkt bei höheren Dosen) ■ minimale Proteinbindung (<5%) ■ geringes Verteilungsvolumen ■ unveränderte renale Elimination ■ Halbwertszeit 5–7 Stunden

Interaktion	Toxizitätsverstärkung durch gleichzeitige Einnahme anderer zentral dämpfender Substanzen (z. B. Alkohol, Opiate, Benzodiazepine, Barbiturate) oder Akkumulation bei Verschlechterung der Nierenfunktion oder chronischer Niereninsuffizienz
Vergiftungssymptome	■ Somnolenz bis Koma ■ Doppelbilder ■ Ataxie ■ Krampfanfälle ■ arterielle Hypotension ■ Bradykardie und/oder AV-Block (Pregabalin)
Monitoring	■ kontinuierlich: Herzfrequenz, Atemfrequenz, nicht-invasiver Blutdruck, SpO_2 ■ einmalig: Temperatur
(Labor-)Diagnostik	■ 12-Kanal-EKG ■ venöse/arterielle Blutgasanalyse ■ Routinelabor
Giftelimination	■ bei Präsentation <1–2 Stunden nach Ingestion und erhaltenen Schutzreflexen: **Aktivkohle** 50 g p.o. ■ bei Koma + Niereninsuffizienz: **Hämodialyse**
Antidot	nicht vorhanden
Akutmaßnahmen	■ bei Vigilanzminderung: **Atemweg offenhalten** (z. B. beidseitig Wendl-Tuben + Seitenlagerung) ■ bei Koma: **endotracheale Intubation + lungenprotektive Beatmung** ■ bei arterieller Hypotension: **balancierte Kristalloide, Noradrenalin- ± Dobutamin-Perfusor**
Überwachungsdauer	■ bis zum Abklingen der Vergiftungssymptome ■ bei Symptomfreiheit: mindestens 6 Stunden

Literatur:

Austin Health. Clinical Guideline – Pregabalin and Gabapentin. Clinical Toxicology Guidelines; www.austin.org.au/

Bouchard J, et al. Extracorporeal treatment for gabapentin and pregabalin poisoning: systematic review and recommendations from the EXTRIP workgroup. Am J Kidney Dis 2021; S0272–6386(21)00791–5.

GAMMA-HYDROXYBUTYRAT („K.O.-TROPFEN", LIQUID ECSTASY)

Wirkmechanismus	■ Präkursor von GABA, Stimulation von zentralen $GABA_B$ und Gamma-Hydroxybutyrat-Rezeptoren ■ in niedrigen Dosen: exzitatorischer Effekt infolge Stimulation der Dopaminausschüttung ■ in höheren Dosen: depressiver Effekt auf das zentrale Nervensystem durch Stimulation des $GABA_B$-Rezeptors ■ orale Aufnahme ■ auch orale Aufnahme als Vorstufe (Gamma-Butyrolacton; Verwendung als Lösungsmittel), welche rasch nach gastrointestinaler Aufnahme zu Gamma-Hydroxybutyrat metabolisiert wird

Toxikokinetische Eigenschaften	■ rasche gastrointestinale Aufnahme ■ rascher Wirkungsbeginn (innerhalb von 5–15 Minuten) ■ Wirkmaximum nach 30–60 Minuten ■ Wirkdauer: 2–4 Stunden
Interaktion	Toxizitätsverstärkung durch gleichzeitige Einnahme anderer zentral dämpfender Substanzen (z. B. Alkohol, Opiate, Benzodiazepine, Barbiturate)
Vergiftungssymptome	■ **milde Toxizität:** Euphorie, Übelkeit, Sedierung, Amnesie ■ **relevante Toxizität:** Koma, Bradypnoe, Apnoe, Bradykardie, arterielle Hypotonie
Monitoring	■ kontinuierlich: Herzfrequenz, Atemfrequenz, nicht-invasiver Blutdruck, SpO_2 ■ einmalig: Temperatur ■ bei Koma: Bladder-Scan ± Einmalkatheterisierung ■ Cave: invasives Monitoring zurückhaltend, da Patienten häufig abrupt wach werden und rasch zu entlassen sind!
(Labor-)Diagnostik	■ 12-Kanal-EKG ■ venöse/arterielle Blutgasanalyse ■ Routinelabor ■ im Tox-Screening (z. B. im Harn) nicht nachweisbar ■ bei Unklarheit und/oder Patientenwunsch: Blutröhrchen (bis 4 Stunden nach Ingestion) und Harnprobe (bis 6 Stunden nach Ingestion) in ein Speziallabor senden (Cave: Kreuzreaktion mit Ethanol) (oder: LC/MS-Screening)
Wichtig/CAVE	■ Apnoe kann bei komatösen Patienten akut eintreten! ■ abrupter Wechsel zwischen Koma und Agitation typisch für Gamma-Hydroxybutyrat-Intoxikation! ■ Gamma-Hydroxybutyrat immer wieder mit sexuellem Missbrauch assoziiert (siehe Seite 692)!
Giftelimination	nicht möglich
Antidot	nicht vorhanden
Akutmaßnahmen	■ in stabiler Seitenlage **ausschlafen lassen** ■ bei SpO_2 <94%: **Sauerstoff-Therapie** ■ bei Atemwegsobstruktion, Apnoephasen und/oder Koma: **liberale endotracheale Intubation + lungenprotektive Beatmung** ■ bei Bradykardie: **Atropin** 0,5–1 mg i.v. ■ bei arterieller Hypotonie: **balancierte Kristalloide ± Noradrenalin**
Überwachungsdauer	bis zum Abklingen der systemischen Symptome, Re-Orientierung sowie Stand- und Gangsicherheit

Literatur:

Le JK, et al. Gamma-Hydroxybutyrate Toxicity. StatPearls, Treasure Island (FL): StatPearls Publishing, 2021.

HALLUZINOGENE

Wirkmechanismus	▪ Vorstellung in der Notaufnahme aufgrund unbeabsichtigter Einnahme, „Bad Trip" oder Überdosis ▪ Psychedelika (z. B. LSD, Psilocybin, Meskalin): $5HT_2$-Rezeptor-Agonismus, Sekretion und Wiederaufnahmehemmung von Noradrenalin ▪ Dissoziativa (z. B. Esketamin, Lachgas, „Legal Highs"): NMDA-Rezeptor Antagonismus, $Alpha_1$-Rezeptor-Agonismus ▪ Delirantia (z. B. Scopolamin, Tollkirsche, Stechapfel, Fliegen-/Pantherpilz): anticholinerge Wirkung
Toxikokinetische Eigenschaften	▪ typischerweise orale Aufnahme ▪ variable Toxikokinetik abhängig von Substanz
Interaktion	Toxizitätsverstärkung durch gleichzeitige Einnahme von Amphetaminen, Kokain und/oder Ecstasy
Vergiftungssymptome	▪ Agitation ▪ Halluzinationen bis Psychose ▪ Angst bis Paranoia ▪ Mydriasis ▪ Tachykardie ▪ arterielle Hypertonie ▪ (zentral) anticholinerges Syndrom (Delirantia)
Monitoring	▪ kontinuierlich: Herzfrequenz, Atemfrequenz, nicht-invasiver Blutdruck, SpO_2 ▪ wiederholt/engmaschig: Temperatur
(Labor-)Diagnostik	▪ 12-Kanal-EKG ▪ venöse/arterielle Blutgasanalyse ▪ Routinelabor + Creatinkinase/Myoglobin ▪ bei Unklarheit oder V. a. Mischintoxikation: Tox-Screening Harn ± Ethanol im Blut
Wichtig/CAVE	Halluzinogene werden in vielen toxikologischen Screening-Untersuchungen nicht miterfasst!
Giftelimination	nicht möglich (theoretisch: Aktivkohle bei Präsentation <1–2 Stunden nach Ingestion)
Antidot	nicht vorhanden
Akutmaßnahmen	▪ **Reizabschirmung** ▪ bei Agitation oder Psychose: **Midazolam** 2-mg-weise i.v. ▪ bei (zentralem) anticholinergem Syndrom: **Physostigmin** 2 mg KI; evtl. weiter am Perfusor (0,5–2 mg/h)
Überwachungsdauer	bis zum Abklingen der systemischen Symptome und Re-Orientierung

Literatur:

Baquiran M, et al. Lysergic acid diethylamide toxicity. StatPearls, Treasure Island (FL): StatPearls Publishing, 2021.

INSULIN

<table>
<tr><td>Wirkmechanismus</td><td>Insulin-Rezeptor-Agonismus mit:
■ Förderung der Glukose-Aufnahme in die Zellen
■ Förderung der Glukosespeicherung in der Zelle (Leber, Muskulatur)
■ Hemmung der Lipolyse</td></tr>
<tr><td>Pharmakokinetische Eigenschaften</td><td>
<table>
<tr><th>Wirkungsdauer</th><th>Vertreter als Beispiel</th><th>Wirkungs-eintritt bei sub-kutaner Gabe</th><th>Wirkungsdauer bei Standard-dosierung</th></tr>
<tr><td>kurzwirksames Insulin</td><td>Altinsulin</td><td>15–30 Minuten</td><td>4–6 Stunden</td></tr>
<tr><td>langwirksames Insulin</td><td>Insulin Glargin</td><td>3–4 Stunden</td><td>20–30 Stunden</td></tr>
<tr><td>Verzögerungs-insulin</td><td>NPH Insulin</td><td>2–4 Stunden</td><td>12–20 Stunden</td></tr>
</table>
■ Wirkungsdauer bei Intoxikation deutlich verlängert!
■ Mischinsuline kombinieren kurz- und langwirksame bzw. Verzögerungsinsuline in einem Präparat</td></tr>
<tr><td>Interaktion</td><td>Faktoren, welche die Wirkdauer von Insulinen verlängern:
■ verabreichte Dosis (je höher desto länger)
■ eine Injektionsstelle (im Vergleich zu mehreren Injektionsstellen)
■ Adipositas (je adipöser desto länger)
■ Nierenfunktion (je eingeschränkter desto länger)</td></tr>
<tr><td>Vergiftungssymptome</td><td>■ Kopfschmerzen
■ Desorientiertheit
■ Stupor
■ Krampfanfälle
■ Vigilanzminderung bis Koma
■ Tachykardie
■ arterielle Hypertonie
■ Hypokaliämie</td></tr>
<tr><td>Monitoring</td><td>■ kontinuierlich: Herzfrequenz, Atemfrequenz, nicht-invasiver Blutdruck, SpO_2
■ wiederholt/engmaschig: Blutzucker
■ bei Notwendigkeit der Zufuhr hochkonzentrierter (≥20%) Glukose- oder Kaliumlösungen: + ZVK</td></tr>
<tr><td>(Labor-)Diagnostik</td><td>■ venöse/arterielle Blutgasanalyse
■ Routinelabor
■ zur Bestätigung einer Insulinintoxikation bei Verdacht: + Insulin (typisch: erhöht) + C-Peptid (typisch: normal oder erniedrigt)</td></tr>
<tr><td>Wichtig/CAVE</td><td>Die laborchemische Konstellation aus Hypoglykämie und Hypokaliämie bei einem vigilanzgestörten Patienten ist verdächtig auf eine Insulinvergiftung!</td></tr>
<tr><td>Giftelimination</td><td>nicht möglich</td></tr>
<tr><td>Antidot</td><td>nicht verfügbar</td></tr>
</table>

Akutmaßnahmen	■ bei Hypoglykämie (Blutzucker <70 mg/dl): 50–100 ml **Glukose 33%** i.v., evtl. wiederholen ■ **kontinuierliche Glukosezufuhr** (z. B. Glukose 10–20% 50–100 ml/h) nach Klinik und Blutzuckerkonzentrationen (Anmerkung: Laufrate aufgrund der Gefahr einer Hyponatriämie nicht >100 ml/h steigern: Glukosekonzentration erhöhen!) ■ bei refraktärer Hypoglykämie: **Hydrocortison** 100 mg i.v. 6-stündlich, oder **Octreotid** 50 µg s.c. 6-stündlich ■ bei Hypokaliämie: **intravenöse Kaliumsubstitution** (z. B. in Glukoselösung oder als Konzentrat über ZVK), Ziel Kalium-Serumkonzentration: >3 mmol/l (Cave: Rebound-Hyperkaliämie nach Abfall der Insulin-Serumkonzentration) ■ sobald möglich: **orale Kohlenhydratzufuhr**
Überwachungsdauer	■ bei Z.n. Glukosesubstitution und Euglykämie: mindestens 4 Stunden nach Stopp der Glukosezufuhr ■ bei Symptomfreiheit und Euglykämie: mindestens 6 (kurzwirksame Insuline) bzw. 12 Stunden (langwirksame Insuline)

Literatur:
Johansen NJ, et al. A systematic review on insulin overdose cases: Clinical course, complications and treatment options. Basic Clin Pharmacol Toxicol 2018; 122:650–659.
Tariq K, et al. Role of steroids in refractory hypoglycemia due to an overdose of 10,000 units of insulin glargine: A case report and literature review. AACE Clin Case Rep 2018; 4:70–74.

KALZIUMKANALBLOCKER

Wirkmechanismus	L-Typ-Kalziumkanal-Blockade an Myokard-, glatten Muskel- und Pankreaszellen sowie in hohen Dosen in den Mitochondrien
Pharmakokinetische Eigenschaften	■ rasche Resorption ■ Wirkungseintritt 2–3 Stunden nach Ingestion (bei retardierten Präparaten bis 16 Stunden) ■ relevanter hepatischer First-pass-Effekt ■ Lipophilie ■ hohe Plasmaproteinbindung ■ hohes Verteilungsvolumen ■ Substanz-abhängige, variable Halbwertszeit (Verapamil 3–7 Stunden, Diltiazem 6 Stunden, Nifedipin 12 Stunden, Amlodipin 30–50 Stunden, Lercanidipin 8–10 Stunden)

Wirkmechanismus (Fortsetzung):

	Myokard	Gefäßmuskulatur
Phenylalkylamine (z. B. Verapamil)	+++	+++
Benzothiazepine (z. B. Diltiazem)	+++	++
Dihydropyridine (z. B. Nifedipin, Amlodipin, Lercanidipin)	+(+)	+++

Achtung: Verapamil und Diltiazem besitzen das höchste Toxizitätspotenzial!

Interaktion	Toxizitätsverstärkung durch gleichzeitige Einnahme von Betablockern oder Antihypertensiva (z. B. ACE-Hemmer, AT_2-Rezeptorblocker)
Vergiftungssymptome	■ Übelkeit ± Erbrechen ■ Bradykardie (Cave: Reflextachykardie bei Intoxikation mit Dihydropyridinen) ■ AV- und intraventrikuläre Blockaden ■ QT-Verlängerung ■ arterielle Hypotonie bis vasodilatorischer Schock (insbesondere bei Intoxikation mit einem Dihydropyridin-Derivat) ■ kardiogener Schock ■ Lungenödem ■ metabolische (Lakt-)Azidose ■ Hyperglykämie ■ Krampfanfälle und Koma selten (zumeist Hypoperfusions-bedingt; Differentialdiagnose: Mischintoxikation)
Monitoring	■ kontinuierlich: Herzfrequenz, Atemfrequenz, nicht-invasiver Blutdruck, SpO_2 ■ einmalig: Temperatur ■ bei hämodynamischer Instabilität: + invasiver Blutdruck, ZVK, Harnkatheter
(Labor-)Diagnostik	■ 12-Kanal-EKG ■ venöse/arterielle Blutgasanalyse ■ Routinelabor ■ Echokardiographie (Pumpfunktion?)
Giftelimination	bei Präsentation <1–2 Stunden nach Ingestion (bei Retardpräparaten auch später): **Aktivkohle** 50 g p.o.
Antidot	**Kalziumglukonat 10%:** ■ Dosis: 30–60 ml i.v. ■ evtl. wiederholen/Perfusor mit Ziel ionisierte Kalzium-Serumkonzentration: 1,2–1,4 mmol/l ■ Cave: überbrückende Maßnahme bis zum Beginn der Insulin-Glukose-Kalium-Therapie
Akutmaßnahmen	■ zurückhaltende Flüssigkeitstherapie mit **balancierten Kristalloiden** ■ Bradykardie: **Atropin** 1 mg i.v. (bis maximal 3 mg) oder **Adrenalin** 10–100 µg i.v. überbrückend bis **Dobutamin-Perfusor** oder **transvenöses Pacing** (Frequenz: 60/min) ■ bei kardiogenem Schock: **hochdosierte Insulin-Glukose-Kalium-Therapie** (siehe Seite 527) oder **veno-arterielle ECMO-Therapie** ■ bei vasodilatorischem Schock: **Noradrenalin- ± Arginin-Vasopressin-Perfusor** ■ bei QT-Verlängerung und/oder Torsaden: **Magnesium** 4 g KI, gefolgt von Dauerinfusion mit 1 g/h (Ziel: Magnesium-Serumkonzentration: 2–3 mmol/l bzw. nach Therapieerfolg)
Überwachungsdauer	■ bis hämodynamisch stabil ohne pharmakologische oder mechanische Kreislaufunterstützung ■ bei Symptomfreiheit, unauffälligem EKG und physiologischer Herzfrequenz: mindestens 4 Stunden (16 Stunden bei Ingestion von Retardpräparaten)

Literatur:

St-Onge M, et al. Experts Consensus Recommendations for the Management of Calcium Channel Blocker Poisoning in Adults. Crit Care Med 2017; 45:e306-e315.

KOFFEIN

Wirkmechanismus	■ nicht-selektiver Adenosin-Rezeptor Antagonismus ■ Phosphodiesterase-Hemmung mit Erhöhung der intrazellulären Kalziumkonzentration ■ Freisetzung von Noradrenalin und Renin ■ GABA-Rezeptor-Antagonismus ■ Vergiftung selten durch übermäßigen Konsum von koffeinhaltigen Getränken (z. B. Energy Drinks), häufiger nach Einnahme von Koffein-Tabletten in suizidaler Absicht
Toxikokinetische Eigenschaften	■ rasche Aufnahme im Magen und Duodenum ■ hohe Bioverfügbarkeit (90%) ■ maximale Plasmakonzentrationen 20–40 Minuten nach Ingestion ■ Halbwertszeit 3–10 Stunden ■ hepatische Metabolisierung
Interaktion	verlängerte Halbwertszeit bei Co-Ingestion von Alkohol
Vergiftungssymptome	■ Übelkeit ± Erbrechen ■ Agitation ± Angst ■ Tremor ■ Hyperreflexie ■ Krampfanfälle ■ Tachykardie ± Rhythmusstörungen ■ arterielle Hypertonie (bei zunehmender Toxizität: arterielle Hypotonie) ■ Tachypnoe mit respiratorischer Alkalose ■ metabolische Azidose ■ Elektrolytstörungen (z. B. Hypokaliämie, Hypokalzämie, Hyponatriämie) ■ Rhabdomyolyse
Monitoring	■ kontinuierlich: Herzfrequenz, Atemfrequenz, nicht-invasiver Blutdruck, SpO_2 ■ einmalig: Temperatur ■ bei hämodynamischer Instabilität: + invasiver Blutdruck, Harnkatheter ± ZVK
(Labor-)Diagnostik	■ 12-Kanal-EKG ■ venöse/arterielle Blutgasanalyse ■ Routinelabor + Creatinkinase/Myoglobin ■ wenn verfügbar: Koffein-Serumkonzentration (wiederholt, z. B. 2–4-stündlich)
Giftelimination	■ bei Präsentation <1–2 Stunden nach Ingestion: **Aktivkohle** 50 g p.o. ■ bei hämodynamischer Instabilität, Krampfanfällen oder Ingestionsmenge >150 mg/kg: **Hämodialyse**
Antidot	nicht verfügbar
Akutmaßnahmen	■ bei Übelkeit: **Antiemetika** ■ bei Agitation und/oder Krampfanfällen: **Lorazepam** 4 mg i.v. ■ bei Tachykardie, Tachyarrhythmien und/oder arterieller Hypertonie: **Metoprolol** i.v., **Esmolol** i.v. und/oder **Clonidin** 150 µg KI ■ bei Breitkomplextachykardie: **Lidocain** 1 mg/kg i.v. ■ bei arterieller Hypotonie: **balancierte Kristalloide ± Noradrenalin-Perfusor** ■ bei Hypokaliämie: **intravenöse Kaliumsubstitution** (Ziel >3 mmol/l; Cave: Rebound Hyperkaliämie)
Überwachungsdauer	■ bis zum Abklingen der systemischen Symptome ■ bei Symptomfreiheit: mindestens 4 Stunden

Literatur: Austin Health. Clinical Guideline – Caffeine. Clinical Toxicology Guidelines; https://www.austin.org.au/

KOHLENMONOXID (CO)

<table>
<tr><td>Wirkmechanismus</td><td>■ Bindung an Hämoglobin (ca. 250-fach stärkere Affinität als Sauerstoff), Linksverschiebung der Sauerstoffbindungskurve und Bindung an Komplex IV der mitochondrialen Atmungskette („Gasozym"): Verminderung des Sauerstofftransportes sowie der Zellatmung resultiert in Zellhypoxie + zusätzlich zelluläre Inflammation
■ toxische Wirkung abhängig von eingeatmeter Konzentration und Expositionsdauer
■ CO entsteht bei unvollständiger Verbrennung von kohlenstoffhaltigen Substanzen (z. B. defekte Heizanlagen, Hausbrand, Autoabgase, Wasserpfeifen, Grills, Pelletslagerräume etc.)</td></tr>
<tr><td>Toxikokinetische Eigenschaften</td><td>■ farb-, geruch- und geschmackloses Gas
■ inhalative Aufnahme
■ Verdrängung durch Sauerstoff (Dauer bei Atmung von Raumluft: ca. 4–5 Stunden)</td></tr>
<tr><td>Interaktion</td><td>Toxizitätsverstärkung durch gleichzeitige Exposition mit anderen Inhibitoren der Atmungskette (z. B. Zyaniden bei Hausbränden)</td></tr>
<tr><td>Vergiftungssymptome</td><td>
<table>
<tr><th>COHb</th><th>klinische Symptome</th></tr>
<tr><td>10–20%</td><td>■ Kopfschmerzen
■ Unwohlsein</td></tr>
<tr><td>20–40%</td><td>■ Schwindel
■ Übelkeit ± Erbrechen
■ Tachykardie
■ Synkope

Anmerkung: ab COHb >20% neurologische und psychiatrische Spätschäden möglich</td></tr>
<tr><td>40–60%</td><td>■ Vigilanzminderung (zuerst qualitativ, dann quantitativ)
■ Tachy-/Dyspnoe
■ Thoraxschmerzen
■ Rhythmusstörungen</td></tr>
<tr><td>60–70%</td><td>■ Krampfanfälle
■ Koma</td></tr>
<tr><td>>70%</td><td>■ Atem- und Kreislaufversagen</td></tr>
</table>
</td></tr>
<tr><td>Monitoring</td><td>■ kontinuierlich: Herzfrequenz, Atemfrequenz, nicht-invasiver Blutdruck, SpO_2
■ einmalig: Temperatur
■ bei Dyspnoe, Vigilanzminderung und/oder Thoraxschmerzen: + invasiver Blutdruck ± ZVK, Harnkatheter</td></tr>
<tr><td>(Labor-)Diagnostik</td><td>■ 12-Kanal-EKG (ST-Streckenveränderungen?)
■ arterielle Blutgasanalyse
■ Routinelabor + Troponin T</td></tr>
</table>

Wichtig/CAVE	■ Normwerte COHb: Nichtraucher <1–2%; Raucher <8% ■ Bis auf spezielle plethysmographische CO-Oxymeter zeigen alle Pulsoxymeter bei CO-Intoxikation falsch hohe SpO_2 Werte an! ■ COHb-Konzentrationen bei Erstmessung in der Notaufnahme (und bei Z.n. präklinisch erfolgter Sauerstoff-Therapie) bereits deutlich niedriger als Maximalwerte. Klinisches Bild daher häufig schwerer als COHb-Konzentration vermuten ließe! ■ Eine negative Messung, insbesondere bei Vorliegen von Symptomen, soll nicht zum Ausschluss einer CO-Vergiftung verwendet werden. ■ Bei jeder unklaren Bewusstlosigkeit differentialdiagnostisch an CO-Intoxikation denken (= COHb auf Blutgasanalyse beachten)!
Giftelimination	■ **Sauerstoff** reduziert die Halbwertszeit von CO wie folgt: ► Raumluft (FiO_2 21%): ca. 4–5 Stunden ► FiO_2 100%: ca. 1 Stunde ► hyperbare Sauerstoff-Therapie: ca. 20 Minuten ■ Beendigung der Sauerstoff-Therapie bei einem COHb-Wert <5%!
Antidot	nicht verfügbar
Akutmaßnahmen	■ am Unfallort: auf **Selbstschutz** achten! ■ **High-Flow-Nasensauerstoff-Therapie oder nicht-invasive Beatmung** (jeweils FiO_2 100%) ■ bei Vigilanzminderung bzw. Koma: **endotracheale Intubation + lungenprotektive Beatmung (FiO_2 100%)** ■ **hyperbare Sauerstoff-Therapie** (innerhalb von 6 Stunden nach Exposition) bei ≥1 der folgenden Parameter: ► persistierende Bewusstseinsstörung ► metabolische Azidose ► respiratorische Insuffizienz ► kardiale Ischämie ► Schwangerschaft (und COHb >20%)
Kommentar	**Wichtige Telefonnummern:** ■ DAN (Divers Alert Network) Hotline für Deutschland und Österreich: 00800 326 668 783 ■ Druckkammer Universitätsklinik Graz/Österreich: +43 316 385 12827 ■ (7–15 Uhr) oder +43 316 385 82803 (außerhalb Regeldienstzeit) oder über Rettungsleitstelle ■ Druckkammer Unfallkrankenhaus Murnau/Deutschland: +49 8841 48 26 62 oder über Rettungsleitstelle
Überwachungsdauer	bis COHb <5% und keine neurologischen bzw. systemischen Symptome

Literatur:

Deutsche Interdisziplinäre Vereinigung für Intensiv- und Notfallmedizin (DIVI e.V.). S2k-Leitlinie Diagnostik und Therapie der Kohlenmonoxidvergiftung. AWMF-Nr. 040/012.

KOKAIN

Wirkmechanismus	■ sympathomimetische Wirkung durch Wiederaufnahmehemmung von Dopamin, Serotonin und Noradrenalin im zentralen Nervensystem ■ Natriumkanalblockade ■ alpha-Rezeptor-Agonismus ■ oraler, intranasaler, inhalativer oder intravenöser Missbrauch ■ Intoxikation vielfältig: Überdosis, aber auch wiederholte Einnahmen (z. B. über Tage) ■ Kokainpulver häufig mit anderen Stoffen „gestreckt" (z. B. Levamisol, Koffein, Ephedrin, Strychnin) oder gemischt (z. B. Heroin)
Toxikokinetische Eigenschaften	■ Bioverfügbarkeit bei oraler, intranasaler oder inhalativer Zufuhr: ca. 25% ■ Wirkungseintritt: inhaliert und intravenös in Sekunden, intranasal in ca. 5 Minuten ■ Wirkdauer: orale Aufnahme (ca. 60 Minuten), intranasale Aufnahme (ca. 30 Minuten), inhalative oder intravenöse Aufnahme (ca. 10–20 Minuten)
Interaktion	Toxizitätsverstärkung durch gemeinsame Einnahme von anderen sympathomimetisch wirksamen Substanzen (z. B. Amphetamine, Esketamin) oder Halluzinogenen (z. B. Ecstasy)
Vergiftungssymptome	■ Agitation ± Delir ■ Psychose ■ Pruritus („Coke bugs") ■ Tachykardie + arterielle Hypertonie ■ Tachyarrhythmien bis Kammerflimmern ■ Myokardischämie ■ Aortendissektion ■ Lungenödem ■ Pneumothorax ■ Hyperthermie ■ intrazerebrale Blutung (häufig atypisch lokalisiert) ■ Krampfanfall ■ Serotonin-Syndrom (siehe Seite 467) ■ Organischämie infolge Vasokonstriktion (z. B. Stroke, Mesenterialischämie)
Monitoring	■ kontinuierlich: Herzfrequenz, Atemfrequenz, nicht-invasiver Blutdruck, SpO_2 ■ wiederholt/engmaschig: Temperatur ■ bei hämodynamischer Instabilität: + invasiver Blutdruck ± ZVK, Harnkatheter
(Labor-)Diagnostik	■ 12-Kanal-EKG ■ venöse/arterielle Blutgasanalyse ■ Routinelabor + Creatinkinase/Myoglobin ■ bei Thoraxschmerz: + Troponin T
Wichtig/CAVE	Patienten mit hyperaktivem Kokain-induziertem Delir haben ein besonders hohes Risiko kardiale Nebenwirkungen (z. B. Tachyarrhythmien) zu entwickeln!
Giftelimination	nicht möglich
Antidot	nicht vorhanden

Akutmaßnahmen	■ **Reizabschirmung** ■ **balancierte Kristalloide** ■ bei Agitation: **Midazolam** 2–5-mg-weise i.v. ■ bei Tachykardie und arterieller Hypertonie: 1. Wahl: **Midazolam** 2-mg-weise i.v.; 2. Wahl: **Clonidin** 150 µg KI; Cave: Betablocker möglichst vermeiden (theoretische Gefahr der paradoxen arteriellen Hypertonie bzw. koronaren Vasokonstriktion)! ■ bei hypertensivem Notfall und/oder Thoraxschmerzen: **Nitroglyzerin-Perfusor** oder **Urapidil** 5–10-mg-weise i.v. ■ bei Tachyarrhythmien: **Natriumbikarbonat 8,4%** 100–300 ml KI; Ultima Ratio: **Lipid Rescue** (20% intravenöse Fettlösung: 1,5 ml/kg i.v. [Bolus!], gefolgt von 0,25 ml/kg/min KI [über 15–30 Minuten]; Maximaldosis 10 ml/kg) oder **veno-arterielle ECMO-Therapie** ■ bei ST-Hebungen: Behandlung nach STEMI-Algorithmus (siehe Seite 240) ■ bei Hyperthermie: **aggressive externe Kühlung** (evtl. Eiswasserbad), bei >41°C trotz Kühlung: **Dantrolen** 2,5 mg/kg KI (bis max. 10 mg/kg) ■ bei Atemwegsverlegung und/oder Koma: **endotracheale Intubation + lungenprotektive Beatmung**
Überwachungsdauer	bis zum Abklingen der systemischen Symptome, Re-Orientierung sowie Stand- und Gangsicherheit

Literatur:

Zimmermann J. Cocaine intoxication. Crit Care Clin 2012; 28:517–526.

LAUGEN ODER SÄUREN, INGESTION VON

Wirkmechanismus	■ im Erwachsenenalter selten akzidentelle Ingestion (geschluckte Mengen gering), zumeist Ingestion in suizidaler Absicht (geschluckte Mengen beträchtlich) ■ Säuren (typischerweise enthalten in Entrostungsmittel, Desinfektionsmittel, Sanitärreiniger): Induktion einer Koagulationsnekrose ■ Laugen (typischerweise enthalten in Bleichmittel, Rohrreiniger, Badreiniger): Induktion einer Kolliquationsnekrose
Toxikokinetische Eigenschaften	■ **Säuren (flüssig):** ▸ besonders hohe Gewebetoxizität ab pH-Werten <2 ▸ Magen stärker betroffen als Ösophagus ▸ häufig Begleitverätzung von Oropharynx, Epiglottis und Larynx ■ **Laugen (flüssig):** ▸ besonders hohe Gewebetoxizität ab pH-Werten >12 ▸ Ösophagus stärker betroffen als Magen ▸ häufig Begleitverätzung von Oropharynx, Epiglottis und Larynx ■ **Ausmaß der Gewebeschädigung abhängig von:** ▸ pH-Wert ▸ Konzentration der Säure/Lauge ▸ Menge an verschluckter Säure/Lauge ▸ Dauer des Schleimhautkontakts

Vergiftungssymptome	■ Dysphagie (bis Unmöglichkeit der oralen Flüssigkeits- oder Nahrungsaufnahme) ■ Odynophagie ■ Übelkeit ± Erbrechen (evtl. blutig) ■ Schwellung von Zunge, Mund- und/oder Rachenschleimhaut ■ Heiserkeit ± inspiratorischer Stridor (Hinweis auf chemische Schädigung des Larynx) ■ bei Ingestion hochprozentiger Säuren (z. B. Essigsäure): metabolische Azidose, Hämolyse, arterielle Hypotension ± akute Nierenschädigung Das Ausmaß der klinischen Symptome korreliert nicht mit dem Ausmaß der Schädigung von Ösophagus und/oder Magen!
Monitoring	■ kontinuierlich: Herzfrequenz, Atemfrequenz, nicht-invasiver Blutdruck, SpO_2 ± invasiver Blutdruck, Harnkatheter, ZVK ■ einmalig: Temperatur
(Labor-)Diagnostik	■ venöse/arterielle Blutgasanalyse (bei Säureingestion: metabolische Azidose mit erhöhter Anionen-Lücke?) ■ Routineblut ■ Ösophagogastroduodenoskopie (innerhalb der ersten 48 Stunden; siehe Abbildung) ■ CT Thorax/Abdomen mit Kontrastmittel (siehe Abbildung)

Vorgehen bei Ingestion von Laugen

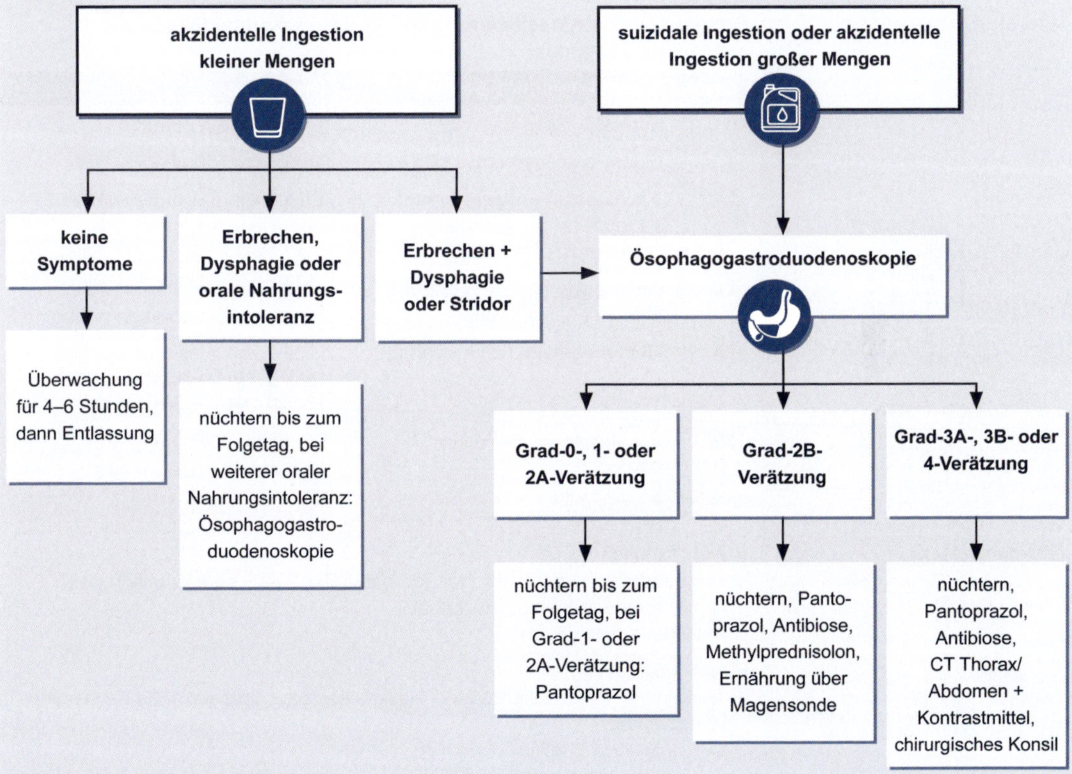

Vorgehen bei Ingestion von Säuren

Ösophagogastroduodenoskopie

- **Grad-0-, 1- oder 2A-Verätzung** → nüchtern bis zum Folgetag, bei Grad-1- oder 2A-Verätzung: Pantoprazol
- **Grad-2B-Verätzung** → nüchtern, Pantoprazol, Antibiose, Ernährung über Magensonde
- **Grad-3A-, 3B- oder 4-Verätzung** → nüchtern, Pantoprazol, Antibiose, CT Thorax/Abdomen + Kontrastmittel, chirurgisches Konsil

Wichtig/CAVE

Endoskopische Klassifizierung des Verätzungsausmaßes sowie assoziierte Prognose:

Grad	Endoskopischer Befund	Prognose
0	normaler Befund	komplette Erholung
1	Ödem und Erythem	komplette Erholung
2A	oberflächliche Ulzerationen, verletzliche Schleimhaut, Blutungen	Strikturen unwahrscheinlich
2B	Befund wie bei 2A-Verätzung plus tiefe Ulzerationen	Risiko von Strikturen hoch, Risiko von Perforation gering
3A	kleine, verteilte Nekroseareale	Risiko von Strikturen hoch, Risiko von Perforation höher als bei 2B-Verätzung
3B	ausgedehnte Nekrosen	Risiko von Strikturen und Perforation hoch
4	Perforation	hohe Mortalität

Giftelimination

- nicht möglich
- keine Induktion von Erbrechen (da dadurch neuerliche Exposition des Ösophagus mit Säure bzw. Lauge)!
- Aktivkohle unwirksam

Antidot

- nicht verfügbar
- Trinken von neutralisierenden Flüssigkeiten bzw. Wasser ohne bewiesene Wirksamkeit

Akutmaßnahmen	■ Patient **nüchtern** belassen (siehe Abbildung) ■ **balancierte Kristalloide** ■ **Analgesie** ■ **Pantoprazol** 80 mg i.v. ■ **bei Verätzungen Grad 2B oder höher:** ▸ **Ampicillin/Sulbactam** 3 g KI ▸ bei Laugenverätzung Grad 2B: **Methylprednisolon** 1 x 1 g/Tag KI (über 3 Tage) ▸ **endoskopische Einlage einer Magensonde** ■ **bei Grad 3 oder höher: chirurgisches Konsil ± operative Versorgung** ■ bei Heiserkeit: **fiberoptische Laryngoskopie** ■ bei relevanter Atemwegsschwellung und/oder inspiratorischem Stridor: **liberale endotracheale Intubation** zur Atemwegsicherung (siehe Seite 52 + 70)
Kommentar	■ **Akutkomplikationen:** ▸ Atemwegsschwellung bzw. -verlegung ▸ Ösophagusperforation mit Mediastinitis ▸ Magenperforation mit Peritonitis ■ **Spätkomplikationen:** ▸ Ösophagusstriktur ▸ Ösophaguskarzinom (verzögert nach 20–40 Jahren) ▸ Magenausgangsstenose
Überwachungsdauer	siehe Abbildung

Literatur:

De Lusong MA, et al. Management of esophageal caustic injury. World J Gastrointest Pharmacol Ther 2017; 8:90–98.
Hoffman RS, et al. Ingestion of caustic substances. N Engl J Med 2020; 382:1739–1748.

LITHIUM

Wirkmechanismus	■ Wirkmechanismus nicht vollständig geklärt, Einfluss auf unterschiedliche Neurotransmittersysteme angenommen ■ wirkt antimanisch, antidepressiv, antipsychotisch, antisuizidal ■ Intoxikation durch orale Aufnahme zu hoher Lithiumdosen, Dehydratation (u. a. Diuretikatherapie) und/oder Akkumulation bei Verschlechterung der Nierenfunktion oder chronischer Niereninsuffizienz
Pharmakokinetische Eigenschaften	■ relativ hohe Bioverfügbarkeit (bei oraler Einnahme: 60–90%), fehlende Plasmaproteinbindung, Verteilung im Gesamtkörperwasser mit langsamer Verteilung zwischen den einzelnen Kompartimenten (besonders langsame Penetration ins zentrale Nervensystem), renale Elimination ■ akute Intoxikation manchmal mit milden neurologischen Symptomen (trotz hoher Lithium-Serumkonzentration) ■ akut-auf-chronische Intoxikation und insbesondere chronische Überdosierung gefährlich, da Lithium bereits therapeutische zerebrale Konzentrationen erreicht hat (trotz niedriger Lithium-Serumkonzentration)
Interaktion	Toxizitätsverstärkung durch gleichzeitige Einnahme von Serotonin-Reuptake-Hemmern, Neuroleptika, Antiepileptika, Diuretika, NSAR, Methyldopa und/oder Kalziumkanalblocker

Vergiftungssymptome	■ Übelkeit ± Erbrechen ■ Polyurie mit resultierender Dehydratation und Hypovolämie ■ Elektrolytstörungen (z. B. Hypokaliämie, Hypernatriämie) ■ Ataxie ■ Nystagmus ■ Hyperreflexie ■ Faszikulationen und Myokloni ■ Krampfanfälle ■ qualitative gefolgt von quantitativer Vigilanzstörung ■ Koma ■ Arrhythmien (z. B. Tachykardien, Bradykardien, QT-Verlängerung, ST-Strecken-Veränderungen)
Monitoring	■ kontinuierlich: Herzfrequenz, Atemfrequenz, nicht-invasiver Blutdruck, SpO_2 ■ einmalig: Temperatur ■ bei Koma oder mechanischer Beatmung: + invasiver Blutdruck, Harnkatheter ± ZVK
(Labor-)Diagnostik	■ 12-Kanal-EKG ■ venöse/arterielle Blutgasanalyse ■ Routinelabor + Lithium-Serumkonzentration (wiederholt, z. B. 2–4-stündlich) ■ CT Abdomen (noch relevante Mengen an Lithiumtabletten gastrointestinal?)
Wichtig/CAVE	Klinische Zeichen der Toxizität und die Lithium-Serumkonzentrationen korrelieren nicht miteinander!
Giftelimination	■ Aktivkohle ineffektiv ■ bei radiologisch nachgewiesenem Tablettenbezoar im Magen: **gastroskopische Tablettenbergung** ■ bei radiologisch nachgewiesener großer Menge an Tabletten im Dünndarm und/oder Intoxikation mit Retardpräparaten: **orthogonale Darmspülung** mit Polyethylenglykol (1–2 l/h über Magensonde bis klare Flüssigkeit rektal), Cave: liberale Indikation zur endotrachealen Intubation aufgrund erhöhter Aspirationsgefahr ■ bei Lithiumkonzentration >5 mmol/l (>4 mmol/l bei glomerulärer Filtrationsrate <45 ml/min) unabhängig von klinischen Symptomen: **prophylaktische Hämodialyse** ■ **therapeutische Hämodialyse** bei ≥1 der folgenden Parameter: ▸ Vigilanzminderung (inklusive Verwirrtheit) oder Koma ▸ lebensbedrohliche Rhythmusstörung ▸ Krampfanfälle ■ bei Einnahme von retardierten Präparaten häufig zweite Hämodialysesitzung notwendig (wiederholte Bestimmungen der Lithium-Serumkonzentration)
Antidot	nicht vorhanden
Akutmaßnahmen	■ **balancierte Kristalloide oder NaCl 0,9%** zum Ausgleich der Hypovolämie ■ bei Hypokaliämie: **intravenöse Kaliumsubstitution** ■ bei Krampfanfällen: **Lorazepam** 4 mg i.v. ■ bei Atemwegsobstruktion und/oder Koma: **endotracheale Intubation + lungenprotektive Beatmung**
Überwachungsdauer	■ bis zum Abklingen der Vergiftungssymptome ■ bei Symptomfreiheit und Lithium-Serumkonzentration <1,5 mmol/l: mindestens 6 Stunden

Literatur:

Baird-Gunning J, et al. Lithium poisoning. J Intensive Care Med 2017; 32:249–263.
Decker SB, et al. Extracorporeal treatment for lithium poisoning: Systematic review and recommendations from the EXTRIP workgroup. Clin J Am Soc Nephrol 2015; 10:875–887.

METHÄMOGLOBINÄMIE

Definition	Methämoglobinkonzentration >1%
Wirkmechanismus	**Oxidierung von Fe^{2+} zu Fe^{3+}:** ■ verminderte Sauerstoffbindungs- und Sauerstofftransportkapazität des Hämoglobins ■ Linksverschiebung der Sauerstoffbindungskurve ■ Gewebehypoxie
Ursachen	■ **Medikamentennebenwirkung:** ▸ Lokalanästhetika (z. B. Benzocain, Prilocain) ▸ Nitrate (z. B. Nitroglyzerin, Nitroprussid, orale Nitrate) ▸ Antibiotika (z. B. Dapson, Rifampicin, Sulfonamide, Chloroquin, Primaquin) ▸ andere Medikamente (z. B. Rasburicase, Cyclophosphamid, Metoclopramid) ■ **Toxinwirkung:** ▸ Düngemittel ▸ Farben ▸ Amylnitrit („Poppers") ▸ Mottenkugeln ■ **im Rahmen von pathophysiologischen Prozessen:** ▸ hämolytische Krise (siehe Seite 251)
Interaktion	Toxizitätsverstärkung durch andere Inhibitoren des erythrozytären Sauerstofftransportes oder der zellulären Sauerstoffverwertung (z. B. Kohlenmonoxid, Zyanide)
Vergiftungssymptome	(siehe Tabelle unten)
Monitoring	■ kontinuierlich: Herzfrequenz, Atemfrequenz, nicht-invasiver Blutdruck, SpO_2 ■ einmalig: Temperatur ■ bei symptomatischer Methämoglobinämie: + invasiver Blutdruck (zur wiederholten arteriellen Blutgasanalyse und Therapiekontrolle)
(Labor-)Diagnostik	■ 12-Kanal-EKG (Ischämiezeichen?) ■ arterielle Blutgasanalyse (MetHb?) ■ Routinelabor

Vergiftungssymptome:

MetHb	Klinische Symptome
<10%	zumeist asymptomatisch
10–30%	**milde Symptome:** ■ Kopfschmerzen ■ Schwindel ■ Angst ■ Zyanose
30–50%	**milde Symptome:** ■ qualitative Bewusstseinsstörung ■ Dyspnoe ■ Tachypnoe ■ Tachykardie ■ Synkope
>50%	**schwere Symptome:** ■ Krampfanfälle ■ Koma ■ Rhythmusstörungen ■ metabolische (Lakt-)Azidose ■ zentrales Kreislauf(regulations)versagen

Wichtig/CAVE	■ SpO_2-Messung bei Methämoglobinämie typischerweise 82–86% (trotz hohem PaO_2) ■ Blut erscheint dunkelbraun (am besten auf weißem Untergrund zu sehen, z. B. Blutstropfen auf weißem Tupfer)
Giftelimination	bei V. a. Einnahme größerer Mengen eines MetHb-induzierenden Medikamentes (z. B. Dapson): Aktivkohle 50 g p.o., evtl. auch repetitive Gaben (jeweils 25 g p.o. + 2 Messlöffel Magnesiumsulfat)
Antidot	**Methylenblau**: ■ Indikation: symptomatische Methämoglobinämie ■ Dosis: 1–2 mg/kg KI, evtl. Wiederholung nach 60 Minuten ■ Kontraindikation: bekannter Glukose-6-Phosphat-Dehydrogenase-Mangel ■ mögliche Nebenwirkungen: Schwitzen, Übelkeit, Erbrechen, Serotonin-Syndrom ■ Cave: Rebound-Methämoglobinämie möglich (z. B. bei Einnahme großer Mengen eines MetHb-induzierenden Medikaments)
Akutmaßnahmen	■ **auslösendes Medikament/Toxin stoppen** ■ **High-Flow-Nasensauerstoff-Therapie oder nicht-invasive Beatmung (jeweils FiO_2 100%)** ■ bei Krampfanfällen: **Lorazepam** 4 mg i.v. ■ in refraktären Fällen oder bei bekanntem Glukose-6-Phosphat-Dehydrogenase-Mangel: **Austauschtransfusion**
Überwachungsdauer	bis zum Abklingen der Vergiftungssymptome bzw. MetHb <5%

Literatur:

David SR, et al. The Blood Blues: A Review on Methemoglobinemia. J Pharmacol Pharmacother 2018; 9:1–5.
Ludlow JT, et al. Methemoglobinemia. StatPearls, Treasure Island (FL): StatPearls Publishing, 2021.

NEUROLEPTIKA

Wirkmechanismus	komplexe Wirkungen auf das zerebrale Transmittersystem: primär Dopamin-Antagonismus, aber auch Serotonin-, Muskarin-, Histamin- und/oder $Alpha_1$-Antagonismus
Substanzen	■ **typische Neuroleptika (1. Generation)**: z. B. Droperidol, Haloperidol, Chlorpromazin, Prothipendyl, Chlorprothixen, Levomepromazin ■ **atypische Neuroleptika (2. Generation):** z. B. Clozapin, Olanzapin, Quetiapin, Ziprasidon, Aripiprazol, Melperon, Risperidon
Pharmakokinetische Eigenschaften	■ Plasmaspitzenspiegel nach 1–6 Stunden ■ hohe Plasmaproteinbindung ■ Metabolisierung über Leber und renale Elimination konjugierter Metabolite ■ Substanz-abhängige, variable Halbwertszeiten
Interaktion	Toxizitätsverstärkung durch gleichzeitige Einnahme anderer sedierender und/oder zentral dämpfender Substanzen (z. B. Ethanol, Sedativa, Opiate, Barbiturate)

Vergiftungssymptome (typische Neuroleptika >> atypische Neuroleptika)	■ häufig: (zentrales) anticholinerges Syndrom (Tachykardie, Temperaturerhöhung, Mydriasis, Doppelbilder, Harnretention, Ileus, trockene Schleimhäute, Verwirrtheit bis Agitation) ■ extrapyramidale Symptome (z. B. Dystonie, okulogyre Krise) ■ QT-Verlängerung (relevant ab QTc >500 ms) mit Rhythmusstörungen (z. B. polytope ventrikuläre Extrasystolen, Torsade de pointes) ■ vasodilatorische Hypotonie (insbesondere bei Prothipendyl und Clozapin) ■ Krampfanfälle ■ Bewusstseinsstörung (qualitativ vs. quantitativ) ■ selten: malignes Neuroleptika-Syndrom (siehe Seite 399)
Monitoring	■ kontinuierlich: Herzfrequenz, Atemfrequenz, nicht-invasiver Blutdruck, SpO_2 ■ regelmäßig/engmaschig: Temperatur ■ bei Koma oder hämodynamischer Instabilität: + invasiver Blutdruck, Harnkatheter ± ZVK
Wichtig/CAVE	ohne Tachykardie selten relevante Intoxikationssymptomatik!
(Labor-)Diagnostik	■ 12-Kanal-EKG ■ venöse/arterielle Blutgasanalyse ■ Routinelabor + Creatinkinase/Myoglobin
Giftelimination	bei Präsentation <1–2 Stunden nach Ingestion (bei retardierten Präparaten wahrscheinlich auch bis 4 Stunden sinnvoll) und erhaltenen Schutzreflexen: **Aktivkohle** 50 g p.o.
Antidot	nicht vorhanden
Akutmaßnahmen	■ bei (zentralem) anticholinergem Syndrom: **Physostigmin** 2 mg KI, evtl. weiter am Perfusor 0,5–2 mg/h ■ bei arterieller Hypotonie: **balancierte Kristalloide ± Noradrenalin- ± Arginin-Vasopressin-Perfusor** ■ bei Atemwegsobstruktion und/oder Koma: **endotracheale Intubation + lungenprotektive Beatmung** ■ bei Tachyarrhythmien (z. B. Torsaden): **Magnesium** 4 g KI, gefolgt von Dauerinfusion mit 1 g/h (Ziel: Magnesium-Serumkonzentration 2–3 mmol/l bzw. nach Therapieerfolg); Ultima Ratio: **veno-arterielle ECMO-Therapie** ■ bei Dystonien: siehe Seite 611 ■ bei malignem Neuroleptika-Syndrom: siehe Seite 399
Überwachungsdauer	■ bis Normalisierung QTc-Zeit bzw. Abklingen der Vergiftungssymptome, Gang- und Standsicherheit ■ bei Symptomfreiheit: mindestens 6 Stunden

Literatur:

Austin Health. Clinical Guideline – Clozapine. Clinical Toxicology Guidelines; www.austin.org.au/
Austin Health. Clinical Guideline – Olanzapine. Clinical Toxicology Guidelines; www.austin.org.au/
Austin Health. Clinical Guideline – Quetiapine. Clinical Toxicology Guidelines; www.austin.org.au/
Austin Health. Clinical Guideline – Risperidone. Clinical Toxicology Guidelines; www.austin.org.au/
Boushra M, et al. Neuroleptic agent toxicity. StatPearls, Treasure Island (FL): StatPearls Publishing, 2021.

NICHT-STEROIDALE ANTIRHEUMATIKA

Wirkmechanismus	Reduktion der Prostaglandin-Synthese infolge Cyclooxygenase-Hemmung
Pharmakokinetische Eigenschaften	■ gute gastrointestinale Resorption ■ hohe Bioverfügbarkeit ■ hohe Proteinbindung ■ hepatische Degradierung und renale Elimination ■ Substanz-abhängige, variable Halbwertszeiten
Vergiftungssymptome	■ epigastrische Schmerzen ■ Übelkeit ± Erbrechen ■ Kopfschmerzen ■ Visusminderung **Bei sehr hohen Dosen** (z. B. Ibuprofen >800 mg/kg): ■ akute Nierenschädigung ■ Vigilanzminderung bis Koma ■ Muskelfaszikulationen und Myokloni (Cave: Prodromi von Krampfanfall) ■ Krampfanfälle (insbesondere bei Mefenaminsäure [Cave: bereits bei Mengen ab 5 g] oder Einnahme sehr hoher Dosen anderer NSAR) ■ metabolische Azidose mit erhöhter Anionen-Lücke ■ Tachykardie ■ arterielle Hypotonie ± Schock
Monitoring	■ kontinuierlich: Herzfrequenz, Atemfrequenz, nicht-invasiver Blutdruck, SpO_2 ■ einmalig: Temperatur
(Labor-)Diagnostik	■ venöse/arterielle Blutgasanalyse ■ Routinelabor
Giftelimination	bei Präsentation <1–2 Stunden nach Ingestion: **Aktivkohle** 50 g p.o.
Antidot	nicht verfügbar
Akutmaßnahmen	■ **balancierte Kristalloide** ■ **Pantoprazol** 40 mg i.v. (p.o. weiter für 7 Tage) ■ bei Krampfanfällen: **Lorazepam** 4 mg i.v. ■ bei Koma: **endotracheale Intubation + lungenprotektive Beatmung** ■ bei schwerer metabolischer Azidose (pH <7,2): **Natriumbikarbonat 8,4%** 100–200 ml
Überwachungsdauer	■ bis zum Abklingen der Vergiftungssymptome ■ bei Symptomfreiheit: mindestens 4 Stunden (bei Einnahme von Mefenaminsäure >40 mg/kg und Symptomfreiheit: mindestens 12 Stunden)

Literatur:

Hunter LJ, et al. The patterns of toxicity and management of acute nonsteroidal anti-inflammatory drug (NSAID) overdose. Open Access Emerg Med 2011; 3:39–48.

Kamour A, et al. Central nervous system toxicity of mefenamic acid overdose compared with other NSAIDs: an analysis of cases reported to the United Kingdom National Poisons Information Service. Br J Clin Pharmacol 2017; 83:855–862.

OPIATE

Wirkmechanismus	■ Stimulation von Opiat-Rezeptoren (μ-, κ-, б-Rezeptoren) ■ oraler, intranasaler, inhalativer oder intravenöser Missbrauch, manchmal auch transku. a.(z. B. Fentanyl-Pflaster; genaue klinische Untersuchung erforderlich!)
Pharmakokinetische Eigenschaften	■ abhängig von Opiatderivat und Aufnahmeart ■ allgemein gilt: gute Penetration ins zentrale Nervensystem, Abbau über Leber und Niere ■ **Heroin:** bei intravenöser Zufuhr Wirkeintritt innerhalb von Sekunden/ Minuten, Wirkdauer 20–40 Minuten, bei inhalativer Zufuhr Bioverfügbarkeit 50%, Halbwertszeit 3 Minuten, Abbau zu Morphin (Wirkdauer abhängig von Toleranz 8–24 Stunden) ■ **(Levo-)Methadon:** bei oraler Zufuhr Bioverfügbarkeit 80%, Wirkeintritt innerhalb von ca. 30 Minuten, maximale Wirkung in 3 Stunden, Halbwertszeit 24 Stunden oder länger bei hoher Dosierung ■ **Morphin:** bei oraler Zufuhr niedrige Bioverfügbarkeit 15–40%, Wirkeintritt nach 30–60 Minuten, Halbwertszeit 2–3 Stunden, Wirkdauer 3–4 Stunden (bei hoher Dosierung, retardierter Form oder Niereninsuffizienz deutlich länger)
Interaktion	Toxizitätsverstärkung durch gleichzeitige Einnahme anderer sedierender und/ oder atemdepressiver Substanzen (z. B. Alkohol, Benzodiazepine, Barbiturate)
Vergiftungssymptome	**Klassische Symptomtrias:** ■ Somnolenz bis Koma ■ Miosis ■ Bradypnoe mit tiefen Atemzugsvolumina ■ tracheobronchiale Aspiration ■ Bradykardie ■ arterielle Hypotonie ■ Krampfanfälle (z. B. Tramadol) ■ Unterbauchschmerzen (V. a. Harnverhalt) ■ QT-Verlängerung (z. B. durch Methadon, Oxycodon, Loperamid) ■ selten: Lungenödem (typisch: Heroin) ■ Serotonin-Syndrom (z. B. durch Tramadol, Oxycodon oder Pethidin bei Co-Ingestion mit anderen serotonergen Substanzen wie z. B. Serotonin-Reuptake-Hemmern) ■ Oligurie (antidiuretische Effekte mancher Opiate; wichtigste Differentialdiagnosen: Rhabdomyolyse, Schock) ■ Liegetrauma mit Rhabdomyolyse und Kompartmentsyndrom (bei klinischer Untersuchung unbedingt beachten!)
Monitoring	■ kontinuierlich: Herzfrequenz, Atemfrequenz, nicht-invasiver Blutdruck, SpO_2 ■ einmalig: Temperatur ■ bei Vigilanzminderung/Koma: Bladder Scan ± Einmalkatheterisierung oder Harnkatheter ■ bei Koma oder kardiopulmonaler Instabilität: + invasiver Blutdruck ± ZVK
(Labor-)Diagnostik	■ 12-Kanal-EKG (verlängerte QTc-Zeit?) ■ venöse/arterielle Blutgasanalyse ■ Routinelabor + Creatinkinase/Myoglobin ■ bei Unklarheit oder V. a. Mischintoxikation: Tox-Screening Harn ± Ethanol im Blut
Giftelimination	nur in ausgewählten Fällen (bei Ingestion von Retardpräparaten, Präsentation <1–2 Stunden und erhaltenen Schutzreflexen): **Aktivkohle** 50 g p.o./p.s.

Antidot	**Naloxon:** ■ Indikation: Atemdepression ■ bei Patienten ohne Opiatabhängigkeit: 0,4–1,2 mg i.v. (Cave: höhere Dosen bei Ingestion großer Mengen an Morphin oder Methadon; deutlich höhere Dosen bei Buprenorphin aufgrund von hoher Rezeptoraffinität) ■ bei Patienten mit Opiatabhängigkeit: intravenöse Titration 0,1-mg-weise bis klinische Besserung (Cave: zu hohe Dosen führen zu akuten Entzugserscheinungen [„Cold Turkey"]), keine Vollantagonisierung, da Patienten dann komplett wach sind, häufig kombatant werden und das Krankenhaus verlassen möchten (Gefahr der neuerlichen Atemdepression) (alternativ: Nalbuphin 4-mg-weise i.v.) ■ bei nasaler Applikation (z. B. mittels intranasalem mukosalem Medikamentenzerstäuber): 0,4–2 mg (1 ml je Nasenloch im Wechsel) ■ **Cave 1:** wiederholte oder kontinuierliche Naloxon-Gaben als Antidot bei instabilen Patienten vermeiden (Gefahr: Krampfanfälle, Entzug, Kammertachykardie, Lungenödem), liberale Indikation zur endotrachealen Intubation + lungenprotektive Beatmung ■ **Cave 2:** aufgrund der kürzeren Halbwertszeit von Naloxon (Wirkdauer 20–30 Minuten) verglichen mit vielen Opiaten (insbesondere Methadon und Morphin) Gefahr der neuerlichen Atemdepression
Akutmaßnahmen	■ **Sauerstoff-Therapie** ■ bei Zyanose, hochgradiger Braydpnoe oder Apnoe: **Beutel-Maske-Beatmung** ■ evtl. **endotracheale Intubation + lungenprotektive Beatmung** bei länger wirksamen Opiaten (insbesondere bei oraler Aufnahme von retardierten Präparaten oder transkutaner Überdosierung) ■ bei Vigilanzminderung und erhaltener Atmung: **Atemweg offenhalten** (z. B. Wendl-Tuben beidseitig und stabile Seitenlage) ■ bei Lungenödem und erhaltener Vigilanz und Atmung: **nicht-invasive Beatmung** (Anmerkung: Furosemid nicht indiziert, da wahrscheinlich „E vacuo"-Pathogenese) ■ bei Krampfanfällen: **Lorazepam** 4 mg i.v.
Überwachungsdauer	■ bei Symptomfreiheit: Überwachung für mindestens 4 Stunden bei Einnahme von oralen Opiaten (bei Heroin-Intoxikation auch kürzer; bei Fentanyl, Tramadol sowie bei transkutanen oder Retardpräparaten: 8–24 Stunden) ■ bei Symptomen: bis zum Abklingen der systemischen Symptome, Re-Orientierung sowie Stand- und Gangsicherheit

Literatur:

Austin Health. Clinical Guideline – Opioids. Clinical Toxicology Guidelines; https://www.austin.org.au/
Austin Health. Clinical Guideline – Tramadol. Clinical Toxicology Guidelines; https://www.austin.org.au/
Boyer EW. Management of opiate analgesic overdose. N Engl J Med 2012; 367:146–155.

ORGANOPHOSPHATE UND NERVENGIFTE

Wirkmechanismus	■ irreversible Hemmung der Acetylcholinesterase mit konsekutiver Überstimulation von nikotinergen und muskarinergen Rezeptoren ■ Vorkommen: Insektizide (z. B. E605, Parathion), Nervengas (z. B. Sarin, Nowitschok, VX) ■ Intoxikation durch orale Ingestion, Inhalation oder transdermale Aufnahme

Toxikokinetische Eigenschaften	■ abhängig von Substanz ■ typischerweise rasche gastrointestinale, inhalative und transdermale Aufnahme
Vergiftungssymptome	**„Killer-Bs“:** ■ Bradykardie ■ Bronchorrhö ■ Bronchospasmus ■ Tachykardie ± arterielle Hyper-/Hypotonie ■ Faszikulationen und Kloni ■ neuromuskuläre Schwäche mit Ateminsuffizienz (manchmal erst verzögert, sogenanntes „Intermediate Syndrome“) ■ Miosis ■ Hypersalivation ■ erhöhter Tränenfluss ■ Übelkeit ± Erbrechen ■ Diarrhö ■ Sezessus ■ Krampfanfälle ■ Somnolenz bis Koma
Monitoring	■ kontinuierlich: Herzfrequenz, Atemfrequenz, nicht-invasiver Blutdruck, SpO_2 ■ einmalig: Temperatur ■ bei relevanter Toxizität: + invasiver Blutdruck, Harnkatheter, ZVK
(Labor-)Diagnostik	■ 12-Kanal-EKG ■ venöse/arterielle Blutgasanalyse ■ Routinelabor + (Pseudo-)Cholinesterase (besser: erythrozytäre Acetylcholinesterase) ■ Thoraxröntgen (Pneumomediastinum?)
Dekontamination	■ Cave: Organophosphate werden über die Haut ausgeschieden! ■ Mundschutz, doppelte Handschuhe und Schürze tragen (Anmerkung: Vergiftungsrisiko für das Behandlungspersonal dennoch gering) ■ Kleidung und Erbrochenes entfernen (in luftdichtem Plastiksack entsorgen)! ■ Haut mit Wasser und Seife waschen!
Giftelimination	nicht möglich
Antidot	■ **Atropin:** ► Beginn mit 2 mg i.v. ► Titration je nach Effekt in eskalierender Dosierung ► Atropin-Perfusor (Ziel: Herzfrequenz >80/min, systolischer Blutdruck >80 mmHg, Bronchorrhö und Bronchospastik kontrolliert) ► Cave: sehr hohe Dosen erforderlich (keine Maximaldosis!) ■ **Pralidoxim** (<48 Stunden nach Ingestion/Exposition) 2 g i.v. (oder Obidoxim 250 mg i.v.), gefolgt von 0,5–1 g/h (oder Obidoxim 30 mg/h)
Akutmaßnahmen	■ **Sauerstoff-Therapie** (Cave: bei Parathionvergiftung Gefahr der alveolären Sauerstofftoxizität: Ziel PaO_2: 60 mmHg [FiO_2 möglichst niedrig halten]) ■ **balancierte Kristalloide** ■ **Salbutamol/Ipratropium** 2,5 ml p.i. (wiederholt) ■ bei Agitation und Delirium: **Midazolam** 2-mg-weise i.v. ■ bei Krampfanfällen: **Lorazepam** 4 mg i.v. ■ bei Ateminsuffizienz: **endotracheale Intubation** (kein Succinylcholin) **+ lungenprotektive Beatmung** ■ bei arterieller Hypotonie trotz Atropin: **(Nor-)Adrenalin-Perfusor**
Überwachungsdauer	■ bis zum Abklingen der systemischen Symptome ■ bei Symptomfreiheit: mindestens 12 Stunden

Literatur:

Eddleston M, et al. Management of acute organophosphorus pesticide poisoning. Lancet 2008; 371:597–607.

PARACETAMOL

Wirkmechanismus	▪ Toxische Wirkung entsteht neben der übermäßigen Cyclooxygenase-Hemmung durch den Paracetamol-Metaboliten NAPQI, welcher in üblichen Dosierungen in der Leber mit Glutathion konjugiert und als inaktive Mercaptursäure renal eliminiert wird. Sind die physiologischen Glutathion-Speicher erschöpft, wird das zelltoxische NAPQI frei. NAPQI führt zu Leber-, Nieren- und Pankreasschädigungen. ▪ Einnahme von ≥10 g oder ≥200 mg/kg Paracetamol gilt als potenziell toxisch.
Pharmakokinetische Eigenschaften	▪ hohe Bioverfügbarkeit ▪ geringes Verteilungsvolumen ▪ maximale Plasmakonzentrationen 30 Minuten (Saft) bis 2 Stunden nach Ingestion ▪ Halbwertszeit 1–3 Stunden (bei Überdosierung ca. 12 Stunden)
Interaktion	Toxizitätsverstärkung durch gleichzeitige Einnahme anderer hepatotoxischer Substanzen (z. B. Ethanol, NSAR)
Vergiftungssymptome	▪ **innerhalb von 2–8 Stunden (Dauer: 6–24 Stunden):** ► gastrointestinale Nebenwirkungen (Übelkeit, Erbrechen, Bauchschmerzen insbesondere im rechten Oberbauch) ► Vigilanzminderung und metabolische Azidose (Indikator einer schweren Vergiftung) ▪ **nach 24 Stunden:** ► Transaminasenerhöhung (maximale Auslenkung nach 48–72 Stunden) ▪ **nach 48–96 Stunden:** ► akutes Leberversagen (siehe Seite 374) ► Krampfanfälle ► Koma ► Schock (infolge myokardialer Depression ± Vasodilation)
Monitoring	▪ kontinuierlich: Herzfrequenz, Atemfrequenz, nicht-invasiver Blutdruck, SpO_2 ▪ einmalig: Temperatur ▪ bei Organdysfunktion: + invasiver Blutdruck, ZVK, Harnkatheter
(Labor-)Diagnostik	▪ venöse/arterielle Blutgasanalyse ▪ Routinelabor + Paracetamol-Serumkonzentration (frühestens 4 Stunden nach Einnahme)
Wichtig/CAVE	▪ Paracetamol-Serumkonzentration auf Rumack-Matthew-Nomogramm eintragen ▪ Ca. 60% der Patienten mit einer Paracetamol-Serumkonzentration oberhalb der Behandlungslinie entwickeln eine Lebertoxizität.
Giftelimination	▪ bei Präsentation <2 Stunden nach Einnahme: **Aktivkohle 50** g p.o. ▪ bei sehr hohen Dosen (Paracetamol-Serumkonzentration >900 mg/l) + frühen Toxizitätszeichen (z. B. Koma und metabolischer Azidose vor Eintreten eines akuten Leberversagens): **Hämodialyse** (wichtig: während Hämodialyse N-ACC-Dosis verdoppeln)
Antidot	**N-Acetylcystein** (N-ACC): siehe Abbildung
Akutmaßnahmen	▪ **supportive Therapie** (u. a. balancierte Kristalloide, antiemetische Therapie) ▪ bei Leberversagen: siehe Seite 374 ▪ bereits bei Leberdysfunktion: frühe Evaluation der Transplantationskriterien (z. B. entsprechend der Clichy- oder King's-College-Kriterien)
Überwachungsdauer	siehe Abbildung

Algorithmus Antidottherapie mit N-Acetylcystein (N-ACC)

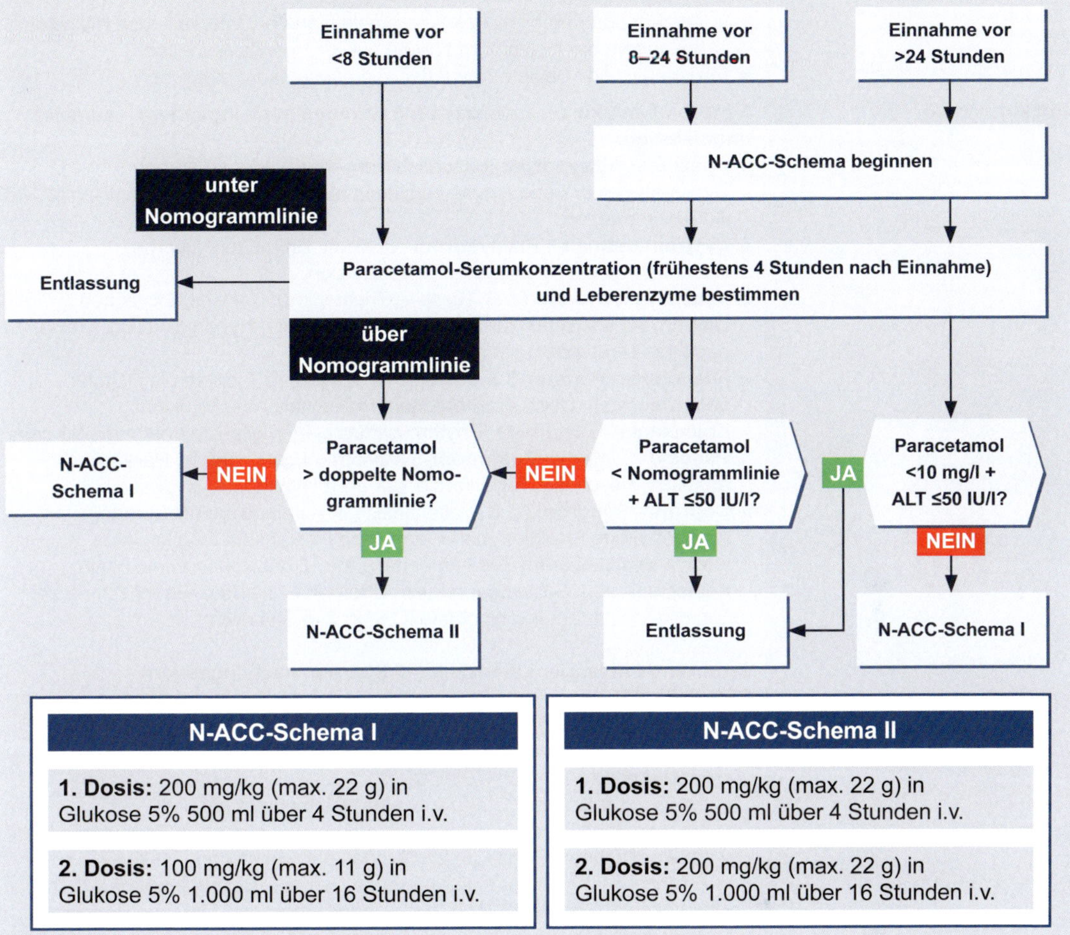

Literatur:
Chiew AL, et al. Interventions for paracetamol (acetaminophen) overdose. Cochrane Database Syst Rev 2018; 2:CD003328.
Chiew AL, et al. Updated guidelines for the management of paracetamol poisoning in Australia and New Zealand. Med J Aust 2020; 212:175–183.
Gosselin S, et al. Extracorporeal treatment for acetaminophen poisoning: recommendations from the EXTRIP workgroup. Clin Toxicol (Phila) 2014; 52:856–867.

PILZGIFTE (AMATOXINE, MUSCARIN, TERPENE)

Wirkmechanismus	■ unterschiedliche Toxine in Abhängigkeit von der jeweiligen Pilzsorte ■ Von den ~150 Giftpilzen in Europa sind ca. 40 Arten giftig und ca. 10 Arten lebensgefährlich giftig. ■ zumeist akzidentelle Vergiftung (Cave: häufig mehrere Personen betroffen), selten Missbrauch (z. B. Panther- oder Magic-Mushroom-Syndrom)

Grundsätzliches	▪ Hinweise auf eine gefährliche bzw. potenziell letale Pilzvergiftung sind: ▸ Symptombeginn >6 Stunden nach Ingestion ▸ Verzehr von Lamellenpilzen (= Lamellen an der Unterseite des Pilzhutes), besonders bei hellen oder orange-ocker-farbenen Lamellen ▪ Pilzidentifikation basierend auf der Anamnese kaum möglich!
Pilzsyndrome	**Syndrome mit kurzer Latenzzeit (<6 Stunden nach Ingestion) – zumeist ungefährlich:** ▪ **unechtes Pilzsyndrom** (unzureichend gegarte oder verdorbene Pilze): Symptome einer Lebensmittelvergiftung mit Übelkeit, Erbrechen, Diarrhö, Bauchschmerzen ▪ **gastrointestinales Pilzsyndrom:** Übelkeit, Erbrechen, Diarrhö, Bauchschmerzen, Tachykardie, Hypotension ▪ **Muskarin-Syndrom** (z. B. Risspilz, Trichterling): Übelkeit, Erbrechen, Diarrhö, Miosis, Bradykardie, arterielle Hypotonie, Hypersalivation, Ataxie, nach 12–24 Stunden Sedation bzw. Schlaf ▪ **Fliegenpilz-/Panther-Syndrom** (z. B. Fliegenpilz, Pantherpilz) (Cave: potenziell letal): Übelkeit, Erbrechen, Halluzinationen, Myokloni, Krampfanfälle, Mydriasis, Rhythmusstörungen, Vigilanzminderung bis Koma ▪ **Psilocybin-/Magic-Mushroom-Syndrom:** Angstzustände, Paranoia, Agitation, Psychose, Tachykardie, arterielle Hypertonie, Mydriasis ▪ **Coprinus-Syndrom** (z. B. Faltentintling in Kombination mit Ethanol): Antabus-artige Reaktion (bis 3 Tage nach Pilzkonsum möglich, aber stets in unmittelbarem Zusammenhang mit Alkoholkonsum) mit Flush, Kopfschmerzen, Schweißausbruch, Übelkeit, Erbrechen, Bauchschmerzen, Tachykardie, arterielle Hypotonie (Dauer: 2–4 Stunden) **Syndrome mit langer Latenzzeit (>6 Stunden nach Ingestion) – GEFÄHRLICH:** ▪ **Amatoxin-/Phalloides-Syndrom** (z. B. Knollenblätterpilz): ▸ verantwortlich für die Mehrzahl der tödlichen Pilzvergiftungen in Mitteleuropa ▸ ein einziger Knollenblätterpilz in einer Pilzmahlzeit kann zu lebensgefährlichen Vergiftungssymptomen bei mehreren Personen führen ▸ gastrointestinale Phase (6–24 Stunden nach Ingestion): Übelkeit, Erbrechen, „Cholera-artige“, wässrige Diarrhö, Bauchkrämpfe ▸ hepatische Phase (12–48 Stunden nach Ingestion): klinische Besserung, laborchemischer Anstieg der Transaminasen ▸ akutes Leberversagen (24–72 Stunden nach Ingestion): klinische Zeichen des akuten Leberversagens ▪ **Gyromitrin-Syndrom** (z. B. Frühjahrslorchel): Übelkeit, Erbrechen, Vigilanzminderung, Krampfanfälle, Leber- und Nierenschädigung, Rhabdomyolyse ▪ **Orellanus-Syndrom** (z. B. Rauhkopf oder Schleierling): Symptombeginn stark verzögert (36 Stunden bis 3 Wochen) mit Flankenschmerzen (interstitielle Nephritis), Oligurie, arterielle Hypertonie, Kopfschmerzen, akutes Nierenversagen (in 40% irreversibel!)
Monitoring	▪ kontinuierlich: Herzfrequenz, Atemfrequenz, nicht-invasiver Blutdruck, SpO_2 ▪ einmalig: Temperatur ▪ bei Organdysfunktion: + invasiver Blutdruck, ZVK, Harnkatheter
(Labor-)Diagnostik	▪ venöse/arterielle Blutgasanalyse ▪ Routinelabor ▪ Asservierung von Pilzbestandteilen und/oder Erbrochenem zur späteren Begutachtung durch einen Pilzsachverständigen (Kontakt über Vergiftungszentrale) ▪ Asservierung von Harn (evtl. LC/MS-Screening zur Diagnosesicherung)

Wichtig/CAVE	Bei Mischpilzgerichten können unterschiedliche Pilzsyndrome (z. B. gastrointestinales Pilzsyndrom und Phalloides-Syndrom) beim selben Patienten auftreten!
Giftelimination	bei V. a. Phalloides-Syndrom: **Aktivkohle** 50 g p.o. + **repetitiv** (enterohepatischer Kreislauf!) (jeweils 25 g p.o. + 2 Messlöffel Magnesiumsulfat)
Antidot	bei V. a. Phalloides-Syndrom (d.h. Beginn gastrointestinaler Symptome >6 Stunden nach Ingestion): ■ **Silibinin:** 20 mg/kg über 2 Stunden am Perfusor, alle 6 Stunden wiederholen ■ alternativ bzw. bis zum Erhalt von Silibinin: **Penicillin G** 10 Millionen IU KI
Akutmaßnahmen	■ bei Übelkeit ± Erbrechen: **Antiemetika** ■ bei Diarrhö: **balancierte Kristalloide** ■ bei Bauchschmerzen: **Metamizol** 1–2,5 g KI (Cave: Paracetamol angesichts potenzieller Hepatotoxizität meiden) ■ bei Agitation ± Halluzinationen und/oder Krampfanfällen: **Midazolam** 2-mg-weise i.v. oder **Lorazepam** 4 mg i.v. ■ bei Muskarin-Syndrom: **Atropin** 0,5–2 mg i.v., evtl. gefolgt von Atropin-Perfusor ■ bei Panther-Syndrom: **Physostigmin** 2 mg KI, evtl. weiter am Perfusor (0,5–2 mg/h) ■ bei Gyromitrin-Syndrom: **Pyridoxin** 25 mg/kg i.v., Behandlung der Rhabdomyolyse (siehe Seite 450) ■ bei Orellanus-Syndrom: **Nierenersatztherapie,** evtl. **Prednisolon** 1 mg/kg/Tag ■ bei arterieller Hypotonie: **balancierte Kristalloide ± Noradrenalin-Perfusor** ■ bei akutem Leberversagen: siehe Seite 374
Überwachungsdauer	■ bei Latenzzeit <6 Stunden: bis Symptomfreiheit ■ bei Latenzzeit >6 Stunden: mindestens 24 Stunden + unauffällige Transaminasen

Literatur:

Wennig R, et al. Vergiftungen durch Pilze. Dtsch Arztebl Int 2020; 117:701–708.

RAUCH- UND REIZGASE

Wirkmechanismus	■ Vergiftung durch Inhalation von Rauch- (Rauch bei Hausbrand enthält ca. 400 inhalative Toxine) oder Reizgasen ■ Kohlenmonoxid-Vergiftung (siehe Seite 549) ■ Zyanid-Vergiftung (siehe Seite 587)
Toxikokinetische Eigenschaften	■ Rauch-/Reizgase vom Soforttyp mit hoher Wasserlöslichkeit (z. B. Ammoniak, Formaldehyd, Schwefeldioxid, Salzsäure): sofortige Irritation der oberen Atemwege ■ Rauch-/Reizgase vom Latenztyp mit niedriger Wasserlöslichkeit (z. B. Chlorgas, Nitrosegase, Phosphor, Phosgen): Irritation der unteren Atemwege, teilweise verzögert (3–24 Stunden)

Vergiftungssymptome	■ **Irritation der oberen Atemwege:** ▸ Brennen in Mund und Nase ▸ Reizhusten ▸ Heiserkeit ▸ evtl. inspiratorischer Stridor (V. a. Laryngospasmus) ▸ bei hoher Konzentration oder längerer Exposition auch Irritation der unteren Atemwege möglich ▸ häufig: Konjunktivitis bzw. erhöhter Tränenfluss ■ **Irritation der unteren Atemwege:** ▸ Bronchospasmus ▸ Dyspnoe ▸ Hypoxämie ▸ Lungenödem (toxisch)
Monitoring	einmalig: Herzfrequenz, Atemfrequenz, nicht-invasiver Blutdruck, SpO_2, Temperatur
(Labor-)Diagnostik	■ 12-Kanal-EKG ■ arterielle Blutgasanalyse (COHb? Azidose? Laktat?) ■ Routinelabor ■ bei Irritation der oberen Atemwege: Thoraxröntgen nicht sinnvoll ■ bei Irritation der unteren Atemwege: Thoraxröntgen
Wichtig/CAVE	■ immer an gleichzeitige Kohlenmonoxid- und/oder Zyanidintoxikation denken bzw. diese (mittels arterieller Blutgasanalyse) ausschließen! ■ die Kombination aus Vigilanzminderung und (Lakt-)Azidose bei einem Patienten nach Rauchgasvergiftung ist verdächtig auf eine inhalative Zyanidvergiftung!
Dekontamination	■ Kleidung entfernen ■ bei Reizgasen: Gesicht/Haut mit Wasser und Seife waschen
Giftelimination	nicht möglich
Antidot	■ nicht vorhanden ■ bei V. a. Kohlenmonoxid- und/oder Zyanid-Intoxikation: siehe Seite 549 + 587
Akutmaßnahmen	■ bei SpO_2 <94%: **Sauerstoff-Therapie** ■ bei Bronchospasmus: **Salbutamol/Ipratropium** 2,5 ml p.i. (evtl. wiederholt) ■ bei inspiratorischem Stridor: siehe Seite 70 ■ bei Konjunktivitis bzw. erhöhtem Tränenfluss: Augenspülung mit großen Mengen an lauwarmem Leitungswasser für 15–20 Minuten
Kommentar	■ Glukokortikoide (auch inhalativ) aufgrund von immunsuppressiver Wirkung vermeiden! ■ keine Antibiotikaprophylaxe!
Überwachungsdauer	■ bei Inhalation von Rauch-/Reizgasen vom Soforttyp: bis zum Abklingen der Symptome ■ bei Inhalation von Rauch-/Reizgasen vom Latenztyp: mindestens 24 Stunden

Literatur:

Saeed O, et al. Inhalation injury and toxic industrial chemical exposure. Military Med 2018; 183:130.

SALICYLATE

Wirkmechanismus	■ Hemmung der Cyclooxygenase ■ Entkopplung der oxidativen Phosphorylierung ■ Stimulation des Atemzentrums ■ Wichtig: Bei Abfall des pH-Wertes nimmt der freie (und damit toxisch wirksame) Anteil der Acetylsalicylsäure im Blut und damit die Toxizität zu! **Salicylat-Serumkonzentration:** ■ therapeutischer Bereich: 15–30 mg/dl ■ toxische Symptome: >30 mg/dl ■ potenziell letal: >100 mg/dl
Pharmakokinetische Eigenschaften	■ rasche Absorption ■ niedriges Verteilungsvolumen (0,1–0,3 l/kg) ■ hohe Proteinbindung ■ maximale Plasmakonzentrationen 4–6 Stunden nach Ingestion ■ Symptombeginn 3–8 Stunden nach Ingestion ■ renale Elimination
Vergiftungssymptome	■ Hyperventilation + respiratorische Alkalose ■ Tinnitus (Frühzeichen) ■ Hypakusis ■ Übelkeit ± Erbrechen ■ Bewusstseinsstörung (qualitativ oder quantitativ) ■ Krampfanfälle (Cave – Neuroglykopenie: zerebrale Hypoglykämie bei normalem Blutzuckerspiegel im Serum) ■ Hyperthermie ■ Lungenödem ■ Bauchschmerzen ■ Tachykardie ■ Rhythmusstörungen ■ Rhabdomyolyse (selten)
Monitoring	■ kontinuierlich: Herzfrequenz, Atemfrequenz, nicht-invasiver Blutdruck, SpO_2 ■ wiederholt/engmaschig: Temperatur ■ bei Intoxikationssymptomen: + invasiver Blutdruck ■ bei Organdysfunktion: + ZVK, Harnkatheter
(Labor-)Diagnostik	■ 12-Kanal-EKG ■ arterielle Blutgasanalyse (typisch: respiratorische Alkalose + metabolische Azidose mit erhöhter Anionen-Lücke) ■ wenn möglich: Salicylat-Serumkonzentration (wiederholt, z. B. 2–4-stündlich) ■ Routinelabor + Creatinkinase/Myoglobin
Wichtig/CAVE	Viele Patienten mit letalem Verlauf sind bei Vorstellung in der Notaufnahme asymptomatisch!

Giftelimination	■ bei Präsentation <2 Stunden nach Einnahme: **Aktivkohle** 50 g p.o., bei hoher eingenommener Dosis repetitive Gaben (jeweils 25 g p.o. + 2 Messlöffel Magnesiumsulfat) ■ bei steigenden Salicylat-Serumkonzentrationen trotz Aktivkohle: **orthogonale Darmspülung** mit Polyethylenglykol (1–2 l/h über Magensonde bis klare Flüssigkeit rektal) ■ bei Salicylat-Serumkonzentration >90–100 mg/dl (>6,5–7,2 mmol/l) (bei eingeschränkter Nierenfunktion >80–90 mg/dl [>5,8–6,5 mmol/l]) unabhängig von klinischen Symptomen: **prophylaktische Hämodialyse** ■ **therapeutische Hämodialyse** bei ≥1 der folgenden Parameter: ▸ veränderte Vigilanz ▸ Sauerstoffbedarf ▸ insuffizientes Ansprechen auf konservative Therapie ▸ schwere metabolische Azidose (arterieller pH ≤7,2)
Antidot	nicht verfügbar
Akutmaßnahmen	■ **balancierte Kristalloide** ■ **Natriumbikarbonat 8,4%** 1 ml/kg als langsame KI (Cave – bei zu rascher Infusion: Gefahr von Hypoventilation/Hyperkapnie bis Apnoe) gefolgt von kontinuierlicher Infusion (Ziel: arterieller pH 7,3–7,5; Harn-pH: >7,5) ■ **jegliche Behinderung der CO_2-Abatmung vermeiden** (Cave: z. B. Abdecktuch ZVK) ■ **Intubation möglichst vermeiden;** wenn Intubation erforderlich: Apnoephase so kurz wie irgend möglich halten: unbedingt zwischenbeatmen und mit hohem Minutenvolumen beginnen zu beatmen, um ein $PaCO_2$ <20 mmHg zu erreichen; außerdem wichtig: vor Intubation ausreichend puffern! ■ **Kalium-Serumkonzentration >4 mmol/l** halten ■ **Blutzucker >150 mg/dl** halten, z. B. mit Glukose 5–10% (Reversierung Neuroglykopenie) ■ bei Quick-Abfall: Vitamin K 10 mg KI
Überwachungsdauer	■ bis zum Abklingen der Vergiftungssymptome und relevantem Absinken bzw. Normalisierung der Salicylat-Serumkonzentration ■ bei Symptomfreiheit: mindestens 12 Stunden

Literatur:

Juurlink DN, et al. Extracorporeal treatment for salicylate poisoning: Systematic review and recommendations from the EXTRIP Workgroup. Ann Emerg Med 2015; 66:165–181.
Palmer BF, et al. Salicylate toxicity. N Engl J Med 2020; 382:2544–2555.

SCHLANGENBISS (EXOTISCHE GIFTSCHLANGEN)

Allgemeines	■ Schlangenbisse durch exotische Giftschlangen sind auch in Mitteleuropa möglich, wenn auch selten. Es handelt sich dabei um Bisse durch in Terrarien oder zoologischen Einrichtungen gehaltene Tiere. ■ fast immer Extremitäten (bei Terrarienbesitzern typischerweise Hände) betroffen ■ „trockene Bisse" (Bisse ohne Injektion von Gift) in bis zu 50% der Fälle

Gift und Giftwirkungen	▪ Zytotoxizität (z. B. durch Hyaluronidasen, Kollagenasen, Metalloproteinasen): Schmerzen, Schwellung, Bullae, Hautnekrosen, Myolyse, lokale Blutung, Hämolyse ▪ Koagulopathie (z. B. Prothrombinaktivatoren, Fibrinogenasen): Induktion einer Verbrauchskoagulopathie, Thrombozytopenie, thrombotische Mikroangiopathie (über Tage bis wenige Wochen anhaltend) ▪ Thrombosen: Stroke, Myokardinfarkt ▪ Neurotoxizität (z. B. alpha- oder beta-Neurotoxine): neuromuskuläre Schwäche, Faszikulationen ▪ Myo- und Kardiotoxizität (z. B. Phospholipasen): Myokymien, Rhabdomyolyse, kardiogener und/oder vasodilatorischer Schock ▪ Nephrotoxizität: direkt oder indirekt
Identifikation der Schlange	▪ Im Gegensatz zu Gebieten, in denen Giftschlangen endemisch sind, ist die Identifikation von Giftschlangen in Mitteleuropa zumeist kein Problem, da die Schlangenart bei Haltung in Terrarien bzw. zoologischen Einrichtungen fast immer bekannt ist. ▪ Je größer der Abstand zwischen den Bissmarken, desto größer die Schlange und desto mehr Gift wurde potenziell injiziert
Vergiftungssymptome	▪ **Biss durch Viper** (z. B. Klapperschlange, Lanzenotter, Puffotter, Sandrasselotter): ► starker bis exzessiver Schmerz, lokale Schwellung, Hautnekrosen, Erythem, Bullae, Lymphangitis, Lymphadenitis, Muskelnekrose ► Koagulopathie mit diffuser Blutungsneigung (z. B. Zahnfleischbluten, Hautblutungen, Blutung aus Biss- oder Einstichstellen, blutige Diarrhö, Makrohämaturie), tritt teilweise erst verzögert (nach 24–72 Stunden) auf (z. B. nach Biss durch die Sandrasselotter) ► Tachykardie, arterielle Hypotonie, Schock ► Brady- oder Tachyarrhythmien ► bei Klapperschlangen: neuromuskuläre Schwäche (bilaterale Ptose, Ophthalmoplegie, absteigende schlaffe Lähmungen, Faszikulationen) mit respiratorischer Insuffizienz ▪ **Biss durch Giftnatter** (z. B. Kobra, Mamba, Taipan, Krait): ► geringer bis mäßiger Schmerz, lokale Parästhesien, lokale Schwellung ohne Blasen- oder Nekrosenbildung ► neuromuskuläre Schwäche (bilaterale Ptose, Ophthalmoplegie, absteigende schlaffe Lähmungen, Faszikulationen) mit respiratorischer Insuffizienz ▪ **Biss durch „Non-front-fanged"-Nattern** (z. B. afrikanische Baumschlange): ► minimale lokale Schmerzen oder Schwellung ► langsame Entwicklung von Ekchymosen und/oder Koagulopathie ► akute Nierenschädigung
Monitoring	▪ kontinuierlich: Herzfrequenz, Atemfrequenz, nicht-invasiver Blutdruck, SpO_2 ▪ einmalig: Temperatur ▪ bei kardiopulmonaler Instabilität: + invasiver Blutdruck, Harnkatheter ± ZVK (Cave: zurückhaltende Punktion von großen bzw. zentralen Gefäßen bei Koagulopathie!)

(Labor-)Diagnostik	■ 12-Kanal-EKG (ST-Veränderungen?) ■ venöse/arterielle Blutgasanalyse ■ Routinelabor + Creatinkinase/Myoglobin + Haptoglobin + Thromboelastografie/-metrie ■ 20-Minuten-Vollblut-Gerinnungstest (wenige Milliliter Blut in eine saubere Glasküvette spritzen und nach 20 Minuten überprüfen, ob sich ein Koagel gebildet hat; eine ausbleibende Koagelbildung spricht für eine schwere Koagulopathie) ■ Harnstreifen/-status (Hämaturie? Proteinurie?) ■ bei Verdacht auf Kompartmentsyndrom: Kompartmentdruckmessung (Cave: Die Ödembildung erfolgt primär in der Haut und im Subkutangewebe, kaum subfaszial. Trotz dem klinischen Eindruck ist ein Kompartmentsyndrom extrem selten!)
Wichtig/CAVE	■ spezifisches Antiserum über Vergiftungszentrale lokalisieren bzw. über den vermittelten Kontakt anfordern! ■ Eine Synkope, transiente Visusminderung und/oder Erbrechen kurz nach dem Biss einer Giftschlange sowie eine Leukozytose in der ersten Blutabnahme sprechen für eine systemische Toxinwirkung!
Giftelimination	nicht möglich
Antidot	**Spezifisches Antiserum (monovalent oder polyvalent):** ■ **Indikationen zur Antiserum-Gabe:** ▸ Tachykardie, arterielle Hypotonie, Schock ▸ Oligurie/Anurie ▸ diffuse Blutungsneigung ▸ positiver 20-Minuten-Vollblut-Gerinnungstest oder laborchemische Hinweise auf Koagulopathie (inklusive Thrombozytopenie) ▸ bilaterale Ptose, Ophthalmoplegie, neuromuskuläre Schwäche ▸ rasch progredientes Ödem, Ödem über mehr als die Hälfte der Extremität reichend, Lymphknotenschwellung an der gebissenen Extremität ■ möglichst frühe Gabe ■ Dosierung nach Herstellerangaben (typischerweise 4–6 Ampullen unabhängig vom Körpergewicht!) als langsame KI (z. B. 250 ml NaCl 0,9% über 30–60 Minuten), evtl. Wiederholung bei unzureichender Wirkung bzw. neuerlich auftretenden Symptomen ■ **Nebenwirkungen:** ▸ Allergie/Anaphlyaxie (evtl. Prämedikation mit Adrenalin 0,25 mg s.c.) ▸ Serumkrankheit (verzögert nach wenigen Tagen bis 2 Wochen)

Akutmaßnahmen	■ **Hochlagerung und Ruhigstellung der Extremität** ■ **Ringe, Armbänder oder Uhr entfernen** ■ **Kühlung** ■ **Analgesie** (Paracetamol, Metamizol, bei starken Schmerzen: Opiate, Esketamin; Opiate bei klinischen Hinweisen auf neuromuskuläre Schwäche vermeiden, NSAR oder Acetylsalicylsäure aufgrund gerinnungshemmender Effekte vermeiden) ■ **Wundversorgung:** Desinfektion, steril verbinden, Blasen öffnen, debridieren und mit Hydrokolloid-Verband verbinden, keine festsitzenden Verbände, evtl. Tetanusprophylaxe (siehe Seite 744) ■ **keine Antibiotikaprophylaxe** (Ausnahme: Wundnekrose, dann z. B. Ampicillin/Sulbactam 3 g KI) ■ bei respiratorischer Insuffizienz: siehe Seite 54 ■ bei Biss durch Kobra oder Todesotter + neuromuskulärer Schwäche: **Neostigmin** 2 mg + **Atropin** 1 mg i.v. (überbrückend bis zur Antiserumgabe) ■ bei Koagulopathie + klinischen Blutungshinweisen: **Gerinnungsfaktoren** (z. B. Fibrinogen), **Tranexamsäure** 1 g KI + **Plasma** nach Thromboelastometrie/-graphie bzw. Gerinnungsanalyse und Klinik ■ bei arterieller Hypotonie: **balancierte Kristalloide ± Noradrenalin-Perfusor** ■ extrem zurückhaltend und nur bei Kompartmentdrücken >30 mmHg: Fasziotomie (Cave: Bei gleichzeitiger Koagulopathie kann durch eine Fasziotomie eine potenziell letale Blutung induziert werden!)
Kommentar	**Ineffektiv bzw. potenziell schädlich:** ■ Abbinden der Extremität (verstärkt Ödembildung, erhöht das Risiko von Nekrosen und der akuten Gifteinschwemmung) ■ Aussaugen der Wunde (erhöht Infektionsgefahr) ■ Inzision der Wunde (Verletzung ohne relevante Giftelimination)
Überwachungsdauer	■ bis zum Abklingen der systemischen Symptome oder Stabilisierung des Lokalbefundes ■ bei Symptomfreiheit: mindestens 12 Stunden

Literatur:
Gutierrez JA, et al. Snakebite envenoming. Nat Rev Dis Primers 2017; 3:17063.
Seifert SA, et al. Snake Envenomation. N Engl J Med 2022; 386:68–78.
World Health Organization. Guidelines for the Management of Snakebites. 2nd Edition, 2016.

SCHLANGENBISS (KREUZOTTER, HORNVIPER ODER ASPISVIPER)

Allgemeines	■ Die Kreuzotter (Vipera herus), die Hornviper oder Sandotter (Vipera ammodytes) und die Aspisviper (Vipera aspis) sind die drei einzigen Giftschlangen in Mitteleuropa, welche für den Menschen gefährlich sein können. ■ Schwere Verläufe werden in ca. 10% beobachtet. ■ Die meisten Bisse erfolgen von Februar bis Oktober, hauptsächlich in den Sommermonaten. ■ 98% der Bisse betreffen Hände oder Füße. ■ Risikofaktoren für schwere Verläufe: ▸ Kinder (bzw. geringer Body-Mass-Index) oder ältere Menschen ▸ verzögerte Vorstellung ▸ körperliche Aktivität nach dem Biss

Gift und Giftwirkungen	Hyaluronidasen, Proteinasen, Phospholipasen, L-Aminosäureoxidasen, Nukleotidasen mit folgenden toxikologischen Eigenschaften: ■ Zytotoxizität ■ Neurotoxizität ■ Hämolyse ■ Gerinnungsaktivierung
Identifikation der Schlange	■ Sowohl Kreuzotter, Hornviper als auch Aspisviper unterscheiden sich von anderen mitteleuropäischen Schlangenarten durch ihre Bandmarkierung am Kopf und Rücken. Namensgebend für die Hornviper ist das mit kleinen Schuppen bedeckte Horn an der Schnauze. ■ Die Differenzierung zwischen Kreuzotter, Hornviper und Aspisviper ist für das notfallmedizinische Management nicht relevant. ■ Die definitive Identifikation der Schlangenart ist zumeist nur durch einen Herpetologen möglich (z. B. Identifikation anhand von Fotos oder der getöteten Schlange). ■ Anhand der Bissmarken können Rückschlüsse gezogen werden: ▸ Kreuzotter/Hornviper/Aspisviper: typisch sind zwei Bissstellen mit einem Abstand von ca. 1 Zentimeter ▸ Nicht-giftige Schlangen (z. B. Ringelnatter): halbrunder Bissabdruck ohne Penetration der Haut
Vergiftungssymptome	■ Schmerzen ■ lokales Ödem im Bereich der Bissstelle (40%) ■ Ausbreitung des Ödems auf die proximale Extremität (53%) oder in schweren Fällen auch auf den Stamm (5%) ■ Lymphangitis mit Lymphadenitis ■ seltene lokale Symptome: Blasenbildung, Ekchymosen ■ gastrointestinale Symptome (z. B. Bauchschmerzen, Übelkeit ± Erbrechen, Diarrhö) ■ Tachykardie ± arterielle Hypotonie ■ seltene systemische Symptome: Anaphylaxie, Hämaturie, Somnolenz bis Koma, Krampfanfall, Lungenödem, Bronchospasmus

Schweregradeinteilung

Schweregrad	Vergiftung	Klinische Symptome
Grad 0	keine	nur Bissmarke („trockener Biss“)
Grad 1	leicht	lokales Ödem, vorübergehende (<2 Stunden) und spontan rückläufige systemische Symptome
Grad 2	mittelschwer	ganze Extremität von Ödem betroffen, ausgeprägte oder anhaltende (>2 Stunden) systemische Symptome
Grad 3	schwer	Ödem greift auf den Körperstamm über, schwere bzw. lebensbedrohliche systemische Symptome

Monitoring	■ kontinuierlich: Herzfrequenz, Atemfrequenz, nicht-invasiver Blutdruck, SpO_2 ■ einmalig: Temperatur ■ bei kardiopulmonaler Instabilität: + invasiver Blutdruck
(Labor-)Diagnostik	■ 12-Kanal-EKG (ST-Veränderungen?) ■ venöse/arterielle Blutgasanalyse ■ Routinelabor + Creatinkinase/Myoglobin + Haptoglobin ■ Harnstreifen/-status (Hämaturie? Proteinurie?) ■ bei Verdacht auf Kompartmentsyndrom: Kompartmentdruckmessung

Wichtig/CAVE	■ Eine Leukozytose in der ersten Blutabnahme spricht für eine systemische Toxinwirkung und ist ein Indikator für einen schweren Verlauf! ■ Die Ödembildung erfolgt primär in der Haut und im Subkutangewebe, kaum subfaszial. Trotz dem klinischen Eindruck ist ein Kompartmentsyndrom extrem selten! ■ Seltene allergische Reaktionen (führende Symptome: Urtikaria, Juckreiz, siehe Seite 594) auf das Schlangengift treten innerhalb der ersten Minuten nach Schlangenbiss auf.
Giftelimination	nicht möglich
Antidot	**Polyvalentes europäisches Schlangengift-Antiserum:** ■ Indikationen zur Antiserum-Gabe: ► persistierende arterielle Hypotonie oder Schock ► prolongierte und rezidivierende gastrointestinale Symptome ► rasch progredientes Ödem bzw. Ausbreitung auf den Rumpf ► Schleimhautödem mit Gefahr der Atemwegsobstruktion ► Vigilanzminderung oder Paresen ► Prädiktoren für schweren Verlauf (z. B. Leukozytose, EKG-Veränderungen, metabolische Azidose, Hämolyse, Gerinnungsstörungen) ■ möglichst frühe Gabe ■ Nachgewiesene Wirkung: ► Verhinderung einer massiven Schwellung ► antihämorrhagische Effekte und Vermeidung einer Anämie ► Reversierung der gastrointestinalen Symptome ► hämodynamische Stabilisierung ► Verkürzung des Krankenhausaufenthaltes ■ Dosierung: ca. 200 mg Fab-Fragment (unabhängig vom Körpergewicht) als langsame KI (z. B. 250 ml NaCl 0,9% über 30–60 Minuten), evtl. Wiederholung bei unzureichender Wirkung bzw. neuerlich auftretenden Symptomen ■ Nebenwirkungen: ► Allergie/Anaphlyaxie (evtl. Prämedikation mit Adrenalin 0,25 mg s.c.) ► Serumkrankheit (verzögert nach wenigen Tage bis 2 Wochen)
Akutmaßnahmen	■ **Hochlagerung und Ruhigstellung der Extremität** ■ **Ringe, Armbänder oder Uhr entfernen** ■ **Kühlung** ■ **Analgesie** ■ **Wundversorgung:** Desinfektion, steril verbinden, evtl. Tetanusprophylaxe (siehe Seite 744) ■ bei arterieller Hypotonie: **balancierte Kristalloide ± Noradrenalin-Perfusor** ■ extrem zurückhaltend und nur bei Kompartmentdrücken >30 mmHg: Fasziotomie
Kommentar	**Ineffektiv bzw. potenziell schädlich:** ■ Abbinden der Extremität (verstärkt Ödembildung und erhöht das Risiko von Nekrosen) ■ Aussaugen der Wunde (erhöht Infektionsgefahr) ■ Inzision der Wunde (Verletzung ohne relevante Giftelimination) ■ Antibiotikaprophylaxe
Überwachungsdauer	■ bis zum Abklingen der systemischen Symptome ■ bei Symptomfreiheit: mindestens 4 Stunden

Literatur:

Prenzel F, et al. Kreuzotterbisse – Klinik, Diagnostik und Behandlung. Dtsch Med Wochenschr 2008; 133:1075–1080.

SCHWERMETALLE

Definition	■ **essentielle Schwermetalle (geringe Toxizität):** ▸ Kupfer ▸ Zink ■ **nicht-essentielle Schwermetalle (hohe Toxizität):** ▸ Arsen ▸ Blei ▸ Cadmium ▸ Quecksilber ▸ Thallium
Ursachen	**Im Regelfall chronische Exposition:** ■ Arsen (z. B. kontaminierte Nahrungsmittel oder Trinkwasser) ■ Blei (z. B. Automobilindustrie, Batterieherstellung) ■ Cadmium (z. B. Nickel-Cadmium-Batterien, Zigaretten, kontaminierte Nahrungsmittel) ■ Kupfer (z. B. Industrieabwässer, Algizide, Fungizide, Kanalreiniger) ■ Quecksilbervergiftung (z. B. [Raub-]Fischkonsum aus Quecksilber-belasteten Gewässern) ■ Thallium (z. B. Glasindustrie, Farben) ■ Zink (z. B. Industriearbeiten)
Vergiftungssymptome	■ Müdigkeit ■ Verwirrtheit ■ Übelkeit ± Erbrechen ■ Diarrhö ■ Bauchschmerzen ■ roter, nicht-blutiger Harn ■ Gewichtsverlust ■ klinische Hinweise auf Anämie (z. B. blasse Fingernägel bzw. Handlinien, weiße Skleren, weißes Zahnfleisch) ■ Mees-Linien der Fingernägel (Arsen, Thallium) ■ bläuliche Verfärbung des Zahnfleisches (Blei) ■ Kopfschmerzen bis Enzephalopathie ■ psychiatrische Symptome ■ Krampfanfälle
Monitoring	meist nicht erforderlich
(Labor-)Diagnostik	■ venöse/arterielle Blutgasanalyse ■ Routinelabor + Schwermetallkonzentration im Harn (evtl. auch in Fingernägeln oder Haaren) ■ Harnstreifen/-status + Harnsediment
Giftelimination	(siehe Tabelle)

Schwermetall	Chelatbildner
Arsen	DMSA oder Dimercaprol
Blei	Dimercaprol
Cadmium	EDTA
Kupfer	Penicillamin
Quecksilber	DMSA
Thallium	Hämodialyse
Zink	EDTA oder Dimercaprol

Antidot	nicht vorhanden
Akutmaßnahmen	zumeist keine Akutmaßnahmen erforderlich
Überwachungsdauer	abhängig von Klinik und Therapiedauer

Literatur:
Ghannoum M, et al. Extracorporeal treatment for thallium poisoning: Recommendations from the EXTRIP Workgroup. Clin J Am Soc Nephrol 2012; 7:1682–1690.
Kim JJ, et al. Heavy metal toxicity: An update of chelating therapeutic strategies. J Trace Elem Med Biol 2019; 54:226–231.
Metals. In: Hoffman RS, et al. Goldfrank's Manual of Toxicologic Emergencies. McGrawHill Medical, 2007; 689–768.

SEROTONIN-REUPTAKE-HEMMER

Wirkmechanismus	Blockade der Serotonintransporter, welche Serotonin aus dem Synapsenspalt entfernen, mit Erhöhung der Serotonin-Konzentration in der zerebralen Extrazellulärflüssigkeit
Substanzen	▪ **Serotonin-Reuptake-Hemmer:** z. B. Fluoxetin, Sertralin, Paroxetin, Citalopram, Escitalopram, Fluvoxamin, Trazodon ▪ **Serotonin-/Noradrenalin-Reuptake-Hemmer:** z. B. Venlafaxin, Duloxetin
Pharmakokinetische Eigenschaften	▪ hohe Bioverfügbarkeit ▪ maximale Plasmakonzentrationen 2–10 Stunden nach Ingestion ▪ hohe Proteinbindung ▪ großes Verteilungsvolumen ▪ hepatische Metabolisierung ▪ Halbwertszeit: 20–24 Stunden (Ausnahme Fluoxetin: 2–4 Tage bzw. Metabolit 8–9 Tage)
Interaktionen	Das Risiko, ein Serotonin-Syndrom zu entwickeln, wird durch die gleichzeitige Einnahme von trizyklischen Antidepressiva, Lithium, Opiaten (insbesondere Pethidin und Tramadol), Amphetaminen, Kokain und/oder Monoaminoxidase-Hemmern erhöht.
Vergiftungssymptome	▪ Vigilanzminderung meist wenig ausgeprägt (erst in sehr hohen Dosen) ▪ (zentrales) anticholinerges Syndrom (Tachykardie, Temperaturerhöhung, Mydriasis, Doppelbilder, Harnretention, Ileus, trockene Schleimhäute, Verwirrtheit bis Agitation) ▪ Serotonin-Syndrom (Agitation, Hypertonie, Tachykardie, Schwitzen, Kloni, Mydriasis, Hyperthermie) ▪ Tachykardie ± arterielle Hypertonie ▪ Rhabdomyolyse ▪ Krampfanfälle (selten, außer: Citalopram und Escitalopram) ▪ QRS-/QT-Verlängerung/Torsaden (selten, außer: Citalopram, Escitalopram, Venlafaxin)
Monitoring	▪ kontinuierlich: Herzfrequenz, Atemfrequenz, nicht-invasiver Blutdruck, SpO_2 ▪ wiederholt/engmaschig: Temperatur
(Labor-)Diagnostik	▪ 12-Kanal-EKG ▪ venöse/arterielle Blutgasanalyse ▪ Routinelabor + Creatinkinase/Myoglobin

Wichtig/CAVE	■ schwere Verläufe nur bei Mischintoxikationen oder sehr hohen Dosen! ■ gefährlich: Citalopram und Escitalopram (u. a. QRS-/QT-Verlängerung, Krampfanfälle)
Giftelimination	bei Präsentation <1–2 Stunden nach Ingestion (bis 4 Stunden bei Ingestion von Citalopram [>600 mg] oder Escitalopram [>300 mg]) und erhaltenen Schutzreflexen: **Aktivkohle** 50 g p.o.
Antidot	nicht vorhanden
Akutmaßnahmen	■ **Vermeiden von serotonergen Medikamenten** (z. B. Ondansetron, Tramadol, Fentanyl) ■ bei Agitation, anticholinergen Symptomen oder relevanter Tachykardie: **Physostigmin** 2 mg KI, evtl. weiter am Perfusor (0,5–2 mg/h) ■ bei Krampfanfällen: **Lorazepam** 4 mg i.v. ■ bei Koma: **endotracheale Intubation + lungenprotektive Beatmung** ■ bei Tachyarrhythmien (z. B. Torsaden): **Magnesium** 4 g KI, gefolgt von Dauerinfusion mit 1 g/h (Ziel: Magnesium-Serumkonzentration 2–3 mmol/l bzw. nach Therapieerfolg) ■ bei Serotonin-Syndrom: siehe Seite 467
Überwachungsdauer	■ bis zum Abklingen der Vergiftungssymptome bzw. bis zur Normalisierung der QTc-Zeit (bei Intoxikation mit Citalopram, Escitalopram und/oder Venlafaxin) ■ bei klinischer und elektrokardiographischer Symptomfreiheit: ► mindestens 6 Stunden ► bei Citalopram (>600 mg) und Escitalopram (>300 mg): mindestens 12 Stunden ► bei Venlafaxin (>1 g): mindestens 16 Stunden

Literatur:

Austin Health. Clinical Guideline – Selective Serotonin Reuptake Inhibitors (SSRI). Clinical Toxicology Guidelines; www.austin.org.au/

SPINNENBISS

Definition	Zur definitiven Diagnose eines Spinnenbisses müssen folgende Kriterien erfüllt sein: ■ beobachteter Spinnenbiss ■ Die Spinne wurde als giftig identifiziert. ■ Die Hautläsion und/oder die systemischen Symptome passen zur identifizierten Spinne.
Allgemeines	■ Die meisten als Spinnenbiss diagnostizierten Hautläsionen (selbst in der Literatur) sind keine Spinnenbisse. ■ Bisse durch in Mitteleuropa heimische Spinnen führen zu Lokalreaktionen, sind aber ungefährlich für den Menschen. ■ Lebensbedrohung kann allerdings durch den Biss einer in einem Terrarium gehaltenen Giftspinne oder den Biss einer Bananenspinne (akzidentell in der Nahrungsmittellogistik) entstehen.

Vergiftungssymptome	■ **In Mitteleuropa heimische Spinnen (z. B. Dornfingerspinne, Kräuseljagdspinne):** ▸ Einzelläsion ▸ variabler Schmerz ▸ Schwellung ▸ keine Hautnekrose ■ **Australische Trichternetzspinne:** ▸ Hypersalivation ▸ Diaphorese ▸ Muskelkrämpfe und Faszikulationen (z. B. der Zunge) ▸ Tachykardie ▸ Parästhesien ▸ Katecholamin-induzierte Myokarditis ▸ Lungenödem ■ **(Brasilianische) Bananenspinne:** ▸ Übelkeit + Erbrechen ▸ Visusminderung ▸ autonome Dysfunktion mit Tachykardie und arterieller Hypertonie ▸ Diaphorese ▸ Hypersalivation ■ **Witwenspinne:** ▸ starker Schmerz ▸ ausgeprägte Lokalreaktion mit Parästhesien ▸ Target-Läsion-artige Rötung mit zentralem hellem Hof ▸ lokalisierte Diaphorese ▸ Muskelkrämpfe ▸ Rigidität der Bauchmuskulatur ▸ autonome Dysfunktion mit Tachykardie und arterieller Hypertonie ▸ Hypersalivation ■ **(Braune) Einsiedlerspinne:** ▸ lokale Hautnekrose ▸ sekundär einsetzender und sich verstärkender massiver Schmerz ▸ akute hämolytische Anämie ▸ Verbrauchskoagulopathie ▸ Rhabdomyolyse ▸ akute Nierenschädigung ■ **Vogelspinne oder Tarantel:** ▸ Der Biss dieser Spinnenarten ist vergleichbar mit einem Insektenstich. ▸ Akuterkrankung entsteht durch toxische Irritation von Augen, Schleimhäuten und Atemwegen durch kleine (ca. 1-mm-messende) Härchen der Hinterbeine oder des Abdomens, welche von der Spinne gelöst und dem Angreifer entgegengeschleudert werden.
Monitoring	■ nach Biss einer in Mitteleuropa heimischen Spinne – einmalig: Herzfrequenz, Atemfrequenz, nicht-invasiver Blutdruck, SpO_2, Temperatur ■ nach Biss einer Giftspinne – kontinuierlich: Herzfrequenz, Atemfrequenz, nicht-invasiver Blutdruck, SpO_2
(Labor-)Diagnostik	■ 12-Kanal-EKG ■ venöse/arterielle Blutgasanalyse ■ Routinelabor + Creatinkinase/Myoglobin + Troponin T ■ nach Biss einer Einsiedlerspinne: + Thromboelastographie/-metrie

Wichtig/CAVE	▪ Wichtigste Differentialdiagnosen des vermeintlichen Spinnenbisses: ▸ Biss oder Stich von Insekten (z. B. Ameisen, Flöhe, Bettwanzen, Zecken, Mosquitos) ▸ Staphylokokken-Infektion der Haut ▸ Erythema migrans ▸ neutrophile Dermatosen (z. B. Pyoderma gangraenosum) ▪ Fehldiagnose einer Hautnekrose als Spinnenbiss kann zu Fehltherapie und Morbidität führen. ▪ Allergische Reaktionen auf Spinnengift sind sehr selten.
Giftelimination	nicht möglich
Antidot	**Antiseren verfügbar für folgende Giftspinnenarten (Information bezüglich Bezugsmöglichkeit über die Vergiftungszentrale):** ▪ Witwenspinne ▪ Bananenspinne ▪ Trichternetzspinne Es existiert aktuell kein Antiserum für Patienten nach Biss der Einsiedlerspinne.
Akutmaßnahmen	▪ **Hochlagerung und Ruhigstellung der Extremität** ▪ **Ringe, Armbänder oder Uhr entfernen** ▪ **Kühlung** ▪ **Analgesie (z. B. NSAR, bei Giftspinnen: Opiate)** ▪ **Wundversorgung:** Desinfektion, steril verbinden, evtl. Tetanusprophylaxe (siehe Seite 744); nach Biss der Einsiedlerspinne: Nekrosenabtragung und Wundverschluss erst sekundär (nach 1–2 Wochen) ▪ **topische Antihistaminika** ▪ bei Muskelkrämpfen: **Kalziumglukonat** 10% 10–20 ml KI + **Midazolam** mg-weise i.v. ▪ bei Hypersalivation: **Glycopyrronium** 0,2 mg oder **Atropin** 0,5–1 mg i.v. ▪ bei Koagulopathie + klinischen Blutungshinweisen: **Gerinnungsfaktoren** (z. B. Fibrinogen), **Tranexamsäure** 1 g KI + **Plasma** nach Thromboelastometrie/-graphie bzw. Gerinnungsanalyse und Klinik ▪ bei toxisch-irritativer Reaktion auf Vogelspinnen- oder Tarantel-Härchen: **Augen-/Schleimhautspülung** mit sterilem Wasser oder NaCl 0,9%, **Antihistaminika** (z. B. Diphenhydramin 60 mg KI) ± **Salbutamol/ Ipratropium** 2,5 ml p.i. ▪ bei hämolytischer Anämie: siehe Seite 251 ▪ bei Rhabdomyolyse: siehe Seite 450
Kommentar	▪ Durch Spinnenbisse werden selten Infektionen übertragen. Eine Antibiotikaprophylaxe ist nicht indiziert. ▪ Infektionen von Spinnenbissen erfolgen fast immer sekundär.
Überwachungsdauer	▪ nach Biss einer in Mitteleuropa heimischen Spinne: keine Überwachung erforderlich ▪ nach Biss einer Giftspinne: ▸ bis zum Abklingen der systemischen Symptome ▸ bei Symptomfreiheit: mindestens 4 Stunden

Literatur:

Fusto G, et al. Spider bites of medical significance in the Mediterranean area: misdiagnosis, clinical features and management. J Venom Anim Toxins Incl Trop Dis 2020; 26:e20190100.

TAXINE (EIBE, TAXUS BACCATA)

Wirkmechanismus	■ Eibensamen und insbesondere Eibennadeln enthalten das Toxin Taxin B (Anmerkung: Das rote Fruchtfleisch der Eibenbeeren enthält kaum Taxin B). ■ Taxin B blockiert myokardiale Natrium- und Kalziumkanäle ■ meist suizidale Einnahme von Eibennadeln oder Trinken von Tee aus Eibennadeln
Toxikokinetische Eigenschaften	■ Symptome innerhalb von 30–60 Minuten nach Ingestion ■ Rhythmusstörungen und Tod typischerweise in den ersten 6 Stunden ■ hohes Verteilungsvolumen ■ Halbwertszeit Taxin B: 11–13 Stunden
Interaktion	Toxizitätsverstärkung durch gleichzeitige Einnahme anderer Natrium- oder Kalziumkanal-blockierender Substanzen (z. B. Antiarrhythmika)
Vergiftungssymptome	■ Übelkeit ± Erbrechen ■ Diarrhö ■ Mydriasis ■ Vigilanzminderung bis Koma ■ Krampfanfälle ■ metabolische Azidose ■ Tachykardie ■ Rhythmusstörungen (z. B. ventrikuläre Tachykardie, Kammerflimmern, AV-Block, Asystolie) mit kardiogenem Schock
Monitoring	■ kontinuierlich: Herzfrequenz, Atemfrequenz, nicht-invasiver Blutdruck, SpO_2 ■ einmalig: Temperatur ■ bei hämodynamischer Instabilität: invasiver Blutdruck, Harnkatheter ± ZVK
(Labor-)Diagnostik	■ 12-Kanal-EKG ■ venöse/arterielle Blutgasanalyse ■ Routinelabor ■ LC/MS-Screening zum definitiven Toxinnachweis (z. B. zu forensischen Zwecken)
Giftelimination	■ bei Einnahme von Eibennadeln und Präsentation <4 Stunden nach Ingestion: **Aktivkohle** 50 g p.o. ■ bei Trinken von Eibennadeltee: Aktivkohle nicht sinnvoll
Antidot	nicht vorhanden
Akutmaßnahmen	■ Breitkomplextachykardie: **Natriumbikarbonat 8,4%** 100–300 ml ± **elektrische Kardioversion** ■ frühzeitig an **veno-arterielle ECMO-Therapie** denken! ■ Amiodaron meiden!
Überwachungsdauer	■ bis zum Abklingen der Vergiftungssymptome ■ bei Symptomfreiheit: mindestens 6 Stunden

Literatur:

Labossiere AW, et al. Clinical toxicology of yew poisoning. Ann Pharmacother 2018; 52:591–599.

Toxikologische Erkrankungen

3.2

THEOPHYLLIN

Wirkmechanismus	■ Adenosin-Rezeptor-Antagonismus ■ Phosphodiesterase-Hemmung ■ Katecholaminfreisetzung ■ Toxizität durch zu hohe Dauertherapiedosen ± Verschlechterung der Leber- und/oder Nierenfunktion oder Überdosierung in suizidaler Absicht ■ Retardpräparate häufig! **Theophyllin-Serumkonzentrationen und Toxizität (Cave: Richtwerte):** ■ 20–40 mg/l: milde Toxizität ■ 40–80 mg/l: moderate Toxizität ■ >80 mg/l: schwere Toxizität
Pharmakokinetische Eigenschaften	■ rasche Resorption ■ hohe Bioverfügbarkeit (80–100%) ■ maximale Plasmakonzentrationen 30–120 Minuten nach Ingestion (Retardpräparate bis 24 Stunden) ■ Proteinbindung 65% ■ geringes Verteilungsvolumen ■ hepatische Metabolisierung ■ Halbwertszeit 4–8 Stunden (bei hohen Dosen deutlich verlängert)
Interaktion	beschleunigte Clearance von Theophyllin bei Rauchern
Vergiftungssymptome	■ Übelkeit ± Erbrechen ■ Tremor ■ Agitation ■ Krampfanfälle ■ Tachykardie ± Rhythmusstörungen (z. B. Vorhofflimmern, Breitkomplextachykardien) ■ arterielle Hypotonie ■ Tachypnoe (respiratorische Alkalose) ■ metabolische (Lakt-)Azidose ■ Rhabdomyolyse ■ Hyperglykämie ■ Elektrolytstörungen (z. B. Hypokaliämie, Hypomagnesiämie)
Monitoring	■ kontinuierlich: Herzfrequenz, Atemfrequenz, nicht-invasiver Blutdruck, SpO_2 ■ einmalig: Temperatur ■ bei Koma oder hämodynamischer Instabilität: + invasiver Blutdruck, ZVK, Harnkatheter
(Labor-)Diagnostik	■ 12-Kanal-EKG ■ venöse/arterielle Blutgasanalyse ■ Routinelabor + Creatinkinase/Myoglobin ■ Theophyllin-Serumkonzentration (wiederholt, z. B. 2–4-stündlich)
Giftelimination	■ **Aktivkohle** (50 g p.o.) möglichst früh und **repetitiv** (jeweils 25 g p.o. + 2 Messlöffel Magnesiumsulfat) ■ **prophylaktische Hämodialyse** bei Theophyllin-Serumkonzentration unabhängig von Symptomen: ► akute Überdosierung: >100 mg/l (>555 µmol/l) ► chronische oder akut-auf-chronische Überdosierung: >60 mg/dl (>333 µmol/l) oder >50 mg/dl (>278 µmol/l) bei Alter >60 Jahre ■ **therapeutische Hämodialyse** bei ≥1 der folgenden Parameter: ► wiederholte Krampfanfälle ► lebensbedrohliche Rhythmusstörung ► Schock ► steigende Theophyllin-Serumkonzentration trotz optimaler Therapie ► insuffizientes Ansprechen auf konservative Therapie

Antidot	nicht verfügbar
Akutmaßnahmen	■ bei Übelkeit ± Erbrechen: **Antiemetika** ■ bei Tremor und/oder Krampfanfällen: **Lorazepam** 2–4 mg i.v. ■ bei Rhythmusstörungen: **Metoprolol** i.v. oder **Esmolol** i.v., bei Breitkomplextachykardien: **Lidocain** 1 mg/kg i.v. ■ bei arterieller Hypotonie: **balancierte Kristalloide ± Noradrenalin-Perfusor** ■ bei Hypokaliämie und/oder Hypomagnesiämie: **intravenöse Kalium- und/oder Magnesiumsubstitution** (Ziel: Magnesium-Serumkonzentrationen im unteren Normbereich, da nach Abklingen der Vergiftungssymptome Rebound-Hyperkaliämie oder -Hypermagnesiämie möglich)
Überwachungsdauer	■ bis zum Abklingen der Vergiftungssymptome und bis zum/r relevanten Absinken/Normalisierung der Theophyllin-Serumkonzentration ■ bei Symptomfreiheit: mindestens 6 Stunden (bzw. 12 Stunden bei Ingestion von Retardpräparaten)

Literatur:

Ghannoum M, et al. Extracorporeal treatment for theophylline poisoning: systematic review and recommendations from the EXTRIP workgroup. Clin Toxicol (Phila) 2015; 53:215–229.
Journey JD, et al. Theophylline toxicity. StatPearls, Treasure Island (FL): StatPearls Publishing, 2021.

TIZANIDIN

Wirkmechanismus	■ zentraler alpha$_2$-Rezeptor-Agonismus ■ Hemmung der Freisetzung von Glutamat und Aspartat im Rückenmark ■ Inhibierung von kardialen Kaliumkanälen
Pharmakokinetische Eigenschaften	■ rasche gastrointestinale Resorption ■ geringe Bioverfügbarkeit (20–40%) ■ geringe Plasmaproteinbindung (ca. 30%) ■ maximale Plasmakonzentrationen 1 Stunde nach Ingestion ■ Halbwertszeit 2,5 Stunden ■ hepatische Metabolisierung (Cytochrom P450 1A2) zu inaktiven Metaboliten
Interaktion	Toxizitätsverstärkung durch gleichzeitige Einnahme anderer sedierend (z. B. Benzodiazepine, Antihistaminika, Barbiturate), bradykardisierend (z. B. Betablocker, Digitalis) oder vasodilatierend (z. B. ACE-Hemmer, Kalziumantagonisten) wirkenden Substanzen sowie Medikamente, welche den hepatischen Abbau von Tizanidin hemmen (z. B. orale Kontrazeptiva, Aciclovir, H$_2$-Blocker, Amiodaron, Ciprofloxacin)
Vergiftungssymptome	■ Lethargie ■ Schwindel ■ Verwirrtheit ■ Agitation ■ Übelkeit ± Erbrechen ■ quantitative Vigilanzminderung bis Koma ■ Bradykardie ■ arterielle Hypotonie

Monitoring	▪ kontinuierlich: Herzfrequenz, Atemfrequenz, nicht-invasiver Blutdruck, SpO_2 ▪ einmalig: Temperatur ▪ bei Koma und/oder hämodynamischer Instabilität: + invasiver Blutdruck, Harnkatheter ± ZVK
(Labor-)Diagnostik	▪ 12-Kanal-EKG ▪ venöse/arterielle Blutgasanalyse ▪ Routinelabor ▪ bei arterieller Hypotonie: Echokardiographie (Pumpfunktion?)
Giftelimination	bei Präsentation <1–2 Stunden nach Ingestion und erhaltenen Schutzreflexen: **Aktivkohle** 50 g p.o.
Antidot	nicht vorhanden
Akutmaßnahmen	▪ **Atemweg offenhalten** (z. B. beidseitig Wendl-Tuben + Seitenlagerung) ▪ bei Atemwegsverlegung und/oder Koma: **endotracheale Intubation + lungenprotektive Beatmung** ▪ bei arterieller Hypotonie: **balancierte Kristalloide ± Noradrenalin-Perfusor** ▪ bei Bradykardie: **Atropin 0,5–1 mg i.v.** (oder Adrenalin 10 µg i.v.) ± **Dobutamin-Perfusor** (oder Adrenalin-Perfusor)
Überwachungsdauer	▪ bis zum Abklingen der systemischen Symptome, Re-Orientierung sowie Gang- und Standsicherheit ▪ bei Symptomfreiheit: mindestens 4 Stunden

Literatur:

Spiller HA, et al. Retrospective review of Tizanidin (Zanaflex) overdose. J Toxicol Clin Toxicol 2004; 42:593–596.

TRIZYKLISCHE ANTIDEPRESSIVA

Wirkmechanismus	Multiple Wirkmechanismen (u. a. dosisabhängig): ▪ anticholinerge Wirkung ▪ Wiederaufnahmehemmung von Serotonin und Noradrenalin ▪ Histamin- und GABA-Rezeptor Antagonismus ▪ alpha-Rezeptor-Antagonismus ▪ Blockade spannungsabhängiger Natriumkanäle
Pharmakokinetische Eigenschaften	▪ rasche gastrointestinale Absorption ▪ klinischer Symptombeginn 30–90 Minuten nach Ingestion ▪ hohe Proteinbindung ▪ hohes Verteilungsvolumen ▪ hepatische Metabolisierung und Elimination ▪ enterohepatischer Kreislauf

Vergiftungssymptome	▪ (zentrales) anticholinerges Syndrom (Tachykardie, Temperaturerhöhung, Mydriasis, Doppelbilder, Harnretention, Ileus, trockene Schleimhäute, Verwirrtheit bis Agitation) ▪ Somnolenz bis Koma ▪ Krampfanfälle ▪ Tachykardie ▪ QRS-Verbreiterung (Gefahr von ventrikulären Tachykardien) ▪ QTc-Verlängerung (Gefahr von Torsaden) ▪ metabolische Azidose (verstärkt Toxizität) ▪ Elektrolytstörungen (z. B. Hypokaliämie, Hyponatriämie)
Monitoring	▪ kontinuierlich: Herzfrequenz, Atemfrequenz, nicht-invasiver Blutdruck, SpO_2 ▪ einmalig: Temperatur ▪ bei Koma oder hämodynamischer Instabilität: + invasiver Blutdruck, ZVK, Harnkatheter
(Labor-)Diagnostik	▪ 12-Kanal-EKG ▪ venöse/arterielle Blutgasanalyse ▪ Routinelabor + Creatinkinase/Myoglobin
Wichtig/CAVE	▪ ohne Tachykardie selten relevante Intoxikationssymptomatik! ▪ QRS-Breite >100 ms korreliert mit dem Auftreten von Krampfanfällen (>100 ms) und Arrhythmien (>160 ms)
Giftelimination	**Aktivkohle** (50 g p.o.) bei erhaltenen Schutzreflexen (oder über Magensonde) wahrscheinlich auch noch verzögert sinnvoll, bei großen Mengen repetitiv (jeweils 25 g p.o. + 2 Messlöffel Magnesiumsulfat)
Antidot	nicht vorhanden
Akutmaßnahmen	▪ bei Agitation oder Krampfanfällen: **Midazolam** 2-mg-weise oder **Lorazepam** 4 mg i.v. ▪ bei (zentralem) anticholinergem Syndrom: **Physostigmin** 2 mg KI (Cave: nicht bei QRS-Verbreiterung oder Bradykardie), evtl. weiter am Perfusor (0,5–2 mg/h) ▪ bei Koma: **endotracheale Intubation + lungenprotektive Beatmung** ▪ bei Tachykardie und/oder QRS-Verbreiterung >100 ms ± Arrhythmien: **Natriumbikarbonat 8,4%** 100–300 ml (Ziel: QRS <100 ms bzw. QRS-Zeitverkürzung sowie pH ~7,5); 2. Wahl: **Magnesium** 4 g KI (Cave: arterielle Hypotonie) ▪ Antiarrhythmika möglichst vermeiden (können arrhythmogene Wirkung haben) ▪ bei arterieller Hypotonie: **balancierte Kristalloide ± (Nor-)Adrenalin- ± Arginin-Vasopressin-Perfusor** ▪ bei refraktären Vergiftungssymptomen: **Lipid Rescue** (20% intravenöse Fettlösung: 1,5 ml/kg i.v. [Bolus!], gefolgt von 0,25 ml/kg/min KI [über 15–30 Minuten]; Maximaldosis 10 ml/kg) oder **veno-arterielle ECMO-Therapie**
Überwachungsdauer	▪ bis zum Abklingen der Vergiftungssymptome ▪ bei klinischer und elektrokardiographischer Symptomfreiheit: mindestens 6 Stunden (bei Retardpräparaten mindestens 12 Stunden)

Literatur:

Body R, et al. Guidelines in Emergency Medicine Network (GEMNet): guideline for the management of tricyclic antidepressant overdose. Emerg Med J 2011; 28:347e368.

VALPROAT

Wirkmechanismus	■ Inhibierung von spannungsabhängigen Natriumkanälen ■ vermehrte Ausschüttung und verminderte Wiederaufnahme von GABA
Pharmakokinetische Eigenschaften	■ Bioverfügbarkeit 68–100% ■ maximale Plasmakonzentrationen 4–16 Stunden nach Ingestion ■ hohe Proteinbindung (94%; bei hohen Konzentrationen allerdings deutlich geringer, z. B. 15% bei Valproat-Serumkonzentrationen >1.000 mg/l) ■ niedriges Verteilungsvolumen (0,1–0,5 l/kg) ■ Metabolisierung durch Konjugation und Oxidierung (hepatotoxische Metabolite) ■ Halbwertszeit (ca. 12 Stunden; bei Intoxikation deutlich verlängert)
Interaktion	Erhöhung der freien Valproatkonzentration durch Hypalbuminämie und Niereninsuffizienz
Vergiftungssymptome	■ Übelkeit ± Erbrechen ■ Diarrhö ■ Agitation ■ Tremor ± Ataxie ■ Tachykardie ■ Rhythmusstörungen (z. B. AV-Block, atriale Tachykardie) ■ Krampfanfälle ■ Vigilanzminderung bis Koma (Differentialdiagnose: Hirnödem) ■ Atemdepression ■ metabolische Azidose mit erhöhter Anionen-Lücke ■ Elektrolytstörungen (z. B. Hypernatriämie, Hypokalzämie) ■ Lebertoxizität mit Hyperammonämie ■ Pankreatitis ■ Leuko- und/oder Thrombopenie
Monitoring	■ kontinuierlich: Herzfrequenz, Atemfrequenz, nicht-invasiver Blutdruck, SpO_2 ■ einmalig: Temperatur ■ bei Koma oder hämodynamischer Instabilität: + invasiver Blutdruck, Harnkatheter ± ZVK
(Labor-)Diagnostik	■ 12-Kanal-EKG ■ venöse/arterielle Blutgasanalyse ■ Routinelabor + Ammoniak (gekühlt versenden) + Valproat-Serumkonzentration (wiederholt, z. B. 2–4-stündlich) ■ bei Koma: CCT (Hirnödem?)
Giftelimination	■ **Aktivkohle** (50 g p.o.) bei erhaltenen Schutzreflexen (oder über Magensonde) auch verzögert sinnvoll, bei relevanter Menge an eingenommenen Tabletten (insbesondere Retardpräparaten): repetitive Gaben (jeweils 25 g p.o. + 2 Messlöffel Magnesiumsulfat) ■ bei Valproat-Serumkonzentrationen >900 mg/l unabhängig von klinischen Symptomen: **prophylaktische Hämodialyse** ■ **therapeutische Hämodialyse** bei ≥1 der folgenden Parameter: ► Schock ► Koma und/oder Hirnödem ► metabolische Azidose (pH ≤7,1) ► Hyperammonämie
Antidot	bei Hyperammonämie: **L-Carnitin** 100 mg/kg (maximal 6 g) KI gefolgt von 15 mg/kg 4-stündlich
Akutmaßnahmen	■ bei Krampfanfällen: **Lorazepam** 4 mg i.v. ■ bei Atemwegsverlegung und/oder Koma: **endotracheale Intubation + lungenprotektive Beatmung** ■ bei arterieller Hypotension: **balancierte Kristalloide ± Noradrenalin-Perfusor**

Überwachungsdauer	■ bis zum Abklingen der Vergiftungssymptome und Valproat-Serumkonzentration <500 mg/l ■ bei Symptomfreiheit: mindestens 6 Stunden bzw. bis Valproat-Serumkonzentration <500 mg/l

Literatur:

Austin Health. Clinical Guideline – Sodium Valproate. Clinical Toxicology Guidelines; www.austin.org.au/
Ghannoum M, et al. Extracorporeal treatment for valproic acid poisoning: systematic review and recommendations from the EXTRIP workgroup. Clin Toxicol (Phila) 2015; 53:454–465.

ZYANIDE UND ANDERE INHIBITOREN DER ATMUNGSKETTE

Wirkmechanismus	■ Blockade der mitochondrialen Atmungskette mit nachfolgender Zellhypoxie ■ Intoxikation durch orale Zufuhr (z. B. suizidal in Form von Zyanidsalzen, akzidentell durch übermäßigen Konsum einer großen Anzahl [>60 Stück] an Aprikosenkernen bzw. Bittermandeln oder Chemikalien) oder Inhalation (z. B. im Rahmen von Rauchgasvergiftungen bei Verbrennung von Kunststoffen, Holz und/oder Wolle)
Toxikokinetische Eigenschaften	■ rasche gastrointestinale und inhalative Absorption ■ bei oraler Aufnahme: Wirkungseintritt innerhalb von Minuten (Ausnahme: Zyanide, welche erst durch Verstoffwechselung freigesetzt werden, z. B. in Chemikalien wie Reinigern enthalten) ■ bei inhalativer Aufnahme: Wirkeintritt innerhalb von Sekunden ■ Abbau durch Rhodanase zu Rhodanid (Thiocyanat) und (in geringem Maße) durch Bindung an Hydroxycobalamin zu Vitamin B12
Interaktion	Toxizitätsverstärkung durch gleichzeitige Kohlenmonoxid-Exposition
Vergiftungssymptome	■ Schwindel ■ Kopfschmerzen ■ Übelkeit ± Erbrechen ■ Krampfanfälle ■ qualitative und quantitative Vigilanzstörung ■ Koma ■ Tachypnoe gefolgt von Bradypnoe und Apnoe ■ Tachykardie gefolgt von Bradykardie ■ arterielle Hypotonie ■ zentrales Kreislaufversagen
Monitoring	■ kontinuierlich: Herzfrequenz, Atemfrequenz, nicht-invasiver Blutdruck, SpO_2 ■ einmalig: Temperatur ■ bei Koma oder hämodynamischer Instabilität: + invasiver Blutdruck, Harnkatheter ± ZVK
(Labor-)Diagnostik	■ 12-Kanal-EKG (ST-Streckenveränderungen?) ■ arterielle Blutgasanalyse ■ Routinelabor ■ evtl. Röhrchen zur Analyse in Speziallabor (Zyanidbestimmung, z. B. zu forensischen Zwecken)

Wichtig/CAVE	▪ venöses Blut hellrot (als Ausdruck der verminderten Sauerstoffaufnahme)! ▪ Die Kombination aus Vigilanzminderung + (Lakt-)Azidose bei einem Patienten nach Rauchgasvergiftung ist verdächtig auf eine (inhalative) Zyanidvergiftung! ▪ Die Höhe der Laktatkonzentration korreliert mit der Höhe der Zyanidkonzentration! ▪ Ein Geruch nach Bittermandeln fehlt in den meisten Fällen und ist ein höchst unzuverlässiger Indikator einer Zyanidvergiftung!
Dekontamination	▪ Mundschutz, doppelte Handschuhe und Schürze tragen! ▪ Kleidung und Erbrochenes entfernen und in einem luftdichten Plastiksack entsorgen! ▪ (Kontaminierte) Haut mit Wasser und Seife waschen!
Giftelimination	nur in ausgewählten Fällen (z. B. rezente Einnahme großer Mengen Bittermandeln oder Aprikosenkerne): Aktivkohle 50 g p.o.
Antidot	**Hydroxycobalamin:** ▪ Indikation: ► dringender Verdacht auf Zyanidvergiftung UND ► Organdysfunktion (z. B. Glasgow Coma Scale <15 Punkte, arterielle Hypotonie, EKG-Veränderungen) ODER ► instabile Vitalfunktionen ODER ► Hyperlaktatämie ohne andere Erklärung ▪ Dosis: 5 g KI, Wiederholung bei persistierend hohem Laktat (maximale Dosis: 15 g) ▪ Dosis bei präterminalem Zustand oder Herzkreislaufstillstand: 10 g i.v. ▪ Nebenwirkungen: ► rötliche Verfärbung von Haut, Schleimhäuten und Körperflüssigkeiten ► anaphylaktoide Reaktionen ► Interferenz mit Laborbestimmungen **alternative Antidota: Natriumthiosulfat** (200 mg/kg KI, evtl. gemeinsam mit Hydroxycobalamin), **4-DMAP, Dicobalt Edetat** oder **Natriumnitrit**
Akutmaßnahmen	▪ **High-Flow-Nasensauerstoff-Therapie oder nicht-invasive Beatmung (jeweils FiO_2 100%)** ▪ bei Krampfanfällen: **Lorazepam** 4 mg i.v. (Cave: ohne kausale Therapie schwierig zu durchbrechen!) ▪ bei Atemwegsverlegung und/oder Koma: **endotracheale Intubation + lungenprotektive Beatmung (FiO_2 100%)** ▪ bei arterieller Hypotonie oder Schock: **balancierte Kristalloide ± (Nor-)Adrenalin-Perfusor**
Überwachungsdauer	▪ bis zum Abklingen der Vergiftungssymptome ▪ bei inhalativer Exposition oder oraler Aufnahme, Symptomfreiheit und normalem Laktat: mindestens 4 Stunden ▪ bei oraler Aufnahme von Zyanid-haltigen Chemikalien und Symptomfreiheit: mindestens 24 Stunden

Literatur:

Hendry-Hofer TB, et al. A review on ingested cyanide: Risks, clinical presentation, diagnostics, and treatment challenges. J Med Toxicol 2019; 15:128–133.

Lawson-Smith P, et al. Cyanide intoxication as part of smoke inhalation – a review on diagnosis and treatment from the emergency perspective. Scand J Trauma Resusc Emerg Med 2011; 19:14.

Reade MC, et al. Review article: management of cyanide poisoning. Emerg Med Australas 2012; 24:225–238.

Teil 3.3

AKUTMEDIZINISCHE ERKRANKUNGEN

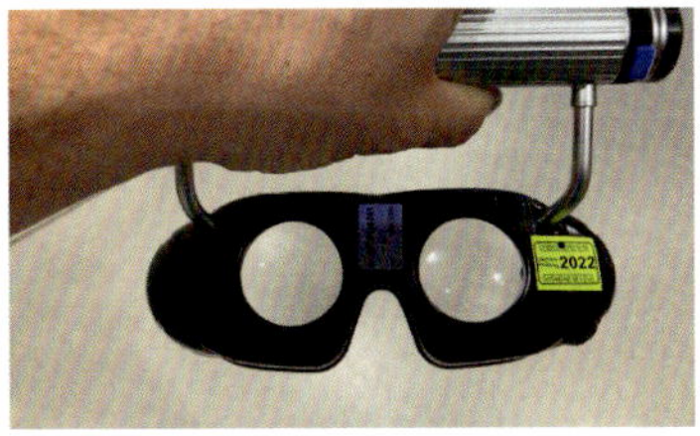

ABORT

unter Mitarbeit von Univ.-Prof. Dr. Peter Oppelt, MBA

<table>
<tr><td>Definition</td><td>Vorzeitige Beendigung der Schwangerschaft vor dem Beginn der 24. Schwangerschaftswoche
■ potenziell reversibel: drohender Abort (Abortus imminens)
■ irreversibel: beginnender (Abortus incipiens), verhaltener (Missed Abortion), unvollständiger (Abortus incompletus) und vollständiger Abort (Abortus completus)</td></tr>
<tr><td>Ursachen</td><td>■ hormonelle, anatomische, systemische, immunologische oder fetale Pathologien
■ Infektionen
■ exogene Einflüsse (z. B. Trauma, Infektionen, kritische Erkrankung)</td></tr>
<tr><td>Anamnese</td><td>■ Symptombeginn und -verlauf?
■ Schwangerschaftswoche?
■ Frühere Aborte?
■ Begleitsymptome? (z. B. Fieber, vaginale Blutung, Bauchschmerzen)
■ Eltern-Kind-Pass?
■ Bekannte Vorerkrankungen?</td></tr>
<tr><td>Klinik</td><td><table>
<tr><th colspan="2">Klinik bei unterschiedlichen Abort-Arten</th></tr>
<tr><td>Abortus imminens</td><td>vaginale Blutung ex utero, geschlossener Muttermund</td></tr>
<tr><td>Abortus incipiens und in-/completus</td><td>vaginale Blutung ex utero, Muttermund geöffnet, Unterbauchschmerzen</td></tr>
<tr><td>Missed Abortion</td><td>Muttermund geschlossen, Uterus klein und hart, evtl. Unterbauchschmerzen, keine vaginale Blutung</td></tr>
<tr><td>Septischer Abort</td><td>Abortus incipiens et incompletus, Fieber, Schüttelfrost, putrider Ausfluss, Blutungsneigung (Gefahr der Verbrauchskoagulopathie bei Dead-Fetus-Syndrom)</td></tr>
</table></td></tr>
<tr><td>Monitoring</td><td>einmalig: Herzfrequenz, Atemfrequenz, nicht-invasiver Blutdruck, SpO_2, Temperatur</td></tr>
</table>

(Labor-)Diagnostik	■ Sonographie Uterus (Herzaktivität Fötus? Fötus und/oder Fruchthöhle darstellbar?) ■ bei V. a. septischen Abort: Routinelabor + 2 Blutkulturen (jeweils aerob und anaerob)
Akutmaßnahmen	■ evtl. **Analgesie** ■ bei Abortus imminens und starker Blutung: **stationäre Aufnahme + Bettruhe** ■ bei V. a. septischen Abort: **Ampicillin/Sulbactam 3 g KI + stationäre Aufnahme** ■ bei allen anderen Abortformen: **keine Akutmaßnahmen, Entscheidung konservatives Vorgehen oder medikamentöse Abortinduktion oder Abortkürettage durch Gynäkologen**
Therapieplan nach Entlassung	■ möglichst zeitnahe Vorstellung beim Gynäkologen ■ wenn erforderlich: Rezeptieren von Analgetika ■ Wiedervorstellung bei Fieber, (Aggravierung der) Bauchschmerzen und/oder vaginaler Blutung

Literatur:
Gabriel CP, et al. Management of spontaneous abortion. Am Fam Physician. 2005 Oct 1;72(7):1243–1250.

ABSZESS, SUBKUTAN

Definition	Ansammlung von Eiter in einer abgeschlossenen Gewebehöhle in der Haut oder den subkutanen Weichteilen
Ursachen	■ bakterielle Infektion insbesondere mit Staphylococcus aureus, bei Immunsuppression aber auch mit gramnegativen Keimen ■ Art und Häufigkeit der Bakterien abhängig von Abszess-Lokalisation ■ bei intravenösem Drogenabusus: + Methicillin-resistenter Staphylococcus aureus, Pseudomonas aeruginosa, Anaerobier
Anamnese	■ Symptombeginn und -verlauf? ■ Umstände? (z. B. Wunde, Fremdkörper) ■ Rezidivierende Abszesse? ■ Vorerkrankungen bzw. Risikofaktoren? (z. B. Diabetes mellitus, Leberzirrhose, Immunsuppression) ■ Intravenöser Drogenabusus?
Klinik	■ Schmerzen ■ Rötung ■ Überwärmung ■ Schwellung ■ Fluktuation ■ evtl. systemische Zeichen wie Fieber, Schüttelfrost, Tachykardie und/oder Tachypnoe
Monitoring	einmalig: Herzfrequenz, Atemfrequenz, nicht-invasiver Blutdruck, SpO_2, Temperatur
(Labor-)Diagnostik	■ Weichteilsonographie ■ bei Immunsuppression oder systemischen Infektionszeichen: Routinelabor ■ bei rezidivierendem Abszess: Abstrich oder Flüssigkeit von Abszess zur mikrobiologischen Analyse

Wichtig / CAVE	■ klinischer Ausschluss einer nekrotisierenden Weichteilinfektion (siehe Seite 504)! ■ bei typischer Lokalisation (z. B. über Olecranon, Trochanter oder Patella) an septische Bursitis denken! ■ bei Abszess in (medianer) Sakralregion: V. a. Sinus pilonidalis ■ bei nasolabialen Abszessen Gefahr der Sinus-cavernosus-Thrombose oder septischen Sinusvenenthrombose (siehe unten und Seite 473 + 474) ■ Drainage von Abszessen in Risikobereichen durch Chirurgen (z. B. Gesicht, perianal, Sinus pilonidalis) bzw. Gynäkologen (z. B. Bartholin-Abszess)!
Akutmaßnahmen	■ **Analgesie** (z. B. NSAR) ■ bei Furunkel: **allgemeine Maßnahmen** (Schonung/Ruhigstellung, lokale Kühlung), **topische Antiseptika + topische Antibiotika** (z. B. Fusidinsäure-Creme) ■ bei Abszess-Größe <1,3 cm: **orale Antibiose** (siehe unten) **± perkutane Punktion und Aspiration** ■ bei Abszess und Größe >1,3 cm: **Inzision + Drainage:** ► Lokalanästhesie ► Inzision im Bereich der maximalen Fluktuation ► Drainage des Eiters/Abszessinhaltes ► evtl. Resektion von nekrotischem Gewebe (Haut oder subkutan) ► Spülung mit steriler Kochsalzlösung ► Einlage von Jodoform-Streifen ■ **Antibiose** (z. B. Amoxicillin/Clavulansäure 3 x 875/125 mg/Tag p.o.; bei Penicillin-Allergie oder V. a. MRSA-Infektion: Linezolid 2 x 600 mg/Tag p.o. jeweils für 5 Tage) nur wenn: ► systemische Infektionszeichen (z. B. Fieber, Tachykardie, Leukozytose, CRP-Erhöhung) ► nasolabialer Abszess (+ Thromboseprophylaxe mit niedermolekularem Heparin, z. B. Enoxaparin 1 x 40 mg/kg/Tag s.c.) ► inkomplette oder nicht mögliche Drainage ► relevante Abszessausdehnung und/oder perifokale Zellulitis ► bekannte oder vermutete Immunsuppression ► rezidivierender Abszess
Therapieplan nach Entlassung	■ Rezeptieren der verordneten Medikamente und/oder Verbandsmaterialien ■ Kontrolle beim Hausarzt oder Zuweisung zum Chirurgen (siehe oben) ■ bei rezidivierenden Abszessen: Übermittlung der Befundergebnisse vereinbaren und (sofern nicht anders erklärbar) immunologische Abklärung veranlassen (z. B. über Hausarzt oder Zuweisung zum Internisten oder Immunologen) ■ Wiedervorstellung bei persistierendem Fieber, Verschlechterung des Allgemeinzustandes und/oder (Nach-)Blutung

Literatur:
Sartelli M, et al. 2018 WSES/SIS-E consensus conference: recommendations for the management of skin and soft-tissue infections. World J Emerg Surg 2018; 13:58.
Stevens DL, et al. Practice Guidelines for the Diagnosis and Management of Skin and Soft Tissue Infections: 2014 Update by the Infectious Disease Society of America. Clin Infect Dis 2014; 59:e10-e52.

ALKOHOLENTZUG

Definition

Symptome, welche (typischerweise innerhalb von 24–48 Stunden) aufgrund von fehlendem oder zu geringem Alkoholkonsum bei chronischem Alkoholabusus auftreten

Ursachen

- gewollte oder ungewollte Alkoholabstinenz
- akute Erkrankung inklusive Trauma (z. B. mit erforderlichem Krankenhausaufenthalt)

- **Delirium tremens:** ausgeprägte Form eines Alkoholentzugs mit autonomer Dysregulation (potenziell lebensgefährlich)
- **Alkoholische Keto-/Laktazidose:** fehlende Nahrungszufuhr nach wiederholtem Erbrechen oder bei Alkoholkarenz induziert Ketonkörperbildung bei (tief-)normalem Blutzuckerspiegel. Dies führt zur Ketoazidose, bei Thiaminmangel auch zur Erhöhung der Laktat-Serumkonzentration.

Anamnese

- Symptombeginn und -verlauf?
- Z.n. Krampfanfall?
- Chronischer Alkoholabusus? (siehe Seite 726)
- Letzte Alkoholeinnahme?
- Trinkgewohnheiten?
- Abhängigkeit von anderen Drogen oder Substanzen?
- Nahrungsgewohnheiten? (V. a. Mangelernährung)
- Z.n. früherem Alkoholentzug?
- Z.n. Delirium tremens?
- Suizidgedanken/-risiko?
- Soziales Umfeld?

Klinik

Revised Clinical Institute Withdrawal Assessment for Alcohol-Score (CIWA-Ar-Score)

	Symptome	Schweregrad
1	Übelkeit + Erbrechen	0 (keine Übelkeit) bis 7 Punkte (regelmäßiges Erbrechen)
2	Tremor	0 (kein Tremor) bis 7 Punkte (schwerer Tremor)
3	Schwitzen	0 (kein Schwitzen) bis 7 Punkte (durchnässte Kleidung)
4	Ängstlichkeit	0 (keine Angst) bis 7 Punkte (Panikattacke)
5	Antriebsniveau/ Agitation	0 (normal) bis 7 Punkte (schwere Agitation)
6	taktile Störungen	0 (keine Störung) bis 7 Punkte (ständige taktile Halluzinationen)
7	akustische Störungen	0 (keine Störung) bis 7 Punkte (ständige akustische Halluzinationen)
8	visuelle Störungen	0 (keine Störung) bis 7 Punkte (ständige visuelle Halluzinationen)
9	Kopfschmerzen	0 (keine Kopfschmerzen) bis 7 Punkte (sehr starke Kopfschmerzen)
10	Orientierung	0 (orientiert) bis 4 Punkte (zu allen Qualitäten desorientiert)

Klinik	**Interpretation:** <10 Punkte: keine pharmakologische Therapie erforderlich; 10–20 Punkte: pharmakologische Therapie individuell abwägen; >20 Punkte: pharmakologische Therapie indiziert (schwerer Alkoholentzug) **Hinweise auf alkoholische Keto-/Laktazidose:** ■ Hyperventilation ■ Erbrechen ■ Bauchschmerzen
Monitoring	einmalig: Herzfrequenz, Atemfrequenz, nicht-invasiver Blutdruck, SpO_2, Temperatur
(Labor-)Diagnostik	■ venöse/arterielle Blutgasanalyse (Laktat? Natrium?) ■ Routinelabor ± Ethanol im Blut
Wichtig / CAVE	■ andere Ursachen eines Delirs ausschließen! ■ Die Ethanolkonzentration im Blut kann nicht verwendet werden, um einen Alkoholentzug zu diagnostizieren! ■ Eine Glukose-Infusion kann bei Patienten mit chronischem Alkoholabusus und unklarer Bewusstseinsstörung bei einem (latenten) Thiaminmangel eine Wernicke-Enzephalopathie (siehe Seite 505) auslösen, da die Verstoffwechslung von Glukose Thiamin als Koenzym benötigt! ■ **Risikofaktoren für Komplikationen eines Alkoholentzuges:** ► Z.n. mehreren Entzügen ► Z.n. Entzugskrampfanfällen ► relevante Komorbiditäten ► Alter >65 Jahre ► langjähriger + schwerer Alkoholabusus ► ausgeprägte autonome Hyperaktivität ► zusätzliche Benzodiazepinabhängigkeit
Akutmaßnahmen	■ bei CIWA-Ar-Score ≥10 Punkte: **Benzodiazepine** (z. B. Oxazepam 15–50 mg p.o.) ■ bei Übelkeit: **antiemetische Therapie** ■ bei Dehydratationszeichen: **Rehydrierung** mit balancierten Kristalloiden ■ für Entlassung Stand- und Gangsicherheit überprüfen **Delirium tremens** (stationäre Aufnahme, da „Point of no return“ erreicht, d. h. durch Alkoholzufuhr nicht mehr reversierbar): ■ **Rehydrierung** mit balancierten Kristalloiden ■ **Thiamin** 200 mg KI ■ **Lorazepam** 2 mg i.v. (Maximaldosis: 8 mg/Tag) ■ **Clonidin** 150 µg KI, evtl. wiederholen oder Clonidin-Perfusor **Alkoholische Keto-/Laktazidose** (stationäre Aufnahme): ■ **Rehydrierung** mit balancierten Kristalloiden ■ bei Übelkeit: **antiemetische Therapie** ■ bei Schmerzen: **Analgesie** (z. B. Metamizol 1–2,5 g KI) ■ **Thiamin** 500 mg KI ■ **Insulin-Perfusor** 1–4 IU/h + Glukose 10% zur Vermeidung einer Hypoglykämie
Kommentar	**Ambulante Therapie möglich, wenn alle Kriterien erfüllt:** ■ milde oder moderate Entzugssymptome (CIWA-Ar-Score <19 Punkte) ■ erhaltene Orientierung ■ keine Anamnese eines komplizierten Entzuges (z. B. Delirium tremens) ■ Kooperativität (d. h. Compliance mit Therapieplan nach Entlassung)

Therapieplan nach Entlassung	▪ geringe (!) Mengen (z. B. für 24–48 Stunden) an Benzodiazepinen (z. B. Oxazepam) rezeptieren ▪ Information und Aushändigen eines Informationsfolders über regionale Entzugsangebote und -einrichtungen ▪ wenn erforderlich: Beratung durch Sozialdienst ▪ Vorstellung bei der nächsten bzw. präferierten Entzugseinrichtung ▪ Hinweis auf mögliche Müdigkeit sowie Aufmerksamkeitsreduktion mit konsekutiver Fahruntauglichkeit und Gefährdung bei verletzungsträchtigen Tätigkeiten nach Einnahme von Benzodiazepinen ▪ Wiedervorstellung bei Symptomen eines Delirium tremens

Literatur:

American Society of Addiction Medicine. The ASAM Clinical Practice Guideline on Alcohol Withdrawal Management. January, 2020.

ALLERGISCHE REAKTION

unter Mitarbeit von Univ.-Prof. DDr. Wolfram Hötzenecker, MBA

Definition	▪ allergische Reaktion: Immunreaktion auf nicht-infektiöse Antigene (sogenannte Allergene) ▪ Anaphylaxie: allergische Reaktion mit lebensbedrohlichen Symptomen (siehe Seite 18)
Ursachen	▪ Insekten (z. B. ca. 50%, Hymenopteren wie Bienen oder Wespen) ▪ Medikamente (ca. 25%, z. B. Antibiotika, Röntgenkontrastmittel, NSAR) ▪ Nahrungsmittel (ca. 15%, z. B. Schalentiere, [Erd-]Nüsse, Tropenfrüchte) ▪ andere (10%, z. B. Latex)
Anamnese	▪ Symptombeginn und -verlauf? ▪ Vermutetes Allergen? ▪ Bekannte Allergie? ▪ Dauer zwischen Allergenexposition und Symptombeginn? ▪ Risikofaktoren für lebensbedrohliche Symptome/Anaphylaxie? (siehe unten)
Klinik	▪ Urtikaria ▪ Pruritus ▪ Flush ▪ Shivering ▪ Übelkeit ± Erbrechen ▪ bei Nahrungsmittelallergie: + Diarrhö, Bauchkrämpfe (V. a. Nahrungsmittelallergie)
Monitoring	▪ wiederholt über 6 Stunden bzw. kontinuierlich: Herzfrequenz, Atemfrequenz, nicht-invasiver Blutdruck, SpO_2 ▪ einmalig: Temperatur
(Labor-)Diagnostik	▪ venöse/arterielle Blutgasanalyse ▪ Routinelabor ▪ bei unklarer Diagnose: + Tryptase + IgE

Wichtig / CAVE	■ **Risikofaktoren für lebensbedrohliche Symptome/Anaphylaxie:** ► Augmentationsfaktoren: körperliche Belastung, Infektion, psychischer Stress, Dauertherapie mit Betablockern oder ACE-Hemmern, Alkohol ► Vorerkrankungen: Asthma bronchiale, kardiale Erkrankung, Mastozytose, Schilddrüsenerkrankung ► andere Faktoren: hohes Alter, männliches Geschlecht, Grad der Sensibilisierung, bestimmte Allergene ■ Differentialdiagnose: nicht-allergische Reaktionen auf intravenöse **Medikamentengaben:** ► „Redman-Syndrom" nach zu rascher Infusion von Vancomycin ► Hautrötung nach (zu rascher) Infusion von intravenösen Eisenpräparaten ► kurzfristiges Wärmegefühl bei intravenöser CT-Kontrastmittelgabe
Akutmaßnahmen	■ sofern möglich/vorhanden: **Allergenzufuhr stoppen** bzw. Allergen entfernen! ■ milde Symptome: **Antihistaminikum** (z. B. Desloratadin 5–10 mg p.o.) und **Prednisolon** 25 mg p.o. ■ moderate Symptome: **antiallergische Infusion** (250 ml NaCl 0,9% + **Prednisolon** 250 mg + **Diphenhydramin** 60 mg) ■ bei Nahrungsmittelallergie/Bauchkrämpfen: **Metamizol** 1–2,5 g + Scopolamin 20 mg KI ■ bei Anaphylaxie: siehe Seite 18
Kommentar	Überwachungsdauer abhängig von Symptomen bis zu 6 Stunden (Spätreaktion bei Patienten ohne Anaphylaxie unwahrscheinlich, aber aufklärungspflichtig – siehe unten)
Therapieplan nach Entlassung	■ Rezeptieren Notfallset zur Soforthilfe (inklusive orales Antihistaminikum + Prednisolon ± inhalativer Bronchodilatator [bei Patienten mit Asthma bronchiale] ± Adrenalin-Autoinjektor) ■ evtl. Allergiepass ausstellen ■ Rezeptieren und Demonstration Adrenalin-Autoinjektor bei Patienten mit Asthma bronchiale, Mastozytose, zunehmender Schwere der allergischen Reaktion oder Allergie bereits auf kleinste Allergenmengen (auch ohne Anaphylaxie) ■ Aufklärung über seltene Möglichkeit einer abgeschwächten Spätreaktion mit neuerlichen allergischen Symptomen (Häufigkeitsgipfel nach ca. 12 Stunden) ■ Hinweis auf mögliche Müdigkeit sowie Aufmerksamkeitsreduktion mit konsekutiver Fahruntauglichkeit und Gefährdung bei verletzungsträchtigen Tätigkeiten nach Einnahme von Antihistaminika (z. B. Desloratadin) ■ bei unbekannter Allergie oder Wunsch: Zuweisung zur Allergieambulanz (z. B. zur Allergen-Austestung bzw. möglichen Desensibilisierung)

Literatur:

Ring J, et al. Leitlinie zu Akuttherapie und Management der Anaphylaxie-Update 2021. AWMF-Leitlinien-Register-Nr.: 061/025. Allergo J Int 2021; 30:1–25.

ANALEKZEM (PERIANALE DERMATITIS)

unter Mitarbeit von Univ.-Prof. DDr. Wolfram Hötzenecker, MBA

Definition	mit Pruritus, Brennen und nässenden Hautläsionen einhergehende proktologische Erkrankung
Ursachen	**Dysfunktion der perianalen epidermalen Barriere:** ▪ irritativ-toxisch durch fäkulentes Sekret (z. B. durch Fisteln, Fissuren, Hämorrhoidalleiden, Mukosa-/Rektumprolaps, Tumor, Schädigung des analen Sphinkterapparates) (50%) ▪ atopisch ▪ Kontaktallergie (z. B. auf Hautpflegemittel, Intimsprays, feuchtes Toilettenpapier)
Anamnese	▪ Symptombeginn und -verlauf? ▪ Bekanntes Hämorrhoidalleiden oder andere proktologische Erkrankung? ▪ Bekannte atopische Erkrankung? ▪ Exposition potenzielles Kontaktallergen? (siehe oben) ▪ Sexualanamnese?
Klinik	▪ Pruritus ani (insbesondere nachts) ▪ Nässen ▪ Erythem ▪ Kratzspuren
Monitoring	einmalig: Herzfrequenz, Atemfrequenz, nicht-invasiver Blutdruck, SpO_2, Temperatur
(Labor-)Diagnostik	▪ digital-rektale Untersuchung (Hämorrhoiden? Tumor?) ▪ bei auffälligem Befund: Proktoskopie im Intervall ▪ Abstrich zur mikrobiologischen Analyse bei V. a. Superinfektion, Mykose oder Geschlechtskrankheit
Akutmaßnahmen	▪ bei ausgeprägt entzündlichem Befund: **Hydrokortison-Creme** 1–2 x /Tag ▪ bei V. a. bakterielle Superinfektion: **Schleimhautantiseptika** (z. B. Chlorhexidin) + **Neomycin-Creme** 2–3 x /Tag ▪ bei V. a. Superinfektion mit Candida/Pilzen: **Schleimhautantiseptika** (z. B. Chlorhexidin) + **Miconazol-Creme** 2–3 x /Tag
Therapieplan nach Entlassung	▪ Rezeptieren der verordneten Antiseptika und Salben ▪ nicht-medikamentöse Therapien (z. B. Optimierung der Analhygiene, Hautpflege) ▪ Kontrolle beim Hausarzt oder Zuweisung zum Proktologen (z. B. zur Behandlung einer proktologischen Grunderkrankung) ▪ bei Durchführung eines Abstrichs: Übermittlung der Befundergebnisse vereinbaren

Literatur:

Weyandt G, et al. S1-Leitlinie: Diagnostik und Therapie des Analekzems. AWMF-Register-Nr.: 013/007, 2019.

ANALFISSUR

Definition	■ Radiär verlaufende Läsion im Anoderm distal der Linea dentata ■ Je länger die Fissur besteht, desto tiefer wird der Einriss der Schleimhaut. ■ Bei chronischer (>6–8 Wochen) Fissur kann diese bis auf die obere Sphinktermuskulatur reichen.
Ursachen	■ **Primär:** ▸ mechanische Verletzung durch harten Stuhl bei entsprechendem Risikoprofil (z. B. Sphinkterhypertonizität oder -hypertrophie) mit reaktivem Sphinkterspasmus ▸ direktes Trauma (z. B. Analverkehr) ▸ chronisch erhöhter Sphinktertonus ■ **Sekundär/atypisch (Begleitfissur):** ▸ gastrointestinale Grunderkrankung (z. B. chronisch entzündliche Darmerkrankungen) ▸ sexuell übertragbare Erkrankung (z. B. HIV-, Herpes-simplex-Virus-Infektion) ▸ Infektion auf dem Boden einer Kryptitis ▸ Chemotherapie ▸ Z.n. proktologischer Operation
Anamnese	■ Symptombeginn und -verlauf? ■ Schmerzen während der Defäkation? ■ Hellrotes Blut am Toilettenpapier? (selten als Auflagerung am Stuhl) ■ Sphinkterkrampf? ■ Harter Stuhl? ■ Bekannte (chronische) Obstipation? ■ Z.n. direktem Trauma? ■ Frühere Analfissuren? ■ Sexualanamnese? ■ Z.n. proktologischem Eingriff?
Klinik	■ schneidender Schmerz während der Defäkation und danach (bis zu Stunden bzw. dauerhaft) ■ schmerzhafter Sphinkterkrampf ■ primäre Fissuren: Lokalisation in der Mittellinie (meistens 6 Uhr, aber auch 12 Uhr) ■ sekundäre/atypische Fissuren: Lokalisation außerhalb der Mittellinie ■ chronische Fissur: tiefe Fissur mit Hautpedikel
Monitoring	einmalig: Herzfrequenz, Atemfrequenz, nicht-invasiver Blutdruck, SpO_2, Temperatur
(Labor-)Diagnostik	■ rektale Inspektion (digital-rektale Untersuchung meist schmerzhaft und nicht erforderlich) ■ bei V. a. Geschlechtskrankheit: siehe Seite 626
Wichtig / CAVE	Bei Fissuren außerhalb der Mittellinie besteht der Verdacht auf sekundäre Fissuren und damit Notwendigkeit zur weiteren Abklärung!
Akutmaßnahmen	■ **Analgetika** (z. B. Paracetamol 4 x 500 mg p.o.) ■ bei Sphinkterkrampf: **Glyzerin-Suppositorien** 2x/Tag ■ **Nifedipin-Creme** 3x/Tag für 3–8 Wochen ■ **Stuhlweichmacher** (z. B. Macrogol 1–3 Beutel/Tag)

Therapieplan nach Entlassung	▪ Rezeptieren der verordneten Medikamente und Salben ▪ warme Sitzbäder mit Kamillenextrakt oder Adstringentien nach der Defäkation (erhöhen den Komfort, verbessern aber nicht die Heilungsrate) ▪ Empfehlung zur ballaststoffreichen Ernährung ▪ Kontrolle beim Hausarzt (primäre Fissuren) oder Zuweisung zum Proktologen (sekundäre Fissuren) bzw. Chirurgen (chronische Fissuren oder Versagen der Lokaltherapie)

Literatur:
Marti L, et al. S3-Leitlinie: Analfissur. AWMF-Register-Nr.: 081/010. Coloproctology 2020; 42:90–196.

ARTHRITIS, REAKTIV

Definition	Gelenkentzündung wenige Tage bis sechs Wochen nach bakterieller Infektion, typischerweise des Urogenital- oder Gastrointestinaltrakts
Ursachen	▪ Arthritis infolge Immunreaktion (T-Lymphozyten greifen Synovialmembran im Rahmen eines „Molecular mimicry“ an) ▪ typischerweise größere Gelenke der unteren Extremität befallen ▪ **häufige vorausgegangene Infektionen:** ▸ Urethritis durch Neisseria gonorrhoae, Chlamydia trachomatis oder Ureaplasma urealyticum ▸ Gastroenteritis durch Campylobacter spp., Shigella spp., Salmonella spp. oder Yersinia spp.
Anamnese	▪ Symptombeginn und -verlauf? ▪ Anamnestische Hinweise auf rezent abgelaufene Urethritis oder Gastroenteritis? ▪ Sexualanamnese?
Klinik	▪ Symptombeginn akut und sehr schmerzhaft ▪ Mono- oder Oligoarthritis der unteren Extremität (insbesondere Knie- oder oberes Sprunggelenk, teilweise wandernd) ▪ Sonderform Reiter-Syndrom („Can’t see, can’t pee, can’t climb a tree“): + Konjunktivitis/Iridozyklitis + sterile Urethritis ± Balanitis circinata ± psoriasiforme Dermatitis ▪ evtl. Fieber, Sakroiliitis, Achillodynie
Monitoring	einmalig: Herzfrequenz, Atemfrequenz, nicht-invasiver Blutdruck, SpO_2, Temperatur
(Labor-)Diagnostik	▪ Routinelabor ± HIV-Serologie (besonders bei psoriasiformer Dermatitis) ▪ bei diagnostischer Unklarheit: Gelenkpunktat zur laborchemischen (Mikroskopie + Zellzahl, Kristalle), mikrobiologischen (Gramfärbung, Kultur) + evtl. molekularbiologischen (eubakterielle PCR-Analyse Borrelien, Chlamydien, Viren) Analyse ▪ bei Urethritis: Urethra-Abstrich zur mikrobiologischen Analyse ▪ bei Diarrhö: Stuhlkultur zur mikrobiologischen Analyse
Akutmaßnahmen	▪ bei symptomatischem Infekt oder positiven Kulturen: **Infektsanierung** ▪ **Kühlung** ▪ **Analgesie** (z. B. NSAR) ▪ bei schwerer Symptomatik (insbesondere Konjunktivitis): **Prednisolon** 1 x 40 mg/Tag p.o. für 5 Tage

Kommentar	**Komplikationen der reaktiven Arthritis:** ▪ rezidivierende Arthritiden ▪ ankylosierende Spondylitis ▪ Aortenwurzelnekrose ▪ Urethrastriktur ▪ Katarakt in 80% der Fälle selbstlimitierender Verlauf über Wochen bis Monate
Therapieplan nach Entlassung	▪ Rezeptieren der verordneten Medikamente und Heilmittelbehelfe (z. B. Stützkrücken) ▪ Schonung bzw. Entlastung (z. B. Stützkrücken) ▪ Kontrolle beim Hausarzt oder Zuweisung zum Augenarzt (bei Augenbeteiligung) ▪ Übermittlung der Befundergebnisse vereinbaren

Literatur:
Cheeti A, et al. Reactive arthritis. StatPearls, Treasure Islands (FL): StatPearls Publishing, 2022.

ARTHROSE

Definition	degenerative, nicht-entzündliche Gelenkerkrankung
Ursachen	**Multifaktoriell:** ▪ hohes Alter ▪ familiäre Häufung ▪ Überlastung (z. B. Übergewicht, Gelenkfehlstellung, einseitige Belastung, Z.n. Fraktur) ▪ rheumatologische Begleiterkrankung ▪ Immobilisation
Anamnese	▪ Symptombeginn und -verlauf? ▪ Schmerzqualitäten? (siehe unten) ▪ Bewegungseinschränkung? ▪ Bekannte Arthrose oder chronische Gelenkschmerzen? ▪ Z.n. Gelenkersatz, -verletzung oder Fraktur? ▪ Positive Familienanamnese Arthrose? ▪ Bekannte rheumatologische Erkrankung?
Klinik	**Frühe Leitsymptome der Arthrose:** ▪ Anlaufschmerz (v. a. morgens) ▪ Ermüdungsschmerz ▪ Belastungs-/Bewegungsschmerz ▪ Schmerzausstrahlung (z. B. Knieschmerzen bei Koxarthrose) **Späte Leitsymptome der Arthrose:** ▪ Dauerschmerz ▪ Nachtschmerz ▪ Bewegungseinschränkung

Klinik	**Leitsymptome der aktivierten Arthrose:** ■ Schmerzexazerbation ■ Gelenkerguss ■ Gelenk gerötet und überwärmt **Typische Lokalisationen:** ■ Hüftgelenk (Koxarthrose) ■ Kniegelenk (Gonarthrose) ■ distale Interphalangealgelenke (Heberden-Arthrose) ■ proximale Interphalangealgelenke (Bouchard-Arthrose) ■ Daumensattelgelenk (Rhizarthrose) ■ Großzehengrundgelenk (Hallux rigidus)
Monitoring	einmalig: Herzfrequenz, Atemfrequenz, nicht-invasiver Blutdruck, SpO_2, Temperatur
(Labor-)Diagnostik	■ bei V. a. aktivierte Arthrose: Routinelabor + Procalcitonin + Gelenkpunktat zur laborchemischen (Mikroskopie + Zellzahl, Kristalle), mikrobiologischen (Gramfärbung, Kultur) + evtl. molekularbiologischen (eubakterielle PCR-Analyse Borrelien, Chlamydien, Viren) Analyse ■ Röntgen des betroffenen Gelenks in zwei Ebenen (typische Zeichen: ungleichmäßige Verschmälerung des Gelenkspalts, subchondrale Sklerose, Osteophyten, subchondrale Geröllzysten)
Wichtig / CAVE	■ Die Diagnose der Arthrose erfolgt klinisch und radiologisch. ■ Das Ausmaß der radiologischen Veränderungen klassifiziert den Grad der Arthrose, korreliert aber nicht zwangsläufig mit der Klinik! ■ Die wichtigste Differentialdiagnose der aktivierten Arthrose ist die bakterielle Arthritis (siehe Seite 263) und die Gichtarthritis (siehe Seite 628)!
Akutmaßnahmen	■ **Analgesie** (z. B. NSAR) ■ wenn möglich: **topische NSAR** (z. B. Diclofenac-Salbe) ■ bei aktivierter Arthrose: **Kühlung + intraartikuläre Injektion von Kortison** (z. B. Triamcinolon, abhängig von der Gelenkgröße 10–40 mg) **und Lokalanästhetikum** (z. B. Ropivacain 0,75%, abhängig von der Gelenkgröße 5–20 ml)
Therapieplan nach Entlassung	■ Schonung bzw. Entlastung (z. B. Stützkrücken) ■ Rezeptieren der verordneten Medikamente und Heilmittelbehelfe (z. B. Stützkrücken) ■ Zuweisung zum Orthopäden ± Physiotherapie

Literatur:

Matziolis G, et al. S2k-Leitlinie Koxarthrose. AWMF -Register-Nr.: 033/001, 2019.
Stöve J, et al. S2k-Leitlinie Gonarthrose. AWMF-Register-Nr.: 033/004, 2018.

ARZNEIMITTELEXANTHEM

unter Mitarbeit von Univ.-Prof. DDr. Wolfram Hötzenecker, MBA

Definition	verzögerte, allergische oder nicht-allergische Reaktion der Haut auf ein Medikament
Ursachen	▪ allergisch (Typ-IV-Reaktion auf ein Medikament, typischerweise verstärkt durch Virusinfektion, z. B. Epstein-Barr-Virus oder HIV) ▪ nicht-allergisch (z. B. Nebenwirkung eines Medikaments, toxische Wirkung eines Medikaments, Exazerbation einer vorbestehenden Hauterkrankung durch ein Medikament)
Anamnese	▪ Symptombeginn und -verlauf? ▪ Detaillierte Medikamentenanamnese! ▪ Z.b./n. Viruserkrankung? ▪ Frühere Episoden? ▪ Bekannte Allergie? ▪ Bekannte atopische Erkrankung?
Klinik	**In 95% der Fälle makulopapulöses oder morbilliformes Arzneimittelexanthem:** ▪ Symptombeginn 8–12 Tage nach Start der Medikamententherapie (früherer Symptombeginn bei Zweit-Exposition) ▪ häufig durch Antibiotika bedingt ▪ beginnend am Stamm, Ausbreitung über Extremitäten (selten: generalisierte Erythrodermie) ▪ Pruritus **Klinische Hinweise auf ein gefährliches Arzneimittelexanthem:** ▪ Gesichtsödem ▪ Fieber ▪ Lymphadenopathie ▪ Ablösung der Epidermis (z. B. Blasen, Erosionen) ▪ Beteiligung von Schleimhäuten und Augen ▪ gräulicher Farbaspekt der betroffenen Haut ▪ Berührungsempfindlichkeit der betroffenen Haut ▪ Eosinophilie (>1,5 G/l)
Monitoring	einmalig: Herzfrequenz, Atemfrequenz, nicht-invasiver Blutdruck, SpO_2, Temperatur
(Labor-)Diagnostik	nur bei klinischen Hinweisen auf ein gefährliches Arzneimittelexanthem: Routinelabor

Wichtig / CAVE

Gefährliche Arzneimittelexantheme mit Notwendigkeit der stationären Aufnahme

	Morphologie	Zeitintervall nach Start Triggermedikament	Organbeteiligung	Labor
DRESS-Syndrom	Gesichtsödem, makulopapulöses Exanthem generalisiert, Erythrodermie	2–8 Wochen	Lymphadenopathie, Leber (Hepatitis), Niere (Nephritis), Lunge (ARDS)	Eosinophilie, atypische Lymphozyten, Transaminasen- und Kreatininerhöhung
AGEP	großflächige Erytheme, Erythrodermie, Pustulose diffus	<3 Tage	selten	Leukozytose mit Neutrophilie
SJS/TEN (siehe Seite 397)	Schmerzen, Erythem, rote Makulae, Blasenbildung, Epidermolyse, positives Nikolski-Zeichen, Schleimhautbeteiligung	4–28 Tage	evtl. Bronchialschleimhautbeteiligung	Lymphopenie

AGEP: akute generalisierte exanthematische Pustulose; DRESS: Drug Reaction with Eosinophilia and Systemic Symptoms; SJS: Stevens-Johnson-Syndrom; TEN: toxische epidermale Nekrolyse

Akutmaßnahmen

- **Absetzen der auslösenden Medikation**
- **lokale Kühlung**
- **topische Kortison-Applikation** (z. B. Clobetasol/Propionat-Milch 1x/Tag)
- **Prednisolon** 1 x 50 mg/Tag p.o. für 3 Tage, dann 1 x 25 mg/Tag p.o. für 3 Tage, dann 1 x 12,5 mg/Tag p.o. für 3 Tage, dann Stopp
- bei ausgeprägtem Pruritus: **Desloratadin** 5 mg p.o. bedarfsweise

Kommentar

anfänglich oft Verschlechterung mit Symptompeak 2–3 Tage nach Absetzen des auslösenden Medikaments, gefolgt von Remission über 2–3 Wochen

Therapieplan nach Entlassung

- Rezeptieren der verordneten Medikamente
- Hinweis auf mögliche Müdigkeit sowie Aufmerksamkeitsreduktion mit konsekutiver Fahruntauglichkeit und Gefährdung bei verletzungsträchtigen Tätigkeiten nach Einnahme von Antihistaminika (z. B. Desloratadin)
- Kontrolle beim Hausarzt oder Zuweisung zum Dermatologen (bei ausgeprägtem Befund)
- Wiedervorstellung oder stationäre Aufnahme bei Risikosymptomen (siehe oben)
- Allergologische Abklärung im Intervall

Literatur:

Hötzenecker W, et al. Gefährliche Arzneimittelexantheme. JATROS – Dermatologie/Plastische Chirurgie, 15.03.2018.

BAKER-ZYSTE, SYMPTOMATISCH ODER RUPTUR EINER

Definition	dorsale Protrusion der Gelenkkapsel des Kniegelenks
Ursachen	■ primär (selten, zumeist bei Kindern) ■ **sekundär als Folge von Kniegelenkpathologien wie z. B.:** ▸ Z.n. Meniskusläsion ▸ Gonarthrose ▸ rheumatoide Arthritis ▸ Z.n. (komplexer) Knieverletzung ▸ Z.n. infektiöser Arthritis
Anamnese	■ Symptombeginn und -verlauf? ■ Umstände bei Schmerzexazerbation? (z. B. Ruptur typisch beim Treppensteigen) ■ Bekannte Kniegelenkpathologie oder rheumatologische Erkrankung? ■ Z.n. Knieverletzung?
Klinik	■ häufig symptomlos und Zufallsbefund ■ **symptomatische Baker-Zyste bei Größenzunahme:** ▸ Spannungs-/Druckgefühl ▸ Ziehen/Schmerzen in der Kniekehle ▸ Schmerzverstärkung durch maximale Flexion bzw. Extension des Knies ▸ tastbare Zyste medial in der Kniekehle (gut tastbar bei gestrecktem Knie, kaum oder nicht tastbar bei gebeugtem Knie) ▸ Unterschenkelödem (durch Kompression des venösen Abstroms) ■ **Ruptur einer Baker-Zyste:** ▸ akuter Schmerz ▸ Schwellung Wade/Unterschenkel ▸ Erythem Wade/Unterschenkel ▸ Überwärmung ▸ selten: Ischämie infolge eines Verschlusses der Arteria poplitea, Kompartment-Syndrom des Unterschenkels
Monitoring	einmalig: Herzfrequenz, Atemfrequenz, nicht-invasiver Blutdruck, SpO_2, Temperatur
(Labor-)Diagnostik	■ Kompressionssonographie ■ evtl. MRT im Intervall
Wichtig / CAVE	**Wichtige Differentialdiagnosen:** ■ tiefe Beinvenenthrombose ■ Erysipel ■ Abszess
Akutmaßnahmen	■ **Analgesie** (z. B. NSAR) ■ **Kühlung** ■ **Hochlagerung** ■ **Kompressionstherapie mit elastischer Binde** ■ bei Immobilisierung: **Thromboseprophylaxe** (z. B. mit Enoxaparin 40 mg/Tag s.c.) ■ bei arterieller Ischämie: siehe Seite 312
Therapieplan nach Entlassung	■ Rezeptieren der verordneten Medikamente und Heilmittelbehelfe (z. B. Stützkrücken) ■ Entlastung ■ Zuweisung zum Orthopäden (zur Behandlung der zugrundeliegenden Kniepathologie, evtl. Entlastungspunktion und Kortison-Injektion und/oder Evaluation Indikation zur operativen Dekompression)

Literatur:

Leib AD, et al. Baker's Cyst. StatPearls, Treasure Island (FL): StatPearls Publishing, 2022.

BEWUSSTSEINSSTÖRUNG, PSYCHOGEN UND ANFALL, PSYCHOGEN

Definition	Anfallsartige Ereignisse einer Nicht-Ansprechbarkeit ohne somatische Ursache mit oder ohne Krampf-ähnlichen Bewegungen
Ursachen	psychische Überlastungssituation mit oder ohne psychiatrischer Erkrankung
Anamnese	▪ Symptombeginn und -verlauf? ▪ Risikosymptome? (z. B. Halluzinationen, Suizidalität, Z.n. Suizidversuch) ▪ Bekannte psychiatrische Erkrankung? ▪ Frühere Episoden? ▪ Aktuelle Belastungssituation? ▪ Schwangerschaft? ▪ Drogen-/Alkoholintoxikation? ▪ Anamnestischer Hinweis auf Akuterkrankung?
Klinik	▪ **psychogene Bewusstseinsstörung:** ▸ aktives Zukneifen der Augenlider ▸ Blickdeviation nach kranial ▸ physiologische Atmung ▸ keine pathologischen Bewegungsmuster oder Reflexe (z. B. negatives Babinski-Zeichen) ▸ nicht-kompromittierter Atemweg ▸ stabile Vitalfunktionen ▪ **psychogener Anfall:** ▸ immer beobachtet ▸ Augen während Anfall geschlossen (bei Krampfanfall oder Synkope initial immer offen!) ▸ Pupillen normal weit ▸ asymmetrische Extremitätenbewegungen ▸ untypische Bewegungsmuster (z. B. Kopf wird von einer auf die andere Seite geworfen, Anheben des Beckens/„Arc de cercle") ▸ untypischer (kurzer) Verlauf ohne tonisch-klonische Phasen ▸ keine postiktale Phase ▸ kein Zungenbiss, Secessus oder Defäkation
Monitoring	einmalig: Herzfrequenz, Atemfrequenz, nicht-invasiver Blutdruck, SpO_2, Temperatur
(Labor-)Diagnostik	▪ bei schwieriger Differenzierung zwischen psychogenem und epileptischem Anfall: Creatinkinase/Myoglobin, Prolaktin im Serum + Elektroenzephalographie ▪ evtl. Ethanol im Blut + Tox-Screening Harn
Akutmaßnahmen	▪ **Schutz vor Selbstverletzung** ▪ **beruhigendes Gespräch** in ruhiger Umgebung ▪ bei fehlendem Erfolg: **Midazolam** mg-weise i.v.
Kommentar	Eine psychogene Bewusstseinsstörung oder ein psychogener Anfall kann als schwerwiegende Komplikation in einen katatonen Stupor bzw. in weiterer Folge eine maligne/letale Katatonie übergehen (siehe Seite 443).
Therapieplan nach Entlassung	▪ Information über Angebote zur psychologischen Unterstützung ▪ Hilfestellung über Sozialdienst anbieten ▪ bei Wunsch oder Hinweisen auf Suizidalität unmittelbare Vorstellung beim Psychiater ▪ nach Gabe von Midazolam: Hinweis auf vorübergehende Fahruntauglichkeit und Gefährdung bei verletzungsträchtigen Tätigkeiten

Literatur:

Hurwitz TA. Psychogenic unresponsiveness. Neurol Clin 2011; 29:995–1006.

BRONCHITIS, AKUT

unter Mitarbeit von OA Dr. Helmut J.F. Salzer, MPH, FECMM

Definition	Entzündung der Trachea und Bronchien ohne Hinweise auf eine Pneumonie
Ursachen	▪ viral (bis zu 90% – sogenannte „Common Cold") ▪ bakteriell (1–10%, selten: atypische Bakterien) ▪ bei Husten >2 Wochen: 10% Bordetella pertussis
Anamnese	▪ Symptombeginn und -verlauf? ▪ Symptome einer oberen Atemwegsinfektion? ▪ Nikotinabusus? ▪ Rezidivierende Bronchitiden oder Pneumonien? ▪ Impfstatus? (z. B. Pneumokokken, Haemophilus, Influenza, Pertussis) ▪ Hustenattacken oder Erbrechen nach dem Husten? (V. a. Pertussis) ▪ Bekannte chronische Bronchitis oder Lungenerkrankung?
Klinik	▪ Husten (teils produktiv und purulent, selten blutig) ▪ thorakales Brennen/Schmerzen (insbesondere beim Husten) ▪ Symptome einer oberen Atemwegsinfektion (Halsschmerzen, Fließschnupfen, blockierte Nasenatmung) ▪ Fieber (selten, V. a. Pneumonie) ▪ Auskultation: grobblasige Rasselgeräusche (Besserung nach Husten) ▪ bei Erwachsenen selten: spastische Atemgeräusche
Monitoring	einmalig: Herzfrequenz, Atemfrequenz, nicht-invasiver Blutdruck, SpO_2, Temperatur
(Labor-)Diagnostik	▪ nur bei relevanter Erkrankungsschwere: Routinelabor ▪ bei Fieber oder V. a. Pneumonie: Thoraxröntgen ▪ bei Verdacht auf Pertussis: Nasopharyngealabstrich mit PCR und/oder Serologie (erst ab 2 Wochen nach Krankheitsbeginn)
Wichtig / CAVE	**Wichtige notfallmedizinische Ausschlussdiagnosen:** ▪ Pneumonie ▪ Asthma bronchiale ▪ kardiale Dekompensation
Akutmaßnahmen	▪ bei Schmerzen: **Analgesie** (z. B. Paracetamol) ▪ **Ambroxol** 3 x 30 mg/Tag p.o. ▪ bei spastischen Atemgeräuschen: **Salbutamol** 2,5 mg p.i.
Kommentar	▪ Antibiotika beeinflussen den Krankheitsverlauf nicht! ▪ Hustendauer bei akuter Bronchitis bis zu 2–3 Wochen!
Therapieplan nach Entlassung	▪ Rezeptieren der verordneten Medikamente ▪ Rauchverbot ▪ Kontrolle beim Hausarzt ▪ Wiedervorstellung bei Fieber, Dyspnoe oder Verschlechterung des Allgemeinzustandes

Literatur:

Kardos P, et al. S2k-Leitlinie der Deutschen Gesellschaft für Pneumologie und Beatmungsmedizin zur Diagnostik und Therapie von erwachsenen Patienten mit Husten. AWMF-Register-Nr.: 020/003, 2019.

BURSITIS

Definition	■ Entzündung einer Bursa synovialis ■ typisch: Bursitis olecrani > Bursitis präpatellaris > Bursitis trochanterica > Bursitis subacromialis
Ursachen	■ lokal-mechanische Irritation (z. B. Trauma) ■ im Rahmen von Systemerkrankungen (z. B. rheumatoide Arthritis, Gicht)
Anamnese	■ Symptombeginn und -verlauf? ■ Mechanische Irritation? (z. B. Knien bei der Arbeit, Z.n. Trauma/Sturz) ■ Systemische Symptome? (z. B. Fieber) ■ Vorerkrankungen? (z. B. rheumatoide Arthritis, Gicht)
Klinik	■ Schmerzen ■ Rötung ■ Schwellung ■ Fluktuation ■ schmerzbedingte Bewegungseinschränkung ■ bei bakterieller Superinfektion: systemische Symptome (z. B. Fieber, Schüttelfrost, Tachykardie und/oder Tachypnoe)
Monitoring	einmalig: Herzfrequenz, Atemfrequenz, nicht-invasiver Blutdruck, SpO_2, Temperatur
(Labor-)Diagnostik	■ bei V. a. bakterielle Superinfektion: tangentiale Punktion (unter sterilen Kautelen) + Drainage + Punktat zur laborchemischen (Leukozyten? Leukozytenzahl >2 G/l = Hinweis auf bakterielle Infektion, Kristalle?) + mikrobiologischen Analyse ■ bei systemischen Symptomen: Routinelabor
Akutmaßnahmen	■ **Kühlung** ■ **Analgesie** (z. B. NSAR p.o.) ■ **analgetischer Salbenverband** ■ **Ruhigstellung** (z. B. durch Anlage einer Gipsschiene) ■ bei (V.a.) bakterielle/r Superinfektion: **Drainage mittels Inzision oder Punktion** (im Rahmen der diagnostischen Punktion) **+ orale Antibiose** (z. B. Cefalexin 3 x 1.000 mg/Tag p.o. für 5–7 Tage) ■ bei Versagen von konservativen Maßnahmen: **Drainage mittels Punktion + Injektion von Lokalanästhetikum** (z. B. Lidocain 2% 1 ml) und Kortison (z. B. Triamcinolon 20–40 mg; Cave: häufig nach 12–24 Stunden Schmerzverstärkung durch kristalline Synovitis)
Therapieplan nach Entlassung	■ Rezeptieren der verordneten Medikamente und Heilmittelbehelfe (z. B. Stützkrücken) ■ Schonung + Ruhigstellung (siehe oben) ■ Kontrolle beim Hausarzt oder Orthopäden/Unfallchirurgen ■ Übermittlung der Befundergebnisse vereinbaren

Literatur:

Khodaee M. Common superficial bursitis. Am Fam Physician 2017; 95:224–231.

CERUMEN OBTURANS

unter Mitarbeit von Prim. Dr. Paul Zwittag, MBA, MSc

Definition	teilweiser oder kompletter Verschluss des äußeren Gehörgangs durch Cerumen
Ursachen	**Risikofaktoren:** ■ anatomisch (z. B. enger Gehörgang, Exostosen, Z.n. Ohren-OP) ■ physikalisch (z. B. Hörgeräte, Ohrstöpsel) ■ andere (z. B. Otitis externa, hartes bzw. trockenes Cerumen, Hauterkrankungen)
Anamnese	■ Symptombeginn und -verlauf? ■ Cerumen obturans-Neigung? ■ Z.n. oder Z.b. Otitis externa? ■ Z.n. Paukenröhrchen oder Trommelfellperforation? ■ Anatomische oder physikalische Risikofaktoren? (siehe oben) ■ Vorerkrankungen? (z. B. Psoriasis, seborrhoisches Ekzem, Diabetes mellitus, Immunsupression, lokale Bestrahlungstherapie)
Klinik	■ einseitige Hypakusis ■ akuter Beginn (typisch: Beginn beim Duschen oder Baden) ■ „Völlegefühl" im Ohr ■ Juckreiz ■ evtl. Schwindel und Tinnitus
Monitoring	einmalig: Herzfrequenz, Atemfrequenz, nicht-invasiver Blutdruck, SpO_2, Temperatur
(Labor-)Diagnostik	Otoskopie
Akutmaßnahmen	**Ohrspülung** (mit sterilem Wasser) **nach Vorbehandlung mit Cerumenolytika** (z. B. Gehörgang mit Wasserstoffperoxid 3% oder Natriumbikarbonat 10% auffüllen) Kontraindikationen: Paukenröhrchen in situ, Z.n. rezenter Ohr-OP oder bekannter Trommelfelldefekt
Kommentar	■ **Erhöhtes Blutungsrisiko durch Ohrspülung bei Patienten mit:** ► Koagulopathien ► chronischer Leberinsuffizienz ► oraler Antikoagulation ■ keine Ohrspülung mit Leitungswasser (Gefahr der Otitis externa maligna)
Therapieplan nach Entlassung	bei Therapieversagen oder Kontraindikationen zur Ohrspülung: Zuweisung zum HNO-Facharzt

Literatur:

Michaudet C, et al. Cerumen Impaction: Diagnosis and Management. Am Fam Physician 2018; 98:525–529.

CLUSTERKOPFSCHMERZ (BING-HORTON-NEURALGIE)

Definition	dritthäufigstes Kopfschmerzsyndrom nach dem Spannungskopfschmerz und der Migräne
Ursachen	▪ häufig: primäres Kopfschmerzsyndrom ▪ selten: sekundärer Clusterkopfschmerz infolge mittelliniennaher Raumforderungen, Ischämien oder Infektionen ▪ Männer häufiger betroffen als Frauen (4 : 1)
Anamnese	▪ Symptombeginn und -verlauf? (typisch: Auftreten der Schmerzattacken nachts) ▪ Rezidivierende Schmerzattacken? ▪ Bekannter Clusterkopfschmerz? ▪ Dauer der Schmerzattacke? (typisch: <3 Stunden) ▪ Triggerfaktoren? (z. B. Alkohol, Histamin, Nitropräparate, Glutamat) ▪ Suizidgedanken?
Klinik	▪ streng einseitiger Kopfschmerz (typisch: periorbital) ▪ Patient kann nicht stillhalten (steht oder geht auf und ab) ▪ ipsilaterale konjunktivale Injektion + Lakrimation ▪ ipsilateral blockierte Nasenatmung oder Rhinorrhö ▪ Lidödem ▪ evtl. Ptose + Miose (Horner-Syndrom)
Monitoring	einmalig: Herzfrequenz, Atemfrequenz, nicht-invasiver Blutdruck, SpO_2, Temperatur
(Labor-)Diagnostik	▪ Routinelabor ▪ bei erstmaligem Auftreten: CCT ▪ bei wiederholtem Auftreten: klinische Diagnose
Akutmaßnahmen	**Im Anfall:** ▪ **Sauerstoff-Therapie** 12–15 l/min über Maske (Effekt setzt innerhalb von 15 Minuten ein) ▪ **Sumatriptan** 6 mg s.c. (Kontraindikationen: peripher arterielle Verschlusskrankheit, koronare Herzerkrankung, Z.n. Schlaganfall; Maximaldosis: 12 mg/Tag) **Anfallsprophylaxe:** ▪ Verapamil 3 x 80 mg/Tag p.o. (Steigerung auf maximal 480 mg/Tag)
Kommentar	Suizidalität erfragen!
Therapieplan nach Entlassung	▪ Rezeptieren der verordneten Medikamente ▪ bei erstmaligem Anfall und unauffälligem CCT: cMRT im Intervall ▪ Kontrolle beim Hausarzt bzw. Zuweisung zum Neurologen oder an eine Schmerzambulanz (z. B. zur subokzipitalen Kortison-Injektion als zusätzliche Anfallsprophylaxe oder okzipitalen Nervenstimulation)

Literatur:

Robbins MS, et al. Treatment of Cluster Headache: The American Headache Society Evidence-Based Guidelines. Headache 2016; 56:1093–1106.

DIARRHÖ, ANTIBIOTIKA-ASSOZIIERT

Definition	Durchfall während oder nach einer antibiotischen Therapie
Ursachen	■ Störung des gastrointestinalen Mikrobioms mit Störung des Kohlenhydrat- und Gallensäuremetabolismus führt zu einer osmotischen oder sekretorischen Diarrhö ■ **Risikofaktoren:** ► Kombinationstherapie mit Antibiotika ► Langzeit-Antibiose ► gastrointestinale Vorerkrankung ► Alter >60 Jahre ► Clindamycin > Cephalosporine > Amoxicillin/Clavulansäure > Ampicillin ■ seltene Ursachen (z. B. direkte Steigerung der Darmperistaltik durch Antibiotika [z. B. Erythromycin, Clavulansäure-haltige Antibiotika])
Anamnese	■ Symptombeginn und -verlauf? ■ Risikosymptome? (z. B. schleimiger oder blutiger Stuhl, Bauchschmerzen, Fieber) ■ Art, Indikation und Dauer der Antibiose? ■ Risikofaktoren? (siehe oben) ■ Z.n. rezentem Krankenhausaufenthalt oder pseudomembranöser Enterocolitis?
Klinik	■ Diarrhö (nicht schleimig oder blutig) ■ Übelkeit ± Erbrechen ■ unauffälliges Abdomen ■ milder Erkrankungsschweregrad ■ evtl. Dehydratationszeichen
Monitoring	einmalig: Herzfrequenz, Atemfrequenz, nicht-invasiver Blutdruck, SpO_2, Temperatur
(Labor-)Diagnostik	keine
Akutmaßnahmen	■ **Antibiotika wenn möglich stoppen** ■ bei Dehydratation: **Rehydrierung** mit balancierten Kristalloiden
Therapieplan nach Entlassung	■ auf ausreichende orale Flüssigkeitszufuhr achten ■ schlecht resorbierbare Kohlenhydrate, fette, scharfe oder würzige Speisen meiden ■ Kontrolle beim Hausarzt

Literatur:

Giannelli FR. Antibiotic-associated diarrhea. JAAPA 2017; 30:46–47.

DISTORSION

Definition	■ Verstauchung oder Verrenkung eines Gelenks ± partielle oder komplette Ruptur von Bändern, Knorpeln (z. B. Meniskus) und/oder der Gelenkkapsel ■ typischerweise betroffene Gelenke: Sprunggelenk, Kniegelenk, Schultergelenk, Handgelenk, Fingergelenke
Ursachen	unphysiologische oder übermäßige Belastung eines Gelenks (z. B. Sportverletzung, Sturz, Supinations-Trauma)
Anamnese	■ Unfallzeitpunkt? ■ Unfallmechanismus? ■ Symptomverlauf? ■ Sensomotorische Ausfälle? ■ Begleitverletzungen? ■ Frühere Verletzungen oder Z.n. OP des betroffenen Gelenks?
Klinik	■ Schmerzen ■ Schmerzverstärkung durch passive Bewegung ■ Schwellung ■ eingeschränkte Beweglichkeit (Maximalvariante: Kniegelenksblockierung, sogenanntes „Locked Knee“) ■ Hämatom ■ Gelenkerguss (typisch: Hämarthros) ■ bei kompletter Bandruptur: Gelenkinstabilität mit Aufklappbarkeit (z. B. Schubladenphänomen) ■ fehlende klinische Frakturhinweise
Monitoring	einmalig: Herzfrequenz, Atemfrequenz, nicht-invasiver Blutdruck, SpO_2, Temperatur
(Labor-)Diagnostik	■ bei V. a. ossäre Verletzung: Röntgen in 2 Ebenen ■ evtl. Sonographie
Wichtig / CAVE	Sensibilität und Perfusion distal des betroffenen Gelenks prüfen und dokumentieren!
Akutmaßnahmen	■ **Analgesie oral + topisch** (z. B. jeweils NSAR) ■ **Kühlung** (z. B. Eisbeutel 3 x 20 Minuten pro Tag) für 3 Tage ■ **Hochlagerung** ■ bei Instabilität: **Ruhigstellung** (z. B. Knie: Orthese; Sprunggelenk: Aircast-Schiene; Schultergelenk: Desault- oder Gilchrist-Verband) ■ **Kompressionsverband** (z. B. Sprung- oder Kniegelenk) ■ bei Ruhigstellung und Entlastung einer unteren Extremität: **Thromboseprophylaxe** mit niedermolekularem Heparin (z. B. Enoxaparin 1 x 40 mg/Tag s.c.) ■ bei Kniegelenksblockierung: **unfallchirurgisches/orthopädisches Konsil** ± Arthroskopie
Therapieplan nach Entlassung	■ Rezeptieren der verordneten Medikamente sowie Heilmittelbehelfe (z. B. Orthese, Aircast-Schiene, Stützkrücken, Kompressionsverbände, Desault- oder Gilchrist-Verband) ■ PECH-Regel (Pause, Eis, Kompression, Hochlagerung) ■ evtl. Entlastung (z. B. Stützkrücken) ■ Zuweisung zum Unfallchirurgen/Orthopäden

Literatur:

Rammelt S, et al. Frische Außenbandruptur am oberen Sprunggelenk. AWMF-Register-Nr.: 012/022, 2017.

DYSTONIE, AKUT

Definition	extrapyramidale Bewegungsstörung, charakterisiert durch prolongierte und unwillkürliche Kontraktionen einzelner Muskeln/Muskelgruppen oder generalisiert
Ursachen	▪ häufige Ursache: medikamentös (z. B. durch Dopamin-Antagonisten, typischerweise Neuroleptika, Metoclopramid) ▪ seltene Ursachen: spastische Zerebralparese, Systemerkrankungen (z. B. Morbus Wilson, Schwermetallvergiftungen), hereditär, neurometabolische Erkrankungen
Anamnese	▪ Symptombeginn und -verlauf? ▪ Einnahme von Risikomedikamenten? (z. B. Neuroleptika, Metoclopramid; Cave: Spätdyskinesien bei Z. n. Haloperidol-Therapie möglich) ▪ Frühere, ähnliche Episode? ▪ Schwermetallexposition? ▪ Systemerkrankung? ▪ Spastische Zerebralparese? ▪ Positive Familienanamnese?
Klinik	**Fokale Dystonie:** ▪ Torticollis spasmodicus (fokale zervikale Dystonie durch schmerzhafte Kontraktion des Musculus sternocleidomastoideus, Neigung des Kopfes zur kranken und Blick zur gesunden Seite) ▪ Blepharospasmus (krampfartiger Lidschluss) ▪ okulogyre Krise (Bulbusdeviation nach kranial) ▪ laryngeale Dystonie (spasmodische Dysphonie mit gepresster, abgehackter Stimme oder Flüstersprache) ▪ Schreibkrampf (unwillkürliche Verkrampfung der Hand ausgelöst durch Schreiben) **Generalisierte Dystonie (z. B. Torsionsdystonie):** ▪ langsame, stereotype Rotationsbewegungen von Rumpf, Nacken/Kopf und Extremitäten ▪ athetotische Bewegungen der Finger/Hände
Monitoring	einmalig: Herzfrequenz, Atemfrequenz, nicht-invasiver Blutdruck, SpO_2, Temperatur
(Labor-)Diagnostik	keine
Wichtig / CAVE	Eine generalisierte Dystonie kann in seltenen Fällen in eine vital bedrohliche **dystone Krise** mit folgenden Symptomen übergehen: ▪ generalisierte Muskelrigidität ▪ autonome Dysfunktion ▪ Hyperthermie ▪ Rhabdomyolyse
Akutmaßnahmen	▪ 1. Wahl: **Biperiden** 5 mg KI (evtl. Wiederholung bis maximal 20 mg/Tag) ▪ 2. Wahl: **Clonazepam** 0,5-mg-weise oder **Midazolam** 2-mg-weise ▪ bei Dehydratationszeichen: **Rehydrierung** mit balancierten Kristalloiden ▪ bei dystoner Krise: **Therapie wie bei dyskinetischer Krise/Dyskinesie-Hyperpyrexie-Syndrom** (siehe Seite 424)

Therapieplan nach Entlassung	▪ Absetzen der vermuteten Triggermedikation ▪ zeitnahe Vorstellung beim Neurologen, Internisten oder Psychiater zur Anpassung der vermuteten Triggermedikation oder Behandlung der Grunderkrankung ▪ nach Gabe von Benzodiazepinen: Hinweis auf vorübergehende Fahruntauglichkeit und Gefährdung bei verletzungsträchtigen Tätigkeiten

Literatur:

Termsarasab P, et al. Medical treatment of dystonia. J Clin Mov Disord 2016; 3:19.

EPICONDYLOPATHIA HUMERI

Definition	▪ Schmerzen im Bereich der Sehnenansätze an den Epikondylen des Humerus ▪ akute (<6 Monate) vs. chronische (>6 Monate) Form
Ursachen	▪ Mikrotraumatisierung der Sehnenansätze aufgrund mechanischer Überbelastung, neurologischer Irritation und/oder metabolischer Veränderungen ▪ Epicondylopathia humeri radialis: z. B. Haushaltstätigkeiten, Tennisspielen ▪ Epicondylopathia humeri ulnaris: z. B. Golfspielen, Wurfdisziplin
Anamnese	▪ Symptombeginn und -verlauf? ▪ Auslösende Belastung? ▪ Arbeits- und Freizeitgewohnheiten? ▪ Z.n. Trauma?
Klinik	▪ **Epicondylopathia humeri radialis:** ▸ Druckschmerz über dem lateralen Epicondylus humeri ▸ schmerzhafter Händedruck ▸ positiver Chair-Test: Schmerzen beim Anheben eines Stuhls an der Lehne mit pronierter Hand ▸ positiver Mittelfingerstrecktest: Schmerzen bei aktiver Streckung des Mittelfingers gegen Widerstand ▪ **Epicondylopathia humeri ulnaris:** ▸ Druckschmerz über dem medialen Epicondylus humeri ▸ Schmerzen bei Palmarflexion und Supination der Hand gegen Widerstand
Monitoring	einmalig: Herzfrequenz, Atemfrequenz, nicht-invasiver Blutdruck, SpO_2, Temperatur
(Labor-)Diagnostik	▪ bei Erstvorstellung bzw. V. a. ossäre Läsion: Ellenbogenröntgen in 2 Ebenen ▪ bei diagnostischer Unklarheit: Sonographie ▪ bei chronischer Epicondylopathie: MRT im Intervall
Wichtig / CAVE	**Differentialdiagnosen:** ▪ Z.n. Trauma mit ossärer, Knorpel- und/oder Bänderläsion ▪ degenerative-arthrotische Veränderungen ▪ Osteonekrose ▪ Fraktur ▪ Knochentumor ▪ rheumatologische Erkrankungen ▪ bakterielle Arthritis ▪ Zervikobrachialgie

Akutmaßnahmen	**Analgesie oral + topisch** (z. B. jeweils NSAR)
Therapieplan nach Entlassung	▪ Rezeptieren der verordneten Medikamente und Heilmittelbehelfe (z. B. Epicondylitisspange) ▪ Schonung ▪ Zuweisung zur Physiotherapie ▪ Kontrolle beim Hausarzt oder Zuweisung zum Orthopäden (z. B. zur Ultraschalltherapie bei therapieresistenten oder chronischen Verlaufsformen)

Literatur:
Tischer T, et al. S2k-Leitlinie: Leitlinie der Deutschen Gesellschaft für Orthopädie und Orthopädische Chirurgie. AWMF-Register-Nr.: 033/019, 2019.

EPIDIDYMITIS UND ORCHITIS

unter Mitarbeit von OA Dr. Sebastian Graf und OA Dr. Kurt Pogner

Definition	▪ Epididymitis: Nebenhodenentzündung ▪ Orchitis: Hodenentzündung klinische Differenzierung zwischen Epididymitis und Orchitis schwierig!
Ursachen	**Infektiöse Ursachen:** ▪ Bakterien (bei jüngeren Patienten [Altersgipfel 30–40 Jahre]: Chlamydia trachomatis, Neisseria gonorrhoeae; bei älteren Patienten [Altersgipfel >55 Jahre]: ähnliches Keimspektrum wie bei unteren Harnwegsinfektionen) ▪ Viren (z. B. Mumpsvirus) ▪ Pilze oder Parasiten (sehr selten) **Nicht-infektiöse Ursachen:** ▪ Trauma (inklusive Prostata-OP) ▪ Autoimmunreaktion ▪ Amiodaron ▪ idiopathisch (40–50%)
Anamnese	▪ Symptombeginn und -verlauf? ▪ Veränderungen der Harnfarbe (z. B. trüb) und des Harngeruchs? ▪ Schmerzen oder Missempfinden beim Harnlassen? ▪ Gesteigerte Harnfrequenz mit geringen Harnportionen? ▪ Frühere Harnwegsinfektionen? ▪ Urethraler Ausfluss? ▪ Sexualanamnese? ▪ Schwellung der Parotis oder anderer Speicheldrüsen? ▪ Vorerkrankungen? (z. B. Prostatahyperplasie, anatomische Anomalien Harnwege, Diabetes mellitus, Immunsuppression, neurologische Erkrankung) ▪ Kurvenanamnese: mikrobiologische Vorbefunde/Antibiogramm?

Klinik	**Epididymitis:** ■ Rötung, Schwellung und Überwärmung des Skrotums ■ einseitiger Hodenschmerz ■ positives Prehn-Zeichen (Schmerzreduktion durch Anheben des betroffenen Hoden) ■ evtl. regionale Lymphadenitis ■ evtl. klinische Symptome einer Harnwegsinfektion **Orchitis:** ■ druckdolenter Hoden ■ typischer Beginn 3–10 Tage nach Parotitis
Monitoring	einmalig: Herzfrequenz, Atemfrequenz, nicht-invasiver Blutdruck, SpO_2, Temperatur
(Labor-)Diagnostik	■ Routinelabor ■ Harnstreifen/-status ■ bei V. a. Harnwegsinfektion: Harnkultur ■ bei V. a. Geschlechtskrankheit: Urethra-Abstrich ■ bei V. a. Mumps: Mumps-Serologie ■ Doppler-Sonographie des Hodens
Wichtig / CAVE	Die wichtigste Differentialdiagnose der Epididymitis ist die Hodentorsion (siehe Seite 338)!

Klinische Differenzierung Epididymitis und Hodentorsion

	Epididymitis	**Hodentorsion**
Symptome eines Harnwegsinfektes	ja	nein
Beginn	subakut (über Stunden)	akut
peritonealer Reiz	möglich	nein
Hodenlage	normal	höher stehend
Prehn-Zeichen	positiv	negativ

Akutmaßnahmen	■ **Analgesie** (z. B. NSAR) ■ bei V. a. Harnwegsinfektion: **Antibiose** z. B. Ciprofloxacin 2 x 500 mg/Tag p.o. (bei schwerem Verlauf: Piperacillin/Tazobactam 4/0,5 g KI + stationäre Aufnahme) ■ bei V. a. Geschlechtskrankheit: siehe Seite 626
Kommentar	**Komplikationen der Epididymitis:** ■ Abszedierung ■ Urosepsis ■ Fournier-Gangrän
Therapieplan nach Entlassung	■ Skrotum hochlagern (Hodenbank + körperliche Schonung) ■ Rezeptieren der verordneten Medikamente ■ Zuweisung zum Urologen ■ Übermittlung der Befundergebnisse vereinbaren

Literatur:

Bonkat G, et al. EAU Guidelines on Urological Infections. European Association of Urology 2021.

EXTRASYSTOLIE, VENTRIKULÄR

Definition	Vorzeitig einfallender, von den Ventrikeln ausgehender Herzschlag, der außerhalb des physiologischen Herzschlages auftritt **Unterteilung:** ■ Bigeminus: eine Extrasystole folgt jedem Sinusschlag ■ Trigeminus: eine Extrasystole folgt jedem zweiten Sinusschlag (2 : 1 Trigeminus) oder jedem Sinusschlag folgen 2 Extrasystolen (1 : 2 Trigeminus) ■ abhängig von der QRS-Konfiguration wird zwischen mono- und polymorphen (und somit einem oder mehreren Entstehungsorten der) Extrasystolen unterschieden
Ursachen	■ primär (ohne zugrundeliegende Herzerkrankung) ■ sekundär (in Folge einer zugrundeliegenden Herzerkrankung)
Anamnese	■ Symptombeginn und -verlauf? ■ Spezifischer Auslöser der Extrasystolen? ■ Z.n. Synkope? ■ Leistungsfähigkeit? ■ Bekannte Herzerkrankung? ■ Positive Familienanamnese für Arrhythmien oder plötzlichen Herztod?
Klinik	**Häufig:** asymptomatisch (Zufallsbefund) **Wenn symptomatisch:** ■ Palpitationen ■ intermittierend kräftiger Herzschlag mit Husten oder tiefer Inspiration ■ Dyspnoe ■ palpatorisch oder pulsoxymetrisch häufig Bradykardie (da z. B. nur jeder zweite Schlag eine palpierbare Pulswelle auslöst) ■ evtl. klinische Hinweise für Herzerkrankung und/oder Herzinsuffizienz
Monitoring	einmalig: Herzfrequenz, Atemfrequenz, nicht-invasiver Blutdruck, SpO_2, Temperatur
(Labor-)Diagnostik	■ 12-Kanal-EKG ■ langer Streifen (30–50 Sekunden) ■ Routinelabor + NT-pro-BNP/BNP ■ Echokardiographie (strukturelle Herzerkrankung?)
Wichtig / CAVE	■ Bei der diagnostischen Aufarbeitung gilt es, primäre von sekundären Extrasystolen zu unterscheiden! ■ Primäre Extrasystolen haben einen geringen Krankheitswert, sekundäre Extrasystolen sind mit einem erhöhten Risiko von Arrhythmien und rhythmologischen Komplikationen assoziiert.
Akutmaßnahmen	■ **auslösende Ursache** (z. B. Elektrolytstörung) **behandeln** ■ sekundäre Extrasystolen: **Behandlung der kardialen Grunderkrankung** (ambulant vs. stationär)
Therapieplan nach Entlassung	■ **bei primären Extrasystolen:** ► Stressreduktion ► Reduktion der Koffein-Zufuhr ► initial keine medikamentöse Intervention ► bei hohem Leidensdruck Zuweisung zum Kardiologen (Fragestellung: Indikation Betablocker-/Kalziumantagonisten-Therapie oder Ablation?) ■ Kontrolle beim Hausarzt (Kontroll-EKG mit langem Streifen) oder Zuweisung zum Kardiologen (V. a. sekundäre Extrasystolen)

Literatur:
Marcus GM. Evaluation and management of premature ventricular complexes. Circulation 2020; 141:1404–1418.

FAZIALISPARESE, PERIPHER

unter Mitarbeit von Prim. Dr. Paul Zwittag, MBA, MSc

Definition	Dysfunktion des peripheren Anteils (unteres Motoneuron) des Nervus facialis (VII. Hirnnerv) durch Entzündung, Schwellung und (Selbst-)Kompression
Ursachen	▪ idiopathisch (Bellsche Parese) ▪ infektiös (viral: z. B. Herpes-zoster-Virus, HIV; bakteriell: z. B. Borrelia burgdorferi) ▪ Otitis media ▪ neoplastisch (z. B. Akustikusneurinom, Meningeom, Parotismalignom) ▪ traumatisch (z. B. Felsenbeinfraktur, siehe Seite 321) ▪ seltene Ursachen (z. B. Cholesteatom, Sarkoidose)
Anamnese	▪ Symptombeginn und -verlauf? (akuter Beginn: V. a. idiopathische Fazialisparese vs. subakuter Beginn: V. a. Kleinhirnbrückenwinkeltumor) ▪ Hyp- oder Hyperakusis? ▪ Geschmacksverminderung? (V. a. idiopathische Fazialisparese) ▪ Fieber? (V. a. Otitis) ▪ Schmerzen/Druck retroaurikulär? (V. a. idiopathische Fazialisparese) ▪ Schmerzen im Ohr/Gehörgang? (V. a. Otitis, Ramsay-Hunt-Syndrom) ▪ Reduzierter Tränenfluss? ▪ Rezidivierende Otitis media? ▪ Z.n. Zeckenstich oder anamnestische Hinweise auf Erythema chronicum migrans?
Klinik	▪ periphere Fazialisparese (Stirnast obligat mitbetroffen), manchmal (z. B. zu Beginn) nur subtile Zeichen der Parese (z. B. Signe de Cils: Wimpern am betroffenen Lid trotz Lidschluss noch sichtbar); Graduierung des Schweregrades der Parese in Grad I (keine Parese) bis Grad VI (komplette Parese) (maximale Ausprägung bei idiopathischer Fazialisparese innerhalb von 48–72 Stunden) ▪ Parästhesien im Bereich des betroffenen Nervus facialis ▪ verminderter Lidschluss und reduzierter Tränenfluss ▪ sichtbare Aufwärtsrotation des Augapfels bei versuchtem Lidschluss (Bell-Phänomen) ▪ Hypakusis (V. a. Otitis media, Cholesteatom, Kleinhirnbrückenwinkeltumor oder Ramsay-Hunt-Syndrom) ▪ Hyperakusis (V. a. idiopathische Fazialisparese) ▪ geröteter und mit Bläschen besetzter äußerer Gehörgang (V. a. Ramsay-Hunt-Syndrom)
Monitoring	einmalig: Herzfrequenz, Atemfrequenz, nicht-invasiver Blutdruck, SpO_2, Temperatur
(Labor-)Diagnostik	▪ Routinelabor ▪ Borrelien-Serologie ▪ Otoskopie ▪ bei V. a. Kleinhirnbrückenwinkeltumor: cMRT (im Intervall) ▪ bei V. a. Meningitis oder Enzephalitis: Lumbalpunktion (siehe Seite 387)
Wichtig / CAVE	▪ Bei der idiopathischen peripheren Fazialisparese (Bellsche Parese) ist obligat nur der Nervus facialis und kein anderer Hirnnerv betroffen! ▪ Gefahr von Hornhautläsionen durch Konjunktivitis sicca infolge eines inkompletten/fehlenden Lidschlusses!

Akutmaßnahmen	■ **symptomatische Therapie** (künstliche Tränen + Uhrglasverband) ■ **Prednisolon** 1 x 60 mg/Tag p.o. für 5 Tage, dann Reduktion um 10 mg pro Tag über weitere 5 Tage (Wichtig: Beginn idealerweise <72 Stunden nach Symptombeginn) ■ bei Otitis media: + **Amoxicillin/Clavulansäure** 3 x 875/125 mg/Tag p.o. ■ bei ausgeprägter Fazialisparese oder Ramsay-Hunt-Syndrom: + **Valaciclovir** 3 x 1.000 mg/Tag p.o. für 7 Tage sowie bei neuropathischen Schmerzen + **Gabapentin** 1–2 x 300 mg/Tag p.o. (2-tägliche Steigerung um 300 mg bis zur Schmerzlinderung)
Kommentar	zumeist komplette Erholung der idiopathischen Fazialisparese in 6 Wochen bis 3 Monaten
Therapieplan nach Entlassung	■ Rezeptieren der verordneten Medikamente und Heilmittelbehelfe (z. B. Uhrglasverbände) ■ Zuweisung zum HNO-Facharzt

Literatur:

Heckmann JG, et al. S2k-Leitlinie zur Therapie der idiopathischen Fazialisparese (Bell's palsy). AWMF-Register-Nr.: 030/013, 2017.

FEMURKOPFNEKROSE, ATRAUMATISCH

Definition	erworbene, ischämische Erkrankung des Hüftkopfes
Ursachen	■ Minderdurchblutung des Femurkopfes mit Ischämie (idiopatisch vs. multifaktoriell) ■ Männer häufiger betroffen als Frauen ■ Häufigkeitsgipfel: 35. Lebensjahr ■ **Risikofaktoren:** ► Alkoholismus ► Rauchen ► Diabetes mellitus ► Kortisontherapie ► Bestrahlungs- und/oder Chemotherapie ► Z.n. Schenkelhals- oder Hüftkopffrakturen ► Hämoglobinopathien (z. B. Sichelzellerkrankung) ► Z.n. Tauchgang bzw. Tauchunfall
Anamnese	■ Symptombeginn und -verlauf? ■ Risikofaktoren? (siehe oben) ■ Frühere Episoden?
Klinik	■ belastungsabhängige Hüftgelenkschmerzen ■ Ausstrahlung in die Leiste und/oder das Knie ■ Rotationseinschränkung im Hüftgelenk
Monitoring	einmalig: Herzfrequenz, Atemfrequenz, nicht-invasiver Blutdruck, SpO_2, Temperatur
(Labor-)Diagnostik	Hüftröntgen (Beckenübersicht + axial nach Lauenstein)

Wichtig / CAVE	■ In ca. 50% der Fälle sind beide Hüftköpfe betroffen! ■ Die Verdachtsdiagnose der atraumatischen Femurkopfnekrose wird erst durch das MRT bestätigt.
Akutmaßnahmen	**Analgesie** (z. B. NSAR)
Kommentar	bei beidseitigem Befall: stationäre Aufnahme erwägen
Therapieplan nach Entlassung	■ Rezeptieren der verordneten Medikamente und Heilmittelbehelfe (z. B. Stützkrücken) ■ Entlastung ■ Zuweisung zum MRT (beide Hüftgelenke, zur radiologischen Stadieneinteilung) ■ Zuweisung zum Orthopäden zur weiteren Therapieplanung (z. B. Iloprost-Therapie, Stoßwellentherapie, Indikation Markraumdekompression?)

Literatur:

Roth A, et al. S3-Leitlinie. Atraumatische Femurkopfnekrose des Erwachsenen. AWMF-Register-Nr.: 033/055, 2019.

FIBROMYALGIE-SYNDROM

Definition	■ Chronische (≥3 Monate) Schmerzen in mehreren Körperregionen und Druckschmerzhaftigkeit von ≥11 der 18 Tender Points ■ häufiger Overlap mit dem chronischen Müdigkeitssyndrom
Ursachen	■ primär: unklar (evtl. genetische Prädisposition) ■ sekundär: ► Neoplasie ► Infektionen ► rheumatologische Erkrankungen (häufig bei Patienten >60 Jahre, insbesondere mit erstmaligen Symptomen)
Anamnese	■ Schmerzbeginn und -qualität? ■ Verlauf der Beschwerden? ■ Erschöpfungsneigung körperlich und/oder kognitiv? (häufig) ■ Schlafstörung? (häufig) ■ Depressive Verstimmung? (häufig) ■ Vegetative Symptome? ■ Begleiterkrankungen? (typisch: Reizdarmsyndrom, rheumatologische Erkrankungen)
Klinik	**Diagnosekriterien des American College of Rheumatology 1990:** ■ Schmerzen des Achsenskeletts, beider (linker + rechter) Körperhälften sowie unter- und oberhalb der Taille ■ vermehrte Druckschmerzhaftigkeit von ≥11 der 18 Tender Points ■ Symptomdauer ≥3 Monate
Monitoring	einmalig: Herzfrequenz, Atemfrequenz, nicht-invasiver Blutdruck, SpO_2, Temperatur
(Labor-)Diagnostik	Routinelabor + Blutsenkungsgeschwindigkeit + Creatinkinase/Myoglobin + Schilddrüsenhormone
Wichtig / CAVE	■ bei Fibromyalgie finden sich keine Laborabweichungen! ■ bei V. a. sekundäre Ursache: gezielte Diagnostik

Akutmaßnahmen	bei akuten Schmerzen: **Tramadol** 50–100 mg p.o.
Therapieplan nach Entlassung	■ Rezeptieren von Tramadol (50–400 mg/Tag p.o.) über einen beschränkten Zeitraum ■ Kontrolle beim Hausarzt und Empfehlung zum Beginn einer Behandlung mit: ▸ Amitriptylin (10–50 mg/Tag p.o.) oder bei generalisierter Angststörung Pregabalin (2 x 75 mg/Tag p.o.) ▸ Psychotherapie, multimodaler Therapie ± antidepressiver Medikation (z. B. Duloxetin 60 mg/Tag p.o.) bei Depression

Literatur:

Alten R, et al. S3-Leitlinie zur Definition, Pathophysiologie, Diagnostik und Therapie des Fibromyalgiesyndroms. Deutsche Schmerzgesellschaft. AWMF-Register-Nr.: 145/004, 2017.

FOLLIKULITIS, FURUNKEL UND KARBUNKEL

unter Mitarbeit von Univ.-Prof. DDr. Wolfram Hötzenecker, MBA

Definition	■ Follikulitis: infektiöse Entzündung des oberen Anteils des Haarfollikels ■ Furunkel: infektiöse Entzündung des gesamten Haarfollikels ■ Karbunkel: Konfluenz mehrerer Furunkel
Ursachen	**Infektion mit:** ■ Bakterien (typisch: Staphylococcus aureus) ■ seltener Pilzen
Anamnese	■ Symptombeginn und -verlauf? ■ Frühere Episoden? ■ Möglicher Trigger? ■ Immunsuppression? (z. B. Diabetes mellitus, Alkoholabusus, Kortisontherapie, Immunsuppressiva, Chemotherapie, HIV)
Klinik	■ Follikulitis: follikuläre Pusteln mit erythematösem Hof ■ Furunkel: schmerzhafter, prall gespannter Knoten (0,5–2 cm) mit erythematösem Hof, teilweise Fluktuation, teilweise zentrale Nekrose ■ Karbunkel: größer als Furunkel, häufig mit Lymphadenitis und systemischen Symptomen (z. B. Fieber, Schüttelfrost, Tachykardie und/oder Tachypnoe)
Monitoring	einmalig: Herzfrequenz, Atemfrequenz, nicht-invasiver Blutdruck, SpO_2, Temperatur
(Labor-)Diagnostik	keine
Wichtig / Cave	■ Die gefährlichste Komplikation eines Furunkels im Gesicht ist die Sinus-cavernosus-Thrombose oder die septische Sinusvenenthrombose! ■ daher: Manipulationsverbot (Information an Patienten!)
Akutmaßnahmen	■ **Desinfektion mit Antiseptikum** (z. B. Octenidin-Phenoxyethanol-Lösung) ■ bei Follikulitis oder Furunkel: **Fusidinsäure-Salbe** 3 x /Tag ■ bei Furunkel im Gesicht oder Karbunkel: **Cefalexin** 3 x 1.000 mg/Tag p.o. für 5–7 Tage (bei Penicillin-Allergie: Clindamycin 3 x 300 mg/Tag p.o.) ■ bei Fluktuation oder Abszess: siehe Seite 590 ■ bei Immunsuppression, ausgedehntem Befund und/oder schlechtem Allgemeinzustand: **stationäre Aufnahme + intravenöse Antibiose** (z. B. Cefuroxim 1.500 mg KI)

Therapieplan nach Entlassung	▪ Rezeptieren der verordneten Medikamente ▪ allgemeine Hygienemaßnahmen beachten ▪ Kontrolle beim Hausarzt oder Zuweisung zum Dermatologen (bei ausgedehntem Befund)

Literatur:

Schöfer H, et al. S2k + IDA Leitlinie: Diagnostik und Therapie Staphylococcus aureus bedingter Infektionen der Haut und Schleimhäute. AWMF-Register-Nr.: 013/038, 2011.

FREMDKÖRPERINGESTION

Definition	Verschlucken eines Fremdkörpers oder Feststecken eines Nahrungsstückes (meist im Ösophagus)
Ursachen	▪ hohes Alter ± schlechter Zahnstatus (Feststecken eines Nahrungsstückes im Ösophagus durch insuffizientes Kauen, z. B. Fleischbolus, Fischgräte) ▪ neurologische oder psychiatrische Erkrankung ▪ ösophageale Erkrankung (z. B. Striktur, Stenose, Malignom) ▪ Selbstverletzung und/oder Suizidversuch ▪ akzidentell ▪ andere Gründe (z. B. Gefangene zum Fluchtversuch, Bodypacker zum Drogenschmuggel)
Anamnese	▪ Art des Fremdkörpers? ▪ Umstände? (beim Essen, welches Essen?) ▪ Zahnprothese? ▪ Schluckstörung bekannt? ▪ Frühere Episoden? ▪ Ösophaguserkrankung bekannt? ▪ Vorerkrankungen? (z. B. neurologisch oder psychiatrisch) ▪ Alkohol-/Drogenkonsum?
Klinik	▪ Fremdkörpergefühl im Hals bei oropharyngealer/ösophagealer Bolusimpaktion ▪ retrosternales Brennen/Schmerzen ▪ Odynophagie ▪ Regurgitation von Speichel bzw. Hypersalivation bei kompletter Verlegung des Ösophaguslumen ▪ (Ober-)Bauchschmerzen (V. a. Perforation) ▪ bei Passage des Fremdkörpers in den Magen oder Darm: zumeist unauffälliger klinischer Untersuchungsbefund (Anamnese!)
Monitoring	einmalig: Herzfrequenz, Atemfrequenz, nicht-invasiver Blutdruck, SpO_2, Temperatur
(Labor-)Diagnostik	▪ bei röntgendichtem Fremdkörper: Thorax-/Abdomenröntgen ▪ bei V. a. Perforation: CT Thorax/Abdomen ▪ Ösophagogastroskopie
Wichtig / CAVE	**Mögliche Komplikationen:** ▪ Perforation (z. B. Magnet, Knopfzellbatterien) ▪ mechanischer Ileus ▪ Intoxikation (z. B. Batterien, Bodypacker) ▪ tracheale Aspiration bei kompletter ösophagealer Obstruktion

Akutmaßnahmen	■ bei Schmerzen, ösophagealen Nahrungsstücken (z. B. Fleischbolus), großen (>5 cm), scharfen/spitzen (z. B. Fischgräte, Nadel) oder toxischen (z. B. Batterien) Fremdkörpern im Ösophagus oder Magen: **endoskopische Bergung** (<2–6 Stunden) ■ bei ösophagealer Passage von kleinen (<5 cm), nicht spitzen oder toxischen Fremdkörpern (z. B. Münze) in den Magen: **konservatives Vorgehen + Laxantien** ■ bei Bodypackern: siehe Seite 529 ■ bei Perforation: siehe Seite 428
Kommentar	Fremdkörper, die den Magen passiert haben, gehen meist spontan ab bzw. müssen nur in Ausnahmefällen (z. B. Ingestion von ≥2 Magneten) chirurgisch geborgen werden.
Therapieplan nach Entlassung	■ bei konservativem Vorgehen: evtl. Rezeptieren von Laxantien und Aufklärung über Selbstkontrolle ■ Hinweis auf Fahruntauglichkeit und Gefährdung bei verletzungsträchtigen Tätigkeiten nach prozeduraler Sedierung für Ösophagogastroskopie ■ Kontrolle beim Hausarzt und evtl. Einleitung von Maßnahmen zur Sekundärprävention ■ bei V. a. zugrundeliegende ösophageale Erkrankung Zuweisung zum Gastroenterologen ■ Wiedervorstellung bei neu auftretenden Schmerzen, Fieber oder Verschlechterung des Allgemeinzustandes

Literatur:

Birk M, et al. Removal of foreign bodies in the upper gastrointestinal tract in adults. European Society of Gastrointestinal Endoscopy (ESGE) Clinical Guideline. Endoscopy 2016; 48:1–8.
Chirica M, et al. Esophageal emergencies: WSES guidelines. World J Emerg Surg 2019; 14:26.

GALLENKOLIK

Definition	konstanter (nicht-kolikartiger – „Kolik“ daher falsche Bezeichnung) Schmerz im rechten Oberbauch und/oder Epigastrium durch eine transiente Obstruktion des Gallengangsystems
Ursachen	Obstruktion des Gallengangsystems (häufig Ductus cysticus, seltener Ductus choledochus) durch: ■ Gallensteine ■ selten: Sludge, Ascaris lumbricoides, Xanthogranulome oder Sphinkter-Oddi-Dysfunktion ■ Risikofaktoren für Gallensteine: 6F-Regel (fat, female, forty, fertile, fair, family) + spezifische Vorerkrankungen (z. B. chronisch entzündliche Darmerkrankungen, hämolytische Anämie, zystische Fibrose)
Anamnese	■ Symptombeginn und -verlauf? (typisch: Schmerzbeginn postprandial, durchgehender Schmerz >15 Minuten bis <5 Stunden) ■ Z.n. Gallenkolik ohne Cholezystektomie? ■ Farbe des Stuhls und Harns? ■ Pruritus? ■ Letzte Nahrungsaufnahme? ■ Risikofaktoren oder Risikoerkrankung? (siehe oben)

Klinik	■ Übelkeit ± Erbrechen ■ konstanter, dumpfer, viszeraler Schmerz im rechten Oberbauch und/oder Epigastrium ■ Schmerzausstrahlung in den Rücken oder die rechte Schulter ■ kein Fieber ■ kein Ikterus ■ keine Verstärkung des Schmerzes durch Palpation ■ bei acholischem Stuhl, dunklem Harn und Pruritus: V. a. extrahepatische biliäre Obstruktion
Monitoring	einmalig: Herzfrequenz, Atemfrequenz, nicht-invasiver Blutdruck, SpO_2, Temperatur
(Labor-)Diagnostik	■ 12-Kanal-EKG ■ venöse/arterielle Blutgasanalyse ■ Routinelabor ■ Sonographie Oberbauch (Gallensteine? Cholezystitis-Zeichen? Erweiterter Ductus choledochus?) ■ evtl. MRCP
Wichtig / CAVE	■ bei unkomplizierter Gallenkolik: normales Labor, selten Transaminasenerhöhung ■ oft schwierig klinisch von Cholezystitis zu differenzieren, im Zweifelsfall als solche behandeln!
Akutmaßnahmen	■ vorübergehende **Nahrungskarenz** ■ **Metamizol** 1–2,5 g + **Scopolamin** 20 mg KI (oder: Diclofenac 75 mg KI bzw. Nitroglyzerin-Spray 2 Hübe) ■ bei Übelkeit ± Erbrechen: **antiemetische Therapie** ■ Entlassung nach Abklingen der Schmerzen möglich ■ bei V. a. extrahepatische biliäre Obstruktion: **ERCP** ■ bei Komplikationen (siehe unten): **stationäre Aufnahme**
Kommentar	**Komplikationen:** ■ Cholezystitis oder Cholangitis (siehe Seite 282 + 284) ■ extrahepatische biliäre Obstruktion ■ Gallenblasenperforation mit galliger Peritonitis ■ akute biliäre Pankreatitis (siehe Seite 422) ■ Gallensteinileus (siehe Seite 359) ■ Mirizzi-Syndrom: Gallenstein im Ductus cysticus komprimiert Ductus hepaticus
Therapieplan nach Entlassung	■ Nahrungskarenz für 12–24 Stunden ■ im Anschluss Meiden von fetten Speisen ■ Zuweisung zum Chirurgen (Cholezystektomie im Intervall)

Literatur:
Gutt C, et al. Aktualisierte S3-Leitlinie der Deutschen Gesellschaft für Gastroenterologie, Verdauungs- und Stoffwechselkrankheiten (DGVS) und der Deutschen Gesellschaft für Allgemein- und Viszeralchirurgie (DGAV) zur Prävention, Diagnostik und Behandlung von Gallensteinen. AWMF-Register-Nr.: 021/008. Z Gastroenterol 2018; 56:912–966.

GASTRITIS, AKUT UND GASTRODUODENALE ULKUSKRANKHEIT

Definition	entzündliche Veränderung oder Ulzeration der Magen- und/oder Duodenalschleimhaut

Ursachen	■ Helicobacter pylori-assoziierte Gastritis (Infektion mit Helicobacter pylori) ■ Helicobacter pylori-negative Gastritis (Toxine: z. B. Koffein, Alkohol, Nikotin, NSAR, Kortison, Serotonin-Reuptake-Hemmer) ■ Stress (z. B. psychischer Stress, akute oder chronische Erkrankung) ■ Autoimmungastritis ■ andere Ursachen (z. B. Gallereflux, eosinophile Gastritis, Ischämie, Infektion mit Mycobacterium avium Komplex, Cytomegalievirus oder Parasiten)
Anamnese	■ Symptombeginn und -verlauf? ■ Risikosymptome? (z. B. Meläna, Hämatemesis oder Kaffeesatzerbrechen, diffuse Bauchschmerzen, Fieber, Belastungsdyspnoe, Schwindel) ■ Toxinexposition? (siehe oben) ■ Einnahme von Risikomedikamenten? (siehe oben) ■ Stress/Belastungssituation? ■ Dyspepsie? (verfrühtes Sättigungsgefühl, postprandiales Völlegefühl) ■ Reflux/Sodbrennen? (V. a. gastroösophageale Refluxkrankheit) ■ Frühere ähnliche Episoden? ■ Z.n. oder bekannte Gastritis oder gastroduodenale Ulkuserkrankung?
Klinik	■ Druck, Brennen und/oder Schmerzen im Epigastrium bzw. im rechten Oberbauch ■ nächtliche Schmerzverstärkung ■ Übelkeit ± Erbrechen ■ Schmerzlinderung durch Erbrechen ■ Inappetenz ■ evtl. klinische Hinweise auf Anämie (z. B. Blässe von Haut, Fingernägeln, Skleren und/oder Zahnfleisch) ■ evtl. klinische Hinweise auf Dehydratation
Monitoring	einmalig: Herzfrequenz, Atemfrequenz, nicht-invasiver Blutdruck, SpO_2, Temperatur
(Labor-)Diagnostik	■ 12-Kanal-EKG (zum Ausschluss eines Akuten Koronarsyndroms) ■ venöse Blutgasanalyse ■ Routinelabor + Amylase/Lipase ■ bei V. a. gastrointestinale Blutung: digital-rektale Untersuchung + Guajak-Test ■ bei oberer gastrointestinaler Blutung: siehe Seite 22
Wichtig / CAVE	Die gefährlichste Differentialdiagnose der Gastritis ist das Akute Koronarsyndrom! Daher im Zweifel zusätzlich Troponin T bestimmen bzw. Ausschluss eines Akuten Koronarsyndroms entsprechend Algorithmus (siehe Seite 240)!
Akutmaßnahmen	■ **Pantoprazol** 2 x 40 mg/Tag p.o. ■ bei starken Schmerzen: **Metamizol** 1–2,5 g KI ■ bei Dehydratation: **Rehydrierung** mit balancierten Kristalloiden ■ bei Übelkeit ± Erbrechen: **Antiemetika** (z. B. Paspertin 10 mg i.v.)
Therapieplan nach Entlassung	■ Rezeptieren der verordneten Medikamente ■ Schonkost und Meiden von Toxinen (z. B. Koffein, Nikotin, Alkohol) ■ Kontrolle beim Hausarzt oder Zuweisung zum Gastroenterologen (z. B. zur Helicobacter-pylori-Diagnostik, Evaluation Indikation Gastroösophagoduodenoskopie) ■ Wiedervorstellung bei Hämatemesis, Meläna oder diffusen Bauchschmerzen

Literatur:

Azer A, et al. Gastritis. StatPearls, Treasure Island (FL): StatPearls Publishing, 2021.

Fischbach W, et al. S2k-Leitlinie Helicobacter pylori und gastroduodenale Ulkuskrankheit. AWMF-Register-Nr.: 021/001. Z Gastroenterol 2016; 54:327–363.

GASTROENTERITIS, NICHT-DYSENTERISCH

Definition	Entzündliche Erkrankung des Magen-Darm-Traktes durch Viren, Bakterien oder Bakterientoxine
Ursachen	▪ Infektion (50–70% der Fälle viral: z. B. Rota-, Norwalk-, Noro-, Sapo-, Adeno-Viren; Bakterien: z. B. enterotoxische Escherichia coli bei Reisediarrhö; bei Immunsuppression: auch Kryptosporidien, Mikrosporidien, Mycobacterium avium Komplex, Cytomegalievirus) ▪ Lebensmittelvergiftung (durch Enterotoxine, z. B. von Staphylococcus aureus, Bacillus cereus oder Clostridium perfringens)
Anamnese	▪ Symptombeginn und Verlauf? ▪ Stuhlfrequenz? ▪ Stuhlqualität? (farblich, Konsistenz, Schleim- oder Blutbeimengung) ▪ Begleitsymptome? (Z.n. Synkope, Gelenk-, Kopf- oder Rückenschmerzen) ▪ Kontakt mit kranken Personen? ▪ Kontakt mit größeren Menschenmengen? (z. B. Kindergarten, Schulen, Pflege-/Altersheimen) ▪ Mögliche auslösende Speisen? (z. B. abgelaufene oder rohe Speisen, ungewaschenes Obst/Gemüse) ▪ Reiseanamnese? (z. B. Ausland, Camping) ▪ Vorerkrankungen (z. B. chronisch entzündliche Darmerkrankungen, Immunsuppression, Tumorerkrankung mit laufender Chemotherapie oder Bestrahlung, HIV) ▪ Medikamenten- oder Laxantieneinnahme?
Klinik	▪ Übelkeit ± Erbrechen (bei Erbrechen: V. a. Noroviren oder Enterotoxine) ▪ unblutiger, nicht-schleimiger Durchfall (typisch: große Mengen, wässrig, bräunlich) ▪ Bauchschmerzen (auch krampfartig) ▪ „Quatschen" bei Palpation ▪ gesteigerte Darmgeräusche ▪ Gelenk-, Kopf- und Rückenschmerzen (V. a. virale Gastroenteritis) ▪ subfebrile Temperaturen (bei Fieber: V. a. enteroinvasive Infektion – siehe Seite 318) ▪ evtl. klinische Zeichen der Dehydratation (siehe Seite 293)
Monitoring	einmalig: Herzfrequenz, Atemfrequenz, nicht-invasiver Blutdruck, SpO_2, Temperatur
(Labor-)Diagnostik	▪ venöse/arterielle Blutgasanalyse (Laktat? Elektrolyte?) ▪ Routinelabor ▪ Stuhl auf Noroviren + stuhlpathogene Keime ▪ bei Immunsuppression oder HIV-positiven Patienten: + molekularbiologische Stuhlanalyse (PCR auf Cytomegalievirus, Kryptosporidien, Mikrosporidien und Mycobacterium avium Komplex)
Wichtig / CAVE	häufig Spontanremission innerhalb von 24–72 Stunden
Akutmaßnahmen	▪ bei Übelkeit: **antiemetische Therapie** (z. B. Metoclopramid 10 mg i.v.) ▪ **Rehydrierung** mit balancierten Kristalloiden (siehe Seite 293) ▪ bei Hypokaliämie: orale oder intravenöse **Kaliumsubstitution** ▪ bei ausgeprägter Durchfallsymptomatik ohne Fieber und ohne Blutbeimengungen: **Loperamid** 2 mg p.o. bedarfsweise (max. 4x/Tag für max. 3 Tage) ▪ bei Schmerzen/Krämpfen: **Metamizol** 1–2,5 g KI ▪ bei Reisediarrhö: **Antibiose** verkürzt Symptomdauer von 3 auf ca. 1,5 Tage, Nebenwirkungen möglich – daher nur bei moderatem oder schwerem Erkrankungsverlauf (z. B. Azithromycin 1 x 500 mg/Tag p.o. für 3 Tage oder 1.000 mg p.o. einmalig; oder: Ciprofloxacin 2 x 500 mg/Tag p.o. für 3 Tage)

Kommentar	■ Rehydrierung und symptomatische Therapie in den meisten Fällen ausreichend! ■ bei stationärer Aufnahme und V. a. Noroviren-Infektion: (Kohorten-)Isolation! ■ adäquate Händehygiene! ■ Aufbereitung des Behandlungsplatzes entsprechend der institutionellen Hygienerichtlinien
Therapieplan nach Entlassung	■ Rezeptieren der verordneten Medikamente ■ auf ausreichende Flüssigkeitszufuhr achten (evtl. orale Rehydrierungslösung) ■ Kontrolle beim Hausarzt ■ Wiedervorstellung bei Dehydratationszeichen, Fieber oder Blutbeimengungen im Stuhl

Literatur:

Hagel S, et al. S2k-Leitlinie. Gastroduodenale Infektionen und Morbus Whipple. AWMF-Register-Nr.: 021/024, 2015.

GASTROÖSOPHAGEALE REFLUXKRANKHEIT

Definition	■ störende Symptome und/oder Komplikationen durch Sodbrennen oder Regurgitation von Säure bzw. Mageninhalt ■ Der Begriff gastroösophageale Refluxerkrankung subsummiert folgende Erkrankungen: ► erosive Refluxösophagitis ► nicht-erosive Refluxkrankheit ► hypersensitiver Ösophagus ► extraösophageale Manifestationen ► Komplikationen einer gastroösophagealen Refluxerkrankung ► funktionelle Refluxbeschwerden ► Barrett-Ösophagus
Ursachen	■ Transiente Insuffizienz des unteren Ösophagussphinkters oder der Kardia infolge: ► anatomischer Faktoren (z. B. Pylorus- oder Magenausgangsstenose, Hiatushernie) ► Erhöhung des intraabdominellen Drucks (z. B. Adipositas, Schwangerschaft) ■ Medikamente (z. B. Kalziumantagonisten, Nitropräparate, Benzodiazepine, Anticholinergika, NSAR, Eisenpräparate, Chemotherapeutika) ■ Z.n. Gastrektomie ■ Sklerodermie ■ **Triggerfaktoren:** ► Alkoholkonsum ► Bücken oder Liegen ► körperliche Anstrengung ► enge Kleidung ► opulentes Mahl (inklusive Kaffee, Schokolade)

Anamnese	■ Symptombeginn und -verlauf? ■ Risikosymptome? (z. B. retrosternale Schmerzen, Dysphagie, Odynophagie, Gewichtsverlust, Meläna, Hämatemesis, Therapieresistenz auf Protonenpumpenhemmer, Symptomdauer >1 Jahr) ■ Risikomedikamente? (siehe oben) ■ Schwangerschaft? ■ Bekannte Sklerodermie? ■ Z.n. Gastrektomie?
Klinik	■ Sodbrennen ■ Regurgitation von Säure bzw. Mageninhalt ■ Symptomverstärkung im Liegen oder beim Bücken ■ Husten (insbesondere nachts) ■ asthmatoide Beschwerden ■ Heiserkeit ■ evtl. retrosternale brennende Schmerzen (V. a. Ösophagitis)
Monitoring	einmalig: Herzfrequenz, Atemfrequenz, nicht-invasiver Blutdruck, SpO_2, Temperatur
(Labor-)Diagnostik	keine
Wichtig / CAVE	Bei untypischen Beschwerden stellt die gastroösophageale Refluxerkrankung eine Ausschlussdiagnose dar. Primär gefährliche Ursachen des Thoraxschmerzes (allen voran: Akutes Koronarsyndrom) ausschließen!
Akutmaßnahmen	■ **Sucralfat** 1 Beutel p.o. ■ Standarddosis eines **Protonenpumpenhemmers** (z. B. Pantoprazol 1 x 40 mg/Tag p.o.)
Therapieplan nach Entlassung	■ Rezeptieren der verordneten Medikamente (Einnahme des Protonenpumpenhemmers ca. 30 Minuten vor der Mahlzeit) ■ Beratung (kleine kohlenhydrat- und fettarme Mahlzeiten, frühes Abendessen, Schlafen mit erhöhtem Oberkörper, Meiden von Noxen wie Alkohol, Nikotin, Kaffee, Schokolade und wenn möglich Risikomedikamenten) ■ Kontrolle beim Hausarzt ■ Zuweisung zum Gastroenterologen zur pH-Metrie und/oder Ösophagogastroduodenoskopie bei Risikosymptomen (siehe oben)

Literatur:

Koop H, et al. S2k-Leitlinie. Gastroösophageale Refluxkrankheit unter Federführung der Deutschen Gesellschaft für Gastroenterologie, Verdauungs- und Stoffwechselkrankheiten (DGVS). AWMF-Register Nr.: 021/013, 2014.

GESCHLECHTSKRANKHEITEN

unter Mitarbeit von Univ.-Prof. DDr. Wolfram Hötzenecker, MBA

Definition	sexuell übertragbare Infektionserkrankungen

Anamnese	■ Symptombeginn und -verlauf? ■ Begleitsymptome? (z. B. Lymphknotenschwellung, Hautausschlag, Pharyngitis) ■ Mono-/Polygamie? ■ Wie viele Sexualpartner in den letzten 12 Monaten? ■ Geschützter/ungeschützter Geschlechtsverkehr? ■ Sexualpraktiken? ■ Drogenkonsum vor und im Zusammenhang mit Sex („Chemsex")? (ja: Risikofaktor für Geschlechtskrankheiten)
Monitoring	einmalig: Herzfrequenz, Atemfrequenz, nicht-invasiver Blutdruck, SpO_2, Temperatur
„Affenpocken", Humane	**Klinik:** Pocken-ähnliches Exanthem (makulopapulös bis vesikulopustulös), Fieber, Lymphknotenschwellung, Lethargie, Kopf-/Gliederschmerzen, perianale Schmerzen **Diagnostik:** Bläschenabstrich ± Abstrich von Hautläsion (PCR) (Probenversand als Kategorie B, UN 3373) **Therapie:** symptomatisch, bei Immunsuppression Therapie mit Tecovirimat (durch Behandlungspartner) erwägen
Bakterielle Vaginose/Trichomoniasis	**Klinik:** Männer: unspezifische Urethritis Frauen: Kolpitis, schaumiger, übelriechender Ausfluss, Pruritus, Brennen, Dyspareunie, Dysurie **Diagnostik:** Abstrich + Mikroskopie (Schlüsselzellen/Clue cells bei bakterieller Vaginose/Gardnerella vaginalis; birnenförmige Zellen mit Geißeln bei Trichomoniasis), Harnkultur **Therapie:** Metronidazol 2 g p.o. (Einmalgabe)
Chlamydien	**Klinik:** Männer: glasig-eitriger urethraler Ausfluss, Dysurie, Epididymitis (siehe Seite 613) Frauen: glasig-eitriges Sekret aus Zervix, Unterbauchschmerzen Männer + Frauen: extragenitale Manifestationen (z. B. Konjunktivitis) **Diagnostik:** Abstrich + Harnkultur (PCR), Chlamydien-Serologie **Therapie:** Azithromyzin 1.500 mg p.o. als Einmalgabe + Doxycyclin 2 x 100 mg/Tag p.o. für 7 Tage
Condyloma	**Klinik:** Warzen im Genitalbereich, insbesondere (peri-)anal, Juckreiz, evtl. Kratzläsionen und Hautblutungen **Diagnostik:** klinische Diagnose **Therapie:** Podophyllotoxin 0,5% Lösung 2x/Tag für 3 Tage, nach 4 Tagen Pause erneuter Therapiezyklus für 3 Tage (Cave: häufig Kryotherapie, Elektrochirurgie bzw. Exzision erforderlich)
Gonorrhö	**Klinik:** Männer: eitriger urethraler Ausfluss (insbesondere morgens), Dysurie, Juckreiz Frauen: Dysurie, putrides Sekret aus Zervix (ohne Vaginitis), Unterbauchschmerzen (Cave: 50–80% asymptomatisch) Männer + Frauen: extragenitale Manifestationen (z. B. rektale [rektale Schmerzen und Ausfluss] oder pharyngeale Gonorrhö [Pharyngitis] oder Arthritis durch Gonokokken [siehe Seite 263]) **Diagnostik:** Abstrich (Urethra oder Zervix) + Harnkultur (Erststrahlharn) **Therapie:** Ceftriaxon 1 g KI oder i.m. + Azithromycin 1.500 mg p.o. (jeweils Einmalgaben) (oder zur Ceftriaxon-Gabe: Cefixim 800 mg p.o.)
Herpes genitalis	**Klinik:** brennende Schmerzen, gruppierte Bläschen auf gerötetem Grund (können im Frühstadium fehlen), bei Frauen: + Vulvitis **Diagnostik:** klinische Diagnose **Therapie (Primärinfekt):** Valaciclovir 2 x 500 mg/Tag p.o. für 7–10 Tage

HIV-Primärinfektion	**Klinik (80–90% der Patienten zeigen 2–4 Wochen nach Infektion Symptome):** Fieber, Exanthem, Pharyngitis, Lymphknotenschwellung, Kopf-, Gelenks- und Muskelschmerzen („Mononucleosis-like illness") **Laborauffälligkeit:** häufig Thrombo- und Lymphopenie **Diagnostik:** HIV-PCR + Serologie, p24-Antigen **Therapie:** Beginn der HAART durch Dermatologen bzw. HIV-Spezialisten
Syphilis	**Klinik (Primärstadium):** schmerzloses, hartes Genitalulkus (Ulcus durum), Lymphknotenschwellung, makulopapulöses Exanthem **Diagnostik:** Abstrich Ulkus zur Dunkelfeldmikroskopie + PCR, Serologie (TPHA oder TPPA) **Therapie:** Benzathin Penicillin G 2,4 Mio IU i.m. (gluteal links + rechts je 1,2 Millionen IU) (Einmalgabe) (bei Penicillin-Allergie: Doxycyclin 2 x 100 mg/Tag p.o. für 14 Tage)
Diagnostik	zusätzlich HIV- und Hepatitis-Serologie anhand des individuellen Risikoprofils erwägen
Kommentar	bei allen Geschlechtskrankheiten auch Partnerbehandlung!
Therapieplan nach Entlassung	▪ Rezeptieren der verordneten Medikamente ▪ Beratung bezüglich Notwendigkeit keines (z. B. Herpes genitalis) oder geschützten Geschlechtsverkehrs sowie der Partnerbehandlung ▪ Zuweisung zum Dermatologen, Infektiologen oder Urologen/Gynäkologen ▪ Übermittlung der Befundergebnisse vereinbaren ▪ situative Meldepflicht bzw. Meldepflicht bei Verdacht auf „Affenpocken"-Erkrankung (siehe Seite 731) beachten

Literatur:

S2k-Leitlinie. Diagnostik und Therapie der Gonorrhoe. AWMF-Register-Nr.: 059/004, 2018.
S2k-Leitlinie. Sexuell übertragbare Infektionen (STI) – Beratung, Diagnostik und Therapie. AWMF-Register-Nr.: 059/006, 2018.
Thornhill JP, et al. Monkeypox Virus Infection in Humans across 16 Countries – April-June 2022. N Engl J Med 2022; 387:679–691.

GICHTARTHRITIS, AKUT

Definition	Gelenkentzündung infolge einer Hyperurikämie
Ursachen	▪ Ausfälle von Uratkristallen in den Gelenken mit Entzündungsreaktion ▪ bei akuter Gicht: Monoarthritis, typischerweise befallene Gelenke: Großzehengrundgelenk (Podagra) >> Sprunggelenk/Fußwurzelgelenk > Kniegelenk (Gonagra) > Fingergelenk ▪ **Risiko- bzw. Triggerfaktoren:** ► konstitutionell (z. B. männliches Geschlecht, hohes Alter, Adipositas, metabolisches Syndrom, positive Familienanamnese) ► Medikamente (z. B. Acetylsalicylsäure, Diuretika, ACE-Hemmer, Betablocker, Cyclosporin, Tacrolimus, Chemotherapeutika) ► Ernährung (z. B. rotes Fleisch, Meeresfrüchte, opulentes Mahl, Alkohol, fruktosehaltige Getränke) ► Verschlechterung der Nierenfunktion ► selten: Dehydratation, Akuterkrankung, Trauma

Anamnese	■ Symptombeginn und -verlauf? (typisch: rascher, nächtlicher Beschwerdebeginn) ■ Bekannte Gicht oder frühere Episoden? ■ Neue Medikamente oder Gichtauslöser? (siehe oben) ■ Bekannte Hyperurikämie, kardiovaskuläre Erkrankung oder metabolisches Syndrom? ■ Anamnestische Hinweise auf Akuterkrankung? ■ Anamnestische Hinweise auf Trauma oder intraartikuläre Injektion?
Klinik	■ Schmerzen (Ruheschmerz, Exazerbation durch Berührung oder Belastung) ■ Rötung ■ Schwellung ■ Überwärmung ■ evtl. extra-artikuläre Gichtmanifestationen (z. B. Tophi an der Ohrmuschel, über dem Ellbogengelenk oder über Sehnenansätzen)

Score zur Abschätzung der Wahrscheinlichkeit des Vorliegens einer Gichtarthritis

	Punkte
männliches Geschlecht	2
vorausgegangene Arthritis-Episode	2
Auftreten innerhalb von 24 Stunden	0,5
Rötung des betroffenen Gelenks	1
Beteiligung des Großzehengrundgelenks	2,5
arterielle Hypertonie oder ≥1 kardiovaskuläre Erkrankung(en)	1,5
Hyperurikämie (>5,88 mg/dl)	3,5

≥8 Punkte: Gichtarthritis wahrscheinlich; ≤4 Punkte: Gichtarthritis unwahrscheinlich; 5–7 Punkte: inkonklusiv

Monitoring	einmalig: Herzfrequenz, Atemfrequenz, nicht-invasiver Blutdruck, SpO_2, Temperatur
(Labor-)Diagnostik	■ bei klarer Anamnese und klarer Klinik: keine weitere Diagnostik ■ bei Unklarheit: ► Routineblut + Harnsäure + Procalcitonin ► diagnostische Gelenkpunktion und Aspirat zur Analyse der Zellzahl + Mikroskopie (Uratkristalle?)
Wichtig / CAVE	**Interpretation der Harnsäure-Serumkonzentration:** ■ bei einem Drittel der Patienten mit akuter Gichtarthritis im Referenzbereich ■ andere Ursachen der Arthritis möglich trotz (chronisch) erhöhter Harnsäure-Serumkonzentration ■ kann in Zusammenschau mit Anamnese und Klinik die Diagnose akute Gichtarthritis allerdings untermauern (siehe Score oben)
Akutmaßnahmen	■ **(wenn möglich) Absetzen potenziell Gicht-auslösender Medikamente** ■ **lokale Kühlung** ■ Therapie abhängig vom Risikoprofil des Patienten mit: ► **NSAR** (z. B. Naproxen) ODER ► **Prednisolon** (1 x 40 mg/Tag p.o. für 5 Tage) ODER ► **Colchicin** (1 x 1,25 mg p.o., gefolgt von 1 x 0,5 mg p.o. nach 1 Stunde; Cave: Niereninsuffizienz) ■ bei Hyperurikämie: **Beginn mit Harnsäure-senkender Therapie** (z. B. Allopurinol 1 x 100 mg/Tag p.o.)

Therapieplan nach Entlassung	■ Rezeptieren der verordneten Medikamente ■ Kontrolle beim Hausarzt oder Zuweisung zum Internisten/Rheumatologen (chronisch rezidivierende Gichtanfälle, extra-artikuläre Gichtmanifestationen)

Literatur:
Kiltz U, et al. Langfassung zur S2e-Leitlinie Gichtarthritis (fachärztlich). Evidenzbasierte Leitlinie der Deutschen Gesellschaft für Rheumatologie (DGRh). AWMF-Register-Nr.: 060/005. Z Rheumatol 2016; 75(Suppl 2):S11-S60.

HÄMORRHOIDALLEIDEN

Definition	Erweiterung des (arteriovenösen) Plexus haemorrhoidalis superior im Analkanal
Ursachen	■ unklar ■ **Risikofaktoren:** ► Adipositas ► ballaststoffarme Ernährung ► Verstopfung ► Schwangerschaft ► portale Hypertension
Anamnese	■ Symptombeginn und -verlauf? ■ Prolaps/Fremdkörpergefühl bei Defäkation? ■ Chronische Verstopfung? ■ Harter Stuhl? ■ Blut am Toilettenpapier oder am Stuhl? ■ (Peri-)analer Pruritus? ■ Schleimige anale Sekretion? ■ Anales Brennen oder Schmerzen? ■ Proktologische Vor-Operationen? ■ Risikosymptome für Kolonkarzinom? (z. B. veränderte Stuhlgewohnheiten, Gewichtsverlust, positive Familienanamnese)
Klinik	■ häufigstes Symptom: schmerzlose peranale Blutung (Blut am Toilettenpapier oder Blut am Stuhl) ■ schleimige Sekretion ■ (peri-)analer Pruritus (V. a. begleitendes Analekzem, siehe Seite 596) ■ Schmerzen nur bei Grad-IV-Hämorrhoiden (Differentialdiagnosen: Analfissur, Perianalthrombose) ■ rektale Inspektion und digital-rektale Untersuchung während Valsalva-Manöver

Gradeinteilung der Hämorrhoiden

Grad I	Grad II	Grad III	Grad IV
keine sichtbaren Hämorrhoiden (nur in der Rektoskopie sichtbar)	beim Pressen prolabierende Hämorrhoiden, Selbstreposition	beim Pressen prolabierende Hämorrhoiden, manuelle Reposition möglich	spontaner Prolaps der Hämorrhoiden, keine Reposition möglich, schmerzhaft

Monitoring	einmalig: Herzfrequenz, Atemfrequenz, nicht-invasiver Blutdruck, SpO_2, Temperatur

(Labor-)Diagnostik	keine
Wichtig / CAVE	■ Perianale Marisken (perianale Hautläppchen) nicht mit Hämorrhoiden verwechseln! ■ Wichtige Differentialdiagnose: livider, schmerzhafter, nicht-reponierbarer Knoten ausgehend vom äußeren analen Venenplexus entspricht einer Perianalvenenthrombose: Inzision + Thrombusentfernung unter Lokalanästhesie! ■ Die gefährlichste Differentialdiagnose der schmerzlosen peranalen Blutung ist das Kolonkarzinom!
Akutmaßnahmen	■ **Carvacrol/Ichthammolum/Menthol-Salbe** 3x/Tag ■ bei begleitendem Analekzem: siehe Seite 596
Therapieplan nach Entlassung	■ Rezeptieren der verordneten Medikamente ■ **allgemeine Maßnahmen:** ▸ auf gute Analhygiene achten ▸ ballaststoffreiche Ernährung ▸ Stuhlregulation (z. B. Plantago ovata, Flohsamenschalen) ▸ warme Sitzbäder mit Eichenrinde oder Kamillenextrakt ■ Zuweisung zum Proktologen (bei Therapieresistenz oder Grad >I-Hämorrhoiden zur Evaluation Indikation Sklerosierung, Gummibandligatur oder Hämorrhoidektomie) ■ Empfehlung Koloskopie entsprechend Vorsorgeplan (bei Alter >50 Jahren oder >40 Jahren bei positiver Familienanamnese für Kolonkarzinom)

Literatur:

Joos AK, et al. S3-Leitlinie. Hämorrhoidalleiden. AWMF-Register-Nr.: 081/007, 2019.

HARNVERHALT

unter Mitarbeit von OA Dr. Sebastian Graf und OA Dr. Kurt Pogner

Definition	Unmöglichkeit, eine gefüllte Harnblase spontan zu entleeren
Ursachen	■ Prostatapathologie (z. B. benigne Prostatahyperplasie, Prostatitis) ■ Medikamente oder Intoxikation (z. B. Anticholinergika, Antihistaminika, trizyklische Antidepressiva, Opioide, Serotonin-Reuptake-Hemmer) ■ neurogene Blasenentleerungsstörung (z. B. Diabetes mellitus, multiple Sklerose, Bandscheibenvorfall, Rückenmarkskompression/-läsion) ■ Harnwegsinfektion (bei Männern: inklusive Prostatitis und/oder Epididymitis) ■ verstopfter Harndauerkatheter ■ andere mechanische Gründe (z. B. Blasentamponade durch Blutkoagel, Alkoholintoxikation, eingeklemmter Harnblasenstein, Fremdkörper, Blasentumor, Schwangerschaft)
Anamnese	■ Symptombeginn und -verlauf? ■ Wann war letzter Harn? ■ Frequenz, Menge und Farbe des Harns bis zu letztem Harnlassen? ■ Begleitsymptome? (z. B. Dysurie, Pollakisurie, Fieber, Rückenschmerzen, sensomotorische Ausfälle der unteren Extremitäten) ■ Vorerkrankungen? (siehe oben) ■ Einnahme von Risikomedikamenten? ■ Intoxikation?

Klinik	▪ schmerzhafter Harndrang bei Unmöglichkeit, spontan Harn zu lassen ▪ tropfenweiser Harnverlust ▪ (Unterbauch-)Schmerzen (kann bei Diabetes mellitus oder chronischem Verlauf fehlen) ▪ pralle Resistenz im Unterbauch ▪ Unruhe ▪ evtl. vegetative Symptome (z. B. Schwitzen) ▪ bei liegendem Harndauerkatheter: Katheter mit Spritze nicht frei spül- und aspirierbar ▪ bei gleichzeitiger Myelopathie: motorisch/sensorische Beeinträchtigung Beckenboden bzw. untere Extremitäten
Monitoring	einmalig: Herzfrequenz, Atemfrequenz, nicht-invasiver Blutdruck, SpO_2, Temperatur
(Labor-)Diagnostik	▪ venöse Blutgasanalyse ▪ Routinelabor + Prostata-spezifisches Antigen (bei Männern) ▪ Harnstreifen/-status ▪ Sonographie Unterbauch + Niere ▪ bei sensomotorischen Ausfällen: MRT der Lendenwirbelsäule
Wichtig / CAVE	▪ bei verstopftem Dauerkatheter im Regelfall keine weitere Diagnostik erforderlich; insbesondere auch keine Antibiose bei asymptomatischem Patienten trotz auffälligem Harnstatus!
Akutmaßnahmen	▪ **Ursache suchen bzw. behandeln** (z. B. Harnwegsinfektion, siehe Seite 633) ▪ **Dauerkatheteranlage** (z. B. Charriere 16) **oder -wechsel** ▪ **fraktioniertes Harnablassen** (z. B. ca. 500 ml, dann für 5 Minuten bzw. nach Klinik klemmen [Cave: Gefahr einer vagalen Reaktion bis hin zur Asystolie bei zu raschem Harnablassen]) ▪ bei Männern: **Tamsulosin** 1 x 0,4 mg/Tag p.o. (mindestens über 3 Tage vor erstem Katheterauslass-Versuch) ▪ bei persistierender Polyurie (z. B. >200 ml/h >4 Stunden) nach Entlastung des Harnverhalts (druckbedingte Schädigung des distalen Sammelrohrs/ Tubulus): **Flüssigkeitsausgleich** mit balancierten Kristalloiden (häufig gemeinsam mit postrenaler Nierenschädigung, Indikation zur stationären Aufnahme) ▪ bei Blasentamponade durch Blutkoagel: **Spülkatheter einlegen, Koagel mit Spritze ausspülen + kontinuierliche Spülung** mit NaCl 0,9% **+ stationäre Aufnahme** (Behandlungspartner: Urologie) ▪ bei sensomotorischen Ausfällen: **Konsil Neurochirurgie/Neurologie** + stationäre Aufnahme
Kommentar	▪ Mögliche Komplikation des Harnverhalts: Entlastungsblutungen der Blasenschleimhaut (sogenannte „Blutung e vacuo") ▪ Die untere Harnwegsinfektion ist die häufigste Differentialdiagnose bei subjektivem Gefühl der inkompletten Blasenentleerung, aber keinem sonographischem Harnverhalt
Therapieplan nach Entlassung	▪ Entlassung mit Dauerkatheter ▪ Rezeptieren der verordneten Medikamente und Heilmittelbehelfe ▪ zeitnahe Vorstellung beim Urologen und/oder Neurologen

Literatur:

Serlin DC, et al. Urinary retention in adults. Evaluation and Initial Management. Am Fam Physician 2018; 98:496–503.

HARNWEGSINFEKTION, UNTEN

unter Mitarbeit von OA Dr. Sebastian Graf und OA Dr. Kurt Pogner

Definition	durch mikrobielle Erreger verursachte Infektionskrankheit der unteren Harnwege **Unkomplizierte vs. komplizierte Harnwegsinfektion:** ▪ unkomplizierte Harnwegsinfektion: gesunde junge Frauen, kein Fieber ▪ komplizierte Harnwegsinfektion: Fieber, reduzierter Allgemeinzustand, Sepsis, bekannte anatomische Veränderungen bzw. Dauerkatheterträger ▪ bei Männern gilt jeder Harnwegsinfekt als kompliziert!
Ursachen	▪ Bakterien (Escherichia coli >> Enterokokken > Klebsiella pneumoniae, Proteus mirabilis, Pseudomonas aeruginosa, Staphylococcus saprophyticus; bei sexuell aktiven Männern auch Chlamydien bzw. Gonokokken) ▪ Pilze (Candida spp. >> Aspergillus spp.) ▪ Viren (z. B. BK- oder JC-Virus bei Z.n. Nierentransplantation, Adenoviren, Cytomegalievirus bei Immunsupprimierten) ▪ **Risikofaktoren für Harnwegsinfektionen:** ▸ anatomische Anomalien ▸ Harnwegsobstruktion ▸ Dehydratation ▸ hohes Alter ▸ Harn- und/oder Stuhlinkontinenz ▸ Kachexie ▸ Immunsuppression (inklusive Diabetes mellitus) ▸ Fremdkörper im Harntrakt (z. B. Harnkatheter, Harnleiterschiene) ▸ simultane Zweitinfektion an anderer Stelle (z. B. Pneumonie) ▸ Schwangerschaft ▸ Z.n. instrumenteller Intervention oder urologischer OP
Anamnese	▪ Symptombeginn und -verlauf? ▪ Veränderungen von Harnfarbe (z. B. trüb) und Harngeruch? ▪ Schmerzen oder Missempfinden beim Harnlassen? (Dysurie) ▪ Gesteigerte Harnfrequenz mit geringen Harnportionen? (Pollakisurie) ▪ Frühere Harnwegsinfektionen? ▪ Risikofaktoren für Harnwegsinfektionen? (siehe oben) ▪ Vorerkrankungen? (z. B. Prostatahyperplasie, anatomische Anomalien Harnwege, Diabetes mellitus, Immunsuppression, neurologische Erkrankung) ▪ Bei sexuell aktiven Männern: Sexualanamnese? (urethraler Ausfluss) ▪ Kurvenanamnese: mikrobiologische Vorbefunde/Antibiogramm?
Klinik	▪ Dysurie/Algurie ▪ Pollakisurie ▪ Veränderung der Harnfarbe und des -geruchs ▪ Gefühl der inkompletten Blasenentleerung ▪ Übelkeit ± Erbrechen ▪ Blasentenesmen (krampfartige Unterbauchschmerzen) ▪ Mikro- oder Makrohämaturie (V. a. hämorrhagische Zystitis) ▪ subfebrile Temperaturen
Monitoring	einmalig: Herzfrequenz, Atemfrequenz, nicht-invasiver Blutdruck, SpO_2, Temperatur

(Labor-)Diagnostik	▪ Harnstreifen/-status (typisch: Leukozyten positiv, Nitrit positiv, Protein positiv, Erythrozyten positiv) ▪ bei Schwangeren, Männern, Immunsupprimierten oder rezidivierenden Harnwegsinfektionen: + Harnkultur ▪ Sonographie Unterbauch + Nieren (Stauung? Nierenschwellung?) ▪ bei relevanter Erkrankungsschwere: Routinelabor ▪ bei V. a. Geschlechtskrankheit: + Abstrich Urethra (siehe Seite 626)
Wichtig / CAVE	▪ Flankenschmerzen und/oder Fieber mit Schüttelfrost sind klinische Hinweise auf eine obere Harnwegsinfektion (Pyelonephritis) (siehe Seite 449) ▪ **bei Harndauerkatheter- oder Splint-Trägern außerdem zu beachten:** ▸ immer pathologischer Harnstreifen, Harnwegsinfektion nur diagnostizieren bzw. behandeln, wenn symptomatisch (Fieber, Pyurie, Schmerzen) ▸ häufig anderer Infektionsfokus (z. B. respiratorisch)
Akutmaßnahmen	▪ bei Schmerzen: **Analgesie** (z. B. Metamizol 1–2,5 g + Scopolamin 20 mg KI) ▪ **Antibiose:** ▸ unkomplizierte Harnwegsinfektion: Pivmecillinam 3 x 400 mg/Tag p.o. für 3–5 Tage oder Nitrofurantoin ret 2 x 100 mg/Tag p.o. für 5 Tage oder Fosfomycin 1 x 3 g p.o. (Einmalgabe am Abend) ▸ bei rezidivierender unkomplizierter Harnwegsinfektion: Wechsel des Antibiotikums (siehe oben oder entsprechend Antibiogramm) ▸ bei Männern: Pivmecillinam 3 x 400 mg/Tag p.o. oder Nitrofurantoin ret 2 x 100 mg/Tag p.o. für 10–14 Tage ▸ bei Harndauerkatheter-Trägern: + **Wechsel Harnkatheter** ▸ bei Schwangeren: auch Behandlung einer asymptomatischen Bakteriurie (da hohes Risiko für Pyelonephritis): Fosfomycin 1 x 3 g p.o. (abendliche Einmalgabe), Pivmecillinam 3 x 400 mg/Tag p.o. oder Cefuroxim 2 x 250 mg/Tag p.o. für 5–7 Tage (Therapieerfolg kontrollieren) Achtung: bei Schwangeren keine Chinolone, keine Aminoglykoside und kein Trimethoprim!
Kommentar	▪ Bei unkompliziertem unterem Harnwegsinfekt führt auch eine symptomatische Therapie (z. B. NSAR) ohne Antibiose in 70% der Fälle zu einem zufriedenstellenden Behandlungserfolg (verglichen mit Antibiose, welche die Symptomdauer um 1 Tag reduziert) ohne erhöhtes Risiko einer Pyelonephritis bzw. Sepsis! ▪ Keine antibiotische Behandlung einer asymptomatischen Bakteriurie (Ausnahme: Schwangere)!
Therapieplan nach Entlassung	▪ Rezeptieren der verordneten Medikamente ▪ Auf ausreichende orale Flüssigkeitszufuhr achten! ▪ Kontrolle beim Hausarzt oder Zuweisung zum Urologen (bei rezidivierenden Harnwegsinfektionen) ▪ Wiedervorstellung bei Fieber, Schüttelfrost und/oder Flankenschmerzen

Literatur:

Bonkat G, et al. EAU Guidelines on Urological Infections. European Association of Urology, 2022.

Wagenlehner F, et al. Interdisziplinäre S3-Leitlinie. Epidemiologie, Diagnostik, Therapie, Prävention und Management unkomplizierter, bakterieller, ambulant erworbener Harnwegsinfektionen bei erwachsenen Patienten. AWMF-Register-Nr.: 043/044, 2017.

HERPES LABIALIS

unter Mitarbeit von Univ.-Prof. DDr. Wolfram Hötzenecker, MBA

Definition	Sekundärmanifestation einer Infektion mit dem Herpes-simplex-Virus Typ 1 (selten: Herpes-simplex-Virus Typ 2)
Ursachen	Reaktivierung einer Primärinfektion (häufig asymptomatisch) mit dem Herpes simplex-Virus (z. B. infolge ultravioletter Strahlung, Trauma, Stress oder transienter Immunsuppression)
Anamnese	▪ Symptombeginn und -verlauf? ▪ Mögliche Ursache für transiente Immunsuppression? ▪ Rezidivierender Herpes labialis?
Klinik	▪ schmerzende, sekundär verkrustende, gruppiert stehende Bläschen auf gerötetem Grund an Mund- und Lippenschleimhaut ▪ selten Ausbreitung auf Wangen, Naseneingang, Ohrläppchen oder Konjunktiven ▪ selten Fieber oder systemische Zeichen
Monitoring	einmalig: Herzfrequenz, Atemfrequenz, nicht-invasiver Blutdruck, SpO_2, Temperatur
(Labor-)Diagnostik	keine
Wichtig / CAVE	Bei immunsupprimierten Patienten können sowohl Primärinfektionen als auch Reaktivierungen einer Herpes-simplex-Infektion zu schweren bzw. disseminierten Verläufen führen!
Akutmaßnahmen	▪ **Aciclovir-Creme** 5x/Tag für 4 Tage (Beginn möglichst früh nach dem Auftreten der ersten Symptome) ▪ bei ausgedehntem Befund: **Valaciclovir** 2 x 1.000 mg/Tag p.o. für 7 Tage (effektiver als topische Behandlung) ▪ bei Mundschleimhautbefall: **Spülung mit Kamillenextrakt**
Kommentar	Beginn mit der antiviralen Therapie innerhalb von 48 Stunden nach Bläschenbildung!
Therapieplan nach Entlassung	▪ Rezeptieren der verordneten Medikamente ▪ Kontrolle beim Hausarzt oder Zuweisung zum Dermatologen (bei ausgedehntem Befund oder rezidivierendem Herpes)

Literatur:

Leung AKC, et al. Herpes Labialis: An Update. Recent Pat Inflamm Allergy Drug Discov 2017; 11:107–113.

HERPES ZOSTER

unter Mitarbeit von Univ.-Prof. DDr. Wolfram Hötzenecker, MBA

Definition	▪ Reaktivierung einer Varizelleninfektion beschränkt auf ein Dermatom oder mehrere angrenzende Dermatome ▪ typischerweise betroffene Dermatome: thorakal (55%) > Trigeminusregion (20%) > zervikal (11%) > lumbal (13%) > sakral (2%)

Ursachen	■ Reaktivierung einer Varizellen-Infektion infolge einer (oft passageren) Immunsuppression (z. B. Stress, HIV-Infektion, Malignom, Diabetes mellitus, Schwangerschaft, Immunsuppressiva-Therapie)
Anamnese	■ Symptombeginn und -verlauf? ■ Vorerkrankungen? (z. B. Immunsuppression, HIV-Infektion, Diabetes mellitus, Malignom, Chemo- oder Strahlentherapie, Therapie mit Biologika, Therapie mit Kortison und/oder Immunsuppressiva) ■ Varizella-zoster-Impfstatus?
Klinik	■ unilaterale, starke, brennende, Dermatom-bezogene Schmerzen (Frühphase: nur Pruritus) ■ Schmerzverstärkung durch Berührung ■ Parästhesien und reduzierte Sensibilität im betroffenen Dermatom ■ ca. 2–4 Tage nach Schmerzbeginn Ausbildung eines Erythems mit kleinen Bläschen (meist posterior beginnend mit anteriorer Ausbreitung) ■ selten: Fieber, lokale Lymphadenopathie **Sonderformen:** ■ Zoster sine herpete: Fehlen von Bläschen (Diagnose nur durch den Dermatologen!) ■ Zoster gangraenosus: Zoster mit nekrotisierenden Läsionen ■ Zoster ophthalmicus: Befall des Nervus trigeminus mit Mitbeteiligung des Auges (Augenbefall immer, wenn Nasenspitze mitbetroffen ist = Hutchinson-Zeichen) ■ Zoster oticus: Befall des äußeren Gehörganges (± Ohrmuschel) sowie des Nervus facialis (Ramsay-Hunt-Syndrom, siehe Seite 616) und/oder des Nervus vestibulocochlearis (Hypakusis)
Monitoring	einmalig: Herzfrequenz, Atemfrequenz, nicht-invasiver Blutdruck, SpO_2, Temperatur
(Labor-)Diagnostik	■ bei diagnostischer Unsicherheit: PCR Varizella-zoster- und Herpes-simplex-Virus aus Bläschensekret, Nasenrachen- oder Konjunktiva-Abstrich ■ bei relevanter Erkrankungsschwere: Routinelabor ■ bei Alter <50 Jahren: + HIV-Serologie
Wichtig / CAVE	■ **Komplikationen des Herpes zoster:** ▸ bakterielle Superinfektion ▸ Zoster-Meningoenzephalitis ▸ zerebrale Vaskulitis ▸ bei Zoster ophthalmicus: intraokuläre Läsionen bis Visusverlust ■ Post-Zoster-Neuralgie bei 10% der Patienten
Akutmaßnahmen	■ **Analgesie** (z. B. NSAR) ■ bei starken Schmerzen oder hohem Risiko für Post-Zoster-Neuralgie (z. B. Alter >60 Jahre, ausgeprägter Befall): Beginn mit **Gabapentin** (3 x 300 mg/Tag p.o.) **oder Pregabalin** (2 x 75 mg/Tag p.o.) ■ **Valaciclovir** 3 x 1.000 mg/Tag p.o. für 7 Tage (bei Schwangeren: Aciclovir 5 x 800/Tag mg p.o. für 7 Tage) ■ **sequentielle Lokaltherapie:** Zinkschüttelmixtur zum Eintrocknen der Bläschen gefolgt von Chlorhexidin-Dexpanthenol-Creme zum Abkrusten ■ bei Zoster des Kopf-/Halsbereichs (inklusive Zoster ophthalmicus), ausgedehntem Befall, Immunsuppression oder V. a. Meningoenzephalitis: **stationäre Aufnahme + Aciclovir** 3 x 5–10 mg/kg/Tag i.v. ■ bei Zoster ophthalmicus: **+ Aciclovir 3% Augensalbe + Dexamethason Augentropfen** ■ bei Zoster oticus mit Fazialisparese: siehe Seite 616

Kommentar	Die antivirale Therapie sollte innerhalb von 3 Tagen nach Beginn der Bläschenbildung begonnen werden!
Therapieplan nach Entlassung	▪ Rezeptieren der verordneten Medikamente ▪ Zuweisung zum Dermatologen ▪ Aufklärung: Personen ohne Antikörper oder Impfung sowie immunsupprimierte Personen können sich durch Kontakt mit Patienten mit floridem Herpes zoster (Infektiosität von Beginn des Exanthems bis zum Abkrusten der letzten Bläschen) mit dem Varizella-zoster-Virus anstecken! ▪ Zoster-Impfung nach Abheilung

Literatur:
Gross GE, et al. S2k-Leitlinie. Diagnostik und Therapie des Zoster und der Zosterneuralgie. AWMF-Register-Nr.: 013/023, 2019.

HÖRVERLUST, SENSORINEURAL IDIOPATHISCH AKUT

unter Mitarbeit von Prim. Dr. Paul Zwittag, MBA, MSc

Definition	plötzlich auftretende, in der Regel einseitige Schallempfindungsschwerhörigkeit ohne erkennbare Ursache (unterschiedlicher Schweregrad bis hin zur Ertaubung)
Ursachen	▪ unbekannt ▪ mögliche Pathomechanismen inkludieren rheologische, vaskuläre infektiöse oder regulative Faktoren
Anamnese	▪ Symptombeginn und -verlauf? ▪ Begleitsymptome? (z. B. Ohrenschmerzen, Fieber, Tinnitus, Schwindel, Otorrhö) ▪ Z.n. früherem Hörverlust? ▪ Z.n. Gehörgangsmanipulation oder Trauma? ▪ Einnahme potenziell ototoxischer Medikamente? (z. B. Furosemid und Salicylate in hohen Dosen, Aminoglykoside, Chemotherapeutika)
Klinik	▪ einseitige Hypakusis (Schallempfindungsschwerhörigkeit) ▪ „Völlegefühl" im Ohr ▪ evtl. Tinnitus und/oder Schwindel ▪ periaurale Dysästhesie
Monitoring	einmalig: Herzfrequenz, Atemfrequenz, nicht-invasiver Blutdruck, SpO_2, Temperatur
(Labor-)Diagnostik	▪ Weber- und Rinne-Versuch ▪ Otoskopie
Wichtig / CAVE	▪ Wichtigste Differentialdiagnose: Cerumen obturans (siehe Seite 607) ▪ Akuter idiopathischer sensorineuraler Hörverlust ist (auch in prognostischer Hinsicht) kein Notfall, der sofort therapiert werden muss.
Akutmaßnahmen	▪ im Regelfall keine ▪ bei Unmöglichkeit einer zeitnahen Vorstellung beim HNO-Facharzt: Prednisolon 1 x 250 mg/Tag i.v. an 3 aufeinanderfolgenden Tagen

Therapieplan nach Entlassung	Zuweisung zum HNO-Facharzt

Literatur:
Chandrasekhar SS, et al. Clinical Practice Guideline: Sudden Hearing Loss (Update). Otolaryngol Head Neck Surg 2019; 161(1S):S1-S45.
Deutsche Gesellschaft für Hals-Nasen-Ohren-Heilkunde, Kopf- und Halschirurgie. S1-Leitlinie. Hörsturz. AWMF-Register-Nr.: 017/010, 2014.

HYPERTHYREOSE, SYMPTOMATISCH

Definition	Überfunktion der Schilddrüse mit klinischen Symptomen

Ursachen	▪ Morbus Basedow
	▪ funktionelle Schilddrüsenautonomie (z. B. Adenom, multifokal)
	▪ seltene Ursachen:
	  ▸ passager bei Thyreoiditis
	  ▸ Amiodaron-, Jod- oder Kontrastmittel-induzierte Hyperthyreose
	  ▸ Hyperthyreosis factitia (durch exogene Zufuhr von Schilddrüsenhormonen)
	  ▸ Schilddrüsenkarzinom
	  ▸ Hypophysenadenom
	▪ Exazerbation einer latenten Hyperthyreose durch Stress, Trauma, Infektion, Medikamente oder Schwangerschaft

Anamnese	▪ Symptombeginn und -verlauf? ▪ Begleitsymptome? (z. B. Fieber, Schmerzen, Wärmeintoleranz, Gewichtsverlust, Heißhunger, Reizbarkeit, Diarrhö, Haarausfall, Gesichtsfeldausfälle) ▪ Bekannte Schilddrüsenerkrankung? ▪ Medikamentenanamnese? (insbesondere Amiodaron, wenn ja: wann Therapiebeginn?) ▪ Rezente Jod- oder Kontrastmittelexposition? ▪ Schwangerschaft?
Klinik	▪ Struma ▪ Tachykardie (häufig Sinustachykardie oder Vorhofflimmern) ▪ arterielle Hypertonie ▪ feinschlägiger Tremor ▪ Wärmeintoleranz ▪ Schwitzen (z. B. schwitzige Hände) ▪ Hyperreflexie ▪ (leicht) erhöhte Körpertemperatur ▪ Gewichtsverlust ▪ Diarrhö ▪ Haarausfall ▪ psychomotorische Unruhe bis Reizbarkeit und Aggressivität ▪ bei Morbus Basedow: Struma + Tachykardie + Exophthalmus ± prätibiales Myxödem ▪ bei Thyreoiditis: + schmerzhafte Schilddrüse, Dysphagie, evtl. Hautrötung und Schwellung über der Schilddrüse

Monitoring	einmalig: Herzfrequenz, Atemfrequenz, nicht-invasiver Blutdruck, SpO_2, Temperatur
(Labor-)Diagnostik	■ 12-Kanal-EKG (Sinustachykardie? Vorhofflimmern?) ■ venöse/arterielle Blutgasanalyse ■ Routineblut ■ Schilddrüsenhormone (T3, T4, TSH) + Thyreoperoxidase-Antikörper + TSH-Rezeptor-Autoantikörper
Wichtig / CAVE	■ typische Laborkonstellation: TSH erniedrigt, T4 + T3 erhöht ■ Effekte von Amiodaron auf Schilddrüsenhormone beachten: z. B. Anstieg T4 und Abfall T3 in den ersten Wochen nach Therapiebeginn physiologisch
Akutmaßnahmen	■ bei Amiodaron-Dauertherapie: **Amiodaron absetzen** ■ bei Dehydratation: **Rehydrierung** mit balancierten Kristalloiden ■ **Betablocker-Therapie** (z. B. Propranolol 3 x 20 mg/Tag p.o. oder Metoprolol 2 x 50 mg/Tag p.o.), evtl. zur initialen Symptomkontrolle: Metoprolol 5 mg KI ■ **Thiamazol** 1–2 x 20 mg/Tag p.o. (Kontraindikationen: Leukopenie, Cholestase, Schwangerschaft)
Therapieplan nach Entlassung	■ Rezeptieren der verordneten Medikamente ■ zeitnahe Zuweisung zum Endokrinologen oder an die Schilddrüsenambulanz

Literatur:

Ross DS, et al. 2016 American Thyroid Association Guidelines for Diagnosis and Management of Hyperthyroidism and Other Causes of Thyrotoxicosis. Thyroid 2016; 26:1343–1421.

HYPERVENTILATION UND PANIKATTACKE

Definition	Tachypnoe >20/min ± kurze Phase extremer Angst mit emotionalen und körperlichen Symptomen
Ursachen	**Ungefährliche Ursachen (primäre Hyperventilation mit respiratorischer Alkalose):** ■ Panikattacke ■ Angststörung **Gefährliche Ursachen (sekundäre Hyperventilation meist ohne respiratorische Alkalose und ohne Panikattacke):** ■ kardiopulmonale Erkrankung (inklusive Schock) ■ metabolische Azidose (z. B. Ketoazidose, urämische Azidose) ■ kritische Erkrankung (V. a. Sepsis) ■ zerebrale Pathologie (z. B. Mittelhirn- oder Ponsläsion) ■ Intoxikation (z. B. Salicylate)

Anamnese	▪ Symptombeginn und -verlauf? ▪ Begleitsymptome? (z. B. Thoraxschmerzen, Allgemeinzustand, Dyspnoe, Fieber, Ödeme) ▪ Auslöser/Beginn der Hyperventilation? ▪ Angst? Stress? ▪ Frühere Episoden? ▪ Psychische Belastungssituation? ▪ Bekannte Panikstörung? ▪ Drogenkonsum? ▪ Vergiftung?
Klinik	▪ (Todes-)Angst ▪ Kontrollverlust ▪ Hyperventilation ▪ physiologisches Atemmuster ohne erhöhte Atemarbeit ▪ periorale und periphere Parästhesien ▪ Pfötchenstellung (evtl. Trousseau-Zeichen beim Blutdruckmessen) ▪ thorakales Stechen/Druckgefühl ▪ Palpitationen ▪ Zittern ▪ Schwindel
Monitoring	einmalig: Herzfrequenz, Atemfrequenz, nicht-invasiver Blutdruck, SpO_2, Temperatur
(Labor-)Diagnostik	bei V. a. sekundäre Hyperventilation: venöse/arterielle Blutgasanalyse + Routinelabor
Wichtig / CAVE	▪ Die psychogene Hyperventilation ist eine Ausschlussdiagnose! ▪ Bei Vorliegen von sekundären Ursachen: Ursache behandeln!
Akutmaßnahmen	**Primäre Hyperventilation ± Panikattacke:** ▪ **„Ins Sackerl" atmen lassen** ▪ **nicht-pharmakologische Maßnahmen zur Beruhigung** (Atemübung: Durch Nase einatmen, bis 8 zählen und dann ausatmen) ▪ **Hydroxyzin** 25 mg p.o. ▪ evtl. Sedierung: **Alprazolam** 0,25–0,5 mg p.o. oder **Lorazepam** 1 mg i.v.
Therapieplan nach Entlassung	▪ evtl. Rezeptieren der Bedarfsmedikation (z. B. Hydroxyzin 25 mg p.o.) ▪ Kontrolle beim Hausarzt zur Evaluation einer psychologischen Therapie bzw. Beginn mit Antidepressiva (z. B. Serotonin-Reuptake-Hemmer) ▪ nach Gabe von Hydroxyzin oder Benzodiazepinen: Hinweis auf vorübergehende Fahruntauglichkeit und Gefährdung bei verletzungsträchtigen Tätigkeiten

Literatur:

Locke AB, et al. Diagnosis and management of generalized anxiety disorder and panic disorder in adults. Am Fam Physician 2015; 91:617–624.

HYPOGLYKÄMIE

Definition	■ milde Hypoglykämie: erniedrigte Blutglukosewerte, welche durch den Patienten selbst reversiert werden können ■ schwere Hypoglykämie: erniedrigte Blutglukosewerte, welche nur durch Fremdhilfe reversierbar sind
Ursachen	■ **Diabetes-mellitus-assoziiert:** ▸ Entgleisung eines Diabetes mellitus (z. B. reduzierte Kalorienzufuhr, Steigerung Antidiabetika/Insulin, körperliche Aktivität oder sinkender Body-Mass-Index mit erhöhter Insulinsensitivität, Akuterkrankung) ▸ Insulinüberdosierung (Irrtum vs. Verschlechterung Nierenfunktion vs. iatrogen) (siehe Seite 545) ■ **Systemische Erkrankung:** ▸ akutes oder akut-auf-chronisches Leberversagen (siehe Seite 374 und 377) ▸ akute Nebennierenrindeninsuffizienz (siehe Seite 396) ▸ paraneoplastische Produktion von Insulin-like Growth Faktor (z. B. bei mesenchymalem Tumor, Fibrom, Adenokarzinom, hepatozellulärem Karzinom) ▸ Hungerstoffwechsel bzw. mangelnde Nahrungszufuhr über längere Zeit (z. B. Anorexia nervosa, Kachexie) ▸ Spät-Dumping-Syndrom (z. B. nach Magenbypass, Whipple- oder Billroth-Operation) ■ **Medikamenten-assoziiert oder Intoxikation:** ▸ Intoxikation mit/Überdosierung/Missbrauch von Insulin oder Antidiabetika (z. B. Sulfonylharnstoffe) ▸ Intoxikation (z. B. Ethanol, Acetylsalicylsäure, Amphetamine) ▸ Nebenwirkung von Medikamenten (z. B. Chinolone, Chinin, Betablocker, ACE-Hemmer) ■ **Endogener Hyperinsulinismus:** ▸ übermäßige Insulinproduktion (z. B. Insulinom, Nesidioblastose) ▸ Autoimmun-Hypoglykämie
Anamnese	■ Symptombeginn und -verlauf? (insbesondere Zusammenhang mit Nahrungsaufnahme) ■ Kalorienzufuhr? ■ Alkoholzufuhr? ■ Frühere Hypoglykämie-Episoden und Auslöser? ■ Bekannter Diabetes mellitus? ■ Z.n. Operation am oberen Gastrointestinaltrakt? ■ Gesteigerte körperliche Aktivität oder Gewichtsabnahme? ■ Änderung der Insulin- oder Antidiabetikadosierung? ■ Anamnestische Hinweise auf Akuterkrankung? ■ Suizidgedanken?
Klinik	■ Tremor ■ Unruhe ■ Schwitzen ■ Reizbarkeit ■ Kopfschmerzen ■ Tachykardie + arterielle Hypertonie ■ Krampfanfall ■ neurologisches Defizit (bis hin zur Hemiparese oder zu Streckkrämpfen) ■ Z.n. Synkope (Wiedererwachen durch kurzfristige Glukosefreisetzung infolge Katecholaminausschüttung) ■ qualitative oder quantitative Bewusstseinsstörung („komisches Verhalten“ bis Koma)

Monitoring	einmalig: Herzfrequenz, Atemfrequenz, nicht-invasiver Blutdruck, SpO_2, Temperatur
(Labor-)Diagnostik	▪ Blutzucker (+ Kontrolle nach 1, 2 und 4 Stunden) ▪ bei speziellen Fragestellungen oder V. a. Akuterkrankung: venöse/arterielle Blutgasanalyse + Routinelabor ± Insulin, C-Peptid, Proinsulin, Cortisol, Harnstreifen (Ketonkörper?), Tox-Screening
Wichtig / CAVE	▪ Blutglukosewerte < 20 mg/dl können innerhalb weniger Minuten zu irreversiblen neurologischen Schäden führen! ▪ Unter chronischer Betablocker-Therapie können Hypoglykämiesymptome abgeschwächt sein! ▪ Bei der Kombination aus Hypoglykämie + Hypokaliämie immer an eine Insulinüberdosierung (z. B. in suizidaler Absicht) denken! ▪ Falsch hohe Blutglukosewerte (Pseudohyperglykämie) können durch Kontamination der Finger des Patienten oder Untersuchers mit Zucker, aber auch durch einen transienten Katecholamin-bedingten Blutzuckeranstieg (z. B. nach Synkope) bedingt sein. ▪ Niedrige Blutglukosewerte ohne klinische Symptome einer Hypoglykämie (Pseudohypoglykämie) können durch verminderten peripheren Blutfluss (z. B. Zentralisation durch Schock, Raynaud-Syndrom), durch erhöhte Glukoseextraktion und durch verlängerte Transitzeit des Blutes durch das Kapillarbett bedingt sein.
Akutmaßnahmen	▪ **Ursache behandeln** ▪ wenn wach: **orale Zuckerzufuhr** ▪ bei Bewusstseinsstörung: 50 ml **Glukose 33% oder 40%** i.v. (Cave: überschießende Hyperglykämie bestmöglich vermeiden, da dies den Neuronenschaden durch eine Hypoglykämie verstärkt!) ▪ bei Alkoholabusus: **Thiamin** 200 mg i.v. vor oder gemeinsam mit Glukosegabe ▪ bei Überdosierung von Antidiabetika und/oder langwirksamem Insulin: siehe Seite 545
Kommentar	▪ bei klarer Ursache, rascher Reversierung der klinischen Symptome infolge Glukosezufuhr sowie gegebenem sozialen Umfeld: Entlassung möglich! ▪ bei rezidivierenden Hypoglykämien trotz Glukosezufuhr an Insulinüberdosierung, Intoxikation mit oralen Antidiabetika oder eine akute Nebennierenrindeninsuffizienz denken!
Therapieplan nach Entlassung	▪ auf ausreichende Kalorienzufuhr achten ± Insulindosis adaptieren ▪ Kontrolle beim Hausarzt oder Zuweisung zum Internisten (zur Evaluation Umstellung antidiabetische Medikation oder bei rezidivierenden Hypoglykämien)

Literatur:

Haak T, et al. S3-Leitlinie. Therapie des Typ 1-Diabetes. AWMF-Register-Nr.: 057/013, 2018.

HYPOTHYREOSE, SYMPTOMATISCH

Definition	Unterfunktion der Schilddrüse mit klinischen Symptomen

Ursachen	■ **Primäre Hypothyreose (häufig):** ▸ autoimmunologisch (z. B. Hashimoto-Thyreoiditis; häufig mit Diabetes mellitus Typ I assoziiert) ▸ infektiös (z. B. Thyreoditis) ▸ medikamentös (z. B. Amiodaron, Lithium) ▸ Z.n. Schilddrüsen-OP oder Bestrahlung ▸ Jod- oder Selenmangel ▸ seltene Ursachen: Amyloidose, Sarkoidose, Hämochromatose ■ **Sekundäre/zentrale Hypothyreose (selten):** ▸ Hypophysenvorderlappen- oder Hypothalamus-Insuffizienz
Anamnese	■ Symptombeginn und -verlauf? ■ Bekannte Schilddrüsenerkrankung? ■ Stopp oder Veränderung der Substitutionstherapie? ■ Anamnestische Hinweise auf abgelaufene Thyreoditis? ■ Z.n. Schilddrüsen-OP oder Bestrahlung? ■ Einnahme von Risikomedikamenten? (siehe oben) ■ Andere Autoimmunerkrankungen oder Risikoerkrankungen? (siehe oben)
Klinik	■ Müdigkeit ■ Bradykardie ■ Obstipation ■ Gewichtszunahme ■ trockene Haut ■ dünne Haare und/oder Haarausfall ■ Makroglossie ■ Stirnglatze ■ fehlende laterale Augenbrauen ■ Veränderung der Stimme ■ selten: Myxödem
Monitoring	einmalig: Herzfrequenz, Atemfrequenz, nicht-invasiver Blutdruck, SpO_2, Temperatur
(Labor-)Diagnostik	■ 12-Kanal-EKG ■ venöse/arterielle Blutgasanalyse ■ Routineblut ■ Schilddrüsenhormone (TSH, T3, T4) typische Laborkonstellation: TSH erhöht, T4 ± T3 erniedrigt
Wichtig / CAVE	Die Hashimoto-Thyreoiditis (eine der häufigsten Hypothyreose-Ursachen) ist in 25% der Patienten mit anderen Autoimmunerkrankungen assoziiert (z. B. Diabetes mellitus Typ 1, Autoimmunadrenalitis, perniziöse Anämie, Zöliakie).
Akutmaßnahmen	**Levothyroxin** 1 x 100 µg/Tag p.o. (bei koronarer Herzerkrankung oder Alter >70 Jahren: 1 x 50 µg/Tag p.o.)
Kommentar	Therapiebeginn nur bei klinischen Symptomen, nicht bei latenter oder asymptomatischer Hypothyreose!
Therapieplan nach Entlassung	■ Rezeptieren der verordneten Medikamente ■ Hinweis: Levothyroxin entweder 30 Minuten vor dem Essen (z. B. Frühstück) oder mindestens 2 Stunden nach der letzten Mahlzeit einnehmen ■ Zuweisung zum Endokrinologen oder an die Schilddrüsenambulanz

Literatur:

Pilz S, et al. Hypothyreose: Guidelines, neue Erkenntnisse und klinische Praxis. J Klin Endokrinol Stoffw 202; 13:88–95.

IMPFREAKTION

<table>
<tr><td>Definition/Ursache</td><td>Nebenwirkung einer Impfung</td></tr>
<tr><td>Anamnese</td><td>
<ul>
<li>Symptombeginn und -verlauf?</li>
<li>Art und Zeitpunkt der Impfung?</li>
<li>Immunsuppression?</li>
<li>Frühere Komplikationen nach Impfungen?</li>
</ul>
</td></tr>
<tr><td>Klinik</td><td>
Unkomplizierte Impfreaktionen (Symptombeginn <48 Stunden nach Impfung):
<ul>
<li>Fieber ± Schüttelfrost</li>
<li>lokale Rötung</li>
<li>lokale Schmerzen</li>
<li>Müdigkeit</li>
<li>Kopf- und Gliederschmerzen</li>
<li>Diarrhö</li>
<li>Z.n. Synkope</li>
</ul>
Schwerwiegende Impfreaktionen:
<ul>
<li>bei allen Impfungen: Anaphylaxie, Abszess</li>
</ul>
<table>
<tr><th colspan="2">Spezifische Impfnebenwirkungen</th></tr>
<tr><th>Impfung</th><th>Nebenwirkung (Inzidenz)</th></tr>
<tr><td>Mumps-Masern-Röteln</td><td><ul><li>Enzephalitis (1 : 3 Millionen)</li><li>Immunthrombopenie (1 : 40.000)</li><li>Orchitis (1 : 3 Millionen)</li><li>subakut sklerosierende Panenzephalitis (1 : 1,5 Millionen)</li></ul></td></tr>
<tr><td>Pertussis</td><td><ul><li>Enzephalopathie</li></ul></td></tr>
<tr><td>Poliomyelitis</td><td><ul><li>Poliomyelitis (1 : 2,5 Millionen)</li></ul></td></tr>
<tr><td>Tetanus</td><td><ul><li>Guillain-Barré-Syndrom</li><li>Plexus brachialis Neuritis</li></ul></td></tr>
<tr><td>Varizella</td><td><ul><li>Zerebellitis</li><li>Herpes zoster</li><li>Pneumonie</li></ul></td></tr>
<tr><td>Influenza</td><td><ul><li>Guillain-Barré-Syndrom (1–2 : 1 Millionen)</li></ul></td></tr>
<tr><td>SARS-CoV-2</td><td><ul><li>Vakzin-induzierte immunthrombotische Thrombozytopenie</li><li>Myokarditis</li><li>Perikarditis</li></ul></td></tr>
</table>
</td></tr>
<tr><td>Monitoring</td><td>einmalig: Herzfrequenz, Atemfrequenz, nicht-invasiver Blutdruck, SpO_2, Temperatur</td></tr>
<tr><td>(Labor-)Diagnostik</td><td>
<ul>
<li>12-Kanal-EKG</li>
<li>Routinelabor ± Troponin T ± D-Dimer</li>
<li>Thrombosediagnostik (siehe Seite 706) nach Klinik</li>
<li>bei V. a. Vakzin-induzierte immunthrombotische Thrombozytopenie: + Heparin-induzierte Antikörper</li>
<li>bei V. a. Enzephalitis: siehe Seite 387</li>
</ul>
</td></tr>
</table>

Akutmaßnahmen	**Behandlung der unkomplizierten Impfreaktion:** ■ **Analgesie + Antipyretika** (z. B. Paracetamol 4 x 500 mg/Tag p.o. oder Dexibuprofen 3 x 200 mg/Tag p.o.) ■ bei Z.n. Synkope oder Dehydratationszeichen: **Rehydrierung** mit balancierten Kristalloiden
Kommentar	stationäre Aufnahme bei V. a. schwerwiegende Impfreaktion
Therapieplan nach Entlassung	■ Rezeptieren der verordneten Medikamente ■ bedarfsweise Kontrolle beim Hausarzt

Literatur:
Greinacher A, et al. Thrombotic thrombocytopenia after ChAdOx1 nCov-19 vaccination. N Engl J Med 2021; 384:2092–101.
Spencer JP, et al. Vaccine adverse events: separating myth from reality. Am Fam Physician 2017; 95:786–794.

INFLUENZA

unter Mitarbeit von OA Dr. Helmut J.F. Salzer, MPH, FECMM

Definition	Infektion durch das Influenza-A/B-Virus
Ursache	■ Übertragung durch Aerosole und Tröpfchen ■ Inkubationszeit: 1–4 Tage ■ saisonale Häufung (in Österreich typisch: Wintermonate), ansonsten nur sporadische Fälle (z. B. nach Auslandsaufenthalt)
Anamnese	■ Symptombeginn und -verlauf? ■ Kontakt mit Influenza-Erkrankten oder Personen mit ähnlichen Symptomen? ■ Bekannte Immunsuppression? (z. B. Diabetes mellitus, Chemotherapie, Neutropenie, Kortisontherapie, HIV, Therapie mit Kortison und/oder Immunsuppressiva) ■ Schwangerschaft? ■ Influenza-Impfstatus? ■ Reiseanamnese?
Klinik	■ Fieber ± Schüttelfrost (oft akut einsetzend) ■ trockener Husten ■ Kopfschmerzen ■ Myalgien ■ Arthralgien ■ Halsschmerzen ■ Müdigkeit ■ evtl. Diarrhö ■ keine Rhinitis-Symptome
Monitoring	einmalig: Herzfrequenz, Atemfrequenz, nicht-invasiver Blutdruck, SpO_2, Temperatur
(Labor-)Diagnostik	Diagnostik primär während saisonaler Häufung oder bei dringendem Verdacht: ■ Influenza PCR aus Nasopharyngealabstrich (z. B. kombiniert mit SARS-CoV-2 und Respiratory-Syncytial-Virus) ■ bei relevanter Erkrankungsschwere: Routineblut + Procalcitonin ■ bei V. a. Pneumonie: Thoraxröntgen + siehe Seite 434

<table>
<tr><td>**Wichtig / CAVE**</td><td>
<table>
<tr><th colspan="2">Typische Komplikationen der Influenza</th></tr>
<tr><td>**allgemein**</td><td>■ Pneumonie
■ Myokarditis
■ Perikarditis
■ Myositis (inklusive Rhabdomyolyse)
■ kardiovaskuläre Ereignisse (z. B. Akutes Koronarsyndrom, Schlaganfall, kardiale Dekompensation)</td></tr>
<tr><td>**zusätzlich bei Patienten ≥65 Jahre**</td><td>■ schwere Pneumonie/ARDS
■ bakterielle Co-Infektion (v. a. Staphylococcus aureus, Streptococcus spp.)
■ Myositis
■ Exazerbation einer chronischen Erkrankung bzw. Organinsuffizienz</td></tr>
<tr><td>**zusätzlich bei Schwangeren**</td><td>■ Dehydratation
■ Früh-/Fehlgeburt
■ schwere Pneumonie/ARDS</td></tr>
<tr><td>**zusätzlich bei immunsupprimierten Patienten**</td><td>■ schwere Pneumonie/ARDS</td></tr>
</table>
</td></tr>
<tr><td>**Akutmaßnahmen**</td><td>■ **symptomatische Therapie** (z. B. Analgetika/Antipyretika)
■ bei Dehydratation: **Rehydrierung** oral oder intravenös mit balancierten Kristalloiden
■ **Oseltamivir** (2 x 75 mg/Tag p.o. für 5 Tage) so früh als möglich und unabhängig von Symptomdauer bei:
▸ Notwendigkeit einer stationären Aufnahme
▸ relevanter Erkrankungsschwere (auch bei ambulanter Behandlung)
▸ Alter ≥65 Jahre
▸ Immunsuppression oder relevanten Vorerkrankungen
▸ Schwangerschaft
ODER
▸ bei kurzer (<48 Stunden) Symptomdauer
■ bei V. a. bakterielle Co-/Superinfektion: **+ Cefuroxim 1.500 mg KI + stationäre Aufnahme**
■ bei respiratorischer Insuffizienz: siehe Seite 54 **+ stationäre Aufnahme**</td></tr>
<tr><td>**Kommentar**</td><td>■ Bei Verdacht auf oder bestätigter Influenza-Infektion sowie der Notwendigkeit einer stationären Aufnahme: Patient mit Mund-Nasen-Schutz versorgen und (Kohorten-)Isolation einleiten
■ Aufbereitung des Behandlungsplatzes entsprechend der institutionellen Hygienerichtlinien</td></tr>
<tr><td>**Therapieplan nach Entlassung**</td><td>■ Rezeptieren der verordneten Medikamente
■ Isolationsmaßnahmen beachten
■ Kontrolle beim Hausarzt</td></tr>
</table>

Literatur:

Uyeki TM, et al. Clinical Practice Guidelines by the Infectious Diseases Society of America: 2018 Update on Diagnosis, Treatment, Chemoprophylaxis, and Institutional Outbreak Management of Seasonal Influenza. Clin Infect Dis 2019; 68:e1–47.

INSEKTENSTICH

unter Mitarbeit von Univ.-Prof. DDr. Wolfram Hötzenecker, MBA

Definition	▪ nicht-allergische Lokalreaktion auf den Stich eines Insekts ▪ selten: systemische Reaktion auf viele Stiche mehrerer Insekten (z. B. Imker)
Ursachen	**In Mitteleuropa Insektenstich typischerweise durch:** ▪ Hymenopteren (z. B. Wespen, Bienen, Hornissen) ▪ Stechmücken ▪ Flöhe ▪ Läuse ▪ Wanzen (z. B. Bettwanze) ▪ Ameisen ▪ Zecken (siehe Seite 717)
Anamnese	▪ Symptombeginn und -verlauf? ▪ Zeitpunkt des Insektenstichs? ▪ Insektenart? ▪ Bekannte Allergie?
Klinik	▪ Schmerzen ▪ Pruritus ▪ Rötung ▪ Schwellung (insbesondere ein Insektenstich in gut vaskularisiertes Gewebe – z. B. Lippe oder Zunge, aber auch Insektenstich während körperlicher Aktivität – führt häufig zu einer ausgeprägten Schwellung) ▪ evtl. sekundäre Kratzläsionen ▪ evtl. bakterielle Superinfektion oder Zellulitis (+ Schmerzen, Fieber ± Lymphadenitis) ▪ Fehlen von Allergie-typischen Hautveränderungen (z. B. Urtikaria) ▪ selten systemische Symptome (z. B. Tachykardie, Fieber und/oder arterielle Hypotonie)
Monitoring	▪ einmalig: Herzfrequenz, Atemfrequenz, nicht-invasiver Blutdruck, SpO_2, Temperatur ▪ bei >1 Stich/kg Körpergewicht – kontinuierlich für 6 Stunden: Herzfrequenz, Atemfrequenz, nicht-invasiver Blutdruck, SpO_2
(Labor-)Diagnostik	keine
Wichtig / CAVE	▪ Nicht-allergische Lokalreaktionen von einer kutanen allergischen Reaktion abgrenzen! ▪ Anaphylaxien treten nahezu immer innerhalb von 1 Stunde nach Insektenstich auf!
Akutmaßnahmen	▪ evtl. verbleibenden **Stachel entfernen** ▪ bei Stich in Finger: **Ring entfernen** ▪ **lokale Kühlung** ▪ **Hochlagerung** der betroffenen Extremität ▪ **Betamethason-Creme** 2–3 x in mehrstündigen Abständen auftragen, dann Stopp ▪ bei ausgeprägtem Pruritus: **Desloratadin** 5 mg p.o. ▪ bei ausgeprägter Lokalreaktion: **Prednisolon** 1 x 50 mg/Tag p.o. für 3 Tage ▪ bei bakterieller Superinfektion: **Bacitracin/Neomycin-Salbe** 3 x /Tag für 5 Tage (bei systemischen Symptomen: + **Cefalexin** 3 x 1.000 mg/Tag p.o. für 3–5 Tage)

Kommentar	▪ im Zweifelsfall (z. B. bei Insektenstich in Zunge oder Lippe) wie Anaphylaxie behandeln! (siehe Seite 18) ▪ Aufklärung über mögliche Insekten-übertragene Infektionserkrankung (z. B. Hymenopteren: bakterielle Superinfektion; Mücken: selten Borreliose, Sandmückenfieber, West-Nil-Virus-Erkrankung; Flöhe: murines Fleckfieber)
Therapieplan nach Entlassung	▪ Rezeptieren der verordneten Medikamente ▪ Kontrolle beim Hausarzt oder Zuweisung zum Dermatologen (bei ausgeprägter Lokalreaktion oder bakterieller Superinfektion) ▪ nach Gabe von Desloratadin: Hinweis auf vorübergehende Fahruntauglichkeit und Gefährdung bei verletzungsträchtigen Tätigkeiten

Literatur:

Przybilla B, et al. Insect stings: Clinical features and management. Dtsch Arztebl Int 2012; 109:238–248.

INTERTRIGO

unter Mitarbeit von Univ.-Prof. DDr. Wolfram Hötzenecker, MBA

Definition	Dermatitis im Bereich von Hautfalten (typische Lokalisationen: inframammär, infrapannikulär, genitocrural, perineal, infragluteal, interdigital)
Ursachen	▪ verstärkte Reibung durch Hitze und Feuchtigkeit ▪ Risikofaktoren: Adipositas, Hitze, Feuchtigkeit
Anamnese	▪ Symptombeginn und -verlauf? ▪ Frühere Episoden?
Klinik	▪ Hautrötung ▪ Brennen ▪ Pruritus ▪ wässrige Sekretion ▪ bei Superinfektion mit Candida spp.: ausgeprägte Rötung, randständige weißliche Schuppensäume, Pusteln, Satellitenläsionen, fauliger Geruch ▪ bei Superinfektion mit Bakterien: gelblich, schleimige Beläge
Monitoring	einmalig: Herzfrequenz, Atemfrequenz, nicht-invasiver Blutdruck, SpO_2, Temperatur
(Labor-)Diagnostik	keine
Akutmaßnahmen	▪ **Zinkoxid-Salbe** ▪ **trockene Einlagen** ▪ bei V. a. Superinfektion mit Candida: **Miconazol-Puder** 2x/Tag für 2–3 Wochen ▪ bei V. a. bakterielle Superinfektion: **Mupirocin-Salbe** 3x/Tag für 7–10 Tage
Therapieplan nach Entlassung	▪ Rezeptieren der verordneten Medikamente und Verbandsstoffe (z. B. Einlagen) ▪ Kontrolle beim Hausarzt oder Zuweisung zum Dermatologen (bei ausgedehnten Läsionen oder Superinfektion)

Literatur:

Klara MG, et al. Intertrigo and Secondary Skin Infections. Am Fam Physician 2014; 89:569–573.

KARPALTUNNEL-SYNDROM

Definition	Beschwerdebild aufgrund einer Druckschädigung des Nervus medianus im Karpaltunnel
Ursachen	Missverhältnis zwischen Größe des Karpaltunnels und dem Volumen des Inhaltes (Sehnen, Nerven, Gefäße, Bindegewebe): ■ zu enger Karpaltunnel (angeboren, positive Familienanamnese) ■ Zunahme des Volumens des Karpaltunnelinhaltes infolge von: ► Überbelastung (z. B. Computerarbeit) ► Trauma (z. B. Radiusfraktur) ► Handgelenkarthrose ► (Lymph-)Ödem (z. B. infolge eines Mammakarzinoms) ► Tenosynovitis ► rheumatoide Arthritis ► Schwangerschaft ► Diabetes mellitus ► Hypothyreose ► Adipositas ► chronische Niereninsuffizienz (z. B. Dialysepatienten)
Anamnese	■ Symptombeginn und -verlauf? (typisch: „Hand schläft ein") ■ Beruf? ■ Aktivität/Überbelastung des Handgelenks? ■ Dauer der Beschwerden? ■ Zeitliches bzw. situatives Beschwerdemaximum? (typisch: nachts) ■ Beschwerdeaggravierung durch? (typisch: nach längerem Gebrauch der Hand oder Überkopfarbeiten) ■ Beschwerdebesserung durch? (typisch: Handausschütteln) ■ Bisherige Therapieversuche? ■ Vorerkrankungen? (z. B. rheumatoide Arthritis, Diabetes mellitus, Lymphödem, Hypothyreose, Adipositas, Niereninsuffizienz) ■ Schwangerschaft? ■ Positive Familienanamnese?
Klinik	■ (insbesondere nächtliche) Kribbelparästhesien und nadelstichartige Schmerzen im Handgelenk ausstrahlend in die Hohlhand ± Finger I–IV ■ positives Tinel-Zeichen: Beklopfen oder Druck auf den Karpaltunnel führt zu einem elektrisierenden Schmerz im distalen Medianusversorgungsgebiet ■ positives Phalen-Zeichen: Schmerzauslösung/-aggravierung durch passive Flexion im Handgelenk für 60 Sekunden ■ positiver Handelevations-Test: Schmerzauslösung/-aggravierung durch aktives Hochstrecken des Armes für 60 Sekunden ■ Symptome eines fortgeschrittenen Karpaltunnel-Syndroms: ► Dauerparästhesien und Hypalgesie an der volaren Seite der Finger I–IV ► motorische Schwäche der Daumenmuskulatur (Abduktion und Opposition betroffen = positives Flaschenzeichen) ► Thenaratrophie
Monitoring	einmalig: Herzfrequenz, Atemfrequenz, nicht-invasiver Blutdruck, SpO_2, Temperatur
(Labor-)Diagnostik	keine
Wichtig / CAVE	beidseitiger Befall möglich!

Akutmaßnahmen	**Bei milden Symptomen:** ■ **Analgesie** (z. B. NSAR) **Bei Beschwerdepersistenz:** ■ **einmalige, lokale Kortison-Injektion** (z. B. Methylprednisolon 60 mg + Bupivacain 0,25% 5 ml) ■ oder: **2–4-wöchige Kortison-Therapie** (z. B. Prednisolon 2 x 20 mg/Tag p.o. für 1–2 Wochen gefolgt von 1 x 20 mg/Tag p.o. für 1–2 Wochen) Bei Beschwerdepersistenz trotz konservativer Maßnahmen oder **Symptomen eines fortgeschrittenen Karpaltunnel-Syndroms:** ■ **chirurgische Dekompression**
Kommentar	Bei 50% der Patienten mit milden Symptomen kommt es durch eine konservative Therapie zur Spontanremission.
Therapieplan nach Entlassung	■ Rezeptieren der verordneten Medikamente und Heilmittelbehelfe ■ Schonung ■ (nächtliche) Ruhigstellung mittels palmarer Handgelenkschiene ■ Kontrolle beim Hausarzt oder Zuweisung zum Neurologen (für Elektromyographie ± Messung der Nervenleitgeschwindigkeit) und in weiterer Folge zum Unfallchirurgen/Orthopäden bzw. Handchirurgen (bei Versagen konservativer Maßnahmen oder fortgeschrittenem Karpaltunnel-Syndrom)

Literatur:

Deutsche Gesellschaft für Handchirurgie, Deutsche Gesellschaft für Neurochirurgie, Deutsche Gesellschaft für Neurologie, Deutsche Gesellschaft für Orthopädie und Orthopädische Chirurgie. S3-Leitlinie. Diagnostik und Therapie des Karpaltunnelsyndroms. AWMF-Register-Nr.: 005/003, 2012.

KONJUNKTIVITIS

Definition	Entzündung der Bindehaut
Ursachen	■ infektiös: viral (z. B. Adeno-, Rubella-, Picorna-, Herpesviren) >> bakteriell (z. B. Staphylococcus spp., Pneumokokken, Haemophilus influenzae, Pseudomonas spp., Moraxella catarrhalis, Chlamydien, Gonokokken) > parasitär ■ nicht-infektiös: allergisch, toxisch, begleitend bei ophthalmologischen oder systemischen Erkrankungen
Anamnese	■ Symptombeginn und -verlauf? ■ Morgendlich verklebte Augen? (V. a. bakterielle Infektion) ■ Kontaktlinsenträger? (V. a. Pseudomonas-Infektion) ■ Kontakt mit einer Person mit rotem Auge? (V. a. Konjunktivitis epidemica) ■ Toxin- oder Irritanzien-Exposition? ■ Bekannte Allergie bzw. Symptome einer saisonalen Allergie? ■ Begleitsymptome? (z. B. Pharyngitis, Husten, Urethritis, vaginaler Ausfluss) ■ Bekannte Augenerkrankung?

Klinik	■ Schmerzen (Fremdkörpergefühl) ■ gerötete, juckende Konjunktiva ■ Photophobie ■ beidseitiger Befall mit 2–3 Tagen Latenzzeit zwischen dem Befall des ersten und zweiten Auges (V. a. Konjunktivitis epidemica) ■ purulente Sekretion oder eitrige Rückstände an den Wimpern (V. a. bakterielle Infektion) ■ seröses Sekret (V. a. virale Infektion) ■ Visusverschlechterung (z. B. Schleiersehen) ■ Pharyngitis + Husten: V. a. virale Infektion ■ konjunktivale Hyperämie + Follikelbildung und Urethritis (V. a. Chlamydien-Infektion) ■ periokuläre Bläschen (nicht auf Dermatom begrenzt) (V. a. Herpesvirus) ■ Herpes zoster/ophthalmicus (siehe Seite 635)
Monitoring	einmalig: Herzfrequenz, Atemfrequenz, nicht-invasiver Blutdruck, SpO_2, Temperatur
(Labor-)Diagnostik	bei Kontaktlinsenträger: Abstrich + Probe des ungesäuberten Kontaktlinsenbehälters zur mikrobiologischen Analyse
Akutmaßnahmen	■ bei V. a. Konjunktivitis epidemica: **Hygienemaßnahmen** beachten (kein Händeschütteln, keine gemeinsame Handtuchnutzung, regelmäßiges Händewaschen) ■ bei V. a. bakterielle Konjunktivitis: **Gentamicin-Augentropfen** 4x/Tag für 7 Tage (oder: Ofloxacin Augentropfen 4x/Tag für 7 Tage) ■ bei V. a. Herpes-Konjunktivitis: **Aciclovir-Augentropfen** 5x/Tag für 2–3 Wochen ■ bei V. a. Chlamydien-Konjunktivitis: Azithromycin-Augentropfen 2x/Tag für 2 Tage, dann 1x/Tag für 1 Woche **+ systemische Therapie** bei Urethritis (siehe Seite 626) ■ bei Kontaktlinsenträger: **keine Kontaktlinsen + Gentamicin-Augentropfen** 4x/Tag für 7 Tage ■ bei Herpes ophthalmicus: siehe Seite 635
Therapieplan nach Entlassung	■ Rezeptieren der verordneten Medikamente ■ Kontrolle beim Hausarzt oder Vorstellung beim Ophthalmologen (bei ausgedehntem Befund, V. a. Herpes ophthalmicus) bzw. Dermatologen/Infektiologen (V. a. Geschlechtskrankheit) ■ Übermittlung der Befundergebnisse vereinbaren

Literatur:

Frings A, et al. Rotes Auge – Leitfaden für den Nicht-Ophthalmologen. Dt Ärztebl 2017; 114:302–312.

KONTAKTEKZEM

unter Mitarbeit von Univ.-Prof. DDr. Wolfram Hötzenecker, MBA

Definition	durch äußere Einwirkungen ausgelöste Entzündung der Epidermis und der angrenzenden Dermis am Ort der Einwirkung

Ursachen	■ toxisch-irritatives Kontaktekzem (z. B. durch Wasser, Staub, Schweiß, Chemikalien) ■ allergisches Kontaktekzem (z. B. durch Nickel, Duftstoffe, Konservierungsmittel, pflanzliche Stoffe) ■ Sonderformen (z. B. hämatogenes, aerogenes, photoallergisches, phototoxisches oder Protein-Kontaktekzem)
Anamnese	■ Symptombeginn und -verlauf? ■ Vermutetes Irritans oder Hapten? ■ Berufsanamnese? ■ Hobby- oder Haushaltskontakt mit Irritanzien? ■ Frühere Episoden? ■ Bekannte atopische Erkrankungen?
Klinik	**Toxisch-irritatives Kontaktekzem:** ■ Reaktion innerhalb von Stunden ■ scharfe Begrenzung ■ keine Streuphänomene ■ Schmerzen ■ Prädilektionsstellen: Hände **Allergisches Kontaktekzem:** ■ Reaktion verzögert (nach 24–72 Stunden) ■ unscharfe Begrenzung ■ Streuung an kontaktferne Körperstellen möglich ■ Pruritus ■ Prädilektionsstellen: abhängig vom Allergenkontakt
Monitoring	einmalig: Herzfrequenz, Atemfrequenz, nicht-invasiver Blutdruck, SpO_2, Temperatur
(Labor-)Diagnostik	keine
Akutmaßnahmen	■ akutes und subakutes Stadium: **Diflucortolon-Creme** 1x/Tag ■ chronisches Stadium: **Betamethason-Creme** 1x/Tag ■ bei ausgeprägtem Pruritus: **Desloratadin** 1–2 x 5 mg/Tag p.o.
Therapieplan nach Entlassung	■ Rezeptieren der verordneten Medikamente ■ Vermeidung der auslösenden Noxe ■ Kontrolle beim Hausarzt oder Zuweisung zum Dermatologen (bei ausgeprägtem oder unklarem Befund) ■ nach Gabe von Desloratadin: Hinweis auf vorübergehende Fahruntauglichkeit und Gefährdung bei verletzungsträchtigen Tätigkeiten

Literatur:

Dickel H, et al. S1-Leitlinie. Kontaktekzem. AWMF-Register-Nr.: 013/055, 2021.

LAGERUNGSSCHWINDEL

unter Mitarbeit von Prim. Dr. Paul Zwittag, MBA, MSc

Definition	Erkrankung des Innenohrs infolge dislozierter Fragmente von Otolithen, die frei in der Endolymphe eines Bogenganges „schwimmen“

Ursachen	▪ idiopathisch ▪ traumatisch
Anamnese	▪ Symptombeginn und -verlauf? (typisch: nächtlicher Beginn) ▪ Auslösende Bewegung? (z. B. schnelles Hinlegen, rasche Kopfdrehung) ▪ Dauer? (meist <60 Sekunden) ▪ Spontanremission bei Ruhigstellung des Kopfes? ▪ Hörminderung? ▪ Tinnitus?
Klinik	▪ (Dreh-)Schwindel ausgelöst durch Kopfbewegungen (typisch: Kopfdrehung, Lageänderung durch Aufsitzen oder Hinlegen) ▪ Spontanremission bzw. deutliche Abschwächung bei Ruhigstellung des Kopfes ▪ episodischer Schwindel von kurzer Dauer (meist <60 Sekunden) ▪ Übelkeit ± Erbrechen sowie Nystagmus (während Schwindelepisode) ▪ keine Hypakusis ▪ kein Tinnitus ▪ positives Dix-Hallpike-Manöver: posteriorer Bogengang betroffen (80%) ▪ positives Supine-Roll-Manöver: horizontaler Bogengang betroffen (20%)
Monitoring	einmalig: Herzfrequenz, Atemfrequenz, nicht-invasiver Blutdruck, SpO_2, Temperatur
(Labor-)Diagnostik	keine
Akutmaßnahmen	▪ **Epley-Befreiungsmanöver** bei betroffenem posteriorem Bogengang ▪ **Barbecue-Befreiungsmanöver** bei betroffenem horizontalem Bogengang (oder: Seitenlagerung auf das nicht betroffene Ohr für mehrere Stunden)
Kommentar	Sturzrisiko mittels Morse-Skala erheben (siehe Seite 734) und entsprechende Maßnahmen einleiten
Therapieplan nach Entlassung	▪ Patientenschulung zur Selbsttherapie (Befreiungsmanöver mehrmals täglich selbst durchführen) ▪ Kontrolle beim Hausarzt oder Zuweisung zum HNO-Facharzt (bei Beschwerdepersistenz)

Literatur:

Westhofen M, et al. S2k-Leitlinie. Vestibuläre Funktionsstörungen. AWMF-Register-Nr.: 017/078, 2021.

LARYNGITIS, AKUT

unter Mitarbeit von Prim. Dr. Paul Zwittag, MBA, MSc

Definition	▪ Entzündung des Larynx ▪ akut: Dauer 3–7 Tage ▪ chronisch: Dauer >3 Wochen
Ursachen	▪ infektiös: Viren (z. B. Rhinovirus, Respiratory-Syncytial-Virus, Parainfluenza-, Corona- oder Adenovirus), selten Bakterien (z. B. Streptococcus Serogruppe A, Haemophilus spp., Gonokokken, Mycobacterium tuberculosis, Corynebacterium diphtheriae) ▪ nicht-infektiös: Überbeanspruchung der Stimmbänder, Allergie, gastroösophageale Refluxkrankheit, Malignom, Rauchgasinhalation

Anamnese	▪ Symptombeginn und -verlauf? ▪ Auslösendes Ereignis? ▪ Stimmveränderung? ▪ Globusgefühl? ▪ Allergische Begleitsymptome? (z. B. Rhinokonjunktivitis) ▪ Raucher? ▪ Bekannte oder Symptome einer gastroösophageale/n Refluxkrankheit?
Klinik	▪ Stimmveränderung ▪ Heiserkeit ▪ häufiges Räuspern ▪ trockener Husten ▪ laryngeale Schmerzen (verstärkt durch Sprechen) ▪ häufig in Kombination mit Symptomen einer oberen Atemwegsinfektion ▪ Fieber, zervikale Lymphknotenschwellung und begleitende exsudative Tonsillitis/Pharyngitis (V. a. bakterielle Infektion) ▪ Verschlechterung ab Tag 7 mit Fieber, Schmerzen und gelblichem Auswurf (V. a. bakterielle Superinfektion)
Monitoring	einmalig: Herzfrequenz, Atemfrequenz, nicht-invasiver Blutdruck, SpO_2, Temperatur
(Labor-)Diagnostik	▪ bei V. a. bakterielle (Super-)Infektion und relevanter Erkrankungsschwere: Routinelabor ▪ bei inspiratorischem Stridor: flexible Laryngoskopie
Wichtig / CAVE	Behinderungen des Atemweges sind selten und insbesondere bei bakterieller Laryngitis anzutreffen!
Akutmaßnahmen	▪ bei inspiratorischem Stridor und Dyspnoe: Notfall (siehe Seite 70) ▪ bei V. a. bakterielle (Super-)Infektion: **Antibiose** (z. B. Amoxicillin/Clavulansäure 3 x 875/125 mg/Tag p.o. für 5 Tage) ▪ bei V. a. gastroösophageale Refluxkrankheit: **Diätmodifikation + Pantoprazol** 1 x 40 mg/Tag p.o.
Therapieplan nach Entlassung	▪ Rezeptieren der verordneten Medikamente ▪ Stimmschonung ▪ lokale Wärmeapplikation (z. B. Halstuch) ▪ Inhalieren mit Salzlösung ▪ Meiden von Irritanzien (z. B. Rauchen) ▪ Kontrolle beim Hausarzt oder Zuweisung zum HNO-Facharzt (V. a. bakterielle Infektion, chronische Laryngitis oder atypische Präsentation)

Literatur:

Gupta G, et al. Acute laryngitis. StatPearls, Treasure Island (FL): StatPearls Publishing, 2021.

LEBERWERTE, ERHÖHT (SUB-/ASYMPTOMATISCH)

Definition	▪ ausgelenkte Transaminasen oder Cholestaseparameter ▪ zumeist Zufallsbefund, mit dem sich sub- bis asymptomatische Patienten in der Notaufnahme vorstellen

Ursachen

In absteigender Häufigkeit:
- nicht-alkoholische Steatose/Steatohepatitis
- alkoholische Steatose/Steatohepatitis
- medikamentös bedingte Leberschädigung
- chronische Hepatitis
- Neoplasien der Leber
- Zöliakie
- Hämochromatose
- autoimmune Lebererkrankungen (z. B. Autoimmunhepatitis, primäre biliäre Cholangitis, primär sklerosierende Cholangitis)
- Schilddrüsenerkrankung
- Muskelerkrankung
- seltene Ursachen (z. B. Morbus Wilson, alpha1-Antitrypsin-Mangel, Schwangerschaftsfettleber)

Anmerkung: Patienten mit erhöhten Leberwerten infolge eines akuten kardiovaskulären Ereignisses (z. B. Rechtsherzdekompensation, Schock) oder einer akuten Intoxikation sind nie asymptomatisch!

Anamnese

- Symptome?
- Zeitpunkt der Laborbestimmung?
- Frühere Vergleichswerte?
- Begleitsymptome? (z. B. Inappetenz, Erschöpfung, Arthralgien, Koliken, Schmerzen, neurologische Symptome)
- Bekannte Vorerkrankungen?
- Medikamentenanamnese?
- Einnahme von Phytotherapeutika oder Nahrungsmittelergänzung?
- Chronischer Alkoholabusus? (siehe Seite 726)
- Familienanamnese?

Klinik

sub-/asymptomatisch

Monitoring

einmalig: Herzfrequenz, Atemfrequenz, nicht-invasiver Blutdruck, SpO_2, Temperatur

(Labor-)Diagnostik

- Routinelabor + Leberblock + Creatinkinase/Myoglobin + Lipidstatus + HbA1c
- Hepatitis-Serologie (HBs-Antigen, Anti-HBc-Antikörper, Anti-HCV-Antikörper)
- Carboanhydrase-defizientes Transferrin im Blut
- Eisenstatus
- Schilddrüsenhormone
- Sonographie Leber + Milz (auch im Intervall möglich)

Wichtig / CAVE

Interpretation von Leberwerterhöhungen

	hepatozellulärer Schaden	**Cholestase**	**toxische/ infiltrative Schädigung**
ASAT (GOT)	↑↑	↑	↑
ALAT (GPT)	↑↑	↑	(↑)
GGT	↑	↑↑	↑↑
APH	(↑)	↑↑	↑

Akutmaßnahmen

- **Absetzen potenziell lebertoxischer Medikamente**
- bei fehlenden Symptomen: keine weiteren therapeutischen Maßnahmen
- bei relevanter Erkrankungsschwere: **stationäre Aufnahme**

Kommentar

Hauptfunktion der Akutmedizin: Einleitung Basisdiagnostik + korrekte fachärztliche Anbindung

Therapieplan nach Entlassung	▪ Empfehlung, Alkohol zu meiden, bei Splenomegalie Sportverbot ▪ Zuweisung zum Hepatologen/Internisten ▪ wenn nicht während des Aufenthalts in der Notaufnahme erfolgt: Zuweisung zum Radiologen (Sonographie Oberbauch) ▪ Übermittlung der Befundergebnisse vereinbaren

Literatur:

Erni O, et al. Leberenzyme. mediX Guideline, 04/2021.

LUMBALGIE, AKUT (LUMBAGO UND LUMBOISCHIALGIE)

Definition	Akuter (<6 Wochen), nicht-traumatisch bedingter Schmerz im Bereich der Lendenwirbelsäule
Ursachen	**Unspezifische Ursachen (akuter Lumbago, „Non-specific Low Back Pain") (80–90%):** ▪ funktioneller Rückenschmerz ohne morphologisches Korrelat (z. B. Überdehnung, Dysfunktionen von Bändern, Muskeln und/oder Zwischenwirbelgelenken) ± Risikofaktoren (z. B. Adipositas, Depression, Z.n. akuter Lumbalgie) ▪ degenerativ/mechanisch (z. B. Spondylolisthesis, Skoliose, Kyphose) **Spezifische Ursachen:** ▪ Diskushernie oder Foramenstenose mit Nervenwurzelkompression (Lumboischialgie) ▪ Spinalkanalstenose ▪ Infektionen (z. B. Spondylodiszitis, Epiduralabszess, siehe Seite 475) ▪ Malignom (z. B. Myelom, Primärtumor, Metastasen) ± Kompression des Myelons ▪ Spontanfrakturen oder Wirbelkörpereinbrüche (z. B. bei Osteoporose nach Bagatelltrauma) (siehe Seite 656) ▪ Inflammation (z. B. seronegative Spondylarthritis) ▪ fortgeleitete retroperitoneale Pathologien (z. B. rupturiertes Bauchaortenaneurysma, Nephrolithiasis, Pyelonephritis, Prostatitis, Pelvic Inflammatory Disease, retroperitoneale Blutung, Pankreatitis, Tumor) ▪ fortgeleitete Hüftpathologien

Differentialdiagnosen nach Altersgruppen	
<30 Jahre	akuter Lumbago, Diskushernie, seronegative Spondylarthritis, Spondylolisthesis
30–50 Jahre	akuter Lumbago, Diskushernie, Spondylolisthesis, Skoliose, Primärtumor oder Metastasen
>50 Jahre	Spondylolisthesis, Spinalkanalstenose, Spontanfraktur/ Wirbelkörpereinbruch, Malignom, Myelom

Anamnese	■ Symptombeginn und -verlauf? ■ Auslöser? ■ Ausstrahlung? ■ Exazerbation durch Stehen/Belastung? (V. a. mechanische Ursache) oder im Liegen (V. a. Spondylodiszitis, Malignom) ■ Harnverhalt oder Inkontinenz? (V. a. Cauda-equina-Syndrom) ■ Reithosenanästhesie? (V. a. Cauda-equina-Syndrom) ■ Morgensteifigkeit? (V. a. rheumatologische Erkrankung) ■ Z.n. Synkope? (insbesondere im Alter: V. a. rupturiertes Bauchaortenaneurysma, siehe Seite 272) ■ Orale Antikoagulation? ■ Bekannte Blutungsdiathese oder anamnestische Hinweise darauf? (siehe Seite 725) ■ Chronische Analgetikaeinnahme? ■ Bekannte Osteoporose? ■ Bekanntes Malignom oder bekannte rheumatologische Erkrankung? ■ Unerklärter Gewichtsverlust? ■ Weitere Risikofaktoren vorhanden? (z. B. intravenöser Drogenabusus, Immunsuppression, Kortisontherapie) ■ Bekannte Depression? ■ Bekanntes somatoformes Schmerz-Syndrom?
Klinik	**Akuter Lumbago:** ■ akuter Beginn evtl. getriggert durch langes Stehen, Bewegung oder Heben von Lasten ■ handtellergroßes Schmerzareal im lumbosakralen Bereich ■ schmerzbedingte Bewegungseinschränkung ■ Schmerzen verstärkt durch Bewegung oder Perkussion ■ paravertebrale Verspannung ■ keine radikuläre Schmerzausstrahlung ■ keine neurologischen Defizite **Diskushernie, median:** ■ akuter Schmerzbeginn ■ Konus-Syndrom: + Reithosenanästhesie + Harn-/Stuhlinkontinenz ■ Cauda-equina-Syndrom: + Reithosenanästhesie, schlaffe Parese der unteren Extremitäten, abgeschwächter Patellarsehnenreflex, Harn-/Stuhlinkontinenz **Diskushernie, lateral oder Foramenstenose (Lumboischialgie):** ■ akuter Schmerzbeginn mit radikulärer Ausstrahlung (siehe Tabelle) ■ Schmerzverstärkung beim Husten ■ positives ipsi- und kontralaterales Lasegue-Zeichen

Klinik entsprechend der anatomischen Lokalisation der Diskushernie bzw. Foramenstenose	
L4	Schmerzausstrahlung medialer Unterschenkel, Sensibilitätsstörung anterolateraler Oberschenkel, Kraftminderung Quadrizeps, abgeschwächter Patellarsehnenreflex
L5	Schmerzausstrahlung lateraler Unterschenkel und Großzehe, Sensibilitätsstörung zwischen 1. und 2. Zehen, Kraftminderung Großzehenstrecker, Fersengang nicht möglich, positiver Bragard-Test, abgeschwächter Adduktorenreflex
S1	Schmerzausstrahlung kleiner Zehe und lateraler Fußrand, Kraftminderung Zehenflexion, Zehengang nicht möglich, positiver Bragard-Test, abgeschwächter Achillessehnenreflex

Klinik	**Spinalkanalstenose:** ■ progredienter Schmerzbeginn, insbesondere während Belastung (Claudicatio spinalis) ■ Schmerzausstrahlung über Gesäß in Oberschenkel (ein- oder beidseitig) ■ Beschwerdebesserung durch Vorlehnen oder Aufwärtsgehen (auch Fahrradfahren) ■ Beschwerdeaggravierung durch längeres Sitzen und Abwärtsgehen
Monitoring	einmalig: Herzfrequenz, Atemfrequenz, nicht-invasiver Blutdruck, SpO_2, Temperatur
(Labor-)Diagnostik	■ Harnstatus/-streifen: Leukozyten? (V. a. Harnwegsinfekt) Erythrozyten? (V.a. Nephrolithiasis, Tumor) ■ bei Red Flags (siehe unten) oder V. a. spezifischen Rückenschmerz: Routinelabor + Bildgebung (immer Wirbelsäulen-Röntgen in zwei Ebenen, dann evtl. CT LWS oder bei neuen neurologischen Ausfällen MRT LWS), bei V. a. Spondylarthritis: + HLA-B27
Wichtig / CAVE	**Red Flags (Indikation für weitere Akutdiagnostik):** ■ Symptomdauer >6 Wochen ■ Alter >50 Jahre ■ bekanntes Malignom oder unerklärter Gewichtsverlust, Nachtschweiß und Fieber ■ Immunsuppression (auch Kortisontherapie) ■ Fieber oder Infekthinweis ■ intravenöser Drogenabusus ■ Trauma als Ursache ■ Osteoporose ■ Harnverhalt oder Inkontinenz ■ Reithosenanästhesie ■ sensomotorische Ausfälle
Akutmaßnahmen	■ **Analgesie** (z. B. Diclofenac und Orphenadrin 250 ml KI oder Dexibuprofen 400 mg p.o., weiter nach WHO-Stufenschema) ■ bei motorischen Ausfällen, konservativ nicht beherrschbaren Schmerzen oder V. a. Cauda-equina-Syndrom: **Konsil Neurochirurgie/Orthopädie/ Unfallchirurgie** zur Evaluation Indikation zur operativen Dekompression, epiduralen Blockade (z. B. sakrale Umflutung) bzw. gezielten Nervenwurzelblockade
Kommentar	■ Stufenbettlagerung (mehrere Kissen unter den Unterschenkeln zur Beugung im Knie- und Hüftgelenk) bis zum Schmerzdurchbruch ■ Heilungsrate des akuten Lumbago: >90% in Tagen bis Wochen
Therapieplan nach Entlassung	■ Rezeptieren der verordneten Medikamente ■ vorsichtige Mobilisation nach Maßgabe der Beschwerden (bei akuter Lumbalgie: keine Immobilisation!) ■ Kontrolle beim Hausarzt zur Koordination der weiteren diagnostischen (z. B. LWS-MRT, Vorstellung beim Orthopäden) und therapeutischen Schritte (z. B. Physiotherapie)

Literatur:

Bundesärztekammer (BÄK), Kassenärztliche Bundesvereinigung (KBV), Arbeitsgemeinschaft der Wissenschaftlichen Medizinischen Fachgesellschaften (AWMF). Nationale Versorgungsleitlinie. Nicht-spezifischer Kreuzschmerz. AWMF-Register-Nr.: nvl/007, 2016.

Chiarotto A, et al. Nonspecific low back pain. N Engl J Med 2022; 386:1732–1740.

LUXATION

Definition	■ vollständiger (Luxation) oder unvollständiger (Subluxation) Kontaktverlust der gelenkbildenden Knochenenden ■ typischerweise betroffene Gelenke: Schultergelenk, Ellenbogengelenk, Fingergelenke, Hüftgelenk, Patella, Sprunggelenk, Kiefergelenk
Ursachen	■ traumatisch ■ habituell
Anamnese	■ Unfallmechanismus? ■ Unfallzeitpunkt? ■ Sensomotorische Ausfälle? (Umfang + Verlauf) ■ Begleitverletzungen? ■ Frühere/habituelle Luxationen? ■ Gelenkprothese? ■ Bekannte rheumatologische, neurologische oder Gelenkerkrankung? ■ Risikofaktoren? (z. B. habituelle Luxation, Ehlers-Danlos-Syndrom, Bindegewebsschwäche) ■ Letzte Nahrungsaufnahme?
Klinik	■ Schmerzen ■ Bewegungseinschränkung ■ tastbare/sichtbare Deformation/Stufenbildung ■ Hautischämie (weiße Haut über luxiertem Gelenk) ■ Pulsdefizit bzw. Ischämiezeichen (V. a. Gefäßverletzung) ■ Parästhesien (V. a. Nervenverletzung) ■ evtl. Hautverletzung bei offener Luxationsverletzung
Monitoring	einmalig: Herzfrequenz, Atemfrequenz, nicht-invasiver Blutdruck, SpO_2, Temperatur
(Labor-)Diagnostik	■ Röntgenaufnahme des luxierten Gelenks in zwei Ebenen (Ausnahme: Patellaluxation, habituelle [Schulter-]Luxation) ■ bei Hüftluxation und/oder spezieller Fragestellung: CT ± CT-Angiographie ■ bei V. a. Extremitätenischämie: Doppler-Sonographie oder CT-Angiographie
Wichtig / CAVE	■ bei Luxationsfraktur: Reposition vor Röntgenaufnahme! ■ Hüftluxationen sind überdurchschnittlich häufig (ca. 95%) mit weiteren pelvinen oder extrapelvinen Verletzungen assoziiert! ■ Knie- und Sprunggelenkluxationen sind überdurchschnittlich häufig mit Gefäßverletzungen assoziiert! ■ Genaue Dokumentation der Durchblutung, Motorik und Sensorik der betroffenen Extremität vor und nach Reposition!
Akutmaßnahmen	■ **Analgesie** ■ so früh als möglich und sicher: **Reposition** unter Analgosedierung (bei Fingerluxation: Leitungsblockade, bei Hüftluxation: Allgemeinanästhesie und Reposition durch Unfallchirurgen/Orthopäden innerhalb von 6 Stunden [Komplikation: Femurkopfnekrose]) ■ **Kontroll-Röntgenaufnahme** des reponierten Gelenks in 2 Ebenen ■ **Entlastung** (z. B. Sprunggelenk: Aircast Schiene + Stützkrücken) bzw. **Ruhigstellung** (z. B. Schultergelenk mittels Desault- oder Gilchrist-Verband) ■ bei Extremitätenischämie nach Reposition: siehe Seite 312
Therapieplan nach Entlassung	■ Rezeptieren der verordneten Medikamente und Heilmittelbehelfe ■ Entlastung bzw. Ruhigstellung des Gelenks (siehe oben) ■ Zuweisung zum Unfallchirurgen/Orthopäden

Literatur:

Heitmann M, et al. S1-Leitlinie. Schultergelenk Erstluxation. AWMF-Register-Nr.: 012/012, 2017.

LYMPHADENITIS ± LYMPHANGITIS, INFEKTIÖS

unter Mitarbeit von OA Dr. Helmut J.F. Salzer, MPH, FECMM

Definition	▪ infektiöse Entzündung eines oder mehrerer Lymphknoten (Lymphadenitis) sowie der Lymphbahnen (Lymphangitis) ▪ typische Lokalisation Lymphadenitis: Hals/Kopf >> Axillae/Leisten ▪ typische Lokalisation Lymphangitis: (obere) Extremitäten
Ursachen	Lokaler Infektionsherd mit sekundärer, selten primärer Infektion der Lymphbahnen und -knoten mit: ▪ Bakterien (z. B. Streptococcus spp., Staphylococcus spp., Pseudomonas spp., Bartonella henselae [Katzenkratzkrankheit], Pasteurella multocida, Brucella spp., Francisella tularensis, gramnegative Stäbchen, Mycobacterium tuberculosis, nicht-tuberkulöse Mykobakterien) ▪ Viren (z. B. Viren, welche zu Infektionen der oberen Atemwege führen, HIV) ▪ Parasiten (z. B. Wuchereria bancrofti, kutane Leishmaniose)
Anamnese	▪ Symptombeginn und -verlauf? ▪ Verletzung oder lokale Infektion im Versorgungsgebiet des Lymphknotens bzw. der Lymphbahn? (z. B. Infektion der oberen Atemwege, Zahninfektion, Erysipel, Abszess) ▪ Tierbiss oder Kratzverletzung? (z. B. Katzen, Hasen, Nagetiere) ▪ Bekannte Immunsuppression? (z. B. Diabetes mellitus, Alkoholabusus, Therapie mit Kortison oder Immunsuppressiva, Chemotherapie, HIV) ▪ Konstitutionssymptome? (Tuberkulose-Verdacht bei Gewichtsverlust, Nachtschweiß und Fieber, siehe Seite 495; Differentialdiagnosen: Malignom, Lymphom)
Klinik	▪ **Lymphadenitis:** ▸ vergrößerter Lymphknoten ▸ schmerzhaft ▸ druckdolent ▸ verschieblich ▪ **Lymphangitis:** ▸ gerötete und überwärmte Lymphbahn ▸ druckschmerzhaft ▸ Schwellung ▪ bei sekundärer Lymphadenitis/-angitis: Symptome der Primärinfektion
Monitoring	einmalig: Herzfrequenz, Atemfrequenz, nicht-invasiver Blutdruck, SpO_2, Temperatur
(Labor-)Diagnostik	▪ bei relevanter Erkrankungsschwere: Routinelabor ▪ bei V. a. Katzenkratzkrankheit, Tularämie oder Brucellose: Pasteurella-, Brucella-, Francisella- oder Bartonella-Serologie ▪ bei V. a. Tuberkulose: siehe Seite 495
Wichtig / CAVE	**Differentialdiagnosen:** ▪ infektiös (z. B. Thrombophlebitis, beginnendes Erysipel, Phlegmone) ▪ nicht-infektiös (z. B. Malignom, hämatoonkologische Erkrankung)

Akutmaßnahmen	■ **Analgesie** ■ **Kühlung** (z. B. mittels kühlender, antiseptischer Umschläge) ■ bei Schwellung der Extremität: **Hochlagerung** ■ **Primärinfektion bzw. Eintrittspforte behandeln** ■ bei V. a. primäre Lymphadenitis/-angitis: **Amoxicillin/Clavulansäure** 3 x 875/125 mg/Tag p.o. für 5 Tage (bei relevanter Erkrankungsschwere: **Ceftriaxon** 2 g KI + **stationäre Aufnahme)** ■ bei V. a. Katzenkratzkrankheit: Watchful Waiting (bei Immunsuppression: Doxycyclin: 2 x 100 mg/Tag p.o.) ■ bei V. a. Tularämie (Meldepflicht, siehe Seite 731) oder Brucellose: Doxycyclin 2 x 100 mg/Tag p.o. ■ bei Abszess: siehe Seite 590
Therapieplan nach Entlassung	■ Rezeptieren der verordneten Medikamente ■ Kühlung und Hochlagerung ■ Kontrolle beim Hausarzt oder Zuweisung zum Infektiologen ■ Übermittlung der Befundergebnisse vereinbaren

Literatur:

Comberg HU. Lymphangitis. Comberg HU, et al. Allgemeinmedizin, 4. Auflage, 2004, 391.

MASTITIS, AKUT

unter Mitarbeit von Univ.-Prof. Dr. Peter Oppelt, MBA

Definition	■ Entzündung des Drüsengewebes der Brust ■ unterschieden werden Mastitis puerperalis (während der Stillzeit) vs. Mastitis non-puerperalis (außerhalb der Stillzeit; wichtigste Differentialdiagnose: Mammakarzinom)
Ursachen	■ infektiös: bakteriell (>90% Staphylococcus aureus) ▸ Risikofaktoren: Brusthautverletzungen (z. B. Rhagaden, Piercing, Rauchen, Ovulationshemmer) ■ nicht-infektiös: Hyperprolaktinämie, idiopatisch-granulomatös
Anamnese	■ Symptombeginn und -verlauf? ■ Stillperiode? ■ Verletzung oder Piercing? ■ Bekannte Immunsuppression? (z. B. Diabetes mellitus, Alkoholabusus, Therapie mit Kortison oder Immunsuppressiva, Chemotherapie, HIV) ■ Medikamentenanamnese? (z. B. Psychopharmaka als Ursache einer Hyperprolaktinämie)
Klinik	■ Schmerzen ■ Rötung ■ Überwärmung ■ Schwellung ■ Fieber ■ schmerzhafte, axilläre Lymphknotenschwellung ■ bei Fluktuation (V. a. Abszess)
Monitoring	einmalig: Herzfrequenz, Atemfrequenz, nicht-invasiver Blutdruck, SpO_2, Temperatur

(Labor-)Diagnostik	▪ bei relevanter Erkrankungsschwere: Routinelabor ▪ bei V. a. Abszess: Sonographie
Wichtig / CAVE	Bei ausbleibender Befundbesserung trotz Antibiose: Mammographie zum Ausschluss eines Mammakarzinoms!
Akutmaßnahmen	▪ lokale **Kühlung** ▪ **Analgesie** (z. B. NSAR) ▪ **Antibiose** (z. B. Clindamycin 3 x 600 mg/Tag p.o. oder Amoxicillin/ Clavulansäure 3 x 875/125 mg/Tag p.o. für 5–7 Tage) ▪ bei Abszess: **Punktion, Aspiration und Spülung mit dicker Kanüle**
Therapieplan nach Entlassung	▪ Rezeptieren der verordneten Medikamente ▪ Kühlung ▪ Stillen oder Abpumpen ▪ Zuweisung zum Gynäkologen oder Chirurgen

Literatur:

Blackmon MM, et al. Acute mastitis. StatPearls, Treasure Island (FL): StatPearls Publishing, 2021.

MIGRÄNE

Definition	▪ periodisch wiederkehrender, pulsierender, zumeist einseitiger Kopfschmerz ▪ Status migraenosus: ein Migräneanfall geht in den nächsten über oder dauert >72 Stunden ▪ chronische Migräne (Migräne an >15 Tagen während ≥3 Monate)
Ursachen	▪ genetisch (Frauen dreimal häufiger als Männer betroffen) ▪ **häufige Trigger eines Migräneanfalls:** ▸ Stress ▸ hormonelle Schwankungen (z. B. Menstruation) ▸ Schlafmangel ▸ Medikamente ▸ ausgelassene Mahlzeiten ▸ Umwelt-/Wettereinflüsse
Anamnese	▪ Symptombeginn und -verlauf? ▪ Migräne bekannt? ▪ Schmerzcharakter ähnlich/anders als bekannt? ▪ Aura? (in 15–20%, z. B. optische oder sensible Wahrnehmungsstörung) ▪ Positive Familienanamnese für Migräne? ▪ Auslösende Faktoren? (z. B. Menstruation, Stress, Schlafmangel) ▪ Verstärkung durch körperliche Anstrengung?
Klinik	▪ einseitige Kopfschmerzen (z. B. Stirn, Schläfe + Auge; selten beidseitig) ▪ pulsierender, anfallsartiger Kopfschmerz ▪ häufig Prodromi mit Flimmerskotomen oder getrübtes Sehen ▪ Übelkeit ± Erbrechen ▪ Photo- oder Phonophobie ▪ Symptombesserung durch Dunkelheit und Ruhe ▪ fokalneurologische Defizite (z. B. Hemiparese bei hemiplegischer Migräne, Sprachstörung, Schwindel, Hörminderung, Doppelbilder bei Migräne vom Basilaristyp)

Monitoring	einmalig: Herzfrequenz, Atemfrequenz, nicht-invasiver Blutdruck, SpO_2, Temperatur
(Labor-)Diagnostik	bei untypischem Schmerz oder „Red Flags“ (siehe Seite 174): CCT oder cMRT
Wichtig / CAVE	■ Kopfschmerzen vor oder gleichzeitig mit neurologischen Ausfällen sprechen bis zum Beweis des Gegenteils gegen eine Migräne! ■ Migränöser Infarkt insbesondere bei jungen Frauen möglich!
Akutmaßnahmen	■ **allgemeine Maßnahmen** (Ruhe, Abdunkeln des Behandlungsraumes) ■ **Analgesie:** ► 1. Stufe: Paracetamol 1 g KI + Metoclopramid 10 mg i.v. ► 2. Stufe: Novalgin 1–2,5 KI ► 3. Stufe: Diclofenac 1 mg/kg KI ► 4. Stufe: Triptane (z. B. Sumatriptan 6 mg s.c., Eletriptan 40 mg p.o., Rizatriptan 10 mg p.o. evtl. als Kombinationspräparat mit Naproxen; Kontraindikationen gegen Triptane: peripher arterielle Verschlusskrankheit, koronare Herzkrankheit, Z.n. Schlaganfall) ■ bei Übelkeit ± Erbrechen: **Ondansetron** 4 mg i.v.
Kommentar	■ Neurologisches Konsil großzügig anfordern! ■ Migräne ist eine Ausschlussdiagnose!
Therapieplan nach Entlassung	■ Rezeptieren der verordneten Bedarfsmedikamente ■ Zuweisung zum Neurologen oder an die Kopfschmerzambulanz (u. a. zur Indikationsstellung und Wahl einer möglichen Sekundärprophylaxe)

Literatur:

Diener HC, et al. S1-Leitlinie. Therapie der Migräneattacke und Prophylaxe der Migräne. AWMF-Register-Nr.: 030/057, 2018.

MUNDSOOR (ORALE CANDIDIASIS)

unter Mitarbeit von OA Dr. Helmut J.F. Salzer, MPH, FECMM

Definition	Pilzinfektion der Zunge mit variabler Mitbeteiligung der Mundschleimhaut
Ursachen	■ lokale oder systemische Immunsuppression ■ Infektion mit Candida spp. (90% Candida albicans)
Anamnese	■ Symptombeginn und -dauer? ■ Geschmacksveränderung? ■ Brennen oder Schmerzen beim Schlucken? ■ Bekannte Immunsuppression? (z. B. Diabetes mellitus, Alkoholabusus, Therapie mit Kortison oder Immunsuppressiva, Chemotherapie, HIV) ■ Rezente Antibiotika-Therapie? ■ Lokale Kortisonapplikation? (z. B. Kortison-haltiger Asthma-Spray) ■ Hämatoonkologische Erkrankung? ■ PEG-Sonde in situ?

Klinik	■ Rötung von Zunge und Mundschleimhaut (inklusive weicher und harter Gaumen) ■ abwischbare, weißlich-gelbliche Beläge (darunter Punktblutungen) ■ Geschmacksveränderung ■ Rhagaden ■ retrosternales Brennen und Odynophagie als Hinweis auf begleitende Soor-Ösophagitis
Monitoring	einmalig: Herzfrequenz, Atemfrequenz, nicht-invasiver Blutdruck, SpO_2, Temperatur
(Labor-)Diagnostik	■ bei unklarer Ätiologie: Routinelabor ■ bei Alter <50 Jahren und V. a. Sooròsophagitis: + HIV-Serologie ■ bei V. a. Sooròsophagitis: Ösophagogastroskopie (im Intervall)
Wichtig / CAVE	Mundsoor ist häufig ein Symptom einer zugrundeliegenden Erkrankung bzw. Immunsuppression!
Akutmaßnahmen	■ **Nystatin** 4 x 6 ml oral für 7–14 Tage ■ bei Sooròsophagitis: **Fluconazol** 2 x 200 mg/Tag p.o. für 14–21 Tage **(stationäre Aufnahme** erwägen) (bei Unmöglichkeit einer oralen Therapie: Fluconazol 1 x 400 mg/Tag KI + stationäre Aufnahme)
Therapieplan nach Entlassung	■ Rezeptieren der verordneten Medikamente ■ Kontrolle beim Hausarzt (evtl. zur Abklärung einer Immunsuppression) oder Zuweisung zum Gastroenterologen (V. a. Sooròsophagitis)

Literatur:
Pappes PG, et al. Clinical Practice Guideline for the Management of Candidiasis: 2016 Update by the Infectious Disease Society of America. Clin Infect Dis 2016; 62:e1-e50.

MUSKELVERLETZUNG

Definition	Kontusion, Zerrung oder (Faser-)Riss eines Muskels
Ursachen	■ Überlastung/-dehnung (typische Sportverletzung, häufig betroffen: Musculus quadriceps, Musculus biceps femoris, Musculus gastrocnemius/soleus, Musculus biceps brachii) ■ direktes Trauma
Anamnese	■ Unfallmechanismus? ■ Unfallzeitpunkt? ■ Sensomotorische Ausfälle? ■ Begleitverletzungen? ■ Drogen-/Alkoholintoxikation? ■ Letzte Nahrungsaufnahme?

Klinik	■ Schmerzen (bei geringem Verletzungsausmaß oft erst bis zu 24 Stunden später) ■ Druckschmerz ■ Schmerz verstärkt durch aktive oder passive Bewegung ■ verminderte Muskelkraft ■ Hämatom (oft Schwerkraft-abhängig an anderer Lokalisation als Muskelverletzung) ■ bei direktem Trauma: Weichteilverletzung ± Nervenverletzung (siehe Seite 668)
Monitoring	einmalig: Herzfrequenz, Atemfrequenz, nicht-invasiver Blutdruck, SpO_2, Temperatur
(Labor-)Diagnostik	■ bei V. a. ossäre Begleitverletzung: Röntgen in zwei Ebenen ■ evtl. Sonographie (intramuskuläres Hämatom?) ■ bei relevanter Verletzung: Routinelabor + Creatinkinase/Myoglobin ■ bei Unklarheit oder Notwendigkeit einer genauen Bestimmung des Verletzungsausmaßes: MRT (im Intervall)
Wichtig / CAVE	Ausgedehnte Muskelverletzungen und/oder Hämatombildungen können in seltenen Fällen zu einem Kompartment-Syndrom führen!
Akutmaßnahmen	■ **Analgesie** (z. B. NSAR) ■ **Kühlung** ■ **Kompressionsverband** ■ bei großem intramuskulärem Hämatom, Ruptur >50% des Muskeldurchmessers und/oder V. a. Kompartment-Syndrom: **stationäre Aufnahme + Evaluation OP-Indikation** durch Unfallchirurgie/Orthopädie
Therapieplan nach Entlassung	■ Rezeptieren der verordneten Medikamente und Heilmittelbehelfe (z. B. Stützkrücken) ■ PECH-Regel (Pause, Eis, Kompression, Hochlagerung) ■ Schonung + Entlastung (Stützkrücken für 5–7 Tage) ■ Zuweisung zur Physiotherapie (Beginn ca. 1 Woche nach Trauma) ■ Kontrolle beim Hausarzt

Literatur:

Baoge L, et al. Treatment of Skeletal Muscle Injury: A Review. ISRN Orthop 2012; 2012:689012.

NADELSTICHVERLETZUNG

Definition	■ Stichverletzung (im weiteren Sinne auch Schnitt- oder Kratzverletzungen) mit potenziell infektiösen (medizinischen) Instrumenten oder Kontamination von Schleimhäuten und/oder nicht-intakter Haut mit Blut einer anderen Person (z. B. Patient, anderer Verletzter) ■ betrifft zumeist Gesundheitsmitarbeiter, seltener Personen aus der Drogenszene oder Personen nach tätlichen Angriffen
Anamnese	■ Verletzungsmechanismus? ■ Verletzungszeitpunkt? ■ Infektions- und Impfstatus des Verletzten? ■ Bei bekannter Indexperson: Infektions- und Impfstatus bzw. Infektionsrisiko?
Klinik	Verletzung bzw. Kontamination (z. B. Augen)

Monitoring	einmalig: Herzfrequenz, Atemfrequenz, nicht-invasiver Blutdruck, SpO_2, Temperatur
(Labor-)Diagnostik	■ beim Verletzten: HIV-1+2-Antikörper, Hepatitis-C-Antikörper, Anti-HBs-und Anti-HBc-Antikörper ■ bei der Indexperson: HIV-1+2-Antikörper, Hepatitis-C-Antikörper, HBs-Antigen (Einverständniserklärung)
Wichtig / CAVE	**Vereinfachtes Übertragungsrisiko bei Nadelstichverletzung:** ■ Hepatitis B 30% ■ Hepatitis C 3% ■ HIV 0,3% **Aggravierende Risikofaktoren:** ■ tiefe Schnitt- oder Stichverletzung ■ Verletzung mit (dicker) Hohlnadel ■ hohe Viruslast der Indexperson ■ sichtbare Kontamination des Instruments mit Blut
Akutmaßnahmen	**Nadelstichverletzung:** ■ Wunde für mindestens 1 Minute bluten lassen (z. B. unter laufendem Wasser, nicht an Wunde saugen) ■ Reinigung der Wunde mit Desinfektionsmittel **Kontamination von Schleimhäuten (z. B. Auge):** ■ Spülen mit Wasser oder isotoner Kochsalzlösung **Kontamination nicht-intakter Haut:** ■ Reinigung der Wunde mit Desinfektionsmittel ■ bei bekannter HIV-Infektion der Indexperson oder dringendem Verdacht: Beginn HIV-Postexpositionsprophylaxe innerhalb von 2 Stunden (z. B. Tenofovir + Emtricitabin 1 x 200/245 mg/Tag p.o. UND Raltegravir 2 x 400 mg/Tag p.o. für 4 Wochen); bei Schleimhautkontakt individuelles Risiko abwägen ■ bei bekannter Hepatitis-B-Infektion der Indexperson oder dringendem Verdacht und negativem Impfstatus des Verletzten: aktive + passive Immunisierung ■ Verletzungsanzeige
Kommentar	Krankenanstalten-interne Protokolle zur Versorgung von Mitarbeitern nach Nadelstichverletzung beachten!
Therapieplan nach Entlassung	■ Rezeptieren der verordneten Medikamente ■ Übermittlung der Befundergebnisse vereinbaren ■ Zuweisung zum Arbeitsmediziner und/oder Hausarzt für neuerliche Serologie-Kontrollen nach 6 Wochen, 3 und 6 Monaten

Literatur:

Berufsgenossenschaft für Gesundheitsdienst und Wohlfahrtspflege. Leitfaden zum Vorgehen bei potenziell infektiösen Verletzungen oder Kontaminationen. Stich- oder Schnittverletzungen. BGW 09–20–002.

Deutsche AIDS Gesellschaft. Deutsch-Österreichische Leitlinien zur Postexpositionellen Prophylaxe der HIV-Infektion (update 2018). AWMF-Register-Nr.: 055–004, 2018.

NAGELPATHOLOGIEN, AUSGEWÄHLTE

Nagelverletzung	**Klinik:** Verletzung mit Abhebung des Nagels vom Nagelbett bzw. teilweiser oder vollständiger Entfernung des Nagels **Diagnostik:** Röntgen bei V. a. Fraktur **Therapie:** Analgesie, in Oberst-Leitungsanästhesie: Wundversorgung, Reposition des Nagels; bei teilweiser Entfernung des Nagels: Resektion, bei vollständiger Entfernung des Nagels: Versuch der Repositionierung bzw. Versorgung mittels Platzhalter (z. B. Silikonplatte, Folie der Verpackung des Nahtmaterials), Tetanusprophylaxe (siehe Seite 744); bei assoziierten Frakturen, relevanten Weichteilverletzungen, Verletzungen des Paronychiums oder der dorsalen Nagelwurzel: operative Revision durch Unfall- oder Handchirurg
Panaritium und Paronychie	siehe Seite 678
Subungualer Fremdkörper	**Klinik:** sichtbarer Fremdkörper unter dem Nagel **Therapie:** Versuch der subungualen Extraktion mittels Kanüle oder Pinzette, bei großem Fremdkörper bzw. Unmöglichkeit der Extraktion: V-förmige Keilexzision des Nagels und Entfernung des Fremdkörpers in Oberst-Leitungsanästhesie
Subunguales Hämatom	**Definition:** Hämatom unter dem Zehennagel **Klinik:** Hämatom unter dem Zehennagel, pulsierende Schmerzen, Verstärkung durch Druck **Diagnostik:** Röntgen bei V. a. Fraktur (z. B., wenn >50% des Nagelbetts durch Einblutung betroffen) **Therapie:** Trepanation mit einer Kanüle (unter sterilen Kautelen) (Cave: keine Trepanation bei keinen oder nur geringen Schmerzen!)
Unguis incarnatus	**Definition:** eingewachsener Zehennagel, typischerweise Großzehen betroffen, akute Exazerbation durch Inflammation ± Infektion **Klinik:** schmerzhafte Entzündung des lateralen (seltener medialen) Nagelwalls **Therapie:** nagelerhaltender Eingriff (Entfernung hypertrophes Gewebe, Entlastung und Spülung Abszess) vs. Nagelteilresektion in Oberst-Leitungsanästhesie, Antibiotikatherapie (siehe Seite 721)
Therapieplan nach Entlassung	▪ Rezeptieren der verordneten Medikamente ▪ Kontrolle beim Hausarzt oder beim Unfallchirurgen (bei ausgedehntem Befund)

Literatur:

Buttaravoli P, et al. Soft Tissue Emergencies. In: Buttaravoli P, et al. Minor Emergencies. Elsevier Saunders, Third Edition, 2012; 527–638.

NASENBEINFRAKTUR

unter Mitarbeit von Prim. Dr. Paul Zwittag, MBA, MSc

Definition	Fraktur des Nasenbeins
Ursachen	▪ Trauma bzw. externe Gewalteinwirkung ▪ typisch: Sportverletzungen, tätliche Auseinandersetzung, Sturz

Anamnese	■ Unfallmechanismus? ■ Unfallzeitpunkt? ■ Begleitverletzungen? ■ Tetanusimpfstatus? ■ Bei älteren Patienten und Z.n. Sturz: HWS-Schmerzen oder Parästhesien in den oberen Extremitäten? ■ Fremdverschulden? ■ Patientensicherheit nach Entlassung?
Klinik	■ Schmerzen ■ Schwellung inklusive lokales Hämatom ■ evtl. Deformität des Nasenbeins ■ Krepitation des Nasenbeins bzw. segmentale Mobilität ■ selten: prolongierte Epistaxis
Monitoring	einmalig: Herzfrequenz, Atemfrequenz, nicht-invasiver Blutdruck, SpO_2, Temperatur
(Labor-)Diagnostik	■ Nasenspekulumuntersuchung zum Ausschluss eines Nasenseptumhämatoms (Cave: entwickelt sich typischerweise erst verzögert, d. h. <48 Stunden nach Trauma) ■ bei geriatrischen Patienten und Z.n. Sturz: HWS-Röntgen bzw. Dens-Aufnahme ■ bei V. a. Begleitverletzungen: Feinschicht-CT Gesichtsschädel
Wichtig / CAVE	■ Bei älteren Patienten und Z.n. Sturz immer HWS-Verletzung (z. B. Dens-Fraktur) ausschließen ■ Kein routinemäßiges Röntgen, da Sensitivität zur Bestätigung oder zum Ausschluss einer Nasenbeinfraktur gering
Akutmaßnahmen	■ **Analgesie** ■ **lokale Kühlung** ■ **Reposition** und **externe Schienung** ■ bei Septumhämatom: **Inzision, Drainage + vordere Nasentamponade** ■ bei Hautverletzung über Fraktur: **Wundverschluss, Antibiotika-Prophylaxe** (z. B. mit Cefalexin 3 x 500 mg p.o. für 3–5 Tage) + evtl. **Tetanusprophylaxe** (siehe Seite 744)
Therapieplan nach Entlassung	■ Rezeptieren der verordneten Medikamente ■ Aufklärung über die mögliche Entwicklung eines behandlungsbedürftigen Septumhämatoms in den ersten 48 Stunden ■ bei Frauen oder schutzbedürftigen Personen auf Gewaltschutzprogramm hinweisen und evtl. Hilfe über Sozialdienst anbieten ■ Zuweisung zum HNO-Facharzt

Literatur:

Kucik CJ, et al. Management of Acute Nasal Fractures. Am Fam Physician 2004; 70:1315–1320.

NERVENVERLETZUNG, PERIPHER

Definition	■ Unterbrechung/Sistieren der Funktionsfähigkeit eines peripheren Nervs durch oder infolge äußerer Noxen ■ Nerven der oberen Extremität häufiger betroffen als Nerven der unteren Extremität

Ursachen	▪ direktes Trauma (z. B. Schnittverletzung, penetrierendes Trauma, Fraktur-assoziiert, perioperativ) ▪ indirektes Trauma (z. B. Überdehnung, Druck/Kompression durch Tumor oder Raumforderung) ▪ Ischämie ▪ physikalisch (z. B. Kälte, Stromverletzung, Strahlenschaden) ▪ chemisch (z. B. iatrogen durch direkte Medikamentenapplikation in den Nerven)
Anamnese	▪ Symptombeginn und -verlauf? ▪ Vorbestehende Nervenschädigung? ▪ Drogen-/Alkoholintoxikation? ▪ Letzte Nahrungsaufnahme?
Klinik	▪ Ausfall der sensorischen (z. B. Schmerz, Parästhesie, Hypästhesie) und/oder motorischen (z. B. Reflexminderung bzw. -ausfall, Parese, schlaffe Lähmung) Nervenfunktionen ▪ bei länger zurückliegender Läsion: Ausfall der autonomen sowie trophischen Funktion (z. B. trophisches Ulkus)

Periphere Nerven, typische Läsionsursachen und entsprechende Klinik

Nerven	typische Ursache	Klinik
Plexus brachialis	Trauma, Lagerungsschaden, Thoracic-Outlet-Syndrom	C5/C6 (obere Plexusläsion): Sensibilitätsstörung Ober- und Unterarmaußenseite bis Daumen, Parese Abduktion und Außenrotation der Schultermuskulatur C8/Th1 (untere Plexusläsion): Sensibilitätsausfall Unterarminnenseite und volare Hand, Parese Handmuskeln
Nervus axillaris	Schulterluxation	Sensibilitätsstörung proximale Oberarmaußenseite, Parese Abduktion und Außenrotation der Schultermuskulatur
Nervus ulnaris	Fraktur, Ellenbogenluxation, Druckschädigung	Sensibilitätsstörung ulnare Hand, Parese der Musculi interossei und Musculi lumbricales (chronisch: Krallenhand), positives Froment-Zeichen
Nervus radialis	Humerusfraktur, Parkbanklähmung, Supinator-Syndrom, Tumor	Sensibilitätsstörung radiale Streckseite der Hand sowie des Unterarms, Parese Hand- und Fingerstrecker (Fallhand)
Nervus medianus	häufig: Karpaltunnel-Syndrom, selten: Fraktur	Sensibilitätsstörung radiale Hälfte der Innenhand und Volarseite der dreieinhalb radialen Finger, Parese radiale Hand- und Fingerbeuger (Schwurhand bzw. positives Flaschenzeichen)

<table>
<tr><td rowspan="5"></td><td>Nervus ischiadicus</td><td>iatrogen, penetrierendes Trauma, Hüftgelenksluxation</td><td>Sensibilitätsstörung Unterschenkel und Fuß (ausgespart: Malleolus medialis und medialer Fußrand), Parese Knieflexion sowie Fußheber und -senker</td></tr>
<tr><td>Nervus femoralis</td><td>Psoashämatom</td><td>Sensibilitätsstörung mediale Oberschenkelvorderseite, Malleolus medialis und medialer Fußrand, Parese Hüftbeuger und Kniestreckung, Abschwächung/Ausfall Achillessehnenreflex</td></tr>
<tr><td>Nervus cutaneus femoris lateralis</td><td>Kompression des Nervs am Ligamentum inguinale</td><td>Schmerzen und Parästhesien lateraler Oberschenkel, keine motorischen Ausfälle</td></tr>
<tr><td>Nervus tibialis</td><td>Tarsaltunnel-Syndrom</td><td>Schmerzen und Parästhesien Knöchelregion bis Fußsohle, Parese aller Fuß- und Zehenbeuger (Krallenfuß)</td></tr>
<tr><td>Nervus peronaeus communis</td><td>Druck über Fibulaköpfchen, Fraktur, Kompartment-Syndrom</td><td>Sensibilitätsstörung am Unterschenkel und Fußrücken (Nervus peronaeus superficialis) sowie im 1. Interdigitalraum (Nervus peronaeus profundus), Parese von Fuß- und Zehenheber (Steppergang)</td></tr>
<tr><td>Monitoring</td><td colspan="3">einmalig: Herzfrequenz, Atemfrequenz, nicht-invasiver Blutdruck, SpO_2, Temperatur</td></tr>
<tr><td>(Labor-)Diagnostik</td><td colspan="3">▪ bei V. a. Fraktur: Röntgen in zwei Ebenen
▪ Nadel-Elektromyographie und Nervenleitgeschwindigkeit im Intervall (innerhalb der ersten 1–2 Wochen nach Symptombeginn)
▪ bei spezieller Fragestellung (z. B. bei Läsionen des Plexus brachialis): MRT im Intervall</td></tr>
<tr><td>Wichtig / CAVE</td><td colspan="3">Mononeuritis multiplex:
▪ Dysfunktion von ≥2 peripheren Nerven
▪ zumeist systemische Ursache
▪ Differentialdiagnosen: Diabetes mellitus, rheumatologische Erkrankung (inklusive Vaskulitis), Sarkoidose, Amyloidose</td></tr>
<tr><td>Akutmaßnahmen</td><td colspan="3">▪ bei Schmerzen: Analgesie
▪ bei Schnittverletzung: primäre Nervennaht/Nervenkoaptation im OP (innerhalb von 8–24 Stunden) + siehe Seite 668
▪ bei Fraktur: siehe Seite 313
▪ operative Versorgung nach elektroneurographischen Befunden bzw. neuro-/unfallchirurgischer Beurteilung im Intervall (innerhalb 3–6 Wochen, spätestens 6 Monaten)</td></tr>
<tr><td>Therapieplan nach Entlassung</td><td colspan="3">▪ wenn zutreffend: Rezeptieren der verordneten Medikamente und Heilmittelbehelfe (z. B. Schiene)
▪ Zuweisung zum Neurologen oder Neuro-/Unfallchirurgen</td></tr>
</table>

Literatur:

Deutsche Gesellschaft für Handchirurgie (DGH), Deutsche Gesellschaft für Neurologie (DGN), Deutsche Gesellschaft für Neurochirurgie (DGNC), Deutsche Gesellschaft für Orthopädie und Orthopädische Chirurgie (DGOOC), Deutsche Gesellschaft der Plastischen, Rekonstruktiven und Ästhetischen Chirurgen (DGPRÄC), Deutsche Gesellschaft für Unfallchirurgie (DGU). S3-Leitlinie: Versorgung peripherer Nervenverletzungen. AWMF-Register-Nr.: 005/010, 2013.

NEURODERMITIS

unter Mitarbeit von Univ.-Prof. DDr. Wolfram Hötzenecker, MBA

Definition	chronische oder chronisch-rezidivierende entzündliche Hauterkrankung mit ausgeprägtem Pruritus
Ursachen	▪ intrinsische Form: ohne nachweisbare IgE-vermittelte Sensibilisierung (20–30%) ▪ extrinsische Form: mit nachweisbarer IgE-vermittelter Sensibilisierung (70–80%)
Anamnese	▪ Symptombeginn und -verlauf? ▪ Auslösendes Agens oder Provokationsfaktor? (z. B. Wäsche, Rauchen, Hautpflege) ▪ Berufsanamnese? ▪ Bekannte Neurodermitis? ▪ Bekannte atopische Erkrankung? (z. B. Nahrungsmittelallergie, allergische Rhinitis, Asthma)
Klinik	▪ Pruritus **Altersabhängige Verteilung und Symptome – im Erwachsenenalter typisch:** ▪ symmetrische Verteilung (typische Lokalisation: Beugeseiten der Extremitäten, Hals + Dekolleté) ▪ entzündlich, gerötete, verdickte Haut ▪ grobe Hautfelderung + Schuppung (Lichenifikation) ▪ Exkoriationen ▪ (verkrustete) Kratzspuren
Monitoring	einmalig: Herzfrequenz, Atemfrequenz, nicht-invasiver Blutdruck, SpO_2, Temperatur
(Labor-)Diagnostik	keine
Akutmaßnahmen	▪ **Betamethason-Salbe** 1x/Tag ▪ im Gesicht: **Methylprednisolon-Salbe** 1x/Tag ▪ **Desloratadin** 1–2 x 5 mg/Tag p.o. ▪ **Komplikationen behandeln:** ▸ virale Superinfektion (Ekzema herpeticatum): + Valaciclovir 3 x 1.000 mg/Tag p.o. ▸ bakterielle Superinfektion: + Fusidinsäure-Salbe 3x/Tag ▸ mykotische Superinfektion: + Miconazol-Salbe 3x/Tag
Therapieplan nach Entlassung	▪ Rezeptieren der verordneten Medikamente ▪ Meiden des vermuteten Provokationsfaktors ▪ Basistherapie mit Ölbädern und Olivenölsalbe ▪ Hinweis auf mögliche Müdigkeit sowie Aufmerksamkeitsreduktion mit konsekutiver Fahruntauglichkeit und Gefährdung bei verletzungsträchtigen Tätigkeiten nach Einnahme von Antihistaminika (z. B. Desloratadin) ▪ Zuweisung zum Dermatologen

Literatur:

Heratizadeh A, et al. Sk2-Leitlinie – Diagnose und Therapie der Neurodermitis. AWMF-Register-Nr.: 013–027, 2015.

OBSTIPATION

Definition	■ erschwerte oder seltene Darmentleerung (<3 Stuhlentleerungen/Woche) ■ chronische Obstipation: Beschwerden >3 Monate
Ursachen	■ **Primäre Ursachen (zumeist ungefährlich):** ▸ Stress ▸ falsche Diät ▸ Bewegungsmangel ▸ zu geringe Flüssigkeitszufuhr ▸ Diabetes mellitus ▸ obstipative Form eines Reizdarmsyndroms ▸ anatomisch/funktionelle Störung der Defäkation (z. B. Rektozele, Rektumprolaps, anorektale Pathologie) ▸ Medikamente (z. B. Opiate, Antidepressiva, Anticholinergika, Opiate, NSAR, Kalziumantagonisten, Laxantien) ▸ neurologische Erkrankung (z. B. Z.n. Schlaganfall, Rückenmarkerkrankung, Multiple Sklerose) ■ **Sekundäre Ursachen (zumeist gefährlich):** ▸ mechanische Obstruktion (siehe Seite 359) ▸ Kolonkarzinom ▸ Mesenterialischämie (siehe Seite 391) ▸ Infektion/Abszess ▸ Elektrolytstörungen (z. B. Hypokaliämie, Hyperkalzämie) ▸ endokrinologische Erkrankungen (z. B. Hypothyreose, siehe Seite 642; Hyperparathyreoidismus, siehe Seite 345 + 346; Morbus Addison, siehe Seite 396) ▸ Perforation (siehe Seite 428) ▸ Pankreatitis (siehe Seite 422)
Anamnese	■ Symptombeginn und -verlauf? ■ Letzter Stuhlgang? ■ Rektaler Blutabgang? (V. a. Kolonkarzinom) ■ Stuhlgewohnheiten? (Obstipation bekannt, Pressen notwendig) ■ Schmerzhafte Defäkation? (V. a. Analfissur) ■ Dauer der Obstipationssymptome? (akut vs. chronisch) ■ Appetitverlust? ■ Gewichtsverlust? (V. a. Kolonkarzinom) ■ Einnahme von Risikomedikamenten? (siehe oben) ■ Vorerkrankungen? (z. B. neurologisch, Diabetes mellitus, Hypokaliämie, Hyperkalzämie, chronisch entzündliche Darmerkrankung) ■ Familienanamnese? (Kolonkarzinom) ■ Jemals bzw. letzte Koloskopie?
Klinik	■ Übelkeit (untypisch: Erbrechen, V. a. sekundäre Ursache) ■ Völlegefühl ■ abdominelle Umfangzunahme ■ Darmgeräusche zumeist reduziert, aber vorhanden ■ abdominelles Unwohlsein (Cave: stärkere Schmerzen oder Abwehrspannung müssen an sekundäre Ursache denken lassen!)
Monitoring	einmalig: Herzfrequenz, Atemfrequenz, nicht-invasiver Blutdruck, SpO_2, Temperatur

(Labor-)Diagnostik	■ digital-rektale Untersuchung + Guajak-Test ■ Routinelabor ± Schilddrüsenhormone ■ **Bildgebung (z. B. CT Abdomen) bei „Red Flags":** ▸ Bauchschmerzen ▸ Fieber ▸ CRP-Erhöhung ▸ rektale Blutung oder positiver Guajak-Test ▸ abdominelle Resistenz tastbar ▸ kranker Patient
Wichtig / CAVE	■ akute (<48 Stunden) Obstipationen sind selten und müssen abgeklärt werden, insbesondere bei älteren Patienten! ■ Die Diagnose der primären Obstipation ist eine Ausschlussdiagnose!
Akutmaßnahmen	■ **Laxantien:** ▸ 1. Wahl: osmotische Laxantien (z. B. Macrogol bis zu 6 Beutel/Tag oder Natriumpicosulfat: 1–2 Messlöffel) ▸ 2. Wahl: Lactulose 2–3 Messlöffel/Tag ■ bei tastbarem Stuhl in der Ampulle: 1–2 **Bisacodyl-Suppositorien** ■ bei Opiat-induzierter Obstipation: **Methylnaltrexon** 12 mg s.c. ■ **Einläufe:** ▸ Mikroklistier (Wirkeintritt nach 5–20 Minuten) ▸ hoher Einlauf ■ Ultima Ratio: **Polyethylenglykol** oral (Schema wie bei Koloskopie-Vorbereitung)
Kommentar	Eine primäre Obstipation kann bei schwerem Verlauf auch Komplikationen verursachen (z. B. paralytischer Ileus, kolonische Pseudoobstruktion, Translokation und Sepsis, Perforation, Volvulus, Fistelbildung, Divertikulitis) (selten).
Therapieplan nach Entlassung	■ Rezeptieren der verordneten Medikamente (Wichtig: chronische Laxantientherapie möglichst vermeiden) ■ wenn möglich Reversierung von primären Ursachen (inklusive auslösende Medikamente) ■ nicht-medikamentöse Maßnahmen (z. B. Flüssigkeitszufuhr 1,5–2 l/Tag, ballaststoffreiche Ernährung, körperliche Bewegung) ■ Kontrolle beim Hausarzt oder Zuweisung zum Gastroenterologen (bei chronischer Verstopfung oder zur Koloskopie bei V. a. oder zum Ausschluss eines Kolonkarzinoms)

Literatur:

Andersen V, et al. S2k-Leitlinie. Chronische Obstipation: Definition, Pathophysiologie, Diagnostik und Therapie. AWMF-Register-Nr.: 021/019, 2013.

ÖSOPHAGUSSPASMUS

Definition	akute, schmerzhafte Kontraktion der Ösophagusmuskulatur
Ursachen	**Chronische Motilitätsstörung des Ösophagus + Triggerfaktor wie z. B.:** ■ kalte, heiße, scharfe, fasrige oder trockene Speisen ■ hastiges Essen ■ gastroösophagealer Reflux ■ Erbrechen

Anamnese	▪ Symptombeginn und -verlauf? ▪ Bekannte ösophageale Motilitätsstörung? ▪ Frühere Episoden? ▪ Triggerfaktoren? (siehe oben) ▪ Anamnestische Hinweise auf Bolusgeschehen? ▪ Anamnestische Hinweise auf koronare Herzerkrankung oder Akutes Koronarsyndrom?
Klinik	▪ durch Schlucken (Essen oder Trinken) getriggerte, dumpfe retrosternale, spastische, Belastungs-unabhängige Schmerzen (Minuten bis Stunden andauernd) ▪ Globusgefühl ▪ Dysphagie ▪ evtl. Regurgitation
Monitoring	einmalig: Herzfrequenz, Atemfrequenz, nicht-invasiver Blutdruck, SpO_2, Temperatur
(Labor-)Diagnostik	▪ 12-Kanal-EKG (Ausschluss eines Akuten Koronarsyndroms) ▪ bei Unsicherheit bzw. zum Ausschluss eines Akuten Koronarsyndroms: Routineblut + Troponin T (siehe Seite 240) ▪ bei diagnostischer Unklarheit: Bariumschluckröntgen oder Ösophagoskopie
Akutmaßnahmen	▪ **Nitroglyzerin-Spray** 2 Hübe sublingual (evtl. Wiederholung) ▪ **Pantoprazol** 40 mg p.o. oder i.v. ▪ bei Angst und/oder Agitation: **Midazolam** mg-weise i.v. ▪ bei persistierenden Schmerzen: **Metamizol** 1–2,5 g KI
Kommentar	Die Diagnose Ösophagusspasmus wird im Regelfall bei Patienten mit bekannter ösophagealer Motilitätsstörung gestellt, selten als Erstdiagnose nach Ausschluss eines Akuten Koronarsyndroms.
Therapieplan nach Entlassung	▪ Rezeptieren einer Bedarfsmedikation (z. B. Nitroglyzerin-Spray) ▪ Zuweisung zum Gastroenterologen (Diagnosesicherung mittels Manometrie und/oder Beginn mit Dauertherapie, z. B. Verapamil 3 x 80 mg/Tag p.o.)

Literatur:

Coss-Adame E, et al. A review of esophageal chest pain. Gastroenterol Hepatol (NY) 2015; 11:759–766.

OTHÄMATOM

unter Mitarbeit von Prim. Dr. Paul Zwittag, MBA, MSc

Definition	Hämatom zwischen dem Ohrknorpel und dem Perichondrium
Ursachen	Trauma (typisch: Boxer- oder Ringerohr)
Anamnese	▪ Unfallzeitpunkt? ▪ Unfallmechanismus? ▪ Begleitverletzungen? ▪ Z.n. Piercing? ▪ Orale Antikoagulation? ▪ Bekannte Blutungsdiathese oder anamnestische Hinweise darauf? (siehe Seite 725)

Klinik	▪ Schmerzen ▪ prall-elastische Schwellung der Ohrmuschel
Monitoring	einmalig: Herzfrequenz, Atemfrequenz, nicht-invasiver Blutdruck, SpO_2, Temperatur
(Labor-)Diagnostik	keine
Wichtig / CAVE	**Differentialdiagnosen bei fehlendem Trauma:** ▪ Perichondritis, bakteriell (einseitig) ▪ Perichondritis, autoimmunologisch (ein- oder beidseitig) ▪ Erysipel ▪ Abszess ▪ Plattenepithelkarzinom
Akutmaßnahmen	▪ **Analgesie** (z. B. NSAR) ▪ **Stichinzision + Drainage** ▪ Anlage eines **Druckverbandes**
Kommentar	**Komplikationen des Othämatoms:** ▪ Perichondritis ▪ Knorpelnekrose mit Ohrdeformität
Therapieplan nach Entlassung	▪ Rezeptieren der verordneten Medikamente ▪ Zuweisung zum HNO-Facharzt

Literatur:

Krogmann RJ, et al. Auricular hematoma. StatPearls, Treasure Island (FL): StatPearls Publishing, 2021.

OTITIS EXTERNA

unter Mitarbeit von Prim. Dr. Paul Zwittag, MBA, MSc

Definition	Entzündung des äußeren Gehörganges mit/ohne Beteiligung des Trommelfells
Ursachen	▪ **Infektion mit:** ▸ Bakterien (z. B. Pseudomonas aeruginosa, Staphylococcus aureus) ▸ Pilzen (z. B. Aspergillus niger, Candida spp.) ▪ Allergie (z. B. auf Hygieneprodukte) ▪ **Risikofaktoren:** ▸ kontaminierte Kopfhörer oder Hörgeräte ▸ Z.n. Schwimmbadaufenthalt ▸ Infektion einer Bagatellverletzung (z. B. durch Wattestäbchen) ▸ schlecht eingestellter Diabetes mellitus ▸ Immunsuppression
Anamnese	▪ Symptombeginn und -verlauf? ▪ Schmerzen (beim Kauen)? ▪ Pruritus? ▪ Risikofaktoren? (siehe oben) ▪ Rezidivierende Otitis media? (V. a. auf neuerliche Otitis media mit Trommelfellperforation)

Klinik	▪ Ohrenschmerzen ▪ Tragusdruckschmerz ▪ Schmerzen durch Zug an der Ohrmuschel ▪ trübe/eitrige Otorrhö ▪ evtl. Gehörgangsfurunkel (V. a. Infektion mit Staphylococcus aureus) ▪ **Otoskopie:** ▸ Schwellung des Gehörganges ▸ geröteter Gehörgang ▸ evtl. weißer oder schwarzer Belag (V. a. Pilzinfektion) ▸ evtl. trockene, schuppige Haut (V. a. allergische Otitis externa)
Monitoring	einmalig: Herzfrequenz, Atemfrequenz, nicht-invasiver Blutdruck, SpO_2, Temperatur
(Labor-)Diagnostik	▪ Otoskopie ▪ bei Indikation für intravenöse Antibiose, Therapieresistenz oder V. a. Otitis externa maligna: Abstrich zur mikrobiologischen Kultur ▪ bei relevanter Erkrankungsschwere: Routinelabor ▪ bei V. a. Otitis externa maligna: CT Schädelbasis
Wichtig / CAVE	**Wichtigste und gefährlichste Komplikation ist die Otitis externa maligna:** ▪ in 90% durch Pseudomonas aeruginosa bedingt ▪ kann zu ausgeprägter Infektion mit Parese des Nervus facialis, Hörminderung, lokaler Osteomyelitis und Sepsis führen ▪ bei Befall des Nervus facialis: Mortalität 10%
Akutmaßnahmen	▪ **Analgesie** (z. B. Paracetamol oder NSAR) ▪ **Gehörgang absaugen** (Wiederholung alle 2–3 Tage) ▪ **Antibiotika-haltige Ohrentropfen** (z. B. Ciprofloxacin-Tropfen 2 x 5 gtt/Tag für 7 Tage) ▪ bei V. a. Pilzinfektion: antimykotische Ohrentropfen (z. B. Clotrimazol 2 x 5 gtt/Tag für 10–14 Tage) ▪ bei V. a. Otitis externa maligna: **Cefepim** 2 g KI + **stationäre Aufnahme** ▪ bei allergischer Otitis: **Betamethason-haltige Ohrentropfen** 6 x 3 gtt/Tag
Kommentar	Ausschluss Trommelfellruptur vor Beginn einer antibiotischen oder antimykotischen Lokaltherapie!
Therapieplan nach Entlassung	▪ Rezeptieren der verordneten Medikamente ▪ Zuweisung zum HNO-Facharzt ▪ Wechsel oder Desinfektion von Kopfhörern und Hörgeräten

Literatur:

Deutsche Gesellschaft für Allgemeinmedizin und Familienmedizin. S2k-Leiltinie. Ohrenschmerzen. AWMF-Register-Nr.: 053/009, 2014.

OTITIS MEDIA

unter Mitarbeit von Prim. Dr. Paul Zwittag, MBA, MSc

Definition	infektiöse Entzündung des Mittelohrs ± Ergussbildung
Ursachen	▪ primäre Virusinfektion der oberen Atemwege mit Dysfunktion der Eustachischen Röhre und konsekutiv reduzierter Belüftung/Drainage des Mittelohrs ▪ sekundäre, bakterielle Superinfektion (z. B. Pneumokokken, Haemophilus influenzae, Moraxella catarrhalis)
Anamnese	▪ Symptombeginn und -verlauf? ▪ Fieber? ▪ Rezente (virale) Infektion der oberen Atemwege? ▪ Frühere Otitiden? ▪ Immunsuppression? (z. B. Diabetes mellitus, Alkoholabusus, Therapie mit Kortison oder Immunsuppressiva, Chemotherapie, HIV)
Klinik	▪ Fieber ▪ stechende oder pulsierende Ohrenschmerzen ▪ „Völlegefühl" im Ohr ▪ ipsilaterale Hörminderung ▪ evtl. Otorrhö (V. a. spontane Trommelfellperforation) ▪ evtl. Schwindel
Monitoring	einmalig: Herzfrequenz, Atemfrequenz, nicht-invasiver Blutdruck, SpO_2, Temperatur
(Labor-)Diagnostik	▪ Otoskopie (typisch: gerötetes, Gefäß-injiziertes, eingezogenes Trommelfell ± Perforation; bei Vorwölbung, Spiegelbildung, Dunkelfärbung: V. a. Erguss) ▪ bei relevanter Erkrankungsschwere: Routineblut
Wichtig / CAVE	**Komplikationen der Otitis media (Notwendigkeit zur stationären Aufnahme):** ▪ Mastoiditis (sekundäre Verschlechterung der Ohrenschmerzen, Fieber, druckempfindliches Mastoid, retroaurikuläres Erythem und Schwellung) ▪ Labyrinthitis (+ Hypakusis und Schwindel) ▪ Fazialisparese (siehe Seite 616) ▪ Sinusvenenthrombose (siehe Seite 474) ▪ Meningitis (siehe Seite 387)
Akutmaßnahmen	▪ **Analgesie** ▪ **abschwellende Nasentropfen** ▪ bei Fieber und Allgemeinsymptomen: **Amoxicillin/Clavulansäure** 3 x 875/125 mg/Tag p.o. für 5 Tage ▪ bei Mastoiditis: **Ampicillin/Sulbactam** 3 g KI **+ stationäre Aufnahme**
Kommentar	Bei milden Symptomen: vorerst keine Antibiose, Beginn erst wenn innerhalb von 4 Tagen keine Symptomlinderung
Therapieplan nach Entlassung	▪ Rezeptieren der verordneten Medikamente ▪ Kontrolle beim Hausarzt oder Zuweisung zum HNO-Facharzt (bei V. a. Komplikationen)

Literatur:

Deutsche Gesellschaft für Allgemeinmedizin und Familienmedizin. S2k-Leiltinie. Ohrenschmerzen. AWMF-Register-Nr.: 053/009, 2014.

PANARITIUM UND PARONYCHIE

Definition	■ Panaritium: Entzündung des Nagelbetts ■ Paronychie: Entzündung des lateralen oder proximalen Nagelwalls
Ursachen	■ Bagatellverletzung mit nachfolgender Infektion (z. B. durch Staphylococcus aureus, Streptococcus spp., Enterobakterien) ■ Infektion eines Unguis incarnatus (siehe Seite 667)
Anamnese	■ Symptombeginn und -verlauf? ■ (Bagatell-)Verletzung? ■ Z.n. Pediküre oder Maniküre? ■ Eingewachsener Nagel? ■ Stichverletzung? ■ Fremdkörper? ■ Vorerkrankungen? (z. B. periphere arterielle Verschlusskrankheit, Diabetes mellitus)
Klinik	■ pochender Schmerz im Bereich des Nagelbetts bzw. Nagelwalls ■ Rötung ■ Schwellung ■ Fluktuation bzw. Abszessbildung ■ selten systemische Symptome (z. B. Fieber, Schüttelfrost, Tachykardie)
Monitoring	einmalig: Herzfrequenz, Atemfrequenz, nicht-invasiver Blutdruck, SpO_2, Temperatur
(Labor-)Diagnostik	■ bei systemischen Symptomen: Routinelabor ■ bei Diabetes mellitus oder Immunsuppression: Wundabstrich zur mikrobiologischen Kultur ■ bei V. a. Fremdkörper: Röntgen
Wichtig / CAVE	Die Ausbildung einer Hohlhandphlegmone ist eine gefährliche Komplikation eines/r inadäquat oder unbehandelten Panaritiums/Paronychie.
Akutmaßnahmen	■ **Analgesie** (z. B. NSAR) ■ **topische Antiseptika** (z. B. Povidon-Jod-Salbe oder Neomycin/Bacitracin-Salbe) ■ **Ruhigstellung** (z. B. Fingerschiene) ■ bei Fluktuation/Abszessbildung oder Fremdkörper: **Inzision,** evtl. Fremdkörperentfernung **+ Spülung** (unter Oberst-Leitungsblockade) ■ bei systemischen Symptomen oder erhöhten Entzündungsparametern: **Antibiose** (z. B. Cefalexin 3 x 1.000 mg/Tag p.o. für 5 Tage) ■ bei ausgedehntem Abszess oder Phlegmone: **Cefuroxim 1.500 mg** KI **+ stationäre Aufnahme** (Unfallchirurgie/Orthopädie oder Handchirurgie)
Therapieplan nach Entlassung	■ Rezeptieren der verordneten Medikamente und Heilmittelbehelfe (z. B. Fingerschiene) ■ Ruhigstellung ■ Zuweisung zum Hand-/Unfallchirurgen

Literatur:

Schöfer H, et al. S2k + IDA Leitlinie: Diagnostik und Therapie Staphylococcus aureus bedingter Infektionen der Haut und Schleimhäute. AWMF-Register-Nr.: 013/038, 2011.

PEG-SONDEN, KOMPLIKATIONEN DURCH UND PROBLEME MIT

Definition	Perkutane endoskopische Gastrostomie (PEG)
Akutes Abdomen	**Problem:** abdominelle Schmerzen (diffus oder lokal) mit regionaler oder diffuser Abwehrspannung **Ursachen:** Dislokation der PEG-Sonde in die freie Bauchhöhle **Diagnostik:** CT Abdomen ± Kontrastmittelinjektion über die PEG-Sonde **Therapie:** Entfernung PEG-Sonden, empirische Antibiose, evtl. chirurgische Intervention
Buried-Bumper-Syndrom	**Problem:** Einwachsen der inneren PEG-Sondenhalteplatte in die Magenwand **Ursachen:** zu feste Fixation der PEG-Sonde ohne ausreichendes „Spiel" an der Bauchhaut → Drucknekrose und Ischämie der Magenschleimhaut → Einwachsen der inneren PEG-Sondenhalteplatte in die Magenschleimhaut **Klinik:** PEG-Sonde nicht mobilisierbar, Widerstand beim Anspritzen der PEG-Sonde, lokale Schmerzen, evtl. putride Sekretion aus dem PEG-Sondenstichkanal **Therapie:** endoskopische Mobilisation und Entfernung der PEG-Sonde unter Sicht, wenn frustran: chirurgische Entfernung
Dislozierte PEG-Sonde	**Problem:** Dislokation oder komplette Entfernung der PEG-Sonde **Ursachen:** Manipulation, akzidentelle Entfernung **Therapie:** Einlage eines Platzhalters (z. B. Harnkatheter) (wenn Einlage PEG-Sonde vor >4 Wochen) + Zuweisung zur Endoskopie zur Anlage einer neuen PEG-Sonde
Hypergranulationsgewebe	**Problem:** Ausbildung von hypertrophiertem Granulationsgewebe rund um den äußeren PEG-Sondenstichkanal **Ursachen:** unbekannt, evtl. zu feste Fixation der äußeren Halteplatte oder unregelmäßiges Einschneiden mit dem Skalpell bei PEG-Sondenanlage **Therapie:** Verätzung mittels Silbernitratstäbchen, bei ausgedehntem Befund: Argon-Plasma-Koagulation
Leckage um die PEG-Sonde	**Problem:** Austreten von Sondennahrung oder Magensaft neben der PEG-Sondeneinstichstelle **Ursachen:** zu weiter PEG-Sondenkanal (Risikofaktoren: z. B. Therapie mit Protonenpumpenhemmer, gestörte Wundheilung, exzessive Anwendung von Wasserstoffperoxid) **Therapie:** bei geringer Leckage: lokale Applikation von Zinksalbe; bei relevanter Leckage: vorübergehende (4–6 Tage) Entfernung der PEG-Sonde, überbrückende parenterale Ernährung (zumeist stationäre Aufnahme erforderlich), Reinsertion der PEG-Sonde nach Ausbildung von Granulationsgewebe und Verkleinerung des Stichkanals
Lokalinfektion	**Problem:** Erythem und Schmerzen ± purulente Sekretion an der PEG-Sondeneinstichstelle **Ursachen:** bakterielle Infektion **Therapie:** mehrmals tägliche Reinigung mit sterilem NaCl 0,9% sowie Desinfektion (z. B. mit Octenidin-Phenoxyethanol-Lösung); bei systemischen Infektionszeichen bzw. ausgedehnter Lokalinfektion: Abstrich zur mikrobiologischen Analyse + Ampicillin/Sulbactam 3 g KI + stationäre Aufnahme
Materialdefekt PEG-Sonde	**Problem:** Bruch eines Konnektors bzw. Zwischenstücks oder Sondenleckage (z. B. infolge Brüchigkeit) **Ursachen:** Abnutzung, (akzidentelle) Beschädigung **Therapie:** Wechsel des defekten Stücks mittels PEG-Sonden-Reparatursets bzw. behelfsmäßige Abdeckung von Leckagen mittels Klebestreifen + Zuweisung zur Endoskopie zur Anlage einer neuen PEG-Sonde (im Intervall)

Verstopfte PEG-Sonde	■ **Problem:** PEG-Sonde lässt sich nicht mehr spülen ■ **Ursachen:** Verlegung des PEG-Sondenlumens, Buried-Bumper-Syndrom (siehe unten) ■ **Therapie:** Instillation von Lösungssubstanz (z. B. Natriumbikarbonat 8,4%, Pankreatin 10.000 IE, Vitamin C 200 mg, kohlensäurehaltiges Mineralwasser) gefolgt von Spülung unter Druck (z. B. mittels kleiner Spritze), bei Versagen: endoskopische Evaluation ± Einführen eines Führungsdrahtes oder einer Bürste unter Sicht, evtl. Sondenwechsel

Literatur:

Farrag K, et al. Percutaneous endoscopic gastrostomy (PEG): a practical approach for long term management. BMJ 2019; 364:k5311.

PHARYNGITIS ± TONSILLITIS

unter Mitarbeit von Prim. Dr. Paul Zwittag, MBA, MSc

Definition	■ Pharyngitis: Entzündung der Rachenschleimhaut ■ Tonsillitis: Entzündung der Tonsillen
Ursachen	**Infektion mit:** ■ Viren (50–80%) (z. B. Adenovirus, Coronavirus inklusive SARS-CoV-2, Parainfluenzavirus, Influenzavirus, Epstein-Barr-Virus, HIV) ■ Bakterien (z. B. ß-hämolysierende Streptokokken der Serogruppe A, Haemophilus spp., Gonokokken, Corynebacterium diphtheriae)
Anamnese	■ Symptombeginn und -dauer? ■ Fieber? ■ Virale Begleitsymptome? (z. B. Rhinitis, Otalgie, Konjunktivitis, Husten, Myalgien) ■ Verlust des Geschmacks- oder Geruchssinns? (V. a. COVID-19) ■ Urethritis bzw. vaginaler Ausfluss oder Dysurie? (V. a. Gonokokken-Infektion) ■ Impfstatus? (z. B. COVID-19, Diphtherie) ■ Probleme bei Flüssigkeits- oder Nahrungszufuhr? ■ Z.n. durchgemachter infektiöser Mononukleose?

Klinik

- akuter Beginn
- Halsschmerzen
- Schmerzen beim Schlucken
- geröteter Pharynx

Modifizierter Centor-Score zur Differenzierung zwischen viraler und bakterieller Pharyngitis

		Punkte
Alter	3–14 Jahre 15–44 Jahre >44 Jahre	+1 0 -1
Temperatur >38°C	ja nein	+1 0
Schwellung und Beläge der Tonsillen	ja nein	+1 0
zervikale Lymphadenitis	ja nein	+1 0
Husten	ja nein	0 +1

≤1 Punkt: vermutlich viral, keine weitere Diagnostik, symptomatische Therapie; 2 oder 3 Punkte: weitere Diagnostik; ≥4 Punkte: vermutlich bakteriell (wichtigste Differentialdiagnose: infektiöse Mononukleose), Antibiose erwägen

Komplikationen der akuten Tonsillopharyngitis bzw. weitere oropharyngeale Infektionserkrankungen:

- Peritonsillar- oder Parapharyngealabszess: starke Schmerzen, pharyngeale Schwellung, Vorwölbung des weichen Gaumensegels, Verdrängung der Uvula zur Gegenseite, inspiratorischer Stridor und/oder Dyspnoe
- Peritonsillarabszess: + Kieferklemme
- Epiglottitis: + kloßige Stimme
- Lemierre-Syndrom: + Thrombophlebitis der Vena jugularis interna ± septische pulmonale Embolien (häufigster Keim: Fusobacterium necrophorum)
- Ludwig-Angina: + submandibuläre/submentale Schwellung, sublinguales Weichteilödem, Anhebung der Zunge (sogenannte „Doppelzunge")
- Diphtherie: fehlender Impfschutz, Fieber, Dysphagie, Heiserkeit, grau-weißliche pseudomembranöse Beläge über Tonsillen oder Pharynx, zervikale Lymphadenitis, Tachykardie ± Rhythmusstörungen

Monitoring

einmalig: Herzfrequenz, Atemfrequenz, nicht-invasiver Blutdruck, SpO_2, Temperatur

(Labor-)Diagnostik

- bei modifiziertem Centor-Score ≥2 Punkten: Streptokokken-Schnelltest
- bei V. a. infektiöse Mononukleose: Epstein-Barr-Virus-PCR im Blut + Epstein-Barr-Virus-Serologie
- bei V. a. COVID-19: Nasopharyngealabstrich für SARS-CoV-2-PCR
- bei V. a. Gonokokken-Pharyngitis: Abstrich Rachen + Urethra oder Zervix zur mikrobiologischen Kultur
- bei V. a. Peritonsillar-/Parapharyngealabszess: CT + Kontrastmittel
- bei V. a. Diphtherie: Nasopharyngealabstrich für PCR (Diphtherie-Toxin) + mikrobiologische Kultur

Wichtig / CAVE

- Bei Problemen mit Flüssigkeits- oder Nahrungsaufnahme auf Dehydratationszeichen achten!
- Bei der Kombination aus Fieber, Exanthem, Lymphknotenschwellung und Pharyngitis an HIV-Primärinfektion denken (siehe Seite 626)!

Akutmaßnahmen	▪ **Analgesie** (z. B. NSAR, bei V. a. infektiöse Mononukleose Paracetamol wegen potenzieller Hepatotoxizität meiden) ▪ bei massiven Schmerzen: **Dexamethason** 10 mg i.v. oder p.o. (Einmalgabe) ▪ **Benzocain-haltige Lutschtabletten** oder Benzydamin-haltige Gurgellösung ▪ bei Dehydratationszeichen: **Rehydrierung** mit balancierten Kristalloiden ▪ bei positivem Streptokokken-Schnelltest, Centor-Score ≥4 Punkte oder dringendem V. a. bakterielle Infektion: **Penicillin V** 3 x 500 mg/Tag p.o. für 10 Tage (alternativ bei Penicillin-Allergie: Azithromycin 1 x 500 mg/Tag p.o. für 3 Tage) ▪ bei V. a. Gonokokken-Pharyngitis: **Ceftriaxon** 2 g KI + **Azithromycin** 1.500 mg p.o. (beides Einmalgaben) ▪ bei Stridor und Dyspnoe (Notfall!): siehe Seite 70 ▪ bei Parapharyngeal- oder Peritonsillarabszess: **Ampicillin/Sulbactam** 3 g KI + **Clindamycin** 900 mg KI + **chirurgische Drainage** (Behandlungspartner: HNO) ▪ bei Epiglottitis: **Ceftriaxon** 2 g KI + **stationäre Aufnahme** (Behandlungspartner: HNO) ▪ bei V. a. Diphtherie: **Azithromyzin** 500 mg KI + **Diphtherie-Antitoxin** + **stationäre Aufnahme** (Behandlungspartner: HNO)
Kommentar	▪ Ampicillin und Amoxicillin möglichst vermeiden, da Aminopenicilline bei Epstein-Barr-Virus-Infektion obligat zu einem unangenehmen Exanthem führen! ▪ Virale und Streptokokken-Pharyngitiden haben eine sehr hohe Selbstheilungstendenz. Nach 1 Woche sind 80–90% der Patienten beschwerdefrei!
Therapieplan nach Entlassung	▪ Rezeptieren der verordneten Medikamente ▪ Kontrolle beim Hausarzt oder Zuweisung zum HNO-Facharzt ▪ Wiedervorstellung bei Schmerzaggravierung, starker Schwellung, Schluckproblemen, Dyspnoe, Stridor, Kieferklemme oder kloßiger Stimme

Literatur:

Puhan D, et al. Guideline Tonsillarpharyngitis. mediX Guideline, 02/2019.

PLANTARFASZIITIS

Definition	Entzündung der plantaren Sehnenplatte am Ansatz des Fersenbeines (umgangssprachlich auch als „Fersensporn" bezeichnet)
Ursachen	▪ mechanische Überbelastung (z. B. Sport, Übergewicht, prolongiertes Stehen) ▪ Alter >30 Jahre
Anamnese	▪ Symptombeginn und -verlauf? ▪ Schmerzverstärkung durch Belastung? (typisch: Schmerz beim ersten Schritt am Morgen, Besserung über den Tag, Verschlechterung mit zunehmender Belastung gegen Abend) ▪ Sportaktivitäten? ▪ Prolongiertes Stehen?

Klinik	■ Schmerzen auslösbar durch Kompression des medialen Tuberculum des Calcaneus ■ Schmerzen auslösbar durch Dorsalflexion des Fußes bzw. des Großzehen ■ keine Schwellung, keine Rötung, keine Überwärmung
Monitoring	einmalig: Herzfrequenz, Atemfrequenz, nicht-invasiver Blutdruck, SpO_2, Temperatur
(Labor-)Diagnostik	keine
Wichtig / CAVE	Röntgen nur erforderlich, wenn differentialdiagnostisch eine Osteomyelitis, Stressfraktur oder ein Tumor ausgeschlossen werden müssen
Akutmaßnahmen	■ **lokale Eiskühlung** ■ **NSAR** (z. B. Dexibuprofen 3 x 400 mg/Tag p.o.)
Therapieplan nach Entlassung	■ Rezeptieren der verordneten Medikamente und Heilmittelbehelfe (z. B. gepolstertes Schuhwerk oder Aircast-Schiene) ■ lokale Kühlung ■ Zuweisung zum Physiotherapeuten (Dehnung, Taping) ■ Kontrolle beim Hausarzt oder Zuweisung zum Orthopäden/Unfallchirurgen (Prüfung der Indikation zur extrakorporalen Stoßwellentherapie oder lokalen Kortisoninjektion)

Literatur:

Morrissey D, et al. Management of plantar heel pain: a best practice guide informed by a systematic review, expert clinical reasoning and patient values. Br J Sports Med 2021; 55:1106–1118.

PLEURITIS, SICCA

Definition	Entzündung der Pleura ohne (relevante bzw. nachweisbare) Ergussbildung
Ursachen	■ infektiös (häufig viral, selten bakteriell/parapneumonisch) ■ inflammatorisch (z. B. rheumatologische Erkrankung) ■ ischämisch (z. B. Pulmonalarterienembolie)
Anamnese	■ Symptombeginn und -verlauf? (bei akutem Schmerzbeginn immer V. a. Pulmonalarterienembolie) ■ Schmerzqualität? (charakteristisch „pleuritisch“: Schmerzverstärkung bei tiefer Inspiration, Besserung durch Liegen auf betroffener Seite) ■ Anamnestische Hinweise auf rezente oder aktuelle respiratorische Infektion ■ Fieber? ■ Wells-Score Pulmonalarterienembolie? (siehe Seite 445)
Klinik	■ scharfer, atemabhängiger Schmerz der Thoraxwand ohne Ausstrahlung ■ trockener Husten ■ evtl. Fieber ■ auskultatorisches Pleurareiben
Monitoring	einmalig: Herzfrequenz, Atemfrequenz, nicht-invasiver Blutdruck, SpO_2, Temperatur
(Labor-)Diagnostik	■ Routinelabor ■ Thoraxröntgen (Infiltrat? Erguss?) ■ bei V. a. Pulmonalarterienembolie: siehe Seite 444

Wichtig / CAVE	Die (periphere) Pulmonalarterienembolie ist die wichtigste Differentialdiagnose, welche ausgeschlossen werden muss (siehe Seite 444)!
Akutmaßnahmen	▪ **Analgesie** (z. B. NSAR) ▪ **Dihydrocodein** 3 x 30 gtt/Tag p.o. ▪ bei V. a. Pneumonie: siehe Seite 434 ▪ bei V. a. Pulmonalarterienembolie: siehe Seite 444 ▪ bei Schub einer rheumatologischen Erkrankung: siehe Seite 453
Therapieplan nach Entlassung	▪ Rezeptieren der verordneten Medikamente ▪ möglichst kurzfristiger Einsatz von Opiat-basierten Antitussiva ▪ Kontrolle beim Hausarzt

Literatur:

Kardos P, et al. S2k-Leitlinie der Deutschen Gesellschaft für Pneumologie und Beatmungsmedizin zur Diagnostik und Therapie von erwachsenen Patienten mit Husten. AWMF-Register-Nr.: 020/003, 2019.

PRELLUNG/KONTUSION

Definition	Schädigung von Subkutan-, Muskel-, Gelenk-, Knochen- oder Bindegewebe durch stumpfe Gewalt ohne Verletzung der Haut bzw. Sehnen-/Bandruptur oder Fraktur
Ursachen	stumpfes Trauma
Anamnese	▪ Unfallzeitpunkt? ▪ Unfallmechanismus? ▪ Fremdverschulden? ▪ Symptomverlauf? ▪ Begleitverletzungen? ▪ Osteoporose? ▪ Drogen-/Alkoholintoxikation? ▪ Orale Antikoagulation oder bekannte Gerinnungsstörung? ▪ Letzte Nahrungsaufnahme?
Klinik	▪ (Kompressions-)Schmerzen ▪ Schwellung ▪ Hämatombildung („Prellmarke") ▪ kein Hinweis auf Fraktur oder Band-/Sehnenverletzung (siehe Seite 313 und 610)
Monitoring	einmalig: Herzfrequenz, Atemfrequenz, nicht-invasiver Blutdruck, SpO_2, Temperatur
(Labor-)Diagnostik	▪ bei V. a. ossäre Begleitverletzung: Röntgen in 2 Ebenen ▪ bei V. a. ligamentäre Begleitverletzung: Sonographie
Wichtig / CAVE	genaue Dokumentation der klinischen Untersuchungsergebnisse, insbesondere Sensibilität + Bewegungsradius der betroffenen Gelenke
Akutmaßnahmen	▪ **Analgesie** (z. B. NSAR) ▪ **Kühlung** ▪ **evtl. Kompressionsverband**

Therapieplan nach Entlassung	■ Rezeptieren der verordneten Medikamente und Heilmittelbehelfe ■ PECH-Regel (Pause, Eis, Kompression, Hochlagerung) ■ bei entsprechendem Verdacht: Frauen oder schutzbedürftige Personen auf Gewaltschutzprogramm hinweisen und evtl. Hilfe über Sozialdienst anbieten! ■ bei älteren Patienten mit prätibialer Kontusion und oraler Antikoagulation auf die Möglichkeit eines expandierenden Hämatoms mit Drucknekrose der Haut hinweisen ■ Kontrolle beim Hausarzt

Literatur:

Buttaravoli P, et al. Musculoskeletal Emergencies. In: Buttaravoli P, et al. Minor Emergencies. Elsevier Saunders, Third Edition, 2012, 367–526.

PRIAPISMUS

unter Mitarbeit von OA Dr. Sebastian Graf und OA Dr. Kurt Pogner

Definition	Erektion >2 Stunden
Ursachen	■ idiopatisch (30%) ■ Medikamenten-induziert (z. B. Psychopharmaka, Sedativa, Alphablocker, Antikoagulation) ■ Intoxikation (z. B. Alkohol, Kokain, Cannabis, NMDA) ■ neurologische Erkrankung (z. B. Rückenmarkerkrankung) ■ venöse Abflussbehinderung (z. B. Trauma, Tumor) ■ hämatoonkologische Erkrankung (z. B. CML, Myelom) ■ hämatologische Erkrankung (z. B. Sichelzellerkrankung, Beta-Thalassämie) ■ **Pathophysiologische Formen:** ► Low-flow-Priapismus (95%, Ischämiegefahr) ► High-flow-Priapismus
Anamnese	■ Symptombeginn und -verlauf? ■ Frühere Episode? ■ Einnahme von Risikomedikamenten? (siehe oben) ■ Intoxikation? (siehe oben) ■ Bekannte neurologische, hämatologische oder (hämato-)onkologische Erkrankung? ■ Manipulation oder andere ursächliche Maßnahmen?
Klinik	■ Low-flow-Priapismus: schmerzhafte, pralle Erektion ■ High-flow-Priapismus: gering oder nicht schmerzhafte (Teil-)Erektion
Monitoring	einmalig: Herzfrequenz, Atemfrequenz, nicht-invasiver Blutdruck, SpO_2, Temperatur
(Labor-)Diagnostik	■ Blutgasanalyse aus Schwellkörper (Punktion in 3- oder 9-Uhr-Position am proximalen Penis) ■ Routineblut
Wichtig / CAVE	Differenzierung Low-flow- und High-flow-Priapismus mittels **Blutgasanalyse:** ■ Low-flow-Priapismus: PO_2 <30 mmHg, PCO_2 >60 mmHg, pH <7,25 ■ High-flow-Priapismus: Werte wie bei arterieller Blutgasanalyse

Akutmaßnahmen	**Low-flow-Priapismus:** ■ Therapie so früh als möglich, spätestens innerhalb von 12 Stunden (ansonsten Gefahr der irreversiblen Impotenz) ■ **Analgesie** (systemische Analgesie häufig nicht ausreichend, effektiv: Penisblock) ■ **bilaterale Schwellkörperpunktion** (3- und 9-Uhr-Position am proximalen Penis) mit Butterfly **+ Blutaspiration** bis zur Normalisierung der Blutgasanalyse ■ bei persistierendem Priapismus: **Injektion von Phenylephrin** 100 µg/ml ml-weise in den Schwellkörper (maximale Gesamtdosis: 10 ml oder 1 mg) ■ bei refraktärem Priapismus: **operative Dekompression/Shunt** ■ **Therapie der Grunderkrankung** (z. B. Austauschtransfusion bei Sichelzellerkrankung) **High-Flow-Priapismus:** ■ keine Notfalltherapie erforderlich ■ **lokale Eisapplikation** ■ definitive Therapie durch Urologen im Intervall
Therapieplan nach Entlassung	zeitnahe Zuweisung zum Urologen

Literatur:

Salonia A, et al. European Association of Urology guidelines on priapism. Eur Urol 2014; 65:480–489.

PSORIASIS VULGARIS

unter Mitarbeit von Univ.-Prof. DDr. Wolfram Hötzenecker, MBA

Definition	■ chronisch entzündliche Erkrankung der Haut unter häufiger Mitbeteiligung der Nägel und Gelenke ■ frühe Form (Manifestationsalter 10–30 Jahre: familiär gehäuft, oft schwerer Verlauf) ■ späte Form (Manifestationsalter 40–60 Jahre: oft milder Verlauf)
Ursachen	■ genetisch **Triggerfaktoren:** ► mechanische Reize (Köbner-Phänomen) ► Infektionen (z. B. obere Atemwegsinfektionen) ► Medikamente (z. B. Betablocker, Lithium, Interferon, Antimalaria-Medikamente) ► Alkohol ► Stress (inklusive emotionale Belastungssituationen)
Anamnese	■ Symptombeginn und -verlauf? ■ Bekannte Psoriasis? ■ Familienanamnese? ■ Triggerfaktoren? (siehe oben) ■ Begleitsymptome? (z. B. Gelenkschmerzen) ■ Andere Vorerkrankungen? (z. B. chronisch entzündliche Darmerkrankung)

Klinik	■ flache, scharf begrenzte Hautläsionen (Plaque) mit Rötung und Infiltration der Haut mit fest anhaftender, silbrig-weißer Schuppung ■ Prädilektionsstellen: Streckseite der Extremitäten (Knie, Ellenbogen), behaarte Kopfhaut, Rumpf, Gesicht, Handflächen, Fußsohlen ■ Pruritus (bei 60%) ■ Nagelbeteiligung (bei 50%) ■ Gelenkbefall (Psoriasis-Arthritis), typischerweise der kleinen Fingergelenke, seltener Wirbelsäule und große Gelenke betroffen
Monitoring	einmalig: Herzfrequenz, Atemfrequenz, nicht-invasiver Blutdruck, SpO_2, Temperatur
(Labor-)Diagnostik	keine
Akutmaßnahmen	■ bei Schmerzen: **Analgesie** (z. B. NSAR) ■ **rückfettende Basistherapie** (z. B. Olivenölsalbe) ■ **Betamethason-Salbe** 2x/Tag
Therapieplan nach Entlassung	■ Rezeptieren der verordneten Medikamente ■ Zuweisung zum Dermatologen (u. a. zur Phototherapie sowie Therapieplanung und Evaluation der Indikation für eine systemische Therapie)

Literatur:

Nast A, et al. S3-Leitlinie: Therapie der Psoriasis vulgaris. AWMF-Register-Nr.: 013–001, 2021.

RHINITIS UND KONJUNKTIVITIS, ALLERGISCH

unter Mitarbeit von Univ.-Prof. DDr. Wolfram Hötzenecker, MBA

Definition	allergisch bedingte Entzündung der Nasenschleimhaut mit häufiger Mitbeteiligung der Konjunktiven (allergische Konjunktivitis) und Bronchien (allergisches Asthma)
Ursachen	■ Gräser (saisonal: Mai/Juni) ■ Birke (saisonal: April) ■ Hausstaubmilbe (nicht saisonal) ■ Katze (nicht saisonal) ■ Beifuß (saisonal: August) ■ andere (z. B. Esche, Hund, Schimmelpilze)
Anamnese	■ Symptombeginn und -verlauf? ■ Expositionszusammenhänge? ■ Saisonale Charakteristik? ■ Berufsanamnese? ■ Begleitsymptome? (z. B. Konjunktivitis, Asthma) ■ Andere atopische Erkrankungen?

Klinik	▪ saisonale Verstärkung der Symptome (insbesondere bei schönem Wetter) ▪ blockierte Nasenatmung ▪ Rhinorrhö ▪ Niesattacken ▪ „Postnasaler Drip" ▪ Symptome einer Konjunktivitis (siehe Seite 650) ▪ Symptome eines Asthma bronchiale (siehe Seite 266)
Monitoring	einmalig: Herzfrequenz, Atemfrequenz, nicht-invasiver Blutdruck, SpO_2, Temperatur
(Labor-)Diagnostik	keine
Akutmaßnahmen	▪ **Beclometason-Nasenspray** 2 x 2 Sprühstöße pro Nasenloch pro Tag ▪ **Desloratadin** 5 mg p.o. bedarfsweise
Therapieplan nach Entlassung	▪ Rezeptieren der verordneten Medikamente ▪ Meiden des Allergens bzw. Reduktion Expositionsdauer/-häufigkeit ▪ Hinweis auf mögliche Müdigkeit sowie Aufmerksamkeitsreduktion mit konsekutiver Fahruntauglichkeit und Gefährdung bei verletzungsträchtigen Tätigkeiten nach Einnahme von Antihistaminika (z. B. Desloratadin) ▪ Zuweisung zum Allergologen bzw. an die Allergieambulanz

Literatur:

Klimek L, et al. ARIA-Leitlinie 2019: Behandlung der allergischen Rhinitis im deutschen Gesundheitssystem. Allergo J Int 2019; 28:255–276.

RHINOSINUSITIS, AKUT

unter Mitarbeit von Prim. Dr. Paul Zwittag, MBA, MSc

Definition	▪ Entzündung der Schleimhäute der Nase und der Nasennebenhöhlen ▪ akut (<12 Wochen) oder chronisch (>12 Wochen)
Ursachen	**Infektion mit:** ▪ Viren (z. B. Rhino-, Corona-, Parainfluenza-Viren) ▪ Bakterien (selten primär, meist sekundär im Rahmen einer Superinfektion; z. B. Pneumokokken, Haemophilus spp.) ▪ Pilze (selten; Aspergillus fumigatus; Risikofaktoren: Diabetes mellitus, Immunsuppression, chronische Rhinosinusitis)
Anamnese	▪ Symptombeginn und -verlauf? ▪ Virale Begleitsymptome? (z. B. Otalgie, Konjunktivitis, Pharyngitis, Husten, Myalgien) ▪ Rezidivierende Rhinosinusitiden? ▪ Allergische Rhinitis? ▪ Z.n. Operation im Hals-, Nasen-, oder Ohrenbereich? ▪ Relevante Vorerkrankungen? (z. B. Diabetes mellitus, Immunsuppression, COPD)

Klinik	■ sinusoidales „Völlegefühl" ■ blockierte Nasenatmung ■ Riechstörung ■ anteriore und/oder posteriore Sekretion der Nase ■ subfebrile Temperaturen (Fieber selten!) ■ „näselnde" Stimme ■ Druck oder Schmerz im Bereich der Nasennebenhöhlen ■ Schmerzauslösung bzw. -verstärkung durch Vornüberbeugen ■ Klopfdolenz über Stirn oder Wangen ■ evtl. Zahn- oder Kopfschmerzen ■ Hinweise auf bakterielle (Super-)Infektion: ► (starke) Gesichtsschmerzen ► Fieber >38°C ► einseitige Beschwerden ► eitriges Sekret (Eitriges Sekret alleine ist kein Hinweis auf eine bakterielle Superinfektion!) ► sekundäre Verschlechterung oder Erkrankungsdauer >7 Tage
Monitoring	einmalig: Herzfrequenz, Atemfrequenz, nicht-invasiver Blutdruck, SpO_2, Temperatur
(Labor-)Diagnostik	bei relevanter Erkrankungsschwere oder V. a. bakterielle (Super-)Infektion: Routinelabor
Wichtig / CAVE	■ keine Bildgebung erforderlich! ■ Gefährlichste Komplikationen einer akuten Rhinosinusitis sind die Orbitalphlegmone, die bakterielle Meningitis, die Sinusvenenthrombose und der Hirnabszess! ■ wichtige Differentialdiagnosen: orbitale Zellulitis, Gesichtserysipel
Akutmaßnahmen	■ bei Schmerzen: **Analgetika** (z. B. Paracetamol) ■ **abschwellende Nasentropfen** (z. B. Metazolin) für maximal 10 Tage ■ Inhalationen von heißem (38–42°C) **NaCl + Phytotherapeutika** (z. B. Eukalyptus) ■ **Nasenspülung** mit warmen NaCl-Lösungen ■ nur bei V. a. bakterielle (Super-)Infektion oder bei Patienten mit erhöhtem Risiko (z. B. COPD, Diabetes mellitus, Immunsuppression): **Amoxicillin/ Clavulansäure** 3 x 875/125 mg/Tag p.o. für 5–7 Tage
Therapieplan nach Entlassung	■ Rezeptieren der verordneten Medikamente und Heilmittelbehelfe ■ Kontrolle beim Hausarzt oder Zuweisung zum HNO-Facharzt (rezidivierende oder chronische Rhinosinusitis)

Literatur:
Stuck BA, et al. Sk2-Leitlinie. Rhinosinusitis. AWMF-Register-Nr.: 017/049 und 053/012, 2017.

SCHÄDELHIRNTRAUMA, LEICHT

Definition	▪ Verletzung des Schädels (Ergebnis der Glasgow Coma Scale zwischen 13 und 15 Punkten, entweder 30 Minuten nach Trauma oder bei Ankunft in der Notaufnahme) ▪ Commotio cerebri ▪ selten: CT-radiologische Nachweise intrakranieller Pathologien (<5%; bei Vorhandensein von Risikofaktoren: bis 20%)
Ursachen	Trauma
Anamnese	▪ Unfallmechanismus? ▪ Unfallzeitpunkt? ▪ Bewusstseinsverlust und -dauer? (<30 Minuten) ▪ Retro-/anterograde Amnesie und Dauer? (<24 Stunden) ▪ Begleitverletzungen? ▪ Orale Antikoagulation? (Anmerkung: Acetylsalicylsäure 100 mg/Tag gilt nicht als orale Antikoagulation!) ▪ Drogen-/Alkoholintoxikation?
Klinik	▪ Kopfschmerzen ▪ Übelkeit ± Erbrechen ▪ Benommenheit ▪ Bewusstseinsverlust <30 Minuten ▪ retro-/anterograde Amnesie <24 Stunden ▪ Müdigkeit ▪ Phono-/Photophobie ▪ Tinnitus ▪ verschwommenes Sehen bzw. Doppelbilder ▪ Hinweise auf Schädelfraktur (z. B. große Schädellazeration, subgaleales Hämatom, tastbarer Frakturspalt) ▪ Hinweise auf Schädelbasisfraktur (z. B. Brillenhämatom, Otorrhö, Hämatotympanon, Rhinorrhö, retroaurikuläres Hämatom)
Monitoring	einmalig: Herzfrequenz, Atemfrequenz, nicht-invasiver Blutdruck, SpO_2, Temperatur
(Labor-)Diagnostik	▪ venöse Blutgasanalyse ▪ Routinelabor ± Antikoagulantien-Serumkonzentration ▪ bei Verdacht: Ethanol im Blut + Tox-Screening Harn ▪ bei V. a. laterobasale Schädelfraktur: + Otoskopie ▪ Indikation natives CCT, Knochenfenster + obere HWS (bis C3) bei einer Glasgow Coma Scale von 13–14 Punkten oder Glasgow Coma Scale von 15 Punkten und einem der folgenden Risikofaktoren: ► Alkohol- oder Drogeneinfluss ► klinische Hinweise auf Schädelbasis- oder Schädelfraktur ► Erbrechen ≥2x ► Alter ≥65 Jahre ► Bewusstseinsverlust >5 Minuten ► retrograde Amnesie ≥30 Minuten ► fokales neurologisches Defizit oder Z.n. Krampfanfall ► orale Antikoagulation ► bekannte Blutungsdiathese ► persistierende oder starke Kopfschmerzen ► relevanter Unfallmechanismus (z. B. Hochenergietrauma) oder Mehrfachverletzung ▪ Folge-CCT nach 6 Stunden bei pathologischem Befund im ersten CCT bzw. bei Verschlechterung der neurologischen Funktion im Intervall

Wichtig / CAVE	Bei Kombination aus Alter >65 Jahre + Exkoriation Nase/Gesicht + leichtes Schädelhirntrauma an Dens-axis-Fraktur denken: CCT mit oberer HWS obligat!
Akutmaßnahmen	■ **Analgesie** (z. B. Paracetamol 1 g KI) ■ bei persistierender Übelkeit: **Antiemetika** (z. B. Ondansetron 4 mg i.v.) ■ bei Skalpverletzungen: **Wundversorgung** (siehe Seite 714) ■ **engmaschige neurologische Überwachung** über mindestens 6 Stunden (initial halbstündlich, dann stündlich) ■ bei sekundärer Bewusstlosigkeit bzw. neurologischer Verschlechterung: siehe Seite 460 ■ bei Risikofaktoren (siehe Indikationen CCT): **stationäre Aufnahme + fortgesetzte neurologische Überwachung** ■ bei Schädelfrakturen, offenem Schädelhirntrauma und/oder auffälligem CCT-Befund: **stationäre Aufnahme + fortgesetzte neurologische Überwachung + Kontroll-CCT nach 6 Stunden** ■ **Patienten unter oraler Antikoagulation:** ► **vorübergehendes Absetzen der oralen Antikoagulation** bei allen Patienten ► bei Patienten mit pathologischem CCT oder individuell bei Vorliegen von Risikofaktoren (siehe Indikationen CCT): **Reversierung der oralen Antikoagulation** (siehe Seite 278)
Therapieplan nach Entlassung	■ Rezeptieren der verordneten Medikamente ■ Observation zuhause durch zweite Person ■ körperliche Schonung für 24–48 Stunden + vermeiden von neuerlichem Schädelhirntrauma (Second Impact Syndrom!) für mindestens 2 Wochen ■ Kontrolle beim Hausarzt ■ Aufklärung über mögliche neuropsychiatrische bzw. kognitive Langzeitprobleme nach leichtem Schädelhirntrauma. In diesen Fällen Vorstellung beim Neurologen bzw. Anbindung an eine neurologische (Spezial-)Ambulanz empfohlen.

Literatur:
Firsching R, et al. S2e-Leitlinie. Schädelhirntrauma im Erwachsenenalter. Update 2015. AWMF-Register-Nr.: 008/001, 2015.

SEBORRHOISCHES EKZEM

unter Mitarbeit von Univ.-Prof. DDr. Wolfram Hötzenecker, MBA

Definition	chronisch-rezidivierende, stark schuppende Hauterkrankung
Ursachen	■ vermutlich inflammatorische Hautreaktion auf eine Infektion mit Malassezia furfur ■ **prädisponierende Faktoren:** ► androgener Haarausfall ► Morbus Parkinson ► Immunsuppression (z. B. HIV-Erkrankung)
Anamnese	■ Symptombeginn und -verlauf? ■ Vorherige Episoden? ■ Bekannte prädisponierende Faktoren? (siehe oben)

Klinik	■ unregelmäßiges, aber scharf begrenztes Erythem mit gelblich-fettiger Schuppung (festhaftend) ■ Pruritus ■ **Prädilektionsstellen:** ▸ behaarter Kopf ▸ vordere oder hintere Schweißrinne ▸ Nasolabialfalte ▸ Augenbrauen ▸ retroaurikulär, Wangen ▸ intertriginöse Bereiche
Monitoring	einmalig: Herzfrequenz, Atemfrequenz, nicht-invasiver Blutdruck, SpO_2, Temperatur
(Labor-)Diagnostik	bei ausgeprägtem Befall und unklarem Immunstatus: HIV-Serologie
Wichtig / CAVE	Die generalisierte Erythrodermie ist die wichtigste Komplikation des seborrhoischen Ekzems.
Akutmaßnahmen	■ Gesichtsbefall: **Ketoconazol-Creme** 1–2x/Tag **± Hydrokortison-Creme** 1x/Tag ■ Kopfbefall: **Ketoconazol-Shampoo** 1x/Tag ■ bei ausgeprägtem Befall und Rezidiv refraktär auf topische Behandlung: **Itraconazol** 2 x 100 mg/Tag p.o. für 7 Tage
Therapieplan nach Entlassung	■ Rezeptieren der verordneten Medikamente ■ Information über den zumeist erst verzögert (nach 2–4 Wochen) eintretenden Behandlungserfolg ■ Zuweisung zum Dermatologen

Literatur:
Clark GW, et al. Diagnosis and treatment of seborrheic dermatitis. Am Fam Physician 2015; 91:185–190.

SEXUELLER MISSBRAUCH

unter Mitarbeit von Univ.-Prof. Dr. Peter Oppelt, MBA

Definition	am häufigsten in der Notaufnahme: Z.n. Vergewaltigung (nicht einverständliches, sexuell bestimmtes vaginales, anales oder orales Eindringen in den Körper einer anderen Person)
Anamnese	**Idealerweise von einer Geschlechts-gleichen Person durchzuführen:** ■ Zeitpunkt und Art des Übergriffs? ■ Verletzungen? ■ Mutmaßlicher Täter bekannt? ■ Wenn bekannt: Täter aus einer Hochrisikogruppe? (z. B. Männer, die sexuell mit Männern verkehren, intravenöser Drogenabusus) ■ Impfstatus? (z. B. Hepatitis B, Tetanus) ■ Patientensicherheit nach Entlassung? ■ Anzeige erfolgt oder Polizei informiert?
Klinik	Häufig keine Verletzungen, aber besonders achten auf Kratzspuren oder Hämatome im Bereich der Vulva, Oberschenkelinnenseiten, Arme, Schultern, perineal oder rektal!

Monitoring	einmalig: Herzfrequenz, Atemfrequenz, nicht-invasiver Blutdruck, SpO_2, Temperatur
(Labor-)Diagnostik	■ Gewinnung von biologischen Materialien für forensische DNA-Analyse (z. B. Vaginal-, Zervix-, Rektal-, Pharynxabstrich) sowie Molekularbiologie (Chlamydia trachomatis, Neisseria gonorrhoeae, Mycoplasma genitalium, Trichomonas vaginalis) ■ HIV-, Hepatitis-B/C- + Treponema-pallidum-Serologie ■ (Erststrahl-)Harn auf Chlamydia trachomatis, Neisseria gonorrhoeae, Mycoplasma genitalium + Trichomonas vaginalis ■ bei Verdacht auf Intoxikation (z. B. Gammahydroxybutyrat): Harn auf LC/MS-Untersuchung
Wichtig / CAVE	■ Die primäre Aufgabe des Notfallmediziners ist die Akutbehandlung von Verletzungen, Notfallkontrazeption und Prävention von sexuell übertragbaren Infektionen. ■ Die genaue Dokumentation der Untersuchungsbefunde zur forensischen Beweisführung muss durch einen Polizeiarzt oder Gerichtsmediziner erfolgen!
Akutmaßnahmen	■ bei Schmerzen: **Analgesie** ■ empfohlen – **Prophylaxe sexuell übertragbarer Erkrankungen:** Ceftriaxon 1 g KI + 1.500 mg Azithromycin p.o. (jeweils Einmalgaben) ■ bei Wunsch: **Notfallkontrazeption** (Levonorgestrel 3 mg p.o. [Vorfall <3 Tage] oder Ulipristalacetat 30 mg p.o. [Vorfall <5 Tage] [jeweils Einmalgabe]) ■ bei fehlendem Hepatitis-B-Impfschutz: **Hepatitis-B-Impfung** dringend empfohlen (evtl. Auffrischung abhängig vom Anti-HBs-Antikörper-Titer), bei bekannter Hepatitis-B-Erkrankung des mutmaßlichen Täters und Vorfall <7 Tage: + passive Immunisierung ■ bei HIV-positivem mutmaßlichem Täter und Schleimhautkontakt mit potenziell infektiösen Körperflüssigkeiten sowie bei blutender Verletzung, mutmaßlichem Täter aus Hochrisikogruppe (siehe oben) oder mehreren mutmaßlichen Tätern: **HIV-Postexpositionsprophylaxe** (siehe Seite 665) ■ bei Wunden: **Wundversorgung ± Tetanusprophylaxe** (siehe Seite 714)
Kommentar	Bei Vergewaltigung oder Körperverletzung besteht grundsätzlich Anzeigepflicht (§54, Abs 4–6, Ärztegesetz). Diese besteht nicht, wenn sie dem ausdrücklichen Willen der volljährigen handlungs- oder entscheidungsfähigen PatientIn widerspricht (sofern keine unmittelbare Gefahr besteht und die klinisch-forensischen Spuren ärztlich gesichert wurden).
Therapieplan nach Entlassung	■ Rezeptieren der verordneten Medikamente ■ zeitnahe Zuweisung zum Polizeiarzt oder Gerichtsmediziner bzw. wenn explizit nicht gewünscht (siehe oben): Gynäkologen ■ Information über Anzeigepflicht (siehe oben) ■ Aufklärung über Angebot an psychologischer Unterstützung, Sozialdienst und Hilfsangebote inklusive Gewaltschutzprogramm ■ Aufklärung über Schwangerschaftsverhütung und Risiko von sexuell übertragbaren Infektionen ■ Information über erforderliche Folge-(Blut-)Untersuchung nach 2, 6, 12 und 24 Wochen (z. B. beim Hausarzt)

Literatur:

Deutsche, Österreichische und Schweizerische Gesellschaft für Gynäkologie und Geburtshilfe. S3-Leitlinie: Hormonelle Empfängnisverhütung. AWMF-Register-Nr.: 015/015, 2019.

S2k-Leitlinie. Sexuell übertragbare Infektionen (STI) – Beratung, Diagnostik und Therapie. AWMF-Register-Nr.: 059/006, 2018.

SINGULTUS

Definition	■ periodische, reflektorische Kontraktion des Zwerchfells und der externen Interkostalmuskulatur mit rascher Inspiration ■ bei Dauer >48 Stunden: persistenter Singultus
Ursachen	■ idiopathisch (Mehrzahl der Fälle) ■ psychogen ■ sekundär (80% bei persistierendem Singultus): ► Medikamente (z. B. Benzodiazepine, Dexamethason ± Cisplatin, alpha-Methyldopa, Chemotherapie) ► Schrittmacherdysfunktion ► gastroösophageale Refluxkrankheit ► Multiple Sklerose (Frühsymptom) ► Perikarditis ► Alkoholabusus ► Epilepsie ► Hirnstammpathologie (inklusive Schlaganfall) ► Akutes Koronarsyndrom ► Arrhythmien ► Tumore oder raumfordernde Prozesse im Hals, Mediastinum oder Abdomen ► Trommelfellirritation (z. B. Fremdkörper) ► Elektrolytstörung (z. B. Hyponatriämie, Hypokaliämie)
Anamnese	■ Symptombeginn und -verlauf? ■ Auslösendes Ereignis? ■ Z.n. Synkope? (V. a. rhythmogene Ursache) ■ Schluckauf auch während des Schlafs? (V. a. sekundäre Ursache) ■ Schluckauf nur im Wachzustand? (V. a. idiopathischen Singultus oder psychogene Ursache) ■ Medikamentenanamnese? (siehe oben) ■ Implantierter Schrittmacher? ■ Symptome einer gastroösophagealen Refluxkrankheit? ■ Z.n. rezenter Operation oder Intervention im Hals-/Thoraxbereich? ■ Chronischer Alkoholabusus? (siehe Seite 726) ■ Bekannter Tumor oder bekanntes Malignom? ■ Bekannte Multiple Sklerose oder neurologische Erkrankung? ■ Probleme bei Flüssigkeits- oder Nahrungsaufnahme?
Klinik	■ idiopathisch/psychogen: keine zusätzlichen klinischen Symptome ■ sekundär: entsprechend auslösender Ursachen (siehe oben) + genaue Untersuchung von Mund, Hals, Nase, Ohren, Thorax, Abdomen sowie Neurostatus!
Monitoring	einmalig: Herzfrequenz, Atemfrequenz, nicht-invasiver Blutdruck, SpO_2, Temperatur
(Labor-)Diagnostik	■ Dauer <48 Stunden: keine weitere Diagnostik ■ V. a. sekundäre Ursache oder Dauer >48 Stunden: ► 12-Kanal-EKG ► venöse Blutgasanalyse ► Routinelabor ± Ethanol im Blut ► Otoskopie (Trommelfellpathologie oder -irritation?) ► Thoraxröntgen
Wichtig / CAVE	Bei behinderter Flüssigkeitsaufnahme auf klinische Zeichen der Dehydratation achten!

Akutmaßnahmen	■ **nicht-pharmakologischer Therapieversuch** (z. B. Valsalva-Manöver, Kristallzucker auf hinterem Zungendrittel zergehen lassen) ■ **Haloperidol** 2,5–5 mg KI (unter EKG-Kontrolle) oder i.m. gefolgt von 3 x 2 mg/Tag p.o. für 2 Tage oder: **Metoclopramid** 10 mg i.v. gefolgt von 3 x 10 mg/Tag p.o. für 10 Tage ■ weitere Alternativen: Antiepileptika (z. B. Carbamazepin, Valproat), Akupunktur ■ bei V. a. gastroösophageale Refluxerkrankung: Standarddosis eines **Protonenpumpenhemmers** (z. B. Pantoprazol 1 x 40 mg/Tag p.o.)
Therapieplan nach Entlassung	■ Rezeptieren der verordneten Medikamente ■ bei persistierendem Singultus oder V. a. sekundären Singultus Kontrolle beim Hausarzt zur Einleitung der weiteren Diagnostik (z. B. CCT, CT Thorax, Ösophagoduodenoskopie)

Literatur:

Cole JA, et al. Singultus. StatPearls, Treasure Island (FL): StatPearls Publishing, 2021.

SKABIES

unter Mitarbeit von Univ.-Prof. DDr. Wolfram Hötzenecker, MBA

Definition	parasitäre Infektion der Haut mit der Skabies-Milbe (Sarcoptes scabiei)
Ursachen	■ direkte (Mensch-zu-Mensch) Übertragung (großflächiger Körperkontakt >15 Minuten) oder indirekte Übertragung (über Kleidung, Bettwäsche oder Handtücher) der Skabies-Milbe, welche sich in die Epidermis des Wirtes eingräbt (Inkubationszeit: 2–5 Wochen nach Infektion) ■ Risikofaktoren: schlechte Hygieneverhältnisse, Immunsuppression
Anamnese	■ Symptombeginn und -verlauf? ■ Ähnliche Symptome anderer Personen im selben Haushalt? ■ Hygieneverhältnisse? ■ Zeitliches Maximum des Pruritus? (typisch: nachts) ■ Vorerkrankungen? (z. B. Diabetes mellitus, Immunsuppression)
Klinik	■ nächtlicher Pruritus (Ausnahme: bei ausgedehntem Befall bzw. Immunsuppression) ■ erythematöse, gewundene Papeln (Länge: 2–3 mm bis 1 cm) mit Bläschenbildung (entsprechend der lokalen Immunreaktion auf die Milbengänge) ■ typischerweise befallene Stellen: Finger- und Zehenzwischenräume, Volarseite der Handgelenke, perimamillär, periumbilikal, Genitale, Hautfalten ■ bei massivem Befall oder ausgeprägter Immunsuppression: gesamtes Integument betroffen ■ sekundäre Kratzläsionen häufig
Monitoring	einmalig: Herzfrequenz, Atemfrequenz, nicht-invasiver Blutdruck, SpO_2, Temperatur
(Labor-)Diagnostik	Bei diagnostischer Unklarheit: Mikroskopie eines Hautgeschabsels oder direkte Dermatoskopie zum Nachweis von Milben oder Milbenbestandteilen

Akutmaßnahmen	■ **Permethrin-Creme 5%:** ▸ nach Bad oder Dusche einmaliges lückenloses, abendliches Auftragen am ganzen Körper (vom Kopf abwärts), besonderes Augenmerk auf Hände und Fingernägel, erst nach 12 Stunden abduschen ▸ Wiederholung nach 7 Tagen bei ausgedehntem Befall, Immunsuppression oder Skabies-Ausbrüchen in Heimen ■ bei Ganzkörperbefall, Immunsuppression oder Therapieresistenz: + **Ivermectin** 0,2 mg/kg p.o. (Einmaldosis) ■ bei starkem Pruritus: **Desloratadin** 5 mg p.o. bedarfsweise ■ bei starker Hautreizung: **Betamethason-Salbe** 1–2x/Tag für 2–3 Tage vor Permethrin-Therapie
Kommentar	■ Pruritus kann auch nach erfolgreicher Therapie für einige Zeit noch bestehen bleiben. ■ Patienten auf Kontagiosität bei (längerem) Hautkontakt hinweisen!
Therapieplan nach Entlassung	■ Rezeptieren der verordneten Medikamente ■ Information über die Notwendigkeit allgemeiner Hygienemaßnahmen (z. B. intensives Waschen von Bettwäsche, Kleidung und Handtüchern) ■ Zuweisung zum Dermatologen ■ Hinweis auf mögliche Müdigkeit sowie Aufmerksamkeitsreduktion mit konsekutiver Fahruntauglichkeit und Gefährdung bei verletzungsträchtigen Tätigkeiten nach Einnahme von Antihistaminika (z. B. Desloratadin) ■ Aufklärung, dass sich Mitglieder desselben Haushaltes bei Auftreten von Pruritus an den Hausarzt oder Dermatologen wenden sollen

Literatur:

Sunderskötter C, et al. S1-Leitlinie zur Diagnostik und Therapie der Skabies. AWMF-Register-Nr.: 013/052, 2016.

SPANNUNGSKOPFSCHMERZ

Definition	■ häufigste primäre Kopfschmerzform ■ episodischer Kopfschmerz (40–90%): ≥10 Episoden an ≤15 Tagen pro Monat während ≥3 Monaten ■ chronischer Kopfschmerz (ca. 3%): Kopfschmerzen an ≥15 Tagen während ≥3 Monaten
Ursachen	**Noch unzureichend geklärt, aber häufig involviert:** ■ Stress ■ Depression ■ Angststörungen ■ Wirbelsäulenpathologien ■ Akuterkrankung (z. B. Infektion) als Auslöser

Anamnese	■ Symptombeginn und -verlauf? ■ Kopfschmerzlokalisation und -charakter? ■ Rezidivierende Kopfschmerzen? ■ Vergleich mit früheren Kopfschmerzen? ■ Bisherige Abklärung und Therapie? ■ Medikamenteneinnahme? (V. a. Medikamenten-induzierten Kopfschmerz) ■ Mögliche Auslöser bzw. Trigger? ■ Bekannte Depression oder Angststörung bzw. anamnestische Hinweise darauf?
Klinik	■ typischerweise bifrontaler, okzipitaler oder holokranieller Kopfschmerz ■ dumpfer, drückender Charakter („Schraubstock", „festes Stirnband") ■ leichte bis mittlere Intensität ■ keine Verstärkung durch körperliche Tätigkeit ■ keine vegetativen Begleitsymptome
Monitoring	einmalig: Herzfrequenz, Atemfrequenz, nicht-invasiver Blutdruck, SpO_2, Temperatur
(Labor-)Diagnostik	**CCT bei Red Flags:** ■ neuer Kopfschmerz oder wesentliche Veränderung der Charakteristik (bei bekanntem Kopfschmerz) ■ Alter >50 Jahre und Erstsymptom Kopfschmerz ■ plötzlicher Kopfschmerz („So stark wie noch nie!") ■ Dauerkopfschmerz bzw. kontinuierliche Schmerzzunahme ■ neue neurologische Ausfälle (inklusive Sehstörung, epileptische Anfälle) ■ Bewusstseinsstörung ■ Übelkeit ± Erbrechen (besonders morgens) ■ Ohrenschmerzen ■ Fieber ■ Meningismus ■ bekanntes Malignom (z. B. Lungen-, Mamma-, Nierenkarzinom oder Melanom) ■ Immunsuppression (inklusive HIV) ■ Z.n. ischämischem Schlaganfall oder intrakranieller Blutung ■ im Zweifelsfall
Akutmaßnahmen	■ **Analgesie:** ► 1. Wahl: Paracetamol, NSAR, Metamizol oder ASS ► unwirksam/nicht indiziert: Opiate, Muskelrelaxanzien, Benzodiazepine, Indomethacin ► Analgetikaeinnahme auf maximal 10 Tage/Monat beschränken (Cave: Medikamenten-induzierter Kopfschmerz) ■ wenn zutreffend: **kausale Therapie der Akuterkrankung**
Therapieplan nach Entlassung	■ Rezeptieren der verordneten Medikamente ■ Information über nicht-medikamentöse Behandlungsmöglichkeiten (z. B. Biofeedback, Progressive Muskelrelaxation) ■ Aufklärung über das Risiko eines Medikamenten-induzierten Kopfschmerzes ■ Kontrolle beim Hausarzt oder Zuweisung zum Neurologen (chronischer Spannungskopfschmerz)

Literatur:

Straube A, et al. Therapie des episodischen und chronischen Kopfschmerzes vom Spannungstyp und anderer chronischer täglicher Kopfschmerzen. Deutsche Gesellschaft für Neurologie. AWMF-Register-Nr.: 030/077, 2015.

STURZ, Z. N.

Definition

- Sturz ohne Bewusstseinsverlust oder auslösende Akuterkrankung
- zumeist ältere Menschen betroffen
- häufig mit Verletzungen (z. B. Kontusion, Fraktur, leichtes Schädelhirntrauma) assoziiert

Ursachen

Intrinsische Sturzursachen	
Altersassoziierte Veränderungen	■ verzögerte Reaktionszeit ■ Sarkopenie ■ Dekonditionierung ■ Frailty
Gangstörung	■ Z.n. Stroke ■ bekannte neurologische Erkrankung ■ Morbus Parkinson ■ (Poly-)Neuropathie ■ chronische neuromuskuläre Erkrankung ■ Normaldruckhydrozephalus ■ neurodegenerative Erkrankung (z. B. Demenz)
Medikamente	■ Sedativa ■ Opiate ■ Polypharmazie (≥4 Medikamente) ■ Digitoxin/Digoxin ■ Antidepressiva ■ Antihypertensiva (inklusive Nitrate)
Orthopädische bzw. rheumatologische Erkrankung	■ Arthrose ■ Arthritis ■ Spinalkanalstenose ■ Alters-bedingte Fußdeformitäten
„Schwindel“	■ typischerweise nicht-vestibulärer oder „Alters“-Schwindel ■ Orthostase
Seh- oder Hörminderung	■ bekannte oder undiagnostizierte Seh- oder Hörminderung
Toxineinfluss	■ Alkoholabusus ■ Benzodiazepinabusus ■ anderer Substanzabusus
Andere	■ peripher arterielle Verschlusskrankheit ■ chronische Organinsuffizienzen (z. B. Herz-, Nieren- und/oder Leberinsuffizienz) ■ Mangelernährung ■ Morbus Menière

Cave: Differentialdiagnostisch auch immer Synkope (siehe Seite 217) erwägen, da es bei unbeobachteten Stürzen schwierig ist, das Vorhandensein eines Bewusstseinsverlusts zu evaluieren!

<table>
<tr><td>Ursachen</td><td>
<table>
<tr><th colspan="2">Extrinsische Sturzursachen</th></tr>
<tr><td>Bauliche Ursachen</td><td>■ fehlender Handlauf
■ steile Stiegen
■ glatte oder nasse Böden
■ zu niedrige Türen
■ weite Wege zwischen Bett und Toilette</td></tr>
<tr><td>Gehhilfe</td><td>■ fehlende oder nicht ausreichende Gehhilfe</td></tr>
<tr><td>Kleidung</td><td>■ unangemessene Kleidung (z. B. zu lange Hosen)
■ kein festes Schuhwerk</td></tr>
<tr><td>Risikoverhalten</td><td>■ Benützen von Leitern
■ Tragen schwerer Gegenstände</td></tr>
<tr><td>Soziale Faktoren</td><td>■ alleinstehend
■ fehlende Unterstützung bei Aktivitäten des täglichen Lebens</td></tr>
<tr><td>Stolperfallen</td><td>■ Teppiche
■ Türschwellen
■ Kabel am Fußboden</td></tr>
</table>
</td></tr>
<tr><td>Anamnese</td><td>■ Umstände und potenzielle Ursache des Sturzes?
■ Symptome unmittelbar vor Sturzereignis?
■ Erster Sturz oder bereits wiederholte Stürze?
■ Basis- inklusive Medikamentenanamnese! (siehe Seite 77)
■ Extrinsische oder intrinsische Risikofaktoren? (siehe oben)

Häufig durch (Außen-)Anamnese zu komplettieren!</td></tr>
<tr><td>Diagnostik</td><td>Zusätzlich zur akuterkrankungs- oder verletzungsbezogenen Diagnostik:
■ nicht-invasive Blutdruckmessung im Liegen und Stehen (posturaler Blutdruckabfall?)
■ Evaluation des Gangbildes (Gangstörung?)</td></tr>
<tr><td>Kommentar</td><td>Hauptaufgabe des Notfallmediziners:
■ Diagnostik und Behandlung von traumatischen Sturzfolgen (siehe entsprechende Kapitel)
■ Identifikation von möglichen Auslösern des Sturzes durch entsprechende (Fremd-)Anamnese (Basisanamnese [siehe Seite 77] + Ursachen-spezifisch [siehe Ursachen])
■ Einleitung entsprechender Maßnahmen zur Identifikation bzw. Behandlung Sturz-auslösender Erkrankungen oder Prävention weiterer Stürze</td></tr>
<tr><td>Therapieplan nach Entlassung</td><td>■ Information Hausarzt und Empfehlungen (z. B. kritische Durchsicht der Medikamentenliste, Einleitung Physiotherapie, Vitamin-D-Supplementierung bzw. Osteoporose-Prophylaxe/-Therapie, Pflegeeinstufung)
■ bei dringendem V. a. Sturz-auslösende Erkrankung: Zuweisung zum entsprechenden Facharzt (z. B. Neurologe, Orthopäde, Ophthalmologe)
■ bei V. a. extrinsische Sturzursachen: Involvierung Sozialdienst</td></tr>
</table>

Literatur:

Carpenter CR, et al. Older Adult Falls in Emergency Medicine: 2019 Update. Clin Geriatr Med 2019; 35:205–219.

TENDOVAGINITIS

Definition	■ Entzündung einer Sehnenscheide ■ typischerweise betroffene Gelenkbereiche: Handgelenk, Fingergelenke
Ursachen	■ degenerativ bei repetitiver mechanischer (Über-)Belastung (z. B. durch Schreibtischsitzen, handwerkliche Tätigkeiten oder Musizieren) ■ im Rahmen einer rheumatologischen Erkrankung
Anamnese	■ Symptombeginn und -verlauf? ■ Repetitive Belastung oder Traumatisierung? ■ Beruf? ■ Beschwerdedauer? ■ Bisherige Behandlungsschritte? ■ Vorerkrankungen? (z. B. rheumatoide Arthritis)
Klinik	■ ziehende Schmerzen entlang des Sehnenverlaufs ■ Schwellung ■ Bewegungsschmerz
Monitoring	einmalig: Herzfrequenz, Atemfrequenz, nicht-invasiver Blutdruck, SpO_2, Temperatur
(Labor-)Diagnostik	keine
Wichtig / CAVE	**Sonderformen der Tendovaginitis:** ■ Tendovaginitis de Quervain (Tendovaginitis der Daumensehnen) ■ Tendovaginitis stenosans („Schnellender Finger")
Akutmaßnahmen	■ **Analgesie** (z. B. NSAR) ■ bei Beschwerdepersistenz: **einmalige Kortison-Injektion** (z. B. Methylprednisolon 20 mg + Bupivacain 0,25% 2 ml) in die Sehnenscheide ■ bei Resistenz auf konservative Therapie: **chirurgische Dekompression** ■ **Ruhigstellung** (z. B. mittels Schiene)
Therapieplan nach Entlassung	■ Rezeptieren der verordneten Medikamente und Heilmittelbehelfe (z. B. Schiene) ■ Ruhigstellung ■ Kontrolle beim Hausarzt oder Zuweisung zum Orthopäden/Unfallchirurgen (bei fehlendem Ansprechen auf konservative Therapie: Indikation zur chirurgischen Dekompression)

Literatur:

Buttaravoli P, et al. Musculoskeletal Emergencies. In: Buttaravoli P, et al. Minor Emergencies. Elsevier Saunders, Third Edition, 2012; 367–526.

THORAXSCHMERZ, MUSKULOSKELETTAL

Definition	Thoraxschmerz, welcher vom Achsenskelett, den Interkostalnerven oder der Thoraxwandmuskulatur ausgeht
Ursachen	■ vertebragener Thoraxschmerz (Cave: Wirbelkörperfraktur) ■ Interkostalneuralgie bzw. Radikulopathie (Differentialdiagnose: Frühstadium eines Herpes zoster) ■ Rippenfrakturen spontan oder nach Bagatell-Trauma (z. B. Osteoporose, Malignom) ■ Zerrung/Verletzung der Thoraxwand- oder Interkostalmuskulatur ■ rheumatologische Erkrankungen (inklusive Fibromyalgie) ■ **seltene Ursachen:** ▸ Kostochondritis (Entzündung der Rippenknorpel, meist 2.–5. Rippe betroffen, Sonderform: Tietze-Syndrom, 2. + 3. Rippe) ▸ SAPHO-Syndrom (sternokostoklavikuläre Synovitis/Osteitis, Akne, Pustulose der Handflächen/Fußsohlen)
Anamnese	■ Symptombeginn und -verlauf? ■ Schmerzqualität und -lokalisation? ■ Schmerzverstärkung durch welche Maßnahmen? ■ Belastungsabhängigkeit des Thoraxschmerzes? ■ Kardiovaskuläre Risikofaktoren inklusive Familienanamnese? ■ Z.n. Bagatelltrauma? ■ Bekannte Skoliose oder Wirbelsäulenerkrankung? ■ Rheumatologische Erkrankung? ■ Bekannte Osteoporose oder Malignom?
Klinik	■ stechender, nicht-belastungsabhängiger, gut lokalisierbarer Schmerz (positives Fingerzeichen bzw. gürtelförmig) ■ Verstärkung durch Inspiration, Husten und/oder Thoraxkompression/-palpation ■ paravertebraler Druckschmerz (z. B. bei vertebrogenem Thoraxschmerz) ■ lokalisierte Schwellung (z. B. parasternal auf Höhe der 2.–5. Rippe oder der 2. + 3. Rippe bei Tietze-Syndrom) ■ radikuläre, evtl. neuropathische Schmerzen bei Interkostalneuralgie (Differentialdiagnose: Frühstadium eines Herpes zoster)
Monitoring	einmalig: Herzfrequenz, Atemfrequenz, nicht-invasiver Blutdruck, SpO_2, Temperatur
(Labor-)Diagnostik	■ 12-Kanal-EKG (zum Ausschluss eines Akuten Koronarsyndroms) ■ bei V. a. Wirbelkörper- oder Rippenfraktur: Wirbelsäulen- oder Thoraxröntgen in zwei Ebenen ■ bei Unsicherheit bzw. zum Ausschluss eines Akuten Koronarsyndroms: Routineblut + Troponin T (siehe Seite 240)
Wichtig / CAVE	■ Bei Fehlen von klassischen Symptomen ist der muskuloskelettale Thoraxschmerz eine Ausschlussdiagnose! ■ Cave: Der muskuloskelettale Thoraxschmerz ist eine der gefährlichsten Diagnosen der Akutmedizin! Differentialdiagnostisch gilt es, immer an gefährliche Diagnosen (z. B. Akutes Koronarsyndrom) zu denken! Dies ist insbesondere bei postmenopausalen Frauen sowie Diabetikern wichtig! ■ Dies gilt es auch bei der Empfehlung zur weiteren Versorgung des Patienten (z. B. im Zweifel liberale Abklärung einer koronaren Herzerkrankung) zu bedenken! ■ In manchen Fällen ist der muskuloskelettale Schmerz nur ein Symptom einer zugrundeliegenden Erkrankung: in diesen Fällen weitere Abklärung erforderlich!

Akutmaßnahmen	**Analgesie** (z. B. Diclofenac und Orphenadrin 250 ml KI [oder: Dexibuprofen 400 mg p.o.])
Therapieplan nach Entlassung	▪ Rezeptieren der verordneten Medikamente und Heilmittelbehelfe (z. B. Rippenstützgürtel; Cave: nicht bei Patienten mit COPD oder chronischen Lungenerkrankungen) ▪ körperliche Schonung für wenige Tage ▪ wenn gewünscht: Zuweisung zur Physiotherapie ▪ Kontrolle beim Hausarzt ▪ im Zweifel: Zuweisung zum Internisten oder Kardiologen zur Abklärung einer koronaren Herzerkrankung

Literatur:

Ayloo A, et al. Evaluation and treatment of musculoskeletal chest pain. Prim Care Clin Office Pract 2013; 40:863–887.
Winzenberg T, et al. Musculoskeletal chest wall pain. Australian Family Physician 2015; 44:540–544.

TRIGEMINUSNEURALGIE

Definition	blitzartig einschießender Gesichtsschmerz im Versorgungsgebiet des Nervus trigeminus von wenigen Sekunden Dauer und mit bis zu 100 Schmerzereignissen pro Tag
Ursachen	▪ klassisch: vaskuläre Kompression und progressive Demyelinisierung der Wurzel des Nervus trigeminus (in 80% durch die Arteria cerebelli superior) ▪ symptomatisch/sekundär: Multiple Sklerose, lokale Raumforderung (z. B. Meningeom, Schwannom), Hirnstammischämie
Anamnese	▪ Symptombeginn und -verlauf? ▪ Schmerzlokalisation? ▪ Auslöser? (z. B. Berührung, Kauen, Gesichtwaschen) ▪ Bekannte Trigeminusneuralgie? ▪ Bekannte Multiple Sklerose oder neurologische Erkrankung?

Klinik

Diagnosekriterien der International Headache Society		
	Klassische Trigeminusneuralgie	**Symptomatische Trigeminusneuralgie**
A	paroxysmale Schmerzattacken von Bruchteilen einer Sekunde bis zu 2 Minuten Dauer, die einen oder mehrere Äste des Nervus trigeminus betreffen und die Kriterien B und C erfüllen	paroxysmale Schmerzattacken von Bruchteilen einer Sekunde bis zu 2 Minuten Dauer mit oder ohne Dauerschmerz zwischen den Paroxysmen, die einen oder mehrere Äste des Nervus trigeminus betreffen und die Kriterien B und C erfüllen
B	Schmerz weist ≥1 der folgenden Charakteristika auf: ▪ starke Intensität, scharf, oberflächlich, stechend ▪ ausgelöst über einer Triggerzone oder durch Triggerfaktoren	Schmerz weist ≥1 der folgenden Charakteristika auf: ▪ starke Intensität, scharf, oberflächlich, stechend ▪ ausgelöst über einer Triggerzone oder durch Triggerfaktoren
C	Attacken folgen beim einzelnen Patienten einem stereotypen Muster	Attacken folgen beim einzelnen Patienten einem stereotypen Muster
D	klinisch ist kein neurologisches Defizit nachweisbar	Nachweis einer ursächlichen Läsion anders als eine vaskuläre Kompression mittels spezieller Untersuchungsmethoden und/oder operativer Exploration der hinteren Schädelgrube
E	nicht auf eine andere Erkrankung zurückzuführen	

Hinweise auf eine symptomatische/sekundäre Trigeminusneuralgie:

- jüngere Patienten
- Befall des V1-Astes oder bilaterale Neuralgien
- Sensibilitätsstörungen im Versorgungsbereich des betroffenen Trigeminusastes
- Reflexabschwächung oder -verlust (Kornealreflex bei Befall des V2-Astes, Masseter-Reflex bei Befall des V3-Astes)
- fehlende Schmerzfreiheit zwischen den Attacken

Monitoring

einmalig: Herzfrequenz, Atemfrequenz, nicht-invasiver Blutdruck, SpO_2, Temperatur

(Labor-)Diagnostik

keine

Akutmaßnahmen

Akuttherapie:

- **Phenytoin** 250 mg KI

Prophylaxe:

- **Carbamazepin** (Beginn mit 2 x 200 mg/Tag p.o. und Steigerung im Verlauf)
- bei Therapieversagen auf Carbamazepin: Therapieversuch mit Oxcarbazepin (3 x 300 mg/Tag p.o.), Baclofen (1 x 25 mg/Tag p.o.), Lamotrigin (1 x 25 mg/Tag p.o.), Gabapentin (3 x 300 mg/Tag p.o.) oder Pregabalin (2 x 75 mg/Tag p.o.); Dosen jeweils im Verlauf steigern

Kommentar	**Prognose:** ■ Ca. ein Drittel der Patienten erleidet eine einmalige Episode. ■ Zwei Drittel der Patienten weisen einen progredienten Verlauf auf (mit intermittierenden Spontanremissionen).
Therapieplan nach Entlassung	■ Rezeptieren der verordneten Medikamente ■ Überweisung zum cMRT (bei Erstdiagnose) ■ Zuweisung zum Neurologen (insbesondere bei V. a. symptomatische/ sekundäre Trigeminusneuralgie)

Literatur:

Bendtsen L, et al. European Academy of Neurology guideline on trigeminal neuralgia. Eur J Neurol 2019; 26:831–849.
Leitlinien für Diagnostik und Therapie in der Neurologie, 4. überarbeitete Auflage, 2008:654ff.

TROMMELFELLRUPTUR

unter Mitarbeit von Prim. Dr. Paul Zwittag, MBA, MSc

Definition	traumatisch bedingter Einriss des Trommelfells
Ursachen	■ direkte Gewalteinwirkung (z. B. Wattestäbchen, Nadel, Knall-, Explosions- oder Barotrauma) ■ indirekte Gewalteinwirkung (z. B. Schlag auf das Ohr, Sturz auf das Wasser, Tauchunfall)
Anamnese	■ Symptombeginn und -verlauf? ■ Fieber? ■ Otorrhö? ■ Fremdverschulden? ■ Bei V. a. Missbrauch: Patientensicherheit nach Entlassung?
Klinik	■ stechender Schmerz mit rascher Besserung ■ Hörminderung ■ evtl. Tinnitus, Übelkeit ± Erbrechen oder Vertigo ■ systemische Infektionszeichen weisen auf sekundäre Infektion hin
Monitoring	einmalig: Herzfrequenz, Atemfrequenz, nicht-invasiver Blutdruck, SpO_2, Temperatur
(Labor-)Diagnostik	Otoskopie
Wichtig / CAVE	Perforationen/Verletzungen im Bereich des oberen posterioren Quadranten gehen am häufigsten mit Verletzungen der Gehörknöchelchen einher!
Akutmaßnahmen	■ **Ohrwatte** ■ bei Schmerzen: **Analgesie** (z. B. Dexibuprofen 200 mg p.o.) ■ bei Übelkeit: **Antiemetika** (z. B. Metoclopramid 10 mg i.v. oder p.o.) ■ bei Vertigo: **Dimenhydrinat** 50 mg p.o. oder 150 mg KI ■ bei Fieber oder systemischen Infekthinweisen: **Antibiose** (z. B. Amoxicillin/ Clavulansäure 3 x 875/125 mg/Tag p.o. für 5 Tage)
Kommentar	■ Keine Ohrentropfen aufgrund potenzieller Ototoxizität! ■ Keine Manipulation (z. B. Entfernung von Blutkoageln oder potenziell perforierende Fremdkörper) in Trommelfellnähe (nur durch HNO-Facharzt)!

Therapieplan nach Entlassung	▪ Rezeptieren der verordneten Medikamente ▪ Ohr trocken halten (Ohrwatte), insbesondere beim Duschen ▪ Badeverbot bzw. Kopfuntertauchverbot ▪ Zuweisung zum HNO-Facharzt

Literatur:
Deutsche Gesellschaft für Allgemeinmedizin und Familienmedizin. S2k-Leiltinie. Ohrenschmerzen. AWMF-Register-Nr.: 053/009, 2014.

VENENTHROMBOSE, OBERFLÄCHLICH

unter Mitarbeit von Univ.-Prof. DDr. Wolfram Hötzenecker, MBA

Definition	Entzündung und Thrombose einer oberflächlichen Vene an den unteren oder oberen Extremitäten ▪ Thrombophlebitis superficialis (z. B. durch Venenverweilkanülen, medikamenten-/infusionslösungsbedingte Reizung, maligne Grunderkrankung, Autoimmunerkrankung, Thrombophilie) ▪ Varikophlebitis (Thrombophlebitis einer Varize) ▪ Thrombophlebitis saltans (z. B. assoziiert mit Malignom oder Tuberkulose)
Ursachen	▪ idiopathisch ▪ iatrogen (z. B. durch Venenverweilkanüle) ▪ traumatisch ▪ paraneoplastisch ▪ (para-)infektiös ▪ im Rahmen einer Systemerkrankung
Anamnese	▪ Symptombeginn und -verlauf? ▪ Hinweis auf Thrombophlebitis saltans? ▪ Z.n. Venenverweilkanüle? ▪ Bekanntes Malignom oder Tuberkulose? ▪ Bekannte Varizen?
Klinik	▪ schmerzhafter, verhärteter Venenstrang und/oder Varixknoten ▪ Rötung ▪ Überwärmung ▪ Schwellung ▪ evtl. Fieber (V. a. infektiöse Thrombophlebitis)
Monitoring	einmalig: Herzfrequenz, Atemfrequenz, nicht-invasiver Blutdruck, SpO_2, Temperatur
(Labor-)Diagnostik	▪ Kompressions-Sonographie (Länge der Thrombose? transfasziales Thrombuswachstum?) ▪ bei V. a. infektiöse Thrombophlebitis: Routinelabor
Wichtig / CAVE	▪ Die Thrombose der Vena femoralis superficialis entspricht einer tiefen Beinvenenthrombose. ▪ Bei ausgedehnten oberflächlichen Thrombosen liegen bei einem Drittel der Patienten tiefe Venenthrombosen und bei 4% Pulmonalarterienembolien vor!

Akutmaßnahmen	**Thrombuslänge <5 cm:** ▪ **Kühlung** ▪ **Analgesie** (z. B. NSAR) ▪ **Heparin-Gel** 2–3x/Tag ▪ **Kompressionstherapie** (z. B. Kompressionsbandagen oder Kompressionsstrumpf der Klasse 2) ▪ bei kurzstreckiger Varizenthrombose: **Stichinzision + Thrombusexpression** **Thrombuslänge >5 cm oder transfasziales Thrombuswachstum:** ▪ **Fondaparinux** 2,5 mg/Tag s.c. oder **Enoxaparin** 40 mg/Tag s.c. für 4 Wochen **Tiefe Venenthrombose:** siehe Seite 706 **Bei infektiöser Thrombophlebitis:** ▪ zusätzlich: **Cefalexin** 3 x 1.000 mg/Tag p.o. für 5–7 Tage
Therapieplan nach Entlassung	▪ Rezeptieren der verordneten Medikamente und Heilmittelbehelfe (z. B. Kompressionsverband oder Kompressionsstrumpf der Klasse 2) ▪ Fortsetzung der Kompressionstherapie ▪ Kontrolle beim Hausarzt oder Zuweisung zum Dermatologen oder Angiologen (bei Thrombuslänge >5 cm, transfaszialem Thrombuswachstum oder infektiöser Thrombophlebitis)

Literatur:

Hach-Wunderle V, et al. S2k-Leitlinie. Diagnostik und Therapie der Venenthrombose und der Lungenembolie. AWMF-Register-Nr.: 065/002, 2015.

VENENTHROMBOSE, TIEF

unter Mitarbeit von Univ.-Prof. DDr. Wolfram Hötzenecker, MBA

Definition	▪ Thrombusformation im tiefen Venensystem der oberen oder unteren Extremität (inklusive Beckenvenen) ▪ Phlegmasia coerulea dolens: Verschluss der kompletten venösen Ausstrombahn einer Extremität mit konsekutiver arterieller Minderperfusion
Ursachen	**Virchow-Trias:** ▪ reduzierte Strömungsgeschwindigkeit des Blutes (z. B. durch Wegfall der Muskelpumpe bei Immobilisierung oder Lähmung) ▪ Endothelalteration (z. B. Sepsis, Z.n. [lokalem] Trauma) ▪ erhöhte Blutviskosität (z. B. erhöhter Hämatokrit, Thrombophilie)

Anamnese	■ Symptombeginn und –verlauf? ■ Z.n. Pulmonalarterienembolie oder tiefer (Bein-)Venenthrombose? ■ Flug- oder längere Autoreise in den letzten 48–72 Stunden? ■ Medikamente? (z. B. Kortison, orale Antikoagulation, Chemotherapie, Erythropoietin, Hormontherapie) ■ Vorerkrankungen? (z. B. Malignom, Adipositas, Diabetes mellitus) ■ Schwangerschaft? ■ Immobilisation oder OP in den letzten 3 Monaten? ■ Schwere Erkrankung oder Hospitalisation in den letzten Wochen? ■ Lokales Trauma der betroffenen Extremität? ■ Ausreichende Flüssigkeitszufuhr bzw. Dehydratation?
Klinik	**Beim mobilen Patienten typisch an der betroffenen Extremität:** ■ Schwellung (Umfangsdifferenz kontralateral ≥3 cm) (Cave: Oberschenkelthrombose führt zur Schwellung des Unterschenkels, Beckenvenenthrombose führt zur Schwellung des gesamten Beins) ■ Überwärmung ■ bläuliche bzw. rote Verfärbung ■ Pitting Edema (glänzende Haut) ■ Spannungsgefühl ■ Schmerzen ■ Schmerzen bei Druck auf Leiste, Kniekehle, Wade oder Fußsohle ■ sichtbare oberflächliche Venen („Warnvenen“) ■ subfebrile Temperaturen Cave: Bei bettlägerigen Patienten verläuft die tiefe Beinvenenthrombose häufig oligo- oder asymptomatisch! **Phlegmasia coerulea dolens:** ■ starke Schmerzen ■ massive Schwellung des gesamten Beins ■ livide, zyanotische Verfärbung des Beins ■ Pulslosigkeit ■ Parästhesien bzw. Gefühlsstörung ■ Schwäche
Monitoring	einmalig: Herzfrequenz, Atemfrequenz, nicht-invasiver Blutdruck, SpO_2, Temperatur
(Labor-)Diagnostik (siehe Algorithmus)	■ Routinelabor ■ Wells-Score ■ D-Dimer bei Wells-Score <2 Punkte (geringes Risiko) ■ Kompressionssonographie bei Wells-Score ≥2 Punkte oder D-Dimer über Alters-adjustiertem Cut-off (Alter in Jahren/100: Cut-off in mg/l)

<table>
<tr><td>Wichtig / CAVE</td><td>
<table>
<tr><th colspan="2">Wells-Score (für tiefe Venenthrombose der unteren Extremität)</th></tr>
<tr><th></th><th>Punkte</th></tr>
<tr><td>aktive Tumorerkrankung</td><td>1</td></tr>
<tr><td>Lähmung oder kürzliche Immobilisation eines oder beider Beine</td><td>1</td></tr>
<tr><td>Bettruhe (>3 Tage) und/oder große Chirurgie (<12 Wochen)</td><td>1</td></tr>
<tr><td>Schmerz/Verhärtung entlang der tiefen Venen</td><td>1</td></tr>
<tr><td>Schwellung ganzes Bein</td><td>1</td></tr>
<tr><td>Unterschenkelschwellung ≥3 cm gegenüber Gegenseite</td><td>1</td></tr>
<tr><td>eindrückbares Ödem am symptomatischen Bein</td><td>1</td></tr>
<tr><td>Kollateralvenen</td><td>1</td></tr>
<tr><td>frühere, dokumentierte tiefe Beinvenenthrombose</td><td>1</td></tr>
<tr><td>alternative Diagnose ebenso wahrscheinlich wie tiefe Beinvenenthrombose</td><td>-2</td></tr>
</table>
</td></tr>
<tr><td>Akutmaßnahmen</td><td>
▪ bei Schmerzen: Analgesie (Cave: keine NSAR)
▪ therapeutische Antikoagulation mit niedermolekularen Heparinen (z. B. Enoxaparin 2 x 1 mg/kg/Tag s.c.)
▪ Kompressionsbandage oder Kompressionsstrumpf der Klasse 2
▪ Phlegmasia coerulea dolens: interventionelle oder chirurgische Revaskularisation + stationäre Aufnahme
</td></tr>
<tr><td>Kommentar</td><td>
▪ Diagnostik Pulmonalarterienembolie bei klinischem Verdacht: siehe Seite 444
▪ stationäre Aufnahme bei nicht erhaltener Mobilität
▪ Die asymptomatische tiefe Beinvenenthrombose sollte ebenso wie die symptomatische tiefe Beinvenenthrombose behandelt, d. h. therapeutisch antikoaguliert werden.
</td></tr>
<tr><td>Therapieplan nach Entlassung</td><td>
▪ Rezeptieren der verordneten Medikamente und Heilmittelbehelfe (z. B. Kompressionsstrumpf)
▪ Fortsetzung der Kompressionstherapie
▪ keine Immobilisierung
▪ Zuweisung zum Dermatologen oder Angiologen
</td></tr>
</table>

Literatur:

Hach-Wunderle V, et al. S2k-Leitlinie. Diagnostik und Therapie der Venenthrombose und der Lungenembolie. AWMF-Register-Nr.: 065/002, 2015.

VENÖSE INSUFFIZIENZ, CHRONISCH UND ASSOZIIERTE PROBLEME

unter Mitarbeit von Univ.-Prof. DDr. Wolfram Hötzenecker, MBA

Definition	Folgeerscheinung von chronischen Venenerkrankungen (inklusive Varikosis) der unteren Extremität

Ursachen	**Häufige mit der chronisch venösen Insuffizienz assoziierte Pathologien:** ▪ Beinödeme (ein- oder beidseitig) ▪ Stauungsdermatitis ▪ Ulcus cruris venosum ▪ Varizenblutung ▪ oberflächliche Venenthrombose (siehe Seite 705)
Anamnese	▪ Symptombeginn und -verlauf? ▪ Abendliche Befundaggravierung? ▪ Pruritus? ▪ Wadenkrämpfe? ▪ Bekannte Varizen? ▪ Bekannte Herz-, Nieren- oder Lebererkrankung?
Klinik	▪ **Allgemein:** ▸ Beinödeme (ein- oder beidseitig) ▸ Schmerzen (besonders abends bzw. nach langem Stehen) ▸ Spannung ▸ Pruritus ▸ Wadenkrämpfe ▸ bei chronisch venöser Insuffizienz: Hyperpigmentierung ▪ **Stauungsdermatitis:** ▸ Hautrötung (typischerweise über Tibia und Unterschenkelvorderseite) ▸ Pruritus ▸ Schuppung ▸ bei schwerer Form: Einrisse + wässrige Sekretion ▸ auf klinische Zeichen einer Sekundärinfektion achten ▪ **Ulcus cruris venosum:** ▸ typische Lokalisation: Unterschenkelinnenseite oberhalb des Innenknöchels ▸ häufig groß ▸ Wundgrund: Granulationsgewebe mit Belägen ▸ Wundränder: irregulär ▸ variable Schmerzen ▸ auf klinische Zeichen einer Sekundärinfektion achten (bakterielle Kontamination häufig)
Monitoring	einmalig: Herzfrequenz, Atemfrequenz, nicht-invasiver Blutdruck, SpO_2, Temperatur
(Labor-)Diagnostik	bei klinisch relevantem Blutverlust durch Varizenblutung: venöse Blutgasanalyse + Routineblut
Wichtig / CAVE	▪ Differentialdiagnosen der ein- und beidseitigen Beinschwellung beachten (siehe Seite 100 + 103)! ▪ Bei Patienten mit Autoimmunerkrankungen (insbesondere chronisch entzündlicher Darmerkrankung) und einem Beinulkus differentialdiagnostisch an ein Pyoderma gangraenosum denken!
Akutmaßnahmen	**Allgemeine Therapiemaßnahmen:** ▪ **Kompressionstherapie** (z. B. Kompressionsbandagen oder Kompressionsstrumpf der Klasse 2) **Spezifische Therapien:** ▪ bei Varizenblutung: **Druckverband** ▪ bei Stauungsdermatitis: **Clobetasol-Creme** 2x/Tag ▪ bei Ulcus cruris venosum: **Reinigung** (z. B. mit Octenidin-Phenoxyethanol-Lösung), **Wundversorgung** (z. B. Alginat ± Silberbeschichtung) **+ Kompressionsstrumpf der Klasse 3** ▪ bei Wundinfektion: siehe Seite 712

Kommentar	**Kontraindikationen gegen Kompressionstherapie:** ■ absolut: höhergradige peripher arterielle Verschlusskrankheit (inklusive akute Beinischämie) ■ relativ: Herzinsuffizienz, Erysipel, peripher arterielle Verschlusskrankheit Grad I oder II, periphere Neuropathie (Kompressionsstrumpf der Klasse 1 möglich)
Therapieplan nach Entlassung	■ Rezeptieren der verordneten Medikamente und Heilmittelbehelfe (z. B. Kompressionsstrümpfe) ■ Fortführung der Kompressionstherapie ■ wann immer möglich: Hochlagerung ■ 3S-3L-Regel: „Sitzen und stehen ist schlecht, lieber laufen oder liegen!" ■ Zuweisung zum Dermatologen oder Angiologen (Sklerosierung von Varizen nach Blutung, Prüfung Indikation zur interventionellen oder chirurgischen Varizensanierung)

Literatur:

Pannier F, et al. S2k-Leitlinie. Diagnostik und Therapie der Varikose. AWMF-Register-Nr.: 037/018, 2019.

VOCAL CORD DYSFUNCTION

unter Mitarbeit von Prim. Dr. Paul Zwittag, MBA, MSc

Definition	intermittierende, funktionelle, Dyspnoe-verursachende laryngeale Obstruktion während der In- und/oder Exspiration
Ursachen	■ somatische Trigger (z. B. virale Infektion, gastroösophagealer Reflux, Rauch, Staub, Gerüche, Irritanzien, Chlor) ■ Anstrengungs- oder Sport-induziert ■ psychiatrische Ursache
Anamnese	■ Symptombeginn und -verlauf? ■ Fremdkörperaspiration? ■ Allergenexposition? ■ Bekannte somatische Trigger? ■ Bekanntes (schwer behandelbares) Asthma? ■ Bekannte psychiatrische Erkrankung?
Klinik	■ akuter Beginn ■ Dauer über wenige Minuten bis Stunden (Selbstlimitation) ■ in- und/oder exspiratorischer monophoner (!) Stridor ■ Erstickungsangst (mit Hand am Hals) ■ Heiserkeit ■ keine Besserung auf Bronchodilatatoren- oder Adrenalin-Inhalation ■ normale Sauerstoffsättigung und arterielle Blutgasanalyse ■ keine klinischen Hinweise auf typische Ursachen eines inspiratorischen Stridors (z. B. Zungenschwellung, Raumforderung Hals, Vigilanzminderung) ■ keine systemischen Krankheitszeichen wie Fieber oder Urtikaria
Monitoring	einmalig: Herzfrequenz, Atemfrequenz, nicht-invasiver Blutdruck, SpO_2, Temperatur
(Labor-)Diagnostik	■ venöse/arterielle Blutgasanalyse ■ flexible Laryngoskopie

Wichtig / CAVE	■ Ausschluss von lebensbedrohlichen Erkrankungen wie Asthma, Rekurrensparese oder andere Larynxpathologien ■ Häufig als schwer therapierbares Asthma oder inspiratorischer Stridor missinterpretiert
Akutmaßnahmen	■ **Beruhigung bzw. Ablenkung** ■ **Atemübungen:** Inspiration durch Nase und Exspiration über Lippenbremse (oder: Esmarch-Handgriff oder Zunge herausstrecken) ■ Ultima Ratio: **Sedierung** (z. B. Midazolam mg-weise oder: Esketamin 0,5 mg/kg i.v.)
Therapieplan nach Entlassung	■ Aufklärung über funktionelle Erkrankungsgenese ■ Information zu Atemübungen ■ Zuweisung zum HNO-Facharzt

Literatur:

Denipah N, et al. Acute Management of Paradoxical Vocal Fold Motion (Vocal Cord Dysfunction). Ann Emerg Med 2016; 69:18–23.

VULVOVAGINALCANDIDOSE

Definition	Infektion der Vagina und des Vestibulums mit Candida spp., welche sich auf die Außenseite der kleinen Labien, der großen Labien sowie auf die Interkrural- und Perianalregion ausdehnen kann
Ursachen	■ bei prämenopausalen, schwangeren, asymptomatischen, gesunden Frauen: zumeist Candida albicans ■ bei postmenopausalen oder immunsupprimierten (inklusive Diabetes mellitus) Frauen: auch Non-albicans-Candida-Arten (z. B. Candida glabrata, Candida krusei, Candida tropicalis) ■ **Risikofaktoren:** ► Diabetes mellitus ► Z.n./b. Antibiotika-Therapie ► Immunsuppression (inklusive HIV) ► vaginale Mikrobiota ► hormonelle Faktoren ► Östrogen-haltige Kontrazeptiva ► Oralverkehr ► genetische Faktoren
Anamnese	■ Symptombeginn und -verlauf? ■ Frühere Episoden bzw. chronische Vulvovaginalcandidose? ■ Z.n./b. Antibiotika-Therapie? ■ Risikofaktoren? (siehe oben)
Klinik	■ Juckreiz ■ vaginale Rötung ■ Brennen ■ Dysurie ■ Dyspareunie ■ weißlicher vaginaler Fluor (dünnflüssig bis flockig)

Monitoring	einmalig: Herzfrequenz, Atemfrequenz, nicht-invasiver Blutdruck, SpO_2, Temperatur
(Labor-)Diagnostik	▪ mikroskopische Untersuchung des Fluors mittels Kochsalzlösung (oder 10%iger Kaliumhydroxid-Lösung) ▪ bei Immunsuppression, rezidivierender/chronischer Vulvovaginalcandidose oder unklarem Befund: Abstrich + mikrobiologische Kultur
Akutmaßnahmen	▪ bei Erstmanifestation oder schwangeren Patientinnen: **Clotrimazol-Vaginaltabletten** 1 x 200 mg/Tag für 3 Tage (oder: Econazol-Vaginalzäpfchen 1 x 150 mg/Tag für 3 Tage) ▪ bei rezidivierender oder chronischer Vulvovaginalcandidose: **Fluconazol** 1 x 150 mg p.o. (Einmalgabe) ▪ bei Immunsuppression: **Fluconazol** 1 x 100 mg/Tag p.o. für 14 Tage
Kommentar	Bei schwangeren Patientinnen, insbesondere im ersten Trimenon, systemische Fluconazol-Therapie aufgrund eines erhöhten Frühgeburts- bzw. Fehlbildungsrisikos vermeiden!
Therapieplan nach Entlassung	▪ Rezeptieren der verordneten Medikamente ▪ Kontrolle beim Hausarzt oder Zuweisung zum Gynäkologen (bei ausgedehntem Befund bzw. rezidivierender/chronischer Vulvovaginalcandidose)

Literatur:

Deutsche Gesellschaft für Gynäkologie und Geburtshilfe (DGGG), Österreichische Gesellschaft für Gynäkologie und Geburtshilfe (OEGGG), Schweizerische Gesellschaft für Gynäkologie und Geburtshilfe (SGGG). S2k-Leitlinie. Vulvovaginalkandidose (ausgenommen chronisch mukokutane Kandidose). AWMF-Register-Nr.: 015/072, 2020.

WUNDE, CHRONISCH/NICHT-TRAUMATISCH

unter Mitarbeit von Univ.-Prof. DDr. Wolfram Hötzenecker, MBA

Definition	Läsion der Haut infolge einer nicht-traumatologischen Ursache
Ursachen	**Für die Akut- und Notfallmedizin relevant:** ▪ Dekubitus (Ursache: lokaler Druck führt zur Kompression der Blutgefäße und in weiterer Folge zur Haut-/Gewebeischämie) ▪ diabetisches Fuß-Syndrom (Ursache: diabetische Neuropathie führt zu Sensibilitätsstörung, Druck führt zur Haut-/Gewebeischämie) ▪ sekundäre Wundinfektion (bakterielle, selten Pilz-Infektion einer nicht-traumatischen, chirurgischen oder traumatischen Wunde) ▪ Ulcus cruris venosum (siehe Seite 708)
Anamnese	▪ Symptombeginn und -verlauf? ▪ Ursache der Wunde? ▪ Bisherige Therapie? ▪ Bettlägerigkeit? ▪ Bekannter Diabetes mellitus? ▪ Fieber?

Klinik	**Diabetisches Fuß-Syndrom:** ▪ reduzierte/fehlende Schmerz-, Druck- und/oder Temperaturempfindung ▪ typische Wundlokalisation: Zehenspitze, Metatarsalköpfchen, Ferse (Malum perforans) ▪ häufig kleine, aber tiefe Wunde ▪ überschießende Hornhautbildung um das Ulkus herum ▪ Ulkustiefe mittels Pinzette/Sonde prüfen (bei Knochenkontakt V. a. Osteomyelitis)

Graduierung bzw. Beschreibung nach der PEDIS-Klassifikation	
Perfusion	
Grad 1	keine Symptome oder Hinweise auf peripher arterielle Verschlusskrankheit
Grad 2	Symptome einer peripher arteriellen Verschlusskrankheit ohne kritische Ischämie
Grad 3	kritische Ischämie
Extent (Ausdehnung)	Fläche in cm^2
Depth (Tiefe)	
Grad 1	oberflächliches Ulkus/Erosion
Grad 2	Ulkus, das in die tiefen Hautschichten reicht
Grad 3	tief reichendes Ulkus (auf Sehnen, Knorpel, Knochen)
Infektion	
Grad 1	keine Symptome oder klinischen Zeichen
Grad 2	Entzündung der Haut oder des Subkutangewebes
Grad 3	ausgeprägtes Erythem, Infektion bis in tiefe Gewebeschichten reichend
Grad 4	systemische Symptome (z. B. Tachykardie, Tachypnoe, Fieber, Leukozytose)
Sensation	
Grad 1	keine Einschränkung der Sensibilität
Grad 2	eingeschränkte Sensibilität (z. B. diabetische Polyneuropathie)

Dokumentation beispielhaft: P2E3D2I3S2

Dekubitus:
- Grad I: nicht wegdrückbare, umschriebene Rötung bei intakter Haut
- Grad II: flaches, offenes Ulkus mit einem rot bis rosafarbenen Wundbett
- Grad III: Zerstörung aller Hautschichten, subkutanes Fett sichtbar
- Grad IV: totaler Gewebeverlust mit freiliegendem Knochen, Sehnen und/oder Muskel

Klinische Zeichen einer sekundären Wundinfektion:
- Eiteraustritt
- Zellulitis (Rötung und Ödem der Haut und Unterhaut)
- vermehrte, verfärbte und/oder übelriechende Wundsekretion
- Zersetzung des Wundgrundes
- deutlich verzögerte Wundheilung
- evtl. systemische Infekthinweise: Fieber, Schwäche, Tachykardie, Tachypnoe

Monitoring	einmalig: Herzfrequenz, Atemfrequenz, nicht-invasiver Blutdruck, SpO_2, Temperatur
(Labor-)Diagnostik	▪ bei Infektverdacht: Wundabstrich zur mikrobiologischen Analyse ▪ bei Fieber: 2 Blutkulturen (jeweils aerob und anaerob) ▪ bei V. a. Osteomyelitis: Röntgen + MRT (im Intervall) ▪ bei V. a. Ischämie: Duplex-Sonographie Beinarterien

Akutmaßnahmen	■ bei Schmerzen: **Analgesie** ■ bei Hinweisen auf Wundinfektion: **Wunde spülen und desinfizieren** (z. B. mit Octenidin-Phenoxyethanol-Lösung) ■ **Wundverband** ■ bei großen und/oder komplexen Wunden: **stationäre Aufnahme** ■ bei Dekubitus: **Alginatverband + Druckentlastung** ■ bei diabetischem Fuß-Syndrom: **intravenöse Antibiose** (Ampicillin/Sulbactam 3 g KI; bei Vorbehandlung: Piperacillin/Tazobactam 4/0,5 g KI) **+ stationäre Aufnahme ± chirurgische Wundversorgung** ■ bei systemischen Infekthinweisen: **Antibiose** z. B. mit Amoxicillin/Clavulansäure 3 x 875/125 mg/Tag p.o. (bei relevanter Erkrankungsschwere: Ampicillin/Sulbactam 3 g KI + stationäre Aufnahme)
Therapieplan nach Entlassung	■ Rezeptieren der verordneten Medikamente und Heilmittelbehelfe ■ Kontrolle beim Hausarzt oder Zuweisung zum Dermatologen bzw. Chirurgen

Literatur:

Protz K, et al. Moderne Wundversorgung. Elsevier, 2019.

WUNDE, TRAUMATISCH

Definition	Verletzung der Haut durch externe Gewalteinwirkung
Ursachen	■ stumpf (häufig: Schürfwunde, Rissquetschwunde; bei älteren Patienten: Ablederung) ■ Schnittverletzung ■ penetrierend (z. B. Nagel, Stichverletzung) ■ Bissverletzung (z. B. Tier, Mensch) ■ Verbrennung/Verbrühung (siehe Seite 500)
Anamnese	■ Unfallzeitpunkt? ■ Unfallmechanismus? ■ Kontamination der Wunde? ■ Glas oder Porzellan involviert? ■ Sensomotorische Ausfälle? (Umfang und Verlauf) ■ Begleitverletzungen? ■ Drogen-/Alkoholintoxikation? ■ Tetanusimpfstatus? ■ Letzte Nahrungsaufnahme? ■ Fremdverschulden? ■ Patientensicherheit nach Entlassung?
Klinik	■ Schmerzen ■ Hämatom ■ Schwellung ■ Blutung (Blutverlust variabel von minimal bis massiv) ■ Verschmutzung (inklusive Fremdkörper) ■ bei Sehnenverletzungen: motorisches Defizit trotz Muskelkontraktion ■ bei Nervenverletzung: sensomotorisches Defizit (siehe Seite 668) ■ bei Gefäßverletzung: Blutung + peripheres Pulsdefizit oder Ischämiehinweise ■ evtl. Infektionshinweise (z. B. Rötung, Überwärmung, Belag, Eiter, übermäßige Schmerzen)

Monitoring	einmalig: Herzfrequenz, Atemfrequenz, nicht-invasiver Blutdruck, SpO_2, Temperatur
(Labor-)Diagnostik	■ bei relevanter Blutung: venöse/arterielle Blutgasanalyse, Routinelabor, Type & Screen + 2–6 Erythrozytenkonzentrate bereitstellen ■ bei Infektverdacht: Wundabstrich zur mikrobiologischen Analyse ■ bei Verdacht auf knöcherne Beteiligung oder Fremdkörper: Röntgen in 2 Ebenen ■ bei Verdacht auf Verletzung größerer Gefäße: CT-Angiographie ■ bei menschlicher Bissverletzung: siehe Seite 665
Akutmaßnahmen	■ bei relevanter Blutung: siehe Seite 62 ■ **Analgesie** ■ **Wundinspektion** (Größe? Art? genaue Dokumentation!) ■ **Wundexploration** in Lokalanästhesie + **Spülung** (mit NaCl 0,9% oder Octenidin-Phenoxyethanol-Lösung) ± **Debridement bzw. Fremdkörperentfernung** ■ **Wundverband** ■ evtl. **Tetanusprophylaxe** (siehe Seite 744) ■ bei kleineren Wunden: **Wundverschluss primär** mit selbstklebenden Wundnahtstreifen, Acryl-Hautkleber, Klammern oder Nähten (Nahtmaterial Kopfhaut: nicht-resorbierbares Polyester 2/0, Gesicht: nicht-resorbierbares Polypropylen 6/0, Stamm oder Extremitäten: nicht-resorbierbares Polypropylen 4/0) ■ bei großen Wunden oder bei Beteiligung von Sehnen, Nerven ± Gefäßen (inklusive Bisswunden, „Fight Bites"): **Wundversorgung im OP** ■ bei Wunden über Gelenken, große Wunden, Verletzungen von Muskeln, Nerven oder Sehnen sowie infizierte Wunden: **Ruhigstellung** (z. B. Gips- oder Korkschiene) ■ bei Infektverdacht, infizierten Wunden, Immunsupprimierten oder Bisswunden (Infektionsrisiko: Mensch > Katze > Hund): **Antibiotika** (z. B. Amoxicillin/Clavulansäure 3 x 875/125 mg/Tag p.o. für 3–5 Tage) ■ bei Bissen durch Wildtiere (insbesondere Fledermäuse): **Tollwutimmunisierung** erwägen
Kommentar	**Kontraindikationen gegen primären Wundverschluss:** ■ infizierte oder stark verschmutzte Wunden ■ Bissverletzungen (Ausnahme: Gesicht) ■ Stich-, Schuss- oder Pfählungsverletzungen ■ Zeit zwischen Verletzung und Evaluation >8–12 Stunden
Therapieplan nach Entlassung	■ Rezeptieren der verordneten Medikamente, Verbandstoffe und Heilmittelbehelfe (z. B. Schiene, Stützkrücken) ■ Schonung und evtl. Ruhigstellung (siehe oben) ■ Nahtentfernung nach 5 Tagen (Gesicht), 7–10 Tagen (Kopfhaut), 10 Tagen (Stamm und Extremitäten) oder 14–21 Tagen (über Gelenken) ■ Kontrolle beim Hausarzt oder Zuweisung zum Unfallchirurgen

Literatur:

Buttaravoli P, et al. Musculoskeletal Emergencies. In: Buttaravoli P, et al. Minor Emergencies. Elsevier Saunders, Third Edition, 2012; 367–526.

ZAHNEXTRAKTION, BLUTUNG NACH

Definition	übermäßige Blutung nach Zahnextraktion oder zahnärztlichem Eingriff
Ursachen	■ „chirurgische" Nachblutung (typisch 2–3 Stunden nach Eingriff durch Nachlassen der Lokalanästhesie, insbesondere wenn diese mit Adrenalin gemischt war) ■ Gerinnungsstörung (z. B. angeboren, erworben, medikamentös) ■ lokale Gefäßanomalien (z. B. Morbus Osler)
Anamnese	■ Art und Zeitpunkt des Zahneingriffes? ■ Symptombeginn und -verlauf? ■ Anamnestische Hinweise auf erhöhte Blutungsneigung? (siehe Seite 725) ■ Bekannte Gerinnungsstörung oder orale Antikoagulation? ■ Nachblutung nach früheren (zahnärztlichen) Eingriffen? ■ Bekannte hämatologische Erkrankung, Leberzirrhose oder dialysepflichtige Niereninsuffizienz?
Klinik	■ lokale Blutung (± Koagel) ■ Schwellung ■ Schmerzen ■ Übelkeit ± Erbrechen bei großen Mengen an verschlucktem Blut
Monitoring	einmalig: Herzfrequenz, Atemfrequenz, nicht-invasiver Blutdruck, SpO_2, Temperatur
(Labor-)Diagnostik	bei relevanter Blutung oder V. a. Gerinnungsstörung: Routinelabor
Akutmaßnahmen	■ bei Schmerzen: **Analgesie** (z. B. NSAR) ■ bei Übelkeit: **Antiemetika** (z. B. Metoclopramid 10 mg i.v.) ■ evtl. **Zahnprothese entfernen** ■ **Blut absaugen + Koagel entfernen** ■ **Blutstillung:** ► Schritt 1: Blutungsquelle mit kleinem Kugeltupfer (oder: mit hämostyptischem Wundverband) für 5 Minuten komprimieren ► Schritt 2: Tupfer mit Adrenalin 1:10.000 und/oder Tranexamsäure 500 mg tränken + Patienten auf Tupfer beißen lassen ► Schritt 3: Sekundärnaht durch Kieferchirurgen oder Zahnarzt
Therapieplan nach Entlassung	■ Rezeptieren der verordneten Medikamente ■ Vermeiden von Mundspülung, Rauchen, körperlicher Anstrengung und Exploration der Wunde mit Zunge oder Fingern ■ zeitnahe Zuweisung zum Zahnarzt

Literatur:

Moran IJ, et al. A bleeding socket after tooth extraction. BMJ 2017; 357:j1217.

ZAHNVERLETZUNG

Zahnverletzung	
Definition	Verlust, Bruch oder (Sub-)Luxation eines Zahnes infolge eines Traumas
Ursachen	Trauma

Anamnese	■ Unfallzeitpunkt? ■ Unfallmechanismus? ■ Begleitverletzungen? ■ Dauermedikation? (Antikoagulation) ■ Drogen-/Alkoholintoxikation? ■ Letzte Nahrungsaufnahme? ■ Fremdverschulden? ■ Patientensicherheit nach Entlassung?
Klinik	■ wackelnder Zahn (Subluxation) ■ dislozierter Zahn (Luxation) ■ Blutung aus Alveole ■ häufig: Begleitverletzung von Lippe und/oder oraler Schleimhaut
Monitoring	einmalig: Herzfrequenz, Atemfrequenz, nicht-invasiver Blutdruck, SpO_2, Temperatur
(Labor-)Diagnostik	■ bei V. a. knöcherne Begleitverletzung: Röntgen ■ bei V. a. Aspiration oder Verschlucken eines Zahns: Thoraxröntgen
Akutmaßnahmen	■ **Analgesie** (z. B. NSAR) ■ bei ausgebrochenem Zahn: möglichst zeitnahe (ideal: <5 Minuten) **manuelle Reimplantation des Zahns** in die entsprechende Alveole (Zahn nur an der Krone anfassen! Kontraindikationen: Vigilanzminderung und/oder schwere Begleitverletzungen) + Patient auf eingelegte Kompresse beißen lassen ■ bei unmöglicher Reimplantation: **Zahn in sterilem NaCl 0,9% aufbewahren** (Wichtig: Zahn vor Austrocknung schützen) ■ Indikation zur **Endokarditisprophylaxe** überprüfen (siehe Seite 728)
Therapieplan nach Entlassung	■ Rezeptieren der verordneten Medikamente ■ zeitnahe Zuweisung zum Zahnarzt oder Kieferchirurg (ideal: <2 Stunden) ■ bei Frauen oder schutzbedürftigen Personen auf Gewaltschutzprogramm hinweisen und Hilfe über Sozialdienst anbieten

Literatur:

Djemal S, et al. Management of Traumatic Dental Injuries Presenting to the Emergency Department. J Emerg Med Care 2018; 1:1.

ZECKENSTICH, AUSWIRKUNGEN UND ASSOZIIERTE INFEKTIONEN INFOLGE

unter Mitarbeit von Univ.-Prof. DDr. Wolfram Hötzenecker, MBA

Definition	Infektion durch den Stich einer Zecke (in Mitteleuropa zumeist Ixodes ricinus)
Ursachen	■ Zeckenstich (bleibt in bis zu 70% unbemerkt!) ■ typische Stichlokalisationen: Kniekehle, Innenseite Oberschenkel, Leistenregion, Hals, Nacken, Achselhöhlen ■ **Mögliche Infektionen mit:** ▸ Borrelia burgdorferi (Borreliose oder Lyme-Erkrankung) ▸ Frühsommer-Meningoenzephalitis-Virus ▸ selten in Mitteleuropa: West-Nil-Virus-Erkrankung, Babesiose (nur bei splenektomierten oder immunsupprimierten Patienten), Ehrlichiose, Rickettsiose, Tularämie, Anaplasmose, Zeckenrückfallfieber

Anamnese	■ Symptombeginn und -verlauf? ■ Zecke sicher identifiziert? ■ Wahrscheinlicher Expositionsort? ■ Latenz zwischen Exposition und Zeckenentfernung? (je länger desto höher ist das Infektionsrisiko; bei Borrelien geringes Infektionsrisiko <24–48 Stunden) ■ Impfstatus der Frühsommer-Meningoenzephalitis?
Klinik	■ **Lokalreaktion:** unmittelbare Rötung um Zeckenstichstelle entspricht einer toxisch-irritativen Reaktion und ist kein Hinweis auf eine Borreliose! ■ **Borreliose** (häufig asymptomatisch, Symptombeginn 3–30 Tage nach Stich): Erythema chronicum migrans um Stichstelle, im Verlauf evtl. Allgemeinsymptome, Neuroborreliose, Lyme-Karditis ■ **Frühsommer-Meningoenzephalitis** (häufig asymptomatisch; biphasischer Symptomverlauf, Symptombeginn 4–28 Tage nach Zeckenstich): erste Phase mit grippaler Symptomatik gefolgt von Beschwerdefreiheit, zweite Phase mit Kopfschmerzen, Meningismus und evtl. Paresen (z. B. Hirnnerven, peripher bis Tetraparese)
Monitoring	einmalig: Herzfrequenz, Atemfrequenz, nicht-invasiver Blutdruck, SpO_2, Temperatur
(Labor-)Diagnostik	■ **V. a. Borreliose (klinische Diagnose!):** Serologie in der Akutphase nicht sinnvoll, da zumeist negativ, bei V. a. Spätkomplikation: Borrelien-Serologie + Lumbalpunktion (Borrelien PCR, Borrelien Antikörper) ■ **V. a. Frühsommer-Meningoenzephalitis:** Frühsommer-Meningoenzephalitis-Virus-Serologie + Lumbalpunktion (Frühsommer-Meningoenzephalitis-Virus-PCR + Antikörper)
Wichtig / CAVE	■ Limitierte Interpretierbarkeit der Borrelien-Serologie! Borrelien IgM-Antikörper können auch noch Jahre nach einer Infektion erhöht sein und bestätigen nicht eine Borreliose. ■ Bei anderen Hautveränderungen, Lymphknotenschwellungen bzw. systemischen Symptomen, die nicht mit einer Borreliose oder Frühsommer-Meningoenzephalitis vereinbar sind, an seltene Infektionen nach Zeckenstich (siehe oben) denken!
Akutmaßnahmen	■ **Zecke entfernen** (mit Pinzette unter kontinuierlichem Zug) ■ bei Erythema chronicum migrans oder V. a. Spätkomplikationen der Borreliose: **Doxycyclin** 2 x 100 mg/Tag p.o. oder Amoxicillin 3 x 500 mg/Tag p.o. für 14–21 Tage ■ bei V. a. Frühsommer-Meningoenzephalitis: **symptomatische Therapie + stationäre Aufnahme** (Behandlungspartner: Neurologie)
Therapieplan nach Entlassung	■ Rezeptieren der verordneten Medikamente ■ bei unkompliziertem Zeckenstich: Aufklärung über Notwendigkeit der Vorstellung beim Hausarzt oder Dermatologen beim sekundären Auftreten von Symptomen (z. B. Erythema chronicum migrans, grippale Symptome), ansonsten keine routinemäßige Wiedervorstellung! ■ Zuweisung zum Dermatologen oder Infektiologen (bei V. a. Borreliose oder seltene Erkrankung)

Literatur:

Wendt S, et al. Durch Zecken übertragbare Erkrankungen. CME 2019; 16:9–26.

ZERVIKALGIE UND ZERVIKOBRACHIALGIE, AKUT

Definition	Überbegriff für schmerzhafte Pathologien der Halswirbelsäule
Ursachen	■ Wurzelkompression/Einengung der Foramina intervertebralia (z. B. zervikale Diskushernie) ■ ligamentäre/muskuläre Funktionsstörung (z. B. HWS-Distorsion nach Schleudertrauma, Spondylose) ■ Blockierung der Wirbelgelenke ■ aktivierte Facettenarthrose ■ Osteochondrose ■ Unkarthrose
Anamnese	■ Symptombeginn und -verlauf? ■ Umstände bei Schmerzbeginn? ■ Z.n. rezentem Schleudertrauma? ■ Konstitutionelle Symptome? (Gewichtsverlust, Nachtschweiß, Fieber) ■ Intravenöser Drogenabusus? ■ Bekannte Pathologie der Halswirbelsäule? ■ Bekannte Immunsuppression? (z. B. Diabetes mellitus, Alkoholabusus, Therapie mit Kortison oder Immunsuppressiva, Chemotherapie, HIV) ■ Bekanntes Malignom oder bekannte Osteoporose?
Klinik	**Leitsymptome:** ■ Nackenschmerz (bei HWS-Distorsion häufig erst verzögert mit klinischem Vollbild nach 48 Stunden; Cave: relevante Verletzung bei Fehlen eines beschwerdefreien Intervalls annehmen!) ■ Torticollis (Schiefhals) **Pseudoradikuläres Schmerzsyndrom:** ■ nicht-Dermatom-bezogene Ausstrahlung der Nackenschmerzen in den Schulter-Arm-Bereich ohne Hypästhesie ■ okzipitale Kopfschmerzen (vertebragener Kopfschmerz) ■ vegetative Beschwerden (z. B. Vertigo) ■ Druckschmerz entlang der Linea nuchae am Okziput ■ eingeschränkte Kopfrotation auf betroffene Seite **Wurzelkompression oder Einengung der Foramina intervertebralia:** ■ Schmerzverstärkung bei Rotation/Retroflexion der HWS zur kranken Seite ■ Schmerzverstärkung durch Husten, Pressen, Niesen sowie durch den Flexions-Kompressionstest ■ segmentale (Dermatom-bezogene) Hypästhesie, Parästhesie und Kältegefühl im Arm ■ evtl. Parese der assoziierten Kennmuskeln mit Reflexabschwächung bzw. -ausfall ■ nächtliche Exazerbation der Schmerzintensität ■ Reduktion der Schmerzen bei HWS-Distraktion nach kranial
Monitoring	einmalig: Herzfrequenz, Atemfrequenz, nicht-invasiver Blutdruck, SpO_2, Temperatur
(Labor-)Diagnostik	■ bei Infektverdacht: Routinelabor ■ bei Fieber: 2 Blutkulturen (jeweils aerob und anaerob) ■ bei Red Flags (siehe unten): HWS-Röntgen in zwei Ebenen, dann evtl. CT HWS oder im Intervall MRT HWS

Wichtig / CAVE	**Red Flags:** ▪ Symptomdauer >6 Wochen ▪ Alter >50 Jahre ▪ bekanntes Malignom oder unerklärter Gewichtsverlust, Nachtschweiß und Fieber ▪ Immunsuppression (auch Kortisontherapie) ▪ Fieber oder Infekthinweis ▪ intravenöser Drogenabusus ▪ Trauma als Ursache ▪ Osteoporose ▪ Harnverhalt oder Inkontinenz ▪ Reithosenanästhesie ▪ sensomotorische Ausfälle
Akutmaßnahmen	▪ **Analgesie** (z. B. NSAR, weiter nach WHO-Stufenschema) ▪ **Wärmetherapie** ▪ evtl. **Quaddeltherapie mit Mepivacain** ▪ bei relevanter HWS-Distorsion: **weicher Halskragen** (für 1–2 Wochen) ▪ bei ligamentärer Instabilität oder akuter Wurzelkompression mit Parese: **Kontakt Neurochirurgie oder Orthopädie/Unfallchirurgie** zur **Evaluation der Indikation zur operativen Dekompression + stationäre Aufnahme** ▪ bei V. a. Infektion/Spondylodiszitis: **abwartende Antibiose** (zuerst Blutkultur-Screening, Ausnahme: Sepsis: **Ampicillin/Sulbactam 3 g KI + Clindamycin 900 mg KI** + siehe Seite 64) + **stationäre Aufnahme** (Behandlungspartner: Neurochirurgie oder Orthopädie/Unfallchirurgie)
Therapieplan nach Entlassung	▪ Rezeptieren der verordneten Medikamente und Heilmittelbehelfe ▪ Zuweisung zur Physiotherapie ▪ Kontrolle beim Hausarzt bzw. Zuweisung zum Orthopäden/Unfallchirurgen oder Neurochirurgen (V. a. Wurzelkompression oder Einengung der Foramina intervertebralia, Evaluation Indikation zur CT-gezielten Infiltrationstherapie)

Literatur:

Buttaravoli P, et al. Musculoskeletal Emergencies. In: Buttaravoli P, et al. Minor Emergencies. Elsevier Saunders, Third Edition, 2012; 367–526.

APPENDIX

ANTIBIOSE, EMPIRISCH BEI AMBULANT ERWORBENEN INFEKTIONEN

ATEMWEGE	empirische antiinfektive Therapie 1. Wahl	Alternative (z. B. bei Penicillin-Allergie)
obere Atemwegsinfektion		
Tonsillitis, Pharyngitis	Penicillin V p.o.	Azithromycin p.o.
Sinusitis, Otitis media, Bronchitis	Amoxicillin/Clavulansäure p.o.	Azithromycin p.o.
Epiglottitis	Ceftriaxon i.v.	Ceftriaxon i.v.
COPD Exazerbation (ohne Pneumonie)		
ambulant	Amoxicillin/Clavulansäure p.o.	Azithromycin p.o.
stationär	Ampicillin/Sulbactam i.v.	Moxifloxacin i.v.
kritisch krank	Ampicillin/Sulbactam i.v. PLUS Levofloxacin i.v.	Levofloxacin i.v.
Pneumonie		
ambulant	Amoxicillin/Clavulansäure p.o.	Azithromycin p.o.
stationär	Ampicillin/Sulbactam i.v.	Azithromycin i.v.
kritisch krank	Ampicillin/Sulbactam i.v. PLUS Azithromycin i.v.	Ceftriaxon i.v. PLUS Azithromycin i.v.
V. a. Pseudomonas aeruginosa	Piperacillin/Tazobactam i.v.	Levofloxacin i.v.
Aspiration von Flüssigkeit, tracheobronchial	Ampicillin/Sulbactam i.v.	Cefuroxim i.v. PLUS Metronidazol i.v.
ABLEITENDE HARNWEGE		
Harnwegsinfektion		
unkompliziert (Frau)	Pivmecillinam p.o.	Fosfomycin p.o.
unkompliziert (Mann)	Pivmecillinam p.o.	Nitrofurantoin p.o.
kompliziert, Pyelonephritis	Piperacillin/Tazobactam i.v.	Cefepim i.v.
ABDOMEN		
primäre Peritonitis	Cefotaxim i.v.	Ciprofloxacin i.v.
Divertikulitis		
unkompliziert, mild	Rifaximin p.o.	Amoxicillin/Clavulansäure p.o.
kompilziert, schwer	Cefuroxim i.v. PLUS Metronidazol i.v.	Ciprofloxacin i.v. PLUS Metronidazol i.v.
sekundäre Peritonitis/ abdominelle Infektion	Cefuroxim i.v. PLUS Metronidazol i.v.	Ciprofloxacin i.v. PLUS Metronidazol i.v.

Gallenwegsinfektion (inkl. Cholezystitis)	Ampicillin/Sulbactam i.v.	Ciprofloxacin i.v. PLUS Metronidazol i.v.
(V.a.) bakterielle Gastroenteritis	Azithromycin p.o.	Azithromycin p.o.
HAUT		
Erythema migrans	Doxycyclin p.o.	Amoxicillin/Clavulansäure p.o.
Erysipel		
unkompliziert	Penicillin V p.o.	Clindamycin p.o.
kompliziert (krank)	Penicillin G i.v.	Cefuroxim i.v. oder Clindamycin i.v.
Phlegmone, Abszess	Amoxicillin/Clavulansäure p.o.	Linezolid p.o.
Wundinfektion		
Verletzung/OP-Wunde	Amoxicillin/Clavulansäure p.o.	Clindamycin p.o.
Dekubitus/diabetisches Fuß-Syndrom	Ampicillin/Sulbactam i.v.	Ciprofloxacin i.v. PLUS Metronidazol i.v.
Bisswunde (Tier oder Mensch)	Amoxicillin/Clavulansäure p.o.	Clindamycin p.o.
(V.a.) nekrotisierende Fasziitis		
Mundboden/Hals	Ampicillin/Sulbactam i.v. PLUS Clindamycin i.v.	Ceftriaxon i.v. PLUS Metronidazol i.v.
Extremitäten/Stamm	Piperacillin/Tazobactam i.v. PLUS Clindamycin i.v.	Meropenem i.v.
Perineum/Fournier Gangrän	Piperacillin/Tazobactam i.v.	Meropenem i.v.
ZNS		
Meningitis	Ceftriaxon i.v. PLUS Aciclovir i.v.	Meropenem i.v. PLUS Aciclovir i.v.
Meningitis (>50 Jahre, schwanger)	Ceftriaxon i.v. PLUS Aciclovir i.v. PLUS Ampicillin i.v.	Meropenem i.v. PLUS Aciclovir i.v.
Meningitis (immunsupprimiert, Alkoholabusus)	Ceftriaxon i.v. PLUS Aciclovir i.v. PLUS Ampicillin i.v. PLUS Vancomycin i.v.	Meropenem i.v. PLUS Aciclovir i.v. PLUS Vancomycin i.v.
Hirnabszess	Ceftriaxon i.v. PLUS Fosfomycin i.v. PLUS Metronidazol i.v.	Meropenem i.v. PLUS Vancomycin i.v.
ANDERE		
Arthritis		
natives Gelenk	Cefuorxim i.v.	Cefuroxim i.v.
Z.n. Gelenkersatz <6 Monate	Vancomycin i.v.	Vancomycin i.v.
Endokarditis		
Nativklappe oder Prothese >12 Monate	Ampicillin i.v. PLUS Flucloxacillin i.v. PLUS Gentamycin i.v.	Vancomycin i.v. PLUS Gentamycin i.v.
Prothese <12 Monaten	Vancomycin i.v. PLUS Gentamycin i.v.	Vancomycin i.v. PLUS Gentamycin i.v.
PermCath/Port-Infekt	Vancomycin i.v.	Vancmoycin i.v.
Sepsis bei unbekanntem Fokus	Ampicillin/Sulbactam i.v.	Ceftriaxon i.v.

ANTIBIOTIKA, DOSIERUNGEN UND DOSISANPASSUNGEN

	Tagesdosis intravenöse Verabreichungsform	
Wirkstoffe	normale Nierenfunktion	glomeruläre Filtrationsrate <30 ml/min
Aciclovir	3 x 10 mg/kg	1 x 10 mg/kg
Amoxicillin/Clavulansäure	3 x 2,2 g	2,2 g Beginn, dann 2 x 1,1 g
Ampicillin	3 x 2–4 g	3 x 1 g
Ampicillin/Sulbactam	3 x 3 g	2 x 3 g
Anidulafungin	2 x 100 mg, dann 1 x 100 mg	2 x 100 mg, dann 1 x 100 mg
Azithromycin	1 x 500 mg	nicht empfohlen
Caspofungin	Loading Dose 70 mg, dann 1 x 50 mg	Loading Dose 70 mg, dann 1 x 50 mg
Cefalexin	nur orale Verabreichungsform	
Ceftriaxon	1 x 2–4 g	1 x 2 g
Cefuroxim	3 x 1,5 g	2 x 1,5 g
Ciprofloxacin	2 x 400 mg	2 x 200 mg
Clarithromycin	2 x 500 mg	2 x 250 mg
Clindamycin	3 x 900 mg	3 x 600 mg
Daptomycin	4–6 mg/kg	4–6 mg/kg alle 48 Stunden
Doxyclycin	1 x 200 mg	1 x 200 mg
Flucloxacillin	3 x 2–4 g	3 x 1–2 g
Fosfomycin	3 x 4–8 g	3 x 2–4 g
Levofloxacin	1 x 750 mg	1 x 250 mg
Linezolid	2 x 600 mg	2 x 600 mg
Meropenem	3 x 1 g	2–3 x 500 mg
Metronidazol	1 x 1.500 mg	1 x 1.000 mg
Moxifloxacin	1 x 400 mg	1 x 400 mg
Nitrofurantoin	nur orale Verabreichungsform	
Penicillin G	3 x 5–10 Mio IU	3 x 2,5–5 Mio IU
Penicillin V	nur orale Verabreichungsform	
Piperacillin/Tazobactam	3 x 4,5 g	2 x 4,5 g
Pivmecillinam	nur orale Verabreichungsform	
Rifampicin	1 x 600 mg	1 x 600 mg
Vancomycin	3 x 1 g (dann nach Spiegel)	2 x 500 mg (dann nach Spiegel)

	Tagesdosis orale Verabreichungsform	
Wirkstoffe	**normale Nierenfunktion**	**glomeruläre Filtrationsrate <30 ml/min**
Aciclovir	3 x 875/125 mg	2 x 875/125 mg
Amoxicillin/Clavulansäure	4 x 500 mg	2 x 500 mg
Ampicillin	3 x 750 mg	3 x 375 mg
Ampicillin/Sulbactam	nur intravenöse Verabreichungsform	
Anidulafungin	1 x 500 mg	1 x 500 mg
Azithromycin	nur intravenöse Verabreichungsform	
Caspofungin	3 x 1.000 mg	3 x 500 mg
Cefalexin	nur intravenöse Verabreichungsform	
Ceftriaxon	sehr schlechte orale Resorption, alternatives Cefalosporin wählen	
Cefuroxim	2 x 500 mg	2 x 250 mg
Ciprofloxacin	2 x 500 mg	2 x 250 mg
Clarithromycin	3 x 300 mg	3 x 300 mg
Clindamycin	nur intravenöse Verabreichungsform	
Daptomycin	1 x 200 mg	1 x 200 mg
Doxyclycin	3 x 1.000 mg	3 x 500 mg
Flucloxacillin	1 x 3 g	1 x 3 g
Fosfomycin	2 x 500 mg	2 x 125 mg
Levofloxacin	2 x 600 mg	2 x 600 mg
Linezolid	nur intravenöse Verabreichungsform	
Meropenem	3 x 500 mg	2 x 500 mg
Metronidazol	2 x 100 mg	
Moxifloxacin	nur intravenöse Verabreichungsform	
Nitrofurantoin	1 x 400 mg	1 x 400 mg
Penicillin G	3 x 1,5 Mio IU	3 x 1 Mio IU
Penicillin V	nur intravenöse Verabreichungsform	
Piperacillin/Tazobactam	nur intravenöse Verabreichungsform	
Pivmecillinam	3 x 400 mg	2 x 400 mg
Rifampicin	1 x 600 mg	1 x 600 mg
Vancomycin	4 x 250 mg	2 x 250 mg

BLUTUNGSNEIGUNG, FRAGEBOGEN ZUR DETEKTION EINER

		Frage	Antwort	Konsequenz
1		Ist bei Ihnen jemals eine Blutungsneigung oder Thrombose festgestellt worden?	ja	weitere Abklärung
2		Gab/gibt es in der Familie (Blutsverwandschaft) Fälle von Blutungsneigung?	ja	weitere Abklärung
3		Beobachten Sie folgende Blutungsarten – auch ohne erkennbaren Grund?		
	3a	Nasenbluten (ohne andere Ursachen wie Schnupfen, trockene Luft, starkes Nasenputzen etc.)?	immer	weitere Abklärung
			nur saisonal	keine Konsequenz
			bei Medikamenten-einnahme	Medikamenten-anamnese
			arterielle Hypertonie	Kontakt Internist
			HNO-Ursache	Kontakt HNO-Arzt
	3b	blaue Flecken oder punktförmige Blutungen (auch am Körperstamm; auch ohne sich anzustoßen)?	unfallträchtige Tätigkeit	keine Konsequenz
			immer schon	weitere Abklärung
			bei Medikamenten-einnahme	Medikamenten-anamnese
	3c	Gelenksblutungen, Blutungen in Weichteile oder Muskel?	ja	weitere Abklärung
4		Beobachten Sie bei Schnittwunden und/oder Schürfwunden ein längeres Nachbluten?	>5 Minuten	weitere Abklärung
			bei Nassrasur	weitere Abklärung
			bei Medikamenten-einnahme	Medikamenten-anamnese
5		Gab es in der Vorgeschichte längeres/verstärktes Nachbluten beim Zahnziehen?	Nachbehandlung nötig	weitere Abklärung
			bei Medikamenten-einnahme	Medikamenten-anamnese
6		Gab es in der Vorgeschichte eine verstärkte Blutung während oder nach Operationen?	ja	Befundaushebung
			Blutung nicht chirurgisch	weitere Abklärung
7		Heilen Wunden schlecht ab?	lange nässend, klaffend	weitere Abklärung
			Neigung zur Kelloidbildung	weitere Abklärung
8		Nehmen Sie Medikamente zur Blutverdünnung?		
	8a	Antikoagulantien? (plasmatisch oder thrombozytär)	ja	V. a. Medikamenten-induzierte Gerinnungsstörung
	8b	Schmerz- oder Rheumamedikamente? (z. B. Acetylsalicylsäure, NSAR)		
	8c	pflanzliche oder Vitamin-Präparate? (z. B. Ginkgo, Ginseng, Ingwer, Knoblauch)		
9		Bei Frauen: Sind Monatsblutungen verlängert (>7 Tage) und/oder verstärkt (häufiger Wechsel von Tampons/Binden)?	ja	weitere Abklärung

Literatur:

Pfanner G, et al. Empfehlung der Arbeitsgruppe Perioperative Gerinnung der ÖGARI zum Thema: Fragebogen zur Detektion einer Blutungsneigung (Erwachsene und Kinder). Version 2. Österreichische Gesellschaft für Anästhesiologie, Reanimation und Intensivmedizin, 2018.

CAGE-TEST ZUR ABSCHÄTZUNG EINES CHRONISCHEN ALKOHOLABUSUS

C	Cut Down Drinking	„Haben Sie jemals daran gedacht, weniger zu trinken?“
A	Annoying	„Haben Sie sich schon mal über Kritik an Ihrem Trinkverhalten geärgert?“
G	Guilty	„Haben Sie sich jemals wegen Ihres Trinkens schuldig gefühlt?“
E	Eye Opener	„Haben Sie jemals morgens zuerst Alkohol getrunken, um sich nervlich zu stabilisieren oder den Start in den Tag zu erleichtern?“

Chronischer Alkoholabusus bzw. chronische Alkoholkrankheit ab positiver Beantwortung von ≥2 Fragen sehr wahrscheinlich

Literatur:

Ewing JA. Detecting alcoholism: the CAGE questionnaire. JAMA 1984; 252:1905–1907.

CT-KONTRASTMITTEL IN DER NOTFALLMEDIZIN

ALLGEMEINE GEDANKEN ZUR KONTRASTMITTEL-NEPHROPATHIE

- Eine akute Nierenschädigung als Folge einer Kontrastmittelgabe im Rahmen einer Computertromographie-Untersuchung ist eine gut beschriebene Komplikation von hyperosmolaren Kontrastmitteln, welche heute nicht mehr verwendet werden.
- Moderne Kontrastmittel, welche heute im Rahmen einer Computertomographie-Untersuchung verabreicht werden, sind hypoosmolar und besitzen ein minimales Risiko, eine akute Nierenschädigung herbeizuführen.
- Die aktuelle wissenschaftliche Evidenz lässt keinen eindeutigen Zusammenhang zwischen der Gabe von modernen, hypoosmolaren Kontrastmitteln und einer akuten Nierenschädigung vermuten, insbesondere keinen Zusammenhang mit der Notwendigkeit einer Nierenersatztherapie oder Tod.

Literatur:

McDonald RJ, et al. Controversies in Contrast-Material-induced Acute Kidney Injury: Closing in on the Truth? Radiology 2015; 277:627–632.

Pragmatische Empfehlung zur Verwendung von Kontrastmittel im Rahmen von CT-Untersuchungen bei Notfallpatienten:
Kontrastmittel soll unabhängig von der gemessenen glomerulären Filtrationsrate verabreicht werden, wenn dadurch die Wahrscheinlichkeit erhöht wird, eine Verdachtsdiagnose zu bestätigen, eine relevante Differentialdiagnose auszuschließen und/oder wenn sich dadurch eine therapeutische Konsequenz ergibt.

VORBEREITUNG BEI KONTRASTMITTELALLERGIE

Geplante radiologische Untersuchung mit Kontrastmittelexposition:

- Prednisolon 50 mg p.o. 13 Stunden vor Untersuchung
- Kurzinfusion mit Prednisolon 50 mg + Diphenhydramin 30 mg 1 Stunde vor Untersuchung

Notfalluntersuchung mit Kontrastmittelallergie:

- Kurzinfusion mit Prednisolon 250 mg + Diphenhydramin 60 mg 30-60 Minuten vor Untersuchung

CAVE: Das Risiko einer allergischen Reaktion bzw. Anaphylaxie wird reduziert, aber nicht eliminiert!

ENDOKARDITISPROPHYLAXE

Welche Patienten?	▪ Patienten mit Z.n. Klappenersatz oder Klappenrekonstruktion mit prothetischem Material ▪ Patienten mit Z.n. Endokarditis ▪ Patienten mit zyanotischer kongenitaler Herzerkrankung ▪ Patienten mit Z.n. operativer Korrektur einer kongenitalen Herzerkrankung (lebenslang, wenn prothetisches Material verwendet wurde oder mit residuellem Shunt bzw. residueller Klappeninsuffizienz; ansonsten für 6 Monate nach dem Korrektureingriff)
Welche Eingriffe?	Zahnärztliche Eingriffe mit hohem Risiko definiert als Eingriffe mit: ▪ Manipulation des Zahnfleisches ODER ▪ Manipulation an der periapikalen Zahnregion ODER ▪ Verletzung der Mundschleimhaut **Keine Prophylaxe erfordern:** ▪ zahnärztliche Eingriffe ohne oben genannte Risikofaktoren ▪ Bronchoskopie ▪ Laryngoskopie (inklusive Intubation) ▪ Gastroskopie ▪ Koloskopie ▪ transösophageale Echokardiographie ▪ Zystoskopie ▪ Geburt ▪ Sectio caesarea ▪ Eingriffe an Haut oder Weichteilen
Welche Prophylaxe?	▪ Amoxicillin oder Ampicillin 2 g p.o. oder i.v. 30–60 Minuten vor dem Eingriff (Einmalgabe) ▪ bei Penicillin-Allergie: Clindamycin 600 mg p.o. oder i.v. 30–60 Minuten vor dem Eingriff (Einmalgabe)

Literatur:

Habib G, et al. 2015 ESC Guidelines for the management of infective endocarditis. Eur Heart J 2015; 36:3075–3123.

GLASGOW COMA SCALE

	Antwort	Punkte
Öffnen der Augen	spontan	4
	bei Ansprache bzw. auf Geräusche	3
	bei Schmerzreiz	2
	Augen werden nicht geöffnet	1
Verbale Äußerung	konversationsfähig, orientiert und koordiniert	5
	unkoordiniert, desorientiert	4
	unangemessene Einzelworte	3
	unverständliche Laute	2
	keine	1
Motorische Reaktion	befolgt Aufforderungen	6
	gezielte Abwehrbewegungen	5
	ungezielte Abwehrbewegungen	4
	Beugesynergismen	3
	Strecksynergismen	2
	keine	1

Literatur:

Teasdale G, et al. Assessment of coma and impaired consciousness. A practical scale. Lancet 1974; 2:81–84.

APPENDIX

GRACE-SCORE (GLOBAL REGISTRY OF ACUTE CORONARY EVENTS)

1. Punkte für die einzelnen prädiktiven Faktoren bestimmen:

Killip-Klasse	Pkt.	systolischer Blutdruck (mmHg)	Pkt.	Herz-frequenz (x/min)	Pkt.	Alter (Jahre)	Pkt.	Kreatinin (mg/dl)	Pkt.
I	0	≤80	58	≤50	0	≤30	0	0–0,39	1
II	20	80–99	53	50–69	3	30–39	8	0,40–0,79	4
III	39	100–119	43	70–89	9	40–49	25	0,80–1,19	7
IV	59	120–139	34	90–109	15	50–59	41	1,20–1,59	10
		140–159	24	110–149	24	60–69	58	1,60–1,99	13
		160–199	10	150–199	38	70–79	75	2,00–3,99	21
		≥200	0	≥200	46	80–89	91	≥4,0	28
						≥90	100		

andere Risikofaktoren	Pkt.
Herzkreislaufstillstand bei Aufnahme	39
ST-Strecken-Abweichung	28
erhöhte Herzenzym-Serumkonzentrationen	14

2. Punkte der einzelnen prädiktiven Faktoren addieren und Gesamtscore errechnen

3. Sterberisiko während des Krankenhausaufenthaltes ablesen:

Gesamt-Punktezahl	≤60	70	80	90	100	110	120	130	140	150	160	170	180	190	200	210	220	230	240	≥250
Sterbe-risiko (%)	≤0,2	0,3	0,4	0,6	0,8	1,1	1,6	2,1	2,9	3,9	5,4	7,3	9,8	13	18	23	29	36	44	≥52

Literatur:

Collet JP, et al. 2020 ESC Guidelines for the management of acute coronary syndromes in patients presenting without persistent ST-segment elevation. Eur Heart J 2021; 42:1289–1367.

KRANKHEITEN MIT ANZEIGEPFLICHT IN ÖSTERREICH

Art der Infektionserkrankung	Verdacht	Erkrankung	Todesfall
Affenpocken, humane	x	x	x
AIDS		x	x
Bakterielle Lebensmittelvergiftung (inklusive Salmonella enterica, STEC/VTEC Campylobacter, Shigellen, Listeria monocytogenes, Yersinia enterocolitica, Clostridium botulinum)	x	x	x
Bangsche Krankheit/Brucellose		x	x
Chikunguya-Fieber		x	x
Cholera	x	x	x
Clostridium-difficile-assoziierte Erkrankung, schwer verlaufend		x	x
COVID-19		x	x
Dengue-Fieber		x	x
Diphtherie		x	x
Fuchsbandwurm (Echinococcus multilocularis)	x	x	x
Gelbfieber	x	x	x
Geschlechtskrankheiten (z. B. Gonorrhö, Syphilis, weicher Schanker, Lymphogranuloma inguinale)	wenn eine Weiterverbreitung der Krankheit zu befürchten ist oder sich der Kranke der ärztlichen Behandlung bzw. Beobachtung entzieht		
Hantavirus-Infektion		x	x
Hepatitis viral (A, B, C, D, E)	x	x	x
Hundebandwurm (Echinococcus granolosus)	x	x	x
Infektion mit dem Influenza-A/H5N1- oder anderem Vogelgrippevirus	x	x	x
invasive bakterielle Erkrankung (z. B. Meningitis durch Meningokokken, Pneumokokken oder Haemophilus influenzae)		x	x
Keuchhusten		x	x
Kinderlähmung (Poliomyelitis)	x	x	x
Legionärskrankheit		x	x
Lepra	x	x	x
Leptospirose	x	x	x
Malaria		x	x
Masern	x	x	x
Middle East Respiratory Syndrom	x	x	x
Milzbrand (Anthrax)	x	x	x
Paratyphus	x	x	x
Pest	x	x	x
Pocken	x	x	x
Psittakose	x	x	x
Puerperalfieber	x	x	x

APPENDIX

Rickettsiose durch Rickettsia prowazekii	x	x	x
Röteln		x	x
Rotz	x	x	x
Rückfallfieber		x	x
Ruhr/Amöbenruhr	x	x	x
SARS (schweres akutes respiratorisches Syndrom, SARS-CoV-1)	x	x	x
Scharlach		x	x
Trachom		x	x
transmissible spongiforme Enzephalopathie (z. B. Creutzfeld-Jakob-Krankheit)	x	x	x
Trichinose		x	x
Tuberkulose (durch den Erreger Mycobacterium-tuberculosis-Kompex)	falls sich die krankheits-verdächtige Person der endgültigen diagnos-tischen Abklärung entzieht	x	x
Tularämie	x	x	x
Typhus (Abdominaltyphus)	x	x	x
Virale Lebensmittelvergiftung (z. B. Noroviren usw.)	x	x	x
Virusbedingtes hämorrhagisches Fieber (z. B. Ebola, Lassa, Marburg, Krim-Kongo, usw.)	x	x	x
Virusbedingte Meningoenzephalitiden (z. B. FMSE-, Herpesviren)		x	x
West-Nil-Fieber		x	x
Wutkrankheit (Lyssa) und **Bissverletzungen durch wutkranke oder -verdächtige Tiere**	x	x	x
Zika-Virus-Infektion		x	x

Meldefrist: binnen 24 Stunden an die zuständige Bezirksverwaltungsbehörde

Literatur:

Bundesministerium für Soziales, Gesundheit, Pflege und Konsumentenschutz. Anzeigepflichtige Krankheiten in Österreich (gem. Epidemiegesetz, BGBl. Nr. 186/1950 idgF, Tuberkulosegesetz BGBl. Nr. 127/1968, AIDS-Gesetz, BGBl. Nr. 728/1993 idgF, Geschlechtskrankheitengesetz, StGBl. Nr. 152/1945 idgF). Stand: 01/20.

KRANKHEITEN MIT ANZEIGEPFLICHT IN DEUTSCHLAND

Informationen zu den meldepflichtigen Krankheiten in Deutschland gibt folgende Website:
www.rki.de/DE/Content/Infekt/IfSG/Meldepflichtige_Krankheiten/Meldepflichtige_Krankheiten_node.html

LUND AND BROWDER CHART, ERWACHSENER

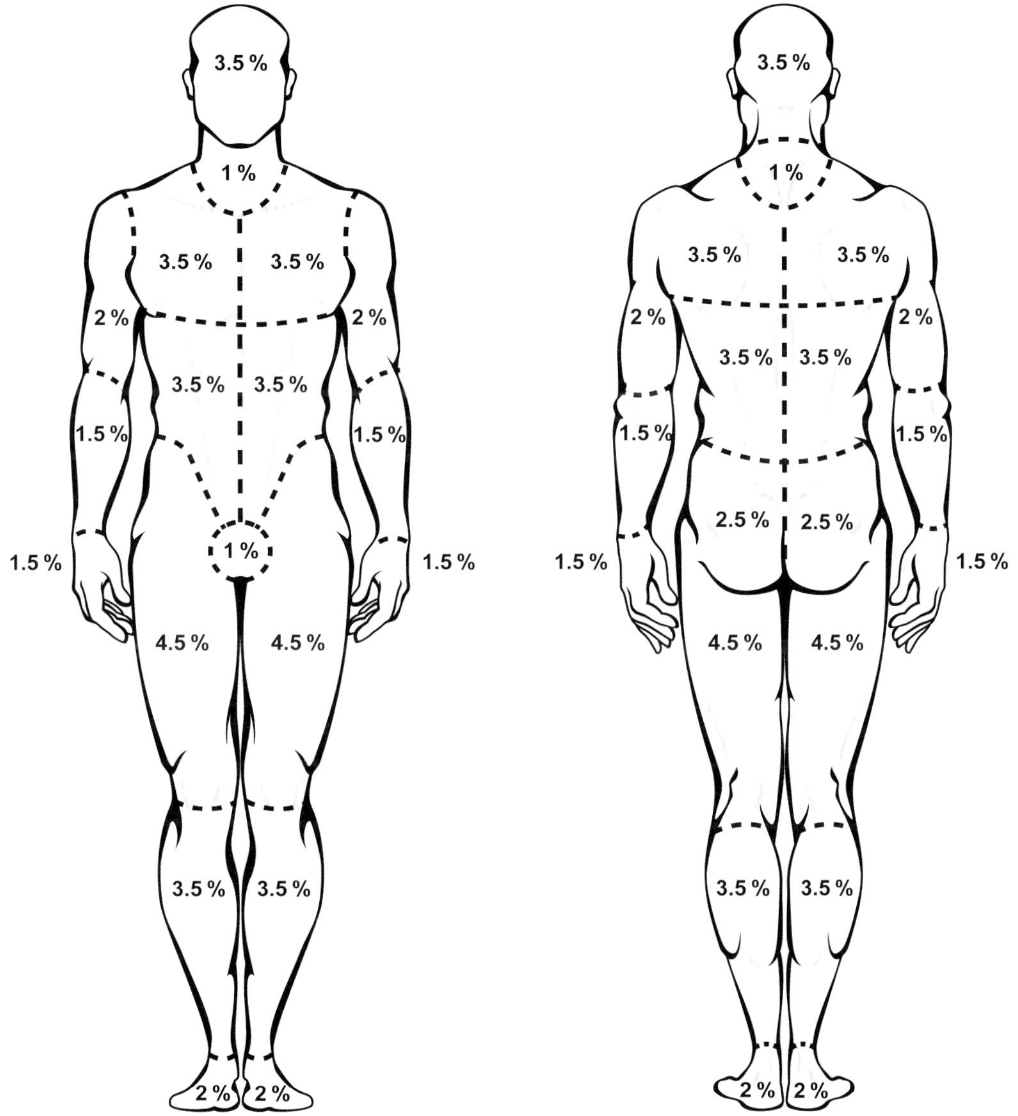

Literatur:

Lund CC, et al. The estimation of areas of burns. Surg Gyn Obstet 1944; 79:352.

APPENDIX

LYSE, KONTRAINDIKATIONEN

Absolut	Relativ
■ Z.n. intrakranieller Blutung oder Stroke unklarer Ursache (jemals) ■ ischämischer Stroke in den letzten 6 Monaten ■ Läsion des zentralen Nervensystems, Tumor oder arteriovenöse Malformation ■ schweres Trauma, OP oder Schädelhirntrauma (im letzten Monat) ■ gastrointestinale Blutung im letzten Monat ■ bekannte Blutungsdiathese ■ Aortendissektion ■ nicht-komprimierbare Punktionen in den letzten 24 Stunden (z. B. Leberbiopsie, Lumbalpunktion)	■ transiente ischämische Attacke in den letzten 6 Monaten ■ orale Antikoagulation ■ Schwangerschaft oder innerhalb 1 Woche postpartal ■ refraktäre Hypertension (systolischer Blutdruck >180 mmHg und/oder diastolischer Blutdruck >110 mmHg) ■ fortgeschrittene Lebererkrankung ■ infektiöse Endokarditis ■ aktives peptisches Ulkus ■ prolongierte oder traumatische Reanimation

Literatur:

Ibanez B, et al. 2017 ESC Guidelines for the management of acute myocardial infarction in patients presenting with ST-segment elevation. Eur Heart J 2018; 39:177–197.

MORSE-SKALA

Frage	Antwort	Punkte
Ist der Patient während oder in der Zeit kurz vor dem stationären Aufenthalt bereits einmal ohne äußere Gewalteinwirkung gestürzt?	nein	0
	ja	25
Ist bei dem Patienten mehr als eine Vorerkrankung bekannt?	nein	0
	ja	15
Wird bei dem Patienten eine intravenöse Therapie durchgeführt?	nein	0
	ja	20
Welche Aussage zur Gehhilfe trifft zu?	keine Gehhilfe, muss gestützt werden, benutzt Rollstuhl oder Bettruhe	0
	benutzt Krücken, einen Gehstock oder eine andere mechanische Gehhilfe	15
	Patient stützt sich an Möbeln und Wänden ab	30
Welche Aussage zur Gangsicherheit trifft zu?	Patient geht sicher oder verlässt das Bett gar nicht (Bettruhe)	0
	Patient geht unsicher	10
	Gangsicherheit erheblich beeinträchtigt	20
Welche Aussage zur Orientiertheit trifft zu?	Patient schätzt Mobilität richtig ein, befolgt Anweisungen und erbittet, wenn nötig, Hilfe	0
	Patient überschätzt sich oder vergisst Anweisungen	15

Interpretation:

<25 Punkte: geringes Sturzrisiko 25–50 Punkte: mittleres Sturzrisiko >50 Punkte: hohes Sturzrisiko

Literatur:

Morse JM, et al. Characteristics of the fall-prone patient. Gerontologist 1987; 27:516–522.

MOTORSPRITZEN, DOSIERUNG

Wirkstoff	Zubereitung	Konzentration
Adrenalin	5 mg/50 ml NaCl 0,9%	0,1 mg/ml
Amiodaron	900 mg/50 ml Glukose 5%	18 mg/ml
Arginin Vasopressin	40 IU/40 ml NaCl 0,9%	1 IU/ml
Atropin	100 mg/50 ml NaCl 0,9%	2 mg/ml
Clonidin	1.800 µg/50 ml NaCl 0,9%	36 µg/ml
Dexmedetomidin	400 µg/40 ml NaCl 0,9%	10 µg/ml
Dobutamin	250 mg/50 ml (unverdünnt)	5 mg/ml
Esketamin	1.250 mg/50 ml (unverdünnt)	25 mg/ml
Esmolol	2.500 mg/50 ml (unverdünnt)	50 mg/ml
Furosemid	250 mg/50 ml (unverdünnt)	5 mg/ml
Heparin	10.000 IU/50 ml NaCl 0,9%	200 IU/ml
Hydrocortison	300 mg/50 ml NaCl 0,9%	6 mg/ml
Insulin	50 IU/50 ml Glukose 5%	1 IU/ml
Kaliumchlorid/-malat	50 mmol/50 ml (unverdünnt)	1 mmol/ml
Levosimendan	12,5 mg/50 ml Glukose 5%	0,25 mg/ml
Midazolam	250 mg/50 ml (unverdünnt)	5 mg/ml
Milrinon	30 mg/50 ml NaCl 0,9%	0,6 mg/ml
Morphin	100 mg/50 ml NaCl 0,9%	2 mg/ml
Natriumchlorid 3%	unverdünnt	30 mg/ml
Nitroglyzerin	20 mg/50 ml NaCl 0,9%	0,4 mg/ml
Nitroprussid	25 mg/50 ml Glukose 5% (Lichtschutz)	0,5 mg/ml
Noradrenalin	5 mg/50 ml NaCl 0,9%	0,1 mg/ml
Pantoprazol	200 mg/50 ml NaCl 0,9%	4 mg/ml
Physostigmin	10 mg/50 ml NaCl 0,9%	0,2 mg/ml
Propofol 2%	1.000 mg/50 ml (unverdünnt)	20 mg/ml
Remifentanil	5 mg/50 ml NaCl 0,9%	0,1 mg/ml
Sufentanil	0,75 mg/50 ml NaCl 0,9%	0,015 mg/ml
Terlipressin	2 mg/50 ml NaCl 0,9%	0,04 mg/ml
Urapidil	250 mg/50 ml (unverdünnt)	5 mg/ml

NIHSS (NATIONAL INSTITUTES OF HEALTH STROKE SCALE)

	Zustand des Patienten		Reaktion oder Beobachtung	Punkte
1	1a	**Bewusstseinzustand**	wach	0
			somnolent	1
			stuporös	2
			komatös	3
	1b	**Frage nach dem aktuellen Monat und Frage nach dem Alter des Patienten**	Patient beantwortet beide Fragen richtig	0
			Patient beantwortet eine Frage richtig	1
			Patient beantwortet keine Frage richtig	2
	1c	**Aufforderung, Augen zu öffnen/zu schließen sowie Hand zu schließen/zu öffnen**	Patient führt beide Aufgaben richtig aus	0
			Patient führt eine Aufgabe richtig aus	1
			Patient führt keine Aufgabe richtig aus	2
2	**Blickbewegungen**		normal	0
			partielle Blickparese	1
			forcierte Blickdeviation oder komplette Blickparese	2
3	**Gesichtsfeld**		keine Gesichtsfeldeinschränkung	0
			partielle Hemianopsie	1
			komplette Hemianopsie	2
			bilaterale Hemianopsie (Blindheit inklusive kortikaler Blindheit)	3
4	**Fazialisparese**		normale symmetrische Bewegungen	0
			geringe Parese (abgeflachte Nasolabialfalte, Asymmetrie beim Lächeln)	1
			partielle Parese (vollständige oder fast vollständige Parese des unteren Gesichts)	2
			vollständige Parese von einer oder zwei Seiten (Fehlen von Bewegungen vom oberen und unteren Teil des Gesichts)	3
5	**Motorik Arme**		kein Absinken, die Extremität wird über 10 Sekunden in der 90°- (oder 45°-) Position gehalten	0
			Absinken, Extremität wird zunächst bei 90° (oder 45°) gehalten, sinkt aber vor Ablauf von 10 Sekunden ab (das Bett wird nicht berührt)	1 je Seite
			Anheben gegen Schwerkraft möglich; Extremität kann die 90°- (oder 45°-) Position nicht erreich oder halten, sinkt auf das Bett ab, kann aber gegen Schwerkraft angehoben werden	2 je Seite
			kein (aktives) Anheben gegen Schwerkraft, Extremität fällt	3 je Seite
			keine Bewegung	4 je Seite

6	**Motorik Beine**	kein Absinken, Bein bleibt 5 Sekunden in der 30°-Position	0
		Absinken, Bein sinkt am Ende der 5-Sekunden-Periode, berührt das Bett jedoch nicht	1 je Seite
		aktive Bewegungen gegen die Schwerkraft, das Bein sinkt binnen 5 Sekunden auf das Bett ab, kann aber gegen die Schwerkraft gehoben werden	2 je Seite
		kein Anheben gegen die Schwerkraft, Bein fällt sofort auf das Bett	3 je Seite
		keine Bewegung	4 je Seite
7	**Extremitäten Ataxie**	fehlend	0
		in einer Extremität vorhanden	1
		in zwei Extremitäten vorhanden	2
8	**Sensibilität**	normal, kein Sensibilitätsverlust	0
		leichter bis mittelschwerer Sensibilitätsverlust	1
		schwerer bis vollständiger Sensibilitätsverlust	2
9	**Sprache**	keine Aphasie	0
		leichte bis mittelschwere Aphasie	1
		schwere Aphasie	2
		globale Aphasie	3
10	**Dysarthrie**	normal	0
		leicht bis mittelschwer	1
		schwer	2
11	**Auslöschung und Nicht-Beachtung**	keine Abnormalität	0
		visuelle, taktile, auditive, räumliche oder personenbezogene Unaufmerksamkeit oder Auslöschung	1
		schwere halbseitige Unaufmerksamkeit oder halbseitige Unaufmerksamkeit in mehr als einer Qualität	2

Literatur:

The National Institute of Neurological Diseases and Stroke (NINDS), National Institutes of Health (NIH), Last Revised 01 October 2003; (https://stroke.nih.gov/resources/index.htm)

NORTON-SKALA

Allgemeinzustand des Patienten	Bewertung	Punkte
Kooperationsbereitschaft und Motivation	voll	4
	wenig	3
	teilweise	2
	keine	1
Alter	<10 Jahre	4
	11–30 Jahre	3
	31–60 Jahre	2
	>60 Jahre	1
Hautzustand	in Ordnung	4
	schuppig, trocken	3
	feucht, Wunden	2
	Allergie, Risse	1
Zusatzerkrankungen	keine	4
	Immunsuppression, Fieber, Diabetes, Anämie	3
	Multiple Sklerose, Adipositas, Malignom, erhöhter Hämatokrit	2
	arterielle Verschlusskrankheit	1
körperlicher Zustand	gut	4
	mäßig	3
	schlecht	2
	sehr schlecht	1
psychischer Zustand	klar	4
	apathisch, teilnahmslos	3
	verwirrt	2
	stupurös, komatös oder sediert	1
Aktivität	Patient geht ohne Hilfe	4
	Patient geht mit Hilfe	3
	rollstuhlbedürftig	2
	bettlägerig	1
Beweglichkeit	voll	4
	kaum eingeschränkt	3
	deutlich eingeschränkt	2
	voll eingeschränkt	1
Inkontinenz	keine	4
	manchmal	3
	meistens Harn	2
	Harn und Stuhl	1

Interpretation:
24–25 Punkte: niedriges Dekubitusrisiko
19–23 Punkte: mittleres Dekubitusrisiko
14–18 Punkte: hohes Dekubitusrisiko
9–13 Punkte: sehr hohes Dekubitusrisiko

Literatur:
Bienstein C, et al. Dekubitus: Die Herausforderung für Pflegende. Stuttgart, 1997, New York, 310.

RICHMOND AGITATION SEDATION SCALE (RASS)

Wert	Beschreibung	Zustand des Patienten
+4	streitlustig	aggressiv oder gewalttätig, unmittelbare Gefahr für das Personal
+3	sehr agitiert	zieht oder entfernt Katheter, Drainagen oder zeigt aggressives Verhalten gegenüber Personal
+2	agitiert	häufige ungezielte Bewegung, atmet gegen das Beatmungsgerät
+1	unruhig	ängstlich, aber Bewegungen nicht aggressiv oder lebhaft
0	aufmerksam und ruhig	
-1	schläfrig	nicht ganz aufmerksam, aber erwacht anhaltend (länger als 10 Sekunden), mit Blickkontakt auf Ansprache
-2	leichte Sedierung	erwacht kurz (<10 Sekunden), mit Blickkontakt auf Ansprache
-3	mäßige Sedierung	Bewegung (aber ohne Blickkontakt) auf Ansprache
-4	tiefe Sedierung	keine Reaktion auf Ansprache, aber irgendeine Bewegung auf Stimulation
-5	nicht erweckbar	keine Reaktion auf Ansprache oder Stimulation

Literatur:
Sessler CN, et al. The Richmond Agitation Sedation Scale: validity and reliability in adult intensive care unit patients. Am J Respir Crit Care Med 2002; 166:1338–1344.

APPENDIX

SCHWANGERSCHAFT UND STILLPERIODE, NOTFALLMEDIZINISCH RELEVANTE MEDIKAMENTENTHERAPIE

MEDIKAMENTENTHERAPIE WÄHREND DER SCHWANGERSCHAFT

Organsystem		sicher	wahrscheinlich sicher	unsicher
Atemweg	Anästhetika	Propofol, Esketamin	Etomidat, Fentanyl	
	Relaxantien	Cisatracurium	Rocuronium, Succinylcholin	
Atmung	Asthma bronchiale	Salbutamol, Ipratroprium	Prednisolon, Magnesium	
Kreislauf	STEMI	Clopidogrel, Heparin	Acetylsalicylsäure	Ticagrelor, Acetylsalicylsäure (nach der 28. Schwangerschaftswoche)
	Tachykardie	Lidocain, Sotalol, Metoprolol, Adenosin	Bisoprolol	Amiodaron, Atenolol
	Bradykardie	Atropin		
	Hypertension	Urapidil, Methyldopa, Labetalol,	Nifedipin	ACE-Hemmer, Angiotensin-Rezeptor-Blocker, Aldosteron
	Ödeme	Thiazide	Furosemid	
	Anaphylaxie	Diphenhydramin, Ranitidin	Adrenalin, Prednisolon	
Gastro-intestinal-Trakt	Übelkeit ± Erbrechen (z. B. Hyperemesis gravidarum)	Doxylamin + Pyridoxin, Dimenhydrinat, Pyridoxin	Metoclopramid, Ondansetron	
	Gastritis	Antazida (z. B. Sucralfat)	Ranitidin, Pantoprazol	
	Obstipation	Lactulose, Macrogol	Bisacodyl, Natriumpicosulfat	Senna, Rizinusöl
Neurologie	Krampfanfall	Magnesium, Benzodiazepine, Levetiracetam, Lamotrigin	Topiramat	Valproat, Carbamazepin, Phenytoin, Phenobarbital
	Schmerzen	Paracetamol, NSAR (bis zur 28. Schwangerschaftswoche)	Opiate	Acetylsalicylsäure, NSAR (nach der 28. Schwangerschaftswoche), Metamizol
	Kopfschmerzen oder Migräne	Paracetamol, Metoclopramid	Sumatriptan, Ondansetron	Ergotamin, Acetylsalicylsäure, NSAR (nach der 28. Schwangerschaftswoche)
	Psychose	Quetiapin, Risperidon	Haloperidol	

Infektiologie	Antibiotika	Penicilline, Cephalosporine, Clindamycin, MakrolideV	Vancomycin, Metronidazol	Tetrazykline, Sulfonamide, Chinolone, Aminoglykoside
	Virostatika	Acyclovir, Valacyclovir, Oseltamivir	Zanamivir	Gancilcovir
	Pilzmedikamente	Clotrimazol, Nystatin	Fluconazol	
Endokrinologie	Hyperglykämie	Humaninsuline		orale Antidiabetika
	Hypothyreose	Levothyroxin		
	Hyperthyreose	Propylthiouracil	Thiamazol	
Gerinnung	orale Antikoagulation	Heparin, niedermolekulare Heparine		direkte orale Antikoagulantien, Vitamin-K-Antagonisten

MEDIKAMENTENTHERAPIE WÄHREND DER STILLPERIODE

- Bei intensivmedizinisch zu behandelnden Patientinnen nicht relevant, da Stillen nicht möglich. Rücksprache mit Gynäkologen bzgl. Abpumpen bzw. Abstillen.
- Bei stationär zu behandelnden Patientinnen Therapie unter Berücksichtigung untenstehender Tabelle beginnen. Vorläufig nicht stillen (evtl. abpumpen) und Rücksprache mit Gynäkologen und/oder Neonatologen halten bzgl. Festlegung der weiteren Therapie.
- Bei ambulant zu behandelnden Patientinnen: siehe Tabelle unten und/oder Rücksprache mit Gynäkologen und/oder Neonatologen.

Allgemein gilt:
Mit wenigen Ausnahmen (siehe Aufzählung unten) kann unabhängig von den verabreichten Medikamenten weitergestillt werden.

Vorübergehendes **Abpumpen und Verwerfen der Muttermilch** empfohlen bei Akuttherapie mit folgenden Medikamenten:

- Atropin
- Baclofen
- Clonidin
- Codein
- Benzodiazepine
- Esketamin
- Furosemid (außer Therapie bereits vorbestehend)
- Ganciclovir
- Metronidazol
- Neuroleptika
- Opiate (inklusive Tramadol)

Anmerkung:
- Stillen nach Kurznarkose mit Propofol möglich (sobald Mutter Kind anlegen kann)!
- Stillen nach Alkoholintoxikation aufgrund des geringen Übertritts von Alkohol in die Muttermilch möglich

Während der Stillperiode sollte auf folgende Notfallmedikamente komplett verzichtet werden:

- ACE-Hemmer oder Angiotensin-Rezeptor-Blocker
- Amiodaron
- Chemotherapeutika
- direkte orale Antikoagulantien
- Iod
- Lithium
- Methotrexat
- Vitamin-K-Antagonisten

Literatur:

www.embryotox.de

Regitz-Zagrosek V, et al. 2018 ESC Guidelines for the management of cardiovascular diseases during pregnancy. The Task Force for the Management of Cardiovascular Diseases During Pregnancy of the European Society of Cardiology (ESC). Eur Heart J 2018; 39:3165–3241.

SOFA-SCORE (SEQUENTIAL ORGAN FAILURE ASSESSMENT)

Organsystem	Parameter	Punkte
Lunge (PaO_2/FiO_2 Ratio)	300–399	1
	200–299	2
	100–199 und mechanische Beatmung	3
	<100 und mechanische Beatmung	4
Herz-Kreislauf-System (Dosierungen in µg/kg/min)	mittlerer arterieller Blutdruck <70 mmHg	1
	Dobutamin (beliebige Dosis)	2
	Adrenalin oder Noradrenalin ≤0,1 µg/kg/min	3
	Adrenalin oder Noradrenalin >0,1 µg/kg/min	4
Zentrales Nervensystem	Glasgow Coma Scale 13–14	1
	Glasgow Coma Scale 10–12	2
	Glasgow Coma Scale 6–9	3
	Glasgow Coma Scale <6	4
Leber	Gesamtbilirubin 1,2–1,9 mg/dl	1
	Gesamtbilirubin 2–5,9 mg/dl	2
	Gesamtbilirubin 6–11,9 mg/dl	3
	Gesamtbilirubin ≥12 mg/dl	4
Gerinnung	Thrombozyten 100–149 G/l	1
	Thrombozyten 50–99 G/l	2
	Thrombozyten 20–49 G/l	3
	Thrombozyten <20 G/l	4
Niere	Kreatinin 1,2–1,9 mg/dl	1
	Kreatinin 2,0–3,4 mg/dl	2
	Kreatinin 3,5–4,9 mg/dl oder Harn 200–499 ml/Tag	3
	Kreatinin ≥5 mg/dl oder Harn <200 ml/Tag	4

Literatur:

Vincent JL, et al. The SOFA (Sepsis-related Organ Failure Assessment) score to describe organ dysfunction/failure. On behalf of the Working Group on Sepsis-Related Problems of the European Society of Intensive Care Medicine. Intensive Care Med 1996, 22:707–710.

APPENDIX

TETANUSPROPHYLAXE NACH VERLETZUNGEN, INDIKATIONEN ZUR

Impfstatus	Tetanus-Auffrischung (idealerweise als Kombination mit Diphtherie, Pertussis und Polio)	Tetanus-Immunglobulin
unbekannter Impfstatus	ja	ja
1. Tetanusimpfung erhalten	ja	ja
2. Tetanusimpfung erhalten	ja	nein
≥3 Tetanusimpfungen erhalten, letzte ≤10 Jahre bzw. ≤5 Jahre (Alter >60 Jahre)	nein	nein
≥3 Tetanusimpfungen erhalten, letzte >10 Jahre bzw. >5 Jahre (Alter >60 Jahre)	ja	nein

Literatur:

Bundesministerium für Soziales, Gesundheit, Pflege und Konsumentenschutz. Impfplan Österreich 2021.

ABKÜRZUNGSVERZEICHNIS

>	größer als oder häufiger als
>>	deutlich größer als oder deutlich häufiger als
≥	größer als oder gleich wie
<	kleiner als oder seltener als
<<	deutlich kleiner als oder deutlich seltener als
≤	kleiner als oder gleich wie
±	mit oder ohne (z. B. A ± B = A mit oder ohne B)
→	Folgepfeil
ACE	Angiotensin Converting Enzyme
ACLS	Advanced Cardiac Life Support
ACS	Akutes Koronarsyndrom
AF	Atemfrequenz
Ag	Antigen
aHUS	atypisches hämolytisch-urämisches Syndrom
ALL	akute lymphatische Leukämie
AML	akute myeloische Leukämie
a.p.	anterior-posterior
ARDS	Acute Respiratory Distress Syndrome
AT2	Angiotensin 2
AV	atrioventrikulär
BE	Base Excess
BNP	Brain Natriuretic Peptide
BRASH	Bradykardie + Renal Failure + AV-Block + Schock + Hyperkaliämie
BWS	Brustwirbelsäule
CAP	Community-Acquired Pneumonia (ambulant erworbene Pneumonie)
CAPD	Continuous Ambulatory Peritoneal Dialysis
CCT	kranielle Computertomographie
Ch	Charrière
CK	Creatinkinase
CK-MB	Creatinkinase-Muscle/Brain
CLL	chronische lymphatische Leukämie
CML	chronische myeloische Leukämie
cMRT	kranielle Magnetresonanztomographie
CO	Kohlenmonoxid
CO_2	Kohlendioxid
COHb	Carboxyhämoglobin
COPD	Chronic Obstructive Pulmonary Disease
COVID-19	Coronavirus Disease 2019
CPR	kardiopulmonale Reanimation
CRP	C-reaktives Protein

CT	Computertomographie
CTPA	CT-Pulmonalisangiographie
DDx	Differentialdiagnose
DOAK	direkte orale Antikoagulantien
ECMO	extrakorporale Membranoxygenierung
eCPR	extrakorporale kardiopulmonale Reanimation
eFAST	extended Focused Abdominal Sonography in Trauma
EK	Erytrozytenkonzentrat
EKG	Elektrokardiogramm
ERCP	endoskopische, retrograde Cholangiopankreatikographie
$etCO_2$	endtidales Kohlendioxid
EVAR	Endovascular Aortic Repair
FiO_2	inspiratorische Sauerstoffkonzentration
G	Gauge
G/l	Giga pro Liter
GCS	Glasgow Coma Scale
GKW	Gesamtkörperwasser
Gtt	Tropfen
HAART	hochaktive antiretrovirale Therapie
HAV	Hepatitis-A-Virus
Hb	Hämoglobinkonzentration
HbA1c	glykosylierte Hämoglobinkonzentration
HBc	Hepatitis-B-Core-Protein
HBsAg	Hepatitis-B-Oberflächenantigen
HBV	Heptitis-B-Virus
HCG	humanes Choriongonadotropin
HCV	Hepatitis-C-Virus
HDV	Hepatitis-D-Virus
HELLP	Hemolysis, Elevated Liver Enzymes, Low Platelet Count
HEV	Hepatitis-E-Virus
HIV	humanes Immundefizienz-Virus
hs	high sensitivity
IBW	ideales Körpergewicht
iCa	ionisierte Kalzium-Serumkonzentration
ICD	Implantable Cardioverter and Defibrillator
ICH	Intracerebral Haemorrhage (intrazerebrales Hämatom)
ICP	intrakranieller Druck
IgE	Immunglobulin E
IgG	Immunglobulin G
IgM	Immunglobulin M
i.m.	intramuskulär
INR	International Normalized Ratio

IRIS	Immunrekonstitutionssyndrom
IU	Internationale Einheit
i.v.	intravenös
KHK	koronare Herzkrankheit
KI	Kurzinfusion
LC/MS	Flüssigchromatographie mit Massenspektrometrie-Kopplung
LVAD	Left Ventricular Assist Device
LWS	Lendenwirbelsäule
mA	Milliampere
MAP	mittlerer arterieller Blutdruck
MetHb	Methämoglobin
mmHg	Millimeter Quecksilbersäule
mOsmol/kg	Milliosmol pro Kilogramm
MRSA	Methicillin-resistenter Staphylococcus aureus
MRT	Magnetresonanztomographie
ms	Millisekunde
mV	Millivolt
µg/kg/min	Mikrogramm pro Kilogramm pro Minute
NIV	nicht-invasive Beatmung
NPH-Insulin	neutrales Protamin-Hagedorn-Insulin
NO	Stickstoffmonoxid
NSAR	nicht-steroidale Antirheumatika
NSTEMI	Myokardinfarkt ohne ST-Hebung
NT-pro-BNP	N-terminales-pro-brain Natriuretic Peptide
OAK	orale Antikoagulation
OP	Operationssaal
$PaCO_2$	arterieller Kohlendioxidpartialdruck
PaO_2	arterieller Sauerstoffpartialdruck
PCR	Polymerase Chain Reaction
PE	Pulmonalarterienembolie
PEA	pulslose elektrische Aktivität
PEEP	positiver endexspiratorischer Druck
PEG	perkutane endoskopische Gastrostomie
$PetCO_2$	endtidaler Kohlendioxidpartialdruck
p.i.	per inhalationem
PICC	peripher eingeführter zentralvenöser Katheter
p.o.	per os
REBOA	Resuscitative Balloon Occlusion of the Aorta
RNA	Ribonukleinsäure
ROSC	Return of Spontaneus Ciruclation
RSI	Rapid Sequence Induction
SARS-CoV-2	Severe Acute Respiratory Syndrome Coronavirus 2

s.c.	subkutan
SCAPE	Sympathetic Crashing Acute Pulmonary Edema
SGLT-2	Sodium-Glucose-Cotransporter-2
SHT	Schädelhirntrauma
SLE	systemischer Lupus erythematodes
SpO_2	plethysmographisch gemessene arterielle Sauerstoffsättigung
spp.	mehrere Arten der Gattung
SSW	Schwangerschaftswoche
STEC HUS	hämolytisch urämisches Syndrom durch Shigatoxin-bildende Escherichia coli
STEMI	ST-Hebungsinfarkt
SvO_2	zentral- bzw. gemischtvenöse Sauerstoffsättigung
TIA	transitorisch ischämische Attacke
TSH	thyreotropes Hormon
TTP	thrombotisch-thrombozytopenischen Purpura
V. a.	Verdacht auf
VAS	visuelle Analogskala
vs.	versus
Vt	Tidalvolumen
Z.b.	Zustand bei
Z.b./n.	Zustand bei oder nach
Z.n.	Zustand nach
ZNS	zentrales Nervensystem
ZVK	zentraler Venenkatheter

BILDNACHWEIS

Umschlagbild Vorderseite, S. 3: Dr.in Anna Steinacher, Wien
Bilder S. 76, 238, 511, 589: Dr. Martin Dünser, Linz
Bild S. 14: Robert Gallmayer, Linz
Bild S. 237: Michaela Klinglmair
Alle weiteren Bilder und Grafiken sind Eigentum der TRAUNER Verlag + Buchservice GmbH bzw. wurden von Bildagenturen (stock.adobe.com, istockphoto.com, shutterstock.com) zugekauft.

INDEX

3M-Regel 279

A

Abdomentrauma, penetrierend 73
Abdomentrauma, stumpf 273
abdominelles Aortenaneurysma, rupturiert 199
abdominelles Kompartmentsyndrom 151
Abducens-Parese 115
Abflussbehinderung, venös, abdominell 100
Abort 228, 589
Abortus completus 589
Abortus imminens 589
Abortus incipiens 589
Abortus incompletus 589
Abruptio placentae 441
Abstoßungsreaktion 136
Abszess, Amöbenabszess 373
Abszess, Epiduralabszess 98, 199, 475
Abszess, Hirnabszess 239
Abszess, intraabdominal 239
Abszess, Leber 90, 372
Abszess, Lunge 108, 239
Abszess, Muskel 239
Abszess, Niere 239
Abszess, parapharyngeal 681
Abszess, Peritonsillarabszess 190, 215, 681
Abszess, retropharyngeal 190, 215
Abszess, subkutan 590
Abszess, tiefe Strukturen 238
ACE-Hemmer, Intoxikation 513
Achalasie 226
ACS 82, 87, 112, 182, 199, 222, 240
Acute Chest Syndrome 470
Addison-Krise 78, 88, 221, 396
Adenom, autonom 493
Affenpocken, humane 627
Agranulozytose 189
akut-auf-chronische Niereninsuffizienz 101, 152
akut-auf-chronisches Leberversagen 101, 136, 377
akuter idiopathischer sensorineuraler Hörverlust 166, 637
Akutes Koronarsyndrom (ACS) 82, 87, 112, 182, 199, 222, 240
akutes Leberversagen 136, 377
akutmedizinische Erkrankungen 589
akzidentelle Hypothermie 221, 357
Alkohol (Ethanol), Intoxikation 514
Alkohole, toxisch (Isopropanol), Intoxikation 515
Alkohole, toxisch (Methanol und Ethylenglykol), Intoxikation 516
Alkoholentzug 180, 233, 592
Alkohol-Intoxikation 213
Alkohol-Intoxikation (Ethanol) 223
alkoholische Ketoazidose 592
alkoholische Laktazidose 592
alkoholische Steatohepatitis 91, 123, 138, 374
Allergie, Kontrastmittel 727
allergische Konjunktivitis 196, 687
allergische Reaktion 594
allergische Rhinitis 687
Allgemeinzustand, verschlechtert 78
Alpha-1-Antitrypsin-Mangel 655
Alpha-Gal-Syndrom 19
ALS 97, 401
Alvarado Score 260
alveoläre Blutung 456
alveoläre Blutung, diffus 107
alveoläre Proteinose, pulmonal 363
Amatoxine, Intoxikation 565
Amatoxin-Syndrom 566
Amaurosis fugax 208
ambulant erworbene Pneumonie 434
American Spinal Injury Association (ASIA)-Klassifikation 509
Amnesie, transient global 235, 246
Amöbenabszess 373
Amöbiasis 124
Amphetamine, Intoxikation 518
Amputationsverletzung 247
Amyloidose 279
amyotrophe Lateralsklerose (ALS) 97, 401
Amyotrophie, diabetisch 99
Analekzem 596
Analfissur 111, 597
Analgesie 16
Analgetika-induzierter Kopfschmerz 177
Anämie 85, 249, 251, 337
Anämie (HIV) 337
Anämie, aplastisch 249
Anämie, autoimmunhämolytisch 251
Anämie, hämolytisch 251
Anamnese allgemein 77
Anamnese bei intoxikierten Patienten 511
anaphylaktischer Schock 18, 202
Anaphylaxie 18, 83, 153, 167, 182, 214
aneurysmatische Subarachnoidalblutung 480
Anfall, psychogen 181, 604
Angiodysplasie 111
Angioödem 214, 252, 253
Angioödem, Bradykinin-vermittelt 253
Angioödem, Histamin-vermittelt 253
anorektale Pathologie 231
Anorexie, Komplikationen 254
Anorexie/Kachexie (Body-Mass-Index <18) 221
Anstrengungs-Hitzschlag 120
Anstrengungs-induzierte Makrohämaturie 193
Anstrengungskopfschmerz 177

anteriores Mark-Syndrom 507
Antibiose, empirisch 721
Antibiotika, Dosierungen und Dosisanpassungen 723
Antibiotika-assoziierte Diarrhö 119, 609
anticholinerges Syndrom 115, 122, 208
antiemetische Therapie 16
Antihistaminika, Intoxikation 520
Antikoagulation, therapeutisch 108
Antiphospholipid-Syndrom, katastrophal 154
Antirheumatika, nicht-steroidal, Intoxikation 560
Anzeigepflicht 731
anzeigepflichtige Krankheiten 731
Aortenaneurysma, abdominell 87, 127
Aortenaneurysma, abdominell, rupturiert 199
Aortendissektion 87, 94, 97, 113, 127, 145, 150, 158, 183, 199, 256
Aortendissektion, abdominell 87, 127
Aortensyndrom, akut 256
Aortenulkus, penetrierend 256
Aortenverletzung, traumatisch 258
Aortic Dissection Detection Score 256
aortoenterische Fistel 105, 259
APGAR Score 49
Aphasie, expressiv, linkshirniger Media-Schlaganfall 212
Aphasie, global, linkshirniger Media-Schlaganfall 212
Aphasie, sensorisch, linkshirniger Media-Schlaganfall 213
Aphasie, transkortikal (sensorisch oder motorisch), linkshirniger Schlaganfall 213
aplastische Anämie 249
aplastische Krise 471
Appendizitis 91, 119, 260
ARDS, nicht-kardiogenes Lungenödem 84, 168
arrhythmogene rechtsventrikuläre Kardiomyopathie 333
arterielle Gasembolie 487
Arteriendissektion, extra-/intrakraniell 262
Arteriitis temporalis 143, 176, 209, 455
arteriovenöse Fistel 380
arteriovenöse Malformation 107, 365
arteriovenöse Malformation, pulmonal 107
Arthritis des Cricoarytenoidgelenks 455
Arthritis, bakteriell 140, 263
Arthritis, Psoriasis-assoziiert 143
Arthritis, reaktiv 140, 143, 598
Arthrose 140, 599
Arthrose aktiviert (Kniegelenkspathologie) 104
Arzneimittelexanthem 601
Ascariasis 171
ASIA-Klassifikation 509
Aspergillose 326
Aspiration von Flüssigkeit, tracheobronchial 265
Aspiration, Flüssigkeit 83, 167
Aspiration, Fremdkörper 83, 108, 168, 215, 316
Aspisviper, Schlangenbiss 573
Assist Device, linksventrikulär 383
Asthma bronchiale 85, 169
Asthma-Anfall 266
Aszites 91, 268
AT_2-Rezeptorblocker, Intoxikation 513
Ateminsuffizienz 183
Atemnot 82
Atemwegsobstruktion 83, 167
Atemwegssyndrom, sinubronchial 171
atlanto-axiale Subluxation 455
atraumatische Femurkopfnekrose 141, 617
atraumatische Milzruptur 88, 127, 393
Attacke, transient ischämisch 463
atypische Pneumonie 434
atypisches hämolytisch urämisches Syndrom 491
Augenreizstoffe, Intoxikation 521
Augenverletzung 270
Augenverletzung, perforierend 271
Autoimmunadrenalitis 396
Autoimmundermatose, bullös 155
Autoimmunenzephalitis 234
Autoimmunerkrankung 122, 169
autoimmunhämolytische Anämie 251
Autoimmunhepatitis 374
autonomes Adenom 493
AV-Block 183, 279
Azidose, metabolisch 86

B

Baclofen, Intoxikation 522
Baker-Zyste 95, 104, 603
bakterielle Arthritis 263
bakterielle Konjunktivitis 196
bakterielle Pharyngitis 191
bakterielle Polyarthritis 142
bakterielle Vaginose 627
Barbiturate (Phenobarbital), Intoxikation 523
Basilaris-Syndrom, unten 146, 159, 205, 208, 213
Basisanamnese 77
Bauchaortenaneurysma, symptomatisch/rupturiert 272
Bauchschmerzen 87
Bauchtrauma 73, 89, 273
Bauchtrauma, penetrierend 73
Bauchtrauma, stumpf 273
Beatmung 20
Beckenbodendysfunktion 230
Beckenendlage 134
Beckentrauma 275
Beinischämie, akut 95
Beinödeme 101
Beinödeme, Diabetes-assoziiert 101
Beinödeme, Medikamenten-induziert 101
Beinschmerzen 94
Beinschwäche, beidseitig 97
Beinschwellung, beidseitig 100
Beinschwellung, einseitig 103
Beinvenenthrombose, tief 95, 100, 104
Bellsche Parese 616
benigner Lagerungsschwindel, paroxysmal 205, 652

Benzin, Intoxikation 525
Benzodiazepine, Intoxikation 526
Benzodiazepin-Entzug 592, 180, 233
Betablocker, Intoxikation 527
Bewusstseinsstörung, psychogen 173, 604
Bierpotomanie 353
Bigeminus 615
Bilharziose 125
biliopleurale Fistel 430
Bing-Horton-Neuralgie 608
BISAP-Score 423
Bisswunde 715
bitemporale homonyme Hemianopsie 356
Blasensprung, vorzeitig 135, 441
Blast Shock 307
Blepharospasmus 611
Blitzschlag 480
blockierter Dauerkatheter 152
Blow-out-Fraktur 322
Bluterbrechen 105
Blutgerinnungsstörung 108
Bluthusten 107
blutiger Stuhl 110
Blutung nach Tonsillektomie 26
Blutung unter oraler Antikoagulation (OAK) 278
Blutung, alveolär 456
Blutung, aton 133, 227
Blutung, diffus alveolär 107
Blutung, gastrointestinal oben 22, 110
Blutung, gastrointestinal unten 24
Blutung, gastrointestinal, nicht-varikös oben 23
Blutung, Glaskörper 209
Blutung, intrazerebral 146, 159, 175, 184, 365
Blutung, intrazerebral supratentoriell 146, 159, 175
Blutung, Medikamenten-induziert 228
Blutung, Myelopathie, transvers 98, 200
Blutung, Nase 28
Blutung, postpartal 30
Blutung, subarachnoidal 184
Blutung, subkonjunktival 195
Blutung, Tracheostoma 32
Blutung, vaginal 227
Blutungsneigung, Fragebogen zur Detektion 725
Blutzuckerentgleisung 220
Body Packer 529
Body Pusher 529
Body Stuffer 529
Boerhaave-Syndrom 88, 113, 127, 421
Borrelien-assoziierte Monoarthritis 141
Borreliose 131, 160, 718
Botulismus 115, 117, 187
Bradyarrhythmie/AV-Block 162
Bradykardie 59, 279
Bradykardie, stabil 279
Bradykardie-Tachykardie-Syndrom 279
Bradykinin-vermitteltes Angioödem 253
BRASH-Syndrom 59, 280
Breitkomplextachykardie mit Spitzenumkehr 486
Bronchiektasen 108, 326
Bronchiolitis mit interstitieller Lungenerkrankung 362
Bronchitis, akut 109, 113, 171, 605
Bronchitis, eosinophil 85, 169
Bronchuskarzinom 107, 171
Brown-Séquard-Syndrom 507
Brustschmerzen 112
Budd-Chiari-Syndrom 136, 374
Bupropion, Intoxikation 530
Buried-Bumper-Syndrom 679
Bursitis 140, 606

C

CAGE-Test 726
Calciphylaxie 155, 408
Canadian C-Spine-Rule 507
Candida-Ösophagitis 190
Candidiasis, oral 663
Cannabinoide, synthetisch 531
Cannabis 531
Cannabis-Hyperemesis-Syndrom 224, 505
CAPD-assoziierte Peritonitis 408
Carbamazepin, Intoxikation 533
Carotinämie 139
Carotisdissektion 148, 176, 187
Carotisdissektion (Horner-Syndrom) 187
Carotis-Sinus-cavernosus-Fistel 115, 195, 208, 281
Carotisstenose (demaskierte Kohlenmonoxid-vergiftung) 146
Centor-Score 681
Cerumen obturans 166, 607
CHA2DS2-VASc-Score 503
Chiasma Tumor 208
Chloroquin, Intoxikation 534
Cholangitis 89, 136, 137, 282, 655
Cholangitis, akut 282
Cholangitis, primär biliär 655
Cholangitis, primär sklerosierend 137, 655
Choledocholithiasis 137
Cholesteatom 160
Cholesterinembolie-Syndrom 128, 151, 155, 283
Cholezystitis 92, 137, 284
Chronic Pain Syndrome 131
chronisch entzündliche Darmerkrankung, Schub 89, 111, 117
chronisch progrediente Niereninsuffizienz 152
chronisch venöse Insuffizienz 96, 101, 104
chronische Immobilisation 101, 104
chronische Infektion 81, 122
Chronisches Fatigue-Syndrom 80, 131
Chylothorax 432
Cirrhose cardiaque 137
CIWA-Ar-Score 592
Clichy-Kriterien 377
Clusterkopfschmerz 177, 608
CMV-assoziierte Colitis 89, 111, 118
CO, Intoxikation 549

Cogan-Syndrom 166, 195, 205
Colchicin, Intoxikation 536
Colitis ulcerosa 287
Colitis, akut 285, 287
Colitis, CMV-assoziiert 89, 111, 118
Colitis, ischämisch 89, 111, 118
Colitis, neutropen 89, 111, 118
Condyloma 627
Contusio cordis 489
COPD-Exazerbation 83, 168, 288
Coprinus-Syndrom 566
Cor pulmonale 333
COVID-19 291
CRB65-Score 435
Cricoarytenoidgelenk, Arthritis 455
CT-Kontrastmittel 727
Cushing-Syndrom 99, 348

D

Darmerkrankung, chronisch entzündlich, Schub 89, 111, 117
Dauerkatheter, blockiert 152
Dead-Fetus-Syndrom 589
Dehydratation 79, 122, 130, 151, 190, 213, 234, 293
Dehydratation, hyperton 293
Dehydratation, hypoton 293
Dehydratation, normoton 293
dekompensierte Hypothyreose 220, 358
dekompensierte Leberzirrhose 101, 138, 377
Dekompressionskrankheit 487
Dekubitus 713
Delirium tremens 122, 592
Demenz (HIV) 337
Demyelinisation 98, 200
Dengue-Fieber 124, 295
Dens-axis-Fraktur 506
Depression 80, 131
Dermatitis, perianal 596
desquamative interstitielle Pneumonie 362
De-Winter-ST-T-Segmente 244
Diabetes insipidus 415
Diabetes mellitus, entgleist 79
Diabetes-assoziierte Gastroparese 225
diabetisches Fuß-Syndrom 156, 713
diabetisches Gangrän 504
Diarrhö, Antibiotika-assoziiert 119, 609
Diarrhö, Medikamenten-assoziiert 119
diastolisches Herzversagen 330
diffuse alveoläre Blutung 107
Digitalis, Intoxikation 537
Diphtherie 189, 215, 681
Diskushernie 149, 656
Diskushernie, zervikal 149
Diskusprolaps 96, 99, 128, 200
Diskusprolaps, median, lumbal 99
dislozierte PEG-Sonde 679
disseminierte Pilzinfektion 156
distales intestinales Obstruktions-Syndrom 510
Distorsion 141, 149, 610, 719
Distorsion, HWS 149, 719
Divertikelblutung 110
Divertikulitis 89, 118, 471
Doppelbilder 115
Dressler-Syndrom 425
DRESS-Syndrom 155, 602
Drogenintoxikation 224
Drug Fever 123
Drug Rash with Eosinophilia and Systemic Symptoms 155, 602
Dumping-Syndrom 641
Düngemittel 557
Dünndarm, Neoplasie 225
Dünndarmblutung 111
Durchfall, akut 117
Dysäquilibrierungssyndrom 409
Dysarthrie, extrapyramidal 213
Dysarthrie, Schlaganfall, Hirnstamm (unteres Basilaris-Syndrom) 213
Dysarthrie, Schlaganfall, Kleinhirn 213
Dysarthrie, supratentorieller Schlaganfall 213
dysenterische Gastroenteritis 92, 111, 119, 318
Dyskinesie-Hyperpyrexie-Syndrom 424
dyskinetische Krise 424
Dyspnoe 70
Dystonie, akut 611

E

Echinococcus-Zyste, Ruptur 19
Ecstasy, Intoxikation 538
Eibe, Intoxikation 581
Eisen, Intoxikation 540
Eisenmangel 249
Eklampsie 133, 179, 438
Electrical Storm 465, 486
elektrischer Sturm 465, 486
Elektrolytstörungen 97, 130, 230, 234
Embolien, peripher septisch 155
empirische Antibiose 721
Empyem, subdural 390
Endokarditis 146, 159, 296
Endokarditisprophylaxe 728
endokrine Enzephalopathie 172
endokrinologische Störung 233
Endokrinopathie 229
Endometriose 92, 109
Endometriose, pulmonal 109
Endophthalmitis 195, 209, 299
Enterocolitis, pseudomembranös 90, 118, 301
enteroinvasive Gastroenteritis 92, 111, 119, 318
entgleister Diabetes mellitus 79
Enzephalitis 121, 146, 148, 175, 180, 234, 387
Enzephalopathie (HIV) 335
Enzephalopathie, endokrin 172
Enzephalopathie, hepatisch 375

Enzephalopathie, hypertensiv 176
Enzephalopathie, metabolisch 172
Enzephalopathie-Syndrom, posterior reversibel 175, 180, 207, 439
eosinophile Bronchitis 85, 169
eosinophile Ösophagitis 420
eosinophile Pneumonie 363
Epicondylopathia humeri 612
epidermale Nekrolyse, toxisch 154, 189
Epididymitis 613
Epiduralabszess 98, 199, 475
Epiglottitis 190, 215, 681
Epilepsie 172, 181
Epilepsie, idiopathisch 181
Episkleritis 195
Epistaxis 28
Erbrechen 222, 224
Erbrechen, Medikamenten-induziert 224
Erfrierung 96, 302
erhöhte Leberwerte 654
Erkrankungen, akutmedizinisch 589
Erstmaßnahmen, pflegerisch 76
Ertrinkungsunfall 304
Erysipel 95, 100, 104, 156, 185, 306
Erysipel, beidseitig 100
Erythema multiforme 398
Erythrozytopathie, hereditär 251
Esketamin 544
Essstörung 224
Ethanol, Intoxikation 514
Ethylenglykol, Intoxikation 151, 516
Exanthem (Arzneimittel) 601
exanthematisch generalisierte Pustulose, akut 156, 602
Explosionsverletzung 307
extrahepatisch biliäre Obstruktion 622
extrakranielle Arteriendissektion 262
Extrasystolie, ventrikulär 163, 615
Extrauteringravidität 88, 227, 310
Extrauteringravidität, rupturiert 88, 227
Extremitätenfraktur 313
Extremitätenischämie, akut 312

F

familiäre hypokalzurische Hyperkalzämie 345
Farben, Intoxikation 557
Fast Broad Irregular (FBI-)Tachykardie 486
Fatigue-Syndrom, chronisch 80, 131
Fazialisparese 158, 160, 161, 188, 616
Fazialisparese, idiopathisch 160, 188, 616
Fazialisparese, peripher 188, 616
Fazialisparese, peripher (Parotitis) 161
FBI-Tachykardie, Fast Broad Irregular 486
Felsenbeinfraktur 160, 322
Femurkopfnekrose, atraumatisch 141, 617
Fibromyalgie-Syndrom 80, 131, 618
Fibrose, retroperitoneal 412
Fieber (>37,2°C) 120
Fieber unklaren Ursprungs 123
Fieber, viral hämorrhagisch 123
Fight Bite 715
Fistel, aortoenterisch 105, 259
Fistel, arteriovenös 380
Fistel, biliopleural 430
Fistel, Carotis-Sinus-cavernosus-Fistel 115, 195, 208, 281
Fistel, Perilymphfistel 166, 206
Flankenschmerzen 127
Fliegenpilz-Syndrom 566
fokaler Krampfanfall 147, 213
Follikulitis 619
Folsäure-Mangel 249
Foramenstenose 96, 128, 200, 656
Fournier-Gangrän 504
Fraktur 95, 104, 116, 141, 160, 188, 313, 314, 321, 322, 667
Fraktur, Extremität 313
Fraktur, Felsenbeinfraktur 160, 322
Fraktur, Gesichtsschädel 321
Fraktur, Jochbein 322
Fraktur, Mandibula 322
Fraktur, Maxilla 322
Fraktur, Nasenbein 667
Fraktur, Orbita 116, 322, 188
Fraktur, Orbitaboden 116, 322, 188
Fraktur, pathologisch 141
Fraktur, Schädelbasis 321
Fraktureinteilung nach Tscherne und Oester 314
Fremdkörper 83, 108, 168, 185, 190, 196, 215, 228, 316, 620, 667
Fremdkörper, korneal 196
Fremdkörper, subungual 667
Fremdkörperaspiration 83, 108, 168, 215, 316
Fremdkörperingestion 190, 620
Frontallappenpathologie 234
Fruchtwasserembolie 134, 228, 317
Frühgeburtsbestrebung 135, 441
funktionelle Lumbalgie 129, 200, 656
Furunkel 185, 619, 676
Furunkel, Gehörgang 185, 676
Fuß-Syndrom, diabetisch 156, 713

G

Gabapentin, Intoxikation 541
Gallengangskarzinom 139
Gallenkolik 92, 621
Gallensteinileus 622
Gamma-Butyrolacton, Intoxikation 542
Gamma-Hydroxybutyrat, Intoxikation 542
Gangrän, diabetisch 504
Ganzkörperschmerzen 130
Gastritis 92, 106, 225, 622
Gastritis, akut 622
gastroduodenale Ulkusblutung 106

gastroduodenale Ulkuserkrankung, Gastritis 92, 106, 225, 622
Gastroenteritis, dysenterisch 92, 111, 119, 318
Gastroenteritis, enteroinvasiv 92, 111, 119, 318
Gastroenteritis, nicht-dysenterisch 92, 119, 225, 624
gastrointestinale Blutung, nicht-varikös oben 23
gastrointestinales Pilzsyndrom 566
gastroösophageale Refluxerkrankung 106, 114, 171, 191, 625
Gastroparese, Diabetes-assoziiert 225
Geburt, prolongiert 134
Geburt, Z. n. 229
geburtshilfliche Komplikationen 133
Gehörgangsfurunkel 185, 676
Gelbsucht 136
Gelenkschmerzen, ein Gelenk betroffen 140
Gelenkschmerzen, mehrere Gelenke betroffen 142
generalisierte exanthematische Pustulose 602
Gerinnungsstörung 320
Geschlechtskrankheiten 626
Gesichtsschädelfraktur 321
gestörter Lymphabfluss 104
Gichtarthritis 141, 628
Gichtarthritis, akut 628
Giftschlange, exotisch, Schlangenbiss 570
Glasgow Coma Scale 729
Glasgow-Blatchford Score 23
Glaskörperblutung 208, 209
Glaukomanfall 177, 196, 209, 225, 323
globale Amnesie, transient 246
Glomerulo-Nephritis 192
Glomerulopathie 151
Gonorrhö 627
GRACE-Score 730
Graft-versus-Host-Erkrankung 90, 118, 137, 156, 324
Granulomatose mit Polyangiitis 453
Guillain-Barré-Syndrom 98, 401
Gyromitrin-Syndrom 566

H

H_1-Rezeptorblocker, Intoxikation 520
Haarzellleukämie 381
Haarzellleukoplakie 337
Halbseitenlähmung 145
Halbseitenschwäche 145
Halluzinogene, Intoxikation 544
Halsmark-Syndrom, zentral 507
Halsschmerzen 148
Halstrauma, penetrierend 73
Hämarthros 141
Hämatom, intramural 256
Hämatom, retrobulbär 271
Hämatom, retroperitoneal 380
Hämatom, Subduralhämatom, chronisch 147, 160, 176, 235, 482
Hämatom, subungual 667
hämatoonkologische Erkrankung 79
Hämatothorax 489
Hämobilie 106
Hämochromatose 137, 279
Hämoglobinopathie, hereditär 251
Hämoglobinurie, paroxysmal nächtlich 251
Hämolyse 137, 192
Hämolyse, intravasal 192
hämolytisch urämisches Syndrom 151, 491
hämolytisch urämisches Syndrom, atypisch 491
hämolytische Anämie 251
hämolytische Krise 251
hämolytische Transfusionsreaktion 251
Hämophagozytose-Syndrom 374
Hämophilie A/B 320
Hämoptyse 34, 326
hämorrhagische Zystitis, Medikamenten-/Radiatio-induziert 194
hämorrhagischer Schock 62, 202
Hämorrhoidalleiden 111, 630
hängender Mundwinkel 158
Harn, wenig oder kein 150
Harnverfärbung, Medikamenten- oder Nahrungsmittel-induziert 194
Harnverfärbung, postoperativ oder postinterventionell 193
Harnverhalt 152, 631
Harnwegsinfektion 92, 193, 633
Harnwegsinfektion, untere 193, 633
HAS-BLED-Score 503
Hashimoto-Thyreoiditis 643
Hauptstamm-Äquivalent 244
Hautausschlag 153
HELLP-Syndrom 134, 438
Hemianopsie, bitemporal homonym 356
Hemmkörperhämophilie 320
hepatische Enzephalopathie 375
Hepatitis, akut 90, 138
Hepatitis, Autoimmun- 374
Hepatitis, viral akut 124, 327
hepatorenales Syndrom 151, 412
hereditäre Erythrozytopathie 251
hereditäre Hämoglobinopathie 251
Hermansky-Pudlak-Syndrom 363
Hernie 90, 328
Hernie, inkarzeriert 90
Heroin, Intoxikation 561
Herpes genitalis 627
Herpes labialis 635
Herpes zoster 113, 128, 635
Herzerkrankung, kongenital 367
Herzinsuffizienz, High-output- 409
Herzinsuffizienz, linksventrikulär 79, 85, 101, 134, 152, 169, 330
Herzinsuffizienz, rechtsventrikulär 86, 101, 333
Herzklopfen 162
Herzneurose 163
Herzstolpern 162
Herztod, plötzlich 240
Herztransplantation 417

Herzverletzung 489
Herzversagen, diastolisch 330
High-output-Herzinsuffizienz 409
High-Pressure Neurological Syndrome 488
Hirnabszess 239
Hirnödem 497
Hirntod, organerhaltende Therapie 414
Hirntod-Syndrom 415
Histamin-vermitteltes Angioödem 253
Hitzschlag 36, 120
HIV-Anämie 337
HIV-Demenz 337
HIV-Enzephalopathie 335
HIV-Infektion 80, 335
HIV-Myelopathie 335
HIV-Nephropathie 337
HIV-Neuropathie 335
HIV-Primärinfektion 628
Hochspannung, Stromunfall 479
Hodentorsion 92, 338
homonyme Hemianopsie, bitemporal 356
HOPE Score 39
Hörminderung, akut 165
Horner-Syndrom 187
Hornviper, Schlangenbiss 573
Hörsturz 166, 637
Hörverlust, akut idiopathisch sensorineural 166, 637
humane Affenpocken 627
Hunt & Hess Scale 481
Hunter-Serotonin-Toxicity-Kriterien 468
Husten, akut (<8 Wochen) 167
Husten, postviral 171
HWS-Distorsion 149, 719
Hydroxychloroquin, Intoxikation 534
Hydrozephalus 147, 160, 176, 181, 223, 235, 390
Hyperaldosteronismus, primär 347
Hyperemesis gravidarum 505
Hyperglobulinämie, monoklonal 350
Hyperglobulinämie, polyklonal 350
Hyperglykämie mit Ketoazidose 341
Hyperglykämie, hyperosmolar 339
Hyperkaliämie 183, 343
hyperkalzäme Krise 344
Hyperkalzämie 344
Hyperkalzämie, familiär hypokalzurisch 345
Hyperleukozytose-Syndrom 350
Hypernatriämie 293
hyperosmolare Hyperglykämie 339
Hyperparathyreoidismus, primär 345
Hypersensitivitätspneumonitis 171
Hypersplenismus 249
Hypertension, idiopathisch intrakraniell 177, 210, 226
hypertensive Enzephalopathie 176
hypertensive Krise 346
hypertensiver Notfall 346
hypertensives Lungenödem 85, 456
Hyperthyreose, symptomatisch 81, 163, 638
Hyperthyreosis factitia 638
hypertone Dehydratation 293
Hypertonie, portal 268
Hypertonie, rechtsventrikulär pulmonalarteriell 86, 101
Hypertonie, renovaskulär 347
Hypertriglyzeridämie 353
Hyperventilation 86, 114, 164, 639
Hyperviskositätssyndrom 83, 165, 175, 179, 205, 207, 232, 350
hypervolämes Lungenödem 408
Hypervolämie 408
Hypoalbuminämie 101
Hypoglykämie 146, 162, 179, 213, 232, 641
hypokaliäme Lähmung 455
Hypokalzämie 351
hypokalzurische Hyperkalzämie, familiär 345
hypokinetische Krise 424
Hyponatriämie 180, 213, 352, 353
Hyponatriämie, hypovoläm, hypoosmolar 353
Hyponatriämie, isovoläm hypoosmolar 353
hypoosmolare Hyponatriämie, hypovoläm 353
hypoosmolare Hyponatriämie, isovoläm 353
Hypoparathyreoidismus 351
Hypoperfusion, zerebral 205
Hypophysenadenom 356, 638
Hypophysenapoplex 115, 176, 209, 356
Hypothermie 38, 183, 221, 357
Hypothermie, akzidentell 221, 357
Hypothermie, iatrogen 221
Hypothermie, schwer 183
Hypothyreose, dekompensiert 220, 358
Hypothyreose, symptomatisch 81, 131, 230, 642
hypotone Dehydratation 293
hypovoläme, hypoosmolare Hyponatriämie 353
hypovolämer Schock 60, 62, 202
Hypoxämie 180, 232
hyreotoxische Krise 121, 493

I

iatrogene Hypothermie 221
iatrogene Lungenverletzung 108
ICD-Dysfunktion 163, 465
ICH Score 366
idiopathisch thrombozytopene Purpura 156, 321
idiopathische Fazialisparese 160, 188, 616
idiopathische intrakranielle Hypertension 177, 210, 226
idiopathische Lungenfibrose 362
idiopathische thrombozytopene Purpura 321
idiopathischer sensorineuraler Hörverlust 166, 637
IgG4-Erkrankung 350
Ileus, Gallenstein 622
Ileus, mechanisch 88, 223, 359
Ileus, paralytisch 90, 224, 361
Immobilisation, chronisch 101, 104
Immunrekonstitutions-Syndrom 336
immunthrombotische Thrombozytopenie, Vakzin-induziert 644

Impfreaktion 123, 644
Infarkt, Milz 91, 128, 392
Infarkt, Niere 407
Infarkt, Rechtsherzinfarkt 245
Infekt, Katheter-assoziiert 409
Infekt, respiratorisch 83, 170
Infektion, akut 79, 122, 221, 224, 234
Infektion, chronisch 81, 122
Infektion, parasitär 171
infektiöse Endokarditis 146, 159, 296
infektiöse Lymphangitis 660
infektiöse Mononukleose 190, 681
Infektkopfschmerz 177
inflammatorische Myopathie 98
Influenza 132, 645
Ingestion von Lauge 190
Ingestion von Säure 190
Ingestion, Fremdkörper 190, 620
Inhibitoren der Atmungskette, Intoxikation 587
Insektenstich 647
Insektizide, Intoxikation 562
inspiratorischer Stridor 70, 214
Insuffizienz, chronisch venös 96, 101, 104, 708
Insuffizienz, respiratorisch 54
Insuffizienz, vertebrobasilär 455
Insulin, Intoxikation 545
Insulinom 641
interstitielle Lungenerkrankung 170, 362
interstitielle Lungenerkrankung, Exazerbation 170
interstitielle Lungenerkrankung/Bronchiolitis 362
interstitielle Nephritis 152, 156, 193, 335
interstitielle Pneumonie 362
interstitielle Pneumonie, desquamativ 362
interstitielle Pneumonie, lymphozytär 362
interstitielle Pneumonie, nicht-spezifisch 362
Intertrigo 648
intestinale Levodopa-Carbidopa-Therapie, Komplikationen 424
intestinales Obstruktions-Syndrom, distal 510
Intoxikation 511
Intoxikation, Drogen oder Medikamente 116, 224
Intoxikation, Medikamenteneinnahme 116, 224
Intoxikation, Schwermetalle 80, 90, 118, 192, 224, 234
intrakranielle Arteriendissektion 262
intrakranielle Hypertension, idiopathisch 177, 210, 226
intrakranielle Raumforderung 147, 160, 173, 176, 181, 223, 235, 497
intrakranieller Tumor 147, 160, 176, 181, 223, 235, 497
intrakranieller Tumor, Komplikationen 497
intramurales Hämatom 256
intrazerebrale Blutung 146, 159, 175, 184, 365
intrazerebrale Blutung, supratentoriell 146, 159, 175
IRIS 336
ischämisch supratentorieller Schlaganfall 146, 159, 233
ischämische Attacke, transient 463
ischämische Colitis 89, 111, 118
Isopropanol, Intoxikation 515
isovoläme, hypoosmolare Hyponatriämie 353

J

Jochbeinfraktur 322

K

K.o.-Tropfen, Intoxikation 542
K2, Intoxikation 531
Kaffeesatzerbrechen 105
Kälteantikörper 251
Kalziumkanalblocker, Intoxikation 546
Kaposi-Sarkom 337
Karbunkel 619
kardiogener Schock 61, 202
kardiogenes Lungenödem 84, 168
Kardiomyopathie, arrhythmogen rechtsventrikulär 333
Kardiopathie, kongenital, myokardial, valvulär 183
Karpaltunnel-Syndrom 649
katastrophales Antiphospholipid-Syndrom 453
katatoner Stupor 443
Katatonie, letal 443
Katatonie, maligne 443
Katheter-assoziierter Infekt 409
Katzenkratzkrankheit 660
Keraunoparalyse 480
Ketoazidose 224, 341, 592
Ketoazidose (Hyperglykämie) 341
Ketoazidose, alkoholisch 592
Kiefergelenkarthropathie 185
Kinetose 205, 225
King's-College-Kriterien 377
Kishi-Score 499
Kleinhirn, Schlaganfall, Dysarthrie 213
Kleinhirnbrückenwinkeltumor 160, 616
Knalltrauma 166
Kniegelenkspathologie, Begleitödem 104
Knochenmarktransplantation 324
Koagulopathie 111, 192, 228
Koarktation der Aorta 348
Koffein, Intoxikation 548
Kohlenmonoxid (CO), Intoxikation 146, 175, 183, 223, 549
Kohlenwasserstoffe, Inhalation oder Ingestion 525
Kokain, Intoxikation 551
Kollaps 181, 217
Kolonkarzinom 111, 119, 230
Koma 40, 172
Kompartment-Syndrom 151, 670
Kompartment-Syndrom, abdominell 151
kongenitale Herzerkrankung 183, 367
Konjunktivitis 196, 650, 687
Konjunktivitis, allergisch 196, 687
Konjunktivitis, bakteriell 196
Konjunktivitis, viral 196
Kontaktekzem 651
Kontamination 193
kontinuierliche intestinale Levodopa-Carbidopa-Therapie, Komplikationen 424
Kontrastmittelallergie 727

Kontrastmittel-Nephropathie 727
Kontusion 684
Konus-Kauda-Syndrom 507
Kopfschmerz 174, 177, 178, 470, 696
Kopfschmerz, Analgetika-induziert 177
Kopfschmerz, Infekt 177
Kopfschmerz, Medikamenten-induziert 177
Kopfschmerz, Sinusitis-assoziiert 177
Kopfschmerz, Spannungskopfschmerz 178, 696
Kopfschmerz, vertebragen 177, 470
kornealer Fremdkörper 196
Kornealulkus 196, 210
Krampfanfall, fokal 147, 213
Krampfanfall, nicht-konvulsiver Status epilepticus 147
Krampfanfall, Z. n. 179, 368
Krampfleiden, sekundär 181
Kreislaufstillstand, nicht-traumatisch 42
Kreislaufstillstand, traumatisch 44
Kreislaufstillstand, Z. n. 46, 182
Kreuzotter, Schlangenbiss 573
Krise, dyskinetisch 424
Krise, hämolytisch 251
Krise, hypokinetisch 424
Krise, hyreotoxisch 121, 493
Krise, okulogyr 611
Krise, vasookklusiv 131, 470
Kryoglobulinämie 350
kryptogen organisierende Pneumonie 362
Kryptokokkose 336
Kryptosporidiose 336
Kyphose 128, 200, 656
Kyphoseschmerz 128, 200

L

Labyrinthitis 677
Lachgas, Intoxikation 544
Lagerungsschwindel 204, 205, 652
Lagerungsschwindel, benigne, paroxysmal 205, 652
Lähmung, hypokaliäm 455
Laktazidose, alkoholisch 592
Laktazidose, Metformin-assoziiert 370
Laktazidose, Metformin-induziert 370
Laktazidose, Metformin-unrelated 370
Lambert-Eaton-Syndrom 401
Landouzy-Sepsis 496
Langerhans-Zell-Histiozytose, pulmonal 363
Längslage 135
Laryngitis 170, 215, 653
Laryngomalazie 215
Laryngostoma 57
Larynxpathologie 215
Larynxschwellung 215
Larynxtrauma 215, 371, 372
Larynxtrauma (Schäfer-Klassifikation) 372
Larynxtumor 215
Lauge, Ingestion 552
Lauge, Verätzung 106
Leberabszess 90, 372
Lebererkrankung, venookklusiv 139
Leberschädigung 138, 374
Leberschädigung, Medikamenten-induziert 138, 374
Leberschädigung, Toxin-induziert 138, 374
Lebertransplantation 417
Leberversagen, akut 136, 374, 377
Leberversagen, akut-auf-chronisch 136, 377
Leberwerte, erhöht 654
Leberzirrhose, dekompensiert 101, 138, 377
Leckage, PEG-Sonde 679
Legal Highs, Intoxikation 544
Legionellen-Pneumonie 434
Leistenpunktion, Komplikationen 95, 380
Leitsymptome 76
Lemierre-Syndrom 681
Lenden-Wirbelsäulenpathologie 141
Leptospirose 124, 138
Leriche-Syndrom, akut 94, 97
letale Katatonie 443
Leukämie, Verdacht 381
Leukenzephalopathie, progressiv multifokal 336
Levodopa-Carbidopa-Therapie, kontinuierlich intestinal, Komplikationen 424
Liegetrauma 450
Lights-Kriterien 432
linksventrikuläres Assist Device 383
Liquid Ecstasy, Intoxikation 542
Lithium, Intoxikation 555
Löffler-Syndrom 363
LSD, Intoxikation 544
Ludwig-Angina 681
Lumbago 656
lumbaler Diskusprolaps, median 99
Lumbalgie, akut 656
Lumbalgie, funktionell 129, 200, 656
Lumboischialgie 656
Lund and Browder Chart 733
Lungenabszess 108, 239
Lungenerkrankung, interstitiell 170, 362
Lungenfibrose, idiopathisch 362
Lungenkontusion 170, 489
Lungenödem, hypertensiv 85, 456
Lungenödem, kardiogen 84, 168
Lungenödem, nicht-kardiogen (ARDS) 84, 168
Lungenödem, toxisch 84, 168
Lungentransplantation 417
Lungenverletzung, iatrogen 108
Lupus erythematodes, systemisch 143, 456
Lupusnephritis 456
Lupus-Schub 456
Luxation 141, 659
LVAD 383
Lymphabfluss, gestört 101, 104
Lymphadenitis 149, 660
Lymphadenitis, zervikal 149
Lymphangioleiomyomastose 363
Lymphangitis 104, 430, 660

Lymphangitis carcinomatosa 430
Lymphangitis, infektiös 104, 660
Lymphom 225
Lymphom, Verdacht auf 381
lymphozytäre interstitielle Pneumonie 362
Lyse, Kontraindikationen 734

M

Magenkarzinom 93, 106, 225
Magenneoplasie 225
Magic-Mushroom-Syndrom 566
Makrohämaturie, Anstrengungs-induziert 193
Malaria 123, 385
maligne Katatonie 443
malignes Neuroleptika-Syndrom 121, 233, 399
Malignom 81, 123
Malignom-assoziierte Neuromyopathie 99
Mallory-Weiss-Riss 105
Mandibulafraktur 322
Mangelernährung 101
Manipulation, urethral, Z. n. 193
Marfan-Syndrom 256
Mark-Syndrom, anterior 507
Mark-Syndrom, posterior 507
Mastitis, akut 661
Mastoiditis 185, 677
Mastozytose 19
Materialdefekt, PEG-Sonde 679
Maxillafraktur 322
McMahon-Score 452
MDMA, Intoxikation 538
mechanischer Ileus 88, 223, 359
medianer, lumbaler Diskusprolaps 99
Medikamenten- oder Nahrungsmittel-induzierte Verfärbung des Harns 194
Medikamenten-/Radiatio-induzierte Zystitis, hämorrhagisch 194
Medikamenten-assoziierte Diarrhö 119
Medikamenten-assoziierte Palpitationen 163
Medikamenten-induzierte Leberschädigung 138, 374
Medikamenten-induzierte Müdigkeit 81
Medikamenten-induzierte Myopathie 99
Medikamenten-induzierte Polyarthralgie 143
Medikamenten-induzierte Polyarthritis 143
Medikamenten-induzierter Kopfschmerz 177
Medikamenten-induziertes Erbrechen 224
Medikamentenintoxikation 116, 224
Medikamententherapie, Schwangerschaft 740
Medikamententherapie, Stillperiode 741
Medikamententoxizität 152, 170
Megakolon, toxisch 88, 117
Meigs-Syndrom 430
Melioidose, pulmonal 124
Meningitis 121, 146, 148, 175, 180, 387, 495
Meningitis, tuberkulös 495
Menopause 163
Menorrhagien 229
Mesenterialischämie 88, 110, 391
Mesenterialvenenthrombose 91, 391
Meskalin, Intoxikation 544
metabolische Azidose 86
metabolische Enzephalopathie 172
metabolische Myopathie 131
Metformin-assoziierte Laktazidose 370
Metformin-induzierte Laktazidose 370
Metformin-unrelated Laktazidose 370
Methadon, Intoxikation 561
Methämoglobinämie 557
Methamphetamin, Intoxikation 518
Methanol, Intoxikation 207, 516
Migräne 177, 206, 210, 662
Migräne, vestibulär 206
Mikroangiopathie, thrombotisch 121, 147, 151, 154, 160, 173, 180, 208, 233, 491
Milch-Alkali-Syndrom 345
Miliartuberkulose 496
Miller-Fisher-Syndrom 116, 187
Milzinfarkt 91, 128, 392
Milzruptur, atraumatisch 88, 127, 393
Milzruptur, spontan 88, 127, 393
Mirizzi-Syndrom 622
Missbrauch, sexuell 229, 543, 692
missed Abortion 91, 589
Mittelohrpathologie 206
Monoarthritis, Borrelien-assoziiert 141
monoklonale Hyperglobulinämie 350
Mononeuritis multiplex 670
Mononukleose, infektiös 190, 681
Morbus Basedow 493
Morbus Bechterew 200, 454
Morbus Crohn 287
Morbus Menière 166, 206
Morbus Still (Erwachsener) 454
Morbus Waldenström 350
Morbus Wilson 138, 374
Morse-Skala 734
Motorspritzen, Dosierung 735
Mottenkugeln, Intoxikation 557
Müdigkeit, Medikamenten-induziert 81
Müdigkeitssyndrom, postviral 81
Multiple Sklerose 206, 116, 166
Multiple-Sklerose-Schub 116, 166
multisensorischer Schwindel 206
Mundsoor 663
Muscarin, Intoxikation 565
Muskarin-Syndrom 566
Muskelabszess 239
Muskelverletzung 96, 664
muskuloskelettaler Thoraxschmerz 114, 701
Myasthenia gravis 116, 187
Mycobacterium-avium-Komplex 336
Myelitis 98, 200
myelodysplastisches Syndrom 249
Myelom, Verdacht 381
Myelopathie (HIV) 335

Myelopathie, transvers 98, 200
myokardiale Kardiopathie 183
Myokarditis 163, 183, 394
Myopathie, inflammatorisch 98
Myopathie, Medikamenten-induziert 99
Myopathie, metabolisch 131
myotone Dystrophie 99, 188
Myxödem 102

N

Nabelschnurvorfall 49, 135
Nackenschmerzen 148
Nadelstichverletzung 665
Nagelpathologien 667
Nahrungsmittelvergiftung 119, 225
Nahrungsmittelvergiftung, Toxin-vermittelt 225
Nasenbeinfraktur 667
Nasopharynxkarzinom 185
National Institutes of Health Stroke Scale 736
Nebennierenrindeninsuffizienz, akut 78, 88, 221, 396
Nebenwirkung nephrotoxischer Medikamente 206
Nebenwirkung ototoxischer Medikamente 166
Nekrolyse, toxisch epidermal 154, 189, 397
nekrotisierende Weichteilinfektion 95, 155, 504
Neoplasie, Dünndarm 225
Nephritis, akut interstitiell 152, 156, 193
Nephritis, interstitiell 335
Nephrolithiasis 93, 129, 194, 200, 225, 412
Nephropathie (HIV) 337
Nephropathie, Kontrastmittel-Nephropathie 727
nephrotisches Syndrom 352
nephrotoxische Medikamente, Nebenwirkung 206
Nervengas, Intoxikation 562
Nervengifte, Intoxikation 562
Nervenverletzung, peripher 668
Nesidioblastose 641
Neuritis nervi optici 209
neurodegenerative Erkrankung 235
Neurodermitis 671
Neurofibromatose 363
neurogener/zentraler Schock 202
Neuroleptika, Intoxikation 558
Neuroleptika-Syndrom, maligne 121, 233, 399
neuromuskuläre Insuffizienz 84
neuromuskuläre Schwäche, akut 401
Neuromyelitis-optica-Spektrum-Erkrankung 98, 209
Neuromyopathie, Malignom-assoziiert 99
Neuronitis vestibularis 206, 225, 403
Neuropathie (HIV) 335
neutropene Colitis 89, 111, 118
neutropenes Fieber 404
Neutropenie 189
nicht-aneurysmatische Subarachnoidalblutung 480
nicht-dysenterische Gastroenteritis 92, 119, 225, 624
nicht-kardiogenes Lungenödem (ARDS) 84, 168
nicht-konvulsiver Status epilepticus 147, 235
nicht-spezifische interstitielle Pneumonie 362
nicht-steroidale Antirheumatika, Intoxikation 560
nicht-traumatischer Kreislaufstillstand 42
nicht-traumatisches Pneumomediastinum 113, 433
nicht-variköse obere gastrointestinale Blutung 23
nicht-vestibulärer Schwindel 206
Niederspannung, Stromunfall 479
Nierenabszess 239
Niereninfarkt 128, 193, 407
Niereninsuffizienz 80, 101, 152, 408
Niereninsuffizienz, akut-auf-chronisch 101
Niereninsuffizienz, chronisch progredient 152
Niereninsuffizienz, Dialyse-pflichtig, Notfälle bei Patienten mit 408
Nierenkolik 93, 129, 194, 200, 225, 410, 412
Nierenschädigung 150, 411
Nierenschädigung, akut (Schockgeschehen) 150
Nierentransplantation 417
Nierentrauma 128, 193
Nierenvenenthrombose 128, 193, 407, 413
Nierenversagen, postrenal 152
Nierenzystenruptur 128
NIHSS 736
normotone Dehydratation 293
Norton-Skala 738
Notfallgeburt 48
Notfallintubation 52
NSTEMI 242

O

Oakland Score 25
obere gastrointestinale Blutung, nicht-varikös 23
Obstipation 230, 231, 672
Obstruktion, extrahepatisch biliär 622
Obstruktions-Syndrom, distal intestinal 510
obstruktiver Schock 61, 202
obstruktives Schlafapnoe-Syndrom 333
Ohrenschmerzen 185
okulogyre Krise 611
Okulomotoriusparese 116
Opiate, Intoxikation 561
Optikuspathologie 210
orale Candidiasis 663
Orbitabodenfraktur 116, 322, 188, 322
Orbitafraktur 116, 322, 188
Orchitis 613
Orellanus-Syndrom 566
organerhaltende Therapie, Hirntod 414
Organophosphate, Intoxikation 562
Organtransplantation, solide, Notfall nach 417
Oropharynxkarzinom 185
Ösophagitis 106, 114, 420
Ösophagitis, eosinophil 420
Ösophaguskarzinom 106, 226
Ösophagusruptur 88, 113, 127, 421
Ösophagusspasmus 114, 673
Ösophagusstenose 265
Ösophagusstriktur 226

Ösophagusvarizen 105
Ösophagusverletzung 489
Osteomalazie 351
Othämatom 674
Otitis externa 166, 185, 675, 676
Otitis externa maligna 676
Otitis media 166, 186, 677
ototoxische Medikamente, Nebenwirkung 166
Ovarialtorsion 93
Ovarialzystenruptur 93
Ovarian-Hyperstimulation-Syndrom 430

P

PAASH Scale 481
Palpitationen, Medikamenten-assoziiert 163
Palpitationen, Toxin-assoziiert 163
Panaritium 678
Panenzephalitis, subakut sklerosierend 644
Panhypopituitarismus 356
Panikattacke 86, 114, 164, 639
Pankreaskopfkarzinom 139
Pankreastransplantation 417
pankreatische Pseudozyste 105
Pankreatitis 89, 121, 128, 199, 223, 422
Panther-Syndrom 566
Papillenkarzinom 139
Paracetamol, Intoxikation 564
paralytischer Ileus 90, 224, 361
paraneoplastische Polyarthritis 143
Parapharyngealabszess 681
parasagittaler Tumor 99
parasitäre Infektion 171
Parkbanklähmung 669
Parkinson-Hyperpyrexie-Syndrom 424
Parkinson-Krankheit 424
Paronychie 678
Parotitis, periphere Fazialisparese 161
paroxysmale nächtliche Hämoglobinurie 251
paroxysmaler Lagerungsschwindel, benigne 205, 652
Pathologie, Mittelohr 206
Pathologie, Nagel 667
pathologische Fraktur 141
pathologische Wirbelkörperfraktur 99, 200
PEDIS-Klassifikation 713
Pfefferspray, Exposition 521
PEG-Sonde, disloziert 679
PEG-Sonde, Komplikationen 679
PEG-Sonde, Leckage 679
PEG-Sonde, Materialdefekt 679
PEG-Sonde, verstopft 680
Pelvic Inflammatory Disease 93, 656
penetrierendes Abdomentrauma 73
penetrierendes Aortenulkus 256
penetrierendes Halstrauma 73
penetrierendes Schädelhirntrauma 458
penetrierendes Thoraxtrauma 72
perforierende Augenverletzung 271
perianale Dermatitis 596
Peri-Arrest-Situation 173
Perichondritis 186
Perikarderguss, nicht-traumatisch 425
Perikarditis 113, 426
Perikardtamponade 183
Perilymphfistel 166, 206
peripher arterielle Verschlusskrankheit 90
peripher septische Embolien 155
periphere Fazialisparese 161, 188, 616
periphere Fazialisparese (Parotitis) 161
periphere Nervenverletzung 668
peripherer Schwindel 204
Peritonitis, CAPD-assoziiert 408
Peritonitis, primär 91
Peritonitis, sekundär 89, 428
Peritonsillarabszess 190, 215, 681
Peritonsillarhämatom 190, 215, 681
Pertussis 171
PESI-Score 447
Pest 123
Pfählungsverletzung 429
pflegerische Erstmaßnahmen 76
Phalloides-Syndrom 566
Phäochromozytom 163, 348
Pharyngitis 191, 680
Pharyngitis, bakteriell 191
Pharyngitis, viral 191
Phenobarbital, Intoxikation 523
Phlegmasia coerulea dolens 94, 103
Pilzgifte, Intoxikation 565
Pilzinfektion, disseminiert 156
Pilzsyndrom, gastrointestinal 566
Pilzsyndrom, unecht 566
Placenta praevia 134, 228, 441
Plantarfasziitis 682
Plazentaablösung, vorzeitig 134, 228, 441
Pleuraerguss 86, 430
Pleuritis 93, 114, 129, 683
Pleuritis sicca 683
plötzlicher Herztod 240
Pneumocystis-Pneumonie 335
Pneumokoniose 170
Pneumomediastinum, nicht-traumatisch 113, 433
Pneumomediastinum, spontan 113, 433
Pneumonie 108, 335, 362, 363, 434
Pneumonie, akut interstitiell 362
Pneumonie, ambulant erworben 434
Pneumonie, atypisch 434
Pneumonie, desquamativ interstitiell 362
Pneumonie, eosinophil 363
Pneumonie, kryptogen organisierend 362
Pneumonie, Legionellen-Pneumonie 434
Pneumonie, lymphozytär interstitiell 362
Pneumonie, nicht-spezifisch interstitiell 362
Pneumonie, Pneumocystis-Pneumonie 335
Pneumothorax 84, 113, 169, 183, 436, 489
Polyangiitis (Granulomatose) 453

Polyarthralgie, Medikamenten-induziert 143
Polyarthritis, assoziiert mit chronisch entzündlicher Darmerkrankung 143
Polyarthritis, bakteriell 142
Polyarthritis, Medikamenten-induziert 143
Polyarthritis, paraneoplastisch 143
Polycythaemia vera 350
Polydipsie, primär 352
Polydipsie, psychogen 352
polyklonale Hyperglobulinämie 350
Polymyalgia rheumatica 81, 143, 454
Polypektomie, Z. n. 111
Polytrauma 50
Polyzystisches Ovarsyndrom 229
Poppers, Intoxikation 557
Porphyrie 91, 130, 193, 234, 437
portale Hypertonie 268
posteriores Mark-Syndrom 507
posteriores reversibles Enzephalopathie-Syndrom 175, 180, 207, 439
postiktale Phase 235
postoperative oder postinterventionelle Harnverfärbung 193
postrenales Nierenversagen 152
posttraumatischer Schwindel 206
postvirales Müdigkeitssyndrom 81
Präeklampsie 135, 438
präpartale Notfälle 440
Pregabalin, Intoxikation 541
Prellung 684
Priapismus 685
primär sklerosierende Cholangitis 137, 655
primäre biliäre Cholangitis 655
primäre Polydipsie 352
primärer Hyperaldosteronismus 347
primärer Hyperparathyreoidismus 345
progrediente Niereninsuffizienz, chronisch 152
progressive multifokale Leukenzephalopathie 336
prolongierte Geburt 134
Promyelozytenleukämie 381
propriozeptiver Schwindel 206
Prostatahyperplasie 412
Prostatitis, akut 442
Proteinose, pulmonal alveolär 363
Proteinverlust-Enteropathie 430
Pruritus, urämisch 408
Pseudoaneurysma 380
Pseudogicht 141
Pseudohämoptyse 109
Pseudohyperkaliämie 343
Pseudohyponatriämie 353
Pseudohypoparathyreoidismus 351
pseudomembranöse Enterocolitis 90, 118, 301
Pseudotumor cerebri 177, 210, 226
Pseudozyste, pankreatisch 105
Psilocybin, Intoxikation 544
Psoriasis-Arthritis 687
psychogene Bewusstseinsstörung 173, 604
psychogene Polydipsie 352
psychogener Anfall 604
Psychose, akut 235, 443
Ptose 187
puerperale Sepsis 134
pulmonalarterielle Hypertonie, rechtsventrikulär 86, 101
pulmonalarterielle Hypertonie Krise 367
Pulmonalarterienembolie 84, 108, 113, 122, 169, 184, 199, 444
pulmonale alveoläre Proteinose 363
pulmonale Endometriose 109
pulmonale Langerhans-Zell-Histiozytose 363
pulmonale Melioidose 124
Pulmonary Embolism Severity Index-Score 447
pulmorenales Syndrom 454
Pumpenkopfthrombose 384
Purpura fulminans 154
Purpura Schönlein-Henoch 144
Purpura, idiopathisch thrombozytopen 156, 321
Purpura, thrombotisch-thrombozytopen 491
Purpura, thrombozytopen idiopathisch 156
Purtscher-Retinopathie 207
Pustulose, akut generalisiert exanthematisch 602
Pustulose, exanthematisch generalisiert, akut 156
Pyelonephritis 91, 128, 224, 449
Pyomyositis 239

Q

qSOFA 65
Querlage 135

R

Rachenschmerzen 189
Radiatio-/Medikamenten-induzierte Zystitis, hämorrhagisch 194
Ramsay-Hunt-Syndrom 161, 166, 186, 206, 616
Rapid Sequence Induction (RSI) 52
Raptus 443
RASS 739
Rauchgas, Intoxikation 567
Rauchgasvergiftung 170, 567
Raumforderung, intrakraniell 147, 160, 173, 176, 181, 223, 235
Reaktion, allergisch 594
reaktive Arthritis 598
Rechtsherzinfarkt 245
rechtsventrikuläre Herzinsuffizienz 86, 101
rechtsventrikuläre Kardiomyopathie, arrhythmogen 333
rechtsventrikuläre pulmonalarterielle Hypertonie 86, 101
Redman-Syndrom 595
Re-Expansionsödem 170
Refeeding-Syndrom 254
Refluxerkrankung, gastroösophageal 106, 114, 171, 191

Refluxkrankheit, gastroösophageal 625
Reisediarrhö 119, 624
Reiter-Syndrom 141, 144, 196, 598
Reizdarmsyndrom, obstipative Form 231
Reizgas, Intoxikation 567
Reizgasvergiftung 170, 567
Reizstoffe, Intoxikation 521
rektale Varizen 110
Rektumkarzinom 111
Rekurrensparese, beidseitig 215
renovaskuläre Hypertonie 347
respiratorische Insuffizienz 54
respiratorische Kompensation metabolische Azidose 86
respiratorischer Infekt 83, 93, 114, 129, 170, 683
Retinapathologie 210
retrobulbäres Hämatom 271
retroperitoneale Fibrose 412
retroperitoneale Pathologie 156
retroperitoneales Hämatom 128, 380
Retropharyngealabszess 190, 215
Retropharyngealhämatom 215
reversibles zerebrales Vasokonstriktionssyndrom 177, 439
Rhabdomyolyse 98, 131, 152, 193, 450
Rheumaschub 157, 455
rheumatoide Arthritis 144, 454
rheumatologische Erkrankung 132, 152, 157, 455
rheumatologische Erkrankung, Schub 157, 455
rheumatologische Notfälle 453
Rhinitis, allergisch 687
Rhinosinusitis, akut 688
Rhythmusstörung, instabil 58
Richmond Agitation Sedation Scale 739
Rickettsiose 125
Riesenzellarteriitis 143, 176, 209, 455
Rippenfraktur 113, 129, 489
roter Harn 192
rotes Auge 195
RSI 52
Rückenmarkstumor 99
Rückenschmerzen 198
Rückwärtsversagen 332
Ruptur, abdominelles Aortenaneurysma 199, 272
Ruptur, Echinococcus-Zyste 19
Ruptur, Extrauteringravidität 88, 227
Ruptur, Nierenzyste 128
Ruptur, Ösophagus 88, 113, 127, 421
Ruptur, Ovarialzyste 93
Ruptur, Sehne 466
Ruptur, Trommelfell 166, 186, 704
Ruptur, Uterus 134, 228, 441
Ruptur, Zwerchfell 489

S

Salicylate, Intoxikation 569
Salpingitis 93, 656
Sarkoidose, akut 143, 157, 170, 196, 279
Säure, Ingestion 552
Säure, Verätzung 106, 216
SCAPE 85, 456
Schädelbasisfraktur 165, 321
Schädelbasisfraktur, lateral 165
Schädelhirntrauma 173, 175, 178, 180, 226, 236, 458, 460, 690
Schädelhirntrauma, (mittel-)schwer 173, 175, 180, 460
Schädelhirntrauma, leicht 178, 226, 236, 690
Schädelhirntrauma, penetrierend 458
Schäfer-Klassifikation (Larynxtrauma) 372
Schenkelhalsfraktur 462
Schistosomiasis, akut 125
Schlafapnoe-Syndrom 81, 333
Schlafapnoe-Syndrom, obstruktiv 333
Schlaganfall 146, 147, 159, 173, 175, 180, 205, 208, 213, 223, 233, 463
Schlaganfall, Hirnstamm (unteres Basilaris-Syndrom) 146, 159, 205, 208
Schlaganfall, ischämisch supratentoriell 146, 159, 233
Schlaganfall, Kleinhirn 146, 175, 205, 223
Schlaganfall, Media- oder Posteriorstromgebiet 208
Schlaganfall, Pons 147, 159
Schlaganfall, supratentoriell, Dysarthrie 213
Schlangenbiss (Aspisviper) 573
Schlangenbiss (exotische Giftschlangen) 570
Schlangenbiss (Hornviper) 573
Schlangenbiss (Kreuzotter) 573
Schleudertrauma 719
Schluckschmerzen 189
Schluckstörung 265
Schmerzsyndrom, zentral 132
Schneider-Parese 507
Schock 18, 60, 61, 62, 154, 201, 202
Schock, anaphylaktisch 18, 202
Schock, hämorrhagisch 62, 202
Schock, hypovoläm 60, 62, 202
Schock, kardiogen 61, 202
Schock, neurogen/zentral 202
Schock, obstruktiv 61, 202
Schock, spinal 202
Schock, vasodilatatorisch 61, 202
Schocksyndrom, toxisch 155
Schreibkrampf 611
Schrittmacherdysfunktion 163, 465
Schulterdystokie 49, 135
Schwangerschaft 102, 138, 226, 655, 740
Schwangerschaftsfettleber 138, 655
schwarzer Stuhl 110
Schwermetalle, Intoxikation 80, 90, 118, 192, 224, 234, 576
Schwindel 203
Schwindel, multisensorisch 206
Schwindel, nicht-vestibulär 206
Schwindel, peripher 204
Schwindel, posttraumatisch 206
Schwindel, propriozeptiv 206

Scleroderma Renal Crisis 456
Scopolamin, Intoxikation 544
seborrhoisches Ekzem 691
Sedierung 16
Sehnenruptur 466
Sehstörung, akut 207
sekundäres Krampfleiden 181
sensorineuraler Hörverlust, akut idiopathisch 166, 637
Sepsis 64, 78, 85, 121, 134, 136, 154, 184, 221, 223, 233, 404
Sepsis, puerperal 134
Sepsis, Verbrauchskoagulopathie 154
septischer Abort 589
Seromukotympanon 186
Serotonin-Reuptake-Hemmer, Intoxikation 577
Serotonin-Syndrom 122, 235, 467
sexueller Missbrauch 229, 543, 692
Sezary-Syndrom 381
Shark-Fin-Konfiguration 244
Shuntblutung 409
Shuntkomplikationen 409
Shuntthrombose 409
Sichelzellerkrankung 131, 469
Sick-Sinus-Syndrom 279
Sigma-Divertikulitis 471
Singultus 694
sinubronchiales Atemwegssyndrom 171
Sinus-cavernosus-Thrombose 116, 195, 209, 473
Sinusitis-assoziierter Kopfschmerz 177
Sinustachykardie 164
Sinusvenenthrombose 147, 159, 175, 208, 474
Sinusvenenthrombose, zerebral 474
Sjögren-Syndrom 144, 455
Skabies 695
Skleritis 197
Sklerose, systemisch 456
Sklerose, tuberös 363
sklerosierende Cholangitis, primär 655
sklerosierende Panenzephalitis, subakut 644
Skoliose 128, 200, 656
Skolioseschmerz 128, 200
SOFA-Score 743
Sofortmaßnahmen 14
solide Organtransplantation, Notfall nach 417
Soor, oral 191
Spannungskopfschmerz 178, 696
Spice, Intoxikation 531
spinaler Schock 202
Spinalis-anterior-Syndrom 98
Spinalkanalstenose 96, 200, 656
Spinaltumor 200
Spinnenbiss 578
Spitzenumkehr (Breitkomplextachykardie) 486
Spondylitis ankylosans 200, 454
Spondylodiszitis 98, 199, 475
Spondylolisthesis 656
Spondylose, zervikal 149
spontane Milzruptur 88, 127, 393
spontanes Pneumomediastinum 113, 433
Spontan-Pneumothorax 436
Sprachstörung 212
Staphylococcal Scalded Skin Syndrome 398
Status asthmaticus 85, 169, 266
Status epilepticus 66, 147, 213, 235
Status epilepticus, fokal 147, 213
Status epilepticus, nicht-konvulsiv 147, 235
Status migraenosus 662
Stauungsdermatitis 709
Steatohepatitis, alkoholisch 91, 123, 138, 374
Stechapfel, Intoxikation 544
STEMI 241
STEMI-Äquivalent 241
sterbende/r Patient/in 68
Sternumfraktur 489
Steven Johnson Syndrome 154, 189
Stich, Insekt 647
Stillperiode 740
Störung, endokrinologisch 233
Strangulationsverletzung 477
Stridor, inspiratorisch 70, 214
Stromunfall 478
Strongyloides 171
stumpfes Thoraxtrauma 489
Stupor, kataton 443
Sturz, Z. n. 698
subakut sklerosierende Panenzephalitis 644
Subarachnoidalblutung 147, 159, 176, 184, 480
Subarachnoidalblutung, aneurysmatisch 480
Subarachnoidalblutung, nicht-aneurysmatisch 480
Subarachnoidalblutung, nicht-traumatisch 480
subdurales Empyem 390
Subduralhämatom, chronisch 147, 160, 176, 235, 482
Subluxation, atlanto-axial 455
subungualer Fremdkörper 667
subunguales Hämatom 667
Sudden Unexpected Death in Epilepsy 184
SUDEP 184
Suizidalität 484
Suizidversuch, Z. n. 484
Supinator-Syndrom 669
supratentorieller Schlaganfall, Dysarthrie 213
supratentorieller Schlaganfall, ischämisch 146, 159, 233
supraventrikuläre Tachykardie 162
Sympathetic Crashing Acute Pulmonary Edema 85, 456
symptomatische Hyperthyreose 81, 163, 638
symptomatische Hypothyreose 81, 131, 230, 642
symptomatisches Bauchaortenaneurysma 272
Synkope 181, 217
Synkope, konvulsiv 181
synthetische Cannabinoide, Intoxikation 531
Syphilis 628
systemische Sklerose 456
systemischer Lupus erythematodes 143, 456

T

Tachykardie 58, 162, 184, 485, 486
Tachykardie, Fast Broad Irregular 486
Tachykardie, FBI-Tachykardie 486
Tachykardie, stabil 485
Tachykardie, supraventrikulär 162
Tachykardie, ventrikulär 162, 184
Tako-Tsubo-Syndrom 246
Tarsaltunnel-Syndrom 670
Taser, Stromunfall 480
Tauchunfall 487
Taxine, Intoxikation 581
Taxus baccata, Intoxikation 581
Tea-and-Toast-Diät 353
Temperaturregulationsstörung 173
Tendovaginitis 700
Tendovaginitis de Quervain 700
Tendovaginitis stenosans 700
Terpene, Intoxikation 565
Terson-Syndrom 208
Tetanus 401
Tetanusprophylaxe 744
Theophyllin, Intoxikation 582
Thoracic-Outlet-Syndrom 669
Thoraxschmerz, muskuloskelettal 114, 701
Thoraxtrauma 72, 85, 108, 113, 129, 170, 489
Thoraxtrauma, penetrierend 72
Thoraxtrauma, stumpf 489
Thrombophilie 392
Thrombophlebitis saltans 705
Thrombose, Nierenvenenthrombose 128, 193, 407, 413
Thrombose, Pumpenkopf 384
Thrombose, Shunt 409
Thrombose, Sinus-cavernosus-Thrombose 116, 195, 209, 473
Thrombose, Sinusvenenthrombose 147, 159, 175, 208, 474
Thrombose, Sinusvenenthrombose, zerebral 474
Thrombose, Vakzin-induziert thrombozytopen 157
Thrombose, Venenthrombose 96, 104, 705, 706, 708
Thrombose, Venenthrombose (untere Extremität) 708
thrombotische Mikroangiopathie 121, 147, 151, 154, 160, 173, 180, 208, 233, 491
thrombotisch-thrombozytopene Purpura 491
Thrombozytopenie, immunthrombotisch Vakzin-induziert 157, 644
Thyreoiditis 149, 493
Tiefenhirnstimulation, Komplikationen 424
Timor mortis 332
Tizanidin, Intoxikation 583
Toddsche Parese 147
Tokyo-Kriterien 285
Tollkirsche, Intoxikation 544
Tollwut 124
Tonsillitis 191, 680
Torsade des pointes 486
Torsionsdystonie 611
Torticollis spasmodicus 149, 611
Torticollis, spastisch 149, 611
toxikologische Erkrankungen und Toxine 511
Toxin-assoziierte Palpitationen 163
Toxin-induzierte Leberschädigung 138, 374
Toxin-vermittelte Nahrungsmittelvergiftung 225
toxisch epidermale Nekrolyse 154, 189, 397
toxische Alkohole (Isopropanol) 515
toxische Alkohole (Methanol und Ethylenglykol) 516
toxisches Lungenödem 84, 168
toxisches Megakolon 88, 117
toxisches Schocksyndrom 155
Toxoplasmose 335
Tox-Screening Harn 512
Trachealstenose 215
Trachealverletzung 489
Tracheitis 170
tracheobronchiale Aspiration von Flüssigkeit 265
Tracheomalazie 215
Tracheostoma 32, 56
Tränengas, Intoxikation 521
Transfusionsreaktion, hämolytisch 251
transiente globale Amnesie 246
transiente ischämische Attacke 463
Transplantation, Herz 417
Transplantation, Knochenmark 324
Transplantation, Leber 417
Transplantation, Lunge 417
Transplantation, Niere 417
Transplantation, Pankreas 417
transverse Myelitis 456
traumatische Aortenverletzung 258
traumatische Wunde 714
traumatischer Kreislaufstillstand 44
Trichomoniasis 627
Trigeminus 186, 615, 702
Trigeminusneuralgie 186, 702
trizyklische Antidepressiva, Intoxikation 584
Trochlearis-Parese 116
Trommelfellruptur 166, 186, 704
Truelove/Witts, Einteilung nach 287
Tubenkatarrh 166, 186
Tuberkulose 108, 170, 495
tuberkulöse Meningitis 495
tuberöse Sklerose 363
Tumor, Chiasma 208
Tumor, hintere Schädelgrube 165, 205
Tumor, intrakraniell, Komplikationen 497
Tumor, urogenital 194
Tumor, zervikal (+ Lymphom, Struma) 216
Tumorlyse-Syndrom 343
TWIST Score 338
Typhus 125

U

Übelkeit 222

Übergabe 15
Ulcus cruris venosum 709
Ulkusblutung, gastroduodenal 106
Ulkuserkrankung, gastroduodenal, Gastritis 92, 106, 225, 622
unechtes Pilzsyndrom 566
unteres Basilaris-Syndrom 146, 159, 205, 208, 213
Unterkühlung (<36°C) 220
Urämie 151, 165, 176, 223, 233, 409
urämischer Pruritus 408
urämisches Syndrom, atypisch hämolytisch 491
urämisches Syndrom, hämolytisch 151, 491
urethrale Manipulation, Z. n. 193
Urinschnelltests 512
urogenitaler Tumor 194
Urosepsis 151
Uterusneoplasie 228
Uterusruptur 134, 228, 441

V

vaginale Blutung 227
Vaginose, bakteriell 627
Vakzin-induzierte immunthrombotische Thrombozytopenie 157, 644
Valproat, Intoxikation 586
valvuläre Kardiopathie 183
Varikophlebitis 705
Varizen, rektal 110
Vaskulitis 157
vasodilatatorischer Schock 61, 202
Vasokonstriktionssyndrom, reversibel zerebral 177, 439
vasookklusive Krise 131, 470
Vena-cava-superior-Syndrom 85, 173, 176, 208, 216, 498
Vena-Cava-Thrombose 100
Venenthrombose der unteren Extremität 708
Venenthrombose, oberflächlich 96, 104, 705
Venenthrombose, tief 706
venookklusive Lebererkrankung 139
venöse Insuffizienz, chronisch 96, 101, 104, 708
venöse, abdominelle Abflussbehinderung 100
ventrikuläre Tachykardie 162, 184
Verätzung (Säure, Lauge) 106, 216
Verbrennung/Verätzung 106, 216
Verbrennung/Verbrühung 155, 157, 500
Verbrühung/Verbrennung 155, 157, 500
Verfärbung des Harns, Medikamenten- oder Nahrungsmittel-induziert 194
Verfärbung des Harns, postoperativ oder postinterventionell 193
Verletzung Aorta, traumatisch 258
Verletzung Auge, perforierend 271
verschlechterter Allgemeinzustand 78
Verschlusskrankheit, peripher arteriell 96
verstopfte PEG-Sonde 680
vertebragener Kopfschmerz 177
Vertebralisdissektion 148, 176
vertebrobasiläre Insuffizienz 455
Verwirrtheit, akut 232
viral hämorrhagisches Fieber 123
virale Konjunktivitis 196
virale Pharyngitis 191
Viruserkrankung 132
Virusinfektion 144, 166
Vitamin-B12-Mangel 249
Vocal Cord Dysfunction 86, 216, 710
von-Willebrand-Erkrankung 321
Vorhofflattern 163, 503
Vorhofflimmern 163, 503
Vorwärtsversagen 332
vorzeitiger Blasensprung 135, 441
Vulvovaginalcandidose 711

W

Wärmeantikörper 251
Wasserintoxikation 352
Weichteilinfektion, nekrotisierend 95, 155, 504
Wellens-Zeichen 245
Wells-Score 708
Wernicke-Enzephalopathie 116, 206, 213, 236, 505
West-Haven-Klassifikation 375
WFNS Scale 481
Wirbelkörpereinbruch 656
Wirbelkörperfraktur 99, 149, 200
Wirbelkörperfraktur, pathologisch 99, 200
Wirbelsäulenpathologie, Lenden 141
Wirbelsäulentrauma 506
Wunde, traumatisch 714
Wundinfektion 713

Y

Yellow-Nail-Syndrom 430

Z

Z. n. Krampfanfall 179, 368
Z. n. Kreislaufstillstand 46, 182
Z. n. urethraler Manipulation 193
Zahnextraktion, Blutung nach 716
Zahnverletzung 716
Z-Drugs, Intoxikation 526
Zeckenstich 717
Zenker-Divertikel 226, 265
zentrales Halsmark-Syndrom 507
zentrales Schmerzsyndrom 132
Zerebellitis 644
zerebrale Hypoperfusion 205
zerebrale Sinusvenenthrombose 474
zervikale Lymphadenitis 149
zervikale Spondylose 149
zervikaler Tumor (+ Lymphom, Struma) 216
Zervikalgie, akut 149, 719

Zervikalneuralgie 186
Zervikobrachialgie, akut 719
Zirrhose, primär biliär 139
ZNS-Infekt 173
ZNS-Pathologie 121, 181, 184, 221
ZNS-Vaskulitis 177
Zoster gangraenosus 636
Zoster ophthalmicus 188, 197, 210, 636
Zoster oticus 186, 636
Zoster sine herpete 636
Zwerchfellruptur 489
Zyanide, Intoxikation 184, 587
Zyste, Baker-Zyste 95, 104, 603
Zyste, Echinococcus-Zyste 19
zystische Fibrose 509
Zystitis, Medikamenten-/Radiatio-induziert, hämorrhagisch 194

Legende

- **Medikamentengaben, Behandlungsempfehlungen o. Ä.**
- **Sofort abklären: Anamnese-Fragen**
- **Scores o. Ä.**
- **Achtung**
- **Allgemeine Anmerkungen**
- **Definitionen, Ursachen o. Ä.**
- **Prozeduren, Eingriffe, Maßnahmen o. Ä.**
- **Labor**
- **Diagnostik**
- **Differentialdiagnosen**
- **Behandlungspartner**

NOTIZEN

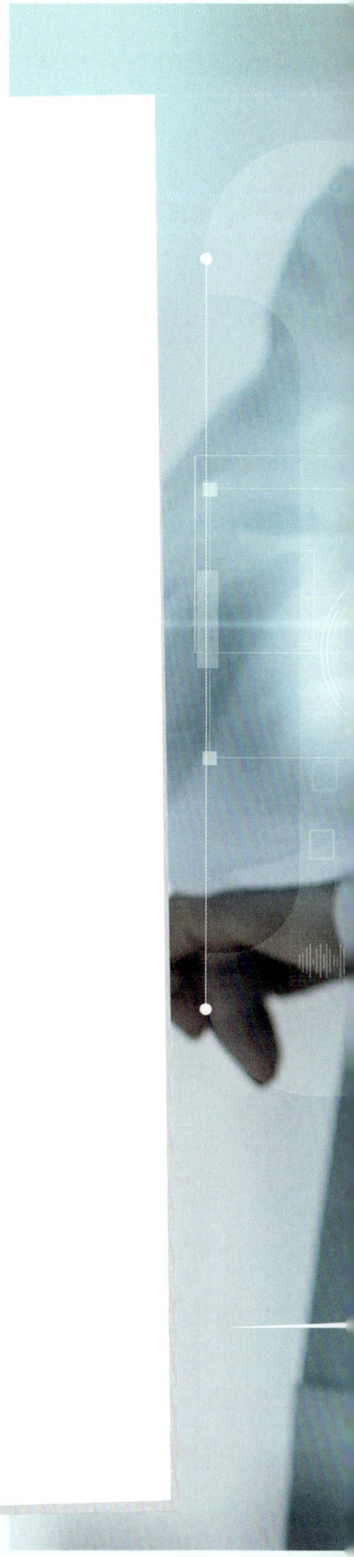

NOTIZEN